“十二五”职业教育国家规划教材
经全国职业教育教材审定委员会审定
全国卫生高等职业教育规划教材

供临床医学类专业用

内科学

第4版

主　编　郭继鸿（北京大学医学部）
副主编　张海澄（北京大学医学部）
　　　　张　庆（承德医学院）
　　　　杨　峥（保山中医药高等专科学校）

北京大学医学出版社

NEIKEXUE

图书在版编目（CIP）数据

内科学/郭继鸿主编．—4版．—北京：北京大学医学出版社，2015.1（2021.6重印）

ISBN 978-7-5659-0877-4

Ⅰ．内…　Ⅱ．①郭…　Ⅲ．内科学—医学院校—教材　Ⅳ．R5

中国版本图书馆CIP数据核字（2014）第134664号

内科学（第4版）

主　　编：郭继鸿
出版发行：北京大学医学出版社
地　　址：（100191）北京市海淀区学院路38号　北京大学医学部院内
电　　话：发行部 010-82802230；图书邮购 010-82802495
网　　址：http://www.pumpress.com.cn
E - mail：booksale@bjmu.edu.cn
印　　刷：莱芜市圣龙印务有限责任公司
经　　销：新华书店
责任编辑：高　瑾　黄　越　　**责任校对**：金彤文　　**责任印制**：罗德刚
开　　本：787 mm×1092 mm　1/16　　**印张**：49.25　　**字数**：1250千字
版　　次：1997年8月第1版　2015年1月第4版　2021年6月第7次印刷
书　　号：ISBN 978-7-5659-0877-4
定　　价：79.00元

全国卫生高等职业教育规划教材修订说明

北京大学医学出版社于 1993 年和 2002 年两次组织北京大学医学部和 8 所开办医学专科教育院校的老师编写了临床医学专业专科教材（第 1 版和第 2 版），并于 2000 年组织编写了护理专业专科教材（第 1 版）。2007 年同时对这些教材进行了修订再版。因这两套教材内容精炼、实用性强，符合基层卫生工作人员的培养需求，受到了广大师生的好评，并被教育部中央广播电视大学选为指定教材。“十一五”期间，这两套教材中有 24 种被教育部评为**普通高等教育“十一五”国家级规划教材**，其中 3 种入选**普通高等教育精品教材**。

进入“十二五”以来，专科教育已归入职业教育范畴。为适应新时期我国卫生高等职业教育发展与改革的需要，在广泛调研、总结上版教材质量和使用情况的基础上，北京大学医学出版社启动了临床医学、护理专业高等职业教育规划教材的修订再版工作，并调整、新增了部分教材。本套教材有 22 种入选**“十二五”职业教育国家规划教材**，修订和编写特点如下：

1. 优化编写队伍 在全国范围内遴选作者，加大教学经验丰富的从事卫生高等职业教育工作的作者比例，力求使教材内容的选择具有全国代表性、贴近基层卫生工作人员培养需求，提高适用性；遴选知名专家担纲主编，对教材的科学性、先进性把关。

2. 完善教材体系 针对不同院校在专业基础课设置方面的差异，对部分专业基础课教材实行双轨制，如既有《人体解剖学》《组织学与胚胎学》，又有《人体解剖学与组织胚胎学》《正常人体结构》教材，便于广大院校灵活选用。

3. 锤炼教材特色 教材内容力求符合高等职业学校专业教学标准，基本理论、基本知识和基本技能并重，紧密结合国家临床执业助理医师、全国护士执业资格考试大纲，以“必需、够用”为度；以职业技能和岗位胜任力培养为根本，以学生为中心，使教材更适合于基层卫生工作人员的培养。

4. 创新编写体例 完善、优化“学习目标”；教材中加入“案例”“知识链接”，使内容与实践紧密结合；章后附思考题，引导学生自主学习。力求体现专业特色和职业教育特色。

5. 强化立体建设 为满足教学资源的多样化需求，实现教材立体化、数字化建设，大部分教材配套实用的学习指导和数字教学资源，实现教材的网络增值服务。

本套教材主要供三年制高等职业教育临床医学、护理类及相关专业用，于 2014 年陆续出版。希望广大师生多提宝贵意见，反馈使用信息，以逐步修改和完善教材内容，提高教材质量。

临床医学专业教材目录

说明：1．“十二五”：**“十二五”职业教育国家规划教材**（“十二五”含其配套教材）。

2．“十一五”：普通高等教育“十一五”国家级规划教材。

3．“ * ”：普通高等教育精品教材。

4．辅导教材名称：《主教材名称＋学习指导》，如《内科学学习指导》。

序号	教材名称	版次	十二五	十一五	辅导教材	适用专业
1	医用基础化学	4		✓	✓	临床医学、护理类及相关专业
2	人体解剖学与组织胚胎学	2				临床医学类
3	人体解剖学	4	✓	✓	✓	临床医学、护理类及相关专业
4	组织学与胚胎学 *	4	✓	✓	✓	临床医学、护理类及相关专业
5	人体生理学	4	✓	✓	✓	临床医学、护理类及相关专业
6	医学生物化学	4			✓	临床医学、护理类及相关专业
7	病原生物与免疫学	1				临床医学类
8	医学免疫学与微生物学	5	✓	✓	✓	临床医学、护理类及相关专业
9	医学寄生虫学 *	4	✓	✓	✓	临床医学、护理类及相关专业
10	医学遗传学	3	✓	✓	✓	临床医学、护理类及相关专业
11	病理学与病理生理学	1				临床医学、护理类及相关专业
12	病理学	4	✓		✓	临床医学、护理类及相关专业
13	病理生理学	4	✓	✓	✓	临床医学、护理类及相关专业
14	药理学	4			✓	临床医学、护理类及相关专业
15	诊断学基础	4	✓	✓	✓	临床医学类
16	内科学	4	✓	✓	✓	临床医学类
17	外科学	4		✓		临床医学类

续表

序号	教材名称	版次	十二五	十一五	辅导教材	适用专业
18	妇产科学	4	√	√	√	临床医学类
19	儿科学	4				临床医学类
20	传染病学	4	√	√	√	临床医学类
21	眼耳鼻喉口腔科学	2				临床医学类
22	眼科学	2	√			临床医学类
23	耳鼻咽喉头颈外科学	2	√			临床医学类
24	口腔科学	2	√			临床医学类
25	皮肤性病学	4				临床医学类
26	康复医学	2	√			临床医学类
27	急诊医学	2	√			临床医学类
28	中医学	3				临床医学类
29	医护心理学 *	3		√		临床医学、护理类
30	全科医学导论	1				临床医学类
31	预防医学	4		√	√	临床医学类

全国卫生高等职业教育规划教材编审委员会

序

近十余年来，随着国家教育改革步伐的加快，我国职业教育如雨后春笋般蓬勃发展，在总量上已与普通教育并驾齐驱，是我国教育体系构成的重要板块。卫生高等职业教育同样取得了可喜的成绩。开办卫生高等职业教育的院校与日俱增，但存在办学、培养不尽规范等问题。相应的教材建设也存在内容与职业标准对接不紧密、职教特色不鲜明、呈现形式单一、配套资源开发不足、不少是本科教材的压缩版或中职教材的加强版、不能很好地适应社会发展对技能型人才培养的要求等问题。

进入“十二五”以来，独立设置的高等职业学校（含高等专科学校）、成人教育学校、本科院校和有关高等教育机构举办的高等职业教育（专科）统称为高等职业教育，由教育部职业教育与成人教育司统筹管理。教育部发布了**《教育部关于“十二五”职业教育教材建设的若干意见》**等重要文件，陆续制定了各专业教学标准，对学制与学历、培养目标与规格、课程体系与核心课程等10个方面做出了具体要求。职业教育以培养具有良好职业道德、专业知识素养和职业能力的高素质技能型人才为根本，以学生为中心、以就业为导向。教学内容以“必需、够用”为度，教材须图文并茂，理论密切联系实际，强调实践实训。卫生高等职业教育有很强的特殊性，编好既涵盖卫生实践所要求具备的较完整知识体系又能体现职业教育特点的教材殊为不易。

北京大学医学出版社组织的临床医学、护理专业专科教材，是改革开放以来该专业我国第二套有较完整体系的教材，历经多年的教学应用、修订再版，得到了教育部和广大院校师生的认可与好评。斗转星移，转眼间距离2008年上一轮教材修订已5年，随着时代的发展，这两套教材中部分科目需要调整、教学内容需要修订。在大量细致调研工作的基础上，北京大学医学出版社审时度势，及时启动了这两套教材的修订再版工作，成立了教材编审委员会，组织活跃在卫生高等职业教育教学和实践一线的专家学者召开教材编写会议，认真学习教育部关于高等职业教育教材建设的精神，结合当前高等职业教育学生的特点，经过充分研讨，确定了教材的编写原则和编写思路，统一了教材的编写体例，强化了与教材配套的数字化教学资源建设，为使这两套教材成为优秀的立体化教材打下了坚实的基础。

相信经过本轮修订，在北京大学医学出版社的精心组织和全体专家学者对教材的精雕细琢下，这两套教材一定能满足新时期我国卫生高等职业教育人才培养的需求，在教材建设“百花齐放、百家争鸣”的局面中脱颖而出，真正成为好学、好教、好用的精品教材。

本轮教材修订工作得到了各参编院校的高度重视和大力支持，众多专家学者投入了极大的热情和精力，在主编带领下克服困难，以严肃、认真、负责的态度出色地完成了编写任务，谨在此一并致以衷心的感谢！诚恳地希望使用本套教材的广大师生能不吝提出建议与指正，使本套教材能与时俱进、日臻完善，为我国的卫生高等职业教育事业做出贡献。

感慨系之，欣为之序！

程伯基

第 4 版前言

内科学是临床医学中与各科联系最密切的一个学科，涉及面广，医学整体知识性强，是临床各科的基础。随着医学科学和医学教育事业的发展，有关内科学方面的基础理论研究及临床诊治都有了迅速发展，新概念、新理论、新观点、新药物、新技术、新疗法不断涌现，循证医学也在不断地把最新证据推向临床。

为及时反映内科学方面的最新进展，与时俱进，更好地适应我国医学专科教学的需要，2013 年 12 月在北京召开了内科学教材编写会议。鉴于第 3 版教材中有的内容已经有了新的内涵，会上又重新修订了编写大纲，讨论了编写内容和参编作者，决定采用分篇主编的方式，加强专业编委的整体实力。与第 3 版相比，部分章节内容有增删，并于各章节增加了国际指南中的最新治疗理念。

本书编委均为各教学医院具有丰富教学经验的学科骨干，本着新颖、实用、便于掌握的原则，博采众长，精心选材，广泛参考国内外最新文献，力求反映当代内科方面的新进展，兼顾实用性，着重培养学生的学习兴趣、创造性思维能力和解决临床实际问题的能力。

本书在编写过程中得到了各编委所在单位领导的大力支持和北京大学医学出版社的鼎力相助，在此表示衷心谢忱。

由于内容较多，书中错误、遗漏和不足之处在所难免，敬请使用本教材的老师和同学们批评指正，以便再次印刷和再版时改正。

编　者

目录

第一篇　绪论

第二篇　呼吸系统疾病

第三篇　循环系统疾病

第四篇 消化系统疾病

第五篇　泌尿系统疾病

第六篇　血液系统疾病

第七篇　内分泌系统疾病

第八篇 代谢和营养疾病

第九篇 风湿病

第十篇 神经系统疾病

第十一篇　精神疾病

第一篇 绪 论

分篇主编 郭继鸿（北京大学医学部）

内科学是临床医学中的主要学科之一，是研究非手术治疗的内科疾病的病因与发病机制、病理改变与临床表现、诊断方法与治疗措施的科学。内科学的知识来源于医疗实践，通过医学家一代代的实践、总结，推动内科学不断向前发展。近代由于基础医学理论研究的飞速发展，从整体器官水平到细胞、分子水平，内科学的内容有了很大的更新与补充，进而成为一门涉及面广、理论性、实践性、整体性很强的科学。掌握内科学的临床思维方法和诊疗原则，是其他临床学科的基础。

一、内科学的内容和学习方法

内科学的范围很广，随着医学的发展，各专业学科的形成，传染病、神经病、精神病、职业病等已脱离内科学成为独立的学科。为了适应医学高等专科层次的教学目的和要求，本书仍包括神经与精神系统疾病。本书作者大部分是长期从事内科本、专科层次教学的专家学者，对于呼吸、循环、消化、泌尿、血液、内分泌、神经、精神等系统常见疾病的诊断与治疗进行了详尽的描述，同时吸收国内外最新的研究进展，使本书既侧重于临床应用能力的培养，又具有严谨的学术价值，是专科学生必备的教学用书。

内科学在临床上占有重要的地位，是临床各学科的基础。学习内科学的目的是保障人民健康，为发展我国医学科学和社会主义现代化服务。医生的服务对象是人，在学习中首先要树立一切以患者为中心的思想，全心全意为患者服务，要培养高尚的医疗道德和责任感，同时要掌握必要的心理学知识，充分了解患者的心态，以高度的责任感和同情心进行医疗实践；其次医学是一门实践性很强的科学，要善于理论联系实际，注重基础理论与临床知识的有机结合，融会贯通，培养正确的临床思维方法，经过不断地学习、实践、再学习、再实践，提高自己的医学水平，达到在毕业时能独立诊断治疗常见病的目的。

二、内科学进展

现代科学发展日新月异。由于生理学、生物化学、遗传学、免疫学、分子生物学、医用物理学、计算机技术等领域的飞速发展，内科学中许多疾病的病因、发病机制进一步明确，诊断技术、治疗水平显著提高，从而推动了内科学的整体发展。如高效液相色谱、聚合酶链反应（PCR）、酶联免疫吸附测定、分子遗传学分析、单克隆抗体的制备等均已在临床实验室中应用，提高了诊断疾病的水平；临床生化分析向超微量、高效能、高速度和自动化方向发展；心脏、血压、脑、肺等电子监护系统的应用，提高了危重患者的救治成功率；内镜的广泛应用可对腔道疾病直视、照相、活检或检查致病微生物，并通过内镜进行电切、激光、微波等治疗，使消化、心血管、呼吸、泌尿等系统疾病的诊断、治疗上了一个台阶；影像学的进展如高精度螺旋电子计算机化断层显像（CT）、磁共振成像（MRI）、数字减影血管造影、放射性核素检查技术（单光子发射计算机断层成像）的应用，使内科疾病诊断技术水平进一步提高，多普勒超声彩色血流显像为心血管、肝、肾等疾病提供了有用的无创检查技术。

随着疾病发病机制的不断阐明，临床上新的有效药物层出不穷，从而使内科疾病的治疗效果不断改进。如第四代头孢菌素、新型降压药物、新型溶栓剂等，为治疗感染性疾病及心血管系统疾病提供了更为有效的手段；基因重组技术生产的药物如促红细胞生成素（EPO）、重组组织型纤溶酶原激活剂（rTPA）、粒细胞集落刺激因子（G－CSF）及干扰素（IFN）等广泛应用于临床；抗心律失常药物治疗、抗幽门螺杆菌治疗、免疫性疾病的免疫治疗，均有显著进步；化疗或化疗加骨髓移植显著提高了白血病的疗效；血液净化技术的应用，使急慢性肾衰竭、急性中毒及超容量负荷状态的预后大为改观；器官移植的普遍开展，使一些脏器功能衰竭的患者寿命延长；介入治疗如经皮冠状动脉成形术、经皮穿刺瓣膜成形术、抗心动过缓起搏治疗、经导管射频消融术治疗心动过速为心血管疾病的治疗带来了新的变革；肿瘤的介入性治疗已取得大量成功经验；分子生物学技术的发展如缺失基因的补充、反义寡核苷酸技术、抑癌基因、增强抑癌基因等研究，为内科疾病的治疗提供了广阔的前景。

近年来，中西医结合治疗内科疾病也取得了很大进展。中医中药是我国宝贵的医学宝库，在防治各种疾病中有独特的作用。随着基础医学研究的不断深入、各种医学科研手段的进步、设备的更新，广大医务人员在临床科研与实践中不断继承、研究、应用、发掘中医药学，促进中西医结合，使中医药学在内科疾病的诊治方面发挥了重要的作用。根据国内外大量文献报道，许多内科疾病，尤其是内科顽症，中西医结合比单纯西医或中医治疗疗效要好。有些慢性疾病如肝硬化、心脑血管缺血性疾病，中医药更显示了独特的优点，甚至包括病因未完全明确、尚无有效治疗方法的一些新发传染病，如严重的急性呼吸综合征（SARS），中西医结合也显示出巨大的威力。中医中药在我国分布面广、群众基础好、应用广泛，是我国独有的医学特色，“中西医并重，促进中西医结合”是我国一贯的国策，利用现代科学技术，促进中医药发展，实现中医药现代化是我国医务人员在21世纪的历史使命之一，集中西方医学精华为一体，扩大中医药学在国际上的影响，将为防治疾病提供更有效的手段。

三、内科学的研究方向

随着医学模式由“生物-医学”模式转变为“生物-心理-社会-医学”模式，内科学的任务变得更加繁重而复杂，也为内科学提出了今后努力的方向。

1. 紧密地结合现代生物学的进展和成就，对内科疾病的病因、发病机制与诊断治疗进行深入研究，如：①在基因水平探索单基因病的早期诊断及有效治疗，研究多基因病的病因与发病机制，恶性肿瘤及内科系统疾病的基因治疗等；②从细胞分子生物学水平，研究组织的内分泌激素在局部与全身的作用，及其对疾病的发生发展的影响；③更深入研究疾病的免疫发病机制与免疫治疗的地位等受体学说与疾病的关系。

2. 积极开展内科疾病的临床流行病学研究，从而了解我国发病率与死亡率疾病谱的变化，明确防治疾病重点。针对新发传染病仍在不断出现，并严重威胁人民生命健康的情况，应完善公共卫生防疫监测体系，进行重点监测和控制，研究其发病规律、干预措施和有效治疗手段，降低发病率与死亡率，真正落实预防为主的方针。

3. 认识精神科学的进展与成果，合理用于内科慢性疾病的治疗，如对有心理障碍患者或心身疾病者开展心理咨询，以提高疗效。深入探索“精神”对躯体疾病的影响，如“抗癌明星”为什么比一般肿瘤患者预后好，寿命长，“精神治疗”究竟在哪个环节起作用，对机体能带来哪些生理或病理变化。

4. 重视社会因素对机体与疾病的有害影响，并探讨有效对策，在一定的社会制度下经济、人口、文化、教育对于人们的健康和疾病的影响都是很重要的，但最直接的影响是环境和行为两种社会因素。随着工业化的发展，有些公害日益突出，如大气与水的污染、紫外线辐射的增强、化学毒物的增加、噪声等环境因素，以及吸烟、酗酒和饮食习惯改变等各种行为因素都已导致了高血压、高脂血症、心脑血管疾病、糖尿病以及某些肿瘤发病率的增加，需要我们加以重视，制定有效对策。

（郭继鸿）

第二篇　呼吸系统疾病

分篇主　编　张　庆（承德医学院）

分篇编　委　崔丽英（内蒙古医科大学）

高俊珍（内蒙古医科大学）

李海英（乌兰察布医学高等专科学校）

庞桂芬（承德医学院）

邵山红（首都医科大学）

赵海峰（乌兰察布医学高等专科学校）

王京娜（承德医学院）

第一章

呼吸系统总论

学习目标

【掌握】

呼吸系统疾病的主要症状及体征。

【熟悉】

呼吸系统的基本结构。

【了解】

1. 呼吸系统疾病的检查方法。
2. 呼吸系统疾病的防治前景。

近年来临床医学发展迅速，新的研究成果不断出现，新的理论不断提出，疾病发病机制不断丰富完善并得以进一步证实，诊断和治疗技术不断提高。呼吸系统疾病也不例外，尤其是急性呼吸窘迫综合征、睡眠呼吸暂停综合征、支气管哮喘的发病机制，社区与医院内获得性肺炎病原体的新认识，支气管肺癌的放、化疗技术，各种诊断方法以及机械通气治疗方法的改进等，取得了明显突破；呼吸重症监护病房（RICU）及内科重症监护病房（MICU）的建立、监测技术及治疗技术的改进及发展，明显提高了呼吸危重症患者的救治成功率。由于呼吸系统疾患仍然为危害人类健康的常见病及多发病，个别病种发病率有明显的上升趋势，故应引起高度重视。

第一节　呼吸系统的基本结构

呼吸系统由鼻、咽、喉、气道和肺等器官组成，其主要功能是吸入氧气和呼出二氧化碳。呼吸道以环状软骨下缘为界，分为上呼吸道及下呼吸道两部分。上呼吸道由鼻、鼻窦、咽、喉构成，其功能除传导气体外，还有吞咽、湿化加温净化空气、嗅觉及发音功能。传导气道是由鼻、咽喉、气管、支气管、叶支气管、段支气管、小支气管、细支气管及终末细支气管组成的，气管以下部分为下呼吸道。气管分叉角度取决于胸腔形态、横膈高度及躯体姿势位置，小儿分叉角度为70°～80°，成人分叉角度为55°～60°。分叉角度有重要的临床意义。在吸气状态下，管径大于 2mm 者统称大气道，如叶、段支气管；小于或者等于 2mm 者为小气道，如小支气管、细支气管等。气管、支气管以树枝形式逐渐分级，直至呼吸性细支气管、肺泡管，可达 23 级。虽然随着气管、支气管逐渐分级，其直径逐渐减小，但分支的数目逐渐增多，其相应的横断面积逐级增大。以上结构特点会造成气流速度逐渐减缓，到达肺泡内的气体会基本达到均匀，更利于气体的交换；另外，混于气体中的微粒会沉积于气道黏膜上，不至于进入肺的深部。

气管和支气管的组织结构相似，管壁均由黏膜、黏膜下层和外膜组成。

肺泡是气体交换的场所，为多面型薄壁囊泡。它的一面与肺泡囊、肺泡管（或呼吸性细支气管）相通，其他各面则与相邻的肺泡彼此紧密相接。肺泡壁表面覆盖有肺泡上皮，壁内有丰富的毛细血管网以及大量的网状纤维、弹力纤维和胶原纤维。网眼内含有巨噬细胞、白细胞等。总呼吸面积约为 $100m^2$，有 3 亿～7 亿个肺泡。

在肺泡上皮细胞的基底膜和毛细血管内皮细胞的基底膜间存在一广大的空间间隙。有的地方由于两个基底膜融合，空隙不复存在，此间隙不是连续性的。在有间隙的地方充填着弹力纤维、胶原纤维、网状纤维和基质，这些构成肺间质（也就是肺泡间隔），是肺毛细血管网的支撑结构。

近年来的研究提出，肺基质不只是一个惰性的支持物，更主动参与细胞的增生、分化、黏附等行为，不但与胚胎发育、生物老化等生理过程有关，也在不少肺部疾病的发病中起重要作用。

肺由双重循环系统提供血液，一为肺循环，由肺动脉干及其分支、毛细血管和静脉组成；全身各器官回心静脉血均流经肺循环，在肺内进行气体交换，另一为支气管循环，包括支气管动脉和静脉，是肺、气道和胸膜等的营养血管。

第二节　呼吸系统疾病的病史采集与体格检查要点

一、病史采集的方法

询问病史是了解病情的重要手段，经过与患者及其家属的交谈和讨论，获得准确的病史资料是临床确立诊断的第一步骤。询问时，要让患者平静、有条理而自由地叙述，避免进行诱问和暗示等。对患者的病情叙述应持认真听取的态度，交谈时语言应通俗，避免医学术语。询问时，应从患者最初出现不适的时间开始按年月顺序了解疾病的发生和发展、伴随的症状、用药情况等。

除了需要有针对性地问诊，一般性资料也同样重要。应注意对既往史、吸烟史、职业史、家族史的询问。

二、主要症状

呼吸系统主要症状以呼吸困难（气短）和咳嗽/咳痰最常见，其次为咯血、胸痛。

（一）呼吸困难

静息时胸闷，活动后反而减轻者多为神经症。活动引起的气短多为器质性病变。无症状而急性发病（持续数小时至数日），通常为肺栓塞、气胸、哮喘、急性肺水肿、急性肺炎。亚急性病程（数日至数周）的疾病包括：哮喘、慢性支气管炎、结核菌感染、真菌性肺炎、韦格纳肉芽肿、嗜酸细胞性肺炎、吉兰-巴雷综合征、重症肌无力、胸腔积液、充血性心力衰竭等。慢性病程（数月至数年）提示可能为慢性阻塞性肺疾病、肺间质疾病、慢性心脏疾病。肺实质疾病通常缓慢而不可逆。气道疾病可呈间歇性发作，哮喘的呼吸困难时有时无，并可能呈季节性发作。肺间质疾病静息状态下常症状较轻或无症状，略微活动后呼吸困难明显加重。

（二）咳嗽

呼吸系统的大部分疾病都能导致咳嗽。应注意咳嗽是急性还是慢性的，有无发热或咳痰，痰液的量、颜色、性状，有无异味。慢性气管、肺疾病多呈慢性咳嗽，咳嗽持续3周以上，既往没有慢性呼吸疾病病史，不伴咯血，并且X线胸片无明显异常，最常引起这类慢性咳嗽的情况为支气管哮喘或支气管炎后气道高反应性、鼻后滴流综合征和胃食管反流病；部分哮喘患者以阵发性干咳为主要表现而没有明显的喘息症状；服用血管紧张素转化酶抑制药（ACEI）者5%～20%会出现干咳。

（三）咯血

呼吸道咯出来的血通常为鲜红色，pH值通常为碱性，而胃肠道出血为暗红色，pH值呈酸性。如为血痰，应仔细询问咳血痰的性质：如黏液血丝痰、脓血性痰或完全血性痰，并注意有无恶臭味。按咯血部位不同大致可分为气道来源、肺实质来源和肺血管来源。

（四）胸痛

除了呼吸系统疾病以外，胸痛还可由心肌缺血或坏死、心包炎、主动脉瘤或主动脉夹层撕裂、胃食管疾病、神经肌肉骨骼疾病引起，还有部分患者疼痛症状主要由心理原因导致。

呼吸系统疾病导致的胸痛通常是胸膜性的，即所谓胸膜刺激痛，来源于壁层胸膜，随呼吸运动而加重。

胸壁内的肌肉、肋骨或脊柱、神经疾病均可导致胸痛。肋软骨炎及胸肋关节炎是最常导致前胸痛的情况，一般为游走性的短暂锐痛，但也有患者表现为持续数小时的钝痛。

纵隔内脏器的炎症或肿瘤本身可直接导致疼痛。胸骨后不适可由心肌缺血或梗死、主动脉夹层、大面积肺栓塞或肺动脉高压引起。反流性食管炎引起烧灼样痛，与进食或立卧位的变换有关。

三、体格检查

体格检查的基本要求是进行细致而全面的检查，不应局限于肺或胸部的检查，为临床诊断提供第一手资料。

视诊（inspection）应对头、颈和胸部进行仔细的观察。头部重点检查耳、鼻和咽部，因下呼吸道疾病常与上呼吸道疾病有关，如支气管哮喘患者常合并过敏性鼻炎。颈部要注意检查颈静脉，慢性阻塞性肺疾病患者合并右心衰竭时，常可见颈静脉充盈；存在气道阻塞性病变时，常可见吸气时颈静脉塌陷；上腔静脉阻塞患者，可见颈静脉明显扩张，并伴颈部、眼睑和双上肢水肿以及前胸壁静脉扩张。视诊胸部时，应注意呼吸频率、方式、深度、对称性。快速、用力、辅助肌群的参与（胸锁乳突肌紧张）说明呼吸需求增加或呼吸功的增加。

胸廓或呼吸的不对称性提示大气道内阻塞、单侧肺实质或胸膜病变、单侧膈神经麻痹。

触诊（palpation）对呼吸系统疾病的部位和性质判定有一定帮助。应检查气管的位置和活动度，纵隔移位可引起气管移位。锁骨上淋巴结肿大多为肺癌或胃癌转移的征象，但也可见于良性疾病如淋巴结结核或结节病等。

胸壁触诊时应注意有无压痛、捻发感、皮下气肿、胸膜摩擦感。还可对胸廓活动度、语音传导和语音震颤进行评价。

叩诊（percussion）在胸部体格检查中占据重要地位。胸部叩诊音可分为清音、过清音、鼓音、浊音和实音。

听诊（auscultation）过程中，听诊器的胸件应紧贴胸壁，以防听诊器与皮肤之间的摩擦。让患者安静深呼吸，注意呼吸音的性质、强度以及啰音的情况。进行双侧对比非常重要。

啰音是肺部听诊时呼吸音以外的附加声音。吸气时气体通过呼吸道内的分泌物而形成的水泡破裂的声音称为湿啰音，由于气道狭窄或部分阻塞，空气吸入和呼出时形成湍流所产生的声音为干啰音，包括哨笛音和鼾音。还有一种干啰音为哮吼，吸气时明显，为上气道狭窄所致，通常见于婴儿。

爆裂音是由于肺泡突然开放产生的。肺泡或小气道随呼吸而开放及闭合，气体快速膨胀产生“啪啦”声，爆裂音其实是一系列细小的“啪啦”声。在间质性肺病、微型肺不张、肺间质水肿或肺泡被液体充盈时，都可能出现爆裂音。

第三节　呼吸系统疾病的检查手段

一、血液检查

过敏性疾病，血液中嗜酸性粒细胞增多；感染性疾病，血液中白细胞总数、中性粒细胞增多。某些感染性疾病可考虑进行血液培养，进行病原学诊断。

二、痰液检查

痰液收集非常重要。如果收集经口咳出的痰标本，极易受到污染。痰涂片在诊断肺炎链球菌感染时应用最多。痰培养可提高检查的敏感性，并能确定致病菌种。痰定量培养技术可以提高痰培养的敏感性和特异性。为防止污染，可考虑环甲膜穿刺吸引、纤维支气管镜或者防污染双套管毛刷采样。

三、脱落细胞检查

痰脱落细胞检查用于肺癌的诊断，方法简单，阳性率高，但亦可出现假阳性。胸腔积液的脱落细胞亦如此。

四、抗原皮肤试验

变应原皮肤试验有助于对支气管哮喘患者确定过敏原。结核菌素试验用于结核病的诊断，小儿特异性要比成年人强。

五、胸腔积液检查

可鉴别渗出液与漏出液，检查溶菌酶、腺苷脱氨酶、癌胚抗原，进行染色体分析等，有助于结核病与恶性肿瘤的鉴别。

六、影像学检查

临床上可以应用于胸部疾病诊断的影像技术有：①传统X线检查技术：包括胸部平片、

体层摄影和造影（数字减影血管造影：DSA）；②CT 检查技术：包括常规 CT 扫描、高分辨率 CT 扫描（HRCT）、增强 CT 扫描和螺旋 CT 扫描（CT 血管造影：CTA）；③胸部超声检查，普通超声检查和心血管超声成像；④放射性核素显像技术，如肺通气和灌注核素显像，心肌核素显像等；⑤磁共振成像技术。

七、支气管镜及胸腔镜检查

自纤维支气管镜（纤支镜）应用于临床以来，适应证越来越广泛，对肺部疾病的诊断和治疗起到了重要作用，利用纤支镜可进行活检、刷检、灌洗、针吸术等。目前电视支气管镜已逐渐取代了传统的纤维支气管镜，电视支气管镜能获得优良的支气管内图像，并可用作教学活动。

八、放射性核素扫描检查

^{133}氙雾化吸入和聚巨颗粒人白蛋白^{99m}锝静脉注射对肺区域性通气/灌注情况、肺血栓栓塞症和血流缺损以及占位病变的诊断有帮助。

九、呼吸功能测定

通过测定可明确疾病对肺功能损害的性质及程度，有利于某些呼吸系统疾病的早期诊断。临床上应根据不同的肺部疾病选择较敏感的呼吸功能测定方法。

十、血气分析

血气分析在呼吸系统疾病中应用非常广泛，尤其适用于呼吸衰竭急危重患者的监测。一方面，可了解酸碱失衡、缺氧、二氧化碳潴留等情况；另一方面，可指导及调整临床用药及治疗方法。

十一、肿瘤标志物的检查

肿瘤标志物一般指肿瘤细胞合成和释放的生物活性物质，或机体对肿瘤组织反应而产生的物质，可存在于体循环、体腔液、细胞膜、细胞质或细胞核中，通过测定其存在及含量，可帮助对肺部肿瘤的诊断、分析病程、指导治疗，对判断预后、是否复发等也有重要作用。

十二、肺活体组织检查

其方法有经纤维支气管镜活检，经 X 线、超声或 CT 引导定位活检。疑难病症可行开胸肺活检，某些疾病还可考虑行胸膜活检或淋巴结活检。

第四节　呼吸系统疾病的防治前景

目前，我国仍存在大部分城市空气污染严重、农村居住环境差导致室内空气污染严重、化肥及农药或化工产品的不当使用等情况，导致呼吸系统疾病的发病率居高不下。

吸烟与慢性阻塞性肺疾病、肺癌密切相关，但吸烟的危害性并未引起广大公众的认识，青少年吸烟，青年女性“时髦性”吸烟不容忽视。禁烟、戒烟措施有待进一步宣传及加强。

肺结核仍然是危害人类健康的主要传染病。20 世纪 80 年代中期以来，结核病出现全球恶化趋势，许多发展中国家结核病发病率明显回升，其原因是多方面的。结核菌耐药菌株及结核分枝杆菌感染增多，人类免疫缺陷病毒（HIV）的流行，落后贫困等因素的存在，是重要的影响因素。1993 年世界卫生组织（WHO）提出结核病处于“全球紧急状态”，因而结核病的防治工作任务艰巨。

近年来，介入呼吸病学取得了很大进展。电视支气管镜、荧光支气管镜、超声支气管镜等经支气管镜治疗方法有了重大突破，可行针吸活检术、超声检查、支气管内近距离放射治疗、激光治疗、支气管内电灼术、冷冻疗法、氩等离子体表凝固、气管内支架置入、气道扩张、药物注射等，应用前景广阔。

获得性免疫缺陷综合征（acquired immunodeficiency syndrome，AIDS）已经在全球流行。因而由人类免疫缺陷病毒（HIV）/AIDS 引起的相关呼吸道感染明显增多，如肺炎链球菌感染、假单胞菌肺炎、流感嗜血杆菌肺炎、肺孢子虫肺炎、肺结核、巨细胞病毒感染、新型隐球菌感染及弓形虫病等。目前对于 HIV 尚无特效药物及有效治疗方法，因此预防就尤为重要了。

近年来，社区获得性肺炎（community-acquired pneumonia，CAP）和医院内获得性肺炎逐渐受到重视。由于感染菌种的差异及耐药菌种增加，因此病原学检查尤为重要，可指导临床用药，但要防止滥用抗生素。

近几年分子生物学技术发展迅速，如缺失基因的补充、基因转染、人重组抗体、反义寡核苷酸技术抑制原癌基因、致炎因子的合成及其活性提高、增强抑癌基因及抑炎因子的活性或加速细胞凋亡、基因密码解读等，有望从基因水平治疗临床疾病。

重症监护病房（ICU）组织及管理系统的建立，重症监护医学理论完善及仪器设备的创新，特别是呼吸支持技术的发展与完善，各种微创技术的开展，改进了对危重症（如呼吸衰竭）患者的抢救，降低了死亡率。

睡眠呼吸暂停低通气综合征进一步得到充分的认识，监测设备的更新，使诊断更加合理和完善，无创通气技术的开展及其与有创治疗方法的紧密结合，为本病的诊断和治疗开辟了一条新路。

新型药物的研究，尤其是抗生素及抗癌药物，使临床治疗缩短了病程，达到了更好的效果。

案例

男性患者，68 岁，患高血压病 10 年，有磺胺类药物过敏史，因发作性呼吸困难 30 年，加重 10 天就诊。患者稍事活动即感气短，焦虑。体格检查：呼吸 22 次/分，口唇无发绀，桶状胸，双肺叩诊过清音，双肺呼吸音减弱，可闻及弥漫性干啰音。心界向左侧扩大，心率 108 次/分，心律齐。血气分析：PaO_2 58mmHg，$PaCO_2$ 38mmHg，pH7.36。

初步诊断：支气管哮喘急性发作期（中度）

问题与思考：

1. 呼吸困难的常见病因有哪些？
2. 干啰音产生的病理基础是什么？

思考题

1. 一些全身性疾病可累及肺部，肺部病变亦可向全身播散，这与呼吸系统的结构特点有什么关系？

2. 肺炎患者可能出现哪些症状及体征？

3. 如何防治呼吸系统疾病？

（庞桂芬）

第二章

急性上呼吸道感染及急性气管-支气管炎

学习目标

【掌握】
1. 急性上呼吸道感染的临床表现。
2. 急性气管-支气管炎的临床表现。

【熟悉】
1. 急性上呼吸道感染的鉴别诊断。
2. 急性气管-支气管炎的鉴别诊断。

【了解】
急性上呼吸道感染及急性气管-支气管炎的治疗。

第一节　急性上呼吸道感染

急性上呼吸道感染（acute upper respiratory tract infection，简称上感）是指鼻腔、咽或喉部的急性炎症，是呼吸道最常见的一种传染病。可发生在任何年龄，具有较强的传染性，并可引起严重并发症。

【病因和发病机制】

急性上呼吸道感染有70％～80％由病毒引起，主要有流感病毒（甲、乙、丙）、副流感病毒、呼吸道合胞病毒、腺病毒、埃可病毒、柯萨奇病毒、麻疹病毒、风疹病毒等。细菌感染可直接或继病毒感染之后发生，主要有溶血性链球菌、流感嗜血杆菌、肺炎链球菌和葡萄球菌等。

当在受凉、淋雨、过度疲劳使全身或呼吸道局部防御功能降低时，原已存在于上呼吸道或从外界侵入的病毒或细菌迅速繁殖，引起本病。老幼体弱、患有慢性呼吸道疾病（如鼻窦炎、扁桃体炎）者，更易诱发。

【流行病学】

全年均可发病，冬春季节多发，主要通过含有病毒的飞沫或被污染的用具传播，多数为散发性，但常在气候突变时流行。由于病毒的类型较多，人体对各种病毒感染后产生的免疫力较弱且短暂，并无交叉免疫，同时在健康人群中有病毒携带者，故一个人一年内可多次发病。

【病理】

鼻腔及咽黏膜充血、水肿、上皮细胞破坏，少量单核细胞浸润，有浆液性及黏液性炎性渗出。继发细菌感染后，有中性粒细胞浸润，大量脓性分泌物。

【临床表现】

病因不同，临床表现可有不同的类型。

1. 普通感冒（common cold） 又称伤风、急性鼻炎或上呼吸道卡他。主要由鼻病毒、副流感病毒、呼吸道合胞病毒、埃可病毒、柯萨奇病毒等引起。初期有咽干、咽痒，在起病同时或数小时后，发生打喷嚏、鼻塞、流清水样鼻涕，有时由于耳咽管炎使听力减退，也可出现流泪、味觉迟钝、呼吸不畅、声嘶、咳嗽少痰。全身症状较轻，可有全身不适，轻度畏寒，一般不发热或偶有轻度发热、头痛。检查可见鼻腔黏膜充血、水肿，有分泌物，咽部轻度充血。3～5日后，鼻腔分泌物可转黄。如无并发症，5～7天内全部症状自行消退。

2. 病毒性咽炎和喉炎 由鼻病毒、腺病毒、流感病毒、副流感病毒以及肠病毒、呼吸道合胞病毒等引起。临床特征为咽部发痒和灼热感。当有吞咽疼痛时，常提示链球菌感染，咳嗽少见。急性喉炎多为流感病毒、副流感病毒及腺病毒等引起，表现为声嘶、讲话困难，咳嗽时咽痛，可伴有发热或咳嗽。体检可见喉部水肿、充血，局部淋巴结轻度肿大和触痛，可闻及喘息声。

3. 疱疹性咽峡炎 主要由柯萨奇病毒A引起。多见于儿童，夏季较易流行。发病急，有发热、咽痛。在前咽部、软腭、悬雍垂和扁桃体上可有灰白色小丘疹，丘疹周围黏膜红晕，以后形成疱疹，破溃后可形成浅溃疡。病程约为一周。

4. 咽结膜热 常由腺病毒、柯萨奇病毒等引起。儿童多见，常发生于夏季。起病急，主要表现为发热、咽痛、眼结膜炎和颈淋巴结肿大，病程4～6天。

5. 细菌性咽-扁桃体炎 多由溶血性链球菌、流感嗜血杆菌、肺炎链球菌、葡萄球菌引起。起病急，畏寒、发热，体温可高达39℃以上，咽喉疼痛，吞咽时加剧。可伴有全身酸痛、乏力和头痛等。检查可见咽部充血，扁桃体肿大、充血，颈淋巴结肿大，有压痛。

【实验室检查】

1. 血象 病毒感染，白细胞计数多为正常或偏低，淋巴细胞比例升高。细菌感染白细胞计数及中性粒细胞增多，可有核左移。

2. 病毒和病毒抗原的测定 根据需要选用免疫荧光法、酶联免疫吸附检测法、血清学诊断和病毒分离，确定病毒的类型。

【并发症】

可并发鼻窦炎、中耳炎、气管-支气管炎、肺炎、风湿病、肾炎或心肌炎等。

【诊断和鉴别诊断】

根据典型的症状，如发热、鼻塞、咽痛及局部体征，临床诊断一般无困难。但若病因复杂，进行细菌培养和免疫荧光法、酶联免疫吸附法、病毒血清学检查可确定病因诊断。

需与下列疾病鉴别：

1. 过敏性鼻炎 临床上很像伤风，起病急骤，鼻腔发痒，频繁打喷嚏，鼻涕多，呈清水样，持续时间较短，常突然痊愈。检查可见鼻黏膜苍白、水肿，分泌物中有较多嗜酸性粒细胞。

2. 流行性感冒 常有明显的流行性。起病急，全身中毒症状重，而呼吸道症状轻微或不明显，根据病毒分离和血清学检查可以鉴别。

3. 急性传染病前驱症状 麻疹、脊髓灰质炎、脑炎、伤寒、斑疹伤寒等在患病初期常有上呼吸道症状。在这些病的流行区和流行季节密切观察，并进行必要的化验检查以资鉴别。

【治疗】

目前无特异性抗病毒药物，治疗着重在减轻症状，休息，多饮水，戒烟，室内保持一定的温度和湿度，缩短病程，防止继发细菌感染和并发症的发生为主。

1. 对症治疗 发热、头痛可选用阿司匹林、对乙酰氨基酚（扑热息痛）或一些抗感冒制剂，也可选用中成药。咽痛可选用咽漱液或咽含片。声音嘶哑可用雾化吸入。鼻塞流涕可用1%麻黄碱滴鼻液等。

2. 抗菌药物治疗 一般患者不必用抗菌药物，合并细菌感染时，可根据临床情况及病原菌选择抗菌药物，临床常首选青霉素、磺胺类、大环内酯类或第一代头孢菌素。

3. 抗病毒药物治疗 早期应用抗病毒药物有一定效果，并可缩短病程。发病超过两天一般无需应用。利巴韦林对流感病毒、副流感病毒和呼吸道合胞病毒有较强的抑制作用。奥司他韦（oseltamivir）对甲、乙型流感病毒有效。也可选用金刚烷胺、吗啉胍或抗病毒中成药。

【预防】

加强体育锻炼，提高机体的抗病能力是预防上呼吸道感染的最好措施。注意呼吸道患者的隔离，防止交叉感染。

第二节 急性气管-支气管炎

急性气管-支气管炎（acute tracheobronchitis）是由于感染、物理和化学刺激、过敏因素引起的气管-支气管黏膜的急性炎症。临床主要表现为咳嗽、咳痰，多在寒冷季节发病，是呼吸系统常见病。

【病因和发病机制】

当机体受寒、淋雨、过劳等均会削弱呼吸道防御功能，使呼吸道抗病能力降低，有利于病毒、细菌的侵入而引起感染。常见的病毒有：流感病毒、腺病毒、呼吸道合胞病毒及副流感病毒等。常见的细菌有：流感嗜血杆菌、肺炎链球菌、链球菌、葡萄球菌等。上呼吸道感染如扁桃体炎、鼻窦炎、咽炎向下蔓延，也可引起本病。

过冷空气、粉尘、刺激性气体或烟雾对气管-支气管黏膜急性刺激均可引起本病。另外，过敏因素如花粉、真菌孢子等吸入，或细菌蛋白质都可引起气管-支气管的过敏性炎症。

【临床表现】

1. 全身表现 一般较轻，可有发热，体温在38℃左右，头痛、全身酸痛，多在3～5天后消退。

2. 呼吸道表现 起病时先有上呼吸道感染的症状，如鼻塞、打喷嚏、咽痛、声嘶等。随后出现咳嗽，初起为干咳或有少量黏液性痰，随病情加重咳嗽加重，痰量增多，为黏液脓性痰。偶可痰中带血。如伴有支气管平滑肌痉挛可有气促或喘息。肺部检查：听诊可闻及呼吸音粗糙，散在易变的干、湿啰音，咳嗽后可减少或消失。呼吸道表现在2～3周消失，如反复发生或迁延不愈可发展为慢性支气管炎。

【实验室及其他辅助检查】

1. 血常规检查　一般无异常，细菌感染较重时，白细胞总数、中性粒细胞增高。

2. 痰涂片或培养　可发现致病菌。

3. X线检查　大多数表现正常或肺纹理增粗、紊乱。

【诊断与鉴别诊断】

根据上呼吸道感染病史、咳嗽和咳痰等呼吸道症状以及两肺散在干、湿啰音等体征，结合血象和X线胸片检查，可做出临床诊断。

需与下列疾病鉴别：

1. 急性上呼吸道感染　鼻咽部症状明显，一般无咳嗽、咳痰，肺部无异常体征。

2. 流行性感冒　起病急，常有明显的流行病史，全身中毒症状（如高热、全身酸痛、头痛、乏力等）重，而呼吸道症状相对轻。依据病毒分离和血清学检查，可以鉴别。

3. 其他　肺炎、肺结核、肺癌、肺脓肿等多种肺部疾病早期均可有支气管炎的表现，应详细检查以资鉴别。

【治疗】

1. 一般治疗　适当休息，注意保暖，多饮水，补充足够的热量。防止呼吸道的理化刺激。

2. 对症治疗　干咳无痰可用喷托维林（咳必清）、右美沙芬。痰液黏稠不易咳出时，用溴己新（必嗽平）、氯化铵等；也可雾化吸入帮助祛痰；也可选用止咳祛痰药的中成药。支气管痉挛者可用平喘药如：氨茶碱、沙丁胺醇（舒喘灵）等。发热可用解热镇痛剂如阿司匹林。

3. 抗菌药物治疗　根据感染的病原体及药物敏感试验选择抗菌药物。可选用大环内酯类、青霉素类、第一代头孢菌素、氟喹诺酮类。一般口服抗菌药物即可，症状较重者可用肌内注射或静脉滴注。

【预防】

增强体质，加强耐寒锻炼，避免吸入刺激性气体。清除鼻咽、喉等部位的病灶。

案例

女性，18岁，受凉后出现流涕、鼻塞、咽痛、全身不适4天，查体：T37.6℃，咽部充血。实验室检查白细胞计数正常。给予对症治疗5天后好转。初步诊断：上呼吸道感染

问题与思考：

为什么不给予抗病毒治疗？

思考题

如何鉴别上呼吸道感染和流行性感冒？

（崔丽英）

第三章

慢性阻塞性肺疾病

学习目标

【掌握】

1. 慢性支气管炎的概念。
2. 肺气肿的概念。
3. 慢性阻塞性肺疾病（COPD）的概念。
4. COPD 的临床表现。
5. COPD 的肺功能检查。
6. COPD 的诊断和鉴别诊断。
7. COPD 的治疗。

【熟悉】

1. COPD 的严重度分级。
2. COPD 的病因。
3. COPD 的病理生理。
4. COPD 的并发症。

【了解】

COPD 的预防。

慢性阻塞性肺疾病（chronic obstructive pulmonary disease，COPD）是一种以持续气流受限为特征的可以预防和治疗的疾病，其气流受限多为进行性发展，与气道和肺组织对烟草烟雾等有害气体或有害颗粒的慢性炎症反应增强有关。COPD 不仅影响肺，也可以引起显著的全身反应。

COPD 的死亡率居所有死因的第 4 位，且有逐年增加之势。我国北部和中部地区，COPD 的患病率占 15 岁以上人群的 3%。COPD 与慢性支气管炎和肺气肿关系密切。

慢性支气管炎是指支气管壁的慢性、非特异性炎症。慢性咳嗽、咳痰，每年持续 3 个月、连续 2 年，并除外引起慢性咳嗽、咳痰的其他疾病。

肺气肿病理定义为终末细支气管远端的气腔永久性扩张，伴有肺泡壁破坏而没有明显纤维化。当慢性支气管炎和（或）肺气肿患者肺功能检查出现气流受限并且不能完全可逆时，则诊断 COPD。

支气管哮喘也具有气流受限，但支气管哮喘是一种特殊的气道炎症性疾病，其气流受限具有可逆性，不属于COPD。某些患者在患病过程中，可能会出现慢性支气管炎合并支气管哮喘或支气管哮喘合并慢性支气管炎，在这种情况下，表现为气流受限不完全可逆，从而使两种疾病难以区分。

此外，一些已知病因或具有特征病理表现的气流受限疾病，如支气管扩张、闭塞性细支气管炎、弥漫性泛细支气管炎、结核所致的肺间质纤维化以及肺囊性纤维化等均不属于COPD。

【病因和发病机制】

1. 吸烟　是主要的发病因素，烟草中含焦油、尼古丁和氢氰酸等化学物质，可损伤气道上皮细胞，使纤毛运动减退和巨噬细胞吞噬功能降低；支气管黏液腺肥大、杯状细胞增生，黏液分泌增多，使气道净化能力下降；支气管黏膜充血水肿、黏液聚积，易继发感染；烟雾刺激黏膜下感受器，使副交感神经功能亢进，引起支气管平滑肌收缩，气流受限。

2. 职业性粉尘和化学物质　当职业性粉尘及化学物质，如工业废气、过敏原及室内空气污染等，浓度过大或接触时间过长，均可能产生与吸烟无关的COPD。

3. 空气污染　大气中的有害气体如二氧化硫、二氧化氮、氯气等损伤气道黏膜和其细胞毒作用，使纤毛清除功能下降，黏液分泌增加，为细菌感染增加条件。

4. 感染　感染是COPD发生发展的重要因素之一。细菌、病毒和支原体是本病急性加重的重要因素；细菌以肺炎链球菌、流感嗜血杆菌、卡他莫拉菌及葡萄球菌为多见；病毒多为流感病毒、鼻病毒、腺病毒和呼吸道合胞病毒等。

5. 蛋白酶-抗蛋白酶失衡　蛋白水解酶对组织有损伤、破坏作用；抗蛋白酶对弹性蛋白酶等多种蛋白酶具有抑制功能，其中，α_1-抗胰蛋白酶（α_1-AT）是活性最强的一种，蛋白酶和抗蛋白酶维持平衡是保证肺组织正常结构免受损伤和破坏的主要因素，蛋白酶增多或抗蛋白酶不足均可导致组织结构破坏产生肺气肿。

6. 其他　如机体的内在因素、自主神经功能失调、营养等都有可能参与COPD的发生、发展。

【病理】

COPD的病理改变主要表现为慢性支气管炎及肺气肿的病理变化。支气管黏膜上皮细胞变性、坏死，溃疡形成。纤毛倒伏、变短、不齐、粘连，部分脱落。缓解期黏膜上皮修复、增生、鳞状上皮化生和肉芽肿形成。杯状细胞数目增多、肥大，分泌亢进，腔内分泌物潴留。基底膜变厚坏死，支气管腺体增生肥大，各类炎症细胞浸润，以浆细胞、淋巴细胞为主。

急性发作期可见到大量中性粒细胞，严重者为化脓性炎症，黏膜充血、水肿、变性坏死和溃疡形成，基底部肉芽组织和机化纤维组织增生导致管腔狭窄，气道壁的结构重塑，胶原含量增加及瘢痕形成。肺气肿的病理改变包括肺过度膨胀、弹性减退、表面可见多个大小不一的大泡。镜下见肺泡壁变薄，肺泡腔扩大、破裂或形成大泡，血液供应减少，弹力纤维网破坏。细支气管壁有炎症细胞浸润。有的管腔纤细狭窄或扭曲扩张，管腔内有痰液潴留。细支气管的血管内膜可增厚或管腔闭塞。

按累及肺小叶的部位，可将阻塞性肺气肿分为小叶中央型和全小叶型及介于两者之间的混合型三类。其中以小叶中央型为多见。

【病理生理】

早期，有些患者小气道（直径小于2 mm的气道）功能已发生异常。缓解期大多恢复正常，随疾病发展，气道阻力增加，气流受限成为不可逆；病变局限于细小气道，仅闭合容积增大，反映肺组织弹性阻力及小气道阻力的动态肺顺应性降低。病变浸入大气道时，肺通气功能明显障碍，最大通气量降低。病情发展，肺组织弹性日益减退，肺泡持续扩大，回缩障碍，残气量及残气量占肺总量的百分比增加，肺气肿日益加重，大量肺泡周围的毛细血管受膨胀肺泡的挤压而退化，致使肺毛细血管大量减少，肺泡间的血流量减少，此时肺泡虽有通气，但肺泡壁无血液灌流，导致生理无效腔气量增大，也有部分肺区虽有血液灌注，但肺泡通气不良，不能参与气体交换，肺泡及毛细血管大量丧失，弥散面积减少，产生通气与血流比例失调，使换气功能发生障碍，通气和换气功能障碍可引起缺氧和二氧化碳潴留，发生不同程度的低氧血症和高碳酸血症，最终出现呼吸衰竭。

【临床表现】

（一）症状

起病缓慢、病程较长，随病程发展可终身不愈。

1. 慢性咳嗽　反复发作，晨间明显，夜间有阵咳或排痰。

2. 咳痰　一般为白色黏液，偶带血丝，清晨较多。急性发作期痰量增多，可有脓性痰。

3. 气短或呼吸困难　早期劳力时出现，以后逐渐加重，以致在日常活动甚至休息时也感到气短，是 COPD 的标志性症状。

4. 喘息和胸闷　部分患者特别是重度患者或急性加重时出现喘息。

5. 其他　晚期患者有体重下降，食欲减退等。

（二）体征

早期体征可无异常，随病情进展出现以下体征：

1. 视诊及触诊　呼吸变浅，频率增快，严重者可有缩唇呼吸；胸廓前后径增大，肋间和胸骨下角增宽等。触觉语颤减弱。

2. 叩诊　肺部呈过清音，心浊音界缩小，肺下界和肝浊音界下降。

3. 听诊　两肺呼吸音减弱，呼气延长，部分患者可闻及干啰音和（或）湿啰音。

【实验室及特殊检查】

（一）肺功能检查

对 COPD 诊断，严重程度评价，监测疾病进展、预后及治疗反应等有重要意义。

1. 吸入支气管扩张药后第一秒用力呼气量占用力肺活量比值（$FEV_1/FVC\%$）$<70\%$可确定为持续的气流受限。

2. 肺总量（TLC）、功能残气量（FRC）和残气量（RV）增高，肺活量（VC）减低，表明肺过度充气，有参考价值。由于 TLC 增加不如 RV 增高程度大，故 RV/TLC 增高。

3. 一氧化碳弥散量（DL_{CO}）及 DL_{CO}与肺泡通气量（VA）比值（DLco/VA）下降，该项指标供诊断参考。

（二）胸部 X 线检查

早期胸片可无变化，以后可出现肺纹理增粗、紊乱及肺气肿等改变。X 线胸片改变对诊断特异性不高，主要用于确定肺部并发症及鉴别其他肺部疾病。

（三）胸部 CT 检查

CT 检查不应作为常规的检查，高分辨 CT，对有疑问病例的鉴别诊断有一定意义。

（四）血气检查

对确定发生低氧血症、高碳酸血症、酸碱平衡失调以及判断呼吸衰竭的类型有重要价值。

（五）其他

当合并细菌感染时，血白细胞增高，核左移。痰培养检出的常见病原菌为流感嗜血杆菌、肺炎链球菌、卡他莫拉菌、肺炎克雷伯杆菌等。

【诊断与严重程度分级】

主要根据吸烟等高危因素史、临床症状、体征及肺功能检查等综合分析确定。持续的气流受限是COPD诊断的必备条件，即吸入支气管扩张药后 $FEV_1/FVC\%<70\%$ 可确定为持续的气流受限。

有少数患者并无咳嗽、咳痰症状，仅在肺功能检查时 $FEV_1/FVC\%<70\%$ 及 $FEV_1\geqslant 80\%$ 预计值，在除外其他疾病后，亦可诊断为COPD。

根据 FEV_1/FVC、$FEV_1\%$ 预计值和症状可对COPD的严重程度做出分级（表2-3-1）。

表2-3-1 依据气流受限严重程度的肺功能分级

肺功能分级	气流受限程度	FEV_1 占预计值%
Ⅰ级	轻度	≥80%
Ⅱ级	中度	50%～79%
Ⅲ级	重度	30%～49%
Ⅳ级	极重度	<30%

注：为吸入支气管扩张剂的 FEV_1

COPD病程分期：①急性加重期　指在疾病过程中，短期内咳嗽、咳痰、气短和（或）喘息加重、痰量增多，呈脓性或黏液脓性，可伴发热等症状。②稳定期　指患者咳嗽、咳痰、气短等症状稳定或症状轻微。

【鉴别诊断】

1. 支气管扩张　有反复发作咳嗽、咳痰特点，常反复咯血。合并感染时有多量脓性痰。查体常有肺部固定性湿啰音。部分X线胸片显示肺纹理粗乱或呈卷发状，高分辨CT可见支气管扩张改变。

2. 肺结核　可有午后低热、乏力、盗汗等结核中毒症状，痰液检查可发现结核分枝杆菌、X线胸片可发现病灶。

3. 支气管哮喘　多在儿童或青少年期起病，以发作性喘息为特征，发作时两肺布满哮鸣音，缓解后症状消失，常有家庭或个人过敏史。哮喘的气流受限多为可逆性，其支气管扩张试验阳性。

4. 肺癌　近期有咳嗽、咳痰带血，X线胸片及CT可发现占位病变或阻塞性肺不张或肺炎，痰细胞学、支气管镜检查有助于明确诊断。

5. 矽肺及其他尘肺　有粉尘和职业接触史，X线检查可见矽结节，肺门阴影扩大及网状纹理增多等特点有助于诊断。

【并发症】

1. 慢性呼吸衰竭　常在COPD急性加重时发生，其症状明显加重，发生低氧血症和（或）高碳酸血症，可具有缺氧和二氧化碳潴留的临床表现。

2. 自发性气胸　如有突然加重的呼吸困难，伴明显的发绀，患侧肺部叩诊鼓音，听诊呼吸音减弱或消失，应考虑并发自发性气胸，X线检查可以确诊。

3. 慢性肺源性心脏病　由于COPD肺病变引起肺血管床减少及缺氧致肺动脉痉挛、血管重塑，导致肺动脉高压、右心室肥厚扩大，最终发生右心功能不全。

【治疗】

主要改善呼吸功能，同时进行病因及并发症的防治。

（一）急性发作期的治疗

1. 氧疗　氧疗的指征是：PaO_2＜60mmHg。治疗目标是维持SpO_2＞90％。

2. 控制感染　当患者呼吸困难加重、痰量增加、为脓性痰，可应用抗生素。抗菌药物的选择要根据当地细菌的耐药情况。门诊轻症患者可应用青霉素、阿莫西林加或不加用克拉维酸、大环内酯类、氟喹诺酮类药物、第一代或第二代头孢类药物，一般为口服。病情较重者可选用β内酰胺类/酶抑制剂、第二代或第三代头孢菌素、氟喹诺酮类药物。住院患者应根据病原学检查选择抗生素，一般为静脉点滴。

3. 祛痰　常用的药物有盐酸氨溴索30mg，每日3次，溴己新、乙酰半胱氨酸等。也可选用中成药，或雾化吸入。

4. 支气管扩张剂　福莫特罗4.5～9μg，每日2次吸入，沙丁胺醇和特布他林用于缓解症状，按需使用。茶碱缓释片0.2g，每日2次口服，异丙托溴铵40～80μg，每日3～4次吸入或噻托溴铵18μg，每日一次吸入。喘息严重者可应用沙丁胺醇500μg或异丙托溴铵500μg，或沙丁胺醇1000μg加异丙托溴铵250～500μg雾化吸入。

5. 糖皮质激素　对住院的急性加重患者应在支气管扩张剂的基础上应用激素，剂量要权衡疗效和安全性，可考虑每日口服泼尼松30～40mg，连续10～14天，也可静脉点滴甲泼尼龙40～80mg，每日一次，应用3～5天后，改为口服。

（二）缓解期治疗

加强锻炼，增强体质，提高免疫力，避免各种诱发因素的接触和吸入，预防感冒。

具体措施如下：

1. 呼吸肌功能锻炼　进行腹式呼吸及缩唇呼吸，加强膈肌活动，以改善呼吸肌功能。

2. 康复治疗　根据患者具体情况，可选用气功、太极拳、呼吸操、定量行走或登梯锻炼，以提高耐力，增加肺功能。

3. 家庭氧疗　对明显缺氧者可采用家庭氧疗，对减轻心脏负荷，改善体质，提高运动耐量均有良好作用。

4. 糖皮质激素　长期吸入糖皮质激素和长效β_2受体激动剂的联合制剂可增加运动耐量、减少急性发作、提高生活质量。目前常用的剂型有氟替卡松加沙美特罗和布地奈德加福莫特罗两种剂型。

5. 手术治疗　局限性肺气肿或肺大疱可适当选择手术治疗，近年来减容手术已在临床取得可喜疗效。

【预防】

戒烟是预防COPD发生最主要的措施，同时应加强体育锻炼，增强体质；注意保暖，避免受凉，预防感冒；改善环境卫生，消除和避免烟雾、粉尘和刺激性气体对呼吸道的影响。

案例

患者，男性，70岁，主因慢性咳嗽、咳痰20年，活动后气短3年，加重1周就诊。患者20年前间断咳嗽、咳痰，冬季好发，3年前体力活动后气短，1周前受凉后上述症状加重。吸烟史40年，每日10支。查体：呼吸24次/分，血压150/80mmHg。神清，口唇发绀，颈静脉怒张，桶状胸，双肺叩诊呈过清音，双肺闻及散在干、湿啰音，心界缩小，心率108次/分，律齐，P2＞A2，腹部未见异常。

问题与思考：

1. 患者最可能的诊断是什么？
2. 需进一步进行哪些检查？
3. 如何治疗？

思考题

1. 对临床中具有典型症状和体征但肺功能检查结果为阴性的患者，能否诊断为COPD？
2. 诊断COPD的辅助检查有哪些？哪种检查具有重要意义？

（张　庆　王京娜）

第四章

慢性肺源性心脏病

学习目标

【掌握】

1. 慢性肺源性心脏病的概念。
2. 慢性肺源性心脏病的临床表现。
3. 慢性肺源性心脏病的诊断和鉴别诊断。
4. 慢性肺源性心脏病的并发症。
5. 慢性肺源性心脏病的治疗原则。

【熟悉】

1. 慢性肺源性心脏病的常见病因。
2. 慢性肺源性心脏病的病理生理。

【了解】

慢性肺源性心脏病的实验室及其他辅助检查。

慢性肺源性心脏病（chronic pulmonary heart disease，简称肺心病）是由支气管-肺组织、胸廓或肺动脉的慢性病变引起的肺循环阻力增高，导致肺动脉高压和右心室肥大伴有或不伴有右心衰竭的心脏病。

肺心病是呼吸系统的常见病，寒冷、高原地区、贫困农村患病率高，随着年龄增高患病率增加，肺心病在冬春季节、气候骤变时易急性加重。

【病因】

（一）支气管-肺疾病

以慢性阻塞性肺疾病最为多见，占 80%～90%，其次为支气管哮喘、支气管扩张、重症肺结核、尘肺、弥漫性肺间质纤维化等。

（二）胸部运动障碍性疾病

严重的胸廓畸形，脊柱侧、后凸畸形，脊椎结核，类风湿关节炎，广泛胸膜肥厚粘连，胸廓成形术后，神经肌肉疾病等使呼吸运动受限，导致支气管扭曲、排痰不畅、反复感染、肺不张等均会使肺循环阻力增加，肺动脉高压，进而导致右心室肥厚、扩大。

（三）肺血管疾病

如肺动脉栓塞、结节性肺动脉炎、原发性肺动脉高压等均可使肺小动脉狭窄或闭塞，肺循环阻力增加，肺动脉高压，右心室负荷加重而导致肺心病。

【发病机制】

肺动脉高压是肺心病发生的先决条件，持续和日益加重的肺动脉高压，使右心负荷过重，右心室肥厚、扩大，最终导致肺心病。

（一）肺动脉高压

1. 肺血管阻力增加的功能因素　缺氧、高碳酸血症时收缩血管的活性物质增多，使肺血管收缩，血管阻力增加；而高碳酸血症（二氧化碳潴留），会使肺动脉对缺氧反应更加敏感，促进并加重肺小动脉痉挛，增加肺循环阻力而产生肺动脉高压；缺氧还可使支气管平滑肌细胞膜对 Ca^{2+} 的通透性增强，细胞内 Ca^{2+} 含量增高，使平滑肌兴奋收缩耦联效应增强，肺血管收缩。

2. 肺血管阻力增加的解剖因素　长期反复发作的慢性支气管炎及支气管周围炎可累及邻近细小动脉，引起管壁炎症，管壁增厚、管腔狭窄甚至完全闭塞，随肺气肿的日益加重，肺泡内压增高，使肺泡壁毛细血管受压，也造成管腔狭窄或闭塞；肺泡壁的破裂造成毛细血管网的毁损，肺泡壁毛细血管床减损，当其减少超过 70%时，肺循环阻力增大，促使肺动脉高压发生。

肺动脉高压的形成机制中，功能性因素较解剖因素更为重要，在急性加重期经治疗缓解后，缺氧和高碳酸血症得到纠正后，肺动脉压力可明显降低，甚至恢复正常。

3. 血容量增加与血液黏稠度增高　慢性缺氧产生继发性红细胞增多症，当血细胞比容超过 55%～60%时，血液的黏稠度会显著增加，血流阻力随之增高，缺氧和高碳酸血症使交感神经兴奋，心排血量增加，肾小动脉收缩，肾血流减少，水、钠潴留，血容量增多。血液黏稠度增加和血容量增多，加重肺动脉高压和心脏负荷。

（二）心脏病变和心力衰竭

肺循环阻力增加时，右心发挥其代偿功能，以克服肺动脉压升高的阻力而发生右心室肥大。随着病情的进展，尤其是急性加重期，肺动脉压持续升高，超过右心室负荷，右心失代偿，右心排血量下降，右心室收缩末期残留血量增加，舒张末压增高，促使右心室扩大和右心室功能衰竭。

此外，心肌缺氧，使心肌功能受损；反复肺部感染，细菌毒素对心肌的毒性作用；酸碱平衡失调，电解质紊乱所致的心律失常均可促进心力衰竭。

【临床表现】

本病进展缓慢，根据有无肺、心功能衰竭，将其分为肺、心功能代偿期和失代偿期。

（一）肺、心功能代偿期（包括缓解期）

1. 症状　主要为原发病表现，如 COPD 患者长期反复咳嗽、咳痰，逐渐出现乏力、呼吸困难，体检可有明显慢性阻塞性肺疾病的体征。

2. 体征　主要为肺动脉高压及右心室肥大表现，肺动脉瓣区第二心音亢进，提示有肺动脉高压，剑突下见到心脏收缩期搏动或三尖瓣区闻及收缩期杂音多提示有右心室肥大。

（二）肺、心功能失代偿期（包括急性加重期）

主要临床表现为呼吸衰竭和心力衰竭。

1. 呼吸衰竭　急性呼吸道感染为常见诱因，缺氧早期主要表现为发绀、喘息和胸闷等，病变进一步发展时发生低氧血症和高碳酸血症，表现为头痛、头胀、烦躁不安、语言障碍，并有幻觉、精神错乱、抽搐或震颤等。

2. 心力衰竭　以右心衰竭为主，表现为心慌、气短、食欲不振、上腹胀痛、恶心、呕吐等，体检可有颈静脉怒张，肝颈静脉回流征阳性、肝大、腹水、双下肢水肿等。心率明显增快，三尖瓣区可闻及舒张期奔马律，有时可出现心律失常，以房性期前收缩常见，偶可出现心房颤动。

【并发症】

1. 肺性脑病　由于呼吸衰竭所致缺氧、二氧化碳潴留、酸中毒共同引起的精神、神经系统症状，但必须除外脑动脉硬化、严重电解质紊乱、感染中毒性脑病等。肺性脑病是肺心病死亡的主要原因。

2. 酸碱失衡及电解质紊乱　由于缺氧和二氧化碳潴留而引起机体代偿情况的变化会发生不同类型的酸碱失衡及电解质紊乱，早期最常见的是呼吸性酸中毒，治疗过程中常因利尿剂、激素等使用不当而造成低钾、低氯性代谢性碱中毒。

3. 心律失常　多发生房性期前收缩（早搏）、阵发性室上性心动过速，也可有心房扑动及心房颤动，少数患者由于急性严重心肌缺氧也出现心室颤动以致心搏骤停，治疗过程中也会出现因洋地黄中毒及低钾血症所致的心律失常。

4. 消化道出血　严重的缺氧、二氧化碳潴留可造成胃肠道黏膜充血、水肿、糜烂、渗血或出现应激性溃疡引起消化道出血。

5. 休克　发生原因可有感染中毒性休克，严重心力衰竭或心律失常所致的心源性休克，上消化道出血所致的失血性休克。少见，但后果严重。

6. 弥散性血管内凝血（DIC）　一旦发生，预后不良。

【实验室及其他辅助检查】

1. 血液检查　红细胞及血红蛋白可升高，全血黏度和血浆黏度增高；合并感染时，白细胞计数增高，中性粒细胞增高，部分患者可有肝、肾功能异常，如谷丙转氨酶增高、血尿素氮和血肌酐增高等；电解质也可出现紊乱如高钾、低钾、低钠、低氯、低钙、低镁等。

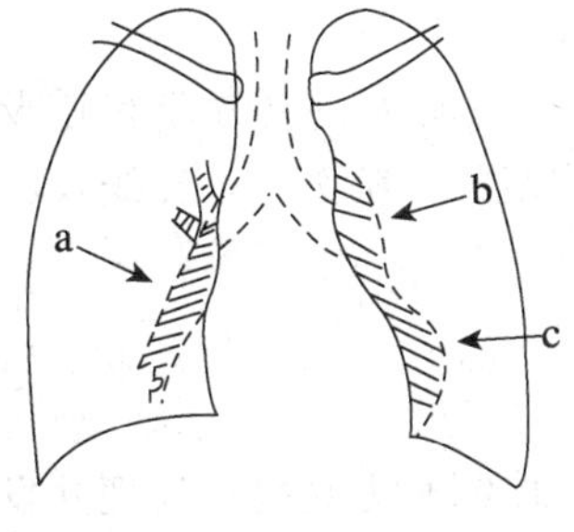

图 2-4-1　慢性肺源性心脏病

正位右下肺动脉干增宽（a），肺动脉段凸出（b），心尖上凸（c）

2. X 线检查　除肺、胸基础疾病及急性肺部感染的特征外，尚可有肺动脉高压，如右下肺动脉干扩张，其横径≥15mm；右下肺动脉横径与气管横径比值≥1.07；肺动脉段明显突出或其高度≥3mm，以及右心室肥大表现（图 2-4-1）。

3. 心电图检查　主要表现为额面心电轴≥+90°，重度顺钟向转位，$R_{V_1}+S_{V_5}\geq 1.05mV$ 及肺型 P 波，还可见完全或不完全右束支传导阻滞，肢体导联低电压及在 V_1、V_2甚至 V_3导联出现酷似陈旧性心肌梗死图形的 QS、QR 波型（图 2-4-2）。

4. 超声心动图检查　右心室流出道≥30mm，右心室内径≥20mm，左右心室内径比值<2，右肺动脉内径>18mm。

5. 血气分析　主要表现为低氧血症或合并高碳酸血症，当 PaO_2<60mmHg、$PaCO_2$>50mmHg，表示为Ⅱ型呼吸衰竭。

【诊断】

慢性肺心病诊断标准：患者有慢性阻塞性肺部疾病及其他肺胸疾病或肺血管病变，有肺动脉高压、右心室增大或右心功能不全表现，并有前述的心电图、X 线表现，再参考超声心动图、心电向量图、肺功能等其他检查，可以做出诊断。

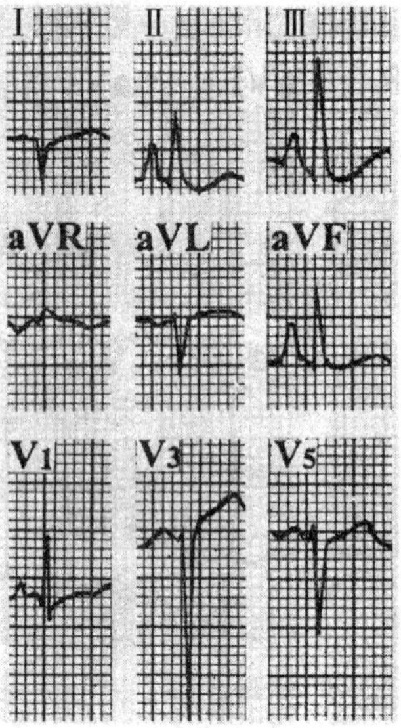

图 2-4-2 慢性肺源性心脏病的心电图

右心房及右心室肥大，心电轴右偏，Ⅱ、Ⅲ、aVF 导联 P 波较高尖；aVR 呈 qR 型。V_1 导联 R/S>1，V_5 导联 S 波较深，Ⅱ、Ⅲ、aVF 导联 T 波低平

【鉴别诊断】

需与下列疾病进行鉴别。

1. 冠状动脉硬化性心脏病（简称冠心病） 肺心病与冠心病均多见于老年人，临床表现有许多相似之处，而且常有两病共存，冠心病常有心绞痛或心肌梗死病史，多为左心室肥大和左心室衰竭，有室性心律失常，X 线检查呈左心室肥大为主的征象，心电图有典型的 ST-T 改变，可资鉴别。

2. 风湿性心脏病二尖瓣狭窄 本病也有肺动脉高压和右心室肥大，也常伴有呼吸道感染，故易与肺心病相混淆，根据患者的风湿性关节炎病史，典型的心脏杂音，X 线及心电图有左心房和右心室肥大有助于鉴别。

【治疗】

（一）肺心功能失代偿期治疗

治疗原则是积极控制感染；通畅呼吸道，改善呼吸功能；控制心力衰竭，处理并发症。

1. 控制感染 在未能明确致病菌时，针对院外感染多以革兰阳性菌为主可选用青霉素、第一代头孢菌素、红霉素类等；针对院内感染以革兰阴性菌为主，应选用广谱抗菌药物如第三代头孢菌素加酶抑制剂或氨基糖苷类、氟喹诺酮类等，有条件情况时最好参考痰菌培养及药物敏感试验选择抗菌药物。

2. 通畅呼吸道，改善呼吸功能，纠正缺氧和二氧化碳潴留，参阅本篇第十三章。

3. 控制心力衰竭 肺心病心力衰竭在控制感染、改善通气、纠正呼吸衰竭后，常能使心力衰竭得以纠正，但病情严重者或经上述治疗无效时可适当选用利尿剂、强心药或血管扩张药。

（1）利尿剂：能够减少血容量，减轻右心负荷，消除水肿，在使用上要注意小剂量、间歇、联合用药。大剂量、长期快速利尿，易导致脱水而使痰液黏稠不易咳出并出现低钾、低氯性碱中毒，使呼吸衰竭加重。临床常用的药物如氢氯噻嗪 25mg，1～3 次/日，或联合应用氨苯蝶啶 50mg，1～3 次/日，或螺内酯 20～40mg，1～3 次/日，一般不超过 4 天。对严重水肿患者可用呋塞米 20～40mg，口服或静脉注射。

（2）血管扩张药：血管扩张药可减轻心脏前、后负荷，降低心肌耗氧量。临床常用的有酚妥拉明、硝酸甘油或硝普钠等。血管扩张药在扩张肺动脉的同时也扩张体动脉，造成体循环血压下降，反射性使心率增快，氧分压下降、二氧化碳分压上升，所以疗效不肯定。有研究认为钙通道阻滞剂、血管紧张素转化酶抑制药、一氧化氮有一定降低肺动脉压的效果而副作用相对较轻。

（3）强心剂：肺心病患者由于缺氧及感染，对洋地黄的耐受性差，易引起中毒，应用时应慎重，使用指征是：①感染已被控制，呼吸功能已改善，经用利尿剂心力衰竭仍不能纠正者；②以右心衰竭为主要表现而无明显急性感染者；③伴急性左心衰竭者，用药前应注意纠正缺氧，防治低钾血症。另外，低氧血症、感染等均可使心率增快，故不宜用心率来判断洋地黄疗效，尽量选择作用快、排泄快的制剂，剂量宜小，如毒毛花苷 K 0.125～0.25mg，或毛花苷 C（西地兰）0.2～0.4mg 加于 10％葡萄糖液内静脉缓慢推注。

（二）肺心功能代偿期治疗

采用中西医结合的综合措施，提高机体的抗病能力，积极防治呼吸道感染，减少或避免急性加重的发生。坚持适当的体育锻炼如呼吸操、气功、太极拳等，以增加耐寒能力，改善通气功能。也可选用一些免疫调节剂以提高免疫功能。

（三）防治并发症

1. 肺性脑病　是由于呼吸衰竭所导致缺氧、二氧化碳潴留而引起精神障碍和神经症状的一种综合征，是肺心病死亡的首要原因，应积极防治，对患者应特别注意慎用镇静剂。

2. 心律失常　肺心病合并心律失常多因感染、缺氧、电解质紊乱等因素所致，因此在控制病因后多数心律失常可自行消失，如果持续存在可根据心律失常的类型选用药物，详见第三篇第三章。

3. 酸碱失衡及电解质紊乱　呼吸性酸中毒一般不需补碱，治疗主要是通畅呼吸道，改善呼吸功能；呼吸性酸中毒合并代谢性碱中毒常由于利尿剂使用不当所致。治疗上应防止以上发生代谢性碱中毒的医源性因素，适当补充氯和钾；当 pH＞7.45 而且 $PaCO_2$ 不高于 60mmHg 时，可考虑盐酸精氨酸或碳酸酐酶抑制剂如乙酰唑胺 0.25g，口服 1～2 次即可。

案例

女，67 岁。主因慢性咳嗽、咳痰 20 年，间断双下肢水肿 3 年。曾诊断为“慢性阻塞性肺疾病，肺源性心脏病”。近 3 年长期家庭氧疗。1 周前受凉后上述症状加重，自行将氧流量提高至 4L/min，次日清晨家人发现其呼之不应。查体：血压 130/70mmHg，心率 124 次/分，浅昏迷，球结膜水肿，口唇无发绀。颈静脉怒张，桶状胸，双肺呼吸音减弱，双肺可闻及干湿啰音。心律不齐。肝大，肋下 5cm 可触及。双下肢可凹性水肿。双侧膝腱反射减弱，巴宾斯基（Babinski）征阳性。辅助检查：头颅 CT 未见异常。血气分析：pH7.35，PaO_2 70mmHg，$PaCO_2$ 78.2mmHg。

问题与思考：

1. 若患者诊断为肺性脑病，为什么高流量吸氧会诱发此病？

2. 应如何进行下一步治疗？

思考题

1. 肺源性心脏病的诊断标准有哪些？
2. 肺源性心脏病的并发症有哪些？应如何进行预防和治疗？

（张　庆　崔丽英　王京娜）

第五章

支气管哮喘

学习目标

【掌握】

1. 支气管哮喘的诊断标准。
2. 支气管哮喘的鉴别诊断。

【熟悉】

支气管哮喘的药物治疗。

【了解】

支气管哮喘的病因和发病机制。

支气管哮喘（bronchial asthma）是由嗜酸性粒细胞、肥大细胞和 T 淋巴细胞等多种炎症细胞参与的气道慢性炎症。这种炎症使易感者产生气道高反应性。临床上表现为发作性的带有哮鸣音的呼气性呼吸困难、胸闷或咳嗽。本病可发生于任何年龄，但半数以上在 12 岁前发病。约 40%的患者有家族史。

【病因和发病机制】

（一）病因

哮喘的病因目前还不十分清楚，大多认为与多基因遗传及环境因素有关。

1. 遗传因素　许多调查资料表明，哮喘患者亲属发病率高于群体发病率，亲缘关系越近发病率越高。一些学者认为气道高反应性、IgE 调节和特异性反应相关的基因在哮喘发病中起着重要作用。

2. 激发因素　尘螨、花粉、真菌、动物毛屑、二氧化硫、氨气等特异和非特异吸入物，细菌、病毒、支原体等感染，食用鱼虾、鸡蛋、奶制品等异种蛋白质，阿司匹林、青霉素等药物，气候变化，运动，妇女的月经期、妊娠等都可能是哮喘的激发因素。

（二）发病机制

哮喘的发病机制目前仍不完全清楚，多数人认为哮喘与变态反应、气道炎症、气道反应性增高及神经等因素相互作用有关。

1. 变态反应　当有过敏体质的人接触到某种变应原后，可刺激机体通过 T 淋巴细胞的传递，由 B 淋巴细胞合成特异性 IgE，后者结合于肥大细胞和嗜碱性粒细胞上，当变应原再次进入体内，抗原抗体相结合，使该细胞合成并释放多种活性物质如组胺、缓激肽、嗜酸性粒细胞趋化因子、慢反应物质等，导致支气管平滑肌收缩、黏液分泌增加、血管通透性增高和炎细胞浸润等。

接触变应原后立即发生哮喘称为速发型哮喘。而更常见的是接触变应原后数小时乃至数十小时后发作的哮喘，称为迟发型哮喘。现在认为迟发型哮喘是由于多种炎症细胞相互作用，有许多介质和细胞因子参与的一种慢性炎症反应。

2. 气道炎症　目前认为哮喘与气道的慢性炎症有密切关系，气道内多种炎症细胞如肥大细胞、嗜酸性粒细胞、巨噬细胞、中性粒细胞等浸润、聚集和相互作用，分泌出大量炎症介质和细胞因子，如白三烯（LT）、前列腺素（PG）、血小板活化因子（PAF）、血栓素（TX）等，引起气道反应性增高，气道收缩，腺体分泌增加，微血管通透性增加。

3. 气道高反应性（AHR）　表现为气道对物理、化学、生物等各种刺激因子出现过强、过早的收缩反应，是哮喘发生、发展的一个重要因素。目前普遍认为气道炎症是导致气道高反应性的重要原因，当气道受到变应原或其他刺激后，由于多种炎症细胞、炎症介质和细胞因子的参与，以及气道上皮和上皮内神经的损害导致气道高反应性。

4. 神经因素　支气管受自主神经支配，除了胆碱能神经、肾上腺素能神经，目前研究的还有非肾上腺素能非胆碱能（NANC）神经。β肾上腺素受体功能低下和迷走神经功能亢进可导致支气管哮喘。NANC 能释放扩张支气管平滑肌的神经介质如血管活性肠肽（VIP）、一氧化氮（NO）及收缩支气管平滑肌的介质如 P 物质、神经激肽，两者平衡失调，则可引起支气管平滑肌收缩。

【病理】

肺膨胀，支气管及细支气管内有大量黏稠痰液及黏液栓。组织学检查见支气管平滑肌肥厚、黏膜及黏膜下血管增生、血管扩张和微血管渗漏、黏膜水肿、上皮脱落、基底膜显著增厚，支气管壁有嗜酸性粒细胞、中性粒细胞和淋巴细胞浸润。

【临床表现】

1. 症状　为发作性的伴有哮鸣音的呼气性呼吸困难或发作性胸闷和咳嗽，有时咳嗽可为唯一的症状（咳嗽变异性哮喘）。严重者被迫采取端坐位，口唇发绀，大汗淋漓。发作持续数小时至数天，可自行缓解或用支气管扩张药缓解。在夜间及凌晨发作和加重是哮喘的特征之一。缓解期无任何症状或异常体征。有些青少年运动时出现胸闷、咳嗽和呼吸困难（运动性哮喘）。

2. 体征　哮喘发作时，患者胸廓饱满呈吸气状态，呼吸动度减弱，两肺有广泛哮鸣音。但在轻度或非常严重哮喘时，也可听不到哮鸣音。在严重哮喘时还可出现奇脉、胸腹反常运动、发绀等。

【并发症】

哮喘发作时可并发气胸、纵隔气肿等。长期反复发作和感染易并发慢性支气管炎、肺气肿、肺心病。

【实验室及其他辅助检查】

1. 血液检查　嗜酸性粒细胞增高，合并感染时，白细胞总数及中性粒细胞增多。

2. 痰液检查　痰液中可见较多嗜酸性粒细胞，还可见到夏科-莱登结晶及库什曼螺旋体。

3. 胸部 X 线检查　哮喘发作时，两肺透光度增强，肋间隙增宽，膈平坦。缓解期可无异常。如合并感染可有肺纹理增强或炎性浸润阴影。同时要注意肺不张、气胸或纵隔气肿等并发症的存在。

4. 肺功能检查　哮喘发作时呼气流速各项指标均显著下降：第一秒用力呼气量

(FEV_1)、第一秒用力呼气量占用力肺活量比值（$FEV_1/FVC\%$)、最大呼气中期流速(MMER)、25%与50%肺活量时的最大呼气流量（MEF25%与MEF50%）以及呼气流量峰值（PEF）均减少。在缓解期或使用支气管扩张药后上述指标可好转。

5. 血气分析　哮喘发作时，如有缺氧可有 PaO_2 降低，由于过度通气可使 $PaCO_2$ 下降，pH值上升，表现为呼吸性碱中毒。重症哮喘时，气道阻塞严重，可使 CO_2 潴留，$PaCO_2$ 上升，表现为呼吸性酸中毒。如缺氧明显，可合并代谢性酸中毒。

6. 特异性变应原检测　可用放射性变应原吸附试验（RAST）测定特异性IgE，过敏性哮喘患者血清IgE可较正常人高2～6倍。在缓解期用来判断变应原，但应防止发生过敏反应。也可进行皮肤变应原测试，需根据病史和当地生活环境选择可疑的变应原通过皮肤点刺等方法进行，阳性提示患者对该变应原过敏。

【诊断】

（一）诊断标准

1. 反复发作性喘息、呼吸困难、胸闷或咳嗽，多与接触变应原、冷空气、物理/化学性刺激、病毒性上呼吸道感染、运动有关。

2. 发作时在双肺可闻及散在或弥漫性以呼气相为主的哮鸣音，呼气相延长。

3. 上述症状可经治疗缓解或自行缓解。

4. 除外其他疾病引起的喘息、胸闷、咳嗽，如慢性支气管炎、阻塞性肺气肿、支气管扩张、肺间质纤维化、急性左心衰竭等。

5. 症状不典型者（如无明显喘息或体征）至少以下一项试验阳性：支气管扩张试验阳性(FEV_1增加12%以上)；支气管激发试验或运动试验阳性；PEF日内变异率或昼夜波动率≥20%。

符合1～4条或4、5条者，即可诊断为支气管哮喘。

（二）哮喘控制水平评估及分期

1. 哮喘控制水平评估

为了指导临床治疗，世界各国哮喘防治专家共同起草，并不断更新了全球哮喘防治(global initiative for asthma，GINA）建议。2006版GINA建议根据哮喘的临床控制情况对其控制水平进行分级（表2-5-1）。

推荐用于哮喘临床控制水平评估的工具包括哮喘控制测试（ACT)、哮喘控制问卷(ACQ)、哮喘疗效评估问卷（ATAQ）和哮喘控制记分系统。这些工具有助于改善哮喘的控制，逐周或逐月提供可重复的客观指标，改善医护人员和患者之间的交流与沟通。

表2-5-1　哮喘控制水平分级

临床特征	控制 （满足以下所有表现）	部分控制 （任意1周出现以下1种表现）	未控制 （任意1周出现部分控制表现≥3项）
白天症状	无（或≤2次/周）	＞2次/周	
活动受限	无	任何1次	
夜间症状和（或）憋醒	无	任何1次	

续表

临床特征	控制（满足以下所有表现）	部分控制（任意 1 周出现以下 1 种表现）	未控制（任意 1 周出现部分控制表现≥3 项）
需接受缓解药物治疗和（或）急救治疗	无（或≤2 次/周）	＞2 次/周	
肺功能（PEF 或 FEV_1）	正常	＜80%预计值或个人最佳值（若已知）	
急性加重	没有	≥1 次/年	任意 1 周出现 1 次

2. 哮喘的分期　分为急性发作期、非急性发作期。

（1）急性发作期是指气促、咳嗽、胸闷等症状突然发生或症状加重。严重程度的评价见表 2-5-2。

（2）非急性发作期（亦称慢性持续期）指患者在相当长时间内仍有不同程度或不同频度的症状，肺通气功能下降。

表 2-5-2　哮喘发作严重程度的评价

临床特点	轻度	中度	重度	危重度
气短	步行、上楼时	稍事活动	休息时	
体位	可平卧	多为坐位	端坐呼吸	
讲话方式	连续成句	常有中断	单字	不能讲话
精神状态	尚安静	时有焦虑或烦躁	常焦虑、烦躁	意识障碍
出汗	无	有	大汗淋漓	
呼吸频率	轻度增加	增加	常＞30 次/分	
三凹征	无	可有	常有	胸腹矛盾运动
哮鸣音	散在	弥漫	弥漫	可无
脉率	＜100 次/分	100～120 次/分	＞120 次/分	缓慢
奇脉	无	可有	常有	
使用 β_2 肾上腺素受体激动剂后 PEF	＞80%	60%～80%	＜60%	
占正常预计或本人平素最高值%				
PaO_2	正常	60～80mmHg	＜60mmHg	
$PaCO_2$	＜45mmHg	≤45mmHg	＞45mmHg	
SaO_2	＞95%	91%～95%	≤90%	
pH 值			降低	

【鉴别诊断】

1. 左心衰竭引起的喘息样呼吸困难　发作时的症状与哮喘相似，患者常有高血压、冠心病、风湿性心脏病（风心病）等病史，常有阵发性咳嗽、咳大量粉红色泡沫痰，两肺布满湿啰音及哮鸣音，心界扩大，心尖部可闻及奔马律，胸部X线检查可见心脏扩大，肺淤血征。

2. 慢性阻塞性肺疾病（COPD）　多见于老年人，有慢性咳嗽、咳痰病史，多于冬季加重，两肺可闻及湿啰音。

3. 支气管肺癌　中央型肺癌导致支气管狭窄或伴有感染或有类癌综合征时，可出现喘鸣或类似哮喘样呼吸困难，肺部可闻及喘鸣音。但肺癌常有咯血，呼吸困难及喘鸣症状常进行性加重，用支气管扩张药效果差。胸部X线、CT或纤维支气管镜检查有助于诊断。

4. 变态反应性肺浸润　致病原因为寄生虫、原虫、花粉、化学药品、职业粉尘等，多有接触史，症状轻，多有发热，胸部X线表现为多发的此起彼伏的淡片状浸润阴影，可自行消失或再发。

【治疗】

哮喘的防治原则是消除病因、控制发作、防止复发。根据病情，因人而异采取相应综合措施。

（一）去除病因

尽量避免或消除引起哮喘发作的各种诱发因素。

（二）药物治疗

治疗哮喘药物主要分两类：

1. 缓解哮喘发作　此类药物主要作用为扩张支气管，故也称为支气管扩张药。

（1）β_2 肾上腺素受体激动剂（简称 β_2 受体激动剂）：为目前常用的支气管扩张药，主要是通过激动呼吸道的 β_2 受体，激活腺苷酸环化酶，使细胞内环腺苷酸（cAMP）含量增高，从而松弛支气管平滑肌。常用药物：沙丁胺醇、特布他林、非诺特罗等，属速效 β_2 受体激动剂，作用时间为4～6h。新一代长效 β_2 受体激动剂如福莫特罗、丙卡特罗、沙美特罗、班布特罗等，作用时间达12～24h。β_2 受体激动剂的用药方法可采用吸入、口服或静脉注射。首选吸入法，因药物吸入气道直接作用于呼吸道，局部浓度高且作用迅速，全身不良反应少。使用方法为沙丁胺醇或特布他林气雾剂，每天3～4次，每次1～2喷，长效 β_2 受体激动剂如福莫特罗4.5μg，每天2次，每次1喷。沙丁胺醇或特布他林一般口服用法为2.4～2.5mg，每日3次。注射用药多用于重症哮喘。

（2）茶碱类：也是临床常用的平喘药物之一。除了抑制磷酸二酯酶，提高平滑肌细胞内的cAMP浓度外，还具有拮抗腺苷受体，刺激肾上腺分泌肾上腺素，增强呼吸肌收缩，增强气道纤毛清除功能和抗炎作用。轻度哮喘可口服给药，氨茶碱每次0.1～0.2g，每日3次，茶碱控释片200～600g/d。中度以上哮喘静脉给药，静脉注射首次剂量4～6mg/kg。缓慢注射，静脉滴注维持量为0.8～1.0mg/kg，每日总量不超过1.0g。也可选用喘定0.25g肌内注射，或0.5～1.0g加入5%葡萄糖注射液静脉滴注。氨茶碱的副作用有胃肠道症状（恶心、呕吐），心血管反应（心动过速、心律失常、血压下降），严重者可引起抽搐甚至死亡。故老年人，妊娠，有心、肝、肾功能障碍，甲状腺功能亢进（甲亢）患者应慎用，合用甲氰咪胍、大环丙酯类、喹诺酮类等药物可影响茶碱代谢而使其排泄减慢，应减少用药量。

（3）抗胆碱药：通过阻断节后迷走神经通路，降低迷走神经张力，使支气管平滑肌松弛。由于全身用药副作用大，现多用吸入抗胆碱药如异丙托溴铵，一次 20～80μg，每日 3～4 次，或噻托溴铵每天一次吸入。

2. 控制或预防哮喘发作　此类药物主要治疗哮喘的气道炎症，亦称抗炎药。

（1）糖皮质激素：由于气道慢性非特异性炎症是哮喘的病理基础，糖皮质激素是治疗哮喘最有效的药物。其作用机制是抑制炎症细胞的迁移和活化，抑制细胞因子的生成，抑制炎症介质的释放，增强平滑肌细胞 β_2 受体的反应性。糖皮质激素分为吸入、口服和静脉三种剂型。

吸入剂是目前推荐长期抗感染治疗哮喘的最常用药，具有用量小、局部高效、副作用少等优点。目前常用的有倍氯米松（BDP）、布地奈德、氟替卡松等，根据病情，吸入剂量 200～1000μg/d。副作用为口咽部念珠菌感染、声音嘶哑或呼吸道不适，喷药后用清水漱口可减轻局部反应和胃肠吸收。与长效 β_2 受体激动剂合用增加其抗炎作用，减少吸入激素用量。

常用的口服剂有泼尼松和泼尼松龙。用于吸入糖皮质激素无效或需要短期加强的患者，30～40mg/d，症状缓解后逐渐减量，然后停用或改用吸入剂。

重度及危重度哮喘发作应静脉给药，如氢化可的松 100～400mg/d，或地塞米松 10～30mg/d，或甲强龙 80～160mg/d，症状缓解后逐渐减量，然后改为口服或吸入维持。

（2）色苷酸钠：能抑制肥大细胞释放介质，还能直接抑制神经反射性支气管痉挛。主要用于预防哮喘发作，雾化吸入 3.5～7mg，或干粉吸入 20mg，每日 3～4 次。

（3）酮替酚：是 H_1 受体拮抗剂，具有抑制肥大细胞和嗜碱性粒细胞释放生物活性物质的作用。对过敏性、运动性哮喘均有效。每次 1mg，每日 2 次。也可选用新一代 H_1 受体拮抗剂如阿司咪唑、曲尼斯特、氯雷他定等。副作用可有倦怠、胃肠道反应、嗜睡、眩晕等。

（4）白三烯受体拮抗剂：白三烯在气道炎症中起重要作用，它不仅能使气道平滑肌收缩，还能促进嗜酸性粒细胞聚积，使黏液分泌增加，气道中血浆渗出。白三烯受体拮抗剂可减少哮喘的发作，减少支气管扩张药的应用，与糖皮质激素合用具有协同抗炎效应。临床常用的有扎鲁司特 20mg，每日 2 次，或孟鲁司特 10mg，每天 1 次。

（三）急性发作期的治疗

急性发作的治疗目的是尽快缓解气道阻塞，纠正缺氧，改善肺功能，预防病情进一步恶化，防止并发症。根据病情程度进行综合治疗。

1. 轻度　每日定时吸入糖皮质激素（200～500μg BDP），按需吸入速效 β_2 受体激动剂。

2. 中度　吸入糖皮质激素（500～1000μg BDP），联合吸入 β_2 受体激动剂或抗胆碱药。亦可加用口服白三烯受体拮抗剂或氨茶碱，如仍不能缓解可口服糖皮质激素。

3. 重度及危重度　静脉滴注糖皮质激素联合吸入速效 β_2 受体激动剂，或联合抗胆碱药，或联合静脉滴注氨茶碱。积极控制感染，选用有效抗菌药物。补液、纠正酸碱失衡及电解质紊乱。如有并发症如气胸、纵隔气肿、肺不张等，参照有关章节处理。上述措施仍不能纠正缺氧加重时，进行机械通气。

（四）哮喘非急性发作期治疗

最好的控制哮喘发作的办法就是预防，因此在缓解期应根据病情程度制订长期控制计划（表 2-5-3）。

在对哮喘患者整个治疗阶段都要进行哮喘知识教育并控制环境，避免诱发因素。对于大多数未经治疗的持续性哮喘患者，初始治疗应从 2 级治疗方案开始，如果初始评估提示哮喘处于严重未控制阶段，治疗应从第 3 级方案开始。

以上方案为基本原则，还应根据每个地区和每个人不同情况制订治疗方案。每 3～6 个月对病情进行一次评估，然后再根据病情调整治疗方案，或升级或降级治疗。

表 2-5-3 哮喘的治疗方案

第 1 步	第 2 步	第 3 步	第 4 步	第 5 步
		哮喘教育 环境控制		
按需使用速效 β_2 受体激动剂		按需使用速效 β_2 受体激动剂		
控制哮喘的可选药物	选择 1 种	选择 1 种	增加 1 种以上	增加 1 种或 2 种
	低剂量吸入 ICS*	低剂量 ICS 加长效 β_2 受体激动剂	中等剂量 ICS 或高剂量 ICS 加长效 β_2 受体激动剂	口服糖皮质激素（最低剂量）
	白三烯调节剂**	中等剂量 ICS 或高剂量 ICS	白三烯调节剂	抗 IgE 治疗
		低剂量 ICS 加白三烯调节剂	缓释茶碱	
		低剂量 ICS 加缓释茶碱		

注：* ICS＝吸入型糖皮质激素；** 白三烯调节剂＝白三烯受体拮抗剂或合成剂

【哮喘的教育与管理】

实践表明哮喘患者的教育和管理是哮喘防治工作中十分重要的组成部分。通过哮喘教育可以显著地提高哮喘患者对于疾病的认识，更好地配合治疗和预防，提高患者防治依从性，达到减少哮喘发作，维持长期稳定，提高生活质量，并减少医疗经费开支的目的。通过教育使患者了解或掌握以下内容：①相信通过长期、规范的治疗，可以有效地控制哮喘；②了解诱发哮喘的各种因素，结合每位患者的具体情况，找出具体的促（诱）发因素，以及避免诱因的方法，如减少过敏原吸入，避免剧烈运动，忌用可以诱发哮喘的药物等；③初步了解哮喘的本质和发病机制；④熟悉哮喘发作先兆表现及相应处理办法；⑤了解峰流速仪的测定和记录方法，并鼓励记录哮喘日记；⑥学会在哮喘发作时进行简单的紧急自我处理办法；⑦初步了解常用的治疗哮喘药物的作用特点、正确用法，并了解各种药物的不良反应及如何减少、避免这些不良反应；⑧正确掌握使用各种定量雾化吸入器的技术；⑨根据病情程度医患双方联合制订出初步治疗方案；⑩认识哮喘加重或恶化的征象以及知道此时应采取的相应措施；⑪知道什么情况下应去医院就诊或看急诊；⑫了解心理因素在哮喘发病和治疗中的作用，掌握必要的心理调适技术。

在此基础上采取一切必要措施对患者进行长期系统管理，定期强化有关哮喘规范治疗的内容，提高哮喘患者对哮喘的认识水平和防治哮喘的技能，重点是定量气雾剂吸入技术以及落实环境控制措施，定期评估病情和治疗效果。提高哮喘患者对医护人员的信任度，改善哮喘患者防治疾病的依从性。

根据2006年版GINA建议，成功的哮喘管理目标是：①达到并维持哮喘症状的控制；②保持正常活动，包括运动；③保持肺功能尽可能接近正常水平；④预防哮喘急性发作；⑤避免药物不良反应；⑥ 预防哮喘导致的死亡。

案例

男性25岁，阵发性晨间咳嗽3周，夜间有时憋醒，查体双肺偶闻哮鸣音，追问病史患者有反复类似发作3年，每次发作时吸入糖皮质激素，好转后停药。此次给予吸入布地奈德气雾剂每次160μg，每日2次，患者夜间仍有症状。

初步诊断：哮喘

问题与思考：

1. 为什么患者哮喘反复发作？
2. 此次患者的治疗方案应如何调整？

思考题

1. 哮喘如何与左心衰竭引起的喘息样呼吸困难鉴别？
2. 哮喘的控制水平是如何评估的？

（崔丽英）

第六章

肺 炎

学习目标

【掌握】

1. 肺炎链球菌肺炎的临床表现、并发症、实验室检查和其他辅助检查、诊断和鉴别诊断。
2. 休克型肺炎的治疗原则。
3. 葡萄球菌肺炎、革兰阴性杆菌肺炎的临床表现和诊断依据。

【熟悉】

1. 肺炎的分类。
2. 肺炎链球菌肺炎的病理和治疗。
3. 葡萄球菌肺炎、革兰阴性杆菌肺炎的治疗。
4. 军团菌肺炎、肺炎支原体肺炎、病毒性肺炎、真菌性肺炎的临床表现、实验室检查和其他辅助检查、诊断依据和治疗。

【了解】

1. 各种病原体肺炎的病因、发病机制。
2. 抗生素在呼吸道感染中的应用。

肺炎（pneumonia）是指由病原微生物、理化因素、免疫损伤、过敏及药物等原因所导致的肺实质炎症，以细菌性肺炎最常见。抗生素的出现及发展曾一度使肺炎病死率明显下降。但近年来，尽管应用强力抗生素和有效的疫苗，肺炎的病死率也没有降低，甚至有所上升。

【流行病学】

社区获得性肺炎和医院获得性肺炎年发病率分别约为 12/1000 人口和（5～10）/1000 住院患者。住院患者肺炎死亡率达 12%。发病率和病死率高的原因与社会人口老龄化、吸烟、伴有基础疾病和免疫功能低下有关，此外，亦与病原体变迁、病原学诊断困难、不合理使用抗生素导致细菌耐药性增加和部分人群贫困化加剧等有关。

【分类】

肺炎可按病因、解剖部位及患病环境不同加以分类。

（一）病因分类

1. 细菌性肺炎　约占肺炎的 80%。常见的革兰阳性球菌有肺炎链球菌、金黄色葡萄球菌、溶血性链球菌等；革兰阴性杆菌有肺炎克雷伯杆菌、流感嗜血杆菌、大肠埃希菌、铜绿假单胞菌（绿脓杆菌）、不动杆菌等。

2. 病毒性肺炎　如腺病毒、冠状病毒、呼吸道合胞病毒、流感病毒、麻疹病毒、巨细胞病毒、单纯疱疹病毒等。

3. 非典型病原体所致肺炎　如军团菌、支原体和衣原体等。

4. 其他病原体所致肺炎　如立克次体（如Q热立克次体）、弓形体（如鼠弓形体）、放线菌、寄生虫（如肺包虫、肺吸虫、肺血吸虫）等。

5. 真菌性肺炎　如白色念珠菌、曲霉菌、肺孢子菌等。

6. 理化因素所致肺炎　①放射性肺炎：放射线可导致肺组织炎性反应、纤维化；②化学性肺炎：吸入刺激性气体或液体，可直接损害肺及支气管；③过敏性肺炎：为机体接触变应原所致的肺嗜酸性粒细胞浸润的免疫性炎症反应。均可表现轻重不一的呼吸道症状。

（二）解剖学分类

1. 大叶性（肺泡性）肺炎　病原菌先在肺泡引起炎症，然后通过肺泡间孔（Cohn 孔）向其他肺泡蔓延，以致肺段的一部分或整个肺段、肺叶发生炎性变，而支气管一般未被累及。致病菌多为肺炎链球菌（图 2-6-1）。

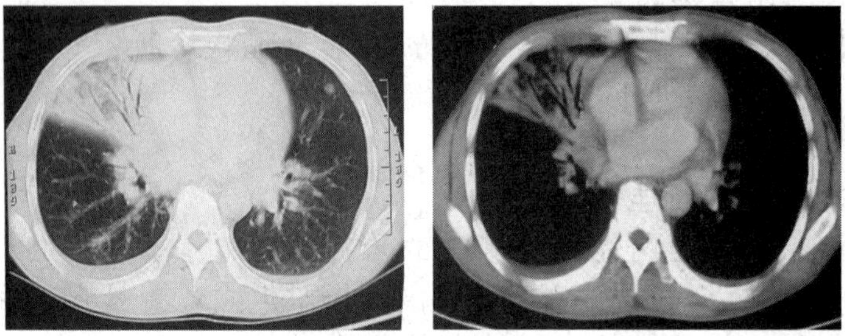

图 2-6-1　大叶性肺炎的 CT 表现

2. 小叶性（支气管性）肺炎　病原体通过支气管侵入，引起细支气管、终末细支气管和肺泡的炎症，常继发于其他疾病，如支气管炎、支气管扩张、上呼吸道病毒感染以及长期卧床的重危患者。病原体有肺炎链球菌、葡萄球菌、病毒、肺炎支原体以及军团菌等（图 2-6-2）。

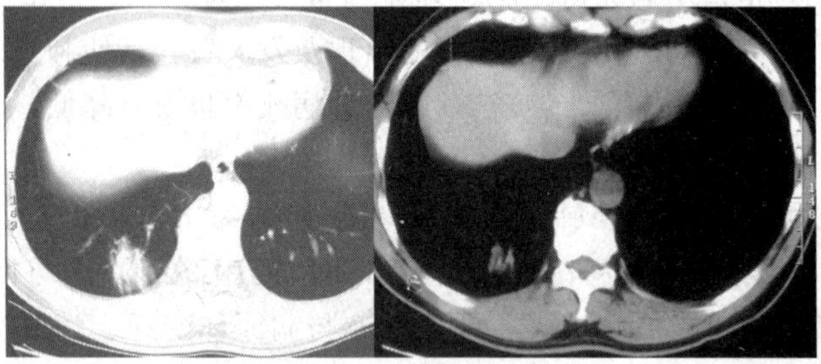

图 2-6-2　小叶性肺炎的 CT 表现

3. 间质性肺炎　以肺间质为主的炎症，可由细菌、支原体、衣原体、病毒或肺囊虫等引起，支气管壁和支气管周围受累，有肺泡壁增生和间质水肿。

（三）感染发生环境分类

1. 社区获得性肺炎（community acquired pneumonia，CAP）是指在医院外罹患的感染性肺实质炎症，包括具有明显潜伏期的病原体感染，在入院后平均潜伏期内发病的肺炎。其临床诊断依据是：①新近出现的咳嗽、咳痰或原有呼吸道疾病症状加重，并出现脓性痰，伴或不伴胸痛；②发热；③肺实变体征和（或）湿啰音；④白细胞（WBC）＞10×10^9/L或＜4×10^9/L，伴或不伴核左移；⑤胸部X线检查显示片状、斑点状浸润型阴影或间质性改变，伴或不伴胸腔积液。以上①～④项中任何一项加第⑤项，并除外肺结核、肺部肿瘤、非感染性肺间质疾病、肺水肿、肺不张、肺栓塞、肺嗜酸性粒细胞浸润症、肺血管炎等，可确定临床诊断。常见的病原体为肺炎链球菌、流感嗜血杆菌、卡他莫拉菌和非典型病原体。

2. 医院获得性肺炎（hospital acquired pneumonia，HAP）是指患者入院时不存在、也不处于潜伏期，而于入院48h后在医院（包括老年护理院、康复院）内发生的肺炎。其临床诊断依据与CAP相同，但其临床表现、实验室和影像学所见对HAP的诊断特异性甚低，尤其应注意与肺不张、心力衰竭和肺水肿、基础疾病肺侵犯、药物性肺损伤、肺栓塞和急性呼吸窘迫综合征等鉴别。

【临床表现】

细菌性肺炎的症状变化较大，决定于病原体和宿主的状态。常见症状为咳嗽、咳痰，或原有呼吸道症状加重，并出现脓性痰或血痰，伴或不伴胸痛。病变范围大者可有呼吸困难，呼吸窘迫。大多数患者有发热。早期肺部体征无明显异常，重症患者可有呼吸频率增快、鼻翼扇动、发绀。肺实变时出现叩诊浊音、触觉语颤增强和支气管呼吸音等，也可闻及湿啰音。并发胸腔积液者，患侧胸部叩诊浊音，触觉语颤减弱，呼吸音减弱。

【实验室检查】

查找病原体是确诊肺炎类型的重要依据。目前常用的获取标本的方法有：

1. 痰 痰标本采集方便，是最常用的下呼吸道病原学标本。室温下采集后应在2h内送检。先直接涂片，光镜下观察细胞数量，如每低倍视野鳞状上皮细胞＜10个，白细胞＞25个，或鳞状上皮细胞：白细胞＜1：2.5，可作为污染相对较少的“合格”标本接种培养。痰定量培养分离的致病菌或条件致病菌浓度≥10^7 cfu/ml或两次以上连续痰培养分离到相同细菌，浓度10^5～10^6 cfu/ml，均可认为是致病菌。

2. 经纤维支气管镜或人工气道吸引 如吸引物细菌培养浓度≥10^5 cfu/ml认为是感染病原菌。

3. 防污染样本毛刷（PSB） 如细菌浓度≥10^3 cfu/ml，可认为是感染的病原体。

4. 经皮细针抽吸（PFNA） 这种方法的敏感性和特异性很好，但由于是创伤性检查，容易引起并发症如气胸、出血等，应慎用。

5. 血和胸腔积液培养 是简单易行的肺炎的病原学诊断方法。肺炎患者血和痰培养分离到相同细菌，可确定为肺炎的病原菌。

【诊断与鉴别诊断】

明确病原学诊断有助于临床治疗，但是病原学诊断的阳性率和特异性不高、培养结果滞后，不利于指导早期的抗菌药物治疗。因此可根据肺炎是社区或医院获得性来估计可能的病原体类型，也可根据各种肺炎的临床特征和影像学特征估计可能的病原体。

首先，肺炎需与上、下呼吸道感染鉴别，后者无肺实质浸润，胸部X线检查可鉴别。其次，必须把肺炎与其他类似肺炎的疾病区别开来，如肺脓肿、肺结核、支气管肺癌、肺栓塞等疾病，详见各节内容。

【治疗】

抗感染治疗是肺炎治疗的最主要环节。细菌性肺炎的抗菌治疗包括经验性治疗和抗病原体治疗。前者主要根据本地区的肺炎病原体流行病学资料，选择覆盖可能病原体的抗生素。后者则根据呼吸道或肺组织标本的培养和药物敏感试验结果，选择体外试验敏感的抗生素。此外，还应根据患者的年龄、有无基础疾病、是否有误吸、住普通病房还是监护病房、住院时间长短和肺炎的严重程度等，选择抗生素和给药途径（详见本章第八节）。

第一节　肺炎球菌肺炎

肺炎球菌肺炎（pneumococcal pneumonia）是由肺炎链球菌（或称肺炎球菌）所引起的肺炎，约占 CAP 中的半数。以高热、寒战、胸痛、咳嗽和血痰为症状。X 线胸片呈肺段或肺叶急性炎性实变。近年来由于抗菌药物的广泛应用，致使起病方式、症状及 X 线改变均不典型。

【病因和发病机制】

肺炎球菌为革兰染色阳性球菌，多成对或短链状排列，菌体外有荚膜，其毒力大小与荚膜中的多糖结构及含量有关。根据夹膜多糖的抗原特性，肺炎链球菌可分为 86 个血清型。成人致病菌多属 1～9 型及 12 型，以 3 型毒力最强，而儿童中为 6、14、19、23 型多见。肺炎链球菌在干燥痰中能存活数月，但阳光直射 1h，或加热至 52℃ 10min 即可杀灭，对苯酚（石炭酸）等消毒剂亦甚敏感。机体免疫功能正常时，肺炎链球菌是寄居在口腔及鼻咽部的一种正常菌群，机体免疫功能受损时，有毒力的肺炎链球菌入侵人体而致病。

【病理】

病理改变有充血期、红色肝样变期、灰色肝样变期和消散期。实际上四个病理阶段并无绝对分界，在使用抗生素的情况下，典型的病理分期已不多见。

1. 充血期　于发病后的第 1～2 天，侵入肺泡的细菌生长繁殖，引起肺泡充血水肿及少量浆液渗出，并经肺泡孔向邻近蔓延。

2. 红色肝样变期　第 3～4 天，肺泡内充满渗出的纤维蛋白、中性粒细胞，进行吞噬活动，同时大量红细胞充满肺泡腔而使患病的肺叶或肺段实变，外观呈暗红色。

3. 灰色肝样变期　约在第 5 天充血开始缓解，实变更为明显，肺泡内充满大量白细胞、纤维蛋白、死菌和细胞碎片，肺组织由红色转为灰黄色，此期为炎症发展的最高峰。

4. 消散期　第 7～12 天肺泡内纤维蛋白被中性粒细胞释放的纤维蛋白酶溶解，由淋巴和血液吸收，部分经气道咳出，细菌和细胞碎片被巨噬细胞吞噬，肺泡重新充气。由于肺炎链球菌未造成肺组织的化脓坏死，故在病变消散后不留痕迹。

【临床表现】

（一）症状

1. 全身症状　起病多急骤，病前常有受凉、淋雨、疲劳、醉酒、病毒感染史，多数有上呼吸道感染的前驱症状。有高热、寒战，体温在数小时内可以升到 39～40℃，高峰在下午或傍晚，多呈稽留热，与脉率上升相平行，伴有全身肌肉酸痛、疲乏无力。部分患者有恶心、呕吐、腹胀、腹泻等消化道症状，当炎症发生在下叶波及膈胸膜时可有上腹痛，少数患者疼痛剧烈类似急腹症。严重者可出现烦躁不安、意识障碍等。

2. 呼吸系统症状　主要为咳嗽、咳痰和胸痛。初起为干咳或伴有少量黏液痰，2～3 天后常有铁锈色痰，在第 4～5 天转为黏液脓性痰，至消散期有较多量的稀薄淡黄色痰。胸膜受累可有胸痛，常为刺痛，咳嗽或深呼吸时加剧，患侧卧位时减轻。

（二）体征

患者呈急性病容，面颊绯红，皮肤灼热、干燥，呼吸困难。当肺炎广泛时可出现发绀，约 1/3 的患者出现口鼻周围单纯性疱疹。有脓毒症者，可出现皮肤、黏膜出血点，巩膜黄染。累及脑膜时有颈抵抗及出现病理反射。心率增快，有时心律不齐。早期肺部体征无明显异常，仅有胸廓呼吸运动幅度减小，叩诊有轻度浊音，呼吸音减低和出现胸膜摩擦音。肺实变时叩诊呈浊音、触觉语颤增强并可闻及支气管呼吸音。消散期可闻及湿啰音。重症患者可因炎症累及膈胸膜而表现为肠胀气、上腹部压痛及休克体征。

本病自然病程大致 1～2 周。发病 5～10 天，由于抗菌药物的早期应用，上述典型症状、体征目前已不多见，部分患者尤其是老年人常缺乏呼吸道症状而仅有消化道或神经系统症状，应注意鉴别。

【并发症】

1. 感染性休克　是由于严重的毒血症或脓毒症所致。表现为血压下降、烦躁、意识障碍、四肢湿冷、多汗、发绀、心动过速、心律失常、少尿等。

2. 渗出性胸膜炎　10%～20%患者可伴发纤维素性胸膜炎，少量胸腔积液随病情好转自行吸收，胸腔积液量多时需抽液；5%患者可并发脓胸。

3. 中毒性心肌炎　出现心动过速、心律失常、房室传导阻滞甚至心力衰竭。

4. 中毒性脑病　可出现头痛、谵妄、幻觉、昏迷、惊厥等，伴有脑膜刺激征。

【实验室检查和其他辅助检查】

1. 血常规　白细胞计数增高，可达（10～30）$\times 10^9$/L，中性粒细胞多在 80%以上，并有核左移，细胞内有中毒颗粒。年老体弱、酗酒、免疫功能低下者白细胞计数可不增高，但中性粒细胞的百分比仍高。

2. 痰　合格的痰标本直接涂片进行革兰染色及荚膜染色镜检，如发现典型的革兰染色阳性、带荚膜的双球菌或链球菌，即可初步做出病原诊断。痰培养 24～48h 可以确定病原体。

3. 血培养　有 20%的患者合并菌血症，故重症肺炎应进行血培养。

4. 血气分析及血生化检查　可有低氧血症和酸碱平衡失调。

5. X 线检查　早期仅见肺纹理增粗或受累肺段、肺叶稍模糊。随着病情进展，肺泡内充满炎性渗出物，表现为大片炎症浸润阴影或实变影，在实变阴影中可见支气管充气征，肋膈角可有少量胸腔积液。在消散期，X 线显示炎症浸润逐渐吸收，可有片状区域吸收较快，呈现“假空洞”征。多数病例在起病 3～4 周后才完全消散。极少数患者阴影消散不全可演变为机化性肺炎（图 2－6－3）。

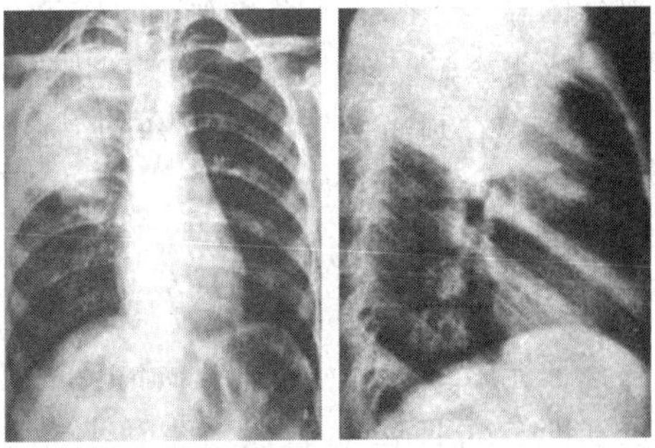

图 2－6－3　右上叶肺炎球菌肺炎实变期

左图为胸片正位，实变区位于右肺上叶；右图为侧位，实变区呈扇形分布

【诊断】

诊断依据：①有受凉、淋雨或上呼吸道感染等诱因；②急性起病，高热、寒战；③咳嗽、咳铁锈色痰或黏液脓性痰、气急、胸痛；④肺实变的体征；⑤X 线可见叶、段性均匀的大片密度增高阴影；⑥白细胞计数或中性粒细胞比例增高；⑦血或痰培养出肺炎链球菌可确诊，早期应

用抗菌药物可影响细菌培养的阳性率。

肺炎的严重性取决于三个主要因素：肺部局部炎症程度、肺部炎症的播散和全身炎症反应程度。2007年美国感染疾病学会/美国胸科学会制定的重症肺炎标准如下：主要标准：①需要有创机械通气；②感染性休克需要血管收缩剂治疗。次要标准：①呼吸频率≥30次/分；②氧合指数（PaO_2/FiO_2）≤250；③多肺叶浸润；④意识障碍/定向障碍；⑤低体温（T＜36℃）；⑥低血压；⑦氮质血症（BUN≥7mmol/L）；⑧白细胞＜4.0×10^9/L；⑨血小板＜10.0×10^9/L。符合1项主要标准或3项次要标准者即可诊断为重症肺炎，考虑收入重症监护病房（ICU）治疗。

【鉴别诊断】

1. 其他感染性肺炎　金黄色葡萄球菌肺炎临床表现重，痰量较多且为脓性，可因败血症而伴有多发迁徙性脓肿，X线表现多伴有单个或多个脓肿。革兰阴性杆菌肺炎常发生于老年、慢性疾病的患者，多数为院内感染。病毒或支原体肺炎的病情通常较轻，血白细胞计数常无明显增高。

2. 急性肺脓肿　早期临床表现与肺炎链球菌肺炎相似。但随着病情的进展，咳出大量脓臭痰为肺脓肿的特征。致病菌多为金黄色葡萄球菌、肺炎克雷伯杆菌等革兰阴性杆菌、厌氧菌，病程长，完全吸收需8周以上。X线显示脓腔及气液平，易与肺炎鉴别。

3. 肺结核　慢性病程，多有全身中毒症状，如午后低热、盗汗、乏力、体重减轻、失眠、心悸等。X线胸片见病变多在肺尖或锁骨上下，密度不均，消散缓慢，且可形成空洞或肺内播散。痰中可找到结核分枝杆菌。一般抗菌药物治疗无效。

4. 支气管肺癌　多无急性感染中毒症状，有时痰中带血丝。血白细胞计数不高，若痰中发现癌细胞可以确诊。伴发阻塞性肺炎时，经抗生素治疗后有以下3种表现：①炎症消退，肿瘤阴影渐趋明显；②肺部炎症不易消散；③肺炎暂时消散后很快于同一部位再次出现。

5. 其他疾病　以胸痛为主的肺炎常需与急性心肌梗死、肺栓塞鉴别。急性心肌梗死心电图可有演变过程，心肌酶增高。肺栓塞常有深静脉血栓形成的基础，呼吸困难、咯血较多见，很少出现口角疱疹。下叶肺炎波及膈肌表现为剧烈上腹痛，需与急腹症鉴别。

【治疗】

（一）一般治疗

早期应卧床休息，多饮水，必要时静脉补液，补充足够的蛋白质、热量和维生素。严密观察体温、脉搏、呼吸和血压的变化，及早发现休克。高热患者以物理降温为主，如酒精擦浴、冰袋冷敷。呼吸困难及发绀明显者应采用鼻导管吸氧。剧烈胸痛者，可酌情使用少量镇痛药。有刺激性干咳者可给可待因口服，痰量较多的可给祛痰剂如氯化铵、盐酸氨溴索等口服或静脉滴注。

（二）抗菌药物治疗

一经诊断应立即开始抗生素治疗，不必等待细菌培养结果。肺炎链球菌肺炎，青霉素G为首选。用药途径及剂量视病情轻重及有无并发症而定：对于成年轻症患者，可用80万单位（U），每日3～4次肌内注射，或用普鲁卡因青霉素每12h肌内注射60万单位（U）。病情稍重者，给予青霉素G 800万～1200万单位/天，分2～4次静脉滴注；重症及并发脑膜炎者，可增至1000万～3000万单位/天，分4次静脉滴注。静滴时宜用少量液体，尽可能在1h内滴完，以维持有效血药浓度。对青霉素过敏、耐青霉素或多重耐药菌株感染者，可用喹诺酮类（左氧氟沙星、加替沙星、莫西沙星）、头孢噻肟或头孢曲松等药物，多重耐药菌株感染者可用万古霉素。抗菌药物疗程一般为14天，或在退热后3天停药或由静脉用药改为口服，维持数日。

（三）休克型肺炎的治疗

休克型肺炎是以微循环衰竭为主要表现的重症肺炎，是由感染造成的毒血症直接损害微循环功能及损害心肌而使心排血量降低所导致的休克。常于发病后的2～3天出现休克，部分患者无发热、咳嗽等而突然发生休克。治疗原则是积极控制感染和抗休克。

1. 控制感染　加大青霉素G用量至1000万单位/天，或用第一代头孢菌素。严重感染，应首选足量有效的杀菌药物，并联合用药，如第二、三代头孢菌素联合氨基糖苷类或氟喹诺酮类药物，静脉给药。

2. 抗休克治疗

（1）扩容：感染性休克的病理生理基础是有效循环血量不足，扩容是抗休克的关键。胶体液首选低分子右旋糖酐，可提高血浆胶体渗透压，减少血浆外渗，从而扩充血容量，同时还可降低血液黏滞度，改善微循环，防止弥散性血管内凝血（DIC）。为尽快扩容常以较快的速度静脉滴入500ml，肾功能不全或出血倾向者慎用。也可给予羟甲淀粉（代血浆）。晶体液宜选用碳酸氢钠林格液或乳酸钠林格液等平衡盐液。补液原则是先快后慢、先盐后糖、先晶体后胶体、见尿补钾，根据液体出入量及电解质变化调整补液量及成分，以达到患者神志转清、口唇红润、肢端温暖、发绀消失，收缩压＞90mmHg，脉压＞30mmHg，脉率＜100次/分，尿量＞30ml/h。

（2）血管活性药物：在积极扩容的同时，可加用血管活性药物以维持血压，保证重要器官的血液供应。临床常用多巴胺和间羟胺（阿拉明），使收缩压保持在90～100mmHg。在补足血容量的情况下，亦可应用抗胆碱能药物如阿托品、东莨菪碱、山莨菪碱等，以改善微循环。以山莨菪碱（654－2）最常用，每次10～20mg静脉滴注或视病情需要调整用量。

（3）纠正水、电解质和酸碱平衡紊乱：应检测血钾、钠及氯，血气分析或二氧化碳结合力（CO_2CP），发现紊乱及时纠正。有明显代谢性酸中毒时，应予以5%碳酸氢钠静脉滴注。

（4）肾上腺皮质激素：有利于缓解中毒症状，改善病情及回升血压，可在有效抗菌药物使用的前提下短期应用，如泼尼松龙100～200mg/d，或地塞米松5～10mg/d静脉滴入，重症休克可加大剂量。

（5）维护重要脏器的功能：休克型肺炎常因心肌缺氧、酸中毒等或因输液不当而引起心功能不全，故应严密监测心功能，必要时给予快速强心剂、能量合剂等。另外要注意防止ARDS、肾功能不全及DIC等并发症。

3. 并发症的处理　经抗菌药物治疗后，高热常在24h内消退，或数日内逐渐下降。若体温降而复升或3天后仍不降者，考虑：①肺炎链球菌的肺外感染，如脓胸、心包炎或关节炎等；②耐青霉素的肺炎链球菌（PRSP）或混合感染；③药物热；④并存其他疾病；⑤肿瘤或异物所致阻塞性肺炎。伴发胸腔积液时应酌情取胸液检查以确定其性质。并发脓胸后应积极排脓引流。

【预后】

本病通常预后好，但存在下列因素则预后较差，如年老体弱，原有心、肺、肝、肾及代谢性疾病者，体温、血白细胞计数不高者及免疫缺陷者，病变广泛、多肺叶受累者，有严重并发症如伴感染性休克者。

第二节 葡萄球菌肺炎

葡萄球菌肺炎（staphylococcal pneumonia）是由葡萄球菌所引起的急性肺部化脓性感染。常发生于有基础疾病如糖尿病、血液病、艾滋病、肝病或原已患有支气管-肺病者。儿童患流感或麻疹时也易罹患。多急骤起病，病情较重，高热，寒战，胸痛，咳脓性痰，可早期出现循环衰竭。X线表现为坏死性肺炎，如肺脓肿、肺气囊肿和脓胸。HAP中葡萄球菌感染占11%～25%，常为耐甲氧西林的金黄色葡萄球菌（MRSA）。

【病因和发病机制】

葡萄球菌为革兰染色阳性球菌，可分为凝固酶阳性的葡萄球菌（主要为金黄色葡萄球菌，简称金葡菌）及凝固酶阴性的葡萄球菌（如表皮葡萄球菌和腐生葡萄球菌等）。葡萄球菌的致病物质主要是毒素与酶，具有溶血、坏死、杀白细胞及血管痉挛等作用。其致病力与血浆凝固酶相关，阳性者致病力较强，是化脓性感染的主要原因，但随着医院内感染的增多，由凝固酶阴性的葡萄球菌引起的肺炎也不断增多。近年亦有MRSA在医院内暴发流行的报道。

【病理】

经呼吸道吸入的肺炎常呈大叶性分布或呈广泛的、融合性的支气管肺炎。支气管或肺泡破溃可使气体进入肺间质，并与支气管相通。当坏死组织或脓液阻塞细支气管，形成单向活瓣作用，产生张力性肺气囊肿。浅表的肺气囊肿若张力过高，可破溃形成气胸或脓气胸，并可形成支气管胸膜瘘，偶可伴发化脓性心包炎、脑膜炎等。

皮肤感染灶（疖、痈、毛囊炎、蜂窝织炎、伤口感染）中的葡萄球菌可经血循环抵达肺部，引起多处肺实变、化脓及组织破坏，形成单个或多发肺脓肿（血源性感染）。

【临床表现】

1. 症状　起病急骤，寒战、高热，体温多高达39～40℃，胸痛，咳脓性痰，量多，带血丝或呈脓血状。毒血症状明显，全身肌肉、关节酸痛，体质衰弱，精神萎靡，病情严重者可早期出现周围循环衰竭。院内感染病例可起病隐袭，体温逐渐上升。老年人症状可不典型。血源性葡萄球菌肺炎常有皮肤伤口、疖、痈和中心静脉导管置入等，或静脉吸毒史，较少咳脓性痰。

2. 体征　早期可无体征，常与严重的中毒症状和呼吸道症状不平行，其后可出现两肺散在湿啰音。病变较大或融合时可有肺实变体征。气胸或脓气胸则有相应体征。血源性葡萄球菌肺炎应注意肺外病灶。

【实验室检查和其他辅助检查】

末梢血白细胞计数显著增高，中性粒细胞增高，可有核左移及中毒颗粒，痰和血培养可有葡萄球菌生长。肺部X线检查可见肺段或肺叶实变，其中可见单个或多个脓肿并有液平面。血源性感染为双侧多发的小片状或团状阴影，短期内出现空洞、液平及张力性气囊肿，也可出现胸膜改变或液气胸。X线阴影的多变性是金葡菌肺炎的重要特征。

【诊断】

诊断要点：①常发生于老年人、原有支气管-肺疾病、儿童患流感或麻疹等免疫功能缺陷的情况下；②起病急骤，高热，寒战，全身中毒症状重，咳嗽，咳脓痰或脓血痰；③血细胞计数显著增高，中性粒细胞比例增加，核左移并有中毒颗粒；④X线表现炎性阴影常伴空洞、液平或张力性气囊肿；⑤痰和血培养出葡萄球菌可确诊。

【治疗】

一般治疗同肺炎球菌肺炎，并应注意早期消除和引流原发病灶。

选择抗菌药物时应参考细菌培养及药物敏感试验。院外感染的轻症葡萄球菌肺炎仍可选用青霉素G，通常用大于常规的剂量。由于近年来葡萄球菌对青霉素G的耐药已高达90%左右，故一般应选用耐青霉素酶的半合成青霉素或头孢菌素，如苯唑西林钠、氯唑西林、头孢呋辛钠等，联合氨基糖苷类亦有较好疗效。阿莫西林、氨苄西林与β-内酰胺酶抑制剂组成的复方制剂对产酶的金葡菌有效，亦可选用。对于MRSA，则应选用万古霉素、替考拉宁和利奈唑胺等。

第三节 革兰阴性杆菌肺炎

革兰阴性杆菌肺炎是HAP的主要原因，好发于免疫功能低下的患者，如老年人、原有慢性疾病者等。近年来产超广谱β-内酰胺酶及AmpC酶的耐药株不断增加，已成为HAP防治中的难点。

【病因、发病机制及病理】

革兰阴性杆菌肺炎常见的致病菌有肺炎克雷伯杆菌、大肠埃希菌、铜绿假单胞菌（绿脓杆菌）、流感嗜血杆菌、变形杆菌、不动杆菌等。有2%～10%的正常人咽部有革兰阴性杆菌寄生，一些慢性疾病及酒精中毒、昏迷患者带菌率可达50%以上，多为条件致病菌，当患者有慢性肺疾病、糖尿病、肾病或长期使用肾上腺皮质激素、免疫抑制剂、细胞毒药物时，更易发病。主要感染途径是吸入。各种革兰阴性杆菌的感染均易迅速导致肺叶实变或支气管肺炎的融合性实变，造成组织坏死甚至多发性空洞，多见于下叶，约50%以上为双侧同时患病，炎症常累及胸膜而引起胸腔积液甚至脓胸。

【临床表现】

多数起病急骤，病情重。多有发热、咳嗽、痰量多且痰液黏稠不易咳出，痰的性状依致病菌不同而不同，如克雷伯杆菌肺炎多为血和黏液的混合痰，25%的患者咳出典型的砖红色胶冻样痰。铜绿假单胞菌（绿脓杆菌）肺炎多数咳黄脓痰，少数患者咳典型的翠绿色脓痰。肺部听诊可有双下肺湿啰音。部分患者可表现为慢性病程，或由急性迁延成慢性。

【实验室检查和其他辅助检查】

末梢血白细胞计数可增高、正常或减低，中性粒细胞比例一般增高。痰涂片可见大量革兰染色阴性的杆菌，痰和血培养可有革兰阴性杆菌生长。胸部X线表现各异，可为小叶浸润影、肺段或肺叶实变。小叶性肺炎病变多累及双肺中下野，呈斑片状阴影，易融合；克雷伯杆菌所致的大叶性肺炎可发生于一个肺叶或多个肺叶，实变区密度较高，其中可见不规则透光区或空洞，叶间隙下坠。病变波及胸膜可出现胸腔积液或液气胸。

【诊断】

年老体弱的患者出现发热、咳脓痰，胸片有炎性浸润影应考虑，确诊需依靠痰中找到致病菌，因正常人咽部可有革兰阴性杆菌，故应强调在治疗前留痰进行细菌培养，需要注意正确的取痰方法及培养方法。

【治疗】

选择有效的抗菌药物是治疗的关键。治疗革兰阴性杆菌肺炎时，宜大剂量、长疗程、联合用药，静脉滴注为主。一般革兰阴性杆菌肺炎应予半合成青霉素，如哌拉西林（6～8g/d，分次静脉滴注)，阿洛西林或美洛西林，或用第二、三代头孢菌素，如头孢噻肟（4～6g/d，分次静脉滴注)，常需联合氨基糖苷类抗生素，如阿米卡星（0.4g/d，静脉滴注)，妥布霉素及奈替米星，或氟喹诺酮类抗生素（环丙沙星、氧氟沙星、左氧氟沙星等)。对铜绿假单胞菌（绿脓杆菌）可选用以下药物：哌拉西林、头孢他啶、头孢哌酮、亚胺培南-西司他丁（泰能）联合庆大霉素、妥布霉素或环丙沙星。要注意监测氨基糖苷类抗生素对肾功能的损害。耐药菌株可用含β-内酰胺酶抑制剂的复合制剂、四代头孢（头孢吡肟、头孢匹罗）或亚胺培南-西司他丁。疗程至少2～3周。此外尚需注意营养支持、补充水分及充分引流痰液。

【预后】

革兰阴性杆菌肺炎病死率较高，及时诊断和有效治疗可康复，高龄、原有慢性疾病、菌血症、粒细胞减少、有并发症者预后差。

第四节 军团菌肺炎

军团菌肺炎（legionaires pneumonia）是由嗜肺军团菌引起的一种以肺炎为主的全身性疾病。医院、旅馆、建筑工地是获得性军团菌肺炎流行的重要场所。

【病因、发病机制及病理】

军团菌为革兰阴性杆菌，有34种，59个血清型，其中嗜肺军团菌是引起军团菌肺炎最重要的一种。军团菌存在于水和土壤中，可经供水系统、空调或雾化吸入引起呼吸道感染。中老年人，慢性心、肺、肾病患者，糖尿病患者，血液病患者，恶性肿瘤患者，艾滋病患者或接受免疫抑制剂者易发本病。肺部病变可表现为化脓性支气管肺炎、大叶炎性病变，伴有小的脓肿、空洞形成，亦可伴浆液、纤维素性胸膜炎。

【临床表现】

常呈亚急性起病，也可经2～10天潜伏期而急骤发病。主要表现有寒战、高热，体温可高达40℃以上，呈稽留热型，伴头痛、乏力、全身肌痛、腹痛、呕吐、腹泻，并迅速呈衰竭状态，严重者可有精神、神经症状和末梢循环衰竭的表现。呼吸系统表现有胸痛，咳嗽，痰量少，为黏性，可带血，但一般不呈脓性。重症有呼吸困难、发绀，甚至发生呼吸衰竭。查体肺部可闻及湿啰音，病情进展可有肺实变体征，少数有胸膜摩擦音，约20%的患者有相对缓脉。

【实验室检查和其他辅助检查】

末梢血白细胞计数及中性粒细胞比例增高，红细胞沉降率（血沉）增快，常有低钠血症，部分有镜下血尿、肝肾功能异常。胸部X线早期为局部斑片状肺泡内浸润，继而肺实变，常位于下叶，可于3～4天内迅速发展至多肺叶、段，或可有小脓肿形成，累及胸膜可伴有胸腔积液。肺部病变吸收较缓慢（图2-6-4)。

病原学检测包括支气管抽吸物、胸液、支气管肺泡灌洗液军团菌培养，但其生长条件严格，需特殊培养基，培养阳性率低，临床并不常用。ELISA法检测细菌可溶性抗原，间接免疫荧光法、血清试管凝集试验及血清微量凝集试验检测抗体等较常用。采用分子杂交技术在分子水平检测军团菌已受到重视，应用核酸探针方法检测与鉴定军团菌，简捷、特异性高。

【诊断】

根据流行病学资料、临床表现、实验室检查和其他辅助检查、氨基糖苷类及β-内酰胺类抗生素治疗无效可考虑。确诊需要有以上病原学证据，其中血清抗体检测常用，前后两次

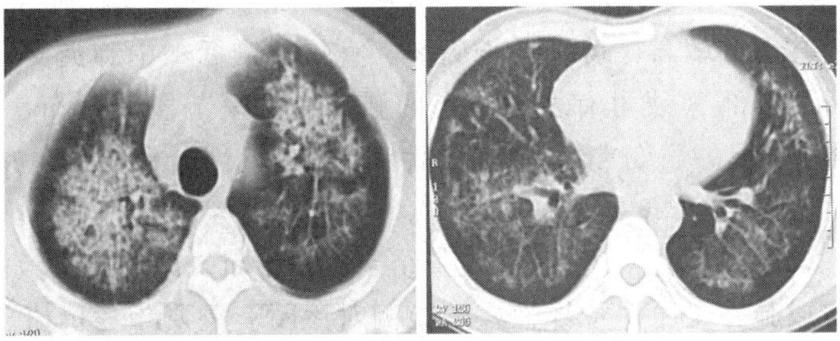

图 2-6-4 军团菌肺炎的 CT 表现

抗体滴度呈 4 倍或以上增长，间接免疫荧光法达 1∶128，血清试管凝集试验达 1∶160 或更高可诊断。

【治疗】

一般治疗同肺炎球菌肺炎，抗生素首选大环内酯类抗生素，重症可静脉给药。危重者可以加用利福平，每日 0.45～0.6g，顿服。疗程需 3 周以上。氨基糖苷类和 β-内酰胺类抗生素对本病无效。

第五节 肺炎支原体肺炎

肺炎支原体肺炎（mycoplasmal pneumonia）是由肺炎支原体引起的呼吸道和肺部的急性炎症改变，常同时有咽炎、支气管炎和肺炎。本病约占非细菌性肺炎的 1/3 以上，或各种原因引起的肺炎的 10%。

【病因和发病机制】

肺炎支原体是介于细菌和病毒之间，兼性厌氧、能独立生活的最小微生物，主要通过呼吸道传播，健康人吸入患者咳嗽、打喷嚏时喷出的口、鼻分泌物而感染，引起散发呼吸道感染或小流行。病原体通常存在于纤毛上皮之间，不侵入肺实质，通过细胞膜上神经氨酸受体位点，吸附于宿主呼吸道上皮表面，抑制纤毛活动与破坏上皮细胞。肺炎支原体的致病性可能与患者对病原体或其代谢产物的过敏反应有关。

【病理】

肺部病变呈片状或融合性支气管肺炎或间质性肺炎、细支气管炎。肺泡内可含少量渗出液，并可发生灶性肺不张。肺泡壁和间隔有中性粒细胞、单核细胞及浆细胞浸润。支气管黏膜充血，上皮细胞肿胀，胞浆空泡形成，有坏死和脱落，胸腔可有纤维蛋白渗出和少量渗液。

【临床表现】

潜伏期为 2～3 周，多数缓慢起病。常先有鼻塞、流涕、咽痛、咳嗽等上呼吸道感染症状，可伴乏力、肌痛、头痛、发热、纳差、腹泻等。发热多呈低中度，少数可高热，可持续 2～3 周。呼吸道症状以持久的阵发刺激性干咳为特点，可伴有咳少量黏液。偶伴有胸骨后疼痛。体征较少，可有颈部淋巴结肿大、压痛，少数有皮肤斑丘疹或口唇疱疹，相对缓脉，肺部可闻及呼吸音减弱或干、湿啰音。

【实验室检查和其他辅助检查】

血白细胞计数正常或稍增高，血沉增快。起病后 2 周，约 2/3 患者冷凝集试验阳性，滴定效价大于1∶32，当滴度逐步升高时更有诊断价值。血清支原体IgM抗体≥1∶64，或恢复期抗体滴度有4倍增高，可进一步确诊。直接检测标本中肺炎支原体抗原，可用于临床早期快速诊断。胸部X线可有多种形态的浸润影，呈节段性分布，以肺下野为多见，有的从肺门附近向外伸展。病变常经3～4周后自行消散。部分患者出现少量胸腔积液。

【诊断与鉴别诊断】

需结合症状、X线影像特点、血清学检查结果做出诊断。冷凝集试验中血清肺炎支原体抗原IgM抗体测定或肺炎支原体特异性核酸检测对诊断有重要参考价值。本病应与病毒性肺炎、军团菌肺炎以及肺嗜酸性粒细胞浸润症相鉴别。

【治疗】

一般治疗同细菌性肺炎，抗生素首选大环内酯类抗生素（红霉素、罗红霉素、阿奇霉素），失效时可选用喹诺酮类药物（左氧氟沙星、莫西沙星），也可选择四环素类抗生素。疗程一般为10～14日。青霉素或头孢菌素类等抗生素无效。若继发细菌感染，可根据痰病原学检查结果选用针对性的抗生素治疗。

【预后】

本病呈良性经过，轻者可自愈，较重者经治疗后可痊愈。

第六节　病毒性肺炎

病毒性肺炎（viral pneumonia）是由上呼吸道病毒感染向下蔓延所致的肺部炎症。可发生在免疫功能正常或抑制的儿童和成人。本病大多发生于冬春季节，可暴发或散发流行。近年来不断有严重急性呼吸综合征（SARS）冠状病毒、甲型流感病毒H_5N_1亚型（H_5N_1病毒）、甲型H_1N_1流感病毒等的暴发流行，老人、幼儿、妊娠妇女及患心肺慢性疾病者易患，病情重，死亡率高。需住院的CAP约8%为病毒性肺炎。

【病因、发病机制和病理】

引起成人肺炎的常见病毒为流感病毒、副流感病毒、腺病毒、呼吸道合胞病毒和冠状病毒等。免疫抑制宿主为疱疹病毒和麻疹病毒的易感者；骨髓移植和器官移植受者易患疱疹病毒和巨细胞病毒性肺炎。病毒侵入细支气管上皮引起细支气管炎。感染可波及肺间质和肺泡而引起肺炎。单纯病毒性肺炎多为间质性肺炎。

【临床表现】

好发于病毒疾病流行季节，临床表现一般较轻，但起病较急，发热、头痛、全身酸痛、倦怠等较突出，常在急性流感症状尚未消退时，即出现咳嗽、少痰或白色黏痰、咽痛等呼吸道症状。小儿、老年人易发生重症病毒性肺炎，表现为呼吸困难、发绀、嗜睡、精神萎靡，甚至发生休克、心力衰竭和呼吸衰竭等合并症，也可发生急性呼吸窘迫综合征。本病常无显著的胸部体征，病情严重者有呼吸浅快、心率增快、发绀、肺部干湿啰音。一般病程为1～2周。

【实验室和其他检查】

血白细胞计数正常，稍高或偏低，血沉正常，痰涂片所见的白细胞以单核细胞居多，痰培养常无致病菌生长。胸部X线检查可见肺纹理增多，小片状浸润或广泛浸润，病情严重者显示双肺弥漫性结节性浸润，但大叶实变及胸腔积液均不多见（图2-6-5）。

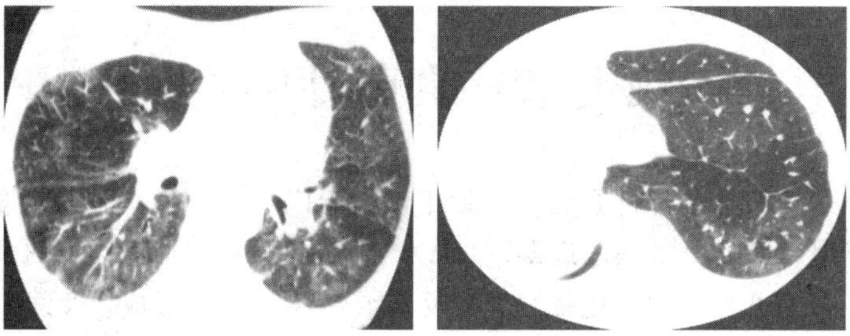

图 2-6-5 一名 30 岁女性患者的 CT 表现，咳嗽、发热 2 周，诊断为巨细胞病毒性肺炎

【诊断】

病毒性肺炎的诊断依据为临床症状及影像学改变，并排除由其他病原体引起的肺炎。确诊有赖于病原学检查，血清学检查常用的方法是检测特异性 IgG 抗体，仅能作为回顾性诊断，并无早期诊断价值。

【治疗】

以对症治疗为主，卧床休息，居室保持空气流通，注意隔离消毒，预防交叉感染。给予足量维生素及蛋白质，多饮水及少量多次进软食，酌情静脉输液及吸氧。保持呼吸道通畅，及时清除上呼吸道分泌物等。

原则上不宜应用抗生素预防继发性细菌感染，一旦明确已合并细菌感染，应及时选用敏感抗生素。目前已证实较有效的病毒抑制药物有：①利巴韦林（三氮唑核苷、病毒唑）：用于呼吸道合胞病毒、腺病毒、副流感病毒感染；②阿昔洛韦（无环鸟苷）：用于疱疹病毒、水痘病毒感染，尤其对免疫缺陷或应用免疫抑制剂者应尽早应用；③更昔洛韦主要用于巨细胞病毒感染；④奥司他韦对甲、乙型流感病毒均有很好作用；⑤阿糖腺苷多用于治疗免疫缺陷患者的疱疹病毒与水痘病毒感染；⑥金刚烷胺为人工合成胺类药物，临床用于流感病毒等感染。

【附】传染性非典型肺炎

传染性非典型肺炎是由 SARS 冠状病毒（SARS-C_OV）引起的一种具有明显传染性、可累及多个器官系统的特殊肺炎，世界卫生组织将其命名为严重急性呼吸综合征（severe acute respiratory syndrome，SARS）。潜伏期 2～10 天，其主要临床特征为急性起病、发热、干咳、呼吸困难、肺部体征不明显、白细胞不高或降低、抗菌药物治疗无效。胸部 X 线检查早期可无异常，一般 1 周内逐渐出现肺纹理粗乱的间质性改变、斑片状或片状渗出影，典型改变为磨玻璃影及肺实变影。可在 2～3 天内波及一侧肺野或双肺，约半数波及双肺，病灶多在中下野并呈外周分布，少数出现气胸和纵隔气肿。病变后期部分患者肺部有纤维化改变。病原诊断早期可用鼻咽部冲洗物、血、尿、便等标本进行病毒分离和聚合酶链反应（PCR）。平行检测进展期和恢复期双份血清 SARS 病毒特异性 IgM、IgG 抗体，出现 4 倍及 4 倍以上增高，有助于诊断和鉴别诊断，一般性治疗和抗病毒治疗请参阅本节病毒性肺炎。病情重者可酌情使用糖皮质激素，具体剂量及疗程应根据病情而定，并应密切注意糖皮质激素的不良反应和 SARS 的并发症。注意器官功能的支持治疗，一旦出现休克或多器官功能障碍综合征，应进行相应治疗。

第七节 真菌性肺炎

肺部真菌感染是最常见的深部真菌病。近年来由于广谱抗生素、激素、细胞毒性药物和免疫抑制剂的广泛应用，人类免疫缺陷病毒（HIV）感染的增多，器官移植的开展，肺部真菌感染有增多的趋势。病理可有过敏、化脓性炎症反应或慢性肉芽肿形成。X 线表现多种多样，无特征性，可为支气管肺炎、大叶性肺炎、弥漫性小结节，乃至肿块状阴影和空洞。病程迁延。

以下将分别讲述几种常见的真菌性肺炎。

一、肺念珠菌病

肺念珠菌病（pulmonary candidiasis）是由白色念珠菌或其他念珠菌所引起的急性、亚急性或慢性肺炎。感染途径主要是吸入，其次为血源性播散。临床上有两种类型，也是病程发展中的两个阶段。①支气管炎型：阵发性刺激性咳嗽，咳多量似白色泡沫状稀痰，偶带血丝。随病情进展，痰稠如干糨糊状。喘憋，气短，乏力，盗汗，多不发热。X 线仅示双肺中下野纹理增粗。②肺炎型：见于免疫功能低下者，畏寒，高热，咳白色泡沫黏痰，有酵臭味，或呈胶冻状，有时咯血。胸部 X 线示：双下肺纹理增多，纤维条索影伴散在的大小不等、形状不一的结节状阴影，呈支气管肺炎表现（图 2－6－6）；或融合的均匀的大片浸润，自肺门向周边扩展，可形成空洞。诊断肺念珠菌病，要求连续 2 次以上痰培养有念珠菌生长，并为同一菌种，涂片可以查见菌丝。血清 1，3－β－D－葡聚糖抗原检测（G 试验）连续 2 次阳性有助于诊断。但确诊仍需组织病理学的依据。

轻症患者在消除诱因后，病情可好转，病情严重者及时应用抗真菌药物。可以选择的药物包括氟康唑、伊曲康唑、伏立康唑、泊沙康唑以及卡泊芬净药。两性霉素 B 亦可用于重症病例。临床上应根据患者的状态和真菌药敏试验结果选用。

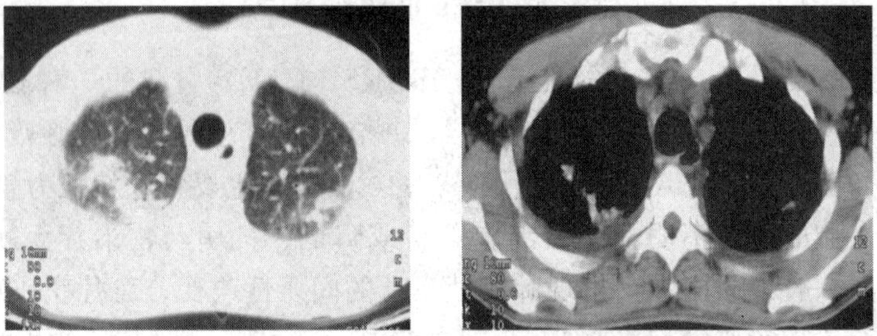

图 2－6－6 一名男性患者的 CT 表现，原患慢性淋巴细胞性白血病，近日咳嗽、发热，诊断为肺部念珠菌感染

二、肺曲霉病

肺曲霉病（pulmonary aspergillosis）：主要由烟曲霉所致。该真菌常寄生在上呼吸道，主要有三种类型：①侵袭性曲霉病：见于免疫力低下者，是最常见的类型，肺组织破坏严重，治疗困难，病死率高。肺部曲霉感染多为局限性肉芽肿或广泛化脓性肺炎，伴脓肿形成。症状以干咳、胸痛常见，部分有咯血，病变广泛时出现呼吸困难，甚至呼吸衰竭。X 线胸片上表现为以胸膜为基底的多发的楔形阴影或空洞；胸部 CT 早期为晕轮征，后期为新月征。②曲菌球：曲菌球不侵犯组织，但可发展成侵袭性肺曲霉病。可有刺激性咳嗽，常反复咯血，甚至发生威胁生命的大咯血。因曲菌球与支气管多不相通，故痰量不多，痰中亦难发现曲霉。影像学检查显示在原有的慢性空洞内有一团球影，随体位改变而在空腔内移动（图 2－6－7）。③变应性支气管肺曲霉病：是由烟曲霉引起的气道高反应性疾病。哮喘样发作为其突出的临床表现，一般解痉平喘药难以奏效。痰中有大量嗜酸性粒细胞及曲霉丝，烟曲霉培养阳性。外周血嗜酸性粒细胞增多。典型 X 线胸片为上叶短暂性实变或肺不张，中央支气管囊状扩张及壁增厚征象如“戒指征”和“轨道征”。确诊有赖于组织培养（病变器官活检标本）及组织病理学检查。侵袭性曲霉病首选两性霉素 B，其他对曲霉有效的药物还有伊曲康唑、伏立康唑和卡泊芬净等。

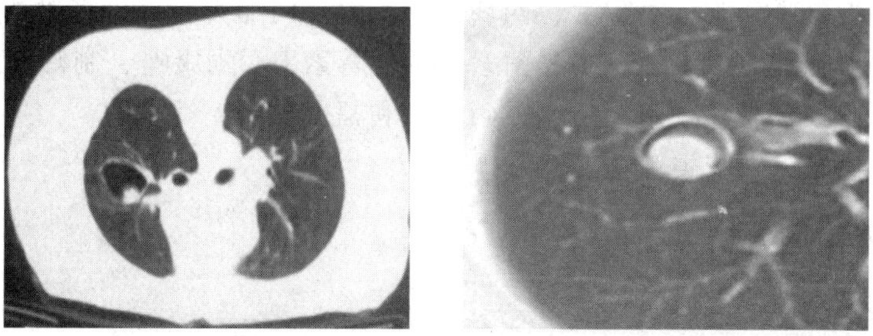

图 2－6－7 曲菌球的 CT 表现

三、肺孢子菌肺炎

肺孢子菌肺炎（pneumocystis pneumonia，PCP）是免疫功能低下患者最常见、最严重的机会感染性疾病之一。潜伏期一般为 2 周。根据临床表现分为两型。①流行型或经典型：主要见于早产儿、营养不良儿，年龄多在 2～6 个月。起病隐匿，进展缓慢。初期大多有拒睡或食欲下降、腹泻、低热，体重减轻，逐渐出现干咳、气急，呈进行性加重，发生呼吸困难、鼻翼扇动和发绀，病程一般持续 3～8 周，病死率为 20％～50％。②散发型或现代型：多发生于免疫缺陷者，偶见于健康者。初期表现有食欲不振、体重减轻，儿童可有发育停滞。继而出现干咳、发热、发绀、呼吸困难，很快出现呼吸窘迫，未及时发现和治疗者病死率高达 70％～100％。实验室检查发现，外周血白细胞计数升高，部分患者减少，分类正常或核左移，嗜酸性粒细胞增加，淋巴细胞绝对值减少。乳酸脱氢酶明显升高。肺部 X 线胸片早期典型改变为双侧肺门周围弥漫性渗出，呈网状和小结节状影，然后迅速进展成双侧肺门的蝶状影，呈肺实变，可见支气管充气征。诊断有赖于病原学检查。在治疗基础病基础上，给予对症治疗，药物可选择复方磺胺甲噁唑、氨苯砜、阿托伐醌、卡泊芬净及糖皮质激素等（图2－6－8）。

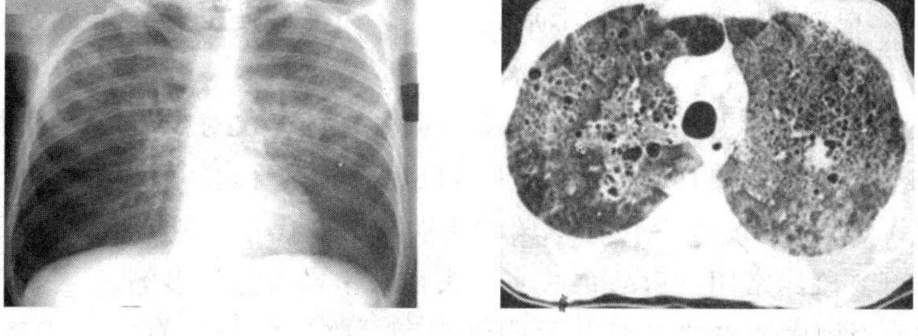

图 2－6－8 一名 38 岁男性患者的 X 线及 CT 表现，患艾滋病并呼吸困难，诊断为慢性肺孢子菌肺炎

第八节 抗生素在呼吸道感染中的应用

感染是呼吸系统疾病最常见的病因，合理地使用抗菌药物是临床治疗的关键。

一、抗菌药物的作用机制

1. 干扰细菌细胞壁的合成 β-内酰胺类（青霉素类、头孢菌素类、碳青霉烯类、β-内酰胺酶抑制剂等）、糖肽类。

2. 影响细胞蛋白质合成 氯霉素、四环素类、大环内酯类、林可霉素类、氨基糖苷类。

3. 破坏细菌细胞膜的渗透性 多黏菌素、两性霉素 B、酮康唑、制霉菌素等。

4. 抑制细菌核酸合成 喹诺酮类、甲硝唑、利福平。

5. 抑制叶酸代谢 磺胺类。

二、抗菌药物的分类

(一) 青霉素类

1. 口服制剂 青霉素 V 钾片、阿莫西林等主要对革兰阳性球菌有效，难以透过血脑屏障。

2. 注射制剂

（1）青霉素 G：对革兰阳性球菌、奈瑟菌、厌氧菌、螺旋体和放线菌有效。

（2）耐青霉素酶的半合成青霉素：常用的有苯唑西林、氯唑西林，对金黄色葡萄球菌有效，难以透过血脑屏障。

（3）广谱半合成青霉素：对革兰阳性球菌和部分革兰阴性杆菌有效。常用的有氨苄西林，可透过血脑屏障。

（4）氨脲类青霉素：如羧苄西林、替卡西林、阿洛西林、美洛西林和哌拉西林等，抗菌谱广，对铜绿假单胞菌（绿脓杆菌）、大肠埃希菌、变形杆菌均有效，对其他革兰阳性球菌亦有效。后两种青霉素可通过血脑屏障。

注意事项：无论采用何种给药途径，用青霉素类药物前必须详细询问患者有无青霉素类药物过敏史、其他药物过敏史及过敏性疾病史，并须先做青霉素皮肤试验。过敏性休克一旦发生，必须就地抢救。全身应用大剂量青霉素可引起腱反射增强、肌肉痉挛、抽搐、昏迷等中枢神经系统反应（青霉素脑病），此反应易出现于老年和肾功能减退患者。

(二) 头孢菌素类抗生素

1. 口服制剂 常用的有头孢氨苄（先锋Ⅳ）、头孢拉定（先锋Ⅵ），对革兰阳性球菌和革兰阴性菌有效。

2. 注射制剂 根据其抗菌谱、抗菌活性、对β-内酰胺酶的稳定性以及肾毒性的不同，目前分为四代。

（1）第一代头孢菌素：主要作用于需氧革兰阳性球菌，仅对少数革兰阴性杆菌有一定抗菌活性。常用的有头孢唑林钠（先锋Ⅴ）、头孢拉定（先锋Ⅵ）。

（2）第二代头孢菌素：对革兰阳性球菌的活性与第一代相仿或略差，对部分革兰阴性杆菌作用较第一代强，临床常用的有头孢呋辛、头孢呋辛、头孢孟多等。

（3）第三代头孢菌素：主要针对革兰阴性杆菌。临床常用的有①头孢哌酮（先锋必）：对铜绿假单胞菌（绿脓杆菌）作用较强，但对β-内酰胺酶的耐受性较差；②头孢噻肟：对大肠埃希菌等肠杆菌有较强的抗菌作用，对革兰阳性球菌也有良好的作用，对β-内酰胺酶很稳定；③头孢他啶（复达欣）：对铜绿假单胞菌（绿脓杆菌）的作用是头孢中最强的，对肠杆菌和头孢噻肟相似，对不动菌亦有较好的作用，对金黄色葡萄球菌作用较弱；④头孢曲松（菌必治）：能透过血脑屏障，可用于颅内感染，但对铜绿假单胞菌（绿脓杆菌）无效；⑤头孢克肟（世福素）：对革兰阴性杆菌作用较强。

（4）第四代头孢菌素：对革兰阳性菌、革兰阴性菌与厌氧菌有较强的抗菌作用，与以往三代品种相比，增强了抗革兰阳性菌活性。主要品种有头孢匹罗、头孢吡肟。

注意事项：禁用于对任何一种头孢菌素有过敏史及有青霉素过敏性休克史的患者。在用药过程中一旦发生过敏反应，须立即停药。本类药物主要经肾排泄，中度以上肾功能不全患者应根据肾功能适当调整剂量。中度以上肝功能减退时，头孢哌酮、头孢曲松可能需要调整剂量。

（三）β-内酰胺酶抑制剂

细菌产生的β-内酰胺酶，可使一些β-内酰胺类抗生素水解失活，用β-内酰胺酶抑制剂与青霉素、头孢菌素合用，起到了增强抗菌活性的作用。

包括克拉维酸（棒酸）、舒巴坦和他唑巴坦，它们的抑酶作用是依次增强的而且后两者可以透过血脑屏障。目前临床上常用的品种有：阿莫西林/克拉维酸、头孢哌酮/舒巴坦、哌拉西林/他唑巴坦等。

注意事项：应用药物前必须详细询问过敏史并进行青霉素皮肤试验，对青霉素类药物过敏者或青霉素皮试阳性患者禁用。有头孢菌素或舒巴坦过敏史者禁用头孢哌酮/舒巴坦。

（四）碳青霉烯类

目前在国内应用的碳青霉烯类抗生素有亚胺培南/西司他丁、美罗培南、帕尼培南、厄他培南等。其共同特点是抗菌谱极广，抗菌作用极强，对各种革兰阳性球菌、革兰阴性杆菌（包括铜绿假单胞菌）和多数厌氧菌具有强大抗菌活性，对多数β-内酰胺酶高度稳定，适用于多重耐药或产β-内酰胺酶的菌株引起的严重感染及混合感染，但对甲氧西林耐药葡萄球菌和嗜麦芽窄食单胞菌等抗菌作用差。

（五）大环内酯类抗生素

是一种快速、有效的抑菌剂。抗菌谱窄，适用于革兰阳性菌、军团菌、衣原体、支原体和某些厌氧菌。目前研究发现红霉素对弓形体、分枝杆菌感染、幽门螺杆菌也有效，还有促胃肠动力作用。目前沿用的大环内酯类有红霉素、麦迪霉素、螺旋霉素、乙酰螺旋霉素、罗红霉素、阿奇霉素、克拉霉素等。红霉素（含琥乙红霉素、依托红霉素、乳糖酸红霉素）等用于β溶血性链球菌、肺炎链球菌中的敏感菌株所致的上、下呼吸道感染，军团菌病，衣原体属、支原体属等所致的呼吸道感染。麦迪霉素、螺旋霉素、乙酰螺旋霉素主要用于革兰阳性菌所致轻症呼吸道感染患者。阿奇霉素除上述适应证外，可用于军团菌病；阿奇霉素、克拉霉素尚可用于流感嗜血杆菌、卡他莫拉菌所致的社区获得性呼吸道感染。

（六）氨基糖苷类

为广谱抗生素，具有杀菌作用，对葡萄球菌、大肠埃希菌、产气杆菌、克雷伯杆菌、变形杆菌和沙雷杆菌有效，部分对铜绿假单胞菌（绿脓杆菌）有效，对粪链球菌、芽孢杆菌以及真菌无效。

1. 一类对肠杆菌科和葡萄球菌属细菌有良好的抗菌作用，但对铜绿假单胞菌无作用，如链霉素、卡那霉素、核糖霉素。其中链霉素对葡萄球菌等革兰阳性球菌作用差，但对结核分枝杆菌有强大作用。

2. 另一类对肠杆菌科细菌和铜绿假单胞菌等革兰阴性杆菌具有强大的抗菌活性，对葡萄球菌属亦有良好作用，如庆大霉素、妥布霉素、奈替米星、阿米卡星、异帕米星、小诺米星及依替米星等。

注意事项：对氨基糖苷类过敏的患者禁用。任何一种氨基糖苷类的任一品种均具肾毒性、耳毒性和神经肌肉阻滞作用。肾功能减退患者应用本类药物时，需根据其肾功能减退程度减量给药。妊娠期患者及哺乳期患者避免使用。

（七）喹诺酮类

是继β-内酰胺类抗生素后出现的一类化学合成药，对大多数革兰阳性和革兰阴性菌有抗菌作用，而且对细胞内的非典型病原体也具有强大的作用，如衣原体、支原体、弓形体、军团菌、结核分枝杆菌及麻风分枝杆菌等。对厌氧菌的效果差。按其研制先后及其抗菌性能的不同分为四代。

其中第一代和第二代喹诺酮类因疗效不佳，现已少用。

而第三代喹诺酮类抗生素对革兰阴性菌的抗菌作用进一步增强，同时抗菌谱进一步扩大，对革兰阳性菌亦有抗菌作用，品种有氧哌酸、环丙沙星、诺氟沙星、氧氟沙星、培氟沙星、洛美沙星等。第四代喹诺酮类则针对革兰阳性菌和厌氧菌有强大活性，品种有司氟沙星、加替沙星、莫西沙星。以上大多数品种生物利用度高，组织分布好，可透过血脑屏障，对多种细胞内病原体感染和革兰阴性菌感染有良效，故成为治疗肺部感染，尤其是院内感染的重要药物。

注意事项：对喹诺酮类药物过敏的患者禁用。18岁以下未成年患者避免使用本类药物。本类药物不宜用于有癫痫或其他中枢神经系统基础疾病的患者。肾功能减退患者应用本类药物时，需根据肾功能减退程度减量用药。

（八）四环素类

对大多数革兰阳性菌和革兰阴性菌如流感嗜血杆菌、布鲁杆菌及霍乱弧菌有效，另外对立克次体、支原体、衣原体、螺旋体的感染亦有效，由于广泛耐药和副作用较大临床已很少用。但新一代的半合成四环素类药物——替加环素由于抗菌谱广、毒副作用轻微而成为目前针对多药耐药细菌的有力武器。

（九）林可霉素类

林可霉素类包括林可霉素及克林霉素。林可霉素适用于敏感肺炎链球菌、其他链球菌属（肠球菌属除外）及甲氧西林敏感金葡菌所致的各种感染。克林霉素适用于厌氧菌、肺炎链球菌、其他链球菌属（肠球菌属除外）及敏感金葡菌所致的下呼吸道感染。

（十）磺胺类

为广谱抗菌药，对革兰阳性菌和革兰阴性菌如葡萄球菌、脑膜炎球菌、痢疾志贺菌、大肠埃希菌、伤寒埃希菌和变形杆菌均有良好的抗菌作用。其中磺胺嘧啶及磺胺甲噁唑（SMZ）可透过血脑屏障。

（十一）糖肽类

包括万古霉素、去甲万古霉素和替考拉宁属糖肽类抗生素。适用于耐药革兰阳性菌所致的严重感染，特别是耐甲氧西林金葡菌（MRSA）或耐甲氧西林凝固酶阴性葡萄球菌（MRCNS）、肠球菌属及耐青霉素肺炎链球菌所致感染；也可用于治疗对青霉素类过敏患者的严重革兰阳性菌感染。

（十二）抗真菌药

主要有两性霉素B、吡咯类、棘白菌素类和氟胞嘧啶等几大类。两性霉素B对各种深部真菌感染的疗效确切，至今未见明显的耐药性，但具有突出的肾毒性和中枢神经系统毒性。两性霉素B脂质体能够降低两性霉素的毒性反应，增加组织内浓度。吡咯类抗真菌药包括咪唑类和三唑类。咪唑类药物常用者有酮康唑、咪康唑、克霉唑等，三唑类中有氟康唑、伊曲康唑和伏立康唑，适用于念珠菌病、隐球菌病、球孢子菌病、芽生菌病、组织胞浆菌病等。其中以伏立康唑的抗真菌能力最优。棘白菌素类的代表药物是卡泊芬净，因不良反应轻微，抗真菌效果确切而被应用于对其他抗真菌药耐药或不耐受的念珠菌病、侵袭性曲霉菌病患者。

三、临床应用抗生素时必须考虑以下几个基本原则

1. 诊断为细菌性感染时方有指征应用抗生素。

由真菌、结核分枝杆菌、非结核分枝杆菌、支原体、衣原体、螺旋体、立克次体及部分原虫等病原微生物所致的感染亦有指征应用抗生素。

2. 尽早查明病原体，根据病原种类及药物敏感试验结果选用抗生素。

抗生素的选用原则应根据细菌药物敏感试验的结果而定。患者在开始抗菌治疗前，应先留取相应标本送细菌培养。危重患者可根据发病情况、原发病灶、基础疾病等推断最可能的病原菌，先给予经验性抗感染治疗（不同病原体肺炎的抗生素经验性选择见表2-6-1），获知细菌培养及药敏结果后，对疗效不佳的患者调整用药方案。

3. 按照药物的抗菌作用特点及其体内过程特点选择用药。

4. 抗菌药物治疗方案应综合患者病情、病原菌种类及抗生素特点制订。

根据病原菌、感染部位、感染严重程度和患者的生理、病理情况制订抗菌药物治疗方案，包括品种、剂量、给药次数、给药途径、疗程及联合用药等。尤其是在患者存在肾功能、肝功能不全时应特别注意抗生素的合理应用。

5. 妊娠期和哺乳期患者在应用抗生素时需慎重。

四环素类、喹诺酮类、氨基糖苷类、万古霉素、去甲万古霉素对胎儿有致畸或明显毒性作用，避免应用。妊娠期感染时可选用药毒性低，对胎儿及母体均无明显影响，也无致畸作用的药物，如青霉素类、头孢菌素类等β-内酰胺类和磷霉素等。哺乳期患者接受抗菌药物后，药物可自乳汁分泌，无论乳汁中药物浓度如何，均对乳儿存在潜在的影响。如氨基糖苷类抗生素可导致乳儿听力减退，氯霉素可致乳儿骨髓抑制，磺胺可致核黄疸、溶血性贫血，四环素类可致乳齿黄染，青霉素类可致过敏反应等。哺乳期患者应用任何抗菌药物时，均宜暂停哺乳（表2-6-1）。

表2-6-1 常见肺炎的症状、体征、X线征象和抗生素的选用

致病菌	症状、体征	X线征象	首选抗生素	其他选择
肺炎球菌	急性起病，寒战，高热，咳铁锈色痰，胸痛，肺实变体征	肺叶或肺段实变，无空洞	青霉素G	红霉素，林可霉素，一代头孢，氟喹诺酮类
葡萄球菌	急性起病，寒战，高热，咳脓血痰，毒血症状明显	肺叶或小叶浸润，多变，早期空洞，脓胸，肺气囊腔	耐酶青霉素加氨基糖苷类	青霉素G，头孢唑啉，头孢噻吩，头孢呋辛，克林霉素，万古霉素，红霉素

续表

致病菌	症状、体征	X线征象	首选抗生素	其他选择
克雷伯杆菌	急性起病，寒战，高热，全身衰弱，痰稠，可呈砖红色、胶冻状	肺小叶实变，蜂窝状脓肿，叶间隙下坠	氨基糖苷类加半合成广谱青霉素	二、三代头孢，氟喹诺酮类
铜绿假单胞菌（绿脓杆菌）	院内感染，毒血症状明显，脓痰，可呈蓝绿色	弥漫性支气管肺炎，早期肺脓肿	同上	头孢哌酮，头孢他啶，氟喹诺酮类，亚胺培南
大肠埃希菌	原有慢性病，发热，脓痰，呼吸困难	支气管肺炎，脓胸	同上	氟喹诺酮类，三代头孢，多黏菌素
流感嗜血杆菌	似急性肺炎，高热，呼吸困难，衰竭	支气管肺炎，肺叶实变，无空洞	氨苄西林	阿莫西林，二、三代头孢，氯霉素加氨基糖苷类，氧氟沙星，复方阿莫西林（奥格门丁）
军团菌	高热，肌痛，相对缓脉	下叶斑片状浸润，进展迅速，无空洞	大环内酯类	利福平，四环素，磺胺甲噁唑-甲氧苄啶（SMZ-TMP），多西环素，喹诺酮
厌氧菌	吸入感染，高热，痰臭，毒血症状明显	支气管肺炎，脓胸，脓气胸，多发性肺脓肿	青霉素G	克林霉素，甲硝唑，奥格门丁
支原体	缓起病，可小流行，发热，乏力，肌痛	下叶间质性、支气管肺炎，3～4周自行消散	大环内酯类	四环素类，喹诺酮类
念珠菌、曲霉菌	久用广谱抗生素或免疫抑制剂，起病缓，黏痰	两肺中下野纹理加深、空洞内可有曲菌球	氟康唑，两性霉素B	氟胞嘧啶，酮康唑，伏立康唑

案例

患者，男性，30岁。既往健康。因连续数天加班后出现高热、寒战，最高体温可达39.5℃，同时出现轻度咳嗽、少量白色黏痰和右侧胸痛3天，伴全身肌肉酸痛、乏力、食欲不振及恶心等症状。体检：体温39.0℃，呼吸25次/分，急性发热病容，右侧口角上缘皮肤可见数个疱疹聚集成簇，于右下肺叩诊呈浊音，听诊呼吸音减弱并可闻及支气管呼吸音。实验室检查：白细胞$23.0\times10^9/L$，中性粒细胞92%；痰涂片可见大量革兰阳性双球菌。胸部CT：右肺下叶大片实变影，其中可见支气管充气征。

初步诊断：社区获得性右肺下叶肺炎链球菌肺炎。

问题与思考：

1. 该患者还需要与哪些疾病进行鉴别诊断？
2. 该患者出现胸痛的原因可能是什么？

思考题

1. 如何评价肺炎的严重程度？
2. 如何查找肺炎的病原体？
3. 细菌性肺炎的抗生素治疗原则有哪些？

（高俊珍）

第七章

肺脓肿

学习目标

【掌握】

肺脓肿的概念、临床表现、诊断和治疗。

【熟悉】

肺脓肿的病因和发病机制、辅助检查。

【了解】

肺脓肿的病理、鉴别诊断、预防。

肺脓肿（lung abscess）是由多种病原菌引起的肺组织化脓性坏死性炎症，早期为肺组织化脓性感染，继而发生坏死、液化形成脓肿。临床特点为高热、胸痛、咳嗽、咳大量脓臭痰，X线显示肺部空洞伴液平面。本病多见于青壮年，男性多于女性。自抗菌药物广泛应用以来，发病率已明显下降，治愈率显著提高。

【病因和发病机制】

病原体常为上呼吸道、口腔的定植菌，包括需氧、厌氧和兼性厌氧菌。90%的患者合并厌氧菌感染，毒力较强的厌氧菌在部分患者可单独致病。常见的其他病原体包括金黄色葡萄球菌、化脓性链球菌、肺炎克雷伯杆菌和铜绿假单胞菌。大肠埃希菌和流感嗜血杆菌也可引起坏死性肺炎。根据途径，肺脓肿可分为以下三种类型：

1. 吸入性肺脓肿　又称原发性或支气管源性肺脓肿，最多见。致病菌主要为数种厌氧菌的混合感染，但上呼吸道存在的病原体如葡萄球菌、链球菌、肺炎球菌、梭形菌、螺旋体等均可致病。正常呼吸道的黏液纤毛系统及咳嗽反射能防止误吸，但在上呼吸道感染、患龋齿、扁桃体炎、鼻窦炎、过度疲劳或在熟睡、醉酒、全身麻醉及昏迷时，上述保护机制被削弱或丧失，带菌分泌物自口、鼻、咽部吸入下呼吸道而阻塞支气管，病原菌即可繁殖致病。

2. 继发性肺脓肿　某些细菌性肺炎、支气管扩张症、肺囊肿、支气管肺癌、肺结核空洞等继发化脓感染可导致继发性肺脓肿；支气管异物造成管腔阻塞，其远端也会形成肺脓肿；肺邻近器官的化脓性病变如肝脓肿、膈下脓肿、肾周脓肿等也可以直接蔓延或穿破至肺形成脓肿。

3. 血源性肺脓肿　原发病灶常为皮肤或组织器官的化脓性感染，如创伤、疖、痈、骨髓炎等引起的败血症或脓毒血症，细菌或脓毒栓子经血流进入肺循环，造成肺小血管的栓塞及肺组织的炎症、坏死而形成脓肿。致病菌多为金黄色葡萄球菌、表皮葡萄球菌及链球菌，其特点为两肺多发性病变，常发生于肺的边缘。

【病理】

以吸入性肺脓肿为例，早期感染物阻塞细支气管，形成小血管炎性栓塞，致病菌繁殖引起肺组织化脓性炎症、坏死，形成肺脓肿，继而坏死组织液化破溃到支气管，脓液部分排出，形成带有气液平的脓腔，空洞壁表面常见残留坏死的组织。病变有向周围扩展的倾向，甚至超越叶间裂波及邻近的肺段。若脓肿靠近胸膜，可发生局限性纤维蛋白性胸膜炎，发生胸膜粘连；如张力性脓肿，破溃入胸膜腔，可形成脓胸、脓气胸或支气管胸膜瘘。肺脓肿可完全吸收或仅剩少量纤维瘢痕。

如急性肺脓肿治疗不彻底，或支气管引流不畅，导致大量坏死组织残留脓腔，炎症迁延3个月以上则称为慢性肺脓肿。脓腔壁成纤维细胞增生，肉芽组织使脓腔壁增厚，并可累及周围细支气管，致其变形或扩张。

由于右主支气管陡直、管径粗，吸入性肺脓肿好发于右肺。段叶分布与吸入时的体位有关，若仰卧深睡时吸入，多位于上叶后段及下叶背段；坐位吸入则易发生于下叶后基底段。血源性肺脓肿因存在肺小动脉的菌栓或脓栓而多发生于两肺，并常位于肺的边缘。继发性肺脓肿多发生于原发病变处。

【临床表现】

（一）症状

1. 全身中毒症状　多数患者急性起病，吸入性肺脓肿发病前大多有口咽部感染性疾病，或手术、劳累、受凉等病史。患者感畏寒、发热，体温可高达39～40℃，呈弛张热，伴精神不振、乏力、食欲减退，还可有头痛、谵妄、意识障碍等神经系统症状。血源性肺脓肿中毒症状更为严重。

2. 呼吸系统症状　咳嗽、咳痰，初期为黏液痰或黏液脓性痰，7～10天后咳嗽加重，因脓肿破溃于支气管而咳出大量脓性痰，每日可达300～500ml，脓臭痰为厌氧菌感染的特征。之后体温下降，全身中毒症状减轻。部分可有痰中带血或中等量咯血。病变累及胸膜者伴胸痛，脓肿破溃至胸膜腔时并发脓气胸，患者突感胸痛、呼吸困难。慢性肺脓肿患者表现为反复咳嗽、咳脓臭痰及咯血、不规则发热、贫血等。血源性肺脓肿先有原发病引起的脓毒血症的表现，经数日至2周才出现呼吸系统症状，咳嗽，痰量不多，很少咯血。

（二）体征

肺脓肿较小且位置深者及血源性肺脓肿肺部体征均不明显。病变范围大，位置贴近胸壁时叩诊呈浊音，局部闻及湿啰音或病理性支气管呼吸音，形成大脓腔可有空瓮音。慢性肺脓肿常有杵状指（趾）、消瘦和贫血。

【实验室检查及其他辅助检查】

1. 血常规　急性期白细胞计数明显增高，可达（20～30）$\times 10^9$/L，中性粒细胞在80%～90%，可伴有核左移。慢性肺脓肿可有红细胞及血红蛋白减低。

2. 细菌学检查　有助于确定致病菌及选择有效抗菌药物，可行痰涂片革兰染色、痰细菌培养及药敏试验，有条件时行厌氧菌培养。留痰宜在应用抗菌药物之前，应防止口咽部寄生菌污染标本，采集痰液后立即送检。血源性肺脓肿血培养可发现致病菌。

3. X线检查　根据肺脓肿的不同类型、病期、支气管引流是否通畅及有无并发症，胸部X线表现各异。

吸入性肺脓肿早期炎症阶段，胸片表现为好发部位的大片浓密模糊的阴影，边界不清，与细菌性肺炎易混淆；脓肿形成后上述浓密阴影中出现圆形透亮区及液平面；在消散期，脓腔逐渐变小，周围炎症逐渐吸收，最后遗留少许条索状阴影。

慢性肺脓肿因其周围纤维增生而形成厚壁空洞，内壁不规则，有时呈多房性，周围有纤维组织增生及邻近胸膜增厚，不同程度的肺叶膨胀不全或不张，纵隔移向患侧，健侧代偿性肺气肿。结合侧位胸片或胸部CT可明确脓肿的具体部位、范围，有助于体位引流或外科治疗。

血源性肺脓肿在单侧或双侧肺边缘呈现多发的小片状阴影或球形病灶，常可见到多发性含气液平面的张力性薄壁小空腔，短期内阴影变化大，发展迅速，炎症吸收后可出现局部纤维化或小气囊样改变。并发脓胸者，患侧可见大片密度增高阴影，伴有气胸者可见到气液平面。

4. 纤维支气管镜检查　可明确异物或肿瘤阻塞性肺脓肿。在支气管引流不畅或炎症长期不能愈合者，可通过纤维支气管镜（纤支镜）吸痰，并在病变部位注入抗生素，促进支气管引流和脓腔愈合。

【诊断】

（一）诊断要点

①发病前可有诱因，如口腔手术、昏迷、呕吐、异物吸入等，或有皮肤创伤感染、疖、痈等化脓性病灶；②起病急骤、畏寒、高热、咳嗽、咳大量脓臭痰；③白细胞计数及中性粒细胞比例增高；④胸部X线显示大片浓密炎性阴影，其中可见脓腔及气液平面，或多发性小片状、结节状阴影及张力性含气囊肿；⑤痰、血培养包括厌氧菌培养，对确定病因、指导用药有重要价值；⑥除外其他疾病。

（二）鉴别诊断

1. 细菌性肺炎　早期肺脓肿在症状、X线表现上与细菌性肺炎很相似，但随着病程变化鉴别不难。肺脓肿在7～10天后咳出大量脓臭痰，胸部X线显示空洞和液平面，经治疗不会短期吸收。细菌性肺炎多伴有口周疱疹、咳铁锈色痰而无大量脓臭痰，X线胸片示肺叶或段性实变或成片状淡薄炎症病变，边缘模糊不清，没有空洞形成。

2. 肺结核空洞继发感染　本病也会有发热、咳嗽、咳黄脓痰，X线表现好发部位与肺脓肿相似。但肺结核起病缓慢、病程长，继发感染之前常有结核中毒症状如午后低热、乏力、盗汗、长期咳嗽、咯血等，痰量较少无臭味。胸部X线显示厚壁空洞，空洞内一般无液平面，其周围可见到结核卫星病灶。反复查痰可找到抗酸杆菌。

3. 肺囊肿继发感染　肺囊肿继发感染时可有发热、咳脓痰等需与肺脓肿鉴别。但其感染中毒症状及病灶周围炎症较肺脓肿轻，感染控制后胸片可见边缘光滑、薄壁的囊腔，如有既往胸片相比较则更容易鉴别。

4. 支气管肺癌　支气管肺癌阻塞支气管导致远端肺化脓性感染形成脓肿，或癌性空洞继发感染均应与肺脓肿鉴别。肺癌一般起病缓慢，脓痰量较少，中毒症状轻，经抗菌药物治疗，症状、体征及胸片均不能完全改善。胸片示肺癌空洞呈偏心性，内壁凹凸不平，周围炎性反应少，纤支镜检查及痰脱落细胞检查查到肿瘤细胞可确诊。

【治疗】

急性肺脓肿的治疗原则是积极抗菌和充分脓液引流。

1. 抗菌治疗　吸入性肺脓肿病原菌中的大多数厌氧菌对青霉素敏感，仅脆弱类杆菌对青霉素不敏感，而对林可霉素、克林霉素和甲硝唑敏感。故可首选青霉素 160 万～240 万单位/天，重症应给 800 万～1200 万单位/天，分 2～4 次静脉滴注，以使药物在坏死组织中达到较高浓度。一般用药后 3～10 天体温下降，中毒症状明显减轻，体温降至正常可改为肌内注射。对青霉素过敏者，可用林可霉素 1.8～3.0g/d，静脉滴注或分 3 次肌内注射；亦可用克林霉素 0.6～1.8g/d。厌氧菌多对甲硝唑敏感，可将甲硝唑与上述药物联用，常用 0.4g，每日 3 次，口服或静脉滴注。如疗效不佳应参考细菌培养及药物敏感试验结果，选择有效抗菌药物。如耐甲氧西林的金黄色葡萄球菌感染，可选用万古霉素或替考拉宁；革兰阴性杆菌应选用二、三代头孢菌素类，氟喹诺酮类，必要时联合氨基糖苷类。抗菌药物应用疗程宜长，一般需 8～12 周，停药指征为临床症状完全消失，X 线显示脓腔及炎性病变完全消散，仅残留条索状纤维阴影。

全身应用抗菌药物的同时也可局部治疗，如环甲膜穿刺、气管导管内滴药、经纤支镜支气管内滴药等，均可提高疗效，缩短疗程。

2. 引流排脓　对于支气管通畅咳痰顺利者，可按脓肿位置采用体位引流，让患者采取病变位于高位，支气管近端开口处于低位的体位，如上叶后段、下叶背段肺脓肿可取健侧俯卧头低位，基底段病变采取头低脚高俯卧位，轻轻拍击患部，利用重力的作用使脓液排出，一般每日 2～3 次，每次 15～20min。病情较重，衰竭或有大咯血者暂不宜行体位引流，避免窒息，经纤支镜冲洗吸痰为有效的引流方法。痰液黏稠者可选用祛痰药物如沐舒坦或吸入生理盐水等以利于排痰。血源性肺脓肿要及时处理原发病灶。

3. 一般治疗　急性期中毒症状明显者应卧床休息，加强支持疗法，供给足够热量和维生素、必需氨基酸和血浆等，注意补充水分，维持电解质平衡，必要时吸氧。对症治疗包括解热、止咳、祛痰等。

4. 外科治疗　下列情况可行外科手术治疗：①肺脓肿内科规律治疗 3 个月脓腔不缩小，感染不能控制者；②并发支气管扩张反复感染及大量咯血者；③伴支气管胸膜瘘或脓胸经引流冲洗疗效不佳者；④支气管阻塞疑为支气管肺癌者。

【预后】

急性肺脓肿经积极有效的治疗，治愈率可达 86%。少数因治疗不彻底可使病程延长或成为慢性肺脓肿，并发支气管扩张易反复感染和发生大咯血，急性期引流不畅而发生肺坏疽者预后较差。

【预防】

应重视口腔、上呼吸道慢性感染疾病如龋齿、化脓性扁桃体炎、鼻窦炎、牙槽脓肿等的治疗。口腔和胸腹手术前应注意保持口腔清洁，手术中注意清除口腔和上呼吸道血块和分泌物，鼓励患者咳嗽，及时取出呼吸道异物，保持呼吸道引流通畅，昏迷患者更要注意口腔清洁。

【总结】

肺脓肿是多种病原菌所致的肺组织化脓性感染，感染后逐步出现坏死、液化、脓肿形成，根据感染程度不同分三型，注意这三型肺脓肿在影像学、临床表现上的共性和区别。结合患者病史、临床表现和 X 线影像不难做出肺脓肿诊断，但需要与细菌性肺炎鉴别。肺脓肿的治疗原则是抗菌药物治疗和脓液引流，此外还应注意支持治疗。

案例

女性，45岁，左侧乳腺癌手术化疗中，5天前起咳嗽、少痰，3天前出现发热，体温最高38.5℃，伴畏寒。血白细胞计数 3.0×10^9/L，X线胸片示：右肺中下野大片模糊影，并可见不规则透亮区，伴右侧少量胸腔积液。

问题与思考：

本病例肺部感染考虑最可能的病原体是什么？

思考题

1. 吸入性肺脓肿典型的临床表现有哪些？
2. 肺脓肿的X线表现有哪些？

（邵山红）

第八章

支气管扩张

学习目标

【掌握】

1. 支气管扩张的临床表现、诊断及治疗要点。
2. 防止感染的关键及手术治疗的适应证。

【熟悉】

支气管扩张的鉴别诊断要点。

【了解】

支气管扩张的病因和发病机制。

支气管扩张（bronchiectasis）是支气管慢性不可逆扩张、变形的疾病，由支气管及其周围组织慢性炎症及支气管阻塞，引起支气管壁组织结构破坏所致。儿童及青少年多见，常继发于麻疹、百日咳后的支气管炎，迁延不愈的支气管肺炎等。主要症状为慢性咳嗽、大量脓痰和（或）反复咯血。

【病因和发病机制】

1. 支气管-肺组织感染

婴幼儿时期支气管肺组织感染是支气管扩张最常见的病因。由于婴幼儿支气管较细，且管壁发育不完善薄弱，易于阻塞和遭受破坏。反复感染破坏支气管壁各层组织，尤其是肌层组织及弹性组织，减弱了对管壁的支撑作用。支气管炎使支气管黏膜充血、水肿、分泌物引流不畅，从而加重感染。左下叶支气管细长且位置低，发病率高。左舌叶支气管开口与左下叶背段支气管开口相邻，易被左下叶背段感染累及，因此两叶支气管同时扩张亦常见。

支气管内膜结核易引起管腔狭窄，导致支气管扩张。肺结核纤维组织增生、牵拉收缩，亦可导致支气管变形扩张，因肺结核多发于上叶，引流好，痰量不多或无痰，所以称为“干性”支气管扩张。其他如吸入腐蚀性气体、支气管曲霉菌感染、胸膜粘连等可损伤或牵拉支气管壁，反复继发感染，引起支气管扩张。

2. 支气管阻塞

肿瘤、支气管异物和感染，支气管周围肿大淋巴结或肿瘤的外压均可致支气管阻塞。支气管阻塞导致肺不张，胸腔负压直接牵拉支气管壁引起支气管扩张。右肺中叶支气管细长，有三组淋巴结围绕，因非特异性或结核性淋巴结炎而肿大时，压迫支气管，引起右肺中叶肺不张和反复感染，又称为“中叶综合征”。

3. 支气管先天性发育障碍和遗传因素

为支气管先天发育障碍［如巨大气管-支气管症（trachobronchomegaly）］所致的扩张。软骨发育不全或弹性纤维不足，导致局部管壁薄弱或弹性较差致支气管扩张，常伴有鼻窦炎及内脏转位（右位心），称为卡塔格内（Kartagener）综合征。与遗传因素有关的肺囊性纤维化，由于支气管黏液腺分泌大量黏稠黏液，分泌物潴留在支气管内引起阻塞、肺不张和反复继发感染，可发生支气管扩张。遗传性 α_1-抗胰蛋白酶缺乏症亦伴有支气管扩张。

4. 全身性疾病

近年来发现类风湿关节炎、克罗恩病、溃疡性结肠炎、系统性红斑狼疮、支气管哮喘和泛细支气管炎等疾病可同时伴有支气管扩张。一些不明原因的支气管扩张，可能与机体免疫功能失调有关。

【病理】

支气管扩张的主要原因是炎症。支气管扩张的形状可为柱状或囊状，亦常混合存在呈囊柱状。典型的病理改变为支气管壁全层均有破坏，黏膜表面常有溃疡及急、慢性炎症，纤毛柱状上皮细胞鳞状化生、萎缩，杯状细胞和黏液腺增生，管腔变形、扭曲、扩张，腔内含有多量分泌物。支气管扩张反复感染，病变范围蔓延，逐渐发展影响肺通气功能及肺弥散功能，导致肺动脉高压，引起肺心病、右心衰竭。

【临床表现】

本病多见于小儿或青年，呈慢性经过，多数患者在童年期有麻疹、百日咳或支气管肺炎迁延不愈的病史。早期常无症状，随病情发展可出现典型临床症状。

1. 症状

（1）慢性咳嗽、大量脓痰：与体位改变有关，每日痰量可达 100～400ml，体位变动时分泌物刺激支气管黏膜，引起咳嗽和排痰。痰液静置后分三层：上层为泡沫，中层为黏液或脓性黏液，底层为坏死组织沉淀物。合并厌氧菌感染时，痰可有臭味，常见病原体为铜绿假单胞菌、金黄色葡萄球菌、流感嗜血杆菌、肺炎链球菌和卡他莫拉菌。

（2）反复咯血：50%～70%的患者有不同程度的咯血史，从痰中带血至大量咯血，咯血量与病情严重程度、病变范围不一定成比例。部分患者以反复咯血为唯一症状，无咳嗽、咳脓痰，称为干性支气管扩张，病变多位于引流良好的上叶支气管。

（3）反复肺部感染：特点为同一肺段反复发生肺炎并迁延不愈，这是由于扩张的支气管内分泌物滞留，易于反复发生感染。

（4）慢性感染中毒症状：反复感染可引起发热、乏力、头痛、食欲减退等，病程较长者可有消瘦、贫血，在儿童中可影响生长发育。

2. 体征

早期或干性支气管扩张可无异常肺部体征。典型者在下胸部、背部可闻及固定、持久的局限性粗湿啰音，有时可闻及哮鸣音。部分慢性患者伴有杵状指（趾）、贫血和营养不良，出现肺炎、肺脓肿、肺气肿、肺心病等并发症时可有相应体征。

【实验室检查及辅助检查】

1. 实验室检查

白细胞总数与分类一般正常，急性感染时白细胞总数及中性粒细胞比例可增高，贫血患者血红蛋白减少，红细胞沉降率（血沉）可增快。

2. X线检查

早期轻症患者胸部平片可无特殊发现，典型X线表现为一侧或双侧下肺纹理增粗紊乱，其中有多个不规则的透亮阴影，或沿支气管分布的蜂窝状、卷发状阴影，急性感染时阴影内可出现小液平面。柱状支气管扩张的X线表现是“轨道征”，系增厚的支气管壁影。胸部CT显示支气管管壁增厚的柱状扩张，并延伸至肺周边，或成串、成簇的囊状改变，可含气液平面。支气管造影可确诊此病，并明确支气管扩张的部位、形态、范围和病变严重程度，为手术治疗提供资料（图2－8－1）。

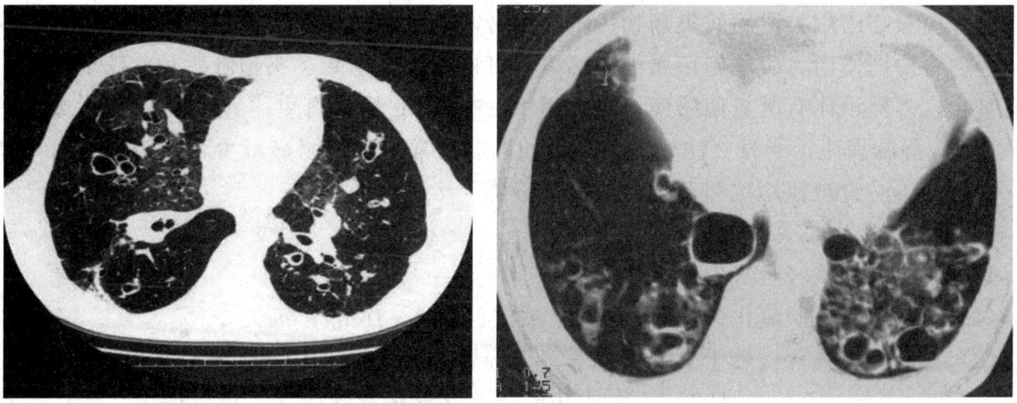

图2－8－1 支气管扩张的胸部CT

3. 支气管镜检查

可发现出血、扩张或阻塞部位及原因，可进行局部灌洗，清除阻塞，局部止血，取灌洗液行细菌学、细胞学检查，有助于诊断、鉴别诊断与治疗。

【诊断】

根据慢性咳嗽、咳大量脓痰、反复咯血和肺同一肺段反复感染等病史，以及下胸部及背部固定而持久的粗湿啰音，结合童年期呼吸道感染病史，X线显示局部肺纹理增粗、紊乱或呈蜂窝状、卷发状阴影，可做出初步临床诊断，支气管造影或胸部CT可明确诊断。

【鉴别诊断】

1. 慢性支气管炎

多见于中老年吸烟者，于冬春季节咳嗽、咳痰明显，反复咯血症状不多见，两肺底散在干湿啰音，咳嗽后可消失。胸片肺纹理紊乱，或有肺气肿改变。

2. 肺脓肿

起病急，全身中毒症状重，有高热、咳嗽、咳大量脓臭痰，X线检查可见局部高密度的炎症阴影，其中有空洞伴气液平面，抗菌药物治疗有效。支气管扩张和肺脓肿可以并存。

3. 肺结核

常有低热、盗汗、乏力等结核中毒症状，干、湿啰音多位于上肺部，X线胸片和痰结核菌检查可明确诊断。结核可合并支气管扩张，部位多见于双肺上叶及下叶背段支气管。

4. 先天性肺囊肿

是一种先天性疾病，无感染时可无症状，X线检查可见多个薄壁的圆形或椭圆形阴影，周围无炎症浸润，胸部CT检查和支气管造影有助于诊断。

5. 弥漫性泛细支气管炎

慢性咳嗽、咳痰，活动时呼吸困难，合并慢性鼻窦炎，胸片与胸部CT有弥漫分布的边界不太清楚的小结节影。大环内酯类抗生素治疗有效。

【治疗】

支气管扩张的治疗原则是控制感染，促进痰液引流，必要时手术治疗。

1. 控制感染

控制感染是急性感染期的主要治疗措施。应根据病情参考细菌培养及药物敏感试验结果选用抗菌药物。轻者可选用氨苄西林或阿莫西林0.5g，一日4次，或用第一、二代头孢菌素；也可用氟喹诺酮类或磺胺类药物。重症患者需静脉联合用药，如三代头孢菌素加氨基糖苷类药物有协同作用。假单胞菌属细菌感染者可选用头孢他啶、头孢吡肟和亚胺培南等。若痰有臭味，多提示伴有厌氧菌感染，可加用甲硝唑0.5g静脉滴注，一日2～3次；或替硝唑0.4～0.8g静脉滴注，一日2次。经治疗后如体温正常，脓痰明显减少，则1周左右考虑停药。缓解期不必常规使用抗菌药物，应适当锻炼，增强体质。

2. 清除痰液

是控制感染和减轻全身中毒症状的关键。

(1) 祛痰剂：口服氯化铵0.3～0.6g，或溴己新8～16mg，每天3次。

(2) 支气管扩张药：由于支气管痉挛，部分患者痰液排出困难，在无咯血的情况下，可口服氨茶碱0.1～0.2g，一日3～4次或其他缓解气管痉挛的药物，也可加用β_2受体激动剂或异丙托溴铵吸入。

(3) 体位引流：体位引流是根据病变部位采取不同的体位，原则上使患处处于高位，引流支气管的开口朝下，以利于痰液排入大气道咳出，对于痰量多、不易咳出者更重要。每日2～4次，每次15～30min。引流前可行雾化吸入，体位引流时轻拍病变部位以提高引流效果。

(4) 纤维支气管镜吸痰：若体位引流痰液难以排出，可行纤维支气管镜吸痰，清除阻塞。可用生理盐水冲洗稀释痰液，并局部应用抗生素治疗，效果更为明显。

3. 咯血的处理

参见肺结核有关章节。大咯血最重要的环节是防止窒息。若经内科治疗未能控制，可行支气管动脉造影，对出血的小动脉定位后注入明胶海绵或聚乙烯醇栓，或导入钢圈进行栓塞止血。

4. 手术治疗

适用于心肺功能良好、反复呼吸道感染或大咯血内科治疗无效、病变范围局限于一叶或一侧肺组织者。危及生命的大咯血，需急诊手术抢救。

【预防及预后】

积极防治婴幼儿麻疹、百日咳、支气管肺炎及肺结核等疾病，增强机体免疫及抗病能力，防止异物及尘埃误吸，预防呼吸道感染。

病变较轻者及病灶局限而内科治疗无效者手术切除预后好；病灶广泛，后期并发肺心病者预后差。

案例

患者，男性，28岁，反复咳嗽、咳痰二十余年，间断性咳血1周。

二十余年前开始出现反复咳嗽、咳痰、痰多有臭味，于1周前感冒后出现间断咯血，量少于100ml，自行购药治疗，症状无明显好转。

既往有支气管肺炎病史，无过敏史。

体格检查：双下肺闻及湿啰音，咳嗽后啰音未消失。

X线胸片：左下肺可见不规则环形透光阴影。

初步诊断：支气管扩张。

问题与思考：

为什么患者反复咳嗽、咳痰、痰多有臭味？治疗应注意什么？

思考题

1. 支气管扩张的临床表现有哪些？
2. 支气管扩张的鉴别诊断有哪些？
3. 试述支气管扩张的诊断与治疗原则。

（李海英）

第九章

原发性支气管肺癌

学习目标

【掌握】

1. 原发性支气管肺癌的病理和分类。
2. 原发性支气管肺癌的临床表现。
3. 原发性支气管肺癌的实验室检查和辅助检查。
4. 原发性支气管肺癌的诊断和鉴别诊断。

【熟悉】

原发性支气管肺癌的治疗。

【了解】

原发性支气管肺癌的病因和发病机制。

原发性支气管肺癌（primary bronchogenic carcinoma）简称肺癌（lung cancer），是原发于支气管黏膜或腺体的恶性肿瘤，无论是发病率还是死亡率均居全球癌症首位。在我国其发病率迅速增长，癌症死因的20%是肺癌。早期诊断和早期规范化治疗是延长生存时间的途径。

【病因和发病机制】

目前肺癌的病因及发病机制尚不明确，可能与以下因素有关。

1. 吸烟　纸烟中的苯并芘等致癌物质与鳞状上皮细胞癌和小细胞癌的发生关系密切。有资料表明肺癌患者中75%有重度吸烟史，吸烟者肺癌发生的危险性比不吸烟者高4～10倍，吸烟量越大，吸烟年限越长，开始吸烟年龄越早，肺癌发病率越高。被动吸烟也容易引起肺癌。

2. 空气污染　包括室内小环境和室外大环境污染。如接触煤烟或其不完全燃烧物、烹调加热时所释放出的油烟雾，对女性腺癌的影响较大。汽车废气、工业废气、公路沥青等都有致癌物质存在，其中主要是苯并芘。

3. 职业性或理化因素　目前公认如石棉、铬、镍、煤焦油、芥子气、矿物油、沥青等及放射性物质镭、铀均有致癌作用，可使肺癌发生的危险性增加3～30倍。其中石棉与肺癌、胸腔或腹膜间皮瘤的发生关系密切。

4. 其他因素　肺结核患者患肺癌的危险性是正常人群的5～10倍，主要组织学类型是腺癌。此外病毒感染、黄曲霉素、维生素A缺乏、机体免疫功能降低、内分泌失调以及家族遗传等因素与肺癌的发生有一定相关性。近年研究表明，肺癌的发生与原癌基因的活化及抑癌基因的失活密切相关。

【病理和分类】

（一）按解剖学部位分类

1. 中央型肺癌　生长在段支气管以上的癌，位于肺门附近，约占3/4，以鳞癌和小细胞未分化癌多见。

2. 周围型肺癌　生长在段支气管以下的癌，约占1/4，以腺癌多见。

（二）组织学分类

1. 非小细胞肺癌（non-small cell lung cancer，NSCLC）

（1）鳞状上皮细胞癌（鳞癌）：最常见，好发于老年男性，与吸烟关系密切。以中央型肺癌多见，并有向管腔内生长的倾向。鳞癌生长缓慢，转移晚，手术机会相对多，5年生存率较高，但对放疗、化疗不如小细胞癌敏感。镜下典型的鳞癌细胞大，呈多形性，胞浆丰富，有角化倾向，核异形深染，常呈鳞状上皮样排列，细胞间桥多见。

（2）腺癌：女性多见，多为周围型。倾向于管外生长，但也可循肺泡壁蔓延，常在肺边缘形成直径2～4cm的肿块。早期即可侵犯血管、淋巴管而发生远处转移。镜下腺癌呈腺管或乳头状结构，细胞大小比较一致，圆形或椭圆形，胞浆丰富，常含有黏液，核大深染，核膜清楚。

（3）大细胞癌：可发生在肺门附近或肺周边，转移较小细胞癌晚，手术切除机会较大。癌细胞较大，常呈多角形或不规则形，胞浆丰富，实性巢状排列，伴大片出血性坏死；核大，核仁明显，核分裂象常见，可分为巨细胞型和透明细胞型，透明细胞型易误诊为转移性肾腺癌。

（4）其他：腺鳞癌、类癌、肉瘤样癌等。

2. 小细胞癌（small cell lung cancer，SCLC）　患者年龄较轻，多有吸烟史。以中央型肺癌多见，倾向于管壁浸润生长，常侵犯管外肺实质，易与肺门、纵隔淋巴结融合成团块。癌细胞生长快，远处转移早，恶性程度最高，手术机会少，对放疗、化疗较敏感。癌细胞多为类圆形或菱形，胞浆少，类似淋巴细胞。包括燕麦细胞型、中间细胞型和复合燕麦细胞型。燕麦细胞型、中间型可能起源于神经外胚层的Kulchitsky细胞或嗜银细胞，胞浆内含有神经分泌型颗粒，可引起类癌综合征。

【临床表现】

肺癌的临床表现复杂多样，有5%～15%的患者于发现肺癌时无症状。主要表现包括以下几方面。

（一）由原发肿瘤引起的表现

1. 咳嗽　为早期常见症状，呈刺激性干咳或少量黏液痰，肺泡癌常有大量黏液痰。若肿瘤增大造成支气管狭窄加重，呈现带有高调金属音的阻塞性咳嗽，可伴有脓性痰。

2. 痰中带血或咯血　因癌组织血管丰富，可有痰中带血或间断血痰，常不易引起患者的重视。如累及大血管则引起大咯血。

3. 喘鸣　由于肿瘤部分阻塞支气管，约2%的患者可闻及局限性喘鸣。

4. 呼吸困难　肿瘤引起支气管狭窄，或肿瘤转移导致淋巴结肿大压迫主支气管或隆突可出现胸闷、气短，若大气道受阻则呈现典型的吸气性呼吸困难。此外肿瘤转移至胸膜或心包膜发生大量积液、膈肌麻痹、上腔静脉阻塞以及肺部广泛受累均可引起呼吸困难。

5. 体重下降　癌症晚期由于肿瘤毒素和消耗，以及合并感染或疼痛所致的食欲减退，可表现为消瘦或恶病质。

6. 发热　肿瘤组织坏死或继发感染均可引起发热，多数发热是由于肿瘤引起的阻塞性肺炎所致，抗菌药物治疗效果不佳。

(二) 肿瘤局部扩展引起的表现

1. 胸痛　肿瘤侵犯胸膜、肋骨、胸壁、脊柱等，可造成顽固性胸痛。

2. 胸腔积液　提示肿瘤转移累及胸膜或肺淋巴回流受阻。

3. 吞咽困难　肿瘤侵犯或压迫食管可引起吞咽困难，尚可引起支气管-食管瘘，导致肺部感染。

4. 声音嘶哑　肿瘤直接压迫或转移至纵隔的淋巴结压迫喉返神经（多见于左侧），可发生声音嘶哑。

5. 上腔静脉综合征　癌肿侵犯纵隔压迫上腔静脉时，上腔静脉回流受阻，产生头面部、颈部和上肢水肿以及前胸部淤血和静脉曲张，可引起头痛、头晕。

6. 霍纳（Horner）综合征　位于肺尖部的肺癌称肺上沟癌（Pancoast 癌），可压迫颈交感神经，引起患侧眼睑下垂、瞳孔缩小、眼球内陷，同侧额部无汗或少汗。也常压迫臂丛神经造成以腋下为主、向上肢内侧放射的烧灼样疼痛，夜间尤甚。

(三) 肿瘤远处转移引起的表现

1. 浅表淋巴结肿大　多为锁骨上和颈部无痛性淋巴结肿大。

2. 脑转移　较常见，可有头痛、头晕、呕吐等颅内压增高的表现，少数可有复视、偏瘫、共济失调、脑神经麻痹、一侧肢体无力等。

3. 骨转移　以肋骨转移多见，其次为脊柱、骨盆，常出现骨痛，局部有压痛点，易发生病理性骨折。

4. 肝转移　可有厌食、肝区疼痛、黄疸、肝大、腹水等。

5. 其他　少数皮肤转移而有多发性皮下结节。

(四) 副癌综合征

即肺癌非转移性肺外表现，主要有以下几方面：

1. 肥大性肺性骨关节病　多侵犯上下肢长骨远端，出现长骨端疼痛、骨膜增生、关节肿胀疼痛，但无畸形。如同时伴有杵状指（趾）多见于鳞癌，杵状指（趾）常发生快、指端疼痛、甲床周围环绕红晕。切除肺癌后，症状可减轻或消失，肿瘤复发又可出现。

2. 分泌促肾上腺皮质激素　可引起库欣综合征，表现为肌力减弱、水肿、高血压、高血糖等。

3. 分泌促性腺激素　引起男性乳房发育，常伴有肥大性肺性骨关节病。

4. 分泌抗利尿激素　表现为全身水肿、嗜睡、定向障碍、稀释性低钠血症，称为抗利尿激素分泌增多综合征（SIADHS）。

5. 神经肌肉综合征　包括小脑皮质变性、脊髓小脑变性、周围神经病变、重症肌无力和肌病，多见于小细胞癌。

6. 高钙血症　癌肿转移至骨或异生性甲状旁腺样激素可引起高血钙，与呕吐、恶心、嗜睡、烦渴、多尿和精神紊乱等症状同时发生，多见于鳞癌。

7. 类癌综合征　在燕麦细胞癌和腺癌时，因 5-羟色胺分泌过多，可造成哮喘样支气管痉挛、阵发性心动过速、水样腹泻、皮肤潮红等。

【实验室检查和其他辅助检查】

(一) 胸部 X 线

是发现肺癌的重要方法之一。

1. 中央型肺癌　多为一侧肺门类圆性阴影，边缘大多毛糙，有时有分叶表现，或为单侧不规则的肺门部肿块，为肺癌本身与转移性肺门或纵隔淋巴结融合而成的表现；也可以与肺不张或阻塞性肺炎并存，形成所谓倒“S”形的典型X线征象（图2-9-1）。肺不张、阻塞性肺炎、局限性肺气肿均为癌肿完全或部分阻塞支气管所引起的间接征象。

2. 周围型肺癌　早期常呈局限性小斑片状阴影，边缘不清、密度较淡，易误诊为炎症或结核。如动态观察，阴影渐增大，密度增高，呈圆形或类圆形，边缘清楚常呈分叶状，有切迹或毛刺（图2-9-2），尤其是细毛刺或长短不等的毛刺。

3. 肺泡细胞癌　弥漫型可见两肺大小不等的结节播散病灶，边界清，密度高，常伴网状阴影，应与血行播散型肺结核鉴别，结节型肺泡癌与周围型肺癌相似。

（二）CT和MRI

CT的优点在于能发现普通X线检查不能显示的解剖结构，特别是位于心脏后、脊柱旁沟、肺尖、近膈面及肋骨头等部位的病灶，还可以辨认有无肺门和纵隔淋巴结肿大，肿瘤是否直接侵犯邻近器官。螺旋CT可发现大于3mm的小病灶。MRI在明确肿瘤与大血管的关系方面明显优于CT，但在发现小病灶（＜5mm）方面又远不如螺旋CT。

（三）痰脱落细胞检查

为最简单的早期诊断方法，而且能明确组织类型。但其阳性率取决于送检标本的质量和检查次数，如新鲜痰液多次送检（4～6次），其阳性率可达70%～80%，中央型肺癌较周围型肺癌阳性率高。

（四）纤维支气管镜检查

是目前诊断肺癌的主要方法，它可窥视4～5级支气管，而且可刷检或活检可疑的黏膜组织，对中央型肺癌其诊断阳性率可达90%～93%。对肺癌的确诊及组织分型都具有决定性意义。

（五）活组织检查（活检）

是取得组织学证据的另一检查方法，活检方法有转移淋巴结活检、经皮肺穿刺、经纤支镜肺穿刺、经纵隔镜及胸腔镜活检、前斜角肌淋巴结活检等。

（六）其他检查

正电子发射断层扫描（PET）对肺癌诊断的敏感性达95%，特异性达90%，但对肺泡细胞癌的诊断率较低。肺癌相关抗原如癌胚抗原等，对肺癌的诊断和病情监测有一定价值。

（七）开胸探查

对高度怀疑肺癌的病例，经各种检查方法不能确诊，有切除条件又无手术禁忌证者应及时开胸探查，既可术中取活检以明确诊断，又可不失去手术时机切除肿物。

【诊断】

对于肺癌应强调早期发现、早期诊断。相应措施包括对有以下可疑征象者进行排查：①刺激性咳嗽持续2～3周治疗无效，或原有慢性呼吸道疾病咳嗽性质改变；②持续痰中带血而无其他原因可以解释；③单侧局限性哮鸣音不因咳嗽而改变；④反复在同一部位发生的肺炎；⑤原因不明的肺脓肿而无中毒症状，无大量脓痰，无异物吸入史，抗感染治疗效果不佳；⑥原因不明的四肢关节疼痛及杵状指（趾）；⑦X线表现局限性肺气肿、肺不张、孤立性圆形病灶和单侧肺门阴影逐渐增大；⑧原有的肺结核病灶已稳定，而形态或性质发生改变；⑨无中毒症状的胸腔积液，为血性胸腔积液；⑩出现前述肺外表现。同时要对高危人群定期体检并大力普及肺癌知识。

对于可疑病例需进一步进行胸部X线、CT检查，根据肿块的形态学改变做出初步判断，然后根据病情及肿块位置，选择最适合的检查方法如纤维支气管镜检查等，以获取病理学诊断，并对其临床分期做出判断。目前广泛采用2009年国际肺癌研究学会公布的TNM分期系统，其中临床分期与TNM分期的关系见表2-9-1。

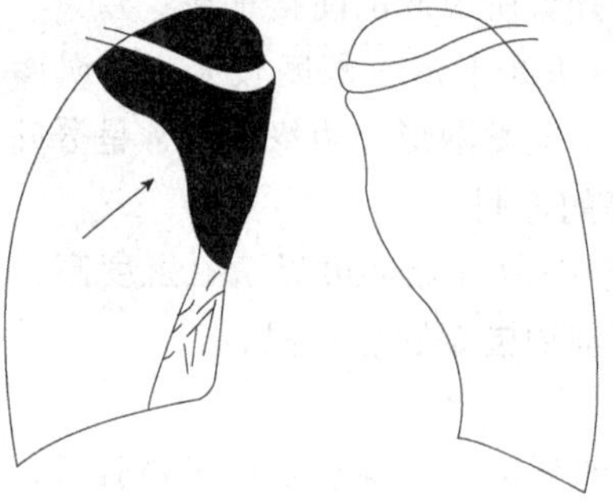

图2-9-1 右肺上叶肺癌合并肺不张，下缘呈倒“S”形

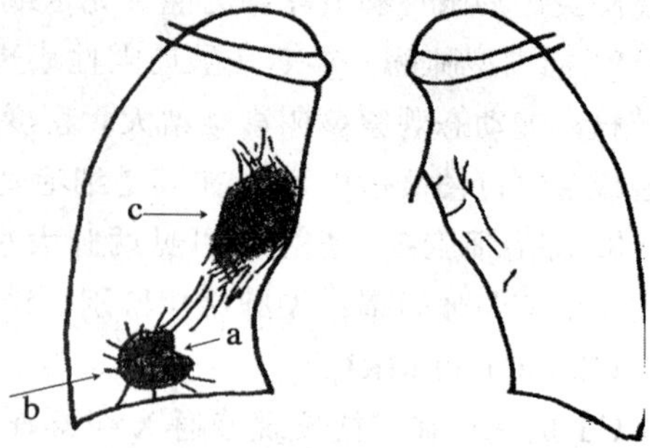

图2-9-2 周围型肺癌有切迹（a），周围有长短不等的毛刺（b），肺门淋巴结肿大（c）

表2-9-1 肺癌TNM分期标准

临床分期	TNM分期
隐性肺癌	$T_X N_0 M_0$
0期	Tis $N_0 M_0$
Ⅰa期	$T_1 N_0 M_0$
Ⅰb期	$T_2 N_0 M_0$
Ⅱa期	$T_1 N_1 M_0$
Ⅱb期	$T_2 N_1 M_0$
Ⅲa期	$T_3 N_0 M_0$；$T_3 N_1 M_0$；$T_{1\sim3} N_2 M_0$
Ⅲb期	任何T，$N_3 M_0$；T_4，任何N，M_0
Ⅳ期	任何T，任何N，M_1

说明：T：示原发肿瘤；

T_0：无原发肿瘤证据；

T_X：由疑诊支气管肺癌患者的分泌物中找到有诊断意义的肿瘤细胞，但X线和纤支镜检查未证实有肿瘤病灶，称为隐性肺癌；

Tis：示原位癌；

T_1：肿瘤最大直径≤3cm，被肺组织或脏层胸膜所包裹，支气管镜检查无叶支气管近端受侵犯的表现；

T_2：肿瘤最大直径>3cm，或肿瘤侵犯脏层胸膜，或伴有阻塞性肺炎或肺不张；肿瘤可侵犯肺门，但不超过气管隆凸下2cm，未累及一侧全肺叶，且无胸腔积液；

T_3：任何大小的肿瘤直接侵犯胸壁、膈、纵隔、壁层胸膜或心包，但未累及心脏、大血管、气管、食管或椎体，也包括肺上沟肿瘤以及主支气管肿瘤距离隆凸2cm之内，但未累及隆凸的肿瘤；

T_4：任何大小的肿瘤侵犯心脏、大血管、气管、食管、椎体或隆凸或有恶性胸腔积液；

N：示局部区域性淋巴结的侵犯；

N_0：未发现局部淋巴结侵犯；

N_1：肿瘤转移至支气管周围的或同侧肺门淋巴结，或两者均有；

N_2：肿瘤转移至同侧纵隔淋巴结或隆凸下淋巴结；

N_3：肿瘤转移到对侧纵隔淋巴结，对侧肺门淋巴结，同侧或对侧斜角肌淋巴结或锁骨上淋巴结；

M：示远处转移；

M_0：未发现远处转移；

M_1：已有远处转移

【鉴别诊断】

1. 肺结核　①结核球：需与周围型肺癌鉴别，本病多发生于年轻患者，可有结核中毒症状，病灶多位于肺上叶后段或下叶背段，周围可见卫星病灶，边缘无分叶及毛刺，长期观察无增大；②肺结核空洞：其内壁规则，多无液平，痰结核菌检查常阳性，可与癌性空洞鉴别；③肺门淋巴结结核：易与中央型肺癌混淆，但本病多见于儿童或青少年，有全身结核中毒症状，纯化蛋白衍生物（PPD）试验阳性，抗结核治疗后可缩小；④粟粒型肺结核：需与弥漫型肺泡癌鉴别，结核多伴有明显的结核中毒症状，胸片上病灶细小，分布均匀，密度较淡，以中上肺野较多；⑤结核性胸膜炎与癌性胸腔积液的鉴别详见本篇第十章。

2. 肺炎　临床对反复同一部位发生的肺炎或肺炎经治疗后吸收缓慢者，应警惕阻塞性肺炎，进一步行纤维支气管镜、痰脱落细胞等检查。

3. 肺脓肿　癌性空洞继发感染应与肺脓肿鉴别。肺脓肿一般起病急、发热、咳大量脓臭痰，X线病变多位于上叶后段或下叶背段，空洞呈圆形，内壁光滑，有液平面，抗感染治疗有效。痰脱落细胞、纤维支气管镜等检查可鉴别。

【治疗】

目前肺癌的治疗采取综合治疗，即根据患者的状况、肿瘤病理类型、分期等制订个体的治疗方案。治疗原则：非小细胞肺癌Ⅰ～Ⅲa期采用以手术为主的综合治疗，Ⅲb期以放疗为主的综合治疗，Ⅳ期以化疗为主。小细胞肺癌以化疗为主，辅以手术和（或）放疗。

1. 手术治疗　一般推荐肺叶切除术。非小细胞肺癌Ⅰ期和Ⅱ期患者无肯定的手术禁忌证，应行以治愈为目标的手术切除治疗。对以同侧纵隔淋巴结受累为特征的Ⅲ期患者应行原发病灶及受累淋巴结手术切除治疗。小细胞肺癌90％以上在就诊时已有胸内或远处转移，常规不推荐手术治疗。

2. 化学药物治疗（简称化疗）　小细胞肺癌对化疗有高度的反应性，合理应用化疗可使其缓解率提高到50％～90％。常用的方案有依托泊苷、伊立替康、顺铂、卡铂等。化疗获得缓解后，有25％～50％出现局部复发，这是由于小细胞肺癌有3个亚型，即纯化小细胞肺癌型、小细胞-大细胞型和混合型，后两种混有非小细胞成分是造成复发的原因，此时可应用的治疗药物包括紫杉醇、多西他赛、环磷酰胺、多柔比星等。

对非小细胞肺癌化疗可增加生存率、缓慢症状、提高生活质量。1年生存率可达40％，生存期为9～10个月，有效率为30％～40％。其中对于非鳞癌患者一线方案为培美曲赛联合卡铂或顺铂，二线方案多为多西他赛或培美曲赛单药。鳞癌患者则首选吉西他滨联合顺铂或卡铂。其他常用的药物还有长春瑞滨、紫杉醇、异环磷酰胺等。

3. 放射治疗（简称放疗）　常用钴-60γ线、电子束β射线和中子加速器等，癌细胞受放射线照射后，其DNA分子断裂，癌细胞变性，被吞噬细胞吞噬、纤维化。放疗对小细胞肺癌效果较好，其次为鳞癌和腺癌，其放射剂量以腺癌最大，小细胞癌最小。放疗分为根治性和姑息性两种。根治性放疗用于病灶局限、因解剖原因不便手术或患者不愿意手术者，若辅以化疗，则可提高疗效。姑息性放疗目的在于抑制肿瘤的发展，延迟肿瘤扩散和缓解症状。对控制骨转移性疼痛、骨髓压迫、上腔静脉综合征和支气管阻塞及脑转移引起的症状有肯定疗效，可使60％～80％咯血症状和90％的脑转移症状得到缓解。放射治疗的不良反应有白细胞减少、放射性肺炎、放射性肺间质纤维化和放射性食管炎。放射性肺炎可用糖皮质激素治疗。

4. 靶向治疗　是以肺癌细胞具有的特异性分子为靶点，应用某药物阻断该靶点的生物学功能，达到抑制肿瘤生长的目的。主要在NSCLC的治疗中显示出较好的疗效。代表药物有表皮生长因子受体（EGFR）-酪氨酸激酶抑制剂（吉非替尼、厄洛替尼、埃可替尼）和单克隆抗体（cetuximab）、血管内皮生长因子单抗（贝伐珠单抗）等。其中EGFR基因检测阳性的患者提示吉非替尼等药物疗效较好。

5. 生物缓解调节剂（BRM） BRM为小细胞肺癌提供了一种新的治疗手段，如小剂量干扰素、转移因子、左旋咪唑等在肺癌的治疗中都能增加机体对化疗、放疗的耐受性，提高疗效。

6. 中医药治疗 祖国医学有许多单方、方剂在治疗肺癌时可以与西药起协同作用，减少患者对放疗、化疗的反应，提高机体抗病能力，在巩固疗效、促进机体功能恢复方面起到辅助作用。

7. 其他局部治疗方法 近年来许多局部治疗方法用于缓解患者的症状和控制肿瘤的发展。如经支气管动脉和（或）肋间动脉灌注加栓塞治疗、经纤支镜用电刀切割瘤体、激光烧灼等。经纤支镜引导腔内置入放疗仪器进行近距离照射也取得了较好的效果。

【预后】

肺癌的预后取决于早发现、早诊断、早治疗。隐性肺癌早期治疗可获痊愈。晚期肺癌5年生存率极低，一般认为鳞癌预后较好，腺癌次之，小细胞癌较差。随着以手术、治疗、放疗、靶向治疗为基础的综合治疗进展，近三十年肺癌总体5年生存率翻了一倍。

案例

患者，男性，70岁。吸烟50年，每天20支。因慢性咳嗽20年，加重伴血痰、声嘶20天而就诊。体检：左上肺呼吸音减弱。实验室检查：常规和生化检查等未见异常。胸部CT：左肺上叶肺门部团块影，可见分叶征，伴纵隔内多发淋巴结肿大并融合成块。初步诊断：

1. 左肺上叶占位性病变，病因待查；
2. 慢性支气管炎急性发作。

问题与思考：

1. 应该首选哪项检查以获得该患者的病理诊断？
2. 该患者所患疾病需要与哪些疾病进行鉴别诊断？

思考题

1. 早期发现、早期诊断支气管肺癌的有效措施有哪些？
2. 哪些辅助检查措施可以帮助医生获得肺癌患者的病理组织学或细胞学诊断证据？

（高俊珍）

第十章

肺结核

学习目标

【掌握】

1. 肺结核的临床表现。
2. 肺结核的临床分型。
3. 肺结核的诊断方法及治疗原则。

【熟悉】

1. 肺结核的发生与发展。
2. 肺结核的基本病理变化。

【了解】

肺结核的流行病学史。

肺结核（pulmonary tuberculosis）是由结核分枝杆菌感染引起的主要累及肺实质的肺部慢性传染病。全身各系统器官均可受累，但以肺部受累最为常见。在全球传染性疾病中，结核病已成为成年人的首要死因。

【病因】

结核病的致病菌是结核分枝杆菌。

结核菌属于分枝杆菌，分人型、牛型、非洲型和鼠型。对人类致病的主要为人型结核菌，牛型菌很少。结核菌生长缓慢，严格需氧，一般需4～6周才能繁殖成明显的菌落。结核菌不易染色，经品红加热染色后成红色，不能被酸性酒精脱色，故称为抗酸杆菌；镜下呈细长、稍弯的杆菌。对外界抵抗力较强，在阴湿处能生存5个月以上，干燥痰标本中可存活6～8个月，但在阳光下曝晒2h、接触5%～12%来苏溶液12h、70%酒精浸泡2min或煮沸1min，即可被杀灭。结核菌含有类脂质、蛋白质和多糖类，与其致病力、免疫反应有关。在人体内，类脂质能引起单核细胞、上皮样细胞及淋巴细胞浸润而形成结核结节，同时增强菌体蛋白的致敏作用；蛋白质可引起过敏反应，导致组织发生干酪样坏死，同时也是结核菌素的主要成分；多糖类则参与某些特异性免疫反应。结核杆菌既可在细胞外生长繁殖，也可在细胞内生长繁殖；按生长繁殖的速度不同分为A群（存在于细胞外，生长繁殖旺盛），B群（存在于巨噬细胞内，生长繁殖缓慢），C群（存在于干酪样坏死组织内，偶尔生长繁殖），D群（休眠菌，完全处于休眠状态）。结核杆菌易产生耐药性，因此，合理用药以避免耐药菌的产生是结核病治疗成功的关键。

【发病机制】

（一）传染源与传播途径

传染源主要是排菌的肺结核患者（尤其是痰菌阳性、未经治疗者）的痰液。经患者咳嗽、打喷嚏等喷出的带菌飞沫被健康人吸入可引起感染，故呼吸道是最重要的传播途径。其次是消化道，此外还可经皮肤、泌尿生殖系统等途径感染，但较少见。

（二）人体的反应性

1. 免疫反应　人体对结核菌的自然免疫力（先天免疫力）是非特异性的。接种卡介苗或经过结核菌感染后所获得的免疫力（后天免疫力）具有特异性，能将入侵的结核菌杀死或包围，制止其扩散，使病灶愈合。获得性免疫较自然免疫力强，但二者对人体的防护作用都是相对的。

结核病的免疫主要是细胞免疫，入侵的结核菌被吞噬细胞吞噬后，使T淋巴细胞致敏。当致敏的T淋巴细胞再次接触结核菌时，便释放出多种淋巴因子，如趋化因子、巨噬细胞激活因子、移动抑制因子等。使巨噬细胞聚集在细菌周围，吞噬并杀灭细菌，然后变成类上皮细胞和朗汉斯（Langhans）巨细胞，最后形成结核结节使病变局限化。

2. 迟发型变态反应　是机体对细菌及其代谢产物的超敏反应，往往发生在结核菌侵入人体4～8周后，亦由T淋巴细胞介导，以巨噬细胞为效应细胞，释放出多种炎性因子、皮肤反应因子和淋巴细胞毒素等，可表现为局部的炎性渗出，甚至干酪样坏死和发热、乏力及食欲减退等全身症状。皮肤结节性红斑、多发性关节炎或疱疹性结膜炎等均为结核病变态反应的表现。当机体初次感染结核杆菌后4～8周，逐渐形成对结核杆菌的敏感性，此时如用结核菌素进行皮肤试验，则在48～72h后注射局部发生充血和水肿，称为结核菌素试验阳性。这种变态反应属于第Ⅳ型（迟发型）变态反应。对于未受过结核菌感染者，则注射局部无反应，称为结核菌素试验阴性。

免疫与变态反应均为机体对结核杆菌的免疫过程，免疫对人体起保护作用，而变态反应常伴有局部组织破坏，但对细菌亦不利。严重疾病、使用免疫抑制剂等均可削弱机体免疫力，变态反应也同时受到抑制，表现为结核菌素试验阴性反应。当全身情况好转或停用免疫抑制剂后，随着免疫与变态反应的恢复，结核菌素反应亦转变为阳性。总之，入侵结核菌的数量、致病力及人体免疫与变态反应的高低，决定感染后结核病的发生、发展与转归。

肺部首次（常为小儿）感染结核菌后（初感染），细菌被携至肺门淋巴结，使淋巴结肿大，并可向全身播散引起隐性菌血症。此时若机体免疫力低下则可发展成为原发性结核病，此称为原发型肺结核。但在儿童时期已受过轻度结核菌感染或接种过卡介苗的成年人，因机体已有一定的免疫力，此时的再感染，多不引起局部淋巴结肿大，亦不易发生全身播散，但在再感染局部发生剧烈的变态反应，可发生渗出，干酪样坏死，液化，形成空洞，这种初感染和再感染呈不同反应的现象可视为是发生在人体内的科赫（Koch）现象。

【病理】

（一）基本病理变化

1. 渗出性病变　病变部位肺组织充血、水肿与白细胞浸润。早期渗出性病变中的中性粒细胞可逐渐被单核细胞所代替。在大单核细胞内可见到吞入的结核菌。渗出性病变常发生于变态反应较强烈的患者，见于结核炎症的早期或病灶恶化时，亦可见于浆膜结核。当病情好转时，渗出性病变可完全消散吸收。

2. 增殖性病变　常发生在病灶内菌量较少、机体免疫力较强时。当大单核细胞吞噬并消化了结核菌后转变成大而扁平的“类上皮细胞”，类上皮细胞聚集成团，中央可出现朗汉斯巨细胞，在其外周常有较多的淋巴细胞，形成典型的结核结节，结核由此而得名，为结核病的特征性病理改变。增殖性病变中一般不易找到结核菌，是结核病趋于好转的病理改变。

3. 干酪样坏死　常发生在渗出或增殖性病变的基础上。当感染的结核菌数量大、毒力强或机体免疫力低下、变态反应强烈时，使渗出或增殖性病变组织溶解坏死，形成凝固性坏死。肉眼可见坏死组织呈黄灰色，质松而脆，似干酪状，故称为干酪样坏死。是结核病的又一特征性病理改变。镜下呈一片红色、凝固的无结构坏死组织。

上述三种病理改变可同时存在于同一病灶之中，但常以一种病变为主。随着机体反应性、免疫状态、局部组织抵抗力及结核菌的数量、毒力的不同可互相转化、交错存在。

（二）演变与转归

1. 好转与痊愈　当机体免疫力较强或使用有效抗结核药物化疗时，渗出性病变可完全吸收消散，甚至不留瘢痕。干酪样病灶中液化的坏死部分可被吸收，部分由支气管排出后形成空洞。已形成的空洞病灶随其内部结核菌的消灭和病灶的吸收使空洞壁变薄并逐渐缩小，完全闭合。较小的干酪样坏死病变可缩小、吸收，仅遗留轻微的纤维瘢痕。干酪性病灶亦可逐渐脱水、收缩、钙盐沉着而形成钙化灶。上述各种病变包括增殖性病变在愈合过程中常伴有纤维组织增生，形成条索状瘢痕或纤维硬结病灶。

2. 播散与恶化　当机体免疫力低下、变态反应较强或细菌毒力较强时病变部位可发生干酪样坏死和液化，病灶溶解、扩大，形成空洞。增殖性病灶或钙化灶也可因机体免疫力的下降使其崩解破溃引起病变的复燃。

【临床分型】

临床分型 目前将肺结核分为以下四型：

（一）原发型肺结核（Ⅰ型）

由于人体未曾感染过结核菌，又未接种过卡介苗，对结核菌无免疫和变态反应。当抵抗力低下时，吸入的结核菌则在肺部形成渗出性病灶，多发生在肺上叶底部、中叶或下叶上部(肺通气较好的部位)，引起淋巴结炎和淋巴管炎，原发病灶及淋巴结均可发生干酪样坏死。Ⅰ型肺结核多发生于儿童，大多无症状或症状轻微，可有低热、盗汗、食欲差、消瘦、轻微咳嗽等。X线表现包括：①肺内原发病灶；②肺门淋巴结结核；③结核性淋巴管炎。上述三种影像构成“双极征”或呈“哑铃形”。肺内原发病灶、肺门淋巴结结核及淋巴管炎统称为原发综合征（图2-10-1）。

（二）血行播散型肺结核（Ⅱ型）

血行播散型肺结核分为急性血行播散型肺结核（亦称急性粟粒型肺结核）和亚急性或慢性血行播散型肺结核。

1. 急性粟粒型肺结核　是大量结核菌一次或极短时间内多次进入血流，播散至肺部所引起的，是急性全身血行播散型结核的一部分，起病急，全身中毒症状重，可有高热、寒战、气急等，常伴发结核性脑膜炎，而出现头痛、呕吐、昏迷等表现。在大量结核菌入血后10～14天，胸部X线检查可见双肺布满大小一致、密度一致、分布均匀一致的粟粒状阴影，直径约2～3mm（图2-10-2）。

2. 亚急性或慢性血行播散型肺结核　人体抵抗力较强，少量结核菌在较长时间内多次分批经血循环入肺时引起。临床症状轻微，常无明显结核中毒症状。患者可无自觉症状，偶于 X 线检查时才被发现。胸部 X 线检查可见两肺对称部位出现大小不等、密度不同、分布不均、新旧不一的点、片状阴影，多分布在两肺上中部。

（三）继发性肺结核（Ⅲ型）

此型肺结核是临床最常见的一种类型，也是成人肺结核最常见类型。发生机制：①内源性感染：原发感染经血行播散在肺内残留潜伏病灶，在人体免疫功能低下时，潜伏病灶内的结核菌有机会重新繁殖，引起以渗出和细胞浸润为主，伴有不同程度的干酪样病灶，称为浸润型肺结核。此为主要的感染途径。②外源性感染：与开放性肺结核患者密切接触，反复经呼吸道感染而形成。继发性肺结核多见于成年人，在病理和 X 线形态上可分为渗出性浸润型肺结核、增殖型肺结核、干酪性肺炎、空洞型肺结核、结核球、慢性纤维空洞型肺结核等。X 线检查可见大小不等、密度不均、边缘模糊的斑片状、絮状阴影，病灶部位多在锁骨上下，即上叶尖段、后段或下叶背段（图2－10－3）。经有效的抗结核治疗，病变可逐渐吸收消散或钙化，形成纤维硬结病灶（即临床痊愈）。当机体免疫力低下时，病灶可发生干酪样坏死、液化，形成空洞和病灶的支气管播散。在机体免疫力严重低下、对结核菌的过敏反应异常增高或结核菌毒力较强时病灶发生大面积的干酪样坏死液化，经支气管播散形成小叶或大叶性结核菌感染，称为干酪性（结核性）肺炎。如果干酪样坏死灶周围有纤维包裹，或与空洞相通的支气管发生阻塞，则空洞内的干酪样物质难以排出而凝集成球形病灶，称为“结核球”。

（四）结核性胸膜炎（Ⅳ型）

在其发展的不同阶段，分为结核性干性胸膜炎、结核性渗出性胸膜炎、结核性脓胸三种类型，详见本篇第十一章。

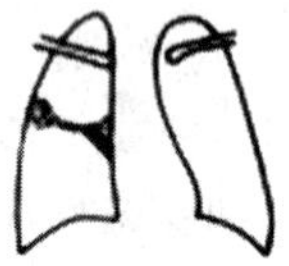

图 2－10－1　原发型肺结核的 X 线表现示意图

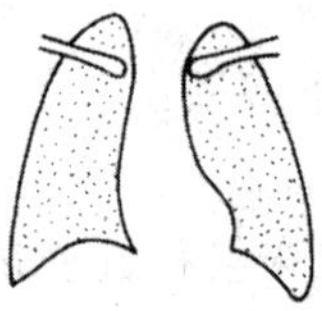

图 2－10－2　血行播散型肺结核的 X 线表现示意图

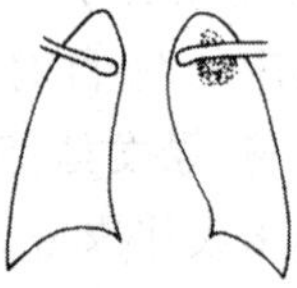

图 2－10－3　继发性肺结核的 X 线表现示意图

【临床表现】

肺结核的临床表现常随病变的类型、性质、范围、病程的长短及有无并发症而有明显差别。典型肺结核起病缓慢，病程较长，可有结核中毒症状及呼吸道症状。但多数患者无明显症状，经 X 线及健康体检才被发现。少数患者急性起病，表现为严重的结核中毒症状。

（一）症状

1. 全身结核中毒症状　表现为低热、乏力、盗汗、消瘦、食欲减退等，妇女常有月经失调或闭经。午后低热是肺结核早期典型症状之一。血行播散型肺结核、干酪性肺炎及肺部病灶进展恶化时常呈不规则高热。

2. 呼吸系统症状

（1）咳嗽、咳痰：早期常为干咳或咳少量白色黏液痰，继发感染时可有脓痰咳出，支气管内膜结核常呈刺激性干咳。

（2）咯血：约有 1/3～1/2 患者有不同程度的咯血。炎性病灶的毛细血管通透性增加可致痰中带血。结核空洞内动脉瘤破裂或干酪样坏死等病变侵蚀大血管可引起中等量以上的咯血。

(3) 胸痛：部位不定的隐痛为神经反射引起。炎症波及壁层胸膜可引起相应部位固定的刺痛，并随呼吸和咳嗽加重。膈胸膜受刺激，疼痛可放射至肩部或上腹部。

(4) 呼吸困难：重度毒血症状和高热可引起呼吸频率增快。病灶范围较大或并发大量胸腔积液、气胸、胸膜增厚时可出现严重的呼吸困难。

(二) 体征

结核中毒症状明显时可表现颜面潮红，久病者可有慢性消耗面容，大咯血后面色苍白，严重者可有发绀。肺部体征：早期病变范围小或位于肺组织深部可无明显体征。如病灶范围较大则可有患侧呼吸运动减弱，触觉语颤增强，叩诊浊音，听诊呼吸音减弱，或有支气管肺泡呼吸音。因肺结核多发生于肺上叶尖后段及下叶背段，故在锁骨上下、肩胛间区叩诊略浊，咳嗽后偶可听到湿啰音，对肺结核的诊断有参考意义。

【实验室和其他辅助检查】

(一) 结核菌检查

是确诊肺结核最特异的方法，也是判断疗效、随访的重要指标。痰中找到结核分枝杆菌是确诊肺结核的主要依据。痰菌阳性说明病灶为开放性、有传染性。常用的检查方法有：

1. 直接涂片法　以患者清晨痰标本直接涂片抗酸染色镜检，此方法快速、简便。一般需排菌量达每毫升（1～10）万个才能获得阳性结果。

2. 集菌法　收集患者 12～24h 的痰液镜检。适宜于痰菌量较少（每毫升含菌 1 万个以下）时。

3. 培养法　以患者清晨痰标本进行培养。精确可靠，同时还可进行药物敏感试验与菌型鉴定。但所需时间较长，一般需 4～8 周。

(二) X 线检查

是发现肺结核的重要方法。可明确病灶的部位、范围、性质、有无空洞或空洞大小、洞壁厚薄等，有助于分型、判断病情发展及治疗效果。胸部 X 线摄片结合透视有助于提高诊断的准确性，可发现肋骨、纵隔、膈肌或被心脏遮盖的细小病灶。

胸部 CT 不作为诊断肺结核的常规检查项目，但对于发现微小、隐蔽性病变和空洞，了解病变范围及肺部病变的鉴别诊断等有很大的帮助。

(三) 结核菌素（简称结素）试验

是诊断结核菌感染的参考指标。旧结核菌素（OT）是结核杆菌的代谢产物，主要含有结核蛋白。旧结核菌素因抗原不纯可出现非特异性反应，现已少用。结核菌素的纯化蛋白衍生物（PPD）相对较纯，较少产生非特异性反应，目前已基本取代 OT，广泛用于临床。

1. OT 试验

方法：用 1∶2000 的 OT 稀释液 0.1ml（5IU），在左前臂屈侧进行皮内注射，48～72h 测量注射部位皮肤硬结直径。

结果判断：硬结直径＜5mm 为 OT 试验阴性，以（－）表示；硬结直径 5～9mm 为弱阳性反应（＋）；硬结直径 10～19mm 为阳性反应（＋＋）；硬结直径≥20mm，或局部有水泡或坏死者为强阳性反应（＋＋＋）。

2. PPD 试验

方法：在左前臂屈侧皮内注射 PPD 皮试液 0.1ml（5IU），48～72h 测量注射部位皮肤硬结直径。

结果判断：同 OT 试验。如无反应，可在一周后再注射 5IU（产生结素增强效应），如仍为阴性，大致可除外结核菌感染。

3. 临床意义

（1）结素试验阳性反应：仅表示有过结核菌感染，并不一定患病。我国城市居民结核菌感染率在 70％以上，故用 5IU 结素进行检查，一般阳性结果意义不大。如用 1∶10000 OT（1IU）皮内注射结果为强阳性，则提示有活动性结核病可能。结素试验对婴幼儿的诊断价值较成人大，3 岁以下强阳性反应者，应考虑有新近感染的活动性结核病，需进行治疗。

（2）结素试验阴性反应：除表示没有感染结核菌外，还应考虑以下几种可能：①结核菌感染后需 4～8 周变态反应才能建立，故在变态反应前期结素试验可为阴性；②严重肺结核（如急性血行播散型肺结核）；③营养不良、急性传染病（如麻疹、百日咳等）、白血病、淋巴瘤和恶性肿瘤等使免疫功能低下时；④应用糖皮质激素、抗肿瘤药物等免疫抑制剂。

（四）其他

红细胞沉降率（血沉）增快常见于活动性肺结核，但无特异性。急性粟粒型肺结核可有血白细胞总数减低或类白血病反应。纤维支气管镜检查对于诊断支气管内膜结核、与支气管肺癌鉴别或进行病原菌检查、脱落细胞学检查以及取活组织进行病理学检查等，均有重要价值。

【诊断】

（一）诊断依据

1. 症状和体征　典型的症状为午后低热、乏力、盗汗、纳差、消瘦等结核中毒症状，以及咳嗽、胸痛、咯血等呼吸道症状。多数早期症状不典型，对于不明原因的长期低热、精神萎靡、消瘦、痰中带血、长时间的干咳、锁骨上下或肩胛间区听到湿啰音及与开放性肺结核患者有密切接触史者等均应考虑有无结核病，应进一步检查以确诊。

2. 实验室检查与影像检查　胸部 X 线检查是早期发现肺结核的重要方法，也是分型及确定病灶活动性、部位、范围等的重要依据。痰结核菌检查是确诊肺结核最特异的方法，痰中找到结核分枝杆菌是确诊肺结核的主要依据。

（二）诊断要求

临床上肺结核完整的诊断记录应包括五部分，即肺结核的部位、类型、痰菌情况、化疗史、活动性及转归。

1. 肺结核分为四型　Ⅰ型 原发型肺结核；Ⅱ型 血行播散型肺结核，应注明“急性”或“亚急性”；Ⅲ型 继发性肺结核；Ⅳ型 结核性胸膜炎。

2. 病变部位　按左、右侧，分上、中、下肺野记述。以第 2 和第 4 前肋下缘内端为界将两肺分为上、中、下三个肺野。

3. 痰结核菌检查　痰菌阳性或阴性，分别以（＋）或（－）表示，以“涂”“集”及“培”分别代表涂片、集菌或培养的方法。

4. 化疗史　分初治和复治。初治：有下列情况之一者：①既往未用过抗结核药物；②正进行正规化疗而未足疗程；③不规则化疗少于 1 个月。复治：有下列情况之一者：①不规则化疗多于 1 个月；②初治失败；③规则化疗满疗程后，痰菌又复阳；④慢性排菌。

5. 活动性及转归　根据肺结核病变的活动程度分为进展期、好转期和稳定期。

（1）进展期：应具备以下一项：新发现的活动性病灶或原有病灶增多、恶化；新出现的空洞或原有空洞增大；痰菌阳性。

（2）好转期：应具备以下一项：病灶较前吸收好转；空洞缩小或完全闭合；痰菌转阴。

（3）稳定期：具备下列情况：病灶无活动性，空洞闭合，痰菌每月检查一次连续6次均阴性。如空洞未闭合应每月查痰菌一次，连续一年以上均为阴性。

诊断举例：右上继发性肺结核，涂（+），初治，进展期。

【鉴别诊断】

1. 细菌性肺炎　肺结核的渗出性病变，尤其是干酪性肺炎时X线胸片与细菌性肺炎很相似。但细菌性肺炎起病急骤，可有寒战、高热、胸痛、咳嗽等，痰涂片及培养可发现相应细菌，而痰结核菌阴性，X线胸片上病变常局限于一叶，抗感染治疗有效，可很快吸收（3周左右）。而干酪性肺炎多有结核中毒症状，起病相对较慢，X线胸片上病变呈云絮状、密度不均，可出现虫蚀样空洞，痰中易找到结核菌，抗结核治疗有效。

2. 肺脓肿　伴有空洞的肺结核应与肺脓肿相鉴别。急性肺脓肿起病急，咳大量脓臭痰，痰中无结核菌，白细胞总数及分类增高，抗生素治疗有效，与肺结核鉴别一般不难。

3. 肺癌

（1）周围型肺癌与结核球鉴别：二者均可在肺野内看到块影，前者病灶呈球形、分叶状，X线胸片病灶周边有毛刺、切迹，结核球一般边缘光滑，周围可有卫星病灶及钙化。肺癌患者年龄一般在40岁以上，无结核中毒症状，而有刺激性咳嗽、胸痛、消瘦等。

（2）中央型肺癌与肺门淋巴结结核鉴别：中央型肺癌肺门附近有阴影，与肺门淋巴结结核相似，应注意鉴别。二者的发病年龄、临床表现均有各自的特点。以上两者还可经痰细胞检查、胸部CT、纤支镜及活组织检查鉴别。如仍不能确诊而怀疑肺癌，可剖胸探查，以免失去治疗机会。需注意临床上常有肺结核同时伴发肺癌的情况。

【治疗】

（一）化学药物治疗（化疗）

1. 化疗药物的分类　化疗是目前治疗肺结核最重要的方法，常用化疗药物有十余种，根据各种药物的作用分为杀菌剂和抑菌剂。

杀菌剂：抗结核药物对代谢活跃、生长繁殖旺盛的结核菌群具有杀灭作用，称为杀菌剂。其中能杀灭细胞内外结核菌的药物称全效（价）杀菌剂，如异烟肼、利福平。对于只能杀灭细胞外碱性环境中的结核菌（如链霉素）或只能杀灭细胞内酸性环境中的结核菌（如吡嗪酰胺）的杀菌剂称为半效（价）杀菌剂。

抑菌剂：此类药物常规用量浓度达不到试管内最低抑菌浓度的10倍以上，仅能抑制、干扰结核菌的生长，如乙胺丁醇、对氨基水杨酸钠。

2. 常用的抗结核药物

（1）异烟肼（H）：它是一种全效杀菌剂。①作用机制：抑制结核菌DNA的合成，并阻碍细胞壁的合成。②优点：杀菌力强，可以口服，副作用少，价格低廉。能渗入组织，通过血脑屏障，杀灭细胞内外的、代谢活跃的结核菌和近乎静止的结核菌。胸腔积液、干酪样病灶及脑脊液中浓度也很高。③剂量：成人300mg/d，每天一次，小儿5～10mg/(kg·d)(不大于300mg/d)，对结核性脑膜炎和急性粟粒型肺结核可适当加大剂量。④副作用：很少，偶见周围神经炎、中枢神经系统中毒、肝损害。大剂量应用时为预防周围神经炎的发生，可加用维生素B_6 30mg/d口服。但维生素B_6可影响异烟肼疗效，故一般剂量时无需加用维生素B_6。

（2）利福平（R）：为广谱抗生素，是利福霉素的半合成衍生物，为全效杀菌剂。①作用机制：抑制菌体的RNA多聚酶，从而阻碍mRNA的合成。②优点：对细胞内外、代谢旺盛和偶尔繁殖的结核菌均有作用。③剂量：成人 450～600mg/d。④副作用：较轻，可有消化道症状，短暂的肝功能损害如转氨酶升高、黄疸等。

利福定：作用机制、效果及副作用与利福平相仿，剂量为 200mg/d，服药方法同利福平。

（3）链霉素（S）：为广谱氨基糖苷类抗生素，对结核菌为半效杀菌剂。①作用机制：能干扰结核菌的酶活性，阻碍蛋白合成。②特点：对细胞内结核菌作用小，在碱性环境中作用强。③剂量：0.75～1.0g/d，间歇疗法每周 3 次，每次 0.75g。④副作用：第八对脑神经损害，可出现眩晕、共济失调、耳鸣、耳聋等症状；可引起肾毒性反应，肾功能减退者不宜应用，孕妇慎用；偶见过敏反应，用前需皮试。

（4）吡嗪酰胺（Z）：半效杀菌剂。能杀灭吞噬细胞内、酸性环境中的结核菌。①剂量：1.5g/d，分 3 次服。②副作用：高尿酸血症、关节痛、胃肠反应、肝损害。

（5）乙胺丁醇（E）：为抑菌剂，与其他抗结核药联用，可延缓耐药性出现。①剂量：0.25g，每日 3 次，或 0.75g，每日 1 次口服。②副作用：很少见，剂量过大时可引起球后视神经炎，视力减退，视红、视绿，停药后大多可恢复。

（6）对氨基水杨酸（P）：为抑菌剂。①优点：作用于细胞外的结核菌，在酸性干酪样病灶中作用好，不易产生耐药，与其他抗结核药联用，可延缓其耐药性发生。②剂量：成人每日8～12g，分 1～3 次口服，或每日 8g 加入 5%～10%葡萄糖液 500ml 中避光静脉滴注，1 个月后改为口服。③副作用：食欲减退、恶心、腹泻等。

常用抗结核药物的用法及副作用见表 2－10－1。

表 2－10－1 常用抗结核药物的成人剂量和主要副作用

药名	缩写	每日剂量（g）	间歇疗法一日量（g）	作用环节	主要副作用
异烟肼	H，INH	0.3	0.6～0.8	DNA 合成	周围神经炎，偶有肝功能损害
利福平	R，RFP	0.45～0.6*	0.6～0.9	mRNA 合成	肝功能损害、过敏反应
链霉素	S，SM	0.75～1.0△	0.75～1.0	蛋白合成	听力障碍、眩晕、肾功能损害、过敏反应
吡嗪酰胺	Z，PZA	1.5～2.0	2～3	吡嗪酸抑制	胃肠道不适、高尿酸血症、关节痛
乙胺丁醇	E，EMB	0.75～1.0**	1.5～2.0	RNA 合成	视神经炎
对氨基水杨酸钠	P，PAS	8～12***	10～12	中间代谢	胃肠道不适、过敏反应、肝功能损害
卡那霉素	K，KM	0.75～1.0△	0.75～1.0	蛋白合成	听力障碍、眩晕、肾功能损害

注：* 体重＜50kg 用 0.45g，≥50kg 用 0.6g；S、Z、H 用量亦按体重调节；

** 前 2 个月 25mg/kg，其后减至 15mg/kg；

*** 每日分 2 次服用（其他药均为每日一次）；

△ 老年人每次 0.75g

3. 化疗原则

即早期、联合、适量、规律和全程用药。

(1) 早期：指早期治疗，一旦发现和确诊结核病后立即给药治疗。此外，早期病灶局部血运丰富，药物易到达病灶，故强调早期用药。

(2) 联合：指根据病情及抗结核药物的作用特点，联合应用两种或两种以上抗结核药物，以增强和确保疗效；联合用药可使耐药菌明显减少。

(3) 适量：指根据不同病情及不同个体规定不同给药剂量，即用药剂量要适量。

(4) 规律：即患者必须严格按照化疗规定的用药方法，有规律地坚持治疗。

(5) 全程：指患者必须按照方案所定的疗程完成治疗。

总之，以上每个原则都很重要，但规律地全程用药更是化疗的关键。

4. 化疗方法

(1) “标准”化疗：指过去常规采用12～18个月的疗法。如方案2HSP (E)/10HP (E)，其缺点为疗程过长，许多患者不能完成而影响疗效。

(2) 短程化疗：指应用异烟肼、利福平两个以上的杀菌剂，6～9个月的疗法。其疗效与“标准”疗法同样满意。要求方案中必须包括异烟肼、利福平两种杀菌剂。

(3) 间歇用药：指有规律地每周3次用药，能达到每天用药的同样效果。如方案2S (E) HRZ/$4H_3R_3$（右下角数字为每周用药次数）中，后4个月为间歇用药，异烟肼和利福平，每周3次给药。

(4) 两阶段用药：即强化阶段和巩固阶段。化疗的前1～3个月内，每天用药，为强化阶段，以后每周3次用药，为巩固阶段。如方案2S (E) HRZ/$4H_3R_3$中，化疗前2个月每天用药为强化阶段，后4个月每周3次用药为巩固阶段。

5. 具体化疗方案

可根据病情轻重、有无痰菌和细菌耐药情况，以及经济状况、药源供应情况等选择化疗方案，但均应符合上述化疗原则。

(1) 初治方案：用于未经抗结核药物治疗的病例。

① 2S (E) HRZ/4HR；② 2S (E) HRZ/$4H_3R_3$；③ $2S_3$ (E_3) $H_3R_3Z_3$/$4H_3R_3$；④2HSP (E) /10HP (E)；⑤1HS/$11H_3S_3$。前三个为短程化疗方案，后两个为“标准”化疗方案。

初治涂阳病例：可用以异烟肼、利福平及吡嗪酰胺组合为基础的6个月短程化疗方案。痰菌常很快转阴，疗程短，便于随访管理。

初治涂阴培阴患者：除粟粒型肺结核或有明显空洞患者可采用初治涂阳的方案外，可以用以下化疗方案：

①2HSRZ/$2H_3R_3$；②$3H_3R_3Z_3$/$2H_2R_2$；③1SH/11HP (E)

(2) 复治方案：用于初治失败或复发病例。复发的原因大多为初治化疗不合理，治疗失败或结核菌产生继发耐药，使痰菌持续阳性，病变迁延反复。复治病例应选择联合应用敏感药物，药物敏感试验有助于选择用药。临床上一般根据患者以往用药情况，选择未用过的或很少用过的，或曾规则联合使用过的药物，另制订方案，联合两种或两种以上敏感药物。

复治方案的选择：①2S (E) HRZ/4HR，督导化疗，保证规律用药。6个月疗程结束时，若痰菌仍未转阴，巩固期可延长2个月。如延长治疗痰菌仍持续阳性，可采用下列复治方案。②初始规律治疗失败的患者，可用$2S_3H_3Z_3E_3$/$6H_3R_3E_3$。③慢性排菌者可用敏感的一线药与二线药联用，如卡那霉素（K）、丙硫异烟胺（1321Th）、卷曲霉素（Cp），使用过程中需严密观察药物不良反应，疗程一般为6～12个月。氟喹诺酮类有中等度抗结核作用，对常用药物已产生耐药的病例，可将其加入联用方案。若痰菌阴转或出现严重不良反应，均为停药指征。

（3）疗效的判定：痰的细菌学检查是考核疗效的主要指标。

（二）对症治疗

1. 一般治疗　对病情恶化、咯血量大、高热或其他症状明显者应卧床休息，增加营养。盗汗也是结核病常见的症状，可在睡前服颠茄酊0.3～0.6ml，或用中药浮小麦30g、麻黄根10g、牡蛎15g，加水煎服。

2. 结核中毒症状

一般不需要处理，经有效的抗结核药物治疗，1～2周内中毒症状大多可消失。糖皮质激素有减轻炎症和过敏反应、促进渗液吸收、减少胸膜粘连的作用，故干酪性肺炎、急性粟粒型肺结核、结核性脑膜炎有高热等严重结核中毒症状者，可在使用有效抗结核药物的同时，加用糖皮质激素。用法：泼尼松15～20mg，分3～4次口服，待毒性症状减轻后逐步减量，以每周减5mg为宜，总疗程不宜超过4～6周。

3. 咯血

小量咯血可以对症处理，包括休息、止咳、镇静。常用的药物有可待因、安定、卡巴克洛（安络血）等。对年老体衰、肺功能不全者，慎用强镇咳药，以免抑制咳嗽反射及呼吸中枢，使血块不能排出而引起窒息。中等量、大量咯血应严格卧床休息，胸部放置冰袋，并配血备用。同时静脉点滴垂体后叶素，用法：垂体后叶素10U加于20～30ml生理盐水或葡萄糖液中，缓慢静脉注入（15～20min），然后以10～40U于5%葡萄糖液500ml中静脉点滴维持治疗（一般15滴/分左右）。因垂体后叶素有收缩小动脉的作用，还可收缩子宫平滑肌，故忌用于高血压、冠心病患者及孕妇。安络血10～20mg肌内注射，每日2～3次。咯血量过多者，可考虑适量输血。反复大咯血，经内科治疗无效，对侧肺无活动性病变，肺功能尚可，又无明显禁忌证者，可在明确出血部位的情况下考虑肺叶、段切除术。

咯血窒息的抢救：由于大量咯血阻塞呼吸道或因体弱造成无力将血咯出等原因均会导致窒息。应立即给予体位引流，采取头低脚高45°俯卧位，迅速排出积血，保持呼吸道通畅。必要时用硬质气管镜吸引、气管插管或气管切开，以解除呼吸道阻塞。

（三）手术治疗

由于化疗药物的应用，目前需手术的病例越来越少。对于以下情况应考虑手术治疗：较大的结核球，直径大于3cm，化疗无变化，与肺癌不能鉴别时可切除；复治的纤维厚壁空洞，长期内科治疗痰菌不能转阴者；毁损肺，经正规化疗仍排菌或反复咯血、继发感染者；结核性脓胸和（或）支气管胸膜瘘经内科治疗无效且伴同侧活动性肺结核者；大咯血内科治疗无效，反复大咯血；自发性气胸多次复发，有感染者。手术禁忌证：心肺功能不全，严重肺外结核，合并有其他严重疾病。

【预防】

（一）控制和消灭传染源

排菌的肺结核患者是主要传染源，控制传染源、切断传染途径及增强免疫力、降低易感性，是控制结核病流行的基本原则。

（二）卡介苗接种

卡介苗（BCG）是活的无毒力牛型结核菌疫苗。接种目的：使人体产生对结核菌的获得性免疫力。接种对象：未受感染的新生儿、儿童及青少年。接种前应做结核菌素试验，阴性者应接种。新生儿一般不做结核菌素试验。卡介苗不能预防感染，但能减轻感染后的发病与病情。目前我国规定新生儿出生时即接种卡介苗，每隔五年左右对结素转阴者补种，直至15岁。

（三）化学预防

1. 化学预防的对象　开放性肺结核患者家庭中结核菌素试验阳性而且与患者密切接触的成员；结素试验新近转阳的儿童；非活动性结核病患者正在接受长期大量糖皮质激素或免疫抑制剂治疗者。

2. 方法　异烟肼　成人用量300mg，每日一次顿服，半年至1年；异烟肼耐药者应用利福平或其衍生物利福喷汀4个月，或联合吡嗪酰胺，将预防疗程缩短至2个月，治疗期间应注意监测肝功能。

案例

女，20岁，午后发热伴咳嗽，痰中带血1周。体检：左肩胛间区有湿啰音，辅助检查：红细胞沉降率（血沉）50mm/h，白细胞 10.9×10^9/L，中性粒细胞70%。胸片示左上肺斑片状阴影，期中有1cm×1cm透光区，痰查结核分枝杆菌（+）。

问题与思考：

1. 本病例最可能的诊断是什么？
2. 诊断依据及治疗原则是什么？

思考题

1. 肺结核的临床分型有哪些？
2. 简述肺结核的化疗原则。
3. 谈谈肺结核的预防措施。

（赵海峰）

第十一章

胸腔积液

学习目标

【掌握】

1. 胸腔积液的常见病因和发生机制。
2. 渗出液与漏出液的鉴别。
3. 胸腔积液的胸部 X 线及 CT 表现。

【熟悉】

1. 胸腔积液的症状及体征。
2. 结核性与肿瘤性胸腔积液的鉴别。
3. 结核性胸腔积液的治疗。

【了解】

胸腔积液穿刺抽液治疗的注意事项。

胸膜腔是位于肺和胸壁之间的一个潜在的腔隙。正常情况下胸腔内有一层很薄的液体（厚 2～10μm）起润滑作用。腔内的液体并非处于静止状态，据测算健康人每 24h 可有 0.5～1L 的液体形成与吸收，通过呼吸周期中胸膜腔的形状和压力的变化维持动态平衡。若由于全身或局部病变破坏了这种动态平衡，胸膜腔内液体形成过快或吸收过缓，则导致胸腔积液（pleural effusion）。常见的胸腔积液的病因和发生机制有以下几种。

（一）胸膜毛细血管内静水压增高

如充血性心力衰竭、缩窄性心包炎、血容量增加、上腔静脉或奇静脉受阻。

（二）胸膜毛细血管通透性增加

如胸膜炎症（结核病、肺炎）、结缔组织病（系统性红斑狼疮、类风湿关节炎）、胸膜肿瘤（恶性肿瘤转移、间皮瘤）、肺梗死、膈下炎症（膈下脓肿、肝脓肿、急性胰腺炎）等。

（三）胸膜毛细血管内胶体渗透压降低

如低蛋白血症、肝硬化、肾病综合征、急性肾小球肾炎、黏液性水肿等。

（四）壁层胸膜淋巴引流障碍

癌症淋巴管阻塞、发育性淋巴管引流异常等，产生胸腔渗出液。

（五）损伤

主动脉瘤破裂、食管破裂、胸导管破裂等，产生血胸、脓胸、乳糜胸。

临床上由于病因的不同，将胸腔积液分为渗出性和漏出性，其中以渗出性胸腔积液最常见，病因多见于结核和肿瘤。本章将重点介绍结核性胸膜炎。

【病因和发病机制】

致病菌为结核分枝杆菌。多见于青壮年，常为单侧，引起结核性胸膜炎的途径有：①肺门淋巴结核经淋巴管逆流至胸膜；②邻近胸膜的结核病灶破溃使结核菌或其产物进入胸膜腔内；③急性或亚急性血行播散型肺结核引起的胸膜炎；④当人体处于高敏感状态时，胸膜对结核毒素的高度反应所致的渗出。

【病理】

早期可见胸膜充血、水肿、白细胞浸润，随后为淋巴细胞浸润为主，胸膜表面少量纤维蛋白，称为干性胸膜炎。随着病变进展，继而浆液渗出，形成胸腔积液。根据胸腔渗出液的部位不同，可分为肋胸膜腔积液、肺下积液（局限于肺底和横膈之间）、叶间积液（局限于叶间胸膜）和纵隔积液。如病变进一步发展则因大量纤维蛋白沉积而使胸膜广泛粘连、肥厚甚至机化而造成积液包裹，使胸廓塌陷、变形。结核性脓胸时，胸膜增厚，形成干酪样坏死和肉芽组织增生。

【临床表现】

（一）症状

大多急性起病，症状主要为结核病的全身中毒症状和胸腔积液的局部症状。

1. 结核病的中毒症状主要表现为发热、倦怠、乏力、出汗、盗汗、纳差等。

2. 胸腔积液的局部症状有胸痛、干咳或有少量黏痰、呼吸困难。胸痛多位于患侧胸膜，呈锐痛，随呼吸或咳嗽而加重。随着胸腔内积液量的增多，胸痛逐渐减轻或消失，出现胸闷、气短，积液产生和积聚越多、越快，呼吸困难越明显，严重者可有端坐呼吸和发绀。

（二）体征

与积液量有关，少量积液时无明显体征，或可触及胸膜摩擦感、听到胸膜摩擦音。中等量或大量积液时，患侧胸廓饱满，肋间隙增宽，呼吸运动受限，触觉语颤减弱或消失，叩诊呈浊音或实音，听诊呼吸音减弱或消失。大量积液时可伴有气管、纵隔移向健侧。如有胸膜增厚与粘连时，患侧胸廓塌陷，肋间隙变窄，呼吸运动受限，呼吸音减弱。

【实验室检查和其他辅助检查】

（一）胸腔积液化验常规

胸腔积液为渗出液，需与漏出液鉴别（见表 2-11-1），胸腔积液中细胞以淋巴细胞为主。外观多呈草黄色，少数患者可为血性液体。

表 2-11-1 漏出液和渗出液的鉴别

	漏出液	渗出液
病因	充血性心力衰竭、肝硬化、局部静脉回流障碍、肾炎、肾病综合征、低蛋白血症等	感染性疾病、结缔组织病、恶性肿瘤、肺梗死（部分）、变态反应性疾病
外观	清，常呈淡黄色，为浆液性	混浊，可为草黄色、脓性、血性、乳糜性

续表

	漏出液	渗出液
凝固性	不易凝固	常自行凝固
比重	<1.018	>1.018
Rivalta 试验	阴性	阳性
蛋白含量	<25～30g/L	>25～30g/L
细胞数	$<1\times10^8$/ L，主要为内皮细胞	$>5\times10^9$/L，急性炎症时以中性粒细胞为主，慢性炎症以淋巴细胞为主
葡萄糖	同血液含量	低于血液含量
乳酸脱氢酶（LDH）	<200U/L	>200U/L
胸水 LDH/血清 LDH	<0.6	>0.6
致病菌	无	可找到致病菌

（二）胸部 X 线检查

胸腔积液量在 300ml 以下时，后前位 X 线胸片可无阳性发现。少量积液仅见肋膈角变钝。中等量积液时可见典型外高内低、凹面向上的弧形均匀的高密度阴影（图 2-11-1）。大量胸腔积液时，患侧肺野大部分呈均匀浓密阴影，可仅见肺尖透亮，纵隔向健侧移位。①叶间积液：相应的叶间隙部位出现边缘锐利的梭形或圆形阴影，侧位片显示阴影分布与叶间隙有关（图 2-11-1）；②肺下积液：立位时胸部正位片可见膈肌影升高（图 2-11-2），常被误认为膈肌抬高，侧位片后肋膈角消失，仰卧位 20min 后透视可见积液分散为其特征；③包裹性胸腔积液：随包裹部位不同而形成不同形状的密度增高的阴影，大多发生于肺下部的后外侧壁，阴影的边缘与胸壁呈钝角（图 2-11-3）。

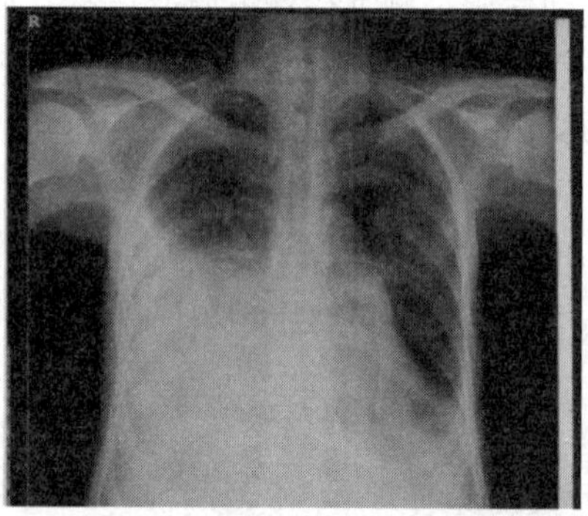

图 2-11-1　左侧胸腔积液，右侧叶间积液

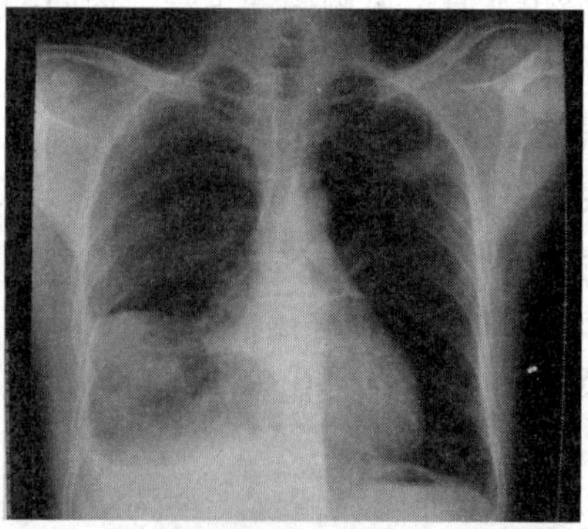

图 2-11-2　右侧肺下积液，左侧包裹性胸腔积液

（三）胸膜活检

是诊断结核性胸膜炎的重要手段，活体组织应送病理学检查、结核菌培养及抗酸染色。胸膜肉芽肿改变 95%提示结核性胸膜炎。

(四) 超声波检查

探测胸腔积液的灵敏度高，定位准。能够估计积液的量和深度，特别是对少量积液或包裹性积液，可提供较准确的穿刺部位。

(五) 胸腔镜或开胸活检

对上述检查不能确诊者，该项检查有积极的意义。

(六) 其他检查

结素试验、血常规和红细胞沉降率（血沉）等检查同本篇第十章肺结核。

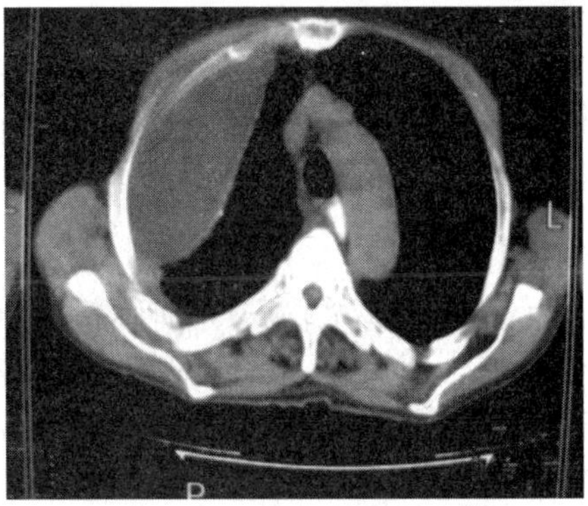

图 2-11-3 右侧包裹性胸腔积液

【诊断与鉴别诊断】

根据发病年龄、病史、临床表现、实验室检查，一般不难做出诊断。经正规抗结核治疗后，临床症状好转，胸腔积液消失时则可确诊。对于症状不典型或老年人及胸腔积液为非典型渗出液者应与以下疾病鉴别。

(一) 恶性胸腔积液

恶性肿瘤并发胸腔积液很常见，如支气管肺癌、乳腺癌、其他部位的肿瘤（消化道、泌尿生殖道）转移至胸膜，以支气管肺癌最多见，约占 42%，其次是乳腺癌。此外还有恶性胸膜间皮瘤。结核性胸腔积液与肿瘤性胸腔积液的鉴别见表 2-11-2。

表 2-11-2 结核性胸腔积液与肿瘤性胸腔积液的鉴别

内容	结核性胸腔积液	肿瘤性胸腔积液
年龄	青、少年多见	中、老年
中毒症状	有	无
胸液量	多为少、中量	多为大量、生长快
胸液外观	草绿色	多为血性
胸液细胞类型	淋巴细胞为主，间皮细胞＜5%	大量间皮细胞
胸液的 pH 值	常＜7.3	＞7.4
胸液乳酸脱氢酶	＞200IU/L	＞500IU/L
胸液腺苷脱氨酶	＞50IU/L	＜50IU/L
胸液癌胚抗原	＜20IU/L	＞20IU/L
干扰素-γ	显著升高	低（＜2U/ml）
染色体	整倍体	非整倍体
脱落细胞检查	阴性	可找到肿瘤细胞
胸膜活检	结核性肉芽肿	肿瘤组织
PPD	可阳性	阴性

(二) 心力衰竭、肝硬化、肾病综合征、缩窄性心包炎等引起的胸腔积液

以上疾病均有各自原发病的特征，更为重要的是胸腔积液常规为漏出液，此点在鉴别诊断中非常重要。

（三）非结核性的炎性积液

继发于细菌性肺炎、肺脓肿和支气管扩张者，患者多有肺部病变的病史，积液量不多，见于病变的同侧。胸腔积液化验白细胞计数增高，分类中性粒细胞达90%以上，胸液涂片或培养有致病菌生长。

【治疗】

包括一般治疗、穿刺抽液治疗和抗结核治疗。

1. 一般治疗　包括休息、营养支持和对症治疗。

2. 穿刺抽液治疗　由于胸腔积液蛋白含量高，容易引起胸膜粘连，故应尽快抽尽胸腔内积液。一方面可化验胸腔积液以明确诊断，另一方面可减轻毒性症状，促使肺复张以解除压迫症状，改善呼吸。一般每周抽胸液2～3次，首次抽液不超过600ml，以后每次不宜超过1000ml（1L），而且要缓慢抽吸，过快、过多抽液可使胸腔压力骤降，易发生复张性肺水肿或循环衰竭，故在抽液过程中应密切观察血压、脉搏等情况，如有胸闷、心悸、出汗、面色苍白、脉搏细数、四肢发凉等“胸膜反应”的症状时，应立即停止抽液，使患者平卧，必要时皮下注射0.1%肾上腺素0.3～0.5ml，同时肌内注射地塞米松5～10mg，并密切观察病情变化。如发生复张后肺水肿，立即进行相应的抢救。一般情况下，抽液后不必于胸腔内注射抗结核药物，结核性脓胸用生理盐水或2%碳酸氢钠溶液冲洗脓腔后注入异烟肼400～600mg或链霉素0.5～1g，必要时可注射尿激酶10～20 IU，防止胸膜粘连。

3. 抗结核药物治疗　与活动性肺结核相同，坚持早期、联合、适量、规律及全程的用药原则，一般可采用2S（E）HRZ/4HR或2HSP（E）/10HP（E）方案。

4. 糖皮质激素　一般不主张常规应用糖皮质激素。当胸腔积液吸收不满意或结核中毒症状明显时，可在有效使用抗结核药物基础上应用。方法：泼尼松25～30mg/d，分3次口服，待胸液吸收或明显减少时逐渐减量直至停用，首次减10mg，以后每周减5mg，直至减完，一般疗程约4～6周。停药速度不宜过快，避免“反跳”现象发生。

结核性胸膜炎在经合理抗结核药物治疗后，应每年经X线检查一次，随访4～5年。

【预后】

合理应用抗结核药物及糖皮质激素、及时穿刺抽液可使胸腔积液很快消失，预后良好。如治疗不当则可发生胸膜增厚、粘连，造成胸廓塌陷，严重者影响肺功能。

案例

20岁男性患者，10天前无明显诱因出现发热，体温37.5～38.5℃，伴有乏力、盗汗和右侧胸部疼痛，深吸气时加重，未予特殊治疗，近2天胸痛减轻，但感胸闷、轻微气短。体格检查：右侧胸部触觉语颤减弱，叩诊呈浊音，呼吸音减弱。胸部X线片示右侧胸腔积液，PPD试验强阳性。

初步诊断：右侧结核性渗出性胸膜炎

问题与思考：

1. 为什么患者近2日胸痛减轻但出现胸闷、气短？

2. 该患者胸腔积液的发生机制是什么？

思考题

1. 临床常见的胸腔积液病因是什么？
2. 诊断胸腔积液常用的辅助检查有哪些？
3. 如何诊断及治疗结核性胸腔积液？

（庞桂芬）

第十二章

气　胸

学习目标

【掌握】

1. 气胸的典型临床表现。
2. 气胸的诊断及治疗。

【熟悉】

气胸的发生机制。

【了解】

气胸的病因及预防措施。

胸膜腔为脏、壁层胸膜之间密闭的潜在性腔隙，正常为负压，无气体存在。任何原因造成气体进入胸膜腔称为气胸（pneumothorax）。发生气胸后，胸膜腔内压力升高，使肺受压而萎缩，静脉回心血流受阻，产生不同程度的心、肺功能障碍。主要临床表现为突发胸痛、胸闷、气急、呼吸困难，严重者出现休克。根据气胸发生的原因不同分为人工气胸、创伤性气胸和自发性气胸，本章重点介绍自发性气胸。

【病因和发病机制】

根据病因将自发性气胸分为两类：

（一）特发性气胸

亦有人称为原发性气胸，即肺部常规 X 线检查无明显病变的健康者发生的气胸，多见于瘦长体型的男性青壮年。发病多系胸膜下肺大疱、微小气肿泡破裂所致，病变常位于肺尖，并有反复发作的倾向。胸膜下气肿泡的形成可能与非特异性炎症瘢痕或弹性纤维先天发育不良有关。

（二）继发性气胸

常继发于基础肺部病变，如 COPD、肺结核、肺癌、肺化脓性疾病或弥漫性肺间质纤维化等，其中以继发于 COPD 及肺结核最常见。由于其引流的小气道炎性狭窄，肺泡内压急骤升高而导致肺大疱破裂所致，亦可由病变累及胸膜而破溃至胸腔形成。此外胸膜上有异位的子宫内膜，在月经期可以破裂而发生气胸（月经性气胸）。航空、潜水作业而无适当防护措施时，从高压环境突然进入低压环境，以及呼吸机使用不当、压力过高时，均可发生气胸。

常见诱因有抬举重物、剧咳、屏气、用力排便，甚至大笑等，但部分患者找不到明确的诱因。

【临床分型】

（一）闭合性（单纯性）气胸

胸膜裂口小，随着胸膜腔内压升高，肺萎陷而使裂口关闭，气体不再进入胸膜腔。胸膜腔内压依气体量多少而定，可为正压或负压，胸膜腔内残余气体可自行吸收。

（二）开放性（交通性）气胸

胸膜裂口较大或因胸膜间有粘连带牵拉，使裂口持续开启并与气管相通，气体在呼吸时自由进出胸膜腔。胸膜腔内压接近大气压。

（三）张力性（高压性）气胸

胸膜裂口呈单向活瓣，吸气时活瓣开放，气体进入胸膜腔，呼气时此口关闭，胸膜腔内气体难以逸出，致使胸膜腔内压不断升高，由于过高的胸膜腔内压使肺压缩，纵隔移位，影响心脏血液回流，危及生命，故需紧急治疗。

【临床表现】

（一）症状

气胸的症状取决于胸膜腔内积气量的多少、发生的快慢、临床类型及基础肺功能状况。发病前可有咳嗽、提重物、剧烈运动等诱因，亦可无明显诱因。气胸缓慢发生，积气量少时，可无明显症状，或仅感轻度胸闷，有时在 X 线检查时才发现气胸。典型症状为突发胸前呈针刺或刀割样胸痛，继之出现刺激性咳嗽、胸闷、呼吸困难。张力性气胸常出现剧烈胸痛，严重呼吸困难，烦躁不安，端坐呼吸，发绀，出冷汗，窒息感，甚至出现意识障碍、呼吸衰竭、休克。

（二）体征

少量积气无明显体征，积气量大时可出现体征。典型体征为气管向健侧移位，患侧胸廓饱满，呼吸动度减弱，肋间隙增宽，语音震颤减弱，叩诊呈过清音或鼓音，呼吸音减弱或消失。右侧气胸时肺、肝界下移，左侧气胸时心界叩不出，患者多不能平卧而被迫取健侧卧位。有时在纵隔气肿或左侧气胸时可听到与心搏一致的爆裂音称 Hamman 征，气体量不多时更清楚。

【辅助检查】

X 线胸片可了解肺受压程度，肺内病变情况以及有无胸膜粘连、胸腔积液及纵隔移位等，是确诊气胸的重要方法。气胸合并胸腔积液时，可见典型的气液平面。胸部 CT 检查比 X 线检查更为准确和敏感。

【诊断】

要点：①发病前可有用力、屏气、剧咳等诱因，或有慢性肺部疾病史；②突发性胸痛、气急、刺激性干咳、呼吸困难，张力性气胸者，烦躁不安、大汗、极度呼吸困难，甚至呼吸、循环衰竭；③有胸腔积气的体征；④X 线、胸部 CT 是确诊手段。病情十分危重而无法搬动的患者，又高度怀疑本病者，可试穿抽气，以确定气胸的存在。

【鉴别诊断】

1. 支气管哮喘与阻塞性肺气肿　支气管哮喘常有反复发作史，阻塞性肺气肿的呼吸困难为缓慢加重，肺部体征双侧对称，多可闻及哮鸣音，当哮喘及肺气肿患者突发严重呼吸困难、冷汗、烦躁，一般支气管扩张药、抗感染药物等治疗效果不好，且症状加剧，应考虑并发气胸的可能，可行 X 线、CT 检查进行鉴别。

2. 急性心肌梗死　患者常有高血压、冠心病史，无气管移位，双肺呼吸音清晰、对称，X线检查无气胸的表现，心电图、血清心肌酶学检查有助于鉴别。

3. 肺血栓栓塞症　患者有突发胸痛、呼吸困难及发绀等，酷似自发性气胸，但常有下肢或盆腔血栓性静脉炎、骨折、严重心脏病、心房颤动、长期卧床等病史，往往有咯血及低热，胸部无气胸体征。X线、CT及放射性核素通气/灌注扫描及D-二聚体有助于诊断。

4. 肺大疱　位于肺周边的肺大疱在X线下易被误认为局限性气胸。通常起病缓慢，呼吸困难不严重，X线检查显示气腔内透光度增高，可见稀疏的肺纹理，其周边可见菲薄的线状气腔壁。既往做过的胸透、X线胸片结果与当前X线及胸部CT对比有助于鉴别。如将肺大疱误诊为气胸进行抽气，易导致气胸。

【治疗】

治疗原则是尽快消除胸腔气体，降低胸腔内压，促进肺复张，消除病因，减少复发，治疗原发病，及时处理并发症。

（一）一般治疗

应限制患者活动，卧床休息，保持大便通畅，剧烈咳嗽可用镇咳药物，如喷托维林（咳必清）、可待因等。吸氧可加快胸腔内气体的吸收。

（二）胸腔减压

1. 闭合性气胸　如临床症状轻，无明显呼吸困难、发绀，肺压缩面积小于20%，可保守治疗，不需抽气，气体在2～3周内可自行吸收，但应住院观察，因气胸发生后24～48h内有可能出现症状加重。临床症状明显或肺压缩面积大于20%，应于锁骨中线外侧第2肋间抽气，一般每日或隔日抽气一次，每次抽气不超过1000ml，直至肺大部分复张，残余积气自行吸收。

2. 交通性气胸　因胸膜破口较大，原则上均应进行胸腔闭式引流，必要时负压吸引，胸膜破口关闭后肺即可复张。若证实因胸膜粘连带牵扯而破口持续不闭，可经胸腔镜或开胸手术治疗。

3. 张力性气胸　病情危重，必须尽快排气。情况紧急可用消毒针头插入患侧胸腔，使胸内高压积气自行排出，或用大注射器连接三通开关抽气缓解症状；亦可将粗注射针头尾部扎上橡皮指套，指套末端剪一小裂缝，插入气胸侧胸膜腔做临时简易排气。当高压气体从小裂缝排出，胸腔内压减至负压时套囊可自行塌陷，小裂缝关闭，外界空气不能进入。经以上处理病情缓解后，尽快行胸腔闭式引流排气或其他措施。

胸腔闭式引流用于交通性或张力性气胸的治疗，插管部位多取锁骨中线外侧第2肋间，或腋前线第4～5肋间，如为局限性气胸或尚需引流胸腔积液，则应在X线透视下选择适当部位进行插管。张力性、交通性气胸，或心肺功能较差、自觉症状重的闭合性气胸均应尽早行胸腔闭式引流，反复发生的气胸亦应首选胸腔闭式引流（图2-12-1）。

若经闭式引流后未能使胸膜破口愈合，肺持久不能复张，则可用负压吸引装置（图2-12-2）。为避免过大负压吸引对肺的损伤，采用负压为$-20\sim-10cmH_2O$，调压管一般置入水面下8～12cm，如果负压超过此限，则空气由调压管进入调压瓶，因此患侧胸腔所承受的吸引负压不会比$-12\sim-8cmH_2O$更低。使用负压吸引连续12h后肺仍未复张，应查找原因。气胸插管引流时，水封瓶应放在低于患者胸部的地方，以免瓶内液体反流进入胸腔；应注意严格消毒，防止发生感染。

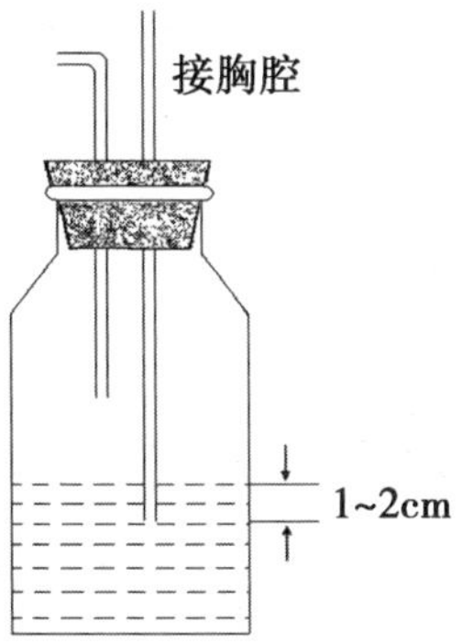

图 2－12－1 水封瓶闭式引流装置

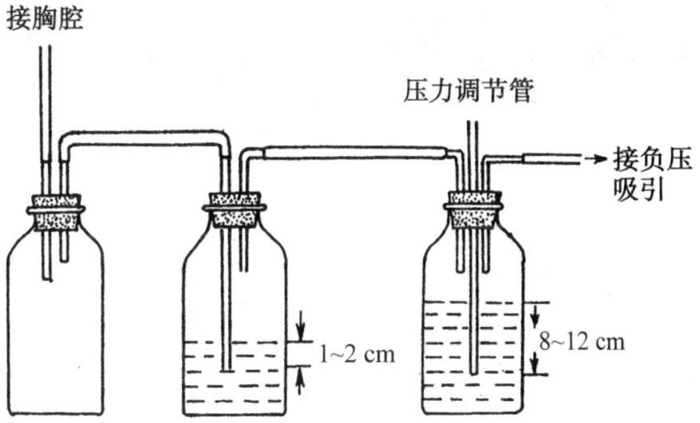

图 2－12－2 负压吸引水封瓶装置

（三）化学性胸膜固定术

反复发生的气胸患者，为了预防复发，可于胸腔内注入硬化剂，产生无菌性胸膜炎症，使脏层和壁层胸膜粘连，从而消灭胸膜腔间隙。主要适用于拒绝手术的下列患者：①持续性或复发性气胸；②双侧气胸；③合并肺大疱；④肺功能不全，不能耐受手术者。

（四）手术治疗

经内科治疗无效的气胸为手术适应证，手术方法可采用胸腔镜或开胸手术，主要适用于长期气胸、血气胸、双侧气胸、复发性气胸、张力性气胸引流失败、胸膜增厚致肺膨胀不全或影像学有多发性肺大疱者。手术治疗成功率高，复发率低。

（五）并发症的治疗

1. 纵隔气肿和皮下气肿　大量气胸时胸膜腔内高压气体经破裂肺泡进入肺间质，沿血管鞘进入纵隔形成纵隔气肿。气体还可能沿筋膜进入颈部及胸壁皮下组织形成皮下气肿。高压气胸抽气后气体可沿针孔至颈部、胸壁皮下形成皮下气肿。此时患者可有颈部变粗，触诊有握雪感。严重的纵隔气肿因压迫大血管而有胸骨后疼痛、气短、发绀、低血压等。皮下气肿与纵隔气肿可随胸腔抽气减压而自行吸收，较严重者可吸入高浓度的氧气以利于气肿的消散，病情严重影响呼吸、循环者，可进行胸骨上窝穿刺或切开排气。

2. 血气胸和脓气胸　血气胸多由胸膜粘连带中血管破裂所致，肺复张后常可自行止血，如出现量大则需手术结扎止血。脓气胸应彻底引流，并根据感染致病菌选用抗生素，长期不愈形成慢性脓胸者应考虑手术。

案例

患者男，65岁，有慢性支气管炎病史十多年。近两三年来呼吸困难逐渐加重，尤其受凉感冒后，常出现明显咳嗽、气急，甚至发绀。半小时前一阵剧咳后，突然左胸剧痛，伴严重呼吸困难，气急无法平卧。

体检：急性病容，呼吸急迫，唇舌发绀。左胸较膨隆，呼吸运动减弱。气管移向右侧。左胸叩诊呈鼓音。听诊呼吸音消失，心音低远，心率130次/分，律齐。肝脾无特殊。

问题与思考：

1. 本病例应考虑什么疾病？有哪些依据？

2. 当前发生了什么情况？如何进一步确诊？

思考题

1. 气胸的典型临床表现是什么？
2. 气胸的诊断方法有哪些？

（赵海峰）

第十三章

呼吸衰竭

学习目标

【掌握】

1. 急、慢性呼吸衰竭，急性呼吸窘迫综合征（ARDS）的概念。
2. 急、慢性呼吸衰竭，ARDS 的病因。
3. 急、慢性呼吸衰竭，ARDS 的发病机制和病理生理。
4. 急、慢性呼吸衰竭，ARDS 的临床表现。
5. 急、慢性呼吸衰竭，ARDS 的诊断。
6. 急、慢性呼吸衰竭，ARDS 的治疗。
7. 常用血气分析指标。

【熟悉】

呼吸衰竭的分类。

【了解】

急、慢性呼吸衰竭，ARDS 的预防和预后。

呼吸衰竭（respiratory failure）是指各种原因引起的肺通气和（或）换气功能严重障碍，以致在静息状态下亦不能维持足够的气体交换，导致缺氧，伴（或不伴）二氧化碳潴留，从而引起一系列生理功能和代谢紊乱的临床综合征。临床表现缺乏特异性，确诊依赖于血气分析，在海平面、静息状态、呼吸空气条件下，动脉血氧分压（PaO_2）＜60mmHg 和（或）二氧化碳分压（$PaCO_2$）＞50mmHg 除外心内解剖分流和原发心排血量降低等致低氧因素，可诊断为呼吸衰竭。

【病因】

参与呼吸运动过程的任何一个环节发生病变，均可致呼吸衰竭。临床上常见的病因有：呼吸道阻塞性病变；各种累及肺泡和（或）肺间质的病变；肺血管疾病；胸廓、胸膜疾病；中枢神经及其传导系统和呼吸肌疾病。

【分类】

（一）按病程分类

1. 急性呼吸衰竭　指既往呼吸功能正常，因突发因素引起的呼吸功能突然衰竭。常见病因有急性气道阻塞、溺水、外伤、电击、药物中毒以及颅脑病变抑制呼吸中枢等。机体不能很快代偿，若抢救不及时可危及生命。

2. 慢性呼吸衰竭 指在一些慢性疾病，包括呼吸和神经肌肉系统疾病等基础上，呼吸功能障碍逐渐加重而发生的呼吸衰竭。COPD是最常见的原因。机体有代偿能力，急性加重时兼有急性呼吸衰竭的特点。

（二）按动脉血气分类

1. Ⅰ型呼吸衰竭 即缺氧性呼吸衰竭，缺氧而无二氧化碳潴留（PaO_2＜60mmHg，$PaCO_2$降低或正常），主要见于动静脉分流、弥散功能障碍或通气/血流比例失调等换气功能障碍的患者，如急性呼吸窘迫综合征（ARDS）和间质性肺病。

2. Ⅱ型呼吸衰竭 即高碳酸性呼吸衰竭，缺氧伴二氧化碳潴留（PaO_2＜60mmHg，$PaCO_2$＞50mmHg），系肺泡有效通气量不足，使动脉血氧分压下降，二氧化碳分压增高，单纯通气不足引起的缺氧和二氧化碳潴留的程度是平行的，若伴换气功能障碍，则缺氧更明显，如COPD。

（三）按发病机制分类

可分为通气性呼吸衰竭和换气性呼吸衰竭，也可分为泵衰竭（pump failure）和肺衰竭（lung failure）。驱动或制约呼吸运动的中枢神经系统、外周神经系统、神经肌肉组织以及胸廓统称为呼吸泵。泵衰竭主要引起通气功能障碍，表现为Ⅱ型呼吸衰竭。肺组织、气道阻塞和肺血管病变造成的呼吸衰竭，称为肺衰竭。肺衰竭引起的呼吸衰竭为Ⅰ型呼吸衰竭。但严重的COPD亦可造成Ⅱ型呼吸衰竭。

第一节 慢性呼吸衰竭

【病因】

慢性呼吸衰竭最常见的病因是支气管、肺疾病，如COPD、重症肺结核、肺间质纤维化等，此外还有胸廓、神经肌肉病变及肺血管疾病，如胸廓、脊椎畸形，广泛胸膜肥厚粘连，肺血管炎等。

【发病机制和病理生理】

（一）缺氧和二氧化碳潴留的发生机制

1. 肺通气不足 正常人静息状态下肺泡通气量为4L/min，才能维持正常的肺泡氧分压和二氧化碳分压，如果肺泡通气不足会引起肺泡氧分压下降和肺泡二氧化碳分压上升，导致缺氧和CO_2潴留。

2. 通气/血流比例失调 正常人静息状态下通气/血流比值为0.8，当通气量大于肺血流量，通气/血流比值增大，肺泡通气没有足够的血流交换，造成无效腔通气，如肺栓塞、肺气肿等。当血流量较通气量增加时，通气/血流比值减小，部分未经氧合的静脉血（肺动脉血）流入动脉血（肺静脉血）中形成肺动-静脉样分流，如肺炎、肺不张、肺水肿等。通气/血流比例失调主要引起低氧血症，严重的通气/血流比例失调也可导致CO_2潴留。

3. 弥散障碍 由于氧和二氧化碳通透肺泡膜的能力相差很大，氧的弥散力仅为二氧化碳的1/20。病理状态下，弥散障碍主要影响氧交换，产生以缺氧为主的呼吸衰竭。

4. 氧耗量增加 发热、寒战、呼吸困难和抽搐等均增加氧耗，正常人此时借助增加通气量以防止缺氧的发生。而COPD患者在通气功能障碍基础上，如出现氧耗量增加的因素，则可出现严重的缺氧。

(二) 缺氧和二氧化碳潴留对机体的影响

1. 对中枢神经系统的影响　大脑皮质对缺氧非常敏感，轻度缺氧可引起注意力不集中、智力减退。中重度缺氧可引起头痛、定向力和记忆力障碍、精神错乱、嗜睡甚至意识丧失和昏迷。

二氧化碳潴留对中枢神经起抑制作用，但轻度的二氧化碳潴留能够兴奋皮质，引起精神兴奋、烦躁不安等症状，随着潴留的加重，中枢神经处于麻醉状态，表现为嗜睡、昏迷、抽搐和呼吸抑制等。缺氧和二氧化碳潴留均可加重脑水肿、颅内压增高和神经细胞的损伤。

2. 对循环系统的影响　轻度缺氧和二氧化碳潴留，可使心率增快、心肌收缩力增强、心排血量增加。严重缺氧和二氧化碳潴留可引起心率变慢、心肌收缩力下降、心排血量减少、心律失常，甚至心脏停搏。缺氧可引起肺小动脉收缩、肺动脉高压。长期肺动脉高压引起右心负荷加重，导致肺源性心脏病。

3. 对呼吸系统的影响　缺氧时，位于颈动脉体和主动脉弓的外周化学感受器可产生兴奋，刺激呼吸中枢，加强呼吸运动。此反应在 PaO_2 低于 60mmHg 时明显，表现为呼吸频率和肺通气量增加。当 PaO_2 低于 30mmHg 时，抑制作用大于兴奋作用，表现为呼吸抑制。

二氧化碳是呼吸中枢兴奋剂，当 $PaCO_2$ 增高时，呼吸加深、加快，增加通气量。但长时间严重的二氧化碳潴留，会造成中枢化学感受器对二氧化碳的刺激作用发生适应和耐受。当 $PaCO_2$ 大于 80mmHg 时，呼吸中枢受到抑制，此时呼吸运动主要依靠低氧血症对颈动脉和主动脉弓的外周化学感受器的刺激。因此对这种患者进行氧疗时，氧浓度应小于 35%，如吸入高浓度氧会解除低氧血症对呼吸的刺激，造成呼吸抑制。

4. 对肾功能的影响　缺氧可引起肾血管收缩、肾血流量减少，导致肾功能不全，多为功能性。只要纠正缺氧，肾功能可较快恢复正常。

5. 对消化系统的影响　缺氧可使胃壁血管收缩，二氧化碳潴留可使胃酸分泌过多，出现胃肠黏膜糜烂、溃疡甚至出血。缺氧还可引起肝血管收缩、肝细胞变性，导致肝功能损害。随着缺氧的改善，多可恢复正常。

6. 对酸碱平衡和电解质的影响　二氧化碳潴留可导致呼吸性酸中毒，血 pH 值取决于 HCO_3^- 和 H_2CO_3 的比值，前者靠肾调节，后者靠呼吸调节，由于肾调节的时间为 1～3 天，较呼吸调节时间长，因此急性呼吸衰竭时血 pH 值迅速下降。在持续、严重的缺氧患者体内，组织细胞能量代谢受到抑制，乳酸和无机磷产生增多，导致代谢性酸中毒。此时患者表现为呼吸性酸中毒合并代谢性酸中毒。由于能量不足，钠泵受到损害，钾离子由细胞内转移至细胞外，钠离子和氢离子进入细胞内，造成细胞内酸中毒和高钾血症。

慢性呼吸衰竭时二氧化碳潴留发展较慢，肾通过减少 HCO_3^- 的排出维持 pH 值的正常。长期二氧化碳增高，HCO_3^- 也在较高水平，导致呼吸性酸中毒合并代谢性碱中毒，此外，在呼吸性酸中毒的基础上大量使用利尿剂，而钾补充不足，也会合并代谢性碱中毒的发生。

【临床表现】

除引起慢性呼吸衰竭原发病的症状和体征外，主要是缺氧和二氧化碳潴留引起的呼吸衰竭和多脏器功能紊乱的表现。

(一) 呼吸困难

是临床最早出现的症状，主要表现在呼吸节律、频率和幅度的改变。COPD 所致的呼吸衰竭，开始只表现为呼吸费力伴呼气延长，严重时则为浅快呼吸，因辅助呼吸肌的参与可表现为点头或提肩样呼吸。并发肺性脑病，二氧化碳“麻醉”时，则出现呼吸浅表、缓慢甚至呼吸停止。

（二）发绀

是缺氧的典型症状。由于缺氧使血红蛋白不能充分氧合，当动脉血氧饱和度<90%时，可在口唇、指端、耳垂、口腔黏膜等血流量较大的部位出现发绀。但因发绀主要取决于血液中还原血红蛋白的含量，故贫血患者即使血氧饱和度明显降低，也可无发绀表现，而COPD患者由于继发红细胞增多，即使血氧饱和度轻度减低也会有发绀出现。此外发绀还受皮肤色素及心功能的影响。

（三）神经和精神症状

缺氧和二氧化碳潴留均可引起精神症状。但因缺氧及二氧化碳潴留的程度、发生急缓及机体代偿能力的不同而表现不同。慢性缺氧多表现为记忆力减退，智力或定向力的障碍。急性严重缺氧可出现精神错乱、躁狂、昏迷、抽搐等症状。轻度二氧化碳潴留可表现为兴奋症状，如烦躁、夜间失眠而白天嗜睡（即昼睡夜醒）；严重二氧化碳潴留可导致肺性脑病的发生，表现为神志淡漠、肌肉震颤、抽搐、昏睡甚至昏迷。肺性脑病是典型二氧化碳潴留的表现，在肺性脑病前期，即发生二氧化碳“麻醉”状态之前，切忌使用镇静、催眠药，以免加重二氧化碳潴留，诱发肺性脑病。

（四）血液和循环系统

严重缺氧、酸中毒可引起心律失常、心肌损害、周围循环衰竭、血压下降。二氧化碳潴留可使外周浅表静脉充盈、皮肤红润、潮湿、多汗、血压升高，因脑血管扩张可产生搏动性头痛。COPD因长期缺氧、二氧化碳潴留，可导致肺动脉高压，右心衰竭。严重缺氧可导致循环淤滞，诱发弥散性血管内凝血（disseminated intravascular coagulation，DIC）。

（五）消化和泌尿系统

由于缺氧使胃肠道黏膜充血、水肿、糜烂、渗血，严重者可发生应激性溃疡引起上消化道出血。严重呼吸衰竭可引起肝、肾功能异常，出现谷丙转氨酶、血尿素氮升高。

【诊断】

根据患者有慢性肺部疾病史或其他导致呼吸功能障碍的疾病（如COPD、严重肺结核等），新近呼吸道感染史，以及缺氧、二氧化碳潴留的临床表现，结合动脉血气分析，不难做出诊断。

血气分析在呼吸衰竭的诊断及治疗中是必不可少的检查项目，不仅可以明确呼吸衰竭的诊断，并有助于了解呼吸衰竭的性质、程度，判断治疗效果，对指导氧疗、机械通气各种参数的调节，纠正酸碱失衡和电解质紊乱均有重要意义。

常用血气分析指标

1. 动脉血氧分压（PaO_2） 是物理溶解于血液中的氧分子所产生的分压力，是决定血氧饱和度的重要因素，反映机体氧合状态的重要指标。正常值95～100mmHg（12.7～13.3kPa）。随着年龄增长PaO_2逐渐降低。当PaO_2<60mmHg（8.0kPa）可诊断为呼吸衰竭。

2. 动脉血氧饱和度（SaO_2） 是动脉血中血红蛋白实际结合的氧量与所能结合的最大氧量之比，即血红蛋白含氧的百分数，正常值为96%±3%。SaO_2作为缺氧指标不如PaO_2灵敏。

3. pH值 pH值是反映体液氢离子浓度的指标。动脉血pH值是酸碱平衡中最重要的指标，它可反映血液的酸碱度，正常值7.35～7.45。pH值低于7.35为失代偿性酸中毒，大于 7.45 为失代偿性碱中毒。但 pH 值的异常并不能说明酸碱失衡的性质，即是代谢性还是呼吸性；pH 值在正常范围，不能说明没有酸碱失衡。

4. 动脉血二氧化碳分压（$PaCO_2$） 是物理溶解于血液中的二氧化碳气体的分压力。它是判断呼吸性酸碱失衡的重要指标，亦是衡量肺泡通气的可靠指标。正常值为 35～45mmHg（4.7～6.0kPa），平均 40mmHg（5.32kPa）。$PaCO_2$＞45mmHg（6.0kPa）提示通气不足。如是原发性的，为呼吸性酸中毒；如是继发性的，可以是由于代偿代谢性碱中毒而引起的继发性改变。如 $PaCO_2$＜35mmHg（4.7kPa），提示通气过度，可以是原发性呼吸性碱中毒，也可以是为了代偿代谢性酸中毒而引起的继发性改变。当 $PaCO_2$＞50mmHg 时，可结合 PaO_2＜60mmHg 诊断为呼吸衰竭（Ⅱ型呼吸衰竭）。

5. 碳酸氢离子（HCO_3^-） HCO_3^- 是反映代谢方面的指标，但也受呼吸因素的影响，$PaCO_2$增加时 HCO_3^- 也略有增加。正常值 22～27mmol/L，平均值 24mmol/L。

6. 剩余碱（BE） 只反映代谢的改变，不受呼吸因素影响。正常值为－3～＋3mmol/L。血液偏碱时为正值，偏酸时为负值，BE＞＋3mmol/L 为代谢性碱中毒，BE＜－3mmol/L为代谢性酸中毒。

7. 缓冲碱（BB） 是指 1L 全血（以 BBb 表示）或 1L 血浆（以 BBp 表示）中所有具有缓冲作用的阴离子总和，正常值：42mmol/L（40～44mmol/L）。

【治疗】

（一）保持气道通畅

是纠正呼吸衰竭的重要措施。

1. 清除气道分泌物 鼓励患者咳嗽，对于无力咳痰或意识障碍者应加强呼吸道护理，帮助翻身拍背。

2. 稀释痰液、化痰祛痰 痰液黏稠不易咳出者给予口服化痰祛痰药（盐酸氨溴索 15mg，每日 3 次）或雾化吸入药物治疗。

3. 解痉平喘 对有气道痉挛者，可雾化吸入 β_2受体激动剂或异丙托溴胺，口服氨茶碱（或静脉点滴）、沙丁胺醇（舒喘灵）、特布他林等。

4. 建立人工气道 经以上处理无效或病情危重者，应采用气管插管或气管切开，并给予机械通气辅助呼吸。机械通气的适应证：①意识障碍，呼吸不规则；②气道分泌物多而黏稠，不易排出；③严重低氧血症和（或）二氧化碳潴留，危及生命（如 PaO_2≤45mmHg，$PaCO_2$≥70mmHg）；④合并多器官功能障碍。在机械通气治疗过程中应密切观察病情，监测血压、心率，加强护理，随时吸痰，根据血气分析结果随时调整呼吸机治疗参数，预防并发症的发生。

（二）氧疗

吸氧是治疗呼吸衰竭必需的措施。

对于Ⅰ型呼吸衰竭，以缺氧为主，不伴有 CO_2潴留，应吸入较高浓度（＞35％）的氧，使 PaO_2提高到 60mmHg 或 SaO_2在 90％以上。对于既有缺氧又有二氧化碳潴留的Ⅱ型呼吸衰竭，则应持续低浓度吸氧（小于 35％），吸氧浓度％＝21＋4×氧流量（L/min）。因慢性呼吸衰竭失代偿者缺氧伴二氧化碳潴留是由通气不足所造成的，由于二氧化碳潴留，其呼吸中枢化学感受器对二氧化碳反应性差，呼吸的维持主要靠低氧血症对颈动脉窦、主动脉体化学感受器的驱动作用。若吸入高浓度氧，首先 PaO_2迅速上升，使外周化学感受器丧失低氧血症的刺激，解除了低氧性呼吸驱动从而抑制呼吸中枢，患者的呼吸变浅、变慢，$PaCO_2$随之上升，严重时可陷入二氧化碳“麻醉”状态。

（三）抗感染治疗

呼吸道感染是呼吸衰竭最常见的诱因，故病因治疗首先是根据敏感致病菌选用有效抗生素，积极控制感染。

（四）呼吸兴奋剂

慢性呼吸衰竭患者可酌情应用呼吸兴奋剂，剂量不宜偏大，因为呼吸兴奋剂的应用可增加机体耗氧量。常用的药物有洛贝林 15mg 或尼可刹米 1.125g 加入 5%的葡萄糖或生理盐水 500ml 静脉点滴。阿米三嗪 50～100mg，2 次／日口服，呼吸兴奋剂需在通畅气道的基础上应用。

（五）水、电解质紊乱和酸碱失衡的处理

多种因素均可导致慢性呼吸衰竭患者发生水、电解质紊乱和酸碱失衡。

1. 应根据患者心功能状态酌情补液。

2. 未经治疗的慢性呼吸衰竭失代偿的患者，常表现为单纯性呼吸性酸中毒（呼酸）或呼酸合并代谢性酸中毒（代酸），此时治疗的关键是改善通气，增加通气量，促进二氧化碳的排出，同时积极治疗代酸的病因，补碱不必太积极。如 pH 值过低，可适当补碱，先一次给予 5%碳酸氢钠 100～150ml 静脉点滴，使 pH 值升至 7.25 左右即可。因补碱过量有可能加重二氧化碳潴留。

3. 如经利尿剂、糖皮质激素等药物治疗，又未及时补钾、补氯，则易发生呼酸合并代谢性碱中毒（代碱），此时除积极改善通气外，应注意补氯化钾，必要时（血 pH 值明显增高）可补盐酸精氨酸（10%葡萄糖液 500ml＋盐酸精氨酸 10～20g），并根据血气分析结果决定是否重复应用。

【预防】

首先应加强慢性胸肺疾病的防治，防止肺功能逐渐恶化和呼吸衰竭的发生。已有慢性呼吸衰竭的患者应注意预防呼吸道感染。

【预后】

取决于慢性呼吸衰竭患者原发病的严重程度及肺功能状态。

第二节　急性呼吸衰竭

急性呼吸衰竭是指既往呼吸功能正常，由于某种突发因素，导致肺通气和（或）换气功能急剧下降，产生缺氧（或）二氧化碳潴留。

【病因】

1. 呼吸道阻塞性病变　重度或危重哮喘、异物吸入、喉头水肿等。

2. 胸肺疾病　严重感染、各种原因引起的急性肺水肿、急性大面积肺栓塞、胸部外伤、张力性气胸等。

3. 中枢神经及神经肌肉疾患　脑卒中、颅内感染、颅脑外伤、药物中毒等抑制呼吸中枢；吉兰-巴雷综合征、重症肌无力、多发性肌炎、周期性瘫痪累及呼吸肌，发生通气障碍。

4. 各种肺内或肺外的严重疾病引起的急性呼吸窘迫综合征，是一种特殊类型的急性呼吸衰竭（详见本章第三节）。

急性呼吸衰竭的病理生理、临床特点和诊断可参见慢性呼吸衰竭。

【治疗】

急性呼吸衰竭时，机体往往来不及代偿，所以需要及时救治。

1. 保持呼吸道通畅　出现呼吸停止时，立即进行现场抢救，通畅呼吸道是救治急性呼吸衰竭的必要条件。使患者仰卧，头后仰，下颌向前，口、会厌和气管处于同一平面上，迅速清除呼吸道分泌物，开始人工呼吸。口对口人工呼吸是一种简单有效的临时救治措施。必要时行气管插管或气管切开。如心脏停搏，应进行心肺脑复苏术。

2. 高浓度给氧　呼吸道通畅后立即吸入高浓度氧或纯氧，迅速改善组织氧合，是保护重要脏器和抢救成功的关键。但应注意避免长时间吸入高浓度氧，防止出现氧中毒，而发生急性肺损伤。

3. 病因治疗　急性呼吸衰竭抢救的同时，针对不同病因采取相应措施，此是治疗的根本。

第三节　急性呼吸窘迫综合征

急性呼吸窘迫综合征（acute respiratory distress syndrome，ARDS）是指由心源性以外的各种肺内外致病因素导致的急性、进行性缺氧性呼吸衰竭，过去称为“成人呼吸窘迫综合征”。ARDS 不是一个独立的疾病，作为连续的病理过程，其早期阶段为急性肺损伤（ALI）。重度的 ALI 即 ARDS（ARDS 是 ALI 的病情较严重的后期阶段）。其临床表现为呼吸频数和呼吸窘迫、顽固性低氧血症，后期常并发多脏器功能衰竭。ARDS 死亡率很高，虽然积极治疗，目前死亡率仍高达 50%～60%，是临床常见的急、重症之一。2012 年 ARDS 柏林定义取消了 ALI 命名，将本病统一称为 ARDS，ALI 相当于轻症的 ARDS。

【病因与发病机制】

（一）病因

根据在肺损伤中的作用，导致 ARDS 的原发病或高危因素可分为两类：

1. 直接肺损伤因素　严重肺感染（包括细菌、病毒和囊虫感染），胃内容物吸入，肺挫伤，吸入有毒气体，淹溺，氧中毒等。

2. 间接肺损伤因素　脓毒症，严重的非胸部创伤，急诊大量输血，重症胰腺炎，体外循环，弥散性血管内凝血（DIC）等。

（二）发病机制

目前尚未完全阐明。目前认为以上任一因素，均可引发肺内乃至全身过度的炎症反应，称为全身炎症反应综合征（SIRS），在全身炎症反应综合征中，肺是首位受累的靶器官。在炎症反应过程中，有许多炎症细胞及其释放的炎性介质和细胞因子发挥重要作用，使肺微血管通透性增高，导致渗透性肺水肿及透明膜的形成，出现顽固性缺氧和呼吸窘迫。

【病理和病理生理】

（一）病理改变

主要表现为肺微血管通透性增高而导致的肺泡渗出液中富含蛋白质的肺水肿及肺泡内透明膜形成。大体病理主要表现为全肺重量明显增加，呈暗红色或紫红色的肝样变。镜下可见间质及肺泡充血水肿、炎性细胞浸润，肺泡内透明膜形成；肺血管充血、出血、微血栓形成；有肺不张及代偿性肺气肿等，可伴有肺间质纤维化。

（二）病理生理改变

由于广泛肺组织损伤，肺微循环障碍，使肺毛细血管通透性增加，表面活性物质减少，而发生肺水肿、肺不张，结果导致肺内动静脉分流增加，通气/血流比例失衡，氧弥散障碍和肺顺应性降低，最终导致进行性顽固性低氧血症。

【临床表现】

典型的症状为突发的呼吸频数、极度呼吸困难，即呼吸窘迫；不同程度的咳嗽、少痰，晚期可咳出典型的血水样痰；极度烦躁不安，出汗，有顽固性低氧血症（即不断提高吸氧浓度，甚至吸入纯氧或间歇正压给氧亦难以纠正的缺氧），可表现为神志恍惚或淡漠。体征：早期呼吸频率加快，随病情进展，出现吸气“三凹征”，口唇、甲床发绀。晚期肺部闻及支气管呼吸音、细小水泡音。

【实验室检查和其他检查】

（一）X线检查

早期胸片可无异常或仅见肺纹理增多。继而出现两肺弥漫性大小不等、边缘模糊的斑片状密度增高的浸润性阴影。晚期则表现两肺或其大部分呈均匀密度增高浸润影，呈磨玻璃样变，支气管充气征明显，心缘不清或消失。后期可有不同程度的肺间质纤维化。

此外，应注意并发症的X线改变，机械通气时应注意气压伤，如气胸、纵隔气肿。病程超过一周者，大多合并肺部感染，表现为肺泡浸润性病变，亦可有多发性脓肿形成。

（二）血气分析

低氧血症是突出的表现。PaO_2多<60mmHg（8.0kPa），有进行性下降趋势时，即应警惕。氧合指数（动脉血氧分压/吸入气氧浓度分数）降低是诊断ARDS的必要条件，正常值为400～500mmHg，ARDS时≤300mmHg。

【诊断】

根据ARDS柏林定义，满足以下4项条件才可诊断为ARDS。

1. 明确诱因下1周内出现的急性或进展性呼吸困难。

2. 胸部X线平片/胸部CT显示双肺浸润影，不能完全用胸腔积液、肺叶/全肺不张和结节影解释。

3. 呼吸衰竭不能完全用心力衰竭和液体负荷过重解释。如果临床没有危险因素，需要用客观检查（如超声心动图）来评价心源性水肿。

4. 低氧血症 根据动脉血氧分压/吸入气氧浓度分数（PaO_2/FiO_2）确立ARDS诊断，按严重程度分为轻度、中度和重度3种。需要注意的是氧合指数中PaO_2的监测都是在呼气末气道内正压通气/持续气道正压通气（PEEP/CPAP）不低于5cmH_2O的条件下测得；所在地海拔高于1000m时，需对PaO_2/FiO_2进行校正，校正后的PaO_2/FiO_2=（PaO_2/FiO_2）×(所在地大气压值/760)。

轻度：200mmHg<PaO_2 / FiO_2≤300mmHg

中度：100mmHg<PaO_2 / FiO_2≤200mmHg

重度：PaO_2 / FiO_2≤100mmHg

【鉴别诊断】

ARDS的突出临床征象为肺水肿和呼吸困难，因此临床必须与相关疾病进行鉴别诊断。如心源性肺水肿，根据其基础心脏病的病史、体征，咳大量粉红色泡沫样痰，卧位呼吸困难加重，两肺湿啰音多在肺底部，结合X线胸片呈蝶翼状高密度阴影不难鉴别。此外还须与急性肺栓塞、自发性气胸等鉴别。

【治疗】

ARDS是一种危重症疾病，需积极处理。目前治疗ARDS的主要方法有以下几种。

1. 积极治疗原发病　针对原发病采取有效的措施，如纠正休克、应用有效抗菌药物积极控制感染等。在治疗过程中，应动态监测呼吸、循环、水、电解质、酸碱平衡及基础疾病。

2. 氧疗　在保证 PaO_2 迅速提高到60mmHg或血氧饱和度达90%以上的前提下，尽量降低吸氧浓度。Ⅰ型呼吸衰竭的主要问题为氧合功能障碍而通气功能正常，所以高浓度给氧不会引起二氧化碳潴留。对于高碳酸血症的急性呼吸衰竭，需要将给氧浓度调到达到上述氧合目标的最低值。

3. 机械通气治疗　是纠正缺氧的主要措施。鼻塞（导管）和面罩吸氧大多无效，当 $FiO_2>0.50$，$PaO_2<60mmHg$ (8.0kPa)，动脉血氧饱和度<90%时，应给予机械通气。目前治疗ARDS的呼吸模式都与PEEP（呼气末气道内正压）联用，以改善通气效果，但PEEP本身不能防治ARDS，只是作为一种支持手段，延长患者的存活时间，为综合治疗赢得机会。

4. 加强液体管理，维持组织氧合　液体管理是ARDS治疗的重要环节。对于急性期患者，应保持较低的血管内容量，予以液体负平衡，一般在血压稳定的基础上，出入液量宜保持负平衡－500ml/d。此期不宜应用胶体液，以免其通过渗透性增加的肺泡-毛细血管膜，在肺泡和间质聚积，加重肺水肿。可酌情用利尿剂以减轻肺水肿。

5. 其他治疗　糖皮质激素，表面活性物质，吸入一氧化氮治疗疗效尚不明确。

【预防】

尽量避免可引起ARDS的高危因素，对有高危因素者，应注意监测。

【预后】

ARDS存活者，静息肺功能可恢复正常。中、晚期患者病死率高达60%，原发病影响预后，脓毒症、持续低氧血症和骨髓移植并发的ARDS预后差，脂肪栓塞引起的ARDS预后较好。

案例

患者，男性，45岁。重症肺炎患者，入院后次日病情加重，持续性呼吸困难，发绀，伴有烦躁。查体：脉搏118次/分，呼吸38次/分，端坐呼吸，精神差，双肺呼吸音粗，可闻及少量干湿啰音。心率118次/分，律齐，各瓣膜听诊区未闻及杂音。腹部未见异常。辅助检查：血气分析pH值7.35，PaO_2 80mmHg，$PaCO_2$ 33mmHg，FiO_2 40%。胸部CT示双肺纹理模糊，斑片状阴影，心胸比例正常。

问题与思考：

1. 患者目前诊断是什么？

2. 此患者的血气分析结果为什么显示只有低氧而没有二氧化碳潴留？

思考题

1. Ⅰ、Ⅱ型呼吸衰竭分别常见于哪些疾病？为什么？
2. 慢性呼吸衰竭的治疗原则是什么？
3. 如何进行血气分析检查？

（张　庆）

第十四章

肺血栓栓塞症

学习目标

【掌握】

1. 肺血栓栓塞症的临床表现。
2. 肺血栓栓塞症的诊断流程。
3. 肺血栓栓塞症的治疗原则。

【熟悉】

1. 肺血栓栓塞症的定义及鉴别诊断。
2. 肺血栓栓塞症主要辅助检查方法的临床意义。

【了解】

肺血栓栓塞症的病因、发病机制及病理。

肺血栓栓塞症（pulmonary thromboembolism，PTE）为来自静脉系统或右心的血栓阻塞肺动脉或其分支所致疾病，以肺循环和呼吸功能障碍为主要临床和病理生理特征。PTE为肺栓塞（PE）的最常见类型。

肺栓塞（pulmonary embolism，PE）是以各种栓子阻塞肺动脉系统为其发病原因的一组疾病或临床综合征的总称，包括肺血栓栓塞症、脂肪栓塞综合征、羊水栓塞、空气栓塞等。它是一种常见的、有潜在致命性的肺血管疾病，其发病率有逐年增高的趋势，死亡率高，但如果早期诊断和治疗得当，生存甚至完全恢复的可能性是很大的。

肺梗死（pulmonary infarction）是肺动脉发生栓塞后，其支配区域的肺组织因血流受阻或中断而发生坏死。

【病因】

肺血栓栓塞症的栓子的来源约70％～95％是由于深静脉血栓脱落后随血液循环进入肺动脉及其分支。深静脉血栓以下肢深部静脉和盆腔静脉血栓形成或血栓性静脉炎的血栓脱落为常见，其他如盆腔炎、腹部手术与分娩等，为促进局部静脉血栓形成与血栓性静脉炎的重要原因。极少数血栓来自右心房或右心室，如长期心房颤动右心房的附壁血栓、心内膜炎时肺动脉瓣的赘生物等均可脱落引起肺动脉栓塞。

PTE的危险因素包括任何可以导致静脉血液淤滞、静脉系统内皮损伤和血液高凝状态的因素。原发性危险因素由遗传变异引起。继发性危险因素包括骨折、严重创伤、手术、恶性肿瘤、口服避孕药、充血性心力衰竭、心房颤动、因各种原因的制动/长期卧床、长途航空或乘车旅行和高龄等。上述危险因素可以单独存在，也可同时存在。年龄可作为独立的危险因素，随着年龄的增长，PTE 的发病率逐渐增高。

【发病机制、病理】

肺栓塞栓子的大小有很大的差异，可单发或多发，一般多部位或双侧性的血栓栓塞更为常见。栓子阻塞肺动脉及其分支达一定程度后，通过机械阻塞作用，加之神经体液因素和低氧所引起的肺动脉收缩，使肺循环阻力增加，肺动脉高压，继而引起右心扩大与右心衰竭。右心室扩大致室间隔左移，使左心室功能受损，导致心排血量下降，进而引起体循环低血压或休克；主动脉内低血压和右心房压力升高，使冠状动脉灌注压下降，心肌血流减少，特别是右心室内膜下心肌处于低灌注状态。如栓子小，常可因血栓自溶和侧支循环形成等而无任何表现，也不留任何痕迹。

肺动脉栓塞后不仅引起血流动力学的改变，同时还可因栓塞部位肺血流减少，肺泡死腔量增大；肺内血流重新分布，通气血流比例失调；神经体液因素引起支气管痉挛；肺泡表面活性物质分泌减少，肺泡萎陷，呼吸面积减小；肺顺应性下降等因素导致呼吸功能不全，出现低氧血症和代偿性过度通气（低碳酸血症）或相对性低肺泡通气。

由于肺组织同时接受肺动脉、支气管动脉和肺泡内气体三重氧供，故肺动脉阻塞时较少出现肺梗死。如存在基础心肺疾病或病情严重，影响到肺组织的多重氧供，则可能导致肺梗死。

【临床表现】

临床表现的严重程度取决于栓子的大小、多少、所致的肺栓塞范围、发作的急缓程度，以及栓塞前的心肺状况。

（一）症状

1. 呼吸困难　是肺栓塞后最常见的症状，可伴有发绀。呼吸困难的程度和持续时间的长短与栓子的大小有关。栓塞较大时，呼吸困难严重且持续时间长，反复发生的小栓塞，可致多次发生突发的呼吸困难，呼吸困难的特征是浅而快速。

2. 咳嗽

3. 咯血　常为小量咯血，大咯血非常少见。

4. 胸痛　胸痛多为钝痛，较大的栓塞可有胸部夹板感。若表现为胸骨后压迫性痛，可能为肺动脉高压或右心室缺血所致。有时胸痛可类似心绞痛，可能因冠状动脉痉挛引起供血不足所致。也可出现与呼吸有关的胸膜性疼痛。

5. 晕厥　多由于巨大栓塞所致，晕厥与脑供血不足有关。

6. 休克　多由巨大栓塞引起，患者常烦躁、焦虑、出冷汗等，严重者可猝死。

（二）体征

最常见的体征是呼吸急促，呼吸频率＞20 次/分，发热，发绀，肺部啰音，哮鸣音，胸膜摩擦音，心动过速，奔马律，血管杂音。

1. 肺部体征　肺大块梗死区叩诊浊音，呼吸音减弱或伴有干、湿啰音。如病变累及胸膜，可出现胸膜摩擦音和胸腔积液体征。

2. 心脏体征　心动过速常是肺栓塞的唯一及持续存在的体征。大块肺栓塞患者，胸骨左缘有奔马律、三尖瓣关闭不全杂音，心界向左扩大。肺动脉瓣区第二心音亢进，并有收缩期和舒张早期杂音。可有心律失常，如房性、室性期前收缩，心房扑动，心房颤动等，亦可发生心脏骤停。右心衰竭时，有颈静脉怒张，肝大并有压痛，可出现黄疸，双下肢水肿。

3. 部分患者可有血栓性静脉炎的体征。

【辅助检查】

1. 动脉血气分析　常表现为低氧血症，低碳酸血症，部分患者的结果可以正常。

2. 心电图　大多数病例表现为非特异性的心电图异常。心电图的动态改变较之静态异常对于诊断具有更大意义，较为多见的是 V_1～V_4 的 T 波改变和 ST 段异常；部分病例可出现 $S_Ⅰ$ $Q_Ⅲ$ $T_Ⅲ$ 征（即Ⅰ导联 S 波加深，Ⅲ导联出现 Qr 波及 T 波倒置）；其他心电图改变包括完全或不完全右束支传导阻滞、肺型 P 波、电轴右偏、顺钟向转位等。

3. 胸部 X 线片、螺旋 CT 和电子束 CT 扫描　胸部 X 线片多有异常表现，但缺乏特异性。可表现为：①区域性肺血管纹理变细、稀疏或消失，肺野透亮度增加；②肺野局部浸润性阴影，尖端指向肺门的楔形阴影，肺不张或膨胀不全；③右下肺动脉干增宽或伴截断征，肺动脉段膨隆以及右心室扩大征；④患侧横膈抬高，少至中量胸腔积液征等。仅凭 X 线胸片不能确诊或排除肺栓塞，但在提供疑似肺栓塞线索和除外其他疾病方面具有重要作用。

胸部 CT 肺动脉造影能够发现段以上肺动脉内的栓子，是确诊肺栓塞的手段之一。CT 扫描还可以同时显示肺及肺外的其他胸部疾病。电子束 CT 扫描速度更快，可在很大程度上避免因心跳和呼吸的影响而产生的伪影。

4. 超声心动图　在诊断和除外其他心血管疾病方面有重要价值。可以发现肺动脉高压、右心室高负荷和肺源性心脏病的征象，提示或高度怀疑肺栓塞；若在右心房或右心室发现血栓，同时患者临床表现符合肺栓塞，可以做出诊断；超声检查偶可因发现肺动脉近端的血栓而确定诊断。

5. 血浆 D-二聚体（D-dimer）　D-二聚体是交联纤维蛋白在纤溶系统作用下产生的可溶性降解产物。对急性肺栓塞有排除诊断价值。若其含量低于 500μg/L，可基本除外急性 PTE。

6. 核素肺通气/灌注扫描　是肺栓塞重要的诊断方法。典型征象是：呈肺段分布的肺灌注缺损，并与通气显像不匹配。因影响的疾病较多，所以结果判断较复杂，需结合临床。一般可将结果分三类：①高度可能，其征象为至少一个或更多叶段的局部灌注缺损，而该部位通气良好或 X 线胸片无异常；②正常或接近正常；③非诊断性异常，其征象介于高度可能与正常之间。

7. 肺动脉造影　为诊断肺栓塞的经典方法。是一种有创检查，发生致命性或严重并发症的可能性分别为 0.1%和 1.5%，应严格掌握其适应证。

8. 深静脉血栓的辅助检查　有超声技术、肢体阻抗容积图（IPG）、放射性核素静脉造影和静脉造影等。

【诊断与鉴别诊断】

（一）根据临床情况疑诊 PTE

存在危险因素，特别是多个危险因素，临床上出现不明原因的呼吸困难、胸痛、晕厥、休克、单或双侧不对称的下肢水肿、疼痛者，结合 X 线片、心电图、动脉血气可疑诊。宜尽快进行 D-二聚体检查以除外诊断，进行超声检查（包括下肢超声）协助 PTE 诊断和排除其他疾病。

（二）对疑诊病例进一步检查下列项目明确诊断

核素肺通气/灌注扫描，结果高度可能，可诊断 PTE（90%）；结果正常或接近正常时可基本除外 PTE；结果为非诊断性异常需进一步检查。

螺旋CT、电子束CT、MRI有助于发现肺动脉内的血栓，有人建议将螺旋CT列为一线确诊手段。

肺动脉造影为金标准。

确诊后的患者要进一步检查危险因素。

（三）临床诊断分类

1. 急性肺血栓栓塞

高危（大面积）PTE：临床上以休克和低血压为主要表现，即体循环血压＜90mmHg和（或）较基础值下降幅度＞40mmHg持续15min以上，须除外其他原因所致的休克。

中危（次大面积）PTE：非大面积PTE，一部分患者出现超声下右心室运动功能减弱，或临床上出现右心功能不全表现。

低危（非大面积）PTE：血流动力学稳定，无右心功能不全和心肌损伤。

应与急性心肌梗死、ARDS、肺炎、胸膜炎、支气管哮喘、自发性气胸等鉴别。

2. 慢性血栓栓塞性肺动脉高压

若肺动脉内血栓未完全溶解，或反复发生PTE，则可能形成慢性血栓栓塞性肺动脉高压（chronic thromboembolic pulmonary hypertension，CTEPH）。

【治疗】

病情危重，须积极抢救。

（一）一般治疗

1. 严密监测生命体征、心电图　大面积PTE患者应收入监护病房，绝对卧床，防止栓子再次脱落。保持大便通畅。对症处理疼痛、发热。

2. 呼吸循环支持治疗　低氧血症给予吸氧治疗，严重呼吸衰竭时用无创面罩机械通气或气管插管通气，避免气管切开，以免影响溶栓抗凝治疗。对右心功能不全，心排血量下降但血压尚正常者给予一定的肺血管扩张和正性肌力药物，如多巴酚丁胺和多巴胺；出现血压下降者可增大多巴酚丁胺和多巴胺的剂量或用间羟胺、肾上腺素治疗。

（二）溶栓治疗

可迅速溶解血栓，恢复肺组织再灌注，改善右心功能，降低死亡率。溶栓主要适用于两周内的新鲜血栓栓塞，用于高危PTE患者，中危PTE患者无禁忌证可考虑溶栓治疗，但适应证仍待确定。

溶栓治疗的绝对禁忌证：有活动性内出血；近期自发性颅内出血。相对禁忌证：2周内的大手术、分娩、器官活检或不能压迫止血部位的血管穿刺；3个月内的缺血性卒中；10天内的胃肠道出血；血小板计数低于100×10^9/L；妊娠；细菌性心内膜炎及出血性疾病。

常用溶栓方案：①尿激酶2×10^4 IU/kg持续静脉滴注2h；②尿激酶负荷量4400IU/kg，静脉注射10min，随后以2200IU/（kg·h）持续静脉滴注12h；③重组组织型纤溶酶原激活剂（rt-PA）50～100mg持续静脉滴注2h。使用尿激酶溶栓期间不可同用肝素。溶栓治疗结束后，应每2～4h测定一次凝血酶原时间（PT）或活化部分凝血酶原时间（APTT），当其水平低于正常值的2倍，即应重新开始规范的肝素治疗。溶栓治疗的主要并发症为出血。

（三）抗凝治疗

可有效地防止血栓再形成和复发，是肺栓塞和深静脉血栓的基本治疗方法。常用的抗凝药物为肝素、低分子肝素和华法林。

肝素的推荐用法：2000～5000IU或按80IU/kg静脉注射，然后以18IU/(kg·h)持续静脉滴注。在开始治疗后的最初24h内每4～6h测定APTT，根据APTT调整剂量，尽快使APTT达到并维持于正常值的1.5～2.5倍。亦可应用低分子肝素。肝素一般用到临床情况平稳，通常7～10天，肝素开始应用48h后加用口服抗凝剂，至少重叠4天，华法林成人首次剂量约为4mg，以后调整剂量使凝血酶原时间延长到1.5～2.5倍，凝血酶原活动度降到30%～40%，国际标准化比值（INR）为2.0～3.0，口服抗凝药的疗程为3～6个月，并发肺动脉高压和肺心病者，疗程延长。亚急性感染性心内膜炎、恶性高血压、脑血管病、近期手术及有潜在出血性疾病患者忌用。

（四）DVT的治疗

约70%～90%急性肺栓塞的栓子来源于DVT的血栓脱落，特别是下肢深静脉尤为常见。DVT的治疗原则是卧床，患肢抬高，溶栓（急性期），抗凝，消炎及使用抗血小板聚集药物等。为防止血栓脱落肺栓塞再发，可于下腔静脉安装滤器，同时抗凝。

（五）手术治疗

肺动脉血栓摘除术适用于：①大面积肺栓塞，肺动脉主干或主要分支次全阻塞，不合并固定性肺动脉高压（尽可能通过血管造影确诊）；②有溶栓禁忌证者；③经溶栓和其他积极的内科治疗无效者。

【预防】

消除静脉血栓形成的条件，是预防本病发生的关键，对长期卧床、术后、老年、肥胖、肿瘤、静脉疾病、心力衰竭、过去曾有静脉血栓形成史的人群，处于产褥期的妇女等易形成血栓的患者，应早期预防下肢静脉血栓形成，以减少肺栓塞的发生。术后患者早期下床活动，保持大便通畅，避免突然用力。

【预后】

肺栓塞部位的多少以及原有心肺功能情况决定预后。

案例

患者男性，52岁，教师。因胸闷气短30天，双下肢水肿15天就诊。活动、长距离行走、上楼梯时胸闷发作，休息数分钟后缓解，左下肢水肿重于右下肢，伴有腹胀、食欲不振。体格检查：体温36℃，脉搏96次/分，呼吸20次/分，血压100/60mmHg。口唇发绀，双肺叩诊呈清音，双肺呼吸音清晰，未闻及干湿啰音。心界不大，心率96次/分，律齐，$P_2>A_2$。腹部平坦，无压痛，肝、脾未触及。双下肢指凹性水肿，左侧小腿部周径较右侧增粗15mm。超声心动图示右心扩大、肺动脉高压。血浆D-二聚体：1.72mg/L。CT肺动脉造影示右肺动脉血栓栓塞。

初步诊断：肺血栓栓塞症

问题与思考：

1. 患者出现呼吸困难的原因是什么？
2. 静脉血栓与动脉血栓的区别是什么？

思考题

1. 医院内哪些科室的患者需警惕肺血栓栓塞症的发生？
2. 目前最常用的确诊肺血栓栓塞症的辅助检查是什么？
3. 大多数肺血栓栓塞症患者的治疗方法是什么？可使用哪些药物？
4. 针对肺血栓栓塞症的预防，我们可以做哪些工作？

（庞桂芬）

第十五章

睡眠呼吸暂停低通气综合征

学习目标

【掌握】

1. 睡眠呼吸暂停低通气综合征的概念。
2. 睡眠呼吸暂停低通气综合征的分型。
3. 睡眠呼吸暂停低通气综合征的诊断。
4. 睡眠呼吸暂停低通气综合征的治疗。

【熟悉】

1. 睡眠呼吸暂停低通气综合征的病因。
2. 睡眠呼吸暂停低通气综合征的发病机制。
3. 睡眠呼吸暂停低通气综合征的严重度分级。
4. 睡眠呼吸暂停低通气综合征的并发症。

【了解】

睡眠呼吸暂停低通气综合征的流行病学。

睡眠呼吸暂停低通气综合征（sleep apnea hypopnea syndrome，SAHS）是指在每夜7h睡眠过程中呼吸暂停和（或）低通气反复发作30次以上或睡眠呼吸暂停低通气指数（apnea hypopnea index，AHI）≥5次/小时并伴有白天嗜睡等临床症状。呼吸暂停是指睡眠过程中口鼻呼吸气流消失或明显减弱（较基线幅度下降>90%），持续时间≥10s。低通气是指睡眠过程中口鼻气流较基础水平降低≥30%伴动脉血氧饱和度（SaO_2）减低≥4%；或口鼻气流较基础水平降低≥50%伴动脉血氧饱和度（SaO_2）减低≥3%，持续时间≥10s。

睡眠呼吸暂停综合征分为三型：①阻塞型（obstructive sleep apnea syndrome，OSAS）：呼吸气流消失大于10s，但胸腹式呼吸运动仍然存在；②中枢型（central sleep apnea syndrome，CSAS）：呼吸气流消失时间大于10s，而且没有胸腹呼吸运动；③混合型（mixed sleep apnea syndrome，MSAS）：呼吸暂停过程中先出现中枢型呼吸暂停，继之出现阻塞型呼吸暂停。目前将MSAS归为OSAS，临床上以阻塞型最为常见（图2-15-1至图2-15-3）。

SAHS严重程度划分标准为：轻度：AHI 5～15次/小时，最低SaO_2 85%～90%；中度AHI>15～30次/小时，80%≤最低SaO_2<85%；重度：AHI>30次/小时，最低SaO_2<80%。

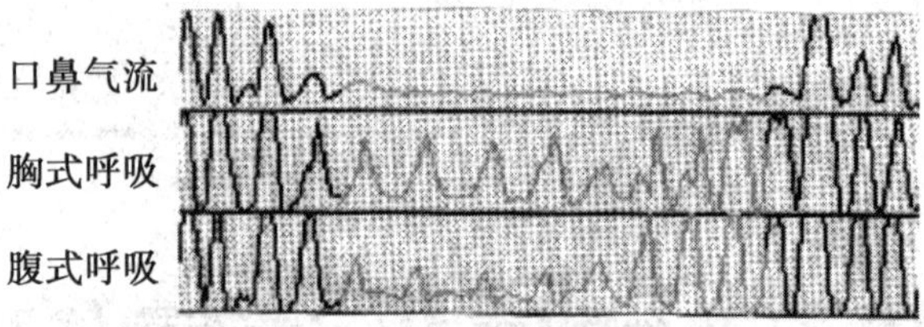

图 2-15-1 阻塞型睡眠呼吸暂停综合征

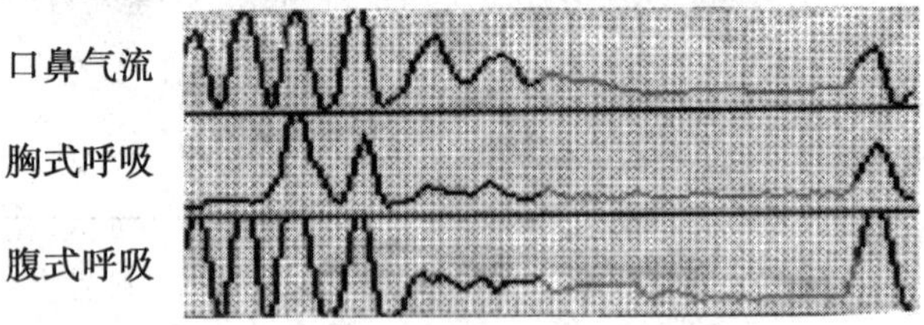

图 2-15-2 中枢型睡眠呼吸暂停综合征

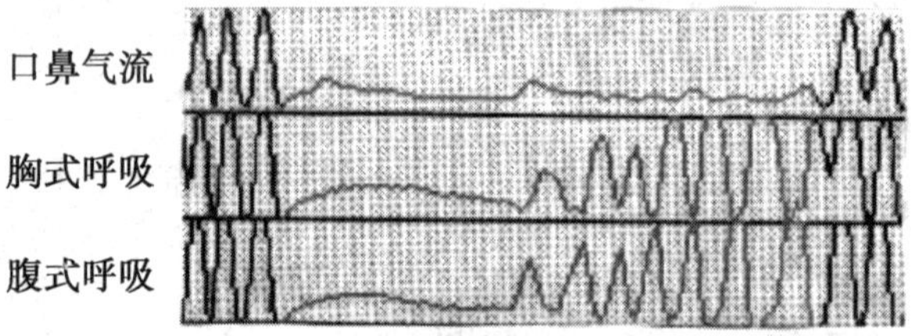

图 2-15-3 混合型睡眠呼吸暂停综合征

【流行病学】

阻塞型睡眠呼吸暂停低通气综合征（obstructive sleep apnea hypopnea syndrome，OSAHS）是一种常见但是不被大众广泛认识的疾病。欧美国家中成人 OSAHS 的患病率约为 2%～4%，我国的大规模流行病学调查显示，OSAHS 的患病率约为 3.5%～4.8%，老龄、肥胖、吸烟、饮酒和 OSAHS 的发生密切相关，但是 65 岁以上的老年人 OSAHS 的患病率和年龄的相关性不再明显。男性患病率高于女性，但绝经期后的女性患病率和男性差异不大。尤为值得注意的是 OSAHS 不仅仅是单纯的上气道阻塞疾病，大量文献显示它是高血压、冠心病、脑卒中、糖尿病等疾病的独立危险因素。

【病因】

（一）阻塞型睡眠呼吸暂停

睡眠中在吸气时胸腔负压的作用下，软腭、舌根坠入咽腔紧贴咽后壁，造成上气道阻塞是引起阻塞型睡眠呼吸暂停的主要原因，多见于：①肥胖者；②鼻部疾病（如鼻瓣弹性下降、过敏性鼻炎、鼻中隔偏曲、鼻息肉等）；③腺样体增殖；④巨舌、扁桃腺肥大、咽壁肥厚、咽肌张力减退；⑤下颌僵硬、先天性小颌；⑥颈部肿瘤的压迫、颅底发育异常、淋巴瘤、内分泌疾病（如肢端肥大症、甲状腺功能减退症）等。

（二）中枢型睡眠呼吸暂停

病理性中枢型睡眠呼吸暂停可见于①神经系统病变：脊髓前侧切断术、血管栓塞或双侧后侧脊髓的病变；②自主神经功能异常：如家族性自主神经异常、胰岛素相关的糖尿病；③肌肉病变：如膈肌病变、肌强直性营养不良、肌病等；④脑脊髓的异常：如枕骨大孔发育畸形、脊髓灰质炎、外侧延髓综合征、脑炎；⑤充血性心力衰竭等。

【发病机制】

（一）阻塞型睡眠呼吸暂停

其发病机制与上气道肌肉因素、神经及体液因素有关。

1. 肌肉因素 上气道的翼状肌、腭帆张肌、颏舌肌、颏舌骨肌和胸骨舌骨肌等肌群均接受吸气时相的神经控制，引起咽腔的开放，吸气时咽部的负压增加、气道扩张和外展肌群张力减低则发生上气道阻塞。此外，与躯体肌肉相比，它们属于中等疲劳肌，易发生肌疲劳和肌松弛。

2. 神经因素 上气道受自主和随意两种不同的神经系统控制，自主神经起源于脑桥和延髓，随意神经起源于皮质和皮质下，神经支配异常时会引起气道阻塞。

3. 体液、内分泌因素 阻塞型睡眠呼吸暂停多见于男性、绝经期妇女、肥胖、肢端肥大症、甲状腺功能减退症或注射睾酮的患者，推测发病可能与体液、内分泌紊乱有关。

（二）中枢型睡眠呼吸暂停

①由醒觉转入睡眠时，呼吸中枢对各种不同的呼吸刺激反应性减低；②中枢神经系统对低氧血症和其他病理状态下引起的呼吸反馈控制不稳定；③呼气与吸气转换机制异常等。

【病理生理学及并发症】

睡眠呼吸暂停低通气综合征患者睡眠时发生间断的呼吸暂停及低通气，导致反复的低氧血症和高碳酸血症，血液 pH 值下降。严重者可导致神经调节功能失衡，儿茶酚胺、肾素-血管紧张素、内皮素分泌增加，内分泌功能紊乱及血流动力学等改变，造成组织器官缺血、缺氧，多系统、多器官功能障碍。现已证实是高血压、冠心病、心肌梗死及脑卒中等发病的危险因素（见图 2-15-4）。

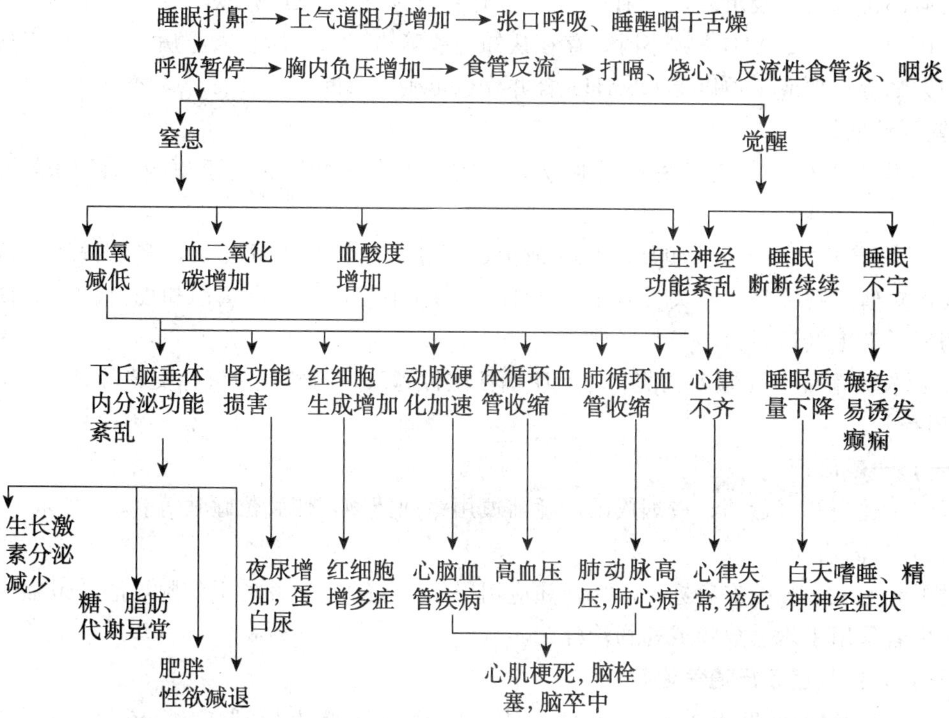

图 2-15-4 睡眠呼吸暂停低通气综合征的病理生理学及并发症

【临床表现】

（一）白天临床表现

1. 嗜睡　看电视、开会、坐车、开车、听课时不可抑制地睡眠。

2. 认知行为异常　注意力不集中，记忆力、判断力和反应能力下降。

3. 疲乏无力、头脑昏昏沉沉，醒后无清醒感。

4. 晨起口干、头痛、头晕。

（二）夜间临床表现

1. 有响亮而不均匀的打鼾声，用口呼吸，睡眠过程中出现呼吸停止现象。

2. 睡眠时异常动作，频繁甩动肢体，肢体抽动，多为单侧下肢或上肢规律抽动。

3. 大汗，常可湿透睡衣、床单，并不是因为房间太热或体温太高，而是由于憋气、用力呼吸、缺氧所致。

4. 夜尿增多　夜尿 3～5 次。

当然，并不是每个患者都具备以上特点，特别是在病情较轻时，患者本人常常浑然不觉，其配偶、儿女、朋友常常最有机会观察到患者呼吸暂停的发作。

（三）体征

超重或肥胖、下颌畸形、鼻甲肥大或鼻息肉、鼻中隔偏曲、扁桃体和腺样体肥大等。

【诊断】

主要根据病史、体征和多导睡眠图检查（polysomnography，PSG），PSG 是诊断 OSAHS 的金标准。临床有典型的夜间睡眠打鼾伴呼吸暂停、日间嗜睡等症状，查体可见上气道任何部位的狭窄及阻塞，AHI＞5 次/小时者可诊断 OSAHS；对于日间嗜睡不明显者，AHI≥10 次/小时或 AHI≥5/小时，存在认知功能障碍、高血压、冠心病、脑血管疾病、糖尿病和失眠等 1 项或 1 项以上 OSAHS 合并症也可确立诊断。

【鉴别诊断】

1. 发作性睡病　是慢性睡眠性疾病，以嗜睡、发作性猝倒、睡瘫及入睡幻觉为临床特点。

2. 上气道阻力综合征　主要有白天疲劳、嗜睡、睡觉打鼾等症状，多导睡眠图检查可见反复而短暂的呼吸努力相关性觉醒，AHI＜5 次/小时，最低血氧饱和度＞92%。食管压力监测显示有上气道阻力的异常增加。

3. 原发性鼾症　无频繁觉醒，也无明确梗阻性睡眠呼吸暂停或气体交换异常。

【治疗】

（一）一般治疗

减肥，适当体育运动，戒烟戒酒，睡前慎用镇静药物，侧卧位睡眠等。

（二）病因治疗

对引起 OSAHS 的疾病进行治疗，如应用甲状腺素治疗原发性甲状腺功能减退症，肢端肥大症患者采用手术、放疗或药物治疗。

（三）无创气道正压通气治疗

是成人 OSAHS 患者的首选治疗方法。以持续气道正压通气（continuous positive airway pressure，CPAP）最为常用，CO_2 潴留明显者建议使用双水平气道正压通气（bi-level positive airway pressure，BiPAP）。适应证：①中、重度 OSAHS 患者；②轻度 OSAHS 患者但症状明显（如白天嗜睡、认知障碍、抑郁等），合并或并发心脑血管疾病和糖尿病等；③经过手术等其他治疗后仍效果不佳；④OSAHS 合并 COPD 者，即“重叠综合征”；⑤OSAHS 患者的围术期治疗。

（四）口腔矫治器

适用于单纯鼾症及轻中度的 OSAHS 患者，特别是有下颌后缩者。不能耐受 CPAP、不能手术或手术效果不佳者可以试用。

（五）外科治疗

仅适用于手术确实可解除上气道阻塞的患者，可选用的手术方式包括悬雍垂腭咽成形术（uvulopalatopharyngoplasty，UPPP）及其改良术、下颌骨前徙颚前徙术及颌面部前徙加舌骨肌切断悬吊术，符合手术适应证者可考虑手术治疗。

（六）药物治疗

目前尚无疗效确切的药物。

案例

患者，男性，55 岁，1 年前体检时发现血压升高，当地医院诊为原发性高血压病，规律口服氨氯地平、依那普利等药物半年，血压控制不佳。查体：血压 160/100mmHg，超力体型，神清，颈部粗短，口咽部狭小，悬雍垂肥大下垂，双肺呼吸音清，未闻及干湿啰音。心率 86 次/分。腹部、神经系统检查未见异常。辅助检查：总胆固醇 10.63mmol/L，其他实验室检查未见异常，肾上腺、头颅 CT 未见异常。追问病史患者打鼾 20 年并伴有呼吸暂停，白天嗜睡、记忆力减退。

初步诊断：高血压病原因待查、SAHS 不除外。

问题与思考：

1. 如考虑为 SAHS 应进行哪些检查？哪种检查为诊断此病的金标准是什么？
2. 此患者应怎样治疗？

思考题

1. SAHS 导致各系统、器官损害的病理机制是什么？
2. 哪些人群为 SAHS 的高危人群？

（张　庆　王京娜）

第十六章

间质性肺疾病

学习目标

【掌握】

1. 间质性肺疾病的概念。
2. 间质性肺疾病的临床表现、诊断方法。

【熟悉】

特发性肺间质纤维化的临床表现、诊断及治疗要点。

【了解】

间质性肺疾病的病因、分类。

间质性肺疾病（interstitial lung disease，ILD）是一组异源性疾病，为主要累及肺间质、肺泡和（或）细支气管的肺部弥漫性疾病。ILD不是一种独立的疾病，包括二百多个病种。它们有一些共同的特点，其临床表现为进行性加重的呼吸困难、限制性通气功能障碍、弥散功能降低和低氧血症，影像学上为双肺弥漫性病变。多数可最终发展为弥漫性肺间质纤维化，导致呼吸衰竭而死亡。

第一节　概　述

【肺间质的概念】

- 肺组织
  - 肺实质
    - 各级支气管
    - 肺泡
  - 肺间质
    - 细胞（70%）
      - 叶间细胞
        - 成纤维细胞
        - 平滑肌细胞
        - 血管周围细胞
      - 炎症细胞 免疫活性细胞
        - 单核巨噬细胞
        - 淋巴细胞
        - 肥大细胞
    - 细胞外基质
      - 基质
      - 纤维组织
        - 胶原纤维
        - 弹力纤维

【发病机制】

间质性肺疾病确切的发病机制尚未明确，不同的ILD有着共同的规律，即其改变均从肺泡炎开始，在炎症的损伤和修复过程中导致肺间质纤维化的形成。按肺泡腔内炎症细胞及免疫活性细胞比例的不同，将肺泡炎分为两种类型：①中性粒细胞型肺泡炎，如特发性肺间质纤维化、家族性肺间质纤维化、胶原血管性疾病伴肺间质纤维化等；②淋巴细胞型肺泡炎，如肺结节病、过敏性肺泡炎及铍肺等。在肺泡炎的早期若能去除致病因素或接受有效的治疗，病变可以逆转；当炎症持续存在，造成肺泡壁结构破坏和纤维组织增生，最终导致不可逆的囊性肺间质纤维化。

【分类】

按发病的缓急可分为急性、亚急性和慢性。按病因明确与否分为两大类：一类为已知病因；另一类为未知病因，病因不明者又称为特发性或原发性间质性肺疾病（表2-16-1）。

表2-16-1　主要的间质性肺疾病分类

病因已明	病因未明
一、职业与环境	一、特发性间质性肺炎
1. 吸入无机粉尘（石棉沉着病、硅沉着病、尘埃沉着病等）	1. 特发性肺间质纤维化（IPF）
2. 吸入有机粉尘如过敏性肺泡炎	2. 非特异性间质性肺炎（NSPF）
3. 有害气体或烟雾（氮氧化物、二氧化硫、金属氧化物、烃化合物、二异氯甲苯等）	3. 隐源性机化性肺炎（COP）
二、药物	4. 急性间质性肺炎（AIP）
1. 抗肿瘤药物（博来霉素、丝裂霉素、白消安及氨甲蝶呤等）	5. 脱屑性间质性肺炎（DIP）
2. 心血管药物（胺碘酮、肼屈嗪等）	6. 呼吸性细支气管炎性间质性肺病（RB-ILD）
3. 抗癫痫药（苯妥英钠、卡马西平等）	7. 淋巴细胞性间质性肺炎（LIP）
4. 其他药物（呋喃妥因、水杨酸偶氮磺胺吡啶、海洛因、鸦片、口服降糖药物、口服避孕药物、三环类抗抑郁药等）	二、结节病
三、治疗诱发	三、结缔组织病相关的ILD
1. 氧中毒	1. 类风湿关节炎（RA）
2. 放射线照射	2. 进行性系统性硬化症（PSS）
四、感染（血行播散型肺结核、病毒性肺炎、肺囊虫感染、肺部真菌感染等）	3. 系统性红斑狼疮（SLE）
五、慢性心脏病（左心衰竭、心脏左至右分流）	4. 多发性肌炎/皮肌炎（PM/DM）
六、肿瘤（癌性淋巴管炎等）	5. 干燥综合征（Sjögren综合征）
七、ARDS恢复期	6. 混合性结缔组织病（MCTD）
八、其他（慢性肾功能不全、移植物抗宿主病等）	7. 强直性脊柱炎（AS）
	四、肺血管病相关的ILD
	韦氏（Wegener）肉芽肿病
	五、淋巴细胞增殖性疾病相关的ILD
	淋巴瘤样肉芽肿（血管中心性淋巴瘤）等
	六、肺淋巴管平滑肌瘤病（PLAM）
	七、遗传性疾病相关的ILD
	家族性肺间质纤维化、结节性硬化症、神经纤维瘤病等
	八、肺泡充填性疾病、肺泡微石症、肺含铁血黄素沉着症等
	九、其他ILD　淀粉样变性

【诊断】

1. 病史　职业性的接触史和用药史、发病过程、症状持续时间、病情进展速度、伴随症状、既往史及治疗经过等，是重要的诊断条件。

2. 胸部X线检查　往往是ILD的第一诊断线索，表现为两肺弥漫性的磨玻璃状、细网状、结节状，亦可呈多发片状或大片状阴影。随着炎症和纤维化的进展，后期可见区域性囊性变（蜂窝肺），大小4～10mm，此时患者已处于疾病的晚期。高分辨率CT（HRCT）是目前诊断ILD的重要手段之一。

3. 肺功能　以限制性通气功能障碍为主，表现为肺活量减少，肺总量明显减低，功能残气量和残气量减少。弥散功能和动脉血氧分压下降，低碳酸血症。

4. 支气管肺泡灌洗检查　也称"液体肺活检"。通过支气管肺泡灌洗液的细胞学、细菌学、生化及炎症介质的检测，根据其炎症免疫效应细胞的比例，将ILD分为：①淋巴细胞增多型；②中性粒细胞增多型。

5. 肺组织活检　通过支气管镜活检或外科肺活检（胸腔镜或开胸肺活检），对获得的肺组织进行病理学检查，是诊断ILD的重要手段。

第二节　特发性肺间质纤维化

特发性肺间质纤维化（idiopathic pulmonary interstitial fibrosis，IPF）是原因不明的以普通型间质性肺炎（UIP）为特征性病理改变的一种慢性、炎症性、纤维化性、间质性肺疾病。主要表现为弥漫性肺泡炎、肺泡单位结构紊乱和肺间质纤维化，导致肺功能损害和呼吸困难。好发于老年人。

【发病机制】

IPF的病因和发病机制尚不清楚。与环境污染、毒性物质的吸入、病毒或真菌感染、自身免疫、吸烟和遗传等因素有关；致病因素导致间质和肺泡内淋巴细胞、巨噬细胞和中性粒细胞增多，肺泡上皮损伤和上皮下基底膜破坏，肿瘤坏死因子-α、白介素-8等分泌增多，使肺泡壁损伤持续发展和异常修复。包括间质细胞增多，胶原蛋白异常代谢，成纤维细胞浸润、增生，产生新的基质蛋白，最终变成瘢痕组织。

【病理】

IPF的早期看到肺泡隔充血、炎性细胞浸润，进展区域可见肺泡毛细血管损伤、血管床减少，大量胶原纤维、成纤维细胞出现，终末表现为肺泡原有结构被完全破坏，气道囊性扩张（蜂窝肺）。以下肺和胸膜下区域明显，同一视野新老病变并存、轻重不一，与相对正常的肺组织并存。

【临床表现】

（一）症状

起病隐匿，中年以上多见，以进行性呼吸困难为最主要症状。其次为刺激性干咳，往往对镇咳药无效，继发感染时痰液增多并呈脓性。常伴有乏力、食欲减退、消瘦，部分患者伴有关节疼痛，发热和胸痛很少见。

（二）体征

呼吸浅快，80%的患者双肺底闻及Velcro啰音，约50%有杵状指（趾），晚期出现发绀、肺动脉高压、肺心病和右心功能不全等。

（三）辅助检查

1. X线胸片和 HRCT　早期表现为两肺弥散性磨玻璃样阴影。随着病情进展，可出现直径3～15mm大小的多发性囊状透光区（蜂窝肺），多分布于基底部、周边部或胸膜下区（图 2－16－1）。HRCT 显示中下肺野周边部的网状和蜂窝影（图 2－16－2）。

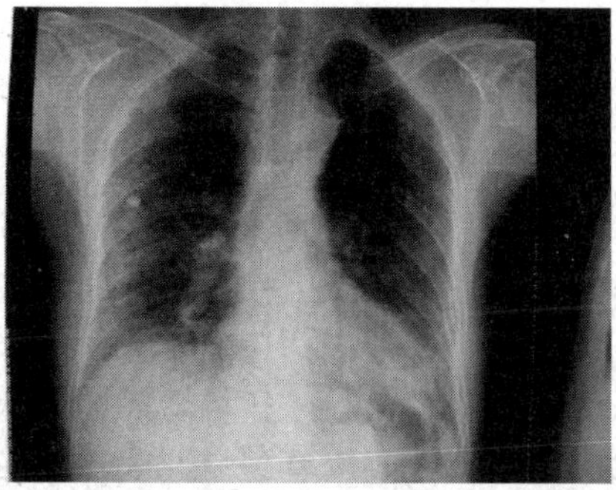

图 2－16－1　特发性肺间质纤维化患者的 X 线胸片示两肺野外 1/3 可见磨玻璃样阴影

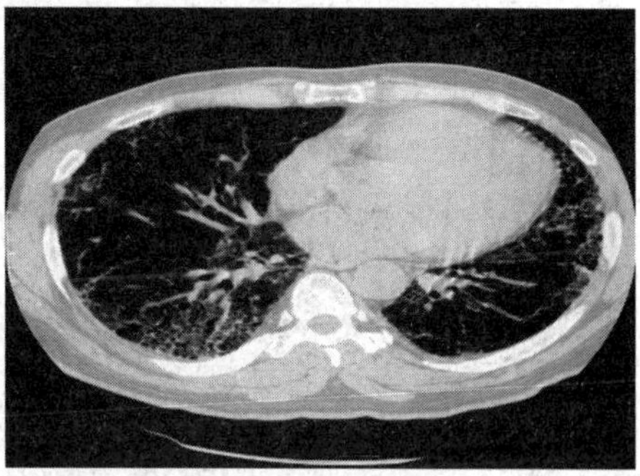

图 2－16－2　特发性肺间质纤维化患者的 HRCT 示双肺中下野周边部网状改变

2. 肺功能　包括限制性通气功能障碍和（或）气体交换障碍。

3. 支气管肺泡灌洗　其灌洗液中细胞总数增加，以巨噬细胞、中性粒细胞增加为主，部分有嗜酸性粒细胞增加，对皮质激素不敏感；少数以淋巴细胞增多为主，此时对激素敏感。

4. 其他　肺活检是确诊 IPF 的金标准。实验室检查为非特异性，类风湿因子、抗核抗体可为阳性，红细胞沉降率（血沉）增快，血清乳酸脱氢酶、谷草转氨酶增高。

【诊断】

诊断 IPF 的标准如下：

1. 肺组织病理学表现为 UIP 特点。

2. 除外其他已知病因所致的间质性肺疾病，如药物、环境因素和结缔组织疾病等所致的肺间质纤维化。

3. 肺功能异常，表现为限制性通气功能障碍和（或）气体交换障碍。

4. X 线胸片和 HRCT 可见典型的异常影像。

【治疗】

尚无满意的治疗效果，目前推荐的治疗方案为糖皮质激素联合环磷酰胺或巯唑嘌呤，具体用法如下：

1. 糖皮质激素　为主要治疗措施，泼尼松或其他等效剂量的糖皮质激素 0.5mg/(kg・d)（理想体重，以下同）口服 4 周，病情稳定后改为 0.25 mg/(kg・d)，口服 8 周；再减量至 0.125mg/(kg・d) 或 0.25mg/kg，隔日 1 次口服。

2. 环磷酰胺　按 2mg/(kg・d) 给药。开始剂量为 25～50mg 口服，每 7～14 天增加 25mg，直至最大量 150mg /d。

3. 巯唑嘌呤　按 2～3mg/(kg・d) 给药。开始剂量为 25～50mg，之后每 7～14 天增加 25mg，直至最大量 150mg/d。

4. 其他　N－乙酰半胱氨酸（NAC）推荐剂量 1.8g/d。秋水仙碱剂量 0.6 mg /d，口服。红霉素具有抗炎和免疫调节功能，主张小剂量 0.25 g/d 长期口服。

一般治疗 3 个月后观察疗效，如果患者耐受性好，无并发症和副作用，可继续治疗至少 6 个月以上。

案例

患者男，60 岁，活动后气短伴干咳 1 年，加重 1 周就诊。

患者于 1 年前无明显诱因出现活动后气短，上三层楼感呼吸困难，休息后缓解，伴干咳，无胸痛、咯血，无低热、盗汗。1 周前无明显诱因咳嗽较前加剧，无痰，轻微活动即感呼吸困难，无喘息、胸痛。

查体：神志清楚，精神欠佳，口唇发绀，双下肺可闻及吸气末捻发音，可见杵状指（趾），余未见异常。

实验室检查：血常规：WBC10.5×10^9/L，中性粒细胞 83%；红细胞沉降率（血沉）28mm/h；胸部 CT：双下肺胸膜下小叶间隔增厚，可见部分蜂窝肺和牵张性支气管扩张，有小片状的磨玻璃影。支气管肺泡灌洗液（右中叶）：细胞总数 1.2×10^6，细胞活性 85%，巨噬细胞 84%，淋巴细胞 3%，嗜中性粒细胞 10%。肺功能：FVC 占预计值（%）：53%；FEV_1/FVC：75%；FEV_1 占预计值（%）：80%。

初步诊断：特发性肺间质纤维化

问题与思考：

1. 支持诊断为特发性肺间质纤维化的症状、体征有哪些？
2. 为什么该患者出现杵状指（趾）？

思考题

1. 间质性肺疾病的概念是什么？
2. 特发性肺间质纤维化的临床表现有哪些？
3. 特发性肺间质纤维化的治疗要点有哪些？

（李海英）

第三篇　循环系统疾病

分篇主　编　杨　峥（保山中医药高等专科学校）

分篇编　委　李春华（承德医学院）

孙珎贤（承德医学院）

王　虹（承德医学院）

薛兆利（菏泽医学专科学校）

张世新（内蒙古医科大学）

单伟超（承德医学院）

昃　峰（北京大学医学部）

朱　丹（北京大学医学部）

第一章

总　论

学习目标

【掌握】

1. 循环系统疾病的病因。
2. 循环系统疾病的临床表现及诊断。

【熟悉】

1. 循环系统疾病的解剖生理概要。
2. 循环系统疾病的辅助检查。

【了解】

循环系统疾病的防治研究进展。

心脏、血管及调节血液循环的神经体液装置构成循环系统。血液在其中按一定方向流动，周而复始，将氧、营养物质、激素等运送到组织，又将代谢产物运走，使机体新陈代谢不断进行，维持生命活动，同时循环系统又具有内分泌功能，通过心肌细胞所特有的受体和信号传导系统，在调节心血管的功能方面有重要作用。

循环系统疾病包括心脏疾病及血管疾病，合称心血管疾病，是当今世界各国的常见病、多发病，严重威胁人民的健康。积极开展心血管疾病的预防和治疗及危险因素的干预具有重要的现实意义。

第一节　解剖生理概要

【心脏】

心脏是中空的肌性器官，位于胸腔中纵隔内偏左侧，外面裹以心包。心脏外形呈一倒置的前后略扁的圆锥形结构，有心底、心尖、胸肋面、膈面和左、右、下三个缘，前面大部分被胸膜及肺遮盖；后面与气管、食管、迷走神经及胸主动脉相邻；两侧为肺；下面为横膈。其所在的位置相当于第 2～6 肋软骨或第 5～8 胸椎之间的范围。整个心脏 2/3 偏在身体正中线的左侧。心脏是循环系统的动力器官，由于其有节奏地收缩与舒张，才能使血液循环维持正常。成人心脏由完全分隔的左右两部分组成，每部分又分为心房和心室，所以心脏有四个腔——左、右心房与左、右心室。左、右心房之间为房间隔，左、右心室之间为室间隔，房室之间有房室瓣，左心为二尖瓣，右心为三尖瓣，均通过腱索与乳头肌相连。心室射血主要靠心室肌的收缩来完成，心脏的收缩功能已较早地为人们所熟知。而心室舒张功能近年来才引起重视，决定心室舒张功能有三个因素：①心室主动松弛，此与肌浆网摄取 Ca^{2+} 的能力、游离 Ca^{2+} 水平降低速度有关；②室壁的顺应性；③心肌的僵硬度。若心室松弛缓慢，室壁顺应性差，心肌僵硬，就导致舒张功能障碍。

心脏有特殊的传导系统，包括窦房结、结间束、房室结、房室束（希氏束）及浦肯野纤维。了解心脏传导系统对于理解心电图和心律失常的诊治有重要意义。

【血管】

血管包括动脉、毛细血管和静脉三种，与心脏共同构成循环的管道系统。血管壁具有丰富的弹性纤维和平滑肌，这使血管能被动扩展和主动收缩。动脉壁含有肌纤维和弹力纤维，有弹性和张力，称为阻力血管。大动脉的中膜富含弹力纤维，当心脏收缩射血时，大动脉管壁扩张，当心室舒张时，管壁弹性回缩，继续推动血液；中、小动脉，特别是小动脉的中膜，平滑肌较发达，在神经支配下收缩和舒张，以维持和调节血压及调节其分布区域的血流量。毛细血管是血液和组织间液之间进行营养物质和代谢产物交换的场所，又称为功能血管。静脉主要汇集毛细血管的血液，将其回流至心脏，静脉管壁薄，容量大，又称为容量血管，大多数静脉其内膜反折，形成半月形的静脉瓣，以保障血液的向心回流。

【神经体液调节】

心脏虽有自律性，但仍受神经体液的调节。①交感神经通过兴奋心脏的肾上腺素能 β_1 受体，使心率增快和心肌收缩力增强。通过兴奋肾上腺素能 α 受体使周围血管收缩。交感神经主要与机体的应激性功能活动有关。②副交感神经通过兴奋乙酰胆碱能受体，使心率减慢，抑制传导，心肌收缩力减弱和周围血管扩张，主要与机体的能量储备有关。交感神经与副交感神经的功能是相互拮抗又相互协调的，在内分泌和肽能神经等其他因素配合下，使心脏随时适应机体内、外环境的变化，处于良好的功能状态。③激素、电解质和一些代谢产物是调节循环系统的体液因素，包括儿茶酚胺、钠、钙等起正性肌力的作用，而乙酰胆碱、钾、镁等起负性肌力作用。儿茶酚胺、肾素、血管紧张素、加压素、血栓烷 A_2 使血管收缩，而激肽、环磷腺苷、腺苷三磷酸、前列环素、组胺及酸性代谢产物使血管扩张。心脏本身分泌心钠素，具有利钠排尿、扩张血管、增加心肌收缩力、抑制肾素及醛固酮等作用。

在安静状态下，成人每分钟心排血量约 5L，运动时，心排血量可增加 4～6 倍，可见心脏有很大的储备能力。

第二节　病因及临床表现

【病因】

心血管疾病根据致病因素分为先天性和后天性两大类。

先天性心血管疾病（简称先心病）是心脏及大血管在胎儿期发育异常所致，病变可累及心脏各组织及血管。

后天性心血管疾病更多见，为出生后心脏受外来或机体内在因素作用下而致病。如动脉粥样硬化累及主动脉、冠状动脉、脑动脉、肾动脉、周围动脉，累及冠状动脉使管腔狭窄到一定程度可引起心肌缺血，称为冠状动脉粥样硬化性心脏病。较严重的反复感染如风湿热在急性期可引起心内膜、心肌和心包炎症，称为风湿性心脏炎，慢性期可损害心脏瓣膜，引起瓣膜狭窄和（或）关闭不全，称为风湿性心脏瓣膜疾病。长期的体循环动脉压增高，会引起很常见的高血压病乃至高血压心脏病。肺、肺血管或胸腔疾病引起肺循环阻力增高导致肺源性心脏病。还有一些其他疾病引起的心脏改变，如甲状腺功能亢进、甲状腺功能减退引起内分泌性心脏病，血液系统疾病引起贫血性心脏病，维生素 B_1 缺乏致营养代谢性心脏病等。自主神经功能失调引起心血管功能紊乱所致的心脏神经官能症在临床上并不罕见。

【临床表现】

（一）常见症状

1. 呼吸困难　心源性呼吸困难主要由左心和（或）右心衰竭引起，两者发生机制不同。左心衰竭所致呼吸困难较为严重，其主要原因是肺淤血，其特点为最初表现为劳力性呼吸困难，呼吸困难发生于较重的体力负荷时，休息后消失。随病情发展，可出现端坐呼吸与夜间阵发性呼吸困难，也称心源性哮喘，其机制包括：①睡眠时迷走神经兴奋性增高，冠状动脉收缩，心率变慢，心肌供血不足，使心肌收缩力进一步降低；②仰卧位时膈肌上抬，肺活量减少，静脉回流增加，加重了心脏前负荷。临床上心源性哮喘需与支气管哮喘鉴别。

2. 心悸　在安静状态下，自觉心跳或心慌，可伴有心前区不适感。当心率缓慢、心搏强烈或心率加快时，可感到心悸。心悸的发生也随个人感受不同而有差异。高血压心脏病、主动脉瓣关闭不全、异位搏动尤其是室性或室上性心动过速、心房扑动、心房颤动、甲状腺功能亢进（甲亢）及贫血患者常感心悸。心脏神经官能症时，心悸不适的主诉与患者的注意力有关。心悸对人体的影响取决于心悸发作持续时间、发作频率及发作前心脏的基础状态。

3. 胸痛　胸痛常见的原因多为心源性与非心源性两类。心源性多见于：①心绞痛：是冠状动脉供血不足或痉挛引起，发作多有诱因，为一种胸骨后紧缩感或压迫感，并向左肩、左前臂、颈部及下颌等处放射。每次发作持续 3～5min，含服硝酸甘油 5min 内可缓解。②急性心肌梗死：疼痛持续时间长，程度重，可达数小时以上或更长的时间，发作多无诱因，但有先兆。③心包疾病的胸痛，多位于左胸，常为锐痛，与呼吸及体位有关。④主动脉夹层：多发生在长期高血压、有动脉粥样硬化的患者。发病时突感胸部剧痛，呈刀割样或撕裂样，可波及腹部、下肢、上臂和颈部。此外尚需与其他非心源性胸痛如肺栓塞、呼吸系统疾病、颈椎病、肋间神经痛等鉴别。

4. 咯血　咯血多见于二尖瓣狭窄，其他左向右分流的先天性心脏病并发肺动脉高压，肺循环血流过多时也可引起。咯血原因为肺淤血致肺泡壁或支气管内膜毛细血管破裂，黏膜下层支气管静脉曲张破裂。咯血量不定，一般较少，多为痰中带血。左心衰竭致肺水肿时可出现小量咯血或咳大量粉红色泡沫样痰。肺梗死也是常见的咯血原因之一。

5. 水肿　为右心衰竭体循环淤血的表现，是由于心排血量减少，组织间隙水分潴留过多而形成。心源性水肿特点是下垂位水肿，早期以足背、踝部、小腿为显著，长期卧床以腰骶部为重。一侧下肢水肿，可能为局部原因，如下肢静脉血栓形成。

6. 发绀　当毛细血管血液中还原血红蛋白超过 5g/dl 时出现发绀，为缺氧表现。以皮肤较薄、色素较浅和毛细血管丰富的末梢较明显，如口唇、颊部、耳郭、甲床等处易见，发绀分中枢性、周围性及混合性三种。中枢性发绀是肺淤血换气不良或右向左分流的结果，其特点是全身性，发绀部位的皮肤与黏膜温暖。周围性发绀是因血液通过毛细血管时，血流速度缓慢，组织从血液中摄取氧过多（使还原型血红蛋白增多）而引起，如右心衰竭、休克等，其特点是出现在肢体下垂部位和肢端，皮肤温度较低，甚至冰冷。既有中枢性又有周围性发绀称为混合性发绀，如二尖瓣狭窄时因肺淤血表现为中枢性发绀，一旦发生右心衰竭即出现混合性发绀。

7. 晕厥　晕厥是因脑缺血、缺氧引起突然发生、短暂的意识丧失状态。心源性晕厥主要见于较重的主动脉瓣狭窄，肺栓塞，大的左心房附壁血栓脱落，严重的心律失常如三度房室传导阻滞、室性心动过速等。

（二）常见体征

1. 颈静脉充盈和搏动　正常人立位或坐位时颈外静脉常不显露，平卧时可稍见充盈，充盈的水平仅限于锁骨上缘至下颌角距离的下 2/3 以内。若在 30°～45°半卧位时静脉充盈度超过正常水平，称为颈静脉怒张，主要见于右心衰竭、缩窄性心包炎、心包积液等。三尖瓣关闭不全时可见到颈静脉搏动。

2. 颈动脉搏动　正常人转动头颈时在甲状软骨与胸锁乳突肌中点之间可见到颈动脉的轻微搏动，双侧相等，安静时不易看到。颈动脉搏动强而有力同时伴有点头运动，见于主动脉瓣关闭不全、动脉导管未闭、动-静脉瘘。颈动脉搏动减弱见于主动脉瓣狭窄、心包积液、缩窄性心包炎，主要由于脉压减小引起。

3. 心尖搏动　正常人心尖搏动位于左锁骨中线第 5 肋间内侧 0.5～1cm 处，搏动范围直径为 2.0～2.5cm，左心室增大时，心尖搏动向左下移位，可触及抬举样搏动。右心室增大时，心尖搏动向左移位。先天性右位心，心尖搏动位于胸部右侧相应位置。凡能使气管及纵隔移位的胸部疾病均可使心尖搏动及心脏移位，腹部疾病也可有此改变。

4. 心音改变

（1）第一心音改变：主要与心肌收缩力、心室充盈度、心室收缩时房室瓣的位置以及瓣膜的弹性有关。第一心音增强见于二尖瓣狭窄、完全性房室传导阻滞、甲亢、贫血等。第一心音减弱见于二尖瓣关闭不全、心肌炎、心肌病、心肌梗死和左心衰竭等。第一心音强弱不等主要见于心房颤动和室性心动过速、频发室性期前收缩（早搏）。

（2）第二心音改变：取决于主、肺动脉压力与半月瓣情况。主动脉瓣第二心音增强是由于主动脉压力增高所致，见于高血压、主动脉硬化。主动脉瓣第二心音减弱是由于主动脉压力减低所致，见于主动脉瓣狭窄或关闭不全。肺动脉瓣第二心音增强是由于肺动脉高压、肺动脉瓣关闭有力所致，见于肺动脉高压如二尖瓣狭窄、肺气肿等。肺动脉瓣第二心音减弱是由于肺动脉压力降低，如肺动脉瓣狭窄或关闭不全。

（3）心音分裂：当左、右两侧心室活动的时距明显增大，心音两个成分的时距延长（＞0.04～0.05s）时产生。第一心音分裂见于完全性右束支传导阻滞、左心衰竭、二尖瓣狭窄、心房黏液瘤等。第二心音分裂临床较常见，尤其是青少年，因深吸气末胸腔负压增加，右心回心血量增加，右心室排血时间延长，左、右心室舒张不同步，肺动脉瓣关闭明显落后于主动脉瓣关闭时间所致。病理情况下，右心室排血时间延长，如完全性右束支传导阻滞、肺动脉瓣狭窄、二尖瓣狭窄引起肺动脉高压等，使肺动脉瓣关闭明显延迟；或左心室射血时间缩短，主动脉瓣关闭时间提前，如二尖瓣关闭不全等所致第二心音分裂称为通常分裂。逆分裂也称为反常分裂，是指主动脉瓣关闭迟于肺动脉瓣，吸气时分裂变窄，呼气时变宽。第二心音逆分裂是病理性体征，见于完全性左束支传导阻滞；主动脉瓣狭窄或重度高血压时，左心排血受阻，排血时间延长也使主动脉瓣关闭延迟。

（4）额外心音：在原有心音之外额外出现的病理性附加音。

1）收缩期额外心音：①收缩早期喀喇音：按发生部位可分为肺动脉喷射音和主动脉喷射音。常见于肺动脉高压、房间隔缺损、主动脉瓣狭窄、高血压等疾病。②收缩中、晚期喀喇音：在心尖部或胸骨左下缘可听到一高调、清脆、尖锐的音响，见于二尖瓣脱垂综合征和乳头肌功能失调，也可见于胸外因素如胸膜心包粘连等。

2）舒张期奔马律：①舒张早期奔马律：是病理性第三心音，又称第三心音奔马律，是因舒张早期，心房血液快速流入处于衰竭状态的心室，引起心室壁振动而产生。左心室奔马律在心尖部听到，呼气末最响。右心室奔马律在胸骨左缘第3～4肋间听到，吸气末最清楚。奔马律的出现提示心力衰竭以及其他引起血流量增加或心室充盈增快的情况出现。②舒张晚期奔马律：是病理性第四心音，也称房性奔马律或收缩期前奔马律，发生在第一心音之前，常在心尖部或胸骨左缘第3、4肋间听到，深吸气明显。是由于室壁顺应性降低，心室舒张末压力增高所致，常见于冠心病、高血压心脏病、主动脉瓣狭窄、心肌病等。

3）二尖瓣开放拍击音：亦称开瓣音。是二尖瓣狭窄时，在第二心音之后出现的音调高、历时短而响亮、清脆的附加音。它的出现表示瓣膜虽有狭窄，但弹性良好，可作为二尖瓣分离术的适应证参考条件。

4）舒张期心包叩击音：出现在第二心音后约0.1s，为舒张早期心室急速充盈时，由于心包增厚，阻碍心室舒张以致心室在舒张过程中被迫骤然停止导致室壁振动而产生的声音。在心尖部和胸骨下段左缘处听到，见于缩窄性心包炎。

（5）心脏杂音：杂音有多种分类法，根据杂音来源于正常心脏或器质性心脏病分为功能性和病理性杂音，根据杂音的性质分为吹风样、隆隆样、叹气样、机器样、乐鸣样等，根据杂音产生机制分为喷射性、反流性及充盈性，根据杂音出现于心动周期的时间分为收缩期、舒张期及连续性杂音。

（6）心包摩擦音：是由于心包炎时，生物或理化因素致纤维蛋白沉积，心包壁层与脏层粗糙，在心脏搏动时产生摩擦而出现的声音。音质粗糙，历时短暂，与心搏一致，与呼吸无关，屏气时摩擦音仍存在，以此与胸膜摩擦音鉴别。当心包腔有积液时，摩擦音可消失。

（7）周围血管征：主动脉瓣关闭不全时，可出现毛细血管搏动，由于脉压增大可触及水冲脉和于腹主动脉处闻及动脉枪击音。

第三节 辅助检查及诊断

【辅助检查】

（一）心电图

包括常规心电图、24h动态心电图、心电图运动负荷试验、心室晚电位、遥测心电图等。

1. 常规心电图　心电图检查为诊断心脏血管疾病的简便易行的方法。对各种心律失常、心肌梗死有明确诊断价值；也有助于心房、心室肥大及冠状动脉供血不足的诊断；可以反映某些内分泌、电解质紊乱及药物对心肌的影响，但同一心电图图形却可有多种发病原因，因此应客观分析并结合其他检查综合考虑，以便得出正确的判断。

2. 动态心电图（Holter）

采用长时间（24～72h）连续记录心电图的方法以供分析，能获得比常规心电图更多的信息。它可以显示监测期内心搏总数、心率高低限、平均心率、每小时心率，并能记录到每小时室上性、室性早搏及其他心动过速的次数、程度和形态，不同程度的房室传导阻滞，心脏停搏，观察PP间期、QRS波群及ST-T改变。

3. 运动负荷试验　是目前诊断冠心病最常见的一种辅助手段。通过运动增加心脏负荷而诱发心肌缺血，从而诱发出缺血性心电图改变的试验方法，常用平板运动试验。

（二）无创性心功能检查

是以泵活动为基础的一种低频机械振动波，由颈动脉波、心尖搏动图、心音图、心电图组成。其优点是无创性、简便、患者易于接受，但需要有必要的设备，准确性不如创伤性检查。心音图是将心音的振动变成线条图形的记录。颈动脉搏动图是通过换能器从体表记录颈动脉间接压力的曲线图形，心尖搏动图是记录心尖区心脏搏动的动作曲线。无创性心功能检查根据振动波形的变化和心脏时相的改变，对心脏功能进行评价。

（三）超声心动图

采用超声波技术，可显示心脏和血管的结构和运动，测量血流速度。目前常用的有M型超声心动图、经食管超声心动图、负荷超声心动图、多普勒超声心动图、血管内超声成像和超声多普勒等。对诊断心脏瓣膜疾病、先天性心脏病（先心病）、心脏肿瘤及赘生物、血栓形成、心包积液、二尖瓣脱垂、冠心病、心肌病、心肌炎、粥样硬化斑块的性质等提供重要依据。

（四）放射性核素检查

主要包括心肌灌注显像和核素心血管造影、正电子成像术等。心脏的灌注显像有冷区显像，可用^{201}Tl、^{131}Cs使正常心肌显像，而缺血心肌不显像；热区显像，可用^{99m}Tc-焦磷酸盐，使新鲜坏死的心肌显像，而正常心肌不显像，对诊断心肌缺血和心肌梗死有意义。核素心血管造影，可测定左心室功能，对冠心病心肌缺血或心肌梗死后的心室节段性异常活动及室壁瘤形成有较大的检出价值。

（五）介入性检查

主要有心导管和与该检查相结合进行的选择性心血管造影，包括冠状动脉造影、选择性指示剂稀释曲线测定。心腔内心电图检查、希氏束电图、心内膜/心外膜心电标测与心脏程序起搏刺激结合进行时称为心脏电生理检查。其他还包括心内膜心肌活检及新近发展的心脏和血管腔内超声显像、心血管内镜检查等。近三十年来发展起来的经皮冠状动脉成形术等检查与治疗成果令人瞩目。

（六）心脏CT

以往心脏CT主要用于观察心脏结构、心肌、心包和大血管改变，而近几年，冠状动脉CT造影发展迅速，逐渐成为评估冠状动脉粥样硬化的有效的无创成像方法，是筛查和诊断冠心病的重要手段。

【诊断】

循环系统疾病的诊断，依靠病史、体检及其他辅助检查结果确定。虽然心血管检查方法日益增多和完善，仍不能代替物理检查，原因主要有：①不少心血管疾病，通过病史收集及物理检查，即可做出明确诊断；②仪器检查价格昂贵，一些有创性检查，尚有一定风险，对条件、设备要求高，不是所有医院都能达到，而通过认真细致的物理检查结合相关的临床资料，对疾病往往能做出初步的诊断。

循环系统疾病的诊断要求有病因诊断、病理解剖诊断、病理生理诊断及心功能诊断。

①病因诊断：说明引起心脏病的基本原因，如风湿热引起风湿性心脏病，高血压引起高血压性心脏病等；②病理解剖诊断：如二尖瓣狭窄、室间隔缺损、心肌梗死等；③病理生理诊断：包括心力衰竭、心绞痛、高血压、休克、心律失常、神经官能症等。心功能评价通常采用美国纽约心脏协会（NYHA）的心功能分级法。

第四节 防治研究进展

【病因和发展方面进展】

（一）急性冠状动脉综合征研究进展

急性冠状动脉综合征这一概念的提出，体现了近年来在冠心病认识方面的进展，临床意义在于将冠心病的急性临床类型作为一个整体来处理。治疗的重点在于使冠状动脉局部病变尽快趋于稳定，恢复和改善冠状动脉的血液灌注，保护心肌组织。治疗进展包括抗血栓治疗、溶栓治疗、对高危患者积极采用介入治疗等。

（二）心脏瓣膜疾病和大血管病

心脏瓣膜疾病以二尖瓣和主动脉瓣病变为主，但同时有三尖瓣病变的情况亦不少见，尸检发现其发生率达32.5%，风湿热为最常见原因，但近年来老年人常见的退行性瓣膜钙化所致心脏瓣膜疾病发生率明显增加。随着检查手段的提高，认为大动脉炎仍较常见，动脉粥样硬化是我国人群患主动脉瘤的主要原因。

（三）高血压和高血压心脏损害

原发性高血压具有遗传倾向，是遗传与环境因素相互作用的结果。高血压患者靶器官损害及对降压药的治疗反应也受到基因调控。

（四）先天性心脏病

本病有明显遗传倾向，合并其他先天畸形者占11.4%～13.11%。10年回顾分析发现新生儿先心病发生率和病种有年度性波动，推测可能与该年有某种致病因素存在有关。

（五）心肌炎

我国所见的心肌炎以病毒性特别是柯萨奇B组病毒（尤其是B_2、B_3、B_4、B_5）为主，以3～5岁儿童患病率最高。心内膜心肌活检进行病毒基因检测及病理学检查可以明确诊断。

【临床诊断方面进展】

（一）无创性检查方法

1. 超声心动图　已从二维向三维、声学造影和彩色多普勒显像技术发展，对显示心脏结构、功能、血流变化有诊断价值。

2. 核素检查　对于诊断心肌缺血和坏死有价值。^{201}Tl运动负荷心肌显像阳性率达90%，^{201}Tl也用于注射双嘧达莫（潘生丁）前后灌注显像。^{99m}Tc应用也较广泛，有助于评估心脏功能。

3. 动态心电图、动态血压检查　动态心电图（也称Holter）检查，已广泛用于ST段改变明显、不明显及有或无心肌缺血患者的检测，并对各种心律失常提供了可靠的诊断依据。动态血压检查用于了解血压昼夜变化，指导临床正确用药。

4. 信号平均法心电图　记录心室晚电位，预测室性心律失常。

（二）有创性检查

1. 冠状动脉造影　了解冠状动脉病变情况，为诊断及治疗冠心病提供最可靠的依据。

2. 心导管和心血管造影　是最常用的提供心血管畸形和血流动力学变化细节的有效诊断方法。

3. 心脏电生理检查　通过电生理检查，测定窦房结功能，标测室上性心动过速、特发性室性心动过速、房性心动过速、心房扑动折返点，用射频消融，达到根治的目的，对于难治、复杂性心律失常，国内已取得了很好的成绩。

【临床治疗进展】

(一) 药物治疗

急性心肌梗死的溶栓治疗已普及。非洋地黄类正性肌力药物、β受体阻滞剂、血管紧张素转化酶抑制药已用于心力衰竭患者的治疗。新型调血脂药物不断问世，他汀类、贝特类药物分别用于胆固醇、三酰甘油（甘油三酯）增高的患者。钙通道阻滞剂、血管紧张素转化酶抑制药作为一线降压药物已被高血压患者接受，有效逆转左心室肥厚，已取得了肯定的疗效。

(二) 介入治疗

介入治疗是20世纪医学科学发展的重要标志和象征。介入性心脏病学已成为临床心脏病学重要的独立分支学科，无论在冠心病、心脏瓣膜疾病、先心病及心律失常的治疗上均显示了其强大的生命力，使心血管领域发生了革命性变化，现已可经皮穿刺在冠状动脉内进行各种治疗，经皮球囊瓣膜成形术对二尖瓣、主动脉瓣、肺动脉瓣及三尖瓣疾病的治疗，方法简单，达到了与外科手术近似的疗效。心脏电生理学的迅猛发展，标测技术的提高和应用，使导管射频消融术为各种严重、顽固的心律失常提供了崭新的治疗手段和方法。

(三) 外科治疗

包括冠状动脉旁路移植（搭桥）手术、心脏各瓣膜修补及置换手术、先天性心脏病矫治手术、心包剥离术、心脏移植等。

(四) 分子生物学技术的应用

目前有很多基因工程多肽类药物应用于心血管疾病的治疗，如组织型纤溶酶原激活剂（tPA）及其衍生物、水蛭素及其衍生物等。基因治疗仍属于探索阶段，随着其研究进展必将成为一种重要的治疗方式。

（杨　峥）

第二章

心力衰竭

学习目标

【掌握】

心力衰竭的临床表现和治疗原则。

【熟悉】

心力衰竭的鉴别诊断。

【了解】

心力衰竭的常见病因和病理生理。

第一节　慢性心力衰竭

心力衰竭（心衰）是指由心脏疾病引起心功能减退的一种综合征，绝大多数情况是指心肌收缩力下降使心排血量不能满足机体代谢的需要，器官、组织血液灌注不足，同时出现肺循环和（或）体循环淤血的表现。如功能减退发生在代偿以后，为慢性充血性心衰。如果心功能减退发生急骤，心脏不能充分代偿，致心排血量急剧下降称为急性心力衰竭，常表现为急性肺水肿，如伴有急性心肌梗死或严重心肌病变则出现急性泵衰竭和心源性休克。临床根据心衰发生的部位分为左心、右心和全心衰竭。按心衰发生的病理生理基础又分为收缩功能不全和舒张功能不全。收缩功能不全的特点是心脏增大，收缩末期心室容积增加和射血分数下降；舒张功能不全是指心肌收缩能力维持正常，但由于异常增高的左心室充盈压，使肺静脉回流受阻，导致肺循环淤血。

【病因】

所有类型的心血管疾病达到一定的程度均可引起心力衰竭。从病理生理角度看，心肌舒张功能障碍可分为原发性心肌损害和由于心脏长期负荷过重，心肌由代偿最终发展为失代偿两类。

（一）原发性心肌损害

1. 缺血性心肌损害　冠心病心肌缺血、心肌梗死是引起心力衰竭最常见的原因之一。

2. 心肌炎和心肌病　各种类型的心肌炎和心肌病均可引起，以扩张型心肌病为常见。

3. 心肌代谢障碍性疾病　以糖尿病心脏损害多见。

（二）心脏负荷过重

1. 压力负荷（后负荷）过重　即收缩期负荷过重。①左心室后负荷过重见于高血压、主动脉瓣狭窄；②右心室后负荷过重见于二尖瓣狭窄、慢性阻塞性肺疾病导致的肺动脉高压、肺动脉狭窄等。心脏为克服增高的阻力，心室肌代偿性肥厚以保证射血量，持续的负荷过重，心肌必然发生结构及功能的改变，由代偿发展至失代偿。

2. 容量负荷（前负荷）过重　即舒张期负荷过重。①心脏瓣膜关闭不全造成血液反流，如主动脉瓣关闭不全、二尖瓣关闭不全；②心脏及动静脉分流性疾病，如房间隔缺损、室间隔缺损、动脉导管未闭等。此外，伴有全身血流量增多或循环血容量增多的疾病如慢性贫血、甲状腺功能亢进等也会造成容量负荷过重。容量负荷增加的早期心室腔代偿性扩大，以维持正常心排血量，长期心排血量增加出现失代偿改变。

3. 心肌舒张受限（心室前负荷不足）　二尖瓣狭窄、心包缩窄或心脏压塞、限制型心肌病等，心室充盈受限，使前负荷不足，体循环与肺循环淤血，出现心力衰竭。

【诱因】

有基础心脏病的患者，往往由以下因素诱发心衰。

1. 感染　呼吸道感染最常见，其次为风湿活动、感染性心内膜炎等，都可直接或间接使心肌收缩力减退而诱发心衰。

2. 心脏负荷过重　包括体力活动过度，情绪激动，钠盐摄入过多及短时间内过快、过多输血、输液等。

3. 心律失常　特别是快速性心律失常，如快速性心房颤动、心房扑动、室性心动过速，以及严重的缓慢性心律失常。

4. 妊娠和分娩

5. 不适当的药物治疗　洋地黄用量不足或过量，某些抗心律失常药物及抑制心肌收缩力的药物使用不当等。

6. 其他　出血、贫血、肺梗死、心室壁瘤、乳头肌功能失调以及环境、气候急剧变化、原有的心脏病加重等都可导致心力衰竭的发生。

【病理生理】

（一）心脏排血功能

心排血量主要取决于心肌收缩力与舒张的特性，但也受心脏前、后负荷和心率的影响。

1. 心室的收缩与舒张特性　心肌收缩强度与速度主要取决于肌节长度（正常为 2.0～2.2μm）、钙离子转运和能量供应状况。在心脏扩大、心肌纤维伸长、肌节长度＞2.2μm 及心肌肥厚时，肌浆网对 Ca^{2+} 摄取和释放减少，均可使心肌收缩力减低而致心搏量减少。心脏舒张时所消耗的能量较收缩时更多，当能量供应不足，如心肌缺血或室壁肥厚，心肌的舒张功能较收缩功能更早受损。

2. 前负荷　舒张末期，心室所承受的容量为前负荷。左、右心室前负荷常用左、右心室舒张末压表示。根据 Frank - Starling 定律，即在一定程度内，心肌纤维伸长，心室肌扩张可增加心肌收缩力，这是一种早期代偿，如舒张末压继续增加，心肌纤维过度伸长（＞2.2μm），心肌收缩力反而下降，每搏量减少，出现心衰或心衰加重。

3. 后负荷　是心室收缩射血时所克服增高的阻力，包括室壁张力和血管阻力。根据 Laplace 定律，室壁张力与心室内压力和心腔半径呈正比，而与室壁厚度呈反比。血管阻力主要取决于总外周血管阻力，主动脉压力及主动脉壁顺应性、血黏度和血容量也有一定影响。后负荷与心排血量呈负相关，后负荷增加，心排血量减少。

4. 心率　在一定限度内，心率增快可增加心排血量，这是因为心排血量＝每搏量×心率，体现机体的早期代偿。但若超过一定限度，则增快的心率使心室舒张期缩短，充盈量不足，致使每搏量下降，心排血量降低。心率太慢时，心室的充盈早已接近最大限度，再延长心脏舒张时间也不能相应提高心排血量，故心排血量减少。

正常情况下，机体通过神经内分泌调节心肌的收缩与舒张，心脏的前、后负荷以及心率，以使每搏量适应机体代谢需求的变化。

（二）心功能不全

1. 血流动力学异常　当心排血量减少，心室舒张末压增高，可导致心功能障碍，左心室功能障碍引起左心室充盈压升高，肺静脉回流受阻，即出现肺毛细血管楔压（PCWP）升高，若>18mmHg（2.4kPa）即出现肺淤血。当右心室舒张末压和右心房压力升高>12mmHg（1.5kPa）时即出现体循环淤血。血流动力学异常是心衰的结果，是心衰患者出现临床“充血”症状的病理生理基础。

2. 交感神经系统（SNS）、肾素-血管紧张素（RAS）系统的激活　心衰患者血中去甲肾上腺素水平升高，作用于心肌 β_1 肾上腺素受体，增加心肌收缩力并增快心率，以提高心排血量，但此时周围血管也收缩，增加了心脏的后负荷，两者均使心肌的耗氧量增加。这时如得不到纠正与改善，心排血量降低，肾血流量随之减低，RAS 被激活。其有利一面是心肌收缩力增强，周围血管收缩维持血压，调节血液的再分配，保证心、脑、肾等重要脏器的血供。同时促进醛固酮的分泌，使水、钠潴留，增加总体液量及心脏前负荷，对心脏仍起代偿作用。但近年的研究表明，RAS 被激活后，血管紧张素Ⅱ（ATⅡ）及相应增加的醛固酮使心肌、血管平滑肌、血管内皮细胞等发生一系列变化，称为细胞和组织的重构（remodelling）。在心肌上 ATⅡ通过各种途径使新的收缩蛋白合成增加，细胞外的醛固酮刺激成纤维细胞转变为胶原纤维，使胶原纤维增多，促使心肌间质纤维化。在血管中使平滑肌细胞增生，管腔变窄，同时降低血管内皮细胞分泌一氧化氮的能力，使血管舒张受影响。这些不利因素的长期作用，对慢性心衰患者可导致心力衰竭的恶化，促进死亡。

3. 心肌损害和心室重构　原发性心肌损害和心脏负荷过重使心功能受损导致心室肥厚或扩大等代偿与失代偿变化。心腔扩大、心室肥厚的过程中，心肌细胞、细胞外基质、胶原纤维网等均出现相应变化，这就是心室重构。目前大量研究表明，心力衰竭发生发展的基本机制是心室重塑，因基础心脏病性质不同，治疗条件不同，进展速度亦不同，以及各种代偿机制的复杂作用，心室扩大及肥厚的程度与心功能的状况并不平行，有些患者心脏扩大或肥厚已十分明显，但临床尚无心衰表现，如基础心脏病病因未能解除，随着时间推移，心力衰竭必然会出现。心功能从代偿到失代偿除了因代偿能力有一定限度、各种代偿机制的负面影响之外，心肌细胞的能量供应相对不足及能量的利用障碍导致心肌细胞坏死、纤维化也是一个重要的因素。心肌细胞减少使心肌整体收缩力下降，纤维化的增加又使心室的顺应性下降，重构更趋明显，心肌收缩不能发挥其应有的射血效应，因此形成恶性循环，最后导致不可逆的终末阶段。

（三）常用的心功能指标及心功能分级

1. 心功能指标

（1）容量指标：心排血量、心脏指数、每搏量、心搏指数、心室舒张末期容积、心室收缩末期容积和心室射血分数等。

（2）压力指标：心脏各房、室压力及主、肺动脉和毛细血管压。

（3）心肌机械力指标：一般以左心室瞬间压力变化（d/dt）表示。

（4）血管阻力：SVR（体循环阻力）=80×[血压（BP）－中心静脉压（CVP）]/心排血

量（CO）；PVR（肺小动脉阻力）=80×[BP-肺动脉楔压（PAWP）]/CO。

（5）心肌耗氧指标：心肌耗氧量、动静脉氧分压差等。

2. 心功能分级

目前通用的是美国纽约心脏病学会（NYHA）提出的分级方案。将心脏病患者按心功能进行分级，可大体反映病情严重程度，对治疗措施的选择、劳动能力的评定、预后的判断等有临床价值。主要根据患者自觉活动能力划分为四级。

Ⅰ级：患者有心脏病但活动量不受限制，平时一般活动不引起疲乏、心悸、呼吸困难或心绞痛。

Ⅱ级：患者有心脏病，体力活动轻度受限，休息时无自觉症状，但平时一般的活动可出现疲乏、心悸、呼吸困难或心绞痛。

Ⅲ级：患者有心脏病，体力活动明显受限，轻度活动即可出现心悸、气短及心绞痛。

Ⅳ级：心脏病患者不能从事任何体力活动，平卧休息时也感心悸、气短等心衰症状，稍活动后症状可加重。

6min 步行试验：要求患者在平直走廊里尽可能快地行走，测定 6min 的步行距离，若 6min 的步行距离＜150m，表明为重度心功能不全；150～425m 为中度；426～550m 为轻度的心功能不全。此试验可用于评定心衰患者的运动耐力，评价心衰治疗的疗效和心脏的储备功能。

【临床表现】

临床上以左心衰竭较常见，单纯右心衰竭较少见。一般左心衰竭后继发右心衰竭，称为全心衰竭，临床更多见。

（一）左心衰竭

以肺淤血及心排血量降低为主要表现。

1. 症状

（1）呼吸困难：是由于肺淤血，肺泡顺应性降低而致肺活量减少的结果，肺淤血的程度不同，呼吸困难的表现也不同，其表现形式如下：

1）劳力性呼吸困难：开始仅发生在较重的体力活动时，休息后可缓解，以后呈进行性加重。系因运动使回心血量增加，左心房压力增高是肺淤血加重的原因。

2）夜间阵发性呼吸困难：多发生在夜间熟睡后突然憋醒，被迫采取坐位，轻者坐位后可缓解，重者反复发作甚至不能平卧，呼吸深快可有哮鸣音、咳嗽、咳泡沫样痰，称为心源性哮喘。其机制为：①平卧时静脉回心血量增多，加重了肺淤血，同时平卧后体静脉压降低，周围皮下水肿液减少，体循环容量增多，心脏负担加重。②睡眠时迷走神经兴奋性增高，冠状动脉收缩，心肌供血相对减少。同时小支气管平滑肌收缩，肺通气减少，加重了心肌缺氧。③平卧时膈肌处于高位，肺活量减少。

3）端坐呼吸：肺淤血达到一定程度时，患者因呼吸困难不能平卧而被迫采用高枕、半卧或坐位以缓解呼吸困难称为端坐呼吸。更严重的患者坐于床边或椅子上，两足下垂，上身前倾，双手紧握床或椅子边缘，以辅助呼吸、减轻症状。其发生机制为端坐位上半身的血液由于重力作用部分（可达 15%）转移至腹腔及下肢，使回心血量减少，减轻肺淤血。同时，端坐位横膈下降，肺活量较平卧位增加。

（2）咳嗽、咳痰、咯血：咳嗽、咳痰系因肺泡和支气管黏膜淤血所致，开始多在体力活动或夜间平卧时出现或加重，咳白色浆液性泡沫样痰，有时可见痰中带血丝，如长期慢性肺淤血、静脉压力升高，导致肺循环和支气管血液循环之间形成侧支，在支气管黏膜下形成扩张的血管，此血管一旦破裂可引起大咯血。

（3）疲乏、无力、头晕、心悸：因心排血量减少，组织器官灌注不足以及反射性交感神将兴奋、心率代偿性增快所致。

（4）少尿及肾功能损害；严重的左心衰竭血液进行再分配时，首先是肾的血流量明显减少，患者出现少尿，长期慢性肾血流量减少则出现血尿素氮、肌酐升高，同时伴有肾功能不全的相应症状。

2. 体征

（1）原有心脏病体征。

（2）左心室增大，心尖搏动向左下移位。心率增快，肺动脉瓣区第二心音亢进及心尖区或心尖内侧闻及舒张期奔马律。由于左心室扩大形成相对二尖瓣关闭不全，在心尖部可闻及收缩期杂音。

（3）交替脉：脉搏强弱交替，轻者仅在测血压时发现。

（4）肺部湿啰音：因毛细血管压增高，液体可渗出到肺泡而出现湿啰音。随着病情的加重，肺部啰音可从局限于肺底直至全肺，可伴有哮鸣音，患者如取侧卧位则下垂的一侧肺啰音较多，这是左心衰竭的重要体征之一。

（二）右心衰竭

以体静脉淤血为主要表现。

1. 症状

长期消化道淤血引起恶心、呕吐、食欲不振。肾淤血引起少尿，夜尿增多，蛋白尿和不同程度的肾功能减退。肝淤血引起上腹部饱胀不适，以后随着肝进行性增大症状亦更明显。持续慢性右心衰竭可致黄疸及心源性肝硬化。

2. 体征

（1）原有心脏病体征。

（2）颈静脉充盈或怒张：颈外静脉充盈出现较早，为右心衰竭的早期表现。患者取30°～45°半卧位时静脉充盈度超过正常水平或在锁骨上方见到充盈怒张的颈外静脉，提示静脉压增高，同时压迫肿大的肝时，见颈静脉充盈加剧称为肝颈静脉回流征阳性。

（3）心脏增大：单纯的右心衰竭较少见，多因左心衰竭引起，表现为全心增大，其右心增大较明显，右心室显著增大时，可引起三尖瓣相对关闭不全，在三尖瓣听诊区闻及收缩期杂音。部分患者可在胸骨右缘第5肋间或剑突下闻及舒张期奔马律。

（4）肝大和压痛：是右心衰竭较早出现的体征之一。在剑突下、肋缘下均可触及，早期质地较软，压痛明显，长期右心衰竭可致心源性肝硬化，此时肝质地变硬，压痛和肝颈静脉回流征阳性反而不明显，常伴有黄疸、腹水及慢性肝功能损害。

（5）水肿：体静脉压力升高使皮肤等处组织出现水肿，其特征为首先出现于身体最低垂的部位，非卧床患者以脚、踝内侧和胫前较明显，仰卧位时腰骶部水肿，常为对称性指凹性。病情严重者可发展为全身性水肿。

（6）胸腔积液、腹水和心包积液：右心衰竭时，静脉压增高，可出现双侧或单侧胸腔积液，单侧以右侧多见，这是由于右肺的平均静脉压较左侧高，右肺的容量较左侧大，右肺的表面渗出面积也较左肺大。胸腔积液含蛋白量较高，细胞数目正常。腹水晚期出现，常顽固并显著，腹水多为漏出液。在右心衰竭和全心衰竭者，少量的心包积液也较常见，超声心动图能明确诊断。

（7）发绀：长期右心衰竭者大多有发绀，多属于周围型发绀。

（8）晚期可出现营养不良、消瘦，甚至恶病质。

（三）全心衰竭

右心衰竭继发于左心衰竭而形成全心衰竭，当右心衰竭出现之后，右心排血量减少，因此阵发性呼吸困难等肺淤血症状反而有所减轻。常见的引起全心衰竭的疾病有原发性扩张型心肌病、急性弥漫性心肌炎、各种心脏病的晚期。

【并发症】

1. 呼吸道感染　心力衰竭时因肺淤血易继发呼吸道感染，特别是长期卧床有肺水肿者更易并发上呼吸道感染、支气管肺炎等。

2. 栓塞　长期卧床、血流缓慢，下肢静脉极易有血栓形成，一旦血栓脱落可能出现肺栓塞，此时可有剧烈的胸痛、咯血甚至休克。全心增大心腔内壁血栓脱落可引起体动脉栓塞如脑、肾、脾、肠系膜的栓塞及上下肢血管、肺动脉栓塞等。

3. 心源性肝硬化　由于长期肝淤血、缺氧，肝细胞纤维化及坏死，最终可形成心源性肝硬化，患者出现顽固性腹水、黄疸、肝功能损害等。

4. 电解质紊乱　心衰时多有食欲不振、恶心、呕吐等胃肠道症状，加上治疗使用利尿剂，故易发生低血钾。严重水肿者，可出现“稀释性低钠综合征”，患者出现乏力、多汗、疲倦、烦躁等症状。

【实验室检查和其他辅助检查】

（一）静脉压

静脉压超过 14cmH_2O（1.4kPa）以上者，提示右心衰竭。

（二）尿改变

可有轻度蛋白尿，尿中少量透明或颗粒管型和少量的红细胞，可有轻度的氮质血症，为肾淤血所致。

（三）X线检查

1. 心影大小及外形为心脏病的病因诊断提供参考，可根据心脏扩大程度和动态改变观察心功能状态。

2. 肺淤血的出现及程度直接反映心功能状态。早期肺静脉压增高时，主要表现为肺门血管影增强，上肺血管影增多，与下肺纹理密度相仿，甚至多于下肺。

3. 由于肺动脉压力增高可见右下肺动脉增宽，进一步出现间质性肺水肿，可使肺野模糊，KerleyB 线是在肺野外侧清晰可见的水平线状影，是肺小叶间隔内积液的表现，也是慢性肺淤血的特征性表现。

（四）超声心动图检查

1. 准确提供各心腔大小变化及心瓣膜结构及室壁运动情况。

2. 测定心功能

（1）收缩功能：以收缩末和舒张末的容量计算射血分数（EF 值）。正常 EF 值＞50%，运动时至少增加＞5%。

（2）舒张功能：超声多普勒是临床上最实用的判断舒张功能的检查方法，心动周期中舒张早期心室充盈最大值为 E 峰，舒张晚期心房收缩心室充盈最大值为 A 峰，E/A 为两者之比。正常 E/A 值不应小于 1.2，中青年应更大。舒张功能不全时，E 峰下降，A 峰增高，E/A 比值降低。

（五）放射性核素检查

放射性核素心血池显影，除有助于判断心室腔大小外，还可通过收缩末期和舒张末期的心室影像的差别计算 EF 值，同时还可通过记录放射活性-时间曲线计算左心室最大充盈速率以反映心脏舒张功能。

（六）有创血流动力学检查

对心力衰竭患者采用漂浮导管在床边进行检查。经静脉插管至肺小动脉，测定各部位的压力及血液含氧量，计算心脏指数（CI）及肺毛细血管楔压（PCWP），直接反映左心功能，正常时 CI＞2.5L（min·m^2），PCWP＜12mmHg。

（七）N 末端 B 型利钠肽原（NT－pro BNP）生物标记物

心衰的早期症状与许多肺部疾病类似，不易被诊断，我国约 60％患者会在确诊 5 年内死亡，如果能做到早诊断、早治疗，患者的生存率将大大提高，因此早期诊断及治疗对于延缓心衰的发病过程，保护心功能非常重要。心衰生物标记物 NT－proBNP 可以为临床鉴别诊断提供更多的诊断信息，提高诊断的准确率。NT－proBNP 与左心室功能不全程度呈正相关，可作为心衰严重程度的判断标准，NT－proBNP 大于 100pg/ml 即可诊断心力衰竭或症状型心力衰竭，是鉴别心源性呼吸困难及肺源性呼吸困难的敏感性和特异性较高的指标，但不能区别收缩与舒张功能不全，其临床应用还需深入研究。

【诊断】

典型的心力衰竭诊断并不困难。左心衰竭可依据原有心脏病的体征及肺淤血的表现诊断。右心衰竭可依据原有心脏病及体循环淤血的体征诊断，全心衰竭依据原有心脏病的体征及左、右心力衰竭表现而诊断。血流动力学改变是诊断早期心衰或潜在性心衰最可靠的方法，若心室腔压力高于正常，左心室舒张末压＞18mmHg（2.5kPa）；右心室舒张末压＞10mmHg（1.33kPa）即为心力衰竭。但临床上出现以下有关表现时也可考虑早期心衰。

1. 症状　早期症状多不明显或未引起重视。①疲乏无力是心排血量减少、动脉系统供血不足的表现；②窦性心动过速、面色苍白、出汗是交感神经兴奋性增高、心功能代偿的结果；③劳力性气短和夜间阵发性呼吸困难是左心衰竭的早期症状。

2. 体征　肺底部呼吸音减弱和（或）细小湿啰音为肺淤血的早期征象，如能除外高龄或其他原因引起的小气道阻塞，有利于心衰的早期诊断。舒张期奔马律为早期心衰的征象，尤其是新近出现者。交替脉是左心衰竭的早期体征，颈静脉充盈比肝大及下肢水肿出现早，为右心衰竭的早期体征。

3. 辅助检查　胸片显示两肺中上野肺静脉纹理增粗或看到 KerleyB 线，对早期心衰的诊断有意义。

【鉴别诊断】

1. 支气管哮喘　左心衰竭时出现夜间阵发性呼吸困难，称为心源性哮喘，应与支气管哮喘鉴别。心源性哮喘多见于有高血压、冠心病、慢性心脏瓣膜疾病及其他心脏病病史者，发作时必须坐起，重者肺部有干湿啰音，甚至咳粉红色泡沫痰。支气管哮喘多见于中、青年人有过敏史及慢性咳嗽史，发作时不一定强迫坐起，咳白色痰后呼吸困难常可减轻，肺部听诊以哮鸣音为主。

2. 心包积液　缩窄性心包炎时，由于腔静脉回流受阻同样可引起肝大、下肢水肿等表现，应根据病史、心脏及周围血管征进行鉴别，超声心动图检查可以确诊（表 3－2－1）。

3. 肝硬化　当有腹水伴下肢水肿时应与慢性右心衰竭鉴别，除基础心脏病体征有助于鉴别外，非心源性肝硬化不会出现颈静脉怒张等腔静脉回流受阻的体征。

4. 肾性水肿　右心水肿与肾性水肿的鉴别见表3-2-2。

表3-2-1　心包积液、缩窄性心包炎与右心衰竭的鉴别

鉴别点	右心衰竭	缩窄性心包炎	心包积液
体征	心界向左侧扩大，三尖瓣区有收缩期杂音	心界正常，心音减低，有心包叩击音，多有奇脉	心界向两侧扩大，心音遥远，有奇脉
X线检查	心影向左扩大，心尖搏动与心浊音界左缘一致	心影大小正常，左右心缘变直，常见心包钙化	心影向两侧扩大，心尖搏动在心浊音界左缘内侧，无肺淤血
心包超声下液性暗区	无	无	有

表3-2-2　右心水肿与肾性水肿鉴别

鉴别点	心源性水肿	肾性水肿
水肿特点	水肿逐渐形成，为下垂部位水肿，多从下肢开始而遍及全身。水肿坚实，移动性小	水肿发展迅速，开始即为全身性水肿，从眼睑、颜面开始遍及全身。水肿软而易移动
伴发表现	心衰征象：心脏增大，杂音，颈静脉怒张，肝大，肝颈静脉回流征（+），静脉压升高	肾炎及其他肾病的征象，如高血压、蛋白尿、血尿、管型尿、眼底改变

【治疗】

治疗措施应达到以下目的：治疗慢性心力衰竭不能仅限于缓解症状，应从长计议，采取综合治疗措施，包括病因治疗，调节心力衰竭的代偿机制，减少其负面效应，如拮抗神经体液因子的过分激活等。除缓解症状外还应提高运动耐量，改善生活质量，防止心肌损害进一步加重，降低死亡率。

（一）病因治疗

面对每一例心衰患者，都应认真寻找病因，采取有效的治疗措施，如高血压性心脏病患者的降压治疗，甲亢性心脏病患者的抗甲状腺功能亢进治疗，心脏瓣膜疾病和一些先天性心脏病患者有效的手术治疗，冠状动脉硬化性心脏病患者的介入治疗等。病因若能获得彻底治疗，则心衰可望解除，心功能甚至可以完全恢复正常。

（二）消除诱因

是预防心衰的关键。如积极治疗及预防呼吸道感染和风湿活动，对于发热持续一周以上的患者应警惕感染性心内膜炎的可能。心律失常特别是心房颤动也是诱发心衰的常见原因，对心室率快的心房颤动，如不符合复律指征应尽快控制心室率。避免精神紧张及过度疲劳。纠正贫血、电解质紊乱以及潜在的甲状腺功能亢进。

（三）减轻心脏负荷

1. 休息　控制体力劳动，避免精神刺激，减轻心脏负荷，有利于心功能的稳定和恢复。严重者绝对卧床休息，但长期卧床易形成静脉血栓甚至发生肺栓塞，同时也使消化功能减低，引起食欲不振，精神萎靡甚至肌肉萎缩。因此，对需要久卧的患者，应帮助进行四肢被动活动。恢复期的患者应根据心功能状态进行适量的活动。

2. 限制钠盐的摄入　心衰患者血容量增加，且体内水钠潴留，因此减少钠盐的摄入有利于减轻水肿的症状。但应注意在应用强效排钠利尿剂时，过分限制钠盐可导致低钠血症，因此饮水量不必过于严格限制。

3. 利尿剂的应用　利尿剂可排出过多的体液，减轻周围组织和内脏的水肿，减少过多的血容量，减轻心脏前负荷，改善心功能，因此，适用于左、右心力衰竭及急性肺水肿患者，但利尿剂不能提高心肌收缩力，不能增加心排血量，在左心室充盈压不太高的情况下，大量利尿可使心排血量下降。

（1）常用的利尿剂

1）噻嗪类利尿剂：以氢氯噻嗪（双氢克尿噻）为代表，作用于肾远曲小管，抑制钠的再吸收，因钠-钾交换也使钾的吸收减少，从而起到利尿作用。噻嗪类利尿剂为中效利尿剂，轻度心力衰竭可作为首选，氢氯噻嗪25mg，每日一次或隔日一次，这种用法不用刻意补钾。对较重的患者用量可增到每日75～100mg，分2～3次口服，同时补钾，以免因低钾血症导致其他心律失常的发生。噻嗪类利尿剂可抑制尿酸的排泄，引起高尿酸血症，还可干扰糖及胆固醇代谢，长期应用应注意测定。

2）袢利尿剂：以呋塞米（速尿）为代表。作用于髓袢（Henle袢）的升支及近曲小管，抑制钠、钾、氯的重吸收，利尿作用强而迅速。口服用20mg，2～4h达高峰。对较重的慢性心衰及急性左心衰竭的患者可静脉注射，每次用量60～100mg，每日1～2次。再增大剂量不能收到更好的效果，大剂量利尿可导致低钾血症及低血氯性碱中毒、低钠血症以及血容量不足，必须注意补钾。

3）保钾利尿剂：常用的有：①螺内酯（安体舒通）作用于远曲肾小管，有干扰醛固酮的作用，使钾离子吸收增加，同时排钠，但利尿效果不强，与噻嗪类或袢利尿剂合用能加强利尿效果并减少钾的丢失，一般用量口服20～40mg，每日2～3次；②氨苯蝶啶，直接作用于远曲肾小管，排钠保钾，利尿作用不强，多与噻嗪类或袢利尿剂合用，起到保钾作用，一般用量口服50～100mg，每日2～3次。

（2）利尿剂的合理应用：利尿剂可改善体循环与肺循环淤血，从而加强心功能，因此临床多用，是治疗心衰的主要方法之一。但长期大量使用利尿剂可导致水、电解质失衡，引起低钾血症及低氯性碱中毒，低钠血症，血容量不足，循环衰竭和氮质血症。合理应用应注意：①严格掌握适应证，轻度心衰者应用噻嗪类药物，常可获得满意疗效，中度以上心衰可应用袢利尿剂，重度心衰或伴有肾功能受损时宜选用呋塞米（速尿）或布美他尼（丁尿胺），也可联用袢利尿剂和甲苯噻唑磺胺。若应用利尿剂利尿效果差时，也可加用氨茶碱以增加肾小球滤过率。②应用利尿剂尤其是袢利尿剂，应从小剂量开始，间断给药，疗效不满意时再加大剂量或持续应用，但总的要求是用最小剂量达到最大的疗效。③不同的患者对利尿剂的反应有差异，在应用时要注意。④同一类型利尿剂合用，疗效不一定增加但副作用加强，故不主张联用。而不同类型的利尿剂合用可增强疗效，减少副作用，如排钾利尿剂双氢克尿噻或呋塞米与保钾利尿剂氨苯蝶啶和螺内酯联用，可加强利尿作用预防低血钾。⑤电解质紊乱是长期使用利尿剂容易出现的副作用，特别是高血钾或低血钾都可导致严重的后果。单独应用排钾利尿剂时应根据患者饮食情况注意补钾。⑥血管紧张素转化酶抑制药如卡托普利有较强的保钾作用，与不同类型的利尿剂合用时应特别注意。对于血钠过低的患者，应鉴别是血液稀释还是低钠所致，可试用糖皮质激素。体内低钠多因利尿过度引起，这时患者血容量减低，尿少而比重高，可给予高渗盐水补充钠盐。⑦应用利尿剂期间要记出入量，测量体重，注意复查电解质和肾功能，静脉应用大剂量利尿剂时，应监测血压、心率以防引起血容量不足、体位性低血压等。

4. 血管扩张药的应用

(1) 常用的血管扩张药有以下几种：

1) 静脉型血管扩张药：以硝酸甘油、硝酸异山梨醇酯（消心痛）和单硝酸异山梨醇酯。

2) 动脉性血管扩张药：以苄胺唑啉（酚妥拉明）、肼屈嗪、钙通道阻滞剂为代表。

(2) 临床应用的理论基础

1) 小静脉扩张药：小静脉是容量血管，扩张后能使有效循环血量减少，降低回心血量，使左心室舒张末压及肺循环压下降，减轻肺淤血。临床上以硝酸盐制剂为主。

2) 小动脉扩张药：通过扩张小动脉，减轻心脏后负荷，降低周围循环阻力和左心室射血阻抗，增加每搏量及心排血量，使左心室舒张期容量减少，左心室舒张末压降低，肺循环淤血缓解。扩张小动脉的药物有很多，如 α_1 受体阻滞剂（哌唑嗪）、直接舒张血管平滑肌的药物（双肼屈嗪）以及钙通道阻滞剂等。

对于钙通道阻滞剂，目前尚缺乏支持其有效性的证据，大多数钙通道阻滞剂都须回避。现有此类药物中，只有氨氯地平可以安全用于心衰患者。

3) 动静脉血管扩张药：

硝普钠是临床上治疗各种类型心衰最常用的静脉注射制剂。为强力血管平滑肌松弛剂，可同时扩张小动脉和静脉，有效降低心室前后负荷，作用迅速，效果明显，用于顽固性心衰、急性左心衰竭、肺水肿、高血压病心衰等效果好。静脉注射硝普钠应避光，用输液泵以 12.5～25μg/min 泵入。静滴前注意测量血压，血压正常者应使收缩压维持在 100mmHg 以上，舒张压维持在 60mmHg 以上，血压偏低时可与多巴胺或多巴酚丁胺同用。长时间使用有发生氰化物中毒的可能，安全浓度以血硫氰酸盐在 10～12mg% 为宜。

血管紧张素转化酶抑制药（ACEI）的主要作用是抑制循环组织中血管紧张素Ⅱ的生成，兼有扩张小动脉和静脉的作用，改善血流动力学与左心室功能，能有效逆转左心室肥厚，延长心衰患者生命，提高运动耐力。并具有保钾、保镁，纠正水、电解质紊乱的作用。其降低病死率的作用优于单纯使用其他血管扩张药，可作为治疗心衰的“基石”药物。对伴有肾衰竭、肾动脉狭窄和低血压患者不宜首选此药。主要的不良反应是低血压，特别是首剂低血压反应，故首剂量减半。用药期间注意测量血压，复查血钾和肾功能。

(3) 应用指征：①各种器质性心脏病出现左心衰竭，如平均动脉压在 75mmHg 左右，硝酸酯和硝普钠类药物可作为首选；②心功能Ⅲ、Ⅳ级的慢性充血性心力衰竭的患者；③反流性心脏瓣膜疾病，如三尖瓣、主动脉瓣关闭不全等疾病所致心衰，使用血管扩张药可减少反流，增加心排血量。

(4) 注意事项：①动脉扩张药不宜应用于阻塞性瓣膜疾病如二尖瓣、主动脉瓣狭窄及其他左心室流出道梗阻的患者，可用静脉型血管扩张药；②低血压、血容量不足、肾衰竭患者禁用血管扩张药，必须用时可加用多巴胺等；③血浆渗透压低的患者，使用血管扩张药后，可使血管内液外溢于组织间隙和浆膜腔内，加重水肿，应先提高血浆渗透压后根据患者情况应用血管扩张药；④从小剂量开始，以后根据病情及患者耐受情况调整或增加剂量，长期应用停药时注意反跳，可逐渐减量；⑤慢性心力衰竭如无低血压和肾衰竭等指征，可长期应用扩血管药物治疗，根据临床症状和体征合用卡托普利、利尿剂、洋地黄，特别是对心脏增大明显的患者，可提高射血分数，提高生存率，改善生活质量。

（四）增强心肌收缩力，提高心排血量

临床常用正性肌力药如洋地黄及非洋地黄类正性肌力药物改善心功能。

1. 洋地黄类药物　洋地黄类药物具有直接增强心肌收缩力的作用，用于治疗心力衰竭已有二百多年的历史，可明显改善心衰症状，增加心排血量。

（1）作用机制

1）正性肌力作用：洋地黄主要是通过抑制心肌细胞膜上的钠-钾 ATP 酶，使细胞内 Na^+ 浓度升高，促使 Na^+-Ca^{2+} 交换从而使细胞内钙离子浓度升高，钾离子浓度降低。钙离子浓度升高使心肌细胞收缩力增强，而钾离子浓度降低，常易导致洋地黄中毒。

2）神经内分泌作用：直接兴奋迷走神经系统，降低交感神经系统（SNS）、肾素-血管紧张素系统（RAS）的活性。

3）电生理作用：治疗量的洋地黄可降低窦房结自律性，减慢房室传导，降低心房肌的应激性，缩短心房肌不应期。洋地黄对房室交界区的抑制作用最为明显，从而延长房室结不应期，使用洋地黄过量时，窦房结自律性明显降低，下级（二级，潜在）如心房、交界区及心室的起搏点自律性增强，当遇到血钾过低时，易发生各种快速性心律失常。

（2）临床应用适应证

1）心功能Ⅲ、Ⅳ级，特别是收缩功能不全性心力衰竭。

2）快速性心房颤动伴有心力衰竭。

3）缺血性心脏病、高血压性心脏病、心脏瓣膜疾病及先天性心脏病所致的慢性心力衰竭。

4）心脏病伴有心脏扩大而临床手术或分娩等应激时，应用洋地黄可预防围术期心衰的发生。

（3）下列情况不宜选用洋地黄：①冠心病急性心肌梗死发病早期（发病 24～48h）出现心衰者，一般不主张使用洋地黄，除非合并心房颤动等室上性快速性心律失常和（或）心脏增大。因为洋地黄的正性肌力作用增加心肌耗氧量，加重心肌缺血，还可使阻力血管收缩，后负荷增加。但伴心房颤动或心脏增大时，洋地黄减慢心室率，缩小扩大的心室腔，可改善心内膜下心肌氧供。②肺心病伴急性呼吸衰竭者，除非伴心房颤动或快速性室上性心律失常时应用，因严重缺氧和感染，易发生洋地黄中毒。洋地黄对紊乱的房性心动过速疗效不明显。③严重二尖瓣狭窄呈窦性心律而发生肺水肿时，用洋地黄可通过增加右心排血加重肺淤血，使心衰症状加重。④肥厚型梗阻性心肌病时主要是舒张功能不全与收缩过度，如出现心衰，使用洋地黄后可因增加了心肌收缩，加重了左心室流出道梗阻使原有的血流动力学障碍加重。

（4）洋地黄禁忌证：①洋地黄过量或中毒；②洋地黄过敏；③不完全或完全性房室传导阻滞，如合并急性肺水肿，来不及安置人工心脏起搏器治疗时，可在密切观察下试用快速作用的洋地黄制剂，安置起搏器后仍有心衰者，可加用洋地黄治疗；④预激综合征伴快速性心房颤动或心房扑动者。

（5）洋地黄制剂及给药方法：目前临床最常用的洋地黄制剂是地高辛和毛花苷 C（西地兰），地高辛为洋地黄的中效制剂，适用于中重度心力衰竭和维持治疗。一般用维持量给药，即地高辛每日 0.125～0.25mg，经 5～7 天可达稳定的血药浓度。西地兰为快速制剂，适用于危重的心力衰竭患者，尤其是伴有快速性心房颤动（但要除外预激综合征伴心房颤动）及其他室上性心律失常者，经静脉给药，每次 0.2～0.4mg，注射后 10min 起效，1～2h 达高峰。一般状况下，24h 总量 0.8～1.2mg，由于洋地黄治疗量与中毒量较接近，而且个体用药差异较大，应注意用药的个体化。

(6) 洋地黄毒性反应

以下情况对洋地黄耐受力减低，易引起中毒：①老年人；②肾功能不全；③低血钾、低血镁、高血钙；④心肌严重损害如急性心肌梗死、扩张型心肌病、弥漫性心肌炎等；⑤严重缺氧如肺源性心脏病；⑥维拉帕米、双异丙吡啶、胺碘酮、β受体阻滞剂、肾上腺皮质激素、排钾利尿剂、阿司匹林等药物均可降低地高辛经肾排泄率而易发生洋地黄中毒；⑦甲状腺功能减退症。

常见的洋地黄中毒表现为：①最重要的反应是各种类型心律失常，由于心肌兴奋性过强及传导系统的传导阻滞而形成。临床多见室性期前收缩二联律，也可为多源性室早二联律，非阵发性交界区心动过速、心房颤动伴完全性房室传导阻滞、心房颤动伴加速的交界区性自主心律呈干扰性房室分离、房性心动过速伴房室传导阻滞以及不同程度的窦房和房室传导阻滞。室性早搏二联律虽然常见于洋地黄中毒，但不能以此诊断洋地黄中毒。此外洋地黄可引起心电图 ST－T 改变，但无特异性。快速性心律失常伴有传导阻滞是洋地黄中毒的特征性表现。②胃肠道反应：食欲减退、恶心、呕吐。③中枢神经系统症状，可有头痛、失眠、抑郁、眩晕等。④视觉改变：出现黄视或绿视。

测定血药浓度对洋地黄中毒有很大诊断价值，在治疗剂量下，地高辛血清浓度为 1.0～2.0ng/ml，一般认为地高辛血清浓度＞2ng/ml，又伴有临床症状可判定为洋地黄中毒，但这种测定需结合临床表现确定其意义。

(7) 洋地黄中毒的处理：发生洋地黄中毒后应立即停药。①轻度中毒表现为胃肠道症状、神经系统和视觉症状、一度房室传导阻滞、窦性心动过缓和偶发的室性早搏等，停药后可自行缓解。地高辛中毒症状于 24h 内可缓解，洋地黄毒苷则需 7～10 天。②出现快速性心律失常可静脉点滴氯化钾，对低血钾或快速性心律失常而无传导阻滞者，可给 10％氯化钾 10～20ml，溶于 5％～10％葡萄糖液中静脉点滴或口服氯化钾 10～20ml，每日三次。③苯妥英钠首次 100mg 溶于 20ml 生理盐水中，缓慢静脉注入，必要时 5～10min 后重复给药，总剂量不超过 300mg，或口服 100mg，每日三次。对有室性心律失常者效果较好。④硫酸镁除纠正低镁血症外，可兴奋受洋地黄抑制的钠-钾 ATP 酶，防止心肌钾的丢失，可用 25％硫酸镁 5～10ml 加入 5％葡萄糖液 250～500ml 静脉点滴，纠正低镁，肾衰竭时慎用。⑤利多卡因首次剂量 50～100mg 溶于 10％葡萄糖液 20ml 静注，利多卡因可重复使用，也可 50～100mg 加入小壶内点滴，但总量不宜超过 300mg，而后 1～4mg/min 浓度静点维持，适用于频发的室性心律失常。⑥洋地黄中毒时电击复律易致心室颤动，故禁用。⑦出现缓慢性心律失常可用阿托品 0.5～1mg 肌内或静脉注射，异丙肾上腺素也可用于提高心率和加快传导，但要注意增加室性异位搏动的副作用。除非并发心源性晕厥，一般不需要安置临时心脏起搏器。近些年来国内外动物实验和临床应用证明，洋地黄特异抗体 Fab 片段对洋地黄中毒引起的经常规治疗无效的各种致命性心律失常有特效，作用迅速可靠，偶有心力衰竭症状加重的副作用。

(8) 合理应用洋地黄：多年来洋地黄制剂加利尿剂曾作为治疗心衰的第一线药物，但随着近年对心力衰竭的病理生理研究，以及一些新药的问世，以往那种单用强心苷类药物治疗心衰的方案已经被临床淘汰。但洋地黄类药物在治疗心衰时的重要作用是不可取代的。应用时注意以下几点：①选择好适应证：洋地黄制剂对有收缩功能不全的心衰作用更好。而对伴有舒张功能障碍的心脏病如肥厚型心肌病、冠心病、早期的高血压性心脏病以及心包炎等无益甚至有害。②与其他药物合用：与利尿剂、血管扩张药、血管紧张素转化酶抑制药联合应用，对有症状的左心室功能不全和射血分数降低者肯定有效，能够改善生存率，提高生活质量。③与钙剂合用时，血钙浓度增加可使洋地黄作用加强，因此在应用洋地黄过程中，不宜静脉使用钙剂，否则可引起严重而危及生命的心律失常。④与奎尼丁、维拉帕米、胺碘酮、普罗帕酮等药合用可使地高辛浓度增加，应特别注意。甲氧氯普胺（胃复安）、利福平可使地高辛浓度降低，应用时注意适当调整地高辛剂量。排钾利尿剂可致低钾，易引起洋地黄中毒，注意补钾特别是对进食少的患者。总之在应用洋地黄时，除掌握适应证外，尚须注意用药的方法、剂量、与其他药物的相互作用，以达到理想的治疗效果，尽量减少中毒的发生。

2. 非洋地黄类正性肌力药

（1）肾上腺素能受体激动剂（拟交感胺类正性肌力药）：兴奋 β_1 受体，增加细胞膜上腺苷酸环化酶的活动，促进腺苷三磷酸（ATP）转化为环腺苷酸（cAMP），后者作用于肌浆网和线粒体，使钙离子释放增多，心肌收缩力增加。主要制剂为：①多巴酚丁胺：为 β 受体兴奋剂类强心药的代表，也是多巴胺的衍生物。可兴奋 β_1、β_2 受体，对 β_1 受体作用远比对 β_2 受体的作用强。为静脉用药，静脉注射 15min 起作用，半衰期极短，仅 2～3min，停药后作用很快消失，小剂量 2.5～7.5μg/(kg・min) 可增加心肌收缩力而增快心率和血管收缩作用较轻。大剂量时 ＞10μg/(kg・min) 可出现心率增快或室性心律失常。常用剂量为 2～5μg（kg・min），可起到正性肌力的作用。②多巴胺：为肾上腺素的前体，其作用随应用剂量的大小而不同。小剂量 5～10μg（kg・min），主要兴奋 β 受体，表现为心肌收缩力增强，血管扩张，同时也扩张肾动脉，使肾血流量增加和排钠增加，起到早期治疗心力衰竭的作用。小剂量使用时心率加快作用不明显，强心作用较明显。大剂量≥10μg/(kg・min)，以兴奋 α 受体为主而致周围血管阻力增加，升高血压。因此在充血性心力衰竭时宜小剂量使用，大剂量可出现对心衰治疗不利的相反作用。一般以 20～40mg 加入 5%葡萄糖液 200ml 中以 2～4μg/(kg・min) 的剂量静脉点滴。因患者对多巴胺的反应个体差异较大，应由小剂量逐渐增量，以不引起血压升高及心率增快为宜。

以上两种药物持续滴注 72h 以上时，可产生耐药性，因此长期用药易失效，而不能降低慢性心力衰竭的病死率。如合并血管扩张药如硝普钠、硝酸甘油、酚妥拉明等可进一步降低肺毛细血管楔压，增加心排血量，使心功能改善。

（2）磷酸二酯酶抑制剂

常用的药物有氨力农（amrinone）和米力农（milrinone），是双吡啶衍生物，可选择性抑制胆碱酯酶及磷酸二酯酶活性，使细胞内的 cAMP 降解受阻，cAMP 浓度升高，进一步使细胞膜上的蛋白激酶活性升高，促进钙通道膜蛋白磷酸化，钙通道激活，使钙离子内流增加，故因钙贮存增加而使心肌收缩力增强。除此之外还有较强的扩血管作用，减少左、右心室充盈压，但不增加心率和心肌耗氧量。临床常用的米力农较氨力农增加心肌收缩力的作用强 10～20 倍，且作用时间短，副作用小。氨力农为静脉给药，3～5min 出现疗效，最大作用开始于注射后 2～15min，半衰期 5～10min。氨力农负荷量为 0.75mg/kg，稀释缓慢静脉推注，再以 5～10μg/(kg・min) 静脉滴注，每日总量 100mg。米力农用量为 50μg/kg，稀释后静注，再以 0.5μg/(kg・min) 静脉滴注 4h。本类药物可与多巴酚丁胺、洋地黄或血管扩张药联合应用，也可与利尿剂联合应用，均可增加治疗心衰的效应。静脉注射过快，浓度太大易出现室性心律失常。其他不良反应有胃肠道反应、肝功能异常、上腹部不适、食欲减退、心悸等，均不严重，个别病例有一过性血小板减少。

磷酸二酯酶抑制剂短期应用对改善心衰症状的效果是肯定的，但已有一系列前瞻性研究证明长期应用米力农治疗重症慢性心衰患者，其死亡率较不用者更高，其他的相关研究也得出同样的结论。因此，此类药物仅限于短期应用。心衰患者的心肌处于血液和能量供应不足的状态，过度或长期应用正性肌力药物将扩大能量的供需矛盾，使心肌损害更加严重，而导致死亡率增高。尽管已有使用洋地黄二百余年的历史，洋地黄改善心衰症状的事实也是公认的，但大样本研究表明其远期结果并不能减低总死亡率。因此从心衰的总体治疗来看，单纯依靠正性肌力药物，仅仅着眼于暂时的症状改善，不能纠正心衰的病理生理变化，也不能改善长期预后。

（五）抗肾素-血管紧张素系统相关药物

1. 血管紧张素转化酶抑制药的应用

血管紧张素转化酶（ACE）抑制药临床应用时，多被归为血管扩张药，但在用于治疗心衰时，所起作用远非血管扩张药所能概括的。其主要作用机制为：①扩张血管；②抑制醛固酮；③抑制交感神经兴奋性；④改善心室及血管的重构。以上在治疗心力衰竭的过程中作用是肯定的，可以用利尿剂、洋地黄的同时加用 ACE 抑制药，症状明显减轻。其副作用较少，刺激性干咳可能是患者不能耐受治疗的一个原因。肾功能不全者应慎用。用药时首剂量要小，以免出现体位性低血压。近年来国外已有不少大规模临床试验都证明即使是重度心力衰竭患者长期应用 ACE 抑制药仍可以改善远期预后，降低死亡率。提早对心衰进行治疗，从心脏处于代偿期无明显症状时，即开始给予 ACE 抑制药干预治疗，是心衰治疗方面的重要进展。

ACE 抑制药目前种类较多，在选择时应考虑半衰期长短，确定用药剂量及用药次数。用药的基本原则是从小剂量开始，根据血压、电解质及肾功能状况逐渐递增直至最大耐受剂量，治疗前应注意利尿剂已维持在最合适剂量，因液体潴留可减弱 ACE 抑制药的疗效；而容量不足又可加剧 ACE 抑制药的不良反应。卡托普利（captopril）是最早用于临床的含巯基的 ACE 抑制药，用量为 12.5～25mg，每日 2～3 次。贝那普利（benazepril）半衰期较长并有 1/3 经肝代谢，对有早期肾功能损害者更为适用，用量为 5～10mg，每日一次。培哚普利（perindopril）也为长半衰期制剂，2～4mg，每日一次。

2. 抗醛固酮制剂的应用

螺内酯等抗醛固酮制剂作为保钾利尿剂，在心衰治疗中的应用已有很长一段时间，几年来的大样本临床研究证明小剂量（亚利尿剂量，20mg，1～2 次/日）的螺内酯对抑制心血管的重构，改善慢性心衰患者的远期预后有很好的作用。

（六）β受体阻滞剂的应用

过去认为β受体阻滞剂以其负性肌力作用而禁用于心力衰竭。但现代的观点认为心力衰竭时的代偿机制虽然在早期能维持心脏排血功能，但在长期的发展过程中将对心肌产生有害的影响，加速患者的死亡。代偿机制中交感神经兴奋性的增强是一个重要的组成部分，而β受体阻滞剂可对抗这一效应。为此 20 世纪 80 年代以来不少学者在严密观察下审慎地进行了β受体阻滞剂治疗心衰的临床验证，其中一项较大规模的临床试验（MDC）应用美托洛尔治疗扩张型心肌病患者的心衰，与对照组相比，结果证实患者不仅可以耐受用药，而且可以降低致残率、住院率，提高运动耐量。近年的研究热点是β受体阻滞剂的制剂选择问题，美托洛尔选择性阻滞β受体而无血管扩张作用。卡维地洛（carvedilol）作为新的非选择性并有扩张血管作用的β受体阻滞剂，用于心衰的治疗，大规模临床试验表明其效果明显优于美托洛尔，可明显降低患者死亡率、住院率以及提高患者的运动耐量。β受体阻滞剂是一作用强大的负性肌力药物，治疗初期对心功能有抑制作用，但长期治疗（≥3个月）则改善心功能。因此，β受体阻滞剂只适用于慢性心力衰竭的长期治疗，决不能作为“抢救”治疗用于急性失代偿性心力衰竭。起始治疗及治疗期间患者必须体重恒定，已无明显液体潴留，利尿剂已维持在最适宜剂量。应用时从极低剂量开始，严密观察下逐渐增量。

（七）心脏再同步化治疗（cardiac resynchronization therapy，CRT）

心力衰竭的患者往往合并传导异常，导致房室、室间和（或）室内运动不同步，而CRT通过在传统右心房、右心室双腔起搏的基础上加上左心室起搏，遵照一定的房室间期和室间间期顺序发放刺激，能够实现正常的心房、心室电激动传导，以改善心脏不协调运动，恢复房室、左右室间和左心室室内运动的同步性，从而改善心衰。目前应用指征为：LVEF≤35%；窦性节律；尽管使用了充分的药物治疗，NYHA心功能Ⅲ级或不必卧床的Ⅳ级；心脏运动不同步，即QRS波时限大于120ms。作为心衰的治疗手段之一，心脏再同步化治疗的疗效已得到证实和认可，但CRT不能完全取代抗心衰药物治疗，完善的药物治疗是CRT发挥疗效的先决条件之一。

（八）干细胞移植术

干细胞是一类具有自我更新和分化能力的细胞，在条件适宜或诱导下能够复制及分化成特殊种类细胞。心脏的干细胞治疗，即直接用分离出来的干细胞或经体外纯化、培养和繁殖后的干细胞，移植到缺血坏死区域，试图通过新生的肌细胞替代纤维组织，从而改善心肌的收缩和舒张功能。干细胞移植治疗的机制目前尚不清楚，可能是通过坏死心肌的修复与再生，再生血管改善灌注以及发挥血管活性物质的效应三方面作用来达到治疗心衰的目的。目前干细胞移植技术尚处于研究阶段，其临床应用的疗效和安全性仍然存在争议，但随着技术的成熟，将会给心衰患者提供全新的治疗策略。

（九）舒张功能不全性心力衰竭的治疗

舒张功能不全是由于心力衰竭时心室舒张不良使左心室舒张末压（LVEDP）升高，而致肺淤血，多见于高血压性心脏病、冠心病、肥厚型心肌病，但同时也可存在收缩功能不全使LVEDP增高，需超声检查等诊断。如检查LVEDP增高，而心室不大，EF值正常则表示以舒张功能不全为主。治疗原则与收缩功能不全有差别，措施如下：①β受体阻滞剂：改善心肌顺应性使心室容量压力曲线下移；②钙通道阻滞剂：降低心肌细胞内钙浓度，改善心肌主动舒张功能；③血管紧张素转化酶抑制药：能有效控制血压，改善心肌及小血管重构，有利于改善舒张功能；④纠正心律失常，尽量维持窦性心律，保持房室顺序收缩及传导，保证心室舒张期充盈的容量；⑤对肺淤血症状较明显者，可适当使用静脉扩张药或利尿剂，降低心脏前负荷，但不宜过度，以免导致心排血量减少；⑥无收缩功能不全时，禁用正性肌力药物。

（十）难治性心力衰竭（顽固性心力衰竭）的治疗

难治性心力衰竭是指经过以上正规的内科治疗后，症状仍不见好转，甚至还有加重者。但并不是指心脏情况已至终末期不可逆转，对这类患者应努力寻找潜在的病因，除外由于治疗不当使心衰不能纠正的原因。治疗应从下面几点着手：

1. 找出加重心衰的潜在因素，包括①患者是否按医嘱认真用药；②洋地黄药物剂量是否合适，有无不足或过量；③诱发心力衰竭的病因是否去除或加重，如呼吸道/肺感染、甲状腺功能亢进、糖尿病、风湿活动、贫血、泌尿系统感染、肝或肾等器官的疾病；④药物作用：如皮质激素或某些扩血管药物可加重水肿，或应用具有负性肌力作用的抗心律失常药如

β受体阻滞剂、钙通道阻滞剂等；⑤过度利尿，导致电解质紊乱，如低钠、低钾、低氯等。

2. 全面系统的检查，对不能改善症状的心力衰竭患者的病因进行重新评价，找出确切病因，采取相应的治疗措施。

3. 对过去的治疗措施，进行细致分析，总结经验教训。注意鉴别是以收缩功能障碍还是舒张功能障碍为主的心力衰竭，对以收缩功能障碍为主的心力衰竭用洋地黄类药物可收到满意效果，但对舒张功能障碍为主的心力衰竭，洋地黄类药物应用无益，此类患者心脏增大不明显，心力衰竭的主要原因是心室僵硬，顺应性减低，血液进入心室受阻，回心血量减少，心排血量下降，不能维持机体代谢所需。

4. 对高度顽固水肿也可试用血液超滤，对适应证掌握恰当，超滤速度及相关参数调节适当时，常可明显改善症状。

5. 主动脉球囊反搏术（IABP）是通过股动脉在左锁骨下动脉以远 1～2cm 的降主动脉处放置一个约 40ml 的长球囊。主动脉瓣关闭后，球囊被触发膨胀，导致主动脉舒张压升高，使心排血量和舒张期冠状动脉的灌注增加。在收缩期前球囊被抽瘪，使左心室后负荷降低，心脏作功降低，心肌耗氧量下降。目前主要用于伴有心源性休克患者，可以帮助患者渡过危险。

6. 对不可逆性心力衰竭，药物治疗无效者，其大多数病因无法纠正，如扩张型心肌病、晚期缺血性心肌病等可进行心脏移植。心脏移植术在我国成功率已较高，5 年存活率已达 60%以上，但条件有限，目前在我国尚不能普遍开展。

心衰是冠心病、高血压、风湿性心脏病（风心病）、心肌病等心脏病的终末阶段，死亡率高达 50%，因此治疗应实施综合干预和管理。心脏内外科联合进行心衰治疗是目前国际先进的管理策略，比如设立专门的心衰病房，由心内科、心外科医生协同为患者治疗从而打破以往心衰治疗内外科缺乏沟通、治疗脱节的局面。

规范化的药物治疗和正确应用非药物的器械治疗将有望减轻心衰患者的症状，提高生活质量，降低死亡率，治疗中注意舒张功能衰竭、血流动力学检测、再同步化技术及人工心脏辅助技术的新理念。

【预后】

心力衰竭的预后与病因、诱因、所接受的治疗等因素有关，但更主要的是取决于心力衰竭的程度。因此心脏病患者应早期诊断早期治疗，保护心功能，积极预防心力衰竭的发生。一旦发生心力衰竭要尽早正规治疗，以免延误病情。

第二节 急性心力衰竭

急性心力衰竭是由于急性心脏病变引起心排血量显著、急剧下降导致组织器官灌注不足和急性肺淤血的综合征。急性右心衰竭即急性肺源性心脏病，较少见，主要由大块肺梗死引起。临床上急性左心衰竭较为常见，是内科急危重症，抢救是否及时合理与预后密切相关。本节主要讨论急性左心衰竭。

【病因和发病机制】

心脏解剖或功能的突发异常，使心排血量急剧降低和肺静脉压突然升高，可发生急性左心衰竭。常见的原因有：

1. 急性心肌弥漫性损害，导致心肌收缩无力，常见于急性广泛前壁心肌梗死。

2. 急性机械性梗阻如严重的二尖瓣及主动脉瓣狭窄、左心室流出道梗阻、二尖瓣口黏液瘤或嵌顿主动脉主干或大分支的栓塞，以及急进性高血压，导致心脏的后负荷急剧增加，排血严重受阻。

3. 急性心脏容量负荷过重，急性心肌梗死、感染性心内膜炎等引起乳头肌功能失调、腱索断裂、瓣膜穿孔、室间隔穿孔和主动脉窦瘤破裂等，以及输液过多、过快，使心脏负荷显著增加。

4. 严重的心室舒张受限，如急性大量心包积液或积血所致的急性心脏压塞。

5. 严重的心律失常，包括快速的室上性和室性心律失常以及严重的心动过缓，使心脏排血显著减少。

主要的病理生理基础为心脏收缩力突然严重减弱，心排血量急剧减少，或左心室瓣膜急性反流，或急性心脏压塞致使 LVEDP 迅速升高，肺静脉回流不畅。由于肺静脉压快速升高，肺毛细血管压随之升高使血管内液体渗入肺间质和肺泡内形成急性肺水肿。

【临床表现】

起病急骤，以急性肺水肿为主要表现。患者突发严重呼吸困难，呼吸频率达 30～40 次/分，端坐呼吸，面色苍白，发绀，大汗，烦躁，同时咳嗽频繁，咳粉红色泡沫状痰。极重者可因脑缺氧而神志模糊。肺水肿早期可因交感神经激活，血压可一度升高；但随着病情持续，血管反应减弱，血压下降。肺水肿如不能及时纠正，终致心源性休克。听诊时两肺满布湿啰音和哮鸣音，心尖部第一心音减弱，频率快，同时有舒张早期第三心音而构成奔马律，肺动脉瓣区第二心音亢进。

【诊断与鉴别诊断】

依据突然严重的呼吸困难，端坐呼吸，咳粉红色泡沫痰以及两肺满布湿啰音和哮鸣音，心尖部的奔马律和基础心脏病史，一般即可诊断。主要与支气管哮喘鉴别，后者多见于青少年，有过敏史，一般没有基础心脏病，发作时并不一定强迫坐起，肺部听诊以哮鸣音为主，一般无心脏体征。还应与心外原因引起的肺水肿相鉴别，如肺复张后的肺水肿、高原性肺水肿、化学或物理因素引起的肺血管通透性增强所致的肺水肿等。

【治疗】

急性左心衰竭时的缺氧和高度呼吸困难是致命的，必须使之尽快缓解。

1. 患者取坐位，双腿下垂，以减少静脉回流。并使横膈下降，有利于呼吸。

2. 吸氧　立即给予高流量给氧，对病情特别严重者应加压给氧，使肺泡内压在吸气时增加，一方面可以使气体交换加强，另一方面可以对抗组织液向肺泡内渗透。应将血氧饱和度维持在 95%～98%的水平，保证组织的最大供氧。在吸氧的同时使用抗泡沫剂使肺泡内的泡沫消失，增加气体交换的面积，一般可用 50%酒精置于氧气滤瓶中，随氧气吸入。

3. 吗啡　一般用于急性左心衰竭的早期阶段，特别是患者烦躁不安和呼吸困难时，5～18mg 静脉缓慢推注不仅可以使患者镇静，减少躁动所带来的额外的心脏负担，同时也具有舒张小血管的功能而减轻心脏负荷。必要时可间隔 15min 重复一次，共 2～3 次。老年可酌减剂量或改为肌内注射。

4. 快速利尿　呋塞米（速尿）20～40mg 静脉注射，于 2min 内推完，10min 内起效，可持续 3～4h，4h 后可重复一次。除利尿作用外，本药还有静脉扩张作用，有利于缓解肺水肿。对血压偏低者慎用。

5. 血管扩张药

（1）硝普钠：为动静脉血管扩张药，静注后 2～5min 后起效，一般剂量为 12.5～25μg/min 滴入，根据血压调整用量，维持收缩压在 100mmHg 左右；对原有高血压者血压降低幅度（绝对值）不超过原有血压的 30%。主要用于严重心衰患者和后负荷增加的患者（如高血压性心衰或二尖瓣反流）。硝普钠含有氰化物，用药时间不宜连续超过 24h。严重肝肾功能不全者慎用。

（2）硝酸甘油：扩张小静脉，减少回心血量，使 LVEDP 及肺血管压降低。较大剂量时引起冠状动脉的扩张，特别适用于急性冠状动脉综合征的患者。患者对本药的耐受量个体差异很大，可先以 10μg/min 开始，然后每 10min 调整一次，每次增加 5～10μg，直至症状缓解或收缩压下降至 90mmHg，病情稳定后应逐步停药，以免引起反跳。

（3）酚妥拉明：为 α 受体阻滞剂，以扩张小动脉为主。静脉用药以 0.1mg/min 开始，每 5～10min 调整一次，最大可增至 1.5～2.0mg/min，监测血压同前，近年已少用。

6. 洋地黄类药物　可考虑毛花苷 C（西地兰）静脉给药，最适合用于有心房颤动伴有快速心室率并已知有心室扩大伴左心室收缩功能不全者。首剂可给 0.4～0.8mg，2h 可酌情再给 0.2～0.4mg，对急性心肌梗死者，在急性期 24h 内不宜用洋地黄类药物。单纯二尖瓣狭窄所致肺水肿如并发心房颤动可用西地兰减慢心室率，如未并发心房颤动则无效。

7. 氨茶碱　可缓解支气管痉挛，并有一定的正性肌力及扩血管和利尿作用，可辅助治疗，待急性症状缓解后，应着手对诱因及基本病因进行治疗。

案例

患者，男，61 岁，主因“渐进性活动后呼吸困难 5 年，加重伴双下肢水肿 1 个月”入院。患者 5 年前开始常于登山时出现心悸、乏力、胸闷，休息约 1h 左右稍有缓解，以后自觉体力日渐下降，稍微活动后即感气短、乏力，无胸痛，夜间有时憋醒，坐起后气短可缓解，曾在当地医院就诊，诊断为：心律不齐，服药治疗效果差（具体用药不详），1 个月前感冒后出现咳嗽、咳痰，痰白黏不易咳出，气短较前明显加重，夜间不能平卧，尿量少，伴颜面及双下肢水肿、腹胀、食欲减退，为求诊治前来就诊。既往有高血压病史二十余年（血压最高：170/110mmHg），未治疗。无慢性咳嗽、咳痰病史。查体：血压 160/100mmHg，半卧位，口唇轻度发绀，颈静脉充盈，左肺底可闻及细小水泡音，心界左大，心率：105 次/分，律不齐，第一心音强弱不等，腹软，肝肋下 2cm，压痛（+），双下肢可凹性水肿。辅助检查：心电图：异位心律，心房颤动。血常规：WBC 11.5×10^9/L，尿蛋白（+）。肾功能：血肌酐 123μmol/L。肝功能：ALT68U/L。

诊断依据：患者高血压病史多年，未治疗，有全心衰竭的表现：左心衰竭（渐进性呼吸困难），右心衰竭（颈静脉充盈、肝大、双下肢水肿），肺部感染（咳嗽、咳痰，白细胞增高）为心衰加重的诱因。

目前诊断：1. 高血压病 3 级（极高危组），高血压性心脏病，心功能Ⅳ级，心律失常（心房颤动）2. 肺部感染。

治疗：1. 病因治疗：合理应用降压药物。2. 心力衰竭治疗：吸氧、利尿、强心、扩血管。3. 对症治疗：控制肺部感染。

思考题

1. 左心衰竭与右心衰竭的区别是什么？
2. 急性左心衰竭的治疗原则是什么？

（张世新）

第三章

心律失常

学习目标

【掌握】

1. 心律失常的定义。
2. 抗心律失常药物的分类及代表药物。
3. 常见心律失常的临床表现、心电图特征和治疗原则。

【熟悉】

1. 常见心律失常的病因。
2. 心律失常的诊断方法。

【了解】

1. 心律失常的分类。
2. 心律失常的发病机制和介入治疗方法。

第一节　概　述

【心律失常概念】

正常心脏的电冲动起源于窦房结，成年人以每分钟 60～100 次的频率，规律地发出冲动，在一定时间内沿正常传导系统顺序激动心房和心室。窦房结位于上腔静脉与右心房后壁交界处，主要由 P（起搏）细胞与 T（移行）细胞组成。窦房结的自律性最高，一般每分钟产生冲动 60～100 次，控制着整个心脏有节奏地活动，此心律称为窦性心律。除窦房结外，结间束、房室交界区（房结区与结希区）、希氏束、束支及浦肯野纤维等特殊传导系统的细胞均具有自律性。

心律失常（cardiac arrhythmia）指由于各种原因导致心脏冲动起源部位、节律、频率以及冲动传导速度与激动顺序等任何一项的异常。

【心律失常分类】

（一）按发生原理分类

1. 冲动形成异常

（1）窦性心律失常：在窦性心律时，由于自主神经系统兴奋性改变或其内在病变，使窦房结的自律性改变可引起窦性心动过速、窦性心动过缓、窦性心律不齐、窦性停搏、窦房结内游走性心律。

（2）异位心律：在心肌缺血、缺氧、电解质紊乱、药物、儿茶酚胺增多等病理状态下，原来无自律性的心房、心室肌细胞，亦可出现异常自律性。在低血钾、高血钙、洋地黄中毒、儿茶酚胺增多、心肌缺血-再灌注等情况下，心房、心室、希-浦系统发生动作电位的后除极化，即在3相动作电位完毕后，出现震荡性电位变化，其振幅达到阈值时，则可提前引发一次或连续激动，引起心律失常。因后除极只发生在被外来的冲动激动之后，故又称为触发活动（triggered activity）。

1）被动性异位心律：多为主导节律点（窦房结）自律性下降，发生冲动的频率过慢，或冲动下传受阻而致下级起搏点争取到足够的准备时间，使4相自动缓慢除极化达到阈值引起冲动发放，以维持心脏激动。这是一种继发性、生理性保护现象。如逸搏（房性、房室交界性、室性），逸搏心律（房性、房室交界性、室性）。

2）主动性异位心律：异位起搏点兴奋性增强，其频率超过正常窦房结频率时产生的心律失常，或由于触发活动引起的心律失常，如期前收缩（房性、房室交界性、室性），心动过速（房性、房室交界性、室性），扑动（房性、室性），颤动（房性、室性）。

2. 冲动传导异常

（1）病理性传导阻滞：由于心脏某一部位不应期异常延长或传导途径的损害以致中断，使其传导功能减低或完全丧失，便可引起不同类型、不同程度的传导阻滞，即病理性传导阻滞。根据传导阻滞部位分为窦房传导阻滞、房内传导阻滞、房室传导阻滞、室内传导阻滞（左、右束支及左前、左后分支传导阻滞）。根据传导阻滞程度分为一度、二度和三度传导阻滞，束支传导阻滞习惯于用间歇性、完全性和不完全性传导阻滞表示。

（2）生理性传导阻滞：当两个冲动在较短的时间内先后抵达心脏某一部位时，如第二个冲动到达时，该处心肌尚处于前一冲动的不应期中，则第二个冲动不能传入并通过，这种现象称为干扰现象或生理性传导阻滞。连续干扰称为分离。发生部位和程度同病理性传导阻滞。

（3）折返现象：折返现象是发生快速性心律失常最常见的发生机制。形成折返的基本条件为①心肌组织在某一局部解剖上或功能上有两条或多条传导途径，并相互连接形成一闭合环路；②其中一条途径某处存在单向传导阻滞；③另一条途径冲动传导缓慢，以容许阻滞部位近侧端心肌再激动而形成期前收缩，如果冲动经过这个闭合环反复循环，则引起持续的快速性心律失常，这种心律失常能被程序刺激所诱发或终止。

（4）传导途径异常：某些人除正常的传导系统外，尚有旁路传导，如房室旁路（Kent束）、房束旁路（James通路）、结室连接、束室连接（Mahaim纤维）。窦房结或心房发出的冲动除沿正常传导系统下传外，尚有一部分通过旁路过快地传到心室，使部分心室肌提前受到激动，引起预激综合征。旁路和正常传导系统之间形成折返环，可发生折返现象引起心动过速。

（二）按发作时心率的快慢分类

1. 快速性心律失常。

2. 缓慢性心律失常。

【心律失常诊断】

（一）病史

通过详细询问病史可获取有利于心律失常诊断的线索。应询问心悸等心律失常症状的诱发因素（如吸烟、饮酒、喝茶和咖啡、运动、疲劳、情绪激动等）；心律失常发作时的心率与节律，频繁程度，起止与持续时间，起止方式，治疗经过及疗效；心律失常对患者的影响，发作时有无低血压、心绞痛、心力衰竭、晕厥、抽搐等。

（二）体格检查

应着重于判断心律失常的性质及其对血流动力学的影响。心脏听诊应注意心率、节律和心音改变。

（三）常规心电图

最简易方便而又常能明确心律失常的性质，是诊断心律失常最重要的一项无创检查方法。

（四）动态心电图（Holter ECG monitoring）

该检查使用一种小型便携式记录器。是一种可以在自然活动情况下，长时间连续记录心电图的方法。提高了心律失常的检出率。

（五）心电监护

长时间连续心电监护可以及时发现并诊断心律失常，使患者得到及时治疗并可以判定治疗效果，尤其适用于急重症患者。

（六）食管导联心电图

解剖上左心房后面毗邻食管，插入食管电极导管并置于心房水平时，能记录到清晰的心房电位。有助于室上性心动过速伴室内差异性传导与室性心动过速的鉴别和 2∶1 下传心房扑动的诊断。

（七）心脏电生理检查

心脏电生理检查有助于确定病变部位和程度，明确心律失常的性质、发生机制，诱发和终止折返性心律失常，指导临床治疗。

（八）三维心脏电生理标测及导航系统

三维心脏电生理标测及导航系统是近年来新兴的标测方法，能够提高复杂心律失常的导管消融成功率，减少 X 线曝光时间。

【心律失常治疗】

（一）一般治疗原则

是否需要治疗取决于心律失常的性质和对血流动力学的影响。

1. 致命性心律失常、有潜在生命危险的心律失常或对血流动力学影响大的心律失常需要紧急处理。急性心肌梗死、心肌炎及药物毒副作用并发心律失常时，易发生较快而严重的变化，应予密切观察，积极治疗。

2. 对于无器质性心脏病、不伴有血流动力学改变和没有症状的良性心律失常患者和虽然有器质性心律失常但心室率正常的患者，即不影响生活质量的患者，一般不需要特殊治疗。

（二）治疗方法

1. 心理治疗　功能性心律失常经心理疏导治疗后可好转或消失。器质性心律失常经精神安慰和解释也有很好的辅助治疗作用。

2. 病因治疗　是治疗心律失常的根本措施。如能祛除病因，心律失常可消失。

3. 抗心律失常药物治疗

（1）Vaughan Williams 分类法，按其对动作电位的主要效应可分为四大类：Ⅰ类为钠通道阻滞剂，作用于细胞膜，抑制快钠内流。依其对0相除极与复极过程抑制程度不同又分为三个亚类：ⅠA类减慢动作电位0相除极速率，延长动作电位时间，主要代表药物为奎尼丁、普鲁卡因胺；ⅠB类不减慢动作电位0相上升速度，缩短动作电位时间，主要代表药物为美西律、利多卡因、苯妥英钠；ⅠC类减慢动作电位0相除极速率，轻微延长动作电位时间，减慢传导，主要代表药物为普罗帕酮。Ⅱ类为β受体阻滞剂，抑制心肌对β肾上腺素能的应激作用，减慢动作电位4相除极，抑制传导，降低自律性和心肌收缩力，主要代表药物为普萘洛尔、美托洛尔、比索洛尔、阿替洛尔。Ⅲ类为钾通道阻滞剂，延长动作电位时间，使有效不应期延长，主要代表药物为胺碘酮。Ⅳ类为钙通道阻滞剂，主要减低4相自动除极而抑制自律性，同时抑制0相除极速度和振幅而抑制传导，主要代表药物为维拉帕米。

ⅠA类、ⅠC类、Ⅱ类和Ⅲ类既可用于室上性快速性心律失常，又可用于室性快速性心律失常。ⅠB类主要用于室性快速性心律失常。Ⅳ类主要用于室上性快速性心律失常。ⅠA类和ⅠC类抗心律失常药由于都有明显的心肌抑制、减慢传导的作用，故不宜合用，也不适于合并心力衰竭、心肌梗死的患者。Ⅱ类和Ⅳ类均可抑制房室传导，甚至可致心脏骤停，故也不宜合用。

（2）其他有抗心律失常作用的药物，腺苷和腺苷三磷酸；洋地黄制剂如地高辛和毛花苷C。

（3）缓慢性心律失常多选用增强心肌自律性，加速传导的药，如异丙肾上腺素、阿托品、氨茶碱等。

（4）抗心律失常药物能治疗心律失常，但其本身也可能导致新的心律失常或使原有心律失常加重，抗心律失常药物的致心律失常作用是指在应用治疗量或亚治疗量抗心律失常药物而引起用药前没有的新的心律失常或使原有的心律失常恶化。

4. 电复律　电复律是指给予心脏一定能量的短暂电击，使全部心肌在瞬间内同时除极，恢复窦性心律。①同步电复律主要用于室性和室上性心动过速，心房扑动和颤动的转复。洋地黄中毒和低血钾者不能用。②非同步电复律可在任何时候放电，用于心室扑动和颤动的转复，又称为电除颤（参见本章第四节）。

5. 心律失常的介入治疗　心律失常的介入治疗是指经过血管穿刺，将治疗用的器械送到心脏或血管的特定部位治疗心律失常的方法，包括导管射频消融术、人工心脏起搏和埋藏式自动心脏起搏复律除颤器等（参见本章第四节）。

第二节　快速性心律失常

期前收缩

期前收缩（premature contraction）是一种提前的搏动，是最常见的心律失常，常称为过早搏动（premature beat），简称早搏。按起源部位不同可分为房性期前收缩（atrial premature contraction）、房室交界性期前收缩（atrioventricular junctional premature contraction）和室性期前收缩（ventricular premature contraction）三种。其中以室性最多见，房性次之，窦性罕见。

每隔1、2、3个甚至更多个正常窦性搏动出现一个期前收缩，且连续出现三次或三次以上时，分别称为二联律、三联律、四联律……。如每隔一个或几个正常窦性搏动而连续出现两个期前收缩者则称为成对出现的期前收缩。出现在两个正常窦性搏动之间的期前收缩称为间位性或插入性期前收缩。期前收缩来自一个异位起搏点则称为单源性（联律间期恒定，同一导联形态相同），来自两个以上异位起搏点则称为多源性期前收缩（联律间期不同，同一导联形态多样）。期前收缩每小时不足 30 次或每分钟不足 5 次称为偶发，超过每小时 30 次或每分钟 5 次称为频发。

【病因】

1. 功能性　见于精神紧张、情绪激动、过量饮酒、喝浓茶及吸烟时。

2. 器质性心脏病　见于各种心脏疾病，尤其是冠心病、心肌炎、风湿性心脏瓣膜疾病及心肌病等。

3. 药物影响

（1）兴奋心肌的药物使用过量时，如肾上腺素、异丙肾上腺素、咖啡因、麻黄碱等。

（2）某些药物中毒时，如洋地黄、奎尼丁、普鲁卡因胺、锑剂等。

4. 其他

（1）心脏的机械性刺激：如心导管检查、心脏手术等。

（2）电解质紊乱：如低血钾、低血钙等。

【临床表现】

（一）症状

期前收缩是否引起症状，取决于其出现的频度，患者的敏感性及对期前收缩的注意力。常见症状有心悸，心跳暂停感，喉部牵动或阻塞感。频发和多源性期前收缩，可引起乏力、头晕等症状。

（二）体征

1. 脉律不整。

2. 听诊　在基本心律之间出现提早搏动，其后有一较长间歇，期前收缩的第一心音增强，第二心音减弱或消失。

【心电图的检查】

（一）房性期前收缩特征（图 **3-3-1**）

1. 提前出现 P′波，其形态与窦性 P 波不同。

2. 一般 P′R 间期≥0.12s。

3. P′波下传的 QRS 波群多数和正常窦性 QRS 波群形态完全一样；少数因室内差异性传导而变形；个别因房性期前收缩未下传，P′波后无 QRS 波群。

4. 多数期前收缩后代偿间歇不完全，即期前收缩前后两个周期之和（即偶联间期加代偿间期）小于两个窦性心动周期之和，其发生是由于提前的房性激动侵入窦房结使之提前激动所致。

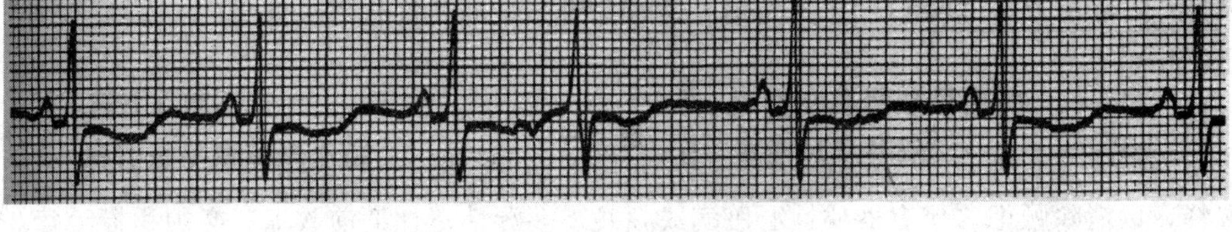

图 3-3-1　房性期前收缩

（二）房室交界性期前收缩的特征（图 3-3-2）

1. 提前出现的逆行 P′波（Ⅱ、Ⅲ、aVF 导联倒置，aVR 导联直立）或 QRS 波群。QRS 波群多数和正常窦性 QRS 波群形态完全一样；少数因室内差异性传导而变形。

2. 逆行 P′波和 QRS 波群的关系有三种可能：①逆行 P′波位于 QRS 波群之前，则 P′R 间期＜0.12s；②逆行 P′波位于 QRS 波群之后，则 RP′间期＜0.20s；③逆行 P′波埋于 QRS 波群之中。

3. 代偿间歇以完全性多见。所谓完全性代偿间歇，即期前收缩前后两个周期之和等于两个窦性心动周期之和，其发生是由于房室交界性期前收缩未侵入窦房结，其节律未被打乱之故。

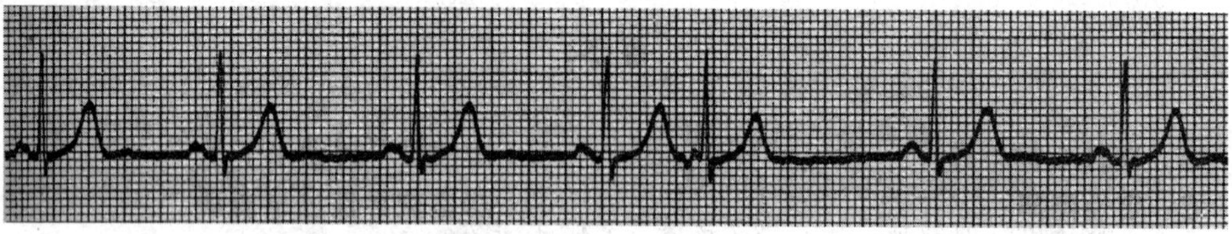

图 3-3-2 房室交界性期前收缩

（三）室性期前收缩的特征（图 3-3-3）

1. 提前出现的 QRS 波群，多为宽大畸形，时限多≥0.12s，T 波多与主波方向相反。

2. 提前出现的 QRS 波群之前无相关的 P 波，少数室性期前收缩可逆传至心房，QRS 波群后出现逆行 P′波，但 RP′间期多≥0.20s。

3. 代偿间歇多为完全性。

4. 若同一导联上室性期前收缩的 QRS 波群形态相同，而联律间期不同，长的室性期前收缩之间距是最短的两个室性期前收缩之间距的整倍数，为室性并行心律。

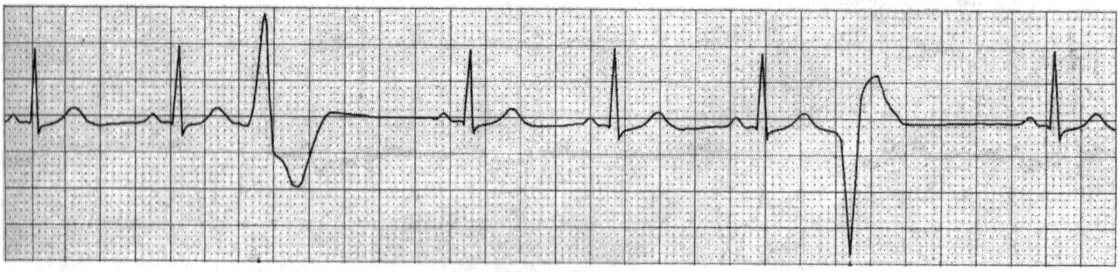

图 3-3-3 室性期前收缩

【诊断】

根据患者的病史和心脏听诊一般即能做出期前收缩的诊断。而心电图多能确定期前收缩的类型。偶发的期前收缩，可用动态心电图或心电监护捕获并分析其类型。

【治疗】

（一）治疗原则

对无器质性心脏病、偶发或不影响心排血量的期前收缩，一般不需要特殊治疗，但应耐心解释，以消除顾虑。伴有器质性心脏病或频发、多源性室性期前收缩，必须积极治疗，以防引起室性心动过速或心室颤动而猝死。

（二）药物治疗

1. 房性和房室交界性期前收缩

（1）首选药物：①β受体阻滞剂：阿替洛尔 12.5～25mg，每日 2 次口服，美托洛尔 25～50mg，每日 2～3 次口服，比索洛尔 2.5～5mg，每日 1 次口服；②维拉帕米 40～80mg，每日3～4 次口服。本药忌与β受体阻滞剂合用。

（2）次选药物：普罗帕酮 100～150mg，每日 3～4 次口服。

2. 室性期前收缩

（1）首选药物：①β受体阻滞剂：用法见房性和房室交界性期前收缩；②美西律 100～150mg，每日 3～4 次口服。

（2）次选药物：普罗帕酮，用法见房性和房室交界性期前收缩。

（3）急性心肌缺血时发生的频发、多源性、多形性、R on T（室性期前收缩的 QRS 波群落在前一个心搏的 T 波上）或成对室性期前收缩，首选β受体阻滞剂。

（4）慢性心肌病变：首选β受体阻滞剂，避免应用Ⅰ类抗心律失常药物。

窦性心动过速

窦性心律，频率超过每分钟 100 次，称为窦性心动过速（sinus tachycardia）。

【病因】

1. 生理性反应　见于健康人运动、情绪紧张、饮酒、喝茶或咖啡时。

2. 病理性改变　见于发热、贫血、休克、心力衰竭、心肌炎、甲状腺功能亢进、缺氧等。

3. 药物作用　见于阿托品、氨茶碱、麻黄碱、异丙肾上腺素及肾上腺素等。

【临床表现】

（一）症状

可无症状或仅感心悸、乏力、焦虑等。

（二）体征

心尖搏动和颈部血管搏动增强，心率增快，常为 101～160 次/分，心律规整，心音响亮。

（三）临床特点

开始与终止呈逐渐变化。频率易受自主神经活动的影响，如运动可使之增快，休息使之减慢。

【心电图检查】

心电图特征（图 3-3-4）

1. 窦性 P 波，即Ⅰ、Ⅱ、aVF 导联 P 波直立圆滑，aVR 导联 P 波倒置。

2. PR 间期≥0.12s。

3. PP 间期＜0.60s。

【治疗】

主要是病因治疗。对症状较明显而顽固者，可酌情选用下列药物。①镇静剂：地西泮 2.5mg，每日 3 次口服；②β受体阻滞剂：用法见房性和房室交界性期前收缩。休克引起者禁用，心力衰竭引起者用药原则参阅本篇第二章心力衰竭。

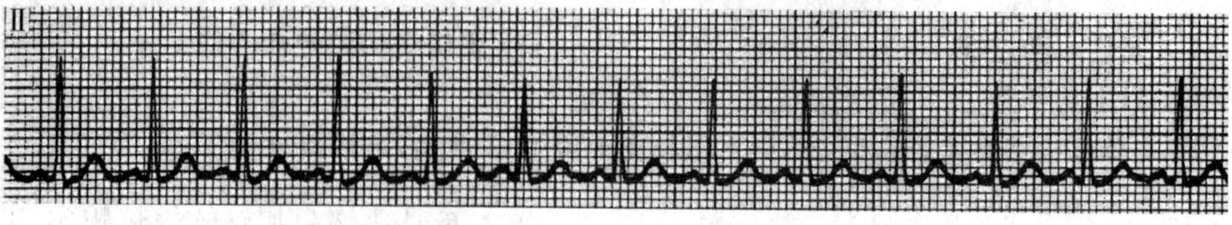

图 3-3-4 窦性心动过速

非阵发性心动过速

心动过速根据发作特点分为阵发性和非阵发性两种，非阵发性心动过速（nonparoxysmal tachycardia）是相对阵发性心动过速（paroxysmal tachycardia）而言的，发作时心率逐渐加快，终止时心率逐渐减慢，又称为加速性自主心律或加速性逸搏心律。心率多在每分钟70～140次。根据其起搏点部位不同，可分为非阵发性房性心动过速（nonparoxysmal atrial tachycardia）、非阵发性房室交界性心动过速（nonparoxysmal atrioventricular junctional tachycardia）和非阵发性室性心动过速（nonparoxysmal ventricular tachycardia）三种。

【病因】

1. 常见于心肌缺血-再灌注、洋地黄中毒、心肌炎、心肌病等。

2. 还见于低血钾、大量饮酒、心脏手术、肺心病等。

3. 偶见于正常人。

【临床表现】

（一）症状

1. 发作时心率逐渐加快，终止时心率逐渐减慢，患者多无症状。

2. 洋地黄中毒引起的非阵发性房性和房室交界性心动过速常合并房室结传导阻滞，患者可有心悸等症状。

（二）体征

1. 心律相对规整。

2. 洋地黄中毒引起的非阵发性房性和房室交界性心动过速合并房室结传导阻滞时，心律不齐，第一心音强度变化。

3. 非阵发性室性心动过速由于房室分离，第一心音强弱不等。

【心电图检查】

（一）非阵发性房性心动过速心电图特征（图 3-3-5）

1. 房性 P′波，频率 70～140 次/分，节律相对规则。

2. P′R 间期≥0.12s。

3. QRS 波群一般与窦性心律时相同。

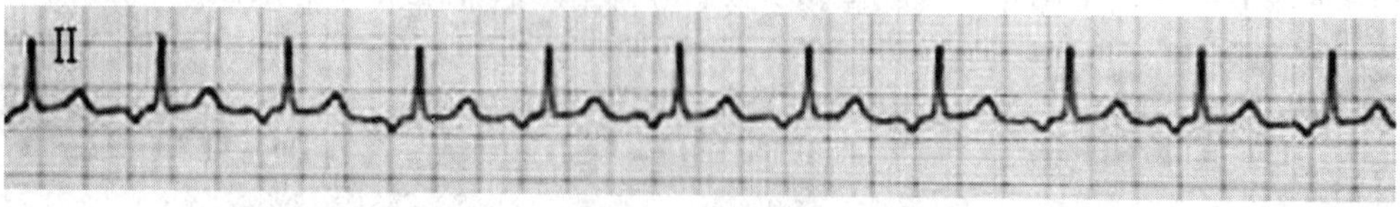

图 3-3-5 非阵发性房性心动过速

（二）非阵发性房室交界性心动过速心电图特征（图 3-3-6）

1. 逆行 P′波，频率 70～140 次/分，节律相对规则。

2. P′波与 QRS 波群的关系符合房室交界性特点。

3. QRS 波群一般与窦性心律时相同。

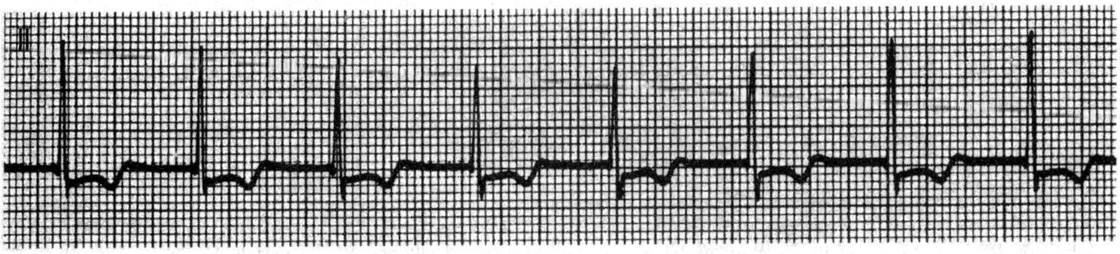

图 3-3-6　非阵发性房室交界性心动过速

（三）非阵发性室性心动过速心电图特征（图 3-3-7）

1. QRS 波群符合室性特点，频率多为 60～130 次/分，节律齐或轻度不齐。

2. 常见房室分离、心室夺获（室性心动过速发作时，窦性冲动下传心室，表现为 P 波之后顺序出现一次正常的 QRS 波群）和室性融合波（窦性冲动下传心室时恰逢室性异位激动发生，两者各激动部分心室，共同形成的 QRS 波群）。

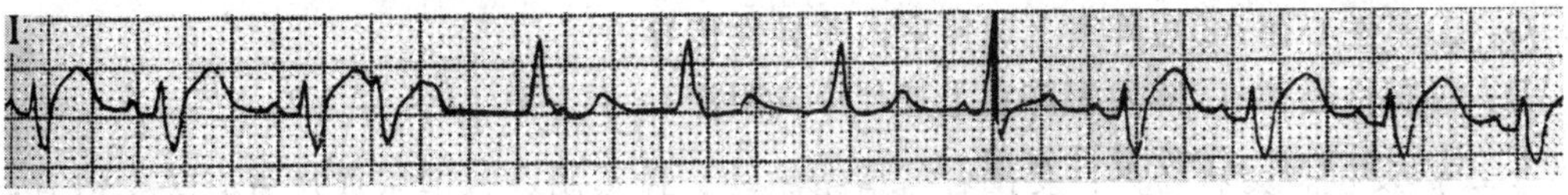

图 3-3-7　非阵发性室性心动过速

【治疗】

1. 非阵发性心动过速心室率多接近于正常，一般不会引起血流动力学障碍，本身通常不需要治疗，去除病因治疗原发病即可。

2. 少数非阵发性室性心动过速由于房室分离扰乱了房室收缩顺序，导致血流动力学障碍，应用阿托品等提高窦房结的自律性，加快窦性频率或心房起搏可消除本型室性心动过速。

阵发性心动过速

阵发性心动过速是一种阵发性、迅速而规则的异位心律，由三个或三个以上连续发生的期前收缩所组成。心率多在每分钟 150～250 次。临床特点是突然发作，突然终止。根据其起搏点部位不同，可分为阵发性房性心动过速（paroxysmal atrial tachycardia）、阵发性房室交界性心动过速（paroxysmal atrioventricular junctional tachycardia）和阵发性室性心动过速（paroxysmal ventricular tachycardia）三种。在体表心电图上，前两种不易鉴别时可统称为阵发性室上性心动过速（paroxysmal supraventricular tachycardia，PSVT），其远比阵发性室性心动过速常见。

【病因和发病机制】

（一）病因

1. 阵发性室上性心动过速

（1）功能性：常见于无器质性心脏病的年轻人，其发作常与情绪激动、过度疲劳、吸烟、饮酒、喝茶、体位改变、吞咽运动等有关。

（2）器质性：常见于风心病、冠心病、心肌病、肺心病、甲状腺功能亢进性心脏病以及预激综合征等。

（3）其他：洋地黄中毒、肾上腺素过量、低钾血症等。

2. 阵发性室性心动过速

（1）严重心肌损害者最常见，如风心病、心肌炎、心肌病、冠心病尤其是急性心肌梗死。

（2）无明显器质性心脏病者少见。

（3）其他原因：①药物中毒，如洋地黄、奎尼丁等；②心脏的机械性刺激，如心脏内直视手术、心导管检查等；③电解质紊乱，如低钾血症等。

（二）发病机制

1. 折返　占绝大多数。阵发性室上性心动过速时折返主要发生在房室交界区内（房室结双径路），其次为正常房室传导系统和旁路形成的环形折返。两者约占阵发性室上性心动过速的90%。阵发性室性心动过速时折返环大多位于心室，束支折返极少见。

2. 异位起搏点自律性增强。

【临床表现】

（一）症状

1. 突然发生，突然终止。发作可与情绪激动、猛然用力、饱餐或疲劳有关，但有时也无明显诱因。发作持续时间可为数秒、数小时、数天不等。发作次数可少至几年1次，多至1天内几次。长期反复发作者以室上性心动过速居多。发作时常见的症状为心悸、头晕、头颈部发胀、胸闷、乏力、出汗等。

2. 阵发性室上性心动过速发作时的血流动力学障碍和症状的轻重取决于发作时的心室率、发作时间的长短、心脏原发病的严重程度。室性心动过速大多数发生于有明显心肌损害者，加以发作时心房与心室失去正常的收缩顺序，左右心室也不协调，对心排血功能的影响较大，故室性心动过速尤其是持续性室性心动过速（发作时间30s以上）易产生严重的血压下降、休克或急性左心衰竭。

（二）体征

1. 阵发性室上性心动过速心律绝对规整，第一心音强度不变，脉搏细弱而速。

2. 阵发性室性心动过速心律相对规整，第一心音强度轻度不一，颈静脉搏动和心搏可不一致，偶可见“大炮波”（右心房收缩恰逢三尖瓣关闭所致）。脉搏细弱而速。

【心电图检查】

（一）阵发性室上性心动过速心电图特征（图3-3-8）

1. 连续出现3个或3个以上成串的房性或房室交界性期前收缩，频率150～250次/分，节律绝对规则。

2. QRS波群一般与窦性心律时相同，当伴有室内差异性传导时则宽大畸形。

3. 可出现继发性ST-T改变。

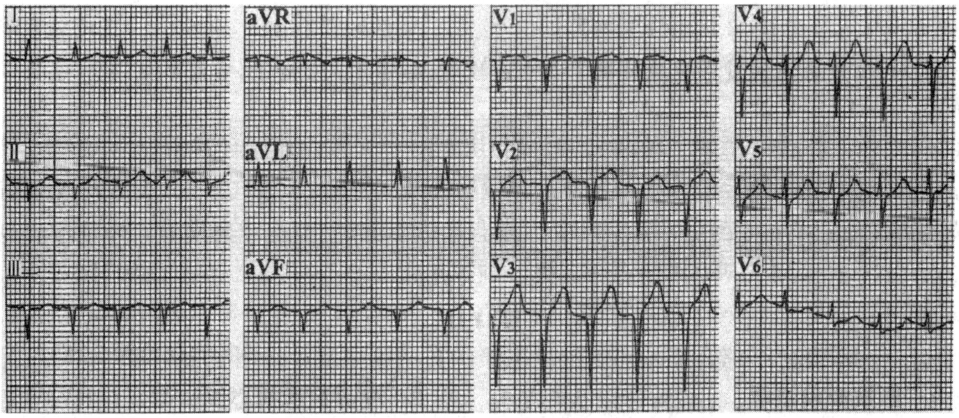

图 3-3-8 阵发性室上性心动过速

4. 如 P′波清晰可见，根据 P′波的特点、P′波和 QRS 波群的关系，分别诊断为阵发性房性心动过速或阵发性房室交界性心动过速。心率过快时，P′波不易辨认则统称为阵发性室上性心动过速。食管导联心电图能记录到清晰的心房电位，有助于鉴别。

（二）阵发性室性心动过速心电图特征（图 3-3-9）

1. 连续出现 3 个或 3 个以上室性期前收缩，频率多为 150～200 次/分，节律齐或轻度不齐。

2. 可见房室分离（食管导联心电图易于发现），偶可产生心室夺获或室性融合波；有助于阵发性室性心动过速和阵发性室上性心动过速伴室内差异性传导的鉴别。

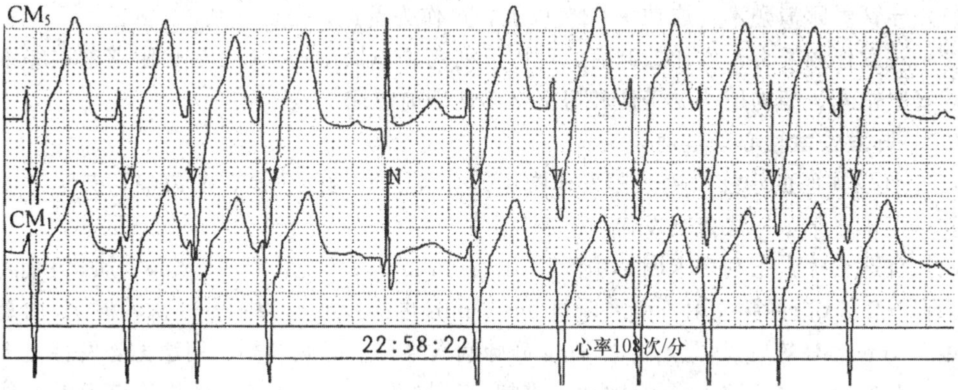

图 3-3-9 阵发性室性心动过速

【治疗】

（一）阵发性室上性心动过速

1. 急性发作时的治疗

（1）机械性刺激迷走神经疗法：①深吸气后屏气，用力进行呼气运动（Valsalva 法）；或深呼气后屏气，用力进行吸气运动（Müller 法）。②刺激咽喉诱发恶心或呕吐；③颈动脉窦（相当于甲状软骨上缘水平）按摩：患者仰卧位，先按摩右侧 5～10s，无效时再试左侧，不可两侧同时按摩，以免引起脑缺血。有脑血管病患者禁用。按摩颈动脉窦时，必须听诊或进行心电监护，一旦心动过速停止，立即停止按摩或压迫。

（2）维拉帕米，5mg加5％葡萄糖20ml，3～5min静脉注射，如无效，10min后可重复一次。但偶可引起窦性心动过缓，甚至心脏停搏，注射时应在心电图监护下进行。有心力衰竭和病态窦房结综合征者禁用。

（3）腺苷或腺苷三磷酸（ATP），通过与房室交界区细胞膜上的腺苷受体相结合而发挥作用，主要用于折返性室上性心动过速。用法：每千克体重ATP 0.15～0.3mg快速静脉注射，如无效，2min后可重复，直至见效，或总量达40mg。本药半衰期短，峰效应出现于静脉注射后10～15s，2min内作用完全消失。副作用常有全身反应如胸闷、呼吸困难、面部潮红等和瞬间心律失常如窦性心动过缓、窦性停搏、房室传导阻滞等，故应在心电监护下应用。禁用于病态窦房结综合征、房室传导阻滞和支气管哮喘，慎用于冠心病。

（4）普罗帕酮70mg加5％葡萄糖液20ml，3～5min静脉注入，如无效，10min后可重复一次，心力衰竭和急性心肌缺血者禁用。

（5）洋地黄制剂：伴有心力衰竭者应首选毛花苷C，用法：0.4～0.8mg加5％葡萄糖液20ml缓慢静脉注射，2h后如无效可再给0.2～0.4mg，24h总量不超过1.2mg。

（6）胺碘酮：胺碘酮300mg（每千克体重5～7mg）加5％葡萄糖液50ml于30min至2h用注射泵静脉注射。或150mg于10min内缓慢静脉注射，无效者10min后可再用一次。

（7）经食管心房超速起搏或程控刺激：对折返性室上性心动过速疗效较好，可作为首选。

（8）同步直流电复律：适用于各种药物不能控制者，或伴有血流动力学改变者，但洋地黄中毒者不宜用。

2. 预防发作

（1）导管射频消融术：成功率99％以上，可作为首选。

（2）对发作频繁者，发作控制后，可用下列药物口服维持：①β受体阻滞剂；②维拉帕米；③普罗帕酮。药物用法见房性和房室交界性期前收缩。

（二）阵发性室性心动过速

1. 急性发作时的治疗　由于其发作常引起休克、心功能不全、心绞痛，甚至发展为心室颤动而猝死，必须尽快控制发作。

（1）首选治疗：①利多卡因，用法：50～100mg（每千克体重1～2mg）加5％葡萄糖液20ml于1～2min内静脉注射。必要时每5～10min再给50mg，共2～3次，但1h内总量不宜超过300mg。有效后以每分钟1～4mg静脉滴入维持。②胺碘酮：用法见阵发性室上性心动过速，有效后以每分钟1mg静脉滴入维持。③同步直流电复律：药物治疗无效或伴有血流动力学改变者应立即选用本法治疗，但禁用于洋地黄中毒者。

（2）次选治疗：①普罗帕酮，用法见阵发性室上性心动过速；②心脏起搏：药物治疗无效而病情允许者可经静脉电极导管超速抑制法起搏心室，终止室性心动过速的发作。

2. 预防发作

（1）急性发作控制后，可改为口服药维持：①β受体阻滞剂；②美西律；③普罗帕酮。用法见期前收缩。④胺碘酮，胺碘酮转复者，200mg每日1～2次口服；非胺碘酮转复者，用维持量前，先给负荷量胺碘酮200mg，每日3次口服一周。

（2）导管射频消融术：对左室特发性室性心动过速和右室流出道室性心动过速的治疗成功率在90％以上，可作为首选。

（3）埋藏式自动复律除颤器：适应证见本章第四节。

(4) 手术，如室壁瘤切除术或环形心内膜心室切开术可用于治疗和预防心肌梗死后由折返激动引起的室性心动过速等。

心房扑动

心房扑动（atrial flutter）简称房扑，是指心房肌纤维发生频率为每分钟 250～300 次规则的冲动，引起扑动。

【病因】

1. 器质性心脏病　包括风湿性心脏病、冠心病、高血压性心脏病（高心病）、心肌病等。

2. 其他　预激综合征、甲状腺功能亢进、肺栓塞、酒精中毒等。

【临床表现】

(一) 症状

1. 与心室率有关，4∶1 或 3∶1 房室传导时心室率接近正常患者一般无自觉症状。2∶1 房室传导，甚至 1∶1 房室传导时，心室率极快，可以诱发心力衰竭与心绞痛。

2. 增加交感神经张力或降低迷走神经张力的方法如运动，可以促进房室传导，使心房扑动的心室率成倍增加。反之增加迷走神经张力或降低交感神经张力的方法如颈动脉窦按摩，可以抑制房室传导，使心房扑动的心室率突然成比例地减慢。

3. 心房扑动有不稳定的倾向，可以恢复窦性心律或转变为心房颤动、房性心动过速，但也可以持续数月，甚至数年。

(二) 体征

心室率的快慢，心律是否规整，均由房室传导比例决定。当房室传导比例发生变动时，第一心音强度亦随之变化。

【心电图检查】

心电图特征见图 3-3-10。

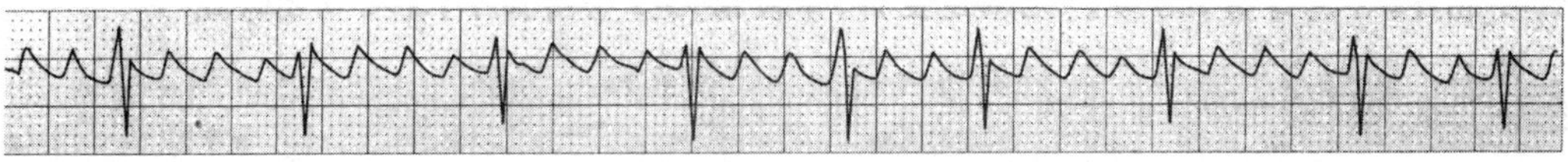

图 3-3-10　心房扑动

1. P 波消失，代之以大小、形态、间距均规整的锯齿状扑动波（即 F 波），频率 250～300 次/分，扑动波之间无等电位线，在 Ⅱ、Ⅲ、aVF 导联上较明显。

2. RR 间期规整与否，由房室传导比例是否恒定决定。未经药物治疗的心房扑动最常见的房室传导比例为 2∶1，其次为 4∶1。

3. QRS 波群大多与窦性心律时相同，伴有室内差异性传导时可宽大畸形。

【治疗】

(一) 病因治疗

积极寻找、治疗或去除病因和诱因。

(二) 转复心律

1. 同步直流电复律　是最有效的终止心房扑动的方法。

2. 导管射频消融术　是一种可以根治心房扑动的方法，典型的心房扑动（Ⅱ、Ⅲ、

aVF 导联上扑动波锯齿向下）可以作为首选。

3. 超速心房起搏　将电极导管插入食管的心房水平，或穿刺静脉（一般选用右侧颈内静脉、左侧锁骨下静脉或股静脉）送入电极导管至右心房，以超过心房扑动的频率起搏，能使大部分患者转为窦性心律或心室率比较容易控制的心房颤动。

4. 药物复律　首选药物为胺碘酮，还有奎尼丁、普罗帕酮、索他洛尔等。

（三）控制心室率

如不适宜复律或复律无效，又无条件进行导管射频消融术或超速心房起搏者，可以用抑制房室传导的药物控制心室率，但效果往往不理想。

1. 洋地黄制剂　尤其伴心力衰竭者首选。用法：毛花苷 C 0.4mg 加 25%葡萄糖液 20ml 缓慢静脉注射，2h 后如效果不好可再给 0.2～0.4mg，达负荷量 1.2mg 后改为地高辛 0.125～0.25mg，每日一次口服。

2. 如单用洋地黄制剂不能控制心室率，可加用 β 受体阻滞剂或钙通道阻滞剂维拉帕米。伴心力衰竭者禁用维拉帕米，β 受体阻滞剂的用法要遵循心力衰竭的用药原则。

3. 预激综合征合并心房扑动者可选用普罗帕酮、胺碘酮治疗，禁用洋地黄与维拉帕米。

心房颤动

心房颤动（atrial fibrillation，AF）简称房颤，是指心房肌纤维发生频率为每分钟350～600 次不规则的冲动，引起不协调的颤动，心房丧失了有效的机械性收缩，是一种十分常见的心律失常，60 岁以上人群中发生率为 1%，且发病率随年龄增长而增加。心房颤动时仅有部分房性冲动不规则地下传心室。按发作持续时间的长短分为阵发性心房颤动（paroxysmal atrial fibrillation），持续性心房颤动（persistent atrial fibrillation）和永久性心房颤动（permanent atrial fibrillation）。阵发性心房颤动指发作时间在 48h 以内，可自行恢复或用药物控制。持续性心房颤动指发作时间超过 48h，不易自行恢复，需要药物或电复律治疗，并需要预防复发。经复律与维持窦性心律治疗无效者称为永久性心房颤动。

【病因】

1. 器质性心脏病　占绝大多数。常见于风湿性心脏病、冠心病、高心病、甲状腺功能亢进性心脏病、原发性心肌病等。

2. 其他　预激综合征、心导管检查、低温麻醉、胸腔和心脏手术、洋地黄中毒等。

3. 少数无器质性心脏病诊断依据者也可出现心房颤动，称为特发性心房颤动，约占心房颤动病例总数的 5%。

【临床表现】

（一）症状

1. 心室率接近正常者可无自觉症状。

2. 阵发性或心室率较快的心房颤动患者常有明显症状，如心悸、胸闷、气急、乏力甚至晕厥等。

3. 心房颤动时心排血量减少 25%或以上，因此器质性心脏病并发心房颤动者，不论是否合并显著心力衰竭，对体力活动等的耐受性一般均降低。

4. 心房颤动时，房内血液淤滞致附壁血栓形成，栓子脱落后，可引起栓塞，临床上以脑栓塞最为常见。

（二）体征

心律绝对不整，第一心音强弱不一，脉搏短绌现象是本病特征。

【心电图检查】

心电图特征见图 3-3-11。

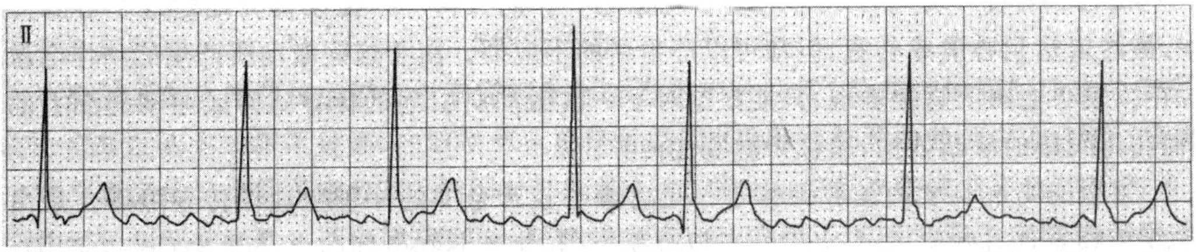

图 3-3-11　心房颤动

1. P 波消失，代之以大小不等、形态不一、节律不整的基线波动（即 f 波），频率350～600 次/分，在 V_1 导联上较明显。

2. RR 间期绝对不等。

3. QRS 波群大多与窦性心律时相同，伴有室内差异性传导时可宽大畸形。

【治疗】

治疗原则为有复律指征者，应尽早复律；不能复律者，应控制心室率；同时抗凝抗栓治疗。

（一）病因治疗

积极寻找、治疗或去除病因和诱因。即使有些病因不能治愈，解除血流动力学异常也很重要。

（二）转复心律

使心房颤动恢复为窦性心律，不但可以增加心排血量，而且可以防止心房内血栓形成，减少动脉栓塞的机会。

1. 复律指征

（1）心房颤动持续时间不超过 1 年，心脏无明显扩大（左心房舒张期内径＜60mm）及心肌无严重受损。

（2）基本病因和诱因去除或矫正后心房颤动持续存在者。

当心房颤动的心室率较快时，一般可先控制心室率，待症状消失后再考虑去除病因并复律。但心房颤动患者如有神志不清、心肌缺血、心力衰竭、血压下降、心室率难以控制等紧急情况，应立即采用同步直流电复律。

2. 复律方法

（1）同步直流电复律：成功率较高（可达 80%～90%），安全性较大，副作用较少，需要时间较短，宜作为首选，持续性心房颤动更应如此，但反复短阵发作者不宜选用。

（2）药物复律：对于心房颤动持续时间短于 48h 者，有效率约为 60%～90%；超过 48h 者药物复律成功率下降，可降到 15%～30%。首选药物胺碘酮，用法为 0.2g 每日 3～4 次口服，1 周后改为 0.2g，每日 2 次口服，维持 2～4 周，如转复为窦性心律则改为维持量。服药期间如出现明显心动过缓或显著 QT 间期延长立即停药。长期服用维持量期间尚需注意观察甲状腺功能、肺间质纤维化等严重副作用。可供选用药物还有奎尼丁、普罗帕酮、索他洛尔等。

复律前 3 周及复律后 4 周，均应用华法林抗凝治疗使凝血酶原时间国际标准化比值（INR）维持在 2.0～3.0。如需紧急复律，可应用肝素抗凝。

（3）导管射频消融术和外科迷宫手术：是近年来发展起来的用于恢复窦性心律的新方法。

（三）控制心室率

1. 发作时心室率正常（60～100 次/分）且无症状者，可不予治疗。

2. 快速心房颤动最初治疗的目标是减慢心室率，措施：①洋地黄制剂，尤其伴心力衰竭者首选。治疗目标是使休息时心室率控制在每分钟 60～80 次，轻度活动时不超过每分钟 100 次。如单用洋地黄制剂不能控制心室率，可加服β受体阻滞剂或钙通道阻滞剂维拉帕米。

预激综合征合并心房颤动者可静脉应用普罗帕酮、胺碘酮或同步直流电复律。禁用洋地黄制剂与维拉帕米。

3. 心房颤动合并三度房室传导阻滞心室率缓慢者，病态窦房结综合征合并心房颤动者应安装人工心脏起搏器。

（四）抗凝治疗

老年或合并心脏瓣膜疾病、高血压病、糖尿病、冠心病、左心房扩大或有栓塞病史的高危患者应服用华法林抗凝治疗，可使栓塞发生率减少 80%。无以上危险因素或不适于应用华法林的患者，应用阿司匹林 300mg 每日一次口服抗栓治疗，可使栓塞发生率减少 20%。

心室扑动和心室颤动

心室扑动（ventricular flutter）和心室颤动（ventricular fibrillation）常见于冠心病，尤其是急性心肌梗死。此外，还见于电击伤、严重缺氧、预激综合征合并心房颤动、抗心律失常药物（特别是引起 QT 间期延长与尖端扭转型室性心动过速的药物如奎尼丁等）。心室扑动和心室颤动为致命性心律失常，与心室停搏和无脉性电活动（pulseless electrical activity）一起称为心脏骤停（cardiac arrest）。

【心电图检查】

（一）心室扑动心电图特征（图 3-3-12）

无法分辨 QRS 波群、ST 段与 T 波，代之以波幅大而规则的正弦图形，频率 180～300 次/分。

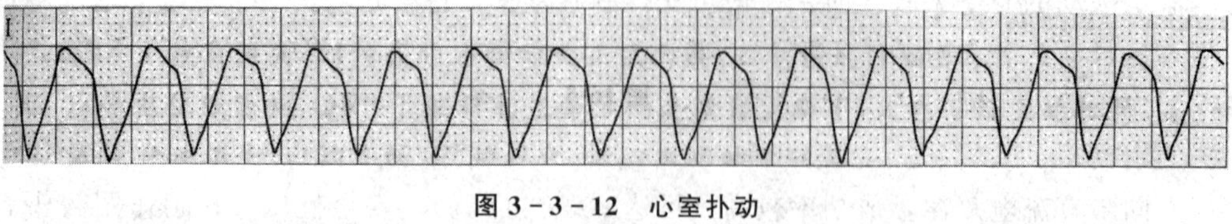

图 3-3-12 心室扑动

（二）心室颤动心电图特征（图 3-3-13）

无法分辨 QRS 波群、ST 段与 T 波，代之以波形、振幅与间距均极不规则的心室颤动波，频率 150～500 次/分。

【临床表现】

意识丧失、抽搐、呼吸停止甚至死亡。听诊心音消失、大动脉搏动消失、血压亦无法测到。

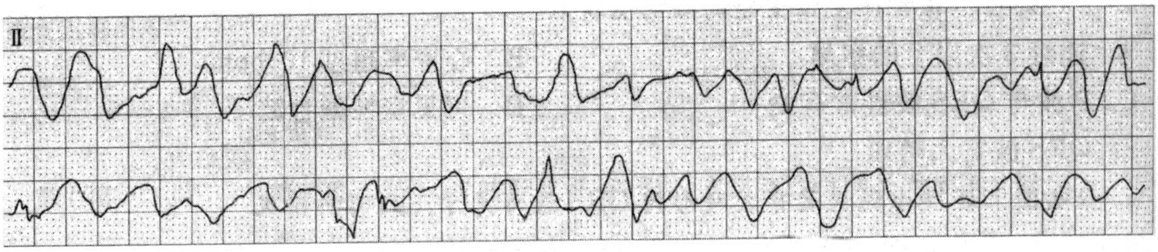

图 3-3-13　心室颤动

【治疗】

心室扑动和心室颤动对血流动力学的影响均等于心室停搏，必须及时识别，尽快处理（详见本篇第四章心脏性猝死）。

（王　虹）

第三节　缓慢性心律失常

窦性心动过缓

窦性心率小于60次/分，称为窦性心动过缓（sinus bradycardia），常见于健康人，严重窦性心动过缓是病态窦房结（病窦）综合征的一个早期表现。

【病因和发病机制】

（一）病因

1. 生理性　运动员及长期坚持锻炼的人、重体力劳动者、老年人、睡眠时均可发生窦性心动过缓，属生理现象。

2. 病理性

（1）心外性因素：如颅内压增高、阻塞性黄疸、甲状腺功能减退、肠伤寒等。

（2）心源性因素：如冠心病尤其是急性下壁心肌梗死的早期、病态窦房结综合征、心肌炎、心肌病等。

（3）药物作用：β受体阻滞剂、利血平、洋地黄制剂等。

（4）电解质紊乱：如高钾血症等。

（二）发病机制

迷走神经张力过高或窦房结功能减退，均可导致窦性心动过缓的发生，前者如生理性窦性心动过缓，后者如病态窦房结综合征等。

【临床表现】

一般很少产生症状。心率持续显著减慢或伴有左心功能减退者，可有心悸、胸闷、头晕、乏力，偶可出现晕厥或心绞痛。心率40～60次/分，常伴窦性心律不齐，收缩压升高，脉压可增宽。显著心率减慢（＜40次/分）可出现血压下降，尤其是伴有左心功能减退时。

【心电图表现】

主要有：①窦性P波（$P_{Ⅰ、Ⅱ}$直立，P_{aVR}倒置）；②P波的频率＜60次/分，一般为40～60次/分，偶有＜40次/分；③PP间期差距＞0.12s（图3-3-14）。

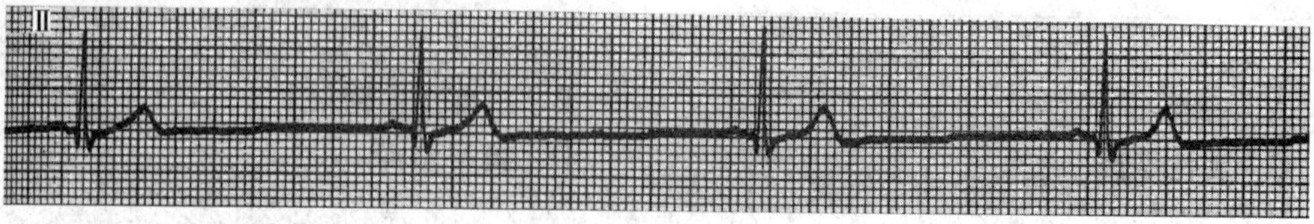

图 3-3-14 窦性心动过缓

窦性心动过缓时，T 波振幅常偏低，QT 间期较一般时长，u 波有时较突出，PR 间期延长。窦性心动过缓多伴有呼吸性窦性心律不齐。

【治疗】

（一）病因治疗

继发于颅内压增高、黄疸者应针对原发病治疗，继发于病态窦房结综合征者，按病态窦房结综合征处理方法处理。

（二）对症治疗

①单纯窦性心动过缓常无症状，一般不需要治疗。当心率<50 次/分且有明显症状者可选用下列药物之一：阿托品 0.3～0.6mg，每日 3 次口服；麻黄碱 25mg，每日 3 次口服；异丙肾上腺素 10mg，每日 3 次，舌下含服。②心率<40 次/分或伴有低血压的窦性心动过缓患者可静脉或肌内注射阿托品，维持心率 60 次/分左右，亦可静脉滴注异丙肾上腺素 1～3μg/min，但对心肌梗死、有室性异位搏动者应慎用。③心率<40 次/分伴有严重低血压、反复晕厥，且药物治疗无效者，可考虑植入人工心脏起搏器。④药物治疗的长期疗效不确定，且易发生严重、不能耐受的不良反应，应考虑植入心脏起搏器。

窦性停搏

窦房结在一段长短不同的时间内不发出冲动，使心脏暂停活动，称为窦性停搏（sinus pause），又称为窦性静止。青少年多由于强烈的迷走神经反射所致，实际上有人认为，大多数的窦性停搏是由窦房传导阻滞引起，可见于洋地黄、奎尼丁过量，可并发于风湿热、冠心病、心肌梗死等。还可能是病态窦房结综合征的一种类型，停搏过久可产生急性心源性脑缺血综合征。

【病因及发病机制】

（一）病因

1. 生理性　窦性静止偶见于迷走神经张力增高的患者。

2. 病理性　凡能引起窦房结功能降低的器质性心脏病如冠心病、心肌病、心肌炎等均可引起窦性静止。

3. 药物的毒性作用　如洋地黄制剂、胺碘酮、奎尼丁等药物过量时。

4. 电解质紊乱　如高钾血症。

（二）发病机制

系由窦房结功能障碍或迷走神经张力增高引起。

【临床表现】

依据停搏时间表现不一，停搏时间短可有轻度头晕、耳鸣，重时可出现晕厥，类似心源性脑缺血综合征发作（阿-斯综合征），听诊在规律的心搏中可出现长间歇。

【心电图表现】

表现为比正常 PP 间期明显延长的时间内无窦性 P 波，或 P 波、QRS 波均不出现，形成心房或全心停顿现象，常引起交界性或室性逸搏（图 3－3－15）。窦房结长期停顿时多出现交界性心律，以维持心室的活动。

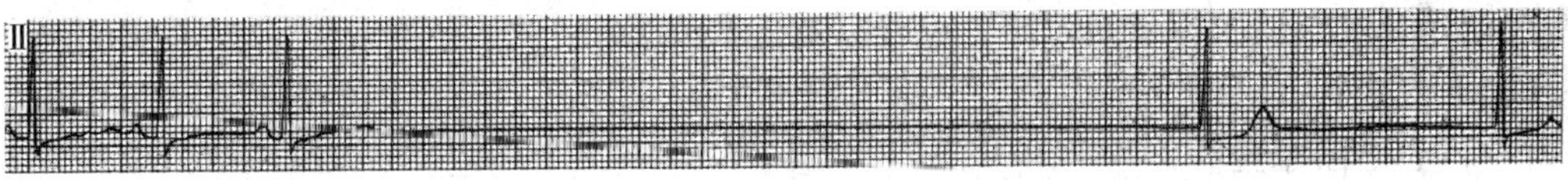

图 3－3－15 窦性停搏

【治疗】

主要是病因治疗，有头晕或晕厥发作者可用阿托品、异丙肾上腺素，有病态窦房结综合征者应尝试人工心脏起搏治疗。

病态窦房结综合征

病态窦房结综合征（sick sinus syndrome，SSS）简称病窦综合征，由于窦房结本身及其周围组织的病变导致起搏和（或）冲动传出障碍而引起的一系列心律失常和临床症状。心电图上以窦性心动过缓、窦性停搏、窦房传导阻滞为表现，可伴有阵发性室上性心动过速、阵发性心房颤动、心房扑动等一系列心律失常。并由此引起一组临床症状，如头晕、黑矇、晕厥、阿-斯综合征以及心绞痛、心衰、死亡等。其主要原因为冠心病、心肌梗死、心肌炎、心肌病，少见于心脏肿瘤、结缔组织病、心脏外伤以及某些心脏外科手术等。

【病因及发病机制】

（一）病因

凡能导致窦房结及其周围组织发生缺血、纤维化、炎症、退行性变或窦房结动脉闭塞引起其功能减退的疾病均可引起本病。常见的病因有：冠心病尤其是急性心肌梗死、心肌病、心肌炎，少见于窦房结的硬化-退行性病变、胶原血管病、克山病等。

（二）发病机制

由于上述原因导致窦房结功能减退，窦房结的自律性下降，出现窦性心动过缓、窦性停搏、房室交界性逸搏；由于窦房结及其周围组织的病变使窦性冲动向心房传导障碍引起窦房传导阻滞；窦房结衰竭往往导致室上性心动过速、心房颤动的发生，引起心动过缓-心动过速综合征。由于窦房结对缺血较为敏感，故冠心病是其最常见的病因。

【临床表现】

（一）症状

起病隐袭。由于病变程度轻重不一，病情发展的快慢也有差异，但一般进展缓慢。主要临床表现是器官灌注量不足的表现，为心室率缓慢并可伴有反复发作的快速性心律失常导致心排血量下降所致。受累的器官主要为心、脑、肾、脑血流减少引起头晕、乏力、反应迟钝等，严重者可引起阿-斯综合征反复发作。心脏供血不足可引起心悸、心绞痛、心力衰竭，甚至心脏停搏。

（二）体征

1. 过缓性心律失常　为病态窦房结综合征的最主要体征。主要表现为持续性、严重的心动过缓及不齐，窦性频率多＜50 次/分，运动及药物不能使窦性心率增加到 90 次/分及以上。听诊还可发现长间歇（窦性停搏或窦房传导阻滞）。

2. 快速性心律失常　常见有阵发性房性或房室交界性心动过速、心房扑动或颤动。

3. 心动过缓-心动过速综合征　即缓慢性心律失常和快速性心律失常交替出现，形成所谓的慢快综合征。快速性心律失常为阵发性室上性心动过速，当快心率转变为慢心率时心电图常可记录到较长的窦性停搏，患者可有头晕、晕厥等。

【辅助检查】

（一）心电图检查

主要表现为：①持续而显著的窦性心动过缓（心率＜50 次/分）；②窦性停搏与窦房传导阻滞；③窦房传导阻滞与房室传导阻滞并存；④慢快综合征（图 3－3－16）：明显的窦性心动过缓与心房颤动、心房扑动、室上性心动过速、交界性心动过速或室性心动过速交替出现。

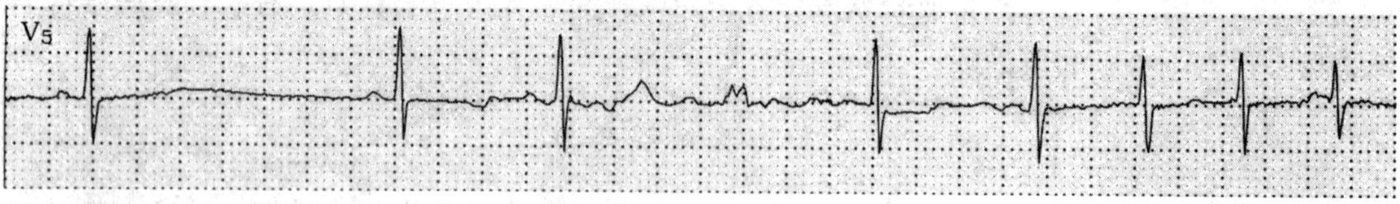

图 3－3－16　慢快综合征

其他心电图改变为：①在没有应用抗心律失常药物的情况下，心房颤动的心室率缓慢或其发作前后有窦性心动过缓和（或）一度房室传导阻滞；②出现房室交界性逸搏心律等。

根据典型的心电图表现，以及临床症状与心电图改变存在明确的相关性，即可确定诊断。如要确定症状的出现与心电图改变的关系，可进行单次或多次动态心电图或事件记录检查，如在晕厥发作的同时记录到显著的心动过缓，则可为诊断提供有力的证据。

（二）阿托品试验

阿托品 2mg 以生理盐水 2ml 稀释后快速静脉注射，在开始注射前、注射后 1min、3min、5min、7min、10min、15min 描记心电图或观察心率。如心率＜90 次/分为阳性。提示窦房结功能低下；心率增快至≥90 次/分为阴性。但阴性结果不能排除本征。

（三）固有心率的测定

固有心率（intrinsic heart rate，IHR）是指窦房结在没有自主神经作用下的自身频率。测定 IHR 是检测窦房结功能的重要方法。其方法是：以普萘洛尔 0.2mg/kg，1mg/min 的速度静脉注射以阻断交感神经对心脏的支配，10min 后再以阿托品 0.04mg/kg 静脉注射，在 2min 内注完，以阻断迷走神经。3～5min 后测得的心率即为 IHR。下列公式可预测不同年龄的 IHR（predicted IHR，IHRp）：IHRp＝118.1－(0.57×年龄)。

结果判定：＜45 岁者若实测固有心率＜IHRp×86％为阳性；＞45 岁者，若实测固有心率＜IHRp×82％为阳性。阳性提示窦房结功能低下。

（四）窦房结恢复时间及窦房传导时间的测定

正常者窦房结恢复时间（sinus node recovery time，SNRT）＜1500ms；窦房传导时间（sinus atrial conduction，SACT）＜150ms。一般认为，测定结果在正常范围不能否定诊断；结果显著超过高限（如 SNRT＞2000ms）者有参考价值。许多人认为，其诊断价值不如动态心电图。

【治疗】

若无心动过缓的有关症状，可不予治疗，定期随诊观察。对于有症状的患者，应给予病因及对症处理。对急性炎症引起的应控制炎症；对急性冠状动脉供血不足引起者，应给予扩张血管、抗凝以及溶栓等治疗，改善窦房结的供血，尽早恢复窦房结的功能。

房室传导阻滞

房室传导阻滞（atrioventricular block，AVB）是指房室交界区脱离了生理不应期后心房冲动传到心室的过程被延迟、部分被阻断或完全被阻断。房室传导阻滞可以发生在心房、房室交界区、希氏束、束支等不同的部位，习惯上将房室传导阻滞分为一度、二度、三度。

【病因】

正常人在迷走神经张力增高时可出现不完全性房室传导阻滞，但临床上最常见的病因为器质性心脏病，如冠心病（尤其是急性心肌梗死）、病毒性心肌炎、急性风湿热、心内膜炎、心肌病、先心病、原发性高血压等，其他病因包括药物中毒（洋地黄）、电解质紊乱、心脏手术、甲状腺功能减退等。

【临床表现】

一度房室传导阻滞患者除可有原发病症状外，通常无其他症状，听诊第一心音强度减弱。二度房室传导阻滞可分为Ⅰ型与Ⅱ型，Ⅰ型又称文氏阻滞，患者可有心悸与心搏脱漏感，听诊第一心音强度逐渐减弱并有心搏脱漏。Ⅱ型又称莫氏现象，患者可有头晕、乏力、心悸、胸闷等症状，有间歇性心搏脱漏，但第一心音强度恒定，该型易发展成完全性房室传导阻滞。三度房室传导阻滞临床症状取决于心室率的快慢，如心室率过慢导致脑缺血，出现暂时性意识丧失，甚至抽搐，即阿-斯综合征，严重者可猝死。另外亦可因组织器官灌注不足而出现疲乏、晕厥、心绞痛、心衰等症状。听诊第一心音强度不等，可闻及心房音，血压偏低。

【心电图表现】

（一）一度房室传导阻滞

PR 间期超过 0.20s，无 QRS 波群脱漏（图 3-3-17）。

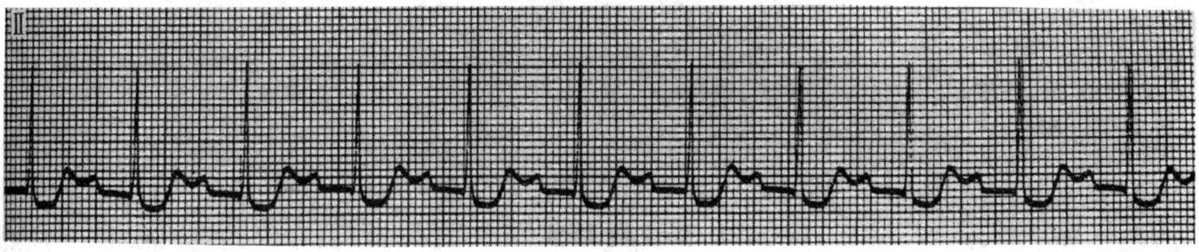

图 3-3-17 一度房室传导阻滞

（二）二度房室传导阻滞

1. Ⅰ型 ①PR 间期进行性延长，直至 QRS 波群脱漏；②相邻的 RR 间期进行性缩短，直至 P 波后 QRS 波群脱漏；③包含 QRS 波群脱漏的 RR 间期比两倍正常窦性 PP 间期短；④最常见的房室传导比例为 3∶2 或 5∶4（图 3-3-18）。

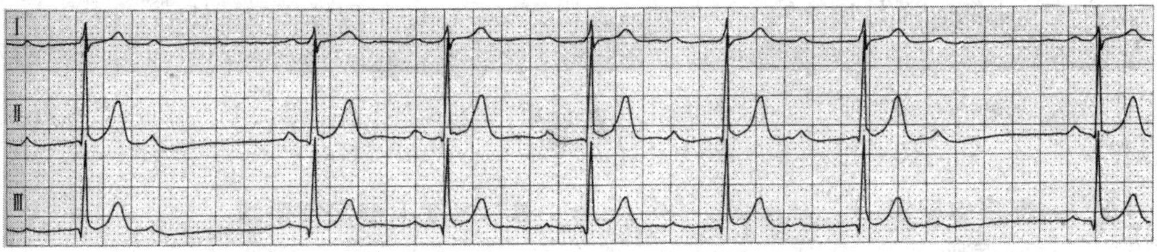

图 3-3-18 二度Ⅰ型房室传导阻滞

2. Ⅱ型 ①下传的搏动中，PR 间期恒定不变，可正常亦可延长；②有间歇性的 P 波与 QRS 波群脱漏，常呈 2∶1 或 3∶2 传导；③QRS 波群形态一般正常，亦可表现为形态异常（图 3－3－19）。

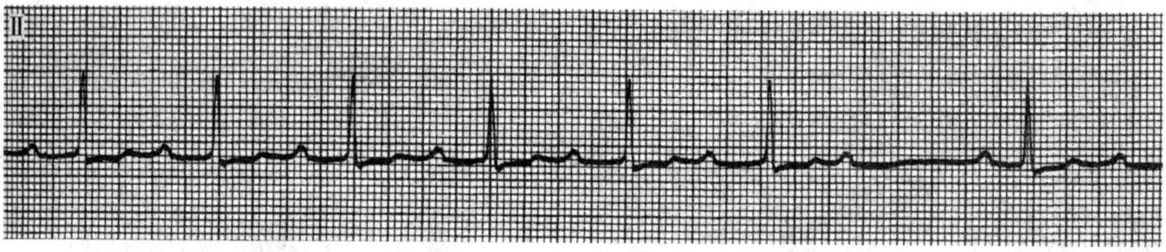

图 3－3－19 二度Ⅱ型房室传导阻滞

（三）三度房室传导阻滞

①PP 间隔相等，RR 间隔相等，P 波与 QRS 波群无关。②P 波频率大于 QRS 波频率。③QRS 波群形态取决于阻滞部位。如阻滞位于希氏束及其附近，心室率约 40～60 次/分，QRS 波群正常，心律亦较稳定；如位于室内传导系统的远端，心室率可在 40 次/分以下，QRS 波群增宽，心律亦常不稳定（图 3－3－20）。

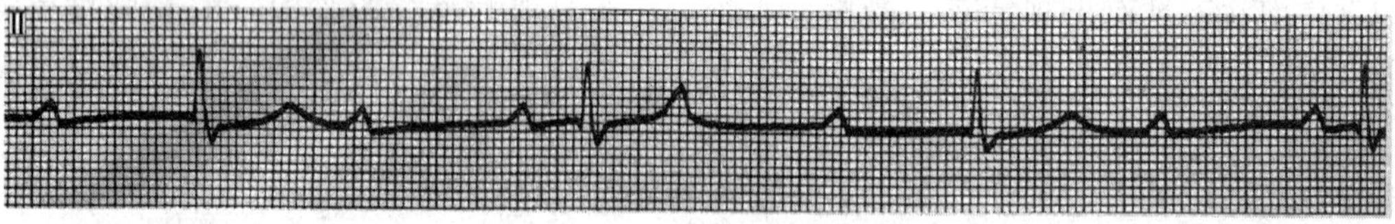

图 3－3－20 三度房室传导阻滞

【诊断和鉴别诊断】

（一）诊断

①有引起房室传导阻滞的病因，如冠心病、心肌炎、心肌病、电解质紊乱如高钾血症等。②原来正常的第一心音突然减弱，有一度房室传导阻滞的可能；于整齐的心律中突然有一间歇，应想到有二度房室传导阻滞的可能；如心律规则其频率固定在 20～40 次/分并可听到“大炮音”，则三度房室传导阻滞大致可以成立。③有晕厥或阿-斯综合征发作史且心律缓慢规则者，应考虑有三度房室传导阻滞的可能。④根据心电图可确定房室传导阻滞的诊断。⑤根据希氏束电图可确定阻滞部位。

（二）鉴别诊断

1. 房室传导阻滞与房室传导组织内的干扰相区别 如心房扑动时 2∶1 的房室传导不能称为房室传导阻滞，而是快速的房性冲动落在房室交界区的生理性不应期所致。

2. 二度Ⅰ型房室传导阻滞当 P 波不清楚时，注意与心房颤动、窦性心律不齐相鉴别；二度Ⅱ型房室传导阻滞当 P 波与其前面 T 波重叠时应注意与 2∶1 窦房传导阻滞或窦性心动过缓相鉴别。仔细阅读心电图发现窦性 P 波并根据其心电图特征进行鉴别。

【治疗】

（一）治疗原则

①病因治疗；②改善症状，防止阿-斯综合征的发作。

（二）病因治疗

①急性感染引起者可应用抗生素；②急性心肌炎或急性心肌梗死引起者可用糖皮质激素，如口服泼尼松 10～20mg，每日 3 次口服，或用地塞米松 10～20mg 静脉滴注；③迷走神经张力过高引起者可用阿托品 0.5～1.0mg 肌内注射；④高钾血症或酸中毒引起者可用碳酸氢钠静脉滴注或推注；⑤药物引起者应立即停药。

（三）一度或二度Ⅰ型房室传导阻滞

如心室率＞50 次/分，则传导阻滞本身无须治疗，但应避免应用抑制房室传导的药物。阿托品或麻黄碱可使文氏现象暂时消失。

（四）二度Ⅱ型及三度房室传导阻滞

1. 药物治疗

（1）提高心室率，预防阿-斯综合征的发生，症状明显或心室率＜40 次/分，可用以下药物：①异丙肾上腺素：可用其片剂 5～10mg，每 4～6h 舌下含用，必要时可用 1～2mg 加 5%葡萄糖 500ml 静滴，使心室率维持在 60～70 次/分，过量可引起严重室性心律失常。②麻黄碱 25mg，每日 3～4 次口服。阿托品虽有降低迷走神经张力加速房室传导从而纠正文氏现象的作用，但由于可加快心房率，而使二度Ⅱ型房室传导阻滞加重，故此时不宜应用。

（2）阿-斯综合征发作时应立即用拳捶击心前区 2～3 次，如仍未见心脏搏动，应即刻进行人工心脏按压，呼吸变浅或停止者应同时进行口对口呼吸。心脏停搏时间超过 3～5min 多造成死亡。

2. 内科治疗无效或阿-斯综合征反复发作者，应安装人工心脏起搏器。

（王　虹　薛兆利）

第四节　心律失常的介入治疗和心脏电复律

心律失常的介入治疗是指经过血管穿刺，将治疗用的器械送到心脏或血管的特定部位治疗心律失常的方法，包括导管射频消融术（radiofrequency catheter ablation，RFCA）、人工心脏起搏（artificial cardiac pacing）和埋藏式自动心脏起搏复律除颤器等。

导管射频消融术

导管射频消融术是应用经皮血管穿刺技术送入电极导管和消融电极导管，通过心内电生理检查准确定位异常传导途径或异位起搏点的病灶部位，然后射频消融仪经消融电极导管头端的电极释放电能，达到一定温度后，使局部心肌细胞脱水、变性、坏死，发生自律性和传导性能改变，从而根治心律失常的方法。

【导管射频消融术的方法】

通过穿刺右侧颈内静脉或左侧锁骨下静脉送入电极导管至冠状静脉窦，穿刺股静脉将电极导管分别送至高位右心房、希氏束和右心室心尖部，通过心内电生理检查程序刺激以明确心律失常的性质、异常传导途径或异位起搏点的病灶部位。右心心律失常通过股静脉送入消融电极导管，左心心律失常通过穿刺股动脉送入消融电极导管，经心内电生理标测准确定位。射频消融仪通过患者背部的电极板和导管头端的电极释放低压高频射频电能（radiofrequency energy），在消融电极头端与局部心肌内膜之间电能转化为热能，达到一定温度（46～90℃）后，使局部心肌细胞脱水、变性、坏死（损伤直径7～8mm，深度3～5mm），自律性和传导性能均发生改变，从而使心律失常得以根治。

【导管射频消融术的适应证】

导管射频消融术具有创伤小、并发症少、不需要全身麻醉、成功率高、复发率低等优点，广泛应用于快速性心律失常的治疗。主要适应证如下：

1. 预激综合征引起的房室折返性心动过速或合并心房颤动。
2. 房室结双径路引起的房室结折返性心动过速。
3. 房性心动过速。
4. 心房扑动。
5. 阵发性心房颤动反复发作、症状严重、药物预防发作效果不好；持续性心房颤动复律失败或永久性心房颤动心室率难以控制者。
6. 正常心脏室性心动过速，如左室特发性室性心动过速和右室流出道室性心动过速。
7. 不适当窦性心动过速合并心动过速性心肌病。
8. 梗死后室性心动过速，发作次数多、药物治疗效果不好或不能耐受。
9. 频发室性早搏症状严重，影响生活、工作或学习。

人工心脏起搏

人工心脏起搏是通过人工心脏起搏器发放低能量脉冲电流刺激心脏，即模拟正常心脏的冲动形成和传导，维持心脏激动和收缩，治疗某些心律失常引起的心脏功能障碍，主要用于治疗缓慢性心律失常。

【心脏起搏器的结构】

心脏起搏器包括脉冲发生器和电极导线两部分。其基本功能是脉冲发生器发放电脉冲，通过电极导线传导，刺激电极导线所接触的心肌，维持心脏搏动。脉冲发生器是心脏起搏器的主体，分为埋藏式和体外式两种类型。埋藏式起搏器一般用锂电池做能源。锂电池具有高能量、低消耗、寿命长、密封性能好等优点，更为重要的是还有电池耗竭的早期预报作用，即当电压下降到接近阈值时，脉冲发放频率减慢，从而使医生及时诊断并更换起搏器，保证了患者的安全。心脏起搏器的预期寿命一般为6～10年。

【心脏起搏器的起搏方式和适应证】

（一）起搏方式

心脏起搏分为临时性心脏起搏和永久性心脏起搏两种类型。

1. 临时性心脏起搏用于心律失常的短暂性治疗，要求电极导管放置、撤除方便。一般选择右侧颈内静脉、左侧锁骨下静脉或右侧股静脉穿刺送入电极导管至右心房或右心室，脉冲发生器佩戴于体外。

2. 永久性心脏起搏一般选择埋藏式起搏器，脉冲发生器埋藏于胸前皮下组织与胸大肌之间，通过锁骨下静脉穿刺或头静脉切开送入电极导线至右心房心耳部和（或）右心室心尖部。

（二）永久性心脏起搏器的适应证

1. 病态窦房结综合征伴有阿-斯综合征或类似晕厥发作。

2. 病态窦房结综合征伴有明显症状，或由于心率缓慢不能从事正常工作和生活。

3. 病态窦房结综合征、慢-快综合征，心脏停搏>3s，或必须使用可引起或加重心动过缓并产生症状的药物。

4. 三度房室传导阻滞或三分支传导阻滞伴有阿-斯综合征或类似晕厥发作。

5. 二度Ⅱ型房室传导阻滞或二度Ⅰ型房室传导阻滞经电生理检查属希氏束内或希氏束以下阻滞。

6. 有症状的任何水平的永久性或间歇性高度和三度房室传导阻滞。

7. 颈动脉窦过敏综合征，有晕厥发作，心脏停搏>3s。

8. 其他：梗阻性肥厚型心肌病，通过右心室心尖部起搏减轻左心室流出道梗阻；心脏扩大和心力衰竭，通过双心室同步化起搏治疗心力衰竭等。

（三）临时性心脏起搏器的适应证

1. 有永久性起搏器植入指征或更换永久性起搏器而需要行心脏临时起搏过渡时。

2. 急性心肌梗死、急性心肌炎合并窦性停搏、房室传导阻滞而又避免应用增加心肌耗氧量的药物。

3. 快慢综合征或慢快综合征患者应用抗心律失常药物有困难。

4. 电解质紊乱，如高钾血症引起的窦房结功能异常或严重的房室传导阻滞。

5. 药物过量或中毒引起严重的缓慢性心律失常。

6. 保护性或预防性心脏起搏

（1）冠状动脉介入性诊断和治疗过程中有可能发生缓慢性心律失常时。

（2）内科或外科治疗时，有可能使原有缓慢性心律失常加重时。

（3）药物或电转复治疗快速性心律失常时疑有窦房结功能异常。

7. 长 QT 间期合并多形性室性心动过速。

8. 超速刺激终止室性心动过速。

9. 心肺复苏的抢救等。

【心脏起搏器的功能类型】

为便于交流，一般通用北美心脏起搏电生理学会与英国心脏起搏和电生理学组专家委员会制定的 NASPE/BPEG 起搏器代码，即 NBG 起搏器代码（表 3-3-1）。

表 3-3-1 NBG 起搏器代码

第一位 起搏的心腔	第二位 感知的心腔	第三位 感知后反应方式	第四位 程控功能	第五位 抗心动过速功能
O—无	O—无	O—无	O—无	O—无
A—心房	A—心房	T—触发	P—简单程控	P—起搏
V—心室	V—心室	I—抑制	M—多项程控	S—电击
D—双重	D—双重	D—双重	C—遥测功能	D—双重
			R—频率调节	

临床一般只用前三位

【临床常用的心脏起搏器的功能类型】

临床常用的心脏起搏器的功能类型包括 VVI、AAI、DDD、VVIR、AAIR、DDDR 等，其中以 VVI 和 DDD 最为常用。

1. VVI 起搏器　一般将电极导线放置于右心室心尖部，心室起搏。当心室有自身搏动时，心室电极感知并抑制脉冲发放。当心室没有自身搏动时，则起搏器发放脉冲，通过电极导线传到右心室，起搏心室。VVI 起搏器的优点是经济、可靠、操作简单；缺点是房室收缩不协调，影响心脏排血功能，因此心功能代偿不良或已知有起搏器综合征的患者不适合应用。

2. DDD 起搏器　心房、心室都放置电极导线，心房电极导线一般放在右心耳。当心房有自身搏动时，心房电极感知并抑制心房脉冲发放，延迟触发心室脉冲发放（延迟时间可以程控）。当心室有自身搏动时，心室电极感知并抑制心房和心室脉冲发放。当心房和心室都没有自身搏动时，则起搏器先后发放心房和心室脉冲（间隔时间可以程控），通过电极导线传到右心耳和右心室，分别起搏心房和心室。DDD 起搏器的优点是可以保持房室协调收缩，对心脏排血功能影响小，特别是对于窦房结功能正常的房室结传导阻滞患者心率近似于正常人，随着生理需要而变化，被称为生理性的起搏方式。但不适合经药物等治疗不能控制的快速房性心律失常如心房颤动和扑动患者。

埋藏式自动心脏起搏复律除颤器

埋藏式自动心脏起搏复律除颤器具有抗心动过缓起搏（pacing）、抗心动过速起搏和低能电转复（cardioversion）以及高能电除颤（defibrillation）功能，主要适应证如下：

1. 非一过性或可逆性原因引起的心室颤动或室性心动过速所致的心脏骤停。
2. 伴有器质性心脏病的自发的持续性室性心动过速。
3. 原因不明的晕厥，在电生理检查时能诱发有血流动力学显著改变的持续性室性心动过速或心室颤动，而药物治疗无效、不能耐受或不可取。
4. 伴发于冠心病、陈旧性心肌梗死和左心室功能不良的非持续性室性心动过速，在心电生理检查时可诱发心室颤动和持续性室性心动过速，而不能被Ⅰ类抗心律失常药物所抑制。
5. 无器质性心脏病的自发性持续性室性心动过速，对其他治疗无效。

心脏电复律

【概述】

心律失常在临床上十分常见，严重者可危及患者生命，需要紧急进行复律治疗。药物治疗转复率低，且起效缓慢。部分抗心律失常药物的治疗剂量与中毒剂量十分接近，常带来严重副作用或毒性反应。

心脏电复律（cardioversion）是用电能来治疗异位性快速性心律失常，即给予心脏一定能量的短暂电击，使全部心肌在瞬间内同时除极，恢复窦性心律。

【作用机制】

在异位性快速性心律失常中，由于异位起搏点的自律性增高、存在触发或折返机制等因素，造成部分心肌电活动的位相不一致。短时间内经胸壁或直接向心脏通以高压强电流，人为地使所有心肌纤维瞬间同时除极，异位心律也被消除，此时如心脏起搏传导系统中自律性最高的窦房结能恢复其心脏起搏点的作用而控制心搏，即转复为窦性心律。

心脏接受外来电流刺激并非绝对安全。正常的心动周期中存在一个所谓“易损期”（vulnerable period），约相当于 T 波顶峰前 20～30ms 时间内（约等于心室肌的相对不应期）；如果这一时期内心肌受电流刺激，则容易引起心室颤动。这是由于此期间正是心肌刚开始复极不久，各部心肌复极程度不等，彼此存在极化程度差异，此时若有电刺激，则易形成折返激动。同步电击转复心律，可避开这个“易损期”，它利用心电图 R 波触发放电，其同步装置使电流刺激落在心室肌的绝对不应期，而不落在 T 波上，避免发生室性心动过速及心室颤动的危险。

【直流电复律器】

心脏电复律器是用于心脏电复律的装置，亦称电除颤器。目前常用的为直流电心脏复律器，能将交流电转变为 4～7kV 的高压直流电贮存在 16～32μF 的大电容中，并在 2～4ms 向心脏放电，电功率可达 360～400J。其同步触发装置能利用患者心电图中 R 波来触发放电，使电流仅在心动周期的绝对不应期放电，避免诱发心室颤动，可用于转复心室颤动以外的各类异位性快速性心律失常，称为同步电复律。不启用同步触发装置则可在任何时间放电，用于转复心室颤动，称为非同步电复律。

【适应证】

各类快速性异位心律失常，为心室颤动和心室扑动的转复首选方法。其他药物治疗无效或伴有血流动力学改变的心房颤动、心房扑动、室上性心动过速、室性心动过速、预激综合征伴快速性异位心律失常均可选用。

【禁忌证】

洋地黄中毒所致的心律失常，心律失常伴有病态窦房结综合征、低血钾，伴有高度或完全性房室传导阻滞的心房颤动或心房扑动，心脏明显增大（左心房舒张期内径＞60mm）及心房内有新鲜血栓形成的心房颤动患者等禁用同步直流电复律。

【操作方法】

一般用体外操作法。将两电极板分别置于心尖部（左乳头下）和心底部（胸骨右缘第 2 肋间隙）。电极板应保持光洁无锈，涂布导电糊或包以 2～4 层盐水纱布，使电极板与胸部皮肤紧密接触，其间无空隙，以免因电火花引起皮肤烧伤。电极板不要放在胸骨上，因骨骼电阻大于皮肤电阻的 10 倍。

（一）非同步直流电复律

仅适用于心室颤动。充电电量为 200～360J，如能争取在发生心室颤动的 3min 内立即除颤则效果较好。颤动波粗大者，除颤效果较好；颤动波细小者，多不易成功，可先静脉注射肾上腺素使心室颤动波变粗大，再行除颤。

（二）同步直流电复律

1. 复律前准备

（1）心理准备：应向患者介绍电复律的目的、必要性，反复强调对患者有利的一面，使其解除思想顾虑。

（2）身体准备：①应改善心功能，纠正酸中毒、低钾血症，调整水、电解质平衡，控制感染，力争在身体状况最佳条件下接受电复律；②如患者应用洋地黄，应停用洋地黄类药物 1～3 天后再行电复律；③电复律前服用抗心律失常药物，可预防转复后复发；④有栓塞史者，术前、术后应抗凝治疗，以防新生成的血栓于转复时脱落。

（3）电复律器材准备：备好心脏复律器，检查同步性能是否良好。准备心电图机、心肺复苏所需的抢救设备及药品，如气管插管、呼吸机、心脏起搏器、氧气及抗心律失常药、升压药、呼吸兴奋剂等。

2. 复律方法与步骤

（1）患者仰卧于木板床上，解松衣领，有义齿者取下，开放静脉通路。

（2）连好心电图机及示波器，术前做全导心电图，以便复律后进行对照。

（3）电击复律前须再次检查同步复律器性能。选用导联的“R”波必须向上，试按几次“放电”按钮，在示波器的荧光屏上观察是否每次都落在“R”波的下降支上，须确定同步性能确实良好，再进行充电电击。

（4）全身麻醉，可用地西泮 10～30mg 静脉注射，至患者处于昏睡状态。

（5）选择好适当的电能量。一般心房颤动复律用 150～250J，心房扑动可用50～150J，室性心动过速复律用 100～200J，室上性心动过速可选用 100～150J。

（6）当患者处于昏睡后即可放电，放电后即刻从心电示波器中观察心律情况。如仍未复律，可在 3～5min 后重复，但一般连续电击不超过 3 次。

案例

患者男性，15 岁，主因突发突止的心悸病史 3 年，再次发作 1h 住院。既往健康。查体：血压 100/70mmHg，神清，双肺呼吸音清，未闻及干湿啰音，心界不大，心率 160 次/分，节律规整，各瓣膜听诊区未闻及杂音。描记心电图如图：

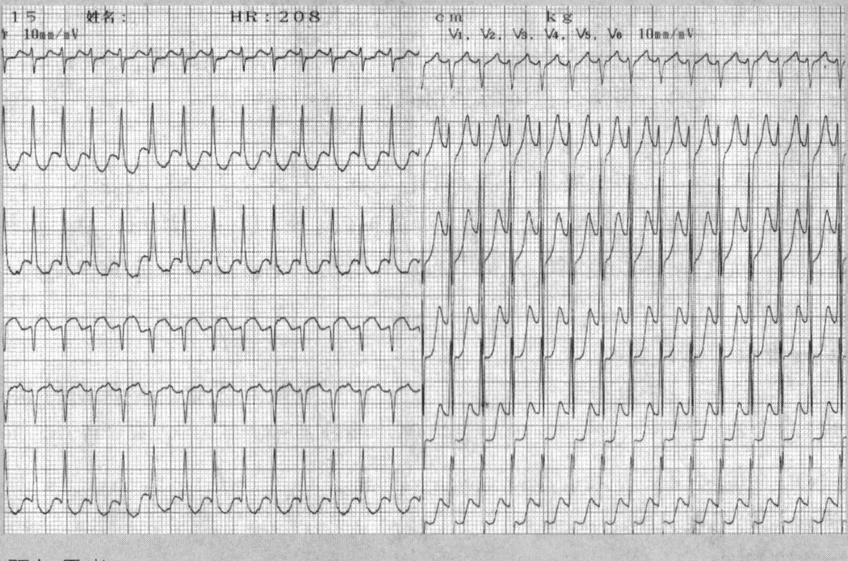

问题与思考：

1. 诊断是什么？诊断依据？

2. 如何终止发作？

思考题

1. 阵发性心房颤动如何治疗？
2. 三度房室传导阻滞的心电图特点有哪些以及如何治疗。

（王　虹　薛兆利）

第四章

心脏性猝死

学习目标

【掌握】

1. 心脏性猝死的临床表现。
2. 心脏性猝死的诊断。
3. 心脏性猝死的急救。
4. 心脏性猝死的复苏后处理。

【熟悉】

1. 心脏性猝死的病因。
2. 心脏性猝死的发病机制。
3. 心脏性猝死的预防。

【了解】

心脏性猝死的概念。

心脏性猝死（sudden cardiac death，SCD）是指由各种心脏原因引起的急性症状发作后1h内发生的死亡。绝大多数SCD发生在院外、急诊室或在患者去医院的途中，发生时间往往不可预知，心脏骤停常是心脏性猝死的直接原因，心脏骤停（cardiac arrest）是指心脏射血功能的突然终止。导致心脏骤停最常见的病理生理机制为室性快速性心律失常，其次为缓慢性心律失常或心室停搏，较少见的为无脉性电活动（pulseless electrical activity，PEA）。心脏骤停发生后由于脑血流突然中断，10s左右患者即可出现意识丧失，及时救治可获存活，否则将发生生物学死亡，自发逆转者极为罕见。

【病因】

心脏性猝死绝大多数发生在有器质性心脏病的患者。心脏性猝死中80%由冠心病及其并发症引起；各种心肌病引起的猝死约占10%～15%，是35岁以下人群中SCD的主要原因。其他原因包括Brugada综合征、长QT综合征、预激综合征等。

【发病机制】

引起心脏性猝死的主要原因为致命性心律失常，包括室性心动过速、心室扑动、心室颤动等。这些心律失常发生时心脏常呈快速无力收缩或蠕动状态，心脏的排血量几乎完全为零，患者可很快出现晕厥、抽搐、昏迷而死亡。此外严重缓慢性心律失常和心室停顿，如高度房室传导阻滞等，亦可导致血压降低、心室停搏而发生猝死。

【临床表现】

心脏性猝死临床经过分四期：前驱期、终末事件期、心脏骤停、生物学死亡。

1. 前驱期　可在猝死前数小时至数天出现胸闷、心悸、疲乏等非特异性症状，也可无任何先兆而突然发生。

2. 终末事件期　自瞬间至1h不等，猝死的原因不同，临床表现也不同。可有严重胸痛、突发呼吸困难、心悸等。

3. 心脏骤停　心脏骤停后血液循环停止，脑血流量急剧减少，可致意识突然丧失、抽搐，叹气样呼吸，随后呼吸停止。皮肤苍白或发绀，瞳孔散大，大小便失禁。

4. 生物学死亡　心脏骤停至发生生物学死亡的时间取决于原发病性质及开始复苏的时间。一般情况下心脏停搏后4～6min脑组织发生不可逆损伤，数分钟过渡到生物学死亡。

【诊断及急救】

（一）心脏骤停的识别

1. 意识丧失　心脏停搏5～10s，因脑缺氧可引起晕厥，停搏15s以上可产生抽搐，称阿-斯综合征；如心跳仍不恢复，即转入持续昏迷状态。

2. 颈动脉或股动脉无搏动　触诊颈动脉或股动脉搏动，必须在10s内做出判断。

3. 心音消失　是心脏骤停的最主要诊断标准。

4. 瞳孔散大，对光反射消失　脑血流停止后45s左右，瞳孔开始散大，完全散大约需105s。

5. 末梢循环衰竭　皮肤苍白或青紫，皮温低。

6. 心电图　心室颤动约占90%，电机械分离或心室静止约占10%。

临床上若发现患者突然意识丧失，外周大动脉（颈动脉或股动脉）搏动消失，听不到心音，则不必等心电图证实即可做出心脏停搏的判断。及时正确的诊断十分重要，因患者心跳呼吸停止后4～6min即出现不可逆脑损害。

（二）启动急救医疗体系

拨打急救电话后立即开始心肺复苏（cardio pulmonary resuscitation，CPR），多人在场时启动急救医疗体系（EMSS）与CPR同时进行。时间就是生命，4min内进行CPR，>50%患者可能被救活，即“黄金4分钟”。指南已将“开通气道（A）→人工呼吸（B）→心脏按压（C）”更新为“C→A→B”。

（三）基本生命支持（basic life support，BLS）

1. 胸外按压（circulation）

CPR时胸外按压是在胸骨中下1/3交界处给予一定压力，通过增加胸膜腔内压或直接挤压心脏产生血液流动，辅以适当的人工呼吸，可为脑和其他重要器官提供有氧血供。

方法：患者仰卧于硬板床或地面上，为确保有效按压，肘关节应伸直，上肢呈一直线，双肩正对双手，以保证每次按压的方向与胸骨垂直（表3-4-1，图3-4-1）。

2. 开放气道（Airway）

舌根后坠是造成呼吸道阻塞的最常见原因，如无颈部创伤，可采用仰头抬颏法开放气道，并清除患者口中的异物和呕吐物。方法为把一只手放在患者前额，用手掌把额头用力向后推，使患者头部向后仰，另一只手的手指放在患者下颏骨处，向上抬颏。

3. 人工呼吸（Breathing）

可采用口对口、口对鼻呼吸。口对口呼吸是一种快捷有效的通气方法，实施前先通畅气道，一手托患者下颌，使头后仰、通畅气道，另一手捏闭患者鼻孔防止漏气，急救者用口唇把患者的口全部罩住，呈密封状，缓慢吹气，每次吹气应持续 2s 以上，确保吹气时胸廓隆起，通气频率应为 10～12 次/分。每次吹气量不可过大，否则可造成胃扩张。

【临床表现】

表 3-4-1 CPR 的操作规范与注意事项

项目	操作规范	应用提示
胸外按压		用力快速按压
部位	两乳头连线中点，胸骨中下段	
深度	≥5cm	
速度	≥100 次/分	
手法	胸廓充分起伏，尽量不中断	
评估	每 2min 检查 1 次脉搏与心跳并换人	
除颤		除颤能量固定不变
能量选择	单相 360J，双相 150J，或仪器的最大能量	
方式选择	非同步，每次除颤放电 1 次	
简易呼吸器		避免过度通气
手法开放气道	清除气道中的分泌物及异物	避免通气时不按压
频率	无论单、双人复苏，按压：通气均为 30：2	
时间	每次通气 1s	

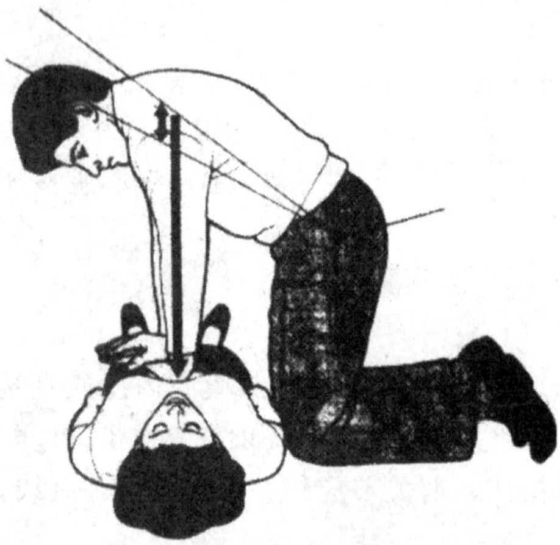

图 3-4-1 胸外按压

CPR 的有效指标：

（1）能扪及大动脉搏动，收缩压＞60mmHg（8kPa）。

（2）患者面色、口唇、指甲、皮肤色泽转红。

（3）散大的瞳孔回缩。

（4）出现自主呼吸，或呼吸改善，昏迷变浅。

CPR 的并发症：胸骨骨折、肋骨骨折及肋骨从胸骨分离、气胸、血胸、肺挫伤、肝脾撕裂伤和脂肪栓塞。

4. 除颤与复律

发生心脏骤停的患者中绝大多数为心室颤动（室颤），室颤可在数分钟内转为心脏停止，室颤最有效的治疗是电除颤，除颤成功率随着时间的推移而下降，除颤每延迟 1min 成功率将下降 7%～10%。因此，尽早快速除颤是生存链中最关键的一环。已确定为室颤，可用直流电进行非同步除颤。首次单相 360J，双相 150J，初始一至两次除颤失败，提示预后不良。如为细颤，可先静注 0.5～1mg 肾上腺素，使之变为粗颤，再行电除颤，则易成功。必要时静注除颤药物后再行电除颤。

极少数室颤可能被胸前叩击终止。胸前叩击简单快速，在发现患者心脏停搏、无脉搏，且无法获得除颤器进行除颤时可考虑使用。

如患者心电图表现为缓慢无效的心室自主节律或心室停顿，经过注射肾上腺素、胸外按压等处理后未能恢复原有心律者，可行临时人工心脏起搏。

（四）高级生命支持（advanced life support，ALS）

是基本生命支持的延续，主要措施有气管插管建立有效通气，除颤与复律稳定血流动力学，建立静脉通路给药维持已恢复的循环。

1. 通气与氧供

患者自主呼吸未恢复或无法保证气道完全开放时，尽可能进行气管插管，可用简易气囊通气，有条件者可使用呼吸机，根据血气分析结果进行调整。

2. 药物治疗

（1）心肺复苏和血管活性药物

1）肾上腺素：能同时兴奋α、β受体。通过兴奋α受体，增加外周血管阻力，但不收缩冠状动脉和脑血管，故在胸外按压时可升高血压，从而增加心脏供血量。通过兴奋β受体可提高心脏的自律性、收缩力，同时又能使细颤变为粗颤，有利于复律。多采用肾上腺素1mg静脉推注，每3～5min一次。

2）去甲肾上腺素：为α受体兴奋剂，是一种血管收缩药和正性肌力药。在胸外按压时，可给予与肾上腺素相同剂量的去甲肾上腺素。去甲肾上腺素与肾上腺素相比，较少诱发反复发作的快速性心律失常。在恢复自主循环后可维持动脉血压，用法：起始剂量为0.5～1.0μg/min，逐渐调节至有效剂量。

3）多巴胺：多巴胺属于儿茶酚胺类药物，还有多巴胺受体激动作用。小剂量能兴奋β受体，增强心肌收缩力，增加心排血量，收缩皮肤血管，扩张肾血管，改善肾血流，增加外周血管阻力，升高血压。当自主循环恢复后可用该药维持血压。多巴胺剂量在5～10μg/(kg·min）时，主要起β_1和β_2受体激动作用；剂量在10～20μg/(kg·min）时，α受体激动效应占主要地位，可以造成体循环和内脏血管收缩。

4）多巴酚丁胺：具有β受体兴奋作用，属新型拟肾上腺素药，具有很强的正性肌力作用，主要用于提高心肌收缩力，用于自主循环恢复后仍有心功能不全、心源性休克时。常用剂量范围5～20μg/(kg·min)。

5）硝普钠：是一种强效、反应迅速的周围血管扩张药，其直接扩张静脉的作用可降低心脏的前负荷，减轻肺淤血，从而减少左心室的容量和压力。扩张动脉的作用可以降低周围动脉阻力，降低心脏的后负荷，减少左心室容量，减轻室壁张力，增加心排血量，减少心肌耗氧量，可以0.1～5.0μg/(kg·min）静点。在应用时应注意动脉血压的监测，现用现配，避光静点，以免药物分解。本药应在容量复苏及升压药基础上谨慎使用。

6）碳酸氢钠：心脏停搏后，迅速出现严重的酸中毒，使血管扩张，毛细血管通透性增加。同时心脏受抑制，传导阻滞，降低室颤阈，减弱肾上腺素的作用。对于心脏骤停时间较长的患者，应用碳酸氢钠治疗可能有益。但只有在除颤、胸外心脏按压、气管插管、机械通气和血管收缩药治疗无效时，方可考虑应用该药。应用碳酸氢钠以1mmol/kg作为起始量。应根据血气分析或实验室检查结果得到的碳酸氢盐浓度和计算碱剩余来调整碳酸氢钠用量。

7）利尿剂：自主循环恢复后，为清除肺水肿、脑水肿，在补足血容量后，可应用利尿剂，常用呋塞米。

（2）抗心律失常药物

1）胺碘酮：可作用于钠、钾和钙通道，对α受体和β受体也有阻滞作用，可用于房性和室性心律失常，特别是难治性室性心动过速（室速）和室颤。对严重心功能不全患者静注胺碘酮比其他抗心律失常药物更适宜。给药方法为先静推150mg/10min，后按1mg/min持续静滴6h，再减量至0.5mg/min。对再发或持续性心律失常，必要时可重复给药150mg。一般建议，每日最大剂量不超过2g。是目前最常用广谱抗心律失常药物。

2）利多卡因：可提高室颤阈，抑制室颤的应激性，用于顽固性室颤和室性心律失常。起始剂量为静注1.0～1.5mg/kg，顽固性室颤或室速，可酌情再给予1次0.50～0.75mg/kg的冲击量，于3～5min内给药完毕，总剂量不超过3mg/kg（或200～300mg/h）。静脉滴注速度最初应为1～4mg/min，若再次出现心律失常应小剂量冲击性给药（静注0.5mg/kg），并加快静滴速度（最快为4mg/min）。目前临床逐渐少用。

3）阿托品：是M受体阻滞剂，可减低迷走神经张力，相对兴奋β受体。主要用于胆碱能性心动过缓、血管阻力降低、血压下降，且对异丙肾上腺素有禁忌者。可治疗窦性心动过缓、交界区房室传导阻滞或室性心脏停搏，但结下部位阻滞（MobitzⅡ型）时无效。使用方法：治疗心脏停搏和缓慢性无脉的电活动，给予1.0 mg静注；若疑为持续性心脏停搏，应在3～5min内重复给药；仍为缓慢性心律失常，可每间隔3～5min静注0.5～1.0mg，至总量0.04 mg/kg。总剂量为3mg（约0.04mg/kg）的阿托品可完全阻滞迷走神经。

4）异丙肾上腺素：是β受体兴奋剂，刺激心脏的β受体，可使心率加快，心肌收缩力增强。作用于血管的β受体使血管扩张，解除外周血管阻力，改善内脏器官的血液供应。但同时也增加心肌耗氧量。多用于有高度传导阻滞、心动过缓用阿托品等药无效时。用法：静脉泵入起始速度为0.5μg /min，并根据心率和心律的反应进行调节，警惕室性心律失常。

【复苏后处理】

长期生命支持期主要是心肺复苏成功后的工作。心脏停搏使心、脑、肾等重要脏器受到严重损害，因此，治疗原发病，维持有效的循环呼吸功能，防止心脏再次停搏，纠正酸中毒、电解质紊乱，防止脑水肿、肾衰竭，保护脑功能，预防感染，加强护理是本期的重点。

（一）治疗原发病

针对不同病因采取相应的治疗措施。如心脏停搏系急性心肌梗死所致，则应尽早行心肌再灌注治疗。

（二）维持有效循环

心脏复跳后如血压过低、心排血量不足，要尽量找出原因加以纠正，如酸中毒、心律失常、心肌收缩无力、血容量不足、呼吸功能不全、微循环障碍等，做出相应处理。危重患者需要插入肺动脉导管行有创血流动力学监测。

（三）维持呼吸功能

首先应保持呼吸道通畅，经常吸痰，排出喉头和气道内分泌物，必要时气管插管或气管切开。自主循环恢复后，患者可有不同程度的呼吸功能障碍，一些患者可能仍需机械通气和吸氧治疗。呼气末正压通气（PEEP）对呼吸功能障碍合并左心衰竭的患者可能很有帮助，但需要注意血流动力学是否稳定。

（四）脑复苏

是复苏成败的关键性措施，所以从抢救的开始就要进行心肺脑全面复苏。

1. 降温疗法　可降低脑细胞的代谢，保护脑细胞以减少缺氧性损害。降温宜尽早实施，并以头部为主，一般以降至32℃为宜，不能低于31℃，以免诱发室颤。早期可用冰帽局部降温，高热患者可行药物冬眠或亚冬眠疗法。

2. 脱水疗法　心肺复苏后，肾功能良好时可通过脱水疗法减轻脑水肿，改善脑循环。常用甘露醇、呋塞米等，疗程2～3天。

3. 防止抽搐　应用冬眠药物控制缺氧性脑损害引起的四肢抽搐和降温过程中的寒战反应。

4. 高压氧治疗　通过增加血氧含量及其弥散提高脑组织氧分压，改善脑缺氧、降低颅内压。

5. 促进脑血流灌注　抗凝及改善微循环，必要时用钙通道阻滞剂解除脑血管痉挛。

（五）防治肾衰竭

复苏过程中尽量避免使用血管扩张药，治疗原发病、抗休克、纠正血容量不足，避免使用肾毒性药物。如在血容量补足后仍有少尿，应尽早使用改善肾功能药物如利尿剂、多巴胺等。

（六）预防感染

复苏成功后，患者机体抵抗力下降，易继发感染。应积极预防与治疗感染。

（七）脑死亡的判断

CPR后，自主呼吸未恢复，瞳孔散大，四肢无肌张力，无任何反射活动，脑电活动消失，可判断为脑死亡。

（八）终止心肺复苏的指征

心跳呼吸停止，行心肺复苏已达30min以上，出现下列情形是终止心肺复苏的指征：

1. 瞳孔散大或固定，对光反射消失。

2. 自主呼吸仍未恢复。

3. 深反射消失。

4. 心电图呈等电位线。

【防治措施】

（一）一级预防

冠心病猝死多发生于院外，基层防治极为重要。对已知有冠心病者应加强防治，除适当的药物治疗外，还要注意生活规律，避免劳累、精神紧张、暴饮暴食、大量饮酒、寒冷刺激等诱发因素。积极治疗各种严重原发心脏病，预防猝死的发生。

（二）心脏复律除颤器

作为二级预防，植入埋藏式心脏复律除颤器（implantable cardioverter defibrillator，ICD）已成为国内外指南的普遍推荐。高危SCD患者推荐作为一级预防，尽早植入ICD，适应证为：①心肌梗死后40天以上，LVEF≤35%，NYHA心功能Ⅱ～Ⅲ级；②NYHA心功能Ⅱ～Ⅲ级，LVEF≤35%的非缺血性心肌病；③心肌梗死后40天以上，LVEF≤30%，NYHA心功能Ⅰ级；④心肌梗死所致的非持续性室速，LVEF≤40%，电生理检查诱发出室颤或持续性室速。

案例

患者，男性，58岁。胸痛6h，突发意识丧失30min。6h前患者于快步行走时自觉胸痛，伴头晕、牙痛、乏力、出汗，立即休息约20min自行缓解。步行就诊医院的途中，30min前突发意识丧失、摔倒在地。被路人送至医院急诊。既往体健。体格检查：体温36.8℃，脉搏48次/分，呼吸20次/分，血压90/50mmHg。双肺可闻及少量湿啰音。心界不大，心率48次/分，律齐，心音低钝，心尖部可间断闻及大炮音。肝脾不大。双下肢轻度水肿。

问题与思考：

1. 本例的初步诊断是什么？需尽快完成哪些检查明确诊断？
2. 治疗方案如何选择？

思考题

1. 心脏性猝死的常见病因有哪些？
2. 请列举心脏性猝死的国际指南中有哪些更新要点？

（孙珎贤）

第五章

心脏瓣膜疾病

学习目标

【掌握】

1. 二尖瓣狭窄、关闭不全的临床表现及诊断、并发症、治疗原则。
2. 主动脉瓣狭窄、关闭不全的临床表现及诊断、并发症、治疗原则。

【熟悉】

1. 二尖瓣和主动脉瓣膜病变的病因、病理生理、鉴别诊断。
2. 多瓣膜病变的临床特点。

【了解】

1. 心脏瓣膜疾病的手术适应证。
2. 心脏瓣膜疾病治疗的新进展。

心脏瓣膜疾病（valvular heart disease）是由于炎症粘连和纤维化、退行性改变、先天性发育畸形、黏液瘤样变性、缺血性坏死、结缔组织病及创伤等原因引起心脏瓣膜及其附属结构（包括瓣叶、瓣环、腱索及乳头肌等）的异常改变，造成单个或多个瓣膜狭窄和（或）关闭不全，引起血流动力学改变的一组心脏病。主要病理改变为瓣膜增厚、粘连、纤维化和缩短。最常受累的是二尖瓣，其次为主动脉瓣，三尖瓣和肺动脉瓣病变较少见。常见病因为风湿性心脏病（rheumatic heart disease，简称风心病）、退行性心脏瓣膜疾病、结缔组织病等。在我国风湿性心脏病最常见。

第一节　二尖瓣疾病

二尖瓣狭窄

【病因和病理】

绝大多数的二尖瓣狭窄（mitral stenosis）由风湿热引起，女性占 2/3。从初次感染风湿热至形成二尖瓣狭窄需 2 年时间，且急性风湿热多次反复发作较一次发作出现狭窄早。临床上只有约 60%的风心病患者有典型急性风湿热病史，其余的多有反复链球菌扁桃体炎或咽峡炎病史。单纯性二尖瓣狭窄占风心病的 25%，二尖瓣狭窄并关闭不全约占 40%，常同时累及主动脉瓣。其他病因包括：退行性变致瓣环钙化、先天性发育异常、系统性红斑狼疮、多发性骨髓瘤等。

风湿性二尖瓣狭窄主要病理改变为：①瓣膜交界处或瓣叶游离缘炎症、水肿，瓣膜互相粘连融合，为风湿性二尖瓣狭窄的标志性改变；②瓣叶纤维化、增厚、僵硬和钙化；③腱索或乳头肌融合、增厚和挛缩，最终导致二尖瓣膜不能完全开放，瓣口缩小（图 3-5-1），形成似“漏斗”状结构，此时二尖瓣狭窄程度更加严重，活动明显受限，常有不同程度的关闭不全。慢性二尖瓣狭窄可导致左心房扩大伴附壁血栓，肺动脉壁增厚、右心室肥厚和扩张。

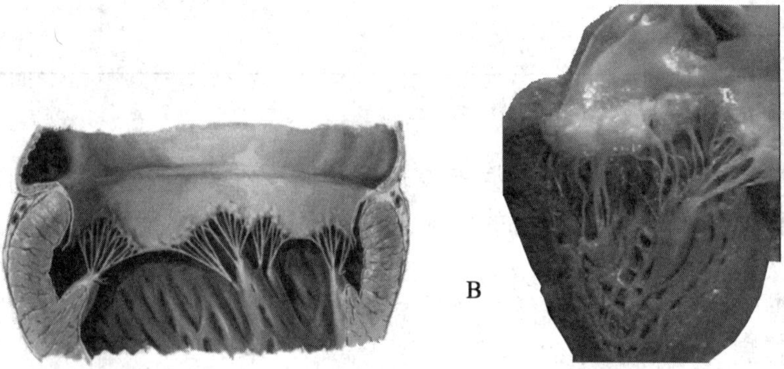

图 3-5-1 正常与异常二尖瓣瓣膜及附属结构比较

A. 正常二尖瓣瓣膜及附属结构示意图；B. 风湿性二尖瓣狭窄的瓣膜及附属结构大体标本

【病理生理】

二尖瓣狭窄血流动力学异常源于舒张期血液流入左心室受阻。正常成人二尖瓣质地柔软，瓣口面积为 4.0～6.0cm^2。当病变使其减小一半（至 2.0cm^2）时，即对跨瓣血流产生影响。一般按瓣口面积减小程度将二尖瓣狭窄分为三度：大于 1.5cm^2 为轻度狭窄，1.0～1.5cm^2 为中度狭窄，小于 1.0cm^2 为重度狭窄。根据瓣膜口狭窄程度及代偿状态分为三期。

（一）左心房代偿期

瓣膜口轻度狭窄，可阻碍血流在舒张期由左心房流入左心室，使左心室的充盈减少、排血量降低，同时导致左心房过度充盈、房内压力增高，呈代偿性肥厚和扩张以增加左心房容量和增强左心房收缩力，增加瓣膜口的血流量。此时患者多无症状。

（二）左心房失代偿期

当瓣膜口的面积小于 1.5cm^2，左心房压进一步升高，当瓣膜口面积小于 1.0cm^2 时，左心房压力已升高到发生肺水肿的临界水平，左心房失代偿。升高的左心房压力可直接传到肺静脉和肺毛细血管，致使肺静脉和肺毛细血管压升高、血管扩张，而产生肺淤血。肺循环阻力增加与后期的肺小动脉硬化，致使肺动脉压升高、肺动脉扩张。进而出现间质性肺水肿和肺血管壁增厚，引起肺顺应性降低和小气道阻塞，临床上出现劳力性呼吸困难，且逐渐加重。

（三）右心室受累期

长期肺动脉高压，可致肺小动脉硬化，管腔狭窄，肺动脉高压进一步加重，导致右心室代偿性肥厚和扩张。当右心代偿功能失调，则出现右心衰竭，此时右心排血量降低，肺淤血症状减轻。

【临床表现】

（一）症状

一般二尖瓣口面积小于1.5cm^{2}时开始有明显症状。

1. 呼吸困难　初为劳力性呼吸困难，晚期出现夜间阵发性呼吸困难和端坐呼吸。运动、感染、发热、妊娠或分娩、阵发性快速心房颤动、输液过多过快等，可诱发急性肺水肿。

2. 咳嗽　常以劳累及夜间睡眠后更为明显，大多为干咳，可能与左心房扩大压迫支气管，或支气管黏膜水肿易并发感染有关。并发感染时常咳出黏液样或脓性痰，伴发热。

3. 咯血　约15%～30%的患者出现不同程度的咯血或痰中带血，主要有：①突然大量咯血，可为严重二尖瓣狭窄的首发症状，是由于左心房压力突然升高，使扩张的支气管静脉破裂所致。大量咯血后静脉压下降，出血多于几小时内自动停止。长期持续的肺静脉高压，可使肺静脉壁和支气管静脉壁增厚，使咯血逐渐减少或消失。②痰中带血，与肺毛细血管破裂有关，伴夜间阵发性呼吸困难或咳嗽。③咳大量粉红色泡沫痰，是急性肺水肿合并肺泡毛细血管破裂的特征性表现，严重者自口鼻溢出粉红色泡沫样痰。④肺梗死伴咯血，是伴发心衰的晚期并发症。

4. 压迫症状　由于扩张的左心房和肺动脉压迫左喉返神经致声音嘶哑，压迫食管可造成吞咽困难等。

5. 其他　约15%的二尖瓣狭窄患者有胸痛，可能与右心室肥大、室壁张力增高，同时心排血量降低致心肌缺血有关；多数患者诉乏力，为心排血量减少所致。右心衰竭时体循环静脉淤血致食欲不振、腹胀、肝区疼痛、皮下及下肢水肿。

（二）体征

1. 二尖瓣面容　重度二尖瓣狭窄常有“二尖瓣面容”，两颧部呈紫红色，口唇发绀。

2. 二尖瓣狭窄的心脏体征　起病于儿童期者，心前区可隆起。心尖搏动正常或不明显。心尖部常可触及舒张期震颤。早期二尖瓣区听诊第一心音（S_1）亢进，部分患者可闻及二尖瓣开放拍击音，S_1亢进与二尖瓣开放拍击音，提示病变较轻，瓣膜弹性和活动尚好。心尖部可闻及较局限的低调、隆隆样舒张中、晚期递增型杂音，左侧卧位更清楚，为二尖瓣狭窄的重要体征。重度瓣膜狭窄时或快速心房颤动时，由于通过狭窄瓣口的血流量减少或无有效的心房收缩，杂音常减弱或消失，称“哑性二尖瓣狭窄”。

3. 肺动脉高压和右心室扩大的心脏体征　心尖搏动弥散；胸骨左下缘可触及右心室收缩期抬举样搏动；心浊音界在胸骨第3肋间向左扩大，心腰消失呈梨形；肺动脉瓣区第二心音（P_2）亢进伴分裂；肺动脉扩张引起肺动脉瓣环扩大，导致相对肺动脉瓣关闭不全而出现Graham-Steell杂音，呈叹气样舒张期递减型杂音，平卧及吸气时增强，可传至胸骨下端和心尖部。右心室扩大伴相对三尖瓣关闭不全时，在三尖瓣区可听到吹风样全收缩期杂音，吸气时增强。

4. 右心衰竭致体循环静脉淤血的体征　颈静脉怒张、肝大、肝颈静脉回流征阳性、水肿、胸腔积液、腹水等。

【实验室检查及其他辅助检查】

1. X线检查　左心房明显增大，压迫食管向后、向右移位（右前斜位，图3－5－2A）；在后前位片显示心影右缘有左房右室“双重阴影”，右室增大，主动脉弓缩小，肺动脉段突出，心腰消失，心脏呈“二尖瓣型”（梨形心，图3－5－2B）。可有肺淤血征、间质性肺水肿，肺淋巴管扩张可见右肺外下野及肋膈角附近水平走向的线状影，称Kerley B线。在长期肺淤血的重度二尖瓣狭窄患者，由于含铁血黄素的沉积，在肺野可出现散在的点状阴影。

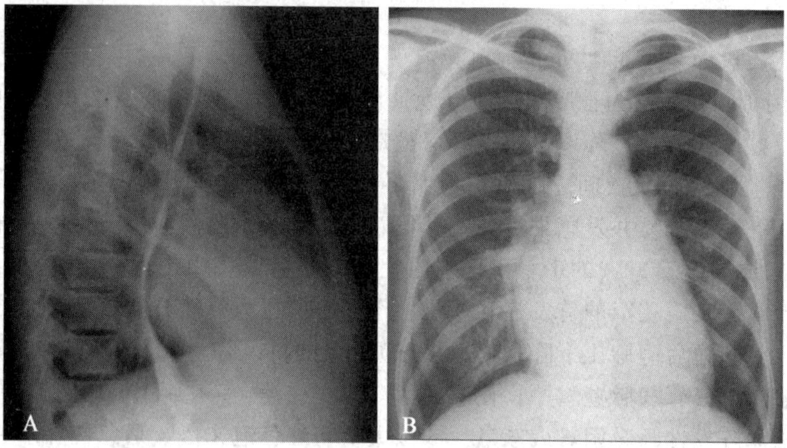

图 3-5-2 风湿性心脏病二尖瓣狭窄的 X 线检查

A. 右前斜位　　B. 后前位

2. 心电图　轻度者可完全正常。典型二尖瓣狭窄患者心电图改变为“二尖瓣型 P 波”，P 波增宽呈双峰波（＞0.12s），P_{V_1} 终末负性向量增大，并可有右心室肥厚、劳损的表现，右束支传导阻滞，电轴右偏等，晚期常合并心房颤动。

3. 超声心动图　是确诊瓣膜损害及程度最敏感和特异的无创性定量诊断方法。M 型超声心动图显示二尖瓣前叶活动曲线因 EF 斜率下降致双峰消失，前后瓣叶同向运动，前叶增厚，开放受限，呈墙垛样改变。二维超声心动图中舒张期二尖瓣前叶呈穹窿形改变。连续多普勒测定二尖瓣血流速度可计算跨瓣压差和瓣口面积。彩色多普勒血流显像可实时观察二尖瓣狭窄的射流。经食管超声有助于检出左心耳及左心房的附壁血栓。超声心动图还可观察其他瓣膜有无异常和先天畸形、房室大小、室壁厚度及运动情况、心脏功能、肺动脉压等。

4. 心导管检查　若症状、体征与超声心动图检查结果不符，考虑介入或手术治疗时，可行心导管检查，准确判断狭窄程度。

【诊断和鉴别诊断】

（一）诊断

中青年，或有风湿病史，依据心尖部舒张期隆隆样杂音、震颤及 S_1 亢进、P_2 亢进、左心房增大，结合心电图、X 线检查，尤其是超声心动图检查多能明确诊断。超声心动图检查对杂音不明显或不典型者的诊断更为重要。

（二）鉴别诊断

心尖部舒张期隆隆样杂音还见于下列情况，应注意鉴别。

1. 相对性（功能性）二尖瓣狭窄　见于各种原因的左心室扩大，二尖瓣口流量增大或二尖瓣在心室舒张期受主动脉反流血液冲击等。常见的原因为大量左至右分流的先天性心脏病（如动脉导管未闭、室间隔缺损），严重二尖瓣关闭不全，高动力循环（如贫血、甲状腺功能亢进）等。此时舒张期杂音历时短、不伴开瓣音，有原发病的典型杂音或体征。

2. Austin-Flint 杂音　见于严重主动脉瓣关闭不全（参见本章第二节）。

3. 左房黏液瘤　是心脏原发性肿瘤中最常见者，因瘤体阻塞二尖瓣口，出现随体位改变的舒张期杂音，其前有肿瘤扑落音。超声心动图显示左心房内有云雾状光点可帮助鉴别。选择性心血管造影可显示左心房内有充盈缺损。

【并发症】

1. 心律失常　常见房性期前收缩、房性心动过速、心房扑动和颤动，心房颤动为相对早期的常见并发症，常为患者就诊的首发病症，也可为首次呼吸困难发作的诱因和患者体力活动明显受限的开始，其发生率随左心房增大和年龄增长而增加。原本无症状的二尖瓣狭窄者一旦发生心房颤动，可突然出现严重呼吸困难，甚至急性肺水肿。心房颤动也可导致栓塞发生。

2. 急性肺水肿　是重度二尖瓣狭窄的急重并发症，常因剧烈体力活动、感染、妊娠、心动过速等诱发。如不及时抢救，可能导致死亡。

3. 充血性心力衰竭　充血性心力衰竭为二尖瓣狭窄晚期常见并发症及主要死亡原因，常反复发作不易控制。常可因风湿活动、劳累、呼吸道感染、妊娠或分娩等诱发加重。

4. 血栓栓塞　约20%的患者可发生体循环栓塞，其中80%伴有心房颤动。以脑栓塞最常见，肠系膜、肾、脾、四肢动脉亦可栓塞。血栓多来源于扩大的左心耳或左心房，这是由于左心房扩张和淤血易形成附壁血栓并脱落。长期心房颤动和右心衰竭时，可在右心房和周围静脉形成附壁血栓而致肺栓塞。心房颤动、左心房增大（直径＞55mm）、栓塞史或心排血量明显降低是栓塞发生的危险因素。偶有左心房带蒂球状血栓或游离漂浮球状血栓突然堵塞二尖瓣口而致猝死的情况发生。

5. 感染性心内膜炎　较少见，可见于心功能代偿期。瓣叶明显钙化或心房颤动时极少发生。

6. 呼吸道感染　由于肺静脉压力增高及肺淤血易引起肺部及呼吸道感染，可诱发或加重心力衰竭。

【治疗】

（一）内科治疗

1. 一般治疗

（1）预防感染和风湿热复发：有风湿活动的患者应长期给予长效苄星青霉素 G 120 万单位（U），每月 1 次肌内注射。避免和积极控制感染、贫血等引发急性肺水肿的诱因，预防感染性心内膜炎。

（2）体力活动适当：无症状者应避免紧张、过度体力劳动和剧烈运动；呼吸困难者应限制体力活动和钠盐摄入，口服利尿剂以减轻心脏前负荷及肺淤血症状。

2. 对症治疗及并发症处理

（1）心房颤动：并发心房颤动者应控制心室率，争取恢复和保持窦性心律，预防血栓栓塞。快速性心房颤动可应用洋地黄类药物（毛花苷 C 0.4mg 静脉注射）减慢心室率；若心室率控制不满意可加用维拉帕米或β受体阻滞剂，出现肺水肿、休克、心绞痛或晕厥时，应立即电复律；对轻度二尖瓣狭窄，心房颤动病程＜1 年，左心房直径＜60mm，无高度或完全性房室传导阻滞和病态窦房结综合征的患者，可行电复律或药物转复；若复律失败，尽快用药物减慢心室率，常用药物有地高辛、β受体阻滞剂、非二氢吡啶类钙通道阻滞剂等。心室率控制的目标是：静息时 70 次/分左右，日常活动时 90 次/分左右。

（2）大量咯血：应取坐位，用镇静剂、利尿剂降低肺静脉压。

（3）急性肺水肿：处理原则与急性左心衰竭的肺水肿大致相同。但应注意：①选用扩张静脉系统、减轻心脏前负荷为主的硝酸酯类药物，避免使用以扩张小动脉为主、减轻心脏后负荷的血管扩张药；②正性肌力药对二尖瓣狭窄的肺水肿无益，只用于减慢快速性心房颤动的心室率。

（4）预防栓塞：心房颤动行电复律或药物复律前3周和成功复律后4周，需服抗凝药物（华法林）预防栓塞。持续慢性心房颤动、有栓塞史或左心房血栓形成者如无禁忌证，应长期给予抗凝剂，以预防或减少血栓栓塞。治疗过程中注意监测INR在2.0～3.0。

（5）右心衰竭：限制钠盐摄入，应用利尿剂、硝酸酯制剂。

（二）介入和外科治疗

为治疗本病的有效方法。当二尖瓣口有效面积<1.5cm²，合并慢性心房颤动，症状进行性加重时，应首先争取介入或手术治疗解决狭窄。如肺动脉高压明显，即使症状不重，也应及早干预。

1. 经皮球囊二尖瓣成形术　是治疗单纯性二尖瓣狭窄的首选方法。最适合于年龄25～40岁，中度单纯狭窄，瓣膜条件好（瓣叶活动度好，无明显钙化，瓣下结构无明显增厚），心腔内无血栓形成，心功能Ⅱ、Ⅲ级，近期无风湿活动者；轻度二尖瓣关闭不全且无左心室增大者也可考虑；高龄，伴严重冠心病或呼吸系统、泌尿系统疾病或肿瘤者不宜手术或拒绝手术，妊娠伴严重呼吸困难，外科分离术后再狭窄的患者也可选用。将球囊导管从股静脉或肘静脉插入右心房，穿刺房间隔到达二尖瓣，用溶有造影剂的生理盐水充盈球囊，分离瓣膜交界处的粘连融合，扩大瓣口。

2. 外科治疗　有中、重度二尖瓣狭窄症状，心功能Ⅱ级或Ⅱ级以上者；有体循环栓塞史者，即使无其他症状，也应考虑外科治疗。包括：

（1）闭式分离术：开胸手术将扩张器由左心室心尖部插入二尖瓣口分离瓣膜交界处的粘连融合。适应证和效果与经皮球囊二尖瓣成形术相似，目前已较少使用。

（2）直视分离术：适用于狭窄伴中、重度关闭不全，瓣叶严重钙化或病变累及腱索和乳头肌，左心房内有血栓或再狭窄的患者。体外循环下直视分离融合的交界处、腱索和乳头肌，去除瓣叶的钙化斑，清除左心房内血栓。较闭式分离术能更有效地解除瓣口狭窄。

（3）人工瓣膜置换术：适用于重度狭窄，心功能Ⅲ～Ⅳ级，严重瓣叶和瓣下结构钙化、畸形，合并明显二尖瓣关闭不全或主动脉瓣病变，不宜进行分离术者。

【预后】

取决于瓣膜狭窄及心脏增大程度，是否伴有多瓣膜损害，手术治疗的可能性。出现明显临床症状，并发心房颤动、慢性心力衰竭伴心脏扩大、有栓塞史者预后不良。从出现明显症状到丧失工作能力平均7年。死亡原因为心力衰竭、血栓栓塞和感染性心内膜炎。抗凝治疗后，栓塞发生减少。手术及介入治疗能显著提高患者的生活质量和存活率。预防风湿复发、减少并发症和及时外科手术是改善预后的有效措施。

二尖瓣关闭不全

二尖瓣的正常关闭有赖于瓣叶、瓣环、腱索、乳头肌和左心室的结构和功能的完整性和协调性，其中任何部分的异常或失调均可导致二尖瓣关闭不全（mitral incompetence，MI）。二尖瓣关闭不全约半数合并二尖瓣狭窄。

【病因和病理】

多数为二尖瓣瓣叶和腱索慢性炎症与纤维化致瓣叶僵硬变形挛缩、连接处融合及腱索粘连融合缩短等引起的器质性关闭不全；但也可为左心室扩大造成二尖瓣环扩大引起的相对性关闭不全。据病程可分为急性和慢性两种类型。急性者常见于感染性心内膜炎致瓣叶穿孔，创伤致二尖瓣结构损伤，感染或缺血坏死致腱索或乳头肌断裂，人工瓣膜置换术后并发急性瓣周漏等，病情危急，预后差。慢性者的病因主要是风湿热，占二尖瓣关闭不全的1/3，女性多见；也可因二尖瓣脱垂、冠心病慢性缺血性乳头肌功能失调、老年性退行性变二尖瓣环和环下部钙化、二尖瓣先天性畸形等所致。主要病理改变为一个或两个瓣叶纤维化、增厚、僵硬和缩短，瓣环扩大或退行性变，瓣膜连接处和腱索粘连融合，乳头肌功能失调或坏死、断裂，致使瓣膜不能正常关闭。二尖瓣脱垂为二尖瓣黏液性变使瓣叶宽松膨大或伴腱索过长，心室收缩时瓣叶向上突入左心房导致二尖瓣反流。

【病理生理】

（一）急性

急性者左心房和左心室容量负荷骤增，来不及代偿，致左心房压和左心室舒张末压急剧升高，肺静脉压增高，肺毛细血管楔压增高，引起肺淤血，急性肺水肿，心排血量骤然减少，血压降低，甚至出现休克，之后可致肺动脉高压和右心衰竭。

（二）慢性

慢性者左心室收缩期射出的部分血液经关闭不全的瓣膜口反流入左心房，左心室排血量降低，同时使左心房充盈度和压力均增加，负荷加重，左心房代偿性扩张和增大。舒张期左心室除接受正常由左心房流入的血液外，还接受此前由左心室反流入左心房的血液，左心室容量负荷缓慢增加，因而引起左心室代偿性扩张和肥大。持续严重的过度负荷，终致左心室舒张末压增高、左心室功能衰竭，左心房压明显上升，出现肺淤血，导致肺动脉高压和右心衰竭，最终引起全心衰竭。

【临床表现】

（一）症状

急性轻度反流者仅有轻微劳力性呼吸困难，严重反流者可很快发生急性左心衰竭，甚至出现急性肺水肿或心源性休克。

慢性轻度反流者可较长期甚至终身无明显自觉症状，如风心病患者从首次风湿热发病到出现二尖瓣关闭不全症状的间期常超过20年；当较晚期反流程度逐渐加重、症状出现时，多已存在不可逆的心功能不全，表现为心悸、乏力、劳力性呼吸困难等，由肺淤血及左心排血量减少所致；晚期可出现右心衰竭症状，但咯血、肺水肿的发生率较二尖瓣狭窄者低。

（二）体征

急性者心尖搏动呈高动力型（合并左心衰竭时消失），P_2亢进，心尖部可闻及病理性第四心音以及非全收缩期低调递减型吹风样杂音；严重反流者可出现病理性第三心音和短促舒张期隆隆样杂音。

慢性者心尖搏动向左下移位，呈抬举样；心浊音界向左下扩大；心尖部S_1常减弱，P_2可亢进和分裂，吸气时更明显。有时可闻及第三心音。风心病所致者在心尖部可闻及响亮、粗糙、高调的全收缩期吹风样一贯型杂音，常向左腋下及左肩胛下传导且伴有震颤，呼气时可增强，杂音可遮盖S_1；腱索断裂者杂音类似海鸥鸣，脉搏较细弱。二尖瓣脱垂患者在心尖部可闻及收缩中、晚期喀喇音和伴随其后的收缩晚期递增型杂音。

【实验室检查和其他辅助检查】

1. X线检查　急性者心影正常或左心房轻度增大伴明显肺淤血，甚至肺水肿征。慢性重度者可见左心房及左心室扩大、肺动脉段突出，肺淤血征象。右前斜位吞钡检查可见食管因左心房扩张而向后移位。选择性左心室造影可见二尖瓣反流，并可以半定量反流程度。

2. 心电图　急性者常只见窦性心动过速，慢性重度者有左心房肥大、左心室肥大伴劳损的表现以及心房颤动的表现，少数有右心室肥大的表现。

3. 超声心动图　脉冲多普勒超声和彩色多普勒超声对诊断二尖瓣关闭不全的敏感性极高，可判定反流量、二尖瓣的形态特征。探测左心房内收缩期最大射流面积可估测反流程度，小于 $4cm^2$ 为轻度、$4\sim8cm^2$ 为中度、大于 $8cm^2$ 为重度。二维超声可显示二尖瓣装置的形态特征，如瓣叶和瓣下结构增厚、融合、缩短和钙化、瓣叶冗长脱垂、连枷样瓣叶、瓣环扩大或钙化、赘生物、左心室扩大和室壁矛盾运动等，有助于明确病因。可见二尖瓣前叶EF斜率舒张期增大，瓣叶活动幅度亦增大；左心房增大，由于左心室反流的血液冲击左心房壁，形成左心房后壁深达4mm以上的“C”形凹陷；左心室扩大。

4. 放射性核素心室造影　测定左心室收缩、舒张末容积和静息运动时的射血分数，判断左心室收缩功能。还可以通过测定左、右心室心搏量比值评估反流程度。

【诊断和鉴别诊断】

（一）诊断

主要依据心尖部典型的收缩期杂音伴左心房、左心室增大，并结合起病缓急、发病情况、超声心动图及相关辅助检查可明确诊断。

（二）鉴别诊断

二尖瓣关闭不全的收缩期杂音，应注意与下列情况鉴别：

1. 三尖瓣关闭不全　为全收缩期杂音，在胸骨左缘第4、5肋间最清楚，少有收缩期震颤，右心室显著扩大时可传导至心尖部，但不向左腋下传导。杂音在吸气时增强，常伴有颈静脉收缩期搏动和肝收缩期搏动。心电图示右心室肥厚。

2. 室间隔缺损　为全收缩期杂音，在胸骨左缘第3、4肋间最清楚，不向左腋下传导，常伴胸骨旁收缩期震颤。心电图示双心室肥厚。

3. 其他　主、肺动脉瓣狭窄或梗阻性肥厚型心肌病时，血流通过狭窄的左或右心室流出道时，产生胸骨侧缘收缩期吹风样递增递减型喷射性杂音。主动脉瓣狭窄的杂音位于胸骨右缘第2肋间；肺动脉瓣狭窄的杂音位于胸骨左缘第2肋间；梗阻性肥厚型心肌病的杂音位于胸骨左缘第3、4肋间。最终需依赖超声心动图确诊。部分正常人，尤其是儿童和青年人，在心尖部可听到2级以下收缩期杂音，性质柔和，不遮盖第一心音，不向左腋下传导，亦无左心房、左心室增大，称为生理性杂音。

【并发症】

慢性二尖瓣关闭不全的并发症与二尖瓣狭窄时相似，约3/4的慢性重度患者可出现心房颤动；心力衰竭在急性者常突然发生，慢性者于晚期发生；腱索断裂时短期内发生急性左心衰竭，甚至急性肺水肿，预后差；感染性心内膜炎较二尖瓣狭窄常见；体循环栓塞较二尖瓣狭窄少见；二尖瓣脱垂并关闭不全的患者除上述并发症外尚可能发生猝死。

【治疗】

（一）急性

内科治疗一般为术前过渡措施，静滴硝普钠或硝酸甘油，应用利尿剂、血管紧张素转化酶抑制药（手术禁忌者可长期应用）、正性肌力药物等以降低心脏负荷，减轻肺淤血，减少反流，增加心排血量，应尽可能在床旁Swan-Ganz导管血流动力学监测下进行。部分患者经药物治疗后症状可基本控制，进入慢性代偿期。外科治疗为根本措施，结合病因、病变性质、反流程度和对药物治疗的反应，采用紧急、择期或选择性手术（人工瓣膜置换术或修复术）。

（二）慢性

1. 内科治疗　预防感染性心内膜炎，风心病患者需预防风湿活动。无症状心功能正常者无需特殊治疗，定期随访监测左心室功能。心房颤动的处理同二尖瓣狭窄，伴体循环栓塞史或超声检查见左心房血栓者，应长期抗凝治疗。心力衰竭者应限制钠盐摄入，使用利尿剂、血管紧张素转化酶抑制药、β受体阻滞剂和洋地黄类药物。

2. 外科治疗　是恢复瓣膜关闭完整性的根本措施，应在发生不可逆的左心室功能不全之前施行。手术适应证：①重度二尖瓣关闭不全伴心功能Ⅲ或Ⅳ级，药物治疗后仍有心功能不全；②心功能Ⅱ级伴心脏扩大，左心室收缩末期容积指数（LVESVI）$>30ml/m^2$；③重度二尖瓣关闭不全，左心室射血分数（LVEF）减低，左心室收缩及舒张末期内径增大，LVESVI 高达 $60ml/m^2$，虽无症状也应考虑手术治疗。手术方法有瓣膜修复术和人工瓣膜置换术两种。如瓣膜损坏较轻，瓣叶无钙化，瓣下腱索无严重增厚者可行瓣膜修复成形术。瓣叶钙化，瓣下结构病变严重，感染性心内膜炎或合并二尖瓣狭窄者必须置换人工瓣膜。

【预后】

取决于基本病因和反流程度。急性严重反流伴血流动力学不稳定者，如不及时手术干预，死亡率极高。慢性二尖瓣关闭不全的代偿期较长，无症状期可长达二十多年，但失代偿后病情迅速恶化。确诊后内科治疗 5 年存活率 80%，10 年存活率 60%。

第二节　主动脉瓣疾病

主动脉瓣狭窄

【病因和病理】

主动脉瓣狭窄（aortic stenosis）在我国大多由风湿热、先天性主动脉瓣畸形、老年退行性钙化性主动脉瓣病变所致。各自的病理特点是：①风湿性主动脉瓣狭窄：瓣膜交界处和瓣叶粘连融合、纤维化、僵硬和挛缩，致瓣口狭窄。单纯风湿性主动脉瓣狭窄极少见，绝大多数同时合并主动脉瓣关闭不全和（或）二尖瓣病变。②先天性主动脉瓣狭窄：有单叶、二叶、三叶、四叶型，最常见的为二叶瓣畸形。出生时可有或无狭窄，由于瓣叶结构异常，即使正常的血流动力学也可引起瓣膜增厚、钙化、僵硬、纤维化，使瓣口发生狭窄。成年期形成椭圆或窄缝状狭窄瓣口，为成人孤立性主动脉瓣狭窄的常见原因，易并发感染性心内膜炎。③退行性钙化性主动脉瓣狭窄：因钙质沉积于瓣膜基底部致瓣尖丧失活动能力，无交界处融合，常伴有二尖瓣环钙化，为 65 岁以上老年人单纯性主动脉瓣狭窄的常见原因。

【病理生理】

正常成人主动脉瓣口面积$\geq 3.0cm^2$，当其减少一半时，收缩期无明显跨瓣压差；若瓣口面积$\leq 1.0cm^2$时，左心室和主动脉跨瓣压差显著升高（$>40mmHg$）。主动脉瓣狭窄时，左心室收缩期排血明显受阻，每搏量减少，主动脉充盈缓慢，以致动脉收缩压降低和脉压减小；同时左心室后负荷增大引起左心室代偿性肥大，顺应性降低，左心室舒张末压进行性升高，导致左心房后负荷增加。严重狭窄者左室壁增厚、心肌肥大、耗氧增加，加之心排血量降低，冠状动脉灌流量相对不足，引起心肌缺血而产生心绞痛。最终，由于室壁应力增高、心肌缺血和纤维化等导致左心室功能衰竭。又因心排血量减低，大脑供血不足可出现眩晕或晕厥。

【临床表现】

(一) 症状

由于病因、病理特点及狭窄程度不同，临床表现及症状出现早晚各异。先天性主动脉瓣狭窄的症状常在青少年时出现，风湿性主动脉瓣狭窄的症状出现较晚。劳力性呼吸困难、心绞痛、劳力性晕厥是典型主动脉瓣狭窄常见的三联征。此外，因心排血量降低可出现烦躁不安、疲乏无力、发绀、左心衰竭及肺水肿。出现严重肺动脉高压时，可有右心衰竭的表现。约20%～25%的患者可发生猝死，部分患者以猝死为首发症状，可能与急性心肌缺血诱发致命性心律失常有关。

(二) 体征

早期因左心室肥厚，收缩有力，心尖搏动增强呈抬举样，可向左下移位。在胸骨右缘第2肋间常可触及收缩期震颤。心浊音界正常或向左下扩大。听诊心尖部 S_1 减弱，瓣膜增厚钙化致主动脉瓣区第二心音（A_2）减弱或消失，严重狭窄时左心室射血时间延长，呼气时可闻及第二心音（S_2）反常分裂；特征性体征是胸骨右缘第2肋间可闻及3/6级以上粗糙而响亮的收缩期喷射性杂音，呈递增递减型，向颈动脉及锁骨下动脉区传导；在儿童、青少年先天性瓣膜疾病患者此前可伴有收缩早期喷射音（主动脉瓣开瓣音）。心功能不全时可听到病理性第四心音（房性奔马律）。由于左心室排血量减少，收缩压和脉压可降低，脉搏细弱而平（细迟脉）。

【实验室检查及其他辅助检查】

1. X线检查　晚期左心室扩大，偶可见主动脉瓣钙化，升主动脉多因收缩期血流的急促喷射而发生狭窄后扩张，可有肺淤血征象。

2. 心电图　重度狭窄者主要心电图改变为左心室肥厚、劳损和左心房增大，可出现心房颤动或室性心律失常、房室传导阻滞、室内传导阻滞。

3. 超声心动图　是确定主动脉瓣狭窄和程度的重要方法。主动脉瓣开放幅度减小，瓣叶增厚。主动脉根部扩大，左心室后壁和室间隔增厚，左心室流出道增宽。二维超声显示，主动脉瓣于收缩期呈向心性穹形运动。

4. 心导管检查　若超声心动图不能很好地确定狭窄程度，并考虑人工瓣膜置换术或分流术，应行心导管检查，测得左心室和主动脉跨瓣压差。

【诊断和鉴别诊断】

(一) 诊断

依据主动脉瓣区粗糙响亮的收缩期杂音向颈部传导，可触及收缩期震颤，A_2 减弱或消失及左心室增大可基本确诊。超声心动图可证实诊断并对狭窄程度进行定量分析。

(二) 鉴别诊断

1. 梗阻性肥厚型心肌病　其收缩期杂音在心尖与胸骨左缘间，不向颈部及锁骨下传导，多不伴收缩期震颤。超声心动图显示左心室流出道狭窄，室间隔非对称性肥厚。

2. 先天性主动脉瓣上狭窄　是升主动脉根部、主动脉瓣上有向主动脉腔内突出的环或带所致。杂音在胸骨右缘第1肋间和右颈动脉上听到，喷射音少见，第二心音无变化。可见右颈动脉和肱动脉搏动，右上肢收缩压多大于左侧。

3. 先天性主动脉瓣下狭窄　是在瓣膜下、左心室流出道中有隔膜或纤维嵴所致。杂音位置较低，在胸骨左缘第3～4肋间处最响，向心尖部传导而较少向颈部传导。

以上尚需借助超声心动图检查进一步鉴别。

【并发症】

1. 心律失常　约10%的患者可发生心房颤动，而使心排血量减少和左心房压力升高，导致肺水肿、严重低血压，甚至晕厥。主动脉瓣钙化累及传导系统可致房室传导阻滞，左心室肥厚、心内膜下心肌缺血或冠状动脉栓塞可致室性心律失常，二者均可能导致晕厥甚至猝死。

2. 心脏性猝死　多发生于有临床症状（晕厥、心绞痛、心力衰竭征象等）者，无症状者少见。

3. 感染性心内膜炎　不常见。可见于二叶型主动脉瓣狭窄。年轻人的轻度瓣膜畸形较老年人的钙化性瓣膜狭窄的危险性大。

4. 体循环栓塞　少见。源于老年钙化性狭窄瓣膜的钙质或增厚的二叶瓣上的微血栓。

5. 心力衰竭　约50%～70%的患者死于充血性心力衰竭，多为左心衰竭，发生左心衰竭后，自然病程明显缩短，因此终末期的右心衰竭少见。

【治疗】

（一）内科治疗

①无症状的轻度狭窄者不需特殊处理，每2年复查一次；中、重度狭窄者应避免剧烈体力活动，每6～12个月复查一次。②预防感染性心内膜炎和风湿热反复发作。③治疗频发房性期前收缩以预防心房颤动；一旦出现心房颤动，应及时转复为窦性心律；积极治疗其他心律失常。④心绞痛可试用硝酸酯类药物和钙通道阻滞剂；⑤心力衰竭者应限制钠盐摄入，慎用洋地黄类药物和利尿剂，过度利尿可致直立性低血压；避免使用作用于小动脉的血管扩张药和β受体阻滞剂，以免心排血量降低导致低血压。

（二）介入和外科治疗

1. 外科治疗　人工瓣膜置换术是治疗成人主动脉瓣狭窄的主要方法，对重度狭窄者应尽早施行。手术指征有：重度狭窄伴反复晕厥、心绞痛发作或明显的左心衰竭史；无症状的重度狭窄，平均跨瓣压差≥50mmHg，伴有进行性左心室肥厚和（或）明显左心衰竭；主动脉瓣口面积<$0.8cm^2$或<$0.5cm^2/m^2$（体表面积）。瓣膜严重钙化或先天性二叶瓣者常需进行瓣膜置换术。严重左心室功能不全、高龄、合并主动脉瓣关闭不全或冠心病，增加手术和术后死亡风险，但不是手术禁忌证。术后远期预后优于二尖瓣疾病和主动脉瓣关闭不全。直视下瓣膜交界处分离术适用于儿童和青少年的非钙化性先天性主动脉瓣严重狭窄。

2. 经皮球囊主动脉瓣成形术　是单纯先天性非钙化性主动脉瓣狭窄的婴儿、青少年患者首选的治疗方法，也适用于严重主动脉瓣狭窄伴心源性休克、妊娠、不能耐受手术或拒绝手术治疗者，对高龄、有心力衰竭和换瓣手术高危的患者可作为过渡治疗措施。能即刻减少跨瓣压差，增加心排血量，改善左心功能和症状。将球囊导管经股动脉逆行推送至主动脉瓣，用溶有造影剂的生理盐水充盈球囊，伸展主动脉瓣环和瓣叶，解除粘连与融合，减轻狭窄。与经皮球囊二尖瓣成形术相比，临床应用范围较局限，再狭窄率较高。

3. 经皮主动脉瓣置换术　借助于导管输送系统经股静脉或股动脉途径将支架瓣膜放置于主动脉瓣环处而完成主动脉瓣置换。截至目前全球已有2万多例患者接受了经皮主动脉瓣膜置换治疗，手术效果也越来越令人鼓舞。临床入选患者绝大多数为因高龄、存在严重合并症而不能行外科手术的患者。该手术创伤性小，不需要心室辅助装置，不需要全身麻醉和外科手术切口的准备，使手术时间明显缩短。

【预后】

婴幼儿主动脉瓣狭窄预后不良。成人可多年无症状，但大部分患者的狭窄进行性加重，出现症状后的平均寿命约3年左右，合并心绞痛、晕厥和心力衰竭者生存期缩短。死亡原因为左心衰竭、猝死和感染性心内膜炎。退行性钙化性狭窄较先天性或风湿性病变发展迅速。未手术治疗的有症状患者预后较二尖瓣疾病或主动脉瓣关闭不全患者差。人工瓣膜置换术可明显改善预后。

主动脉瓣关闭不全

主动脉瓣关闭不全（aortic incompetence）是由于主动脉瓣膜、瓣环和升主动脉的病变所致，以男性多见。

【病因和病理】

主动脉瓣关闭不全的病因很多。根据临床过程可分为急性和慢性两种类型。急性者多见于急性感染性心内膜炎（致瓣膜穿孔或瓣周脓肿）、创伤、主动脉夹层、人工瓣膜撕裂等。慢性者以风湿热最常见，但风心病时单纯性主动脉瓣关闭不全少见，多数同时合并二尖瓣损害；其他病因还有先天性畸形（如二叶主动脉瓣、室间隔缺损）、主动脉瓣黏液样变性、老年钙化性退行性变、高血压、马方综合征、梅毒性主动脉炎等。上述疾病可导致主动脉瓣膜增厚、硬化、缩短或变形，或瓣环扩大，或瓣叶于舒张期脱入左心室，或主动脉根部扩张造成瓣叶舒张期不能对合，从而形成关闭不全。

【病理生理】

急性主动脉瓣关闭不全时，左心室容量负荷急剧增加，左心室急性扩张，其舒张末压力剧增致左心房压力升高，出现肺淤血甚至肺水肿。

慢性主动脉瓣关闭不全时，左心室在舒张期既接受从左心房流入的血液，同时还接受由主动脉反流来的血液，左心室充盈增多，收缩期的每搏量亦增多，左心室负荷加重，出现代偿性肥厚与扩张，日久可发生左心衰竭，甚至右心衰竭。因舒张期左心室内压力升高，加之主动脉反流至左心室的血流可将二尖瓣的前叶推起，限制瓣膜的开放，而形成相对性二尖瓣狭窄。左室心肌重量增加致心肌耗氧量增多，若主动脉舒张压显著降低，可导致冠状动脉供血不足，引发心绞痛。此外左心室充盈过度，排血量增多，使主动脉压急促上升，收缩压增高，而舒张早期主动脉部分血液反流至左心室，致使舒张压降低，脉压增大，出现周围血管征。

【临床表现】

（一）症状

急性轻症者可无症状，重者出现急性左心衰竭和舒张压过低。慢性者早期可多年无症状，最先出现的主诉为心悸感（心搏量增多，心尖搏动增强）及头部血管的强烈搏动感（脉压过大）。舒张压过低可致心、脑供血不足，出现头晕，约5%患者出现心绞痛，晚期可有左心衰竭，如劳累后呼吸困难、咳嗽等，最后发生右心衰竭。

（二）体征

慢性者颜面苍白，心尖搏动增强且弥散，向左下移位，呈抬举样搏动。心浊音界向左下扩大，心腰部不大，心浊音区呈靴形。听诊心尖部 S_1 减弱，A_2 减弱或消失；如有主动脉硬

化或高血压时 A_2 亢进。在胸骨右缘第 2 肋间，尤其是胸骨左缘 3～4 肋间可闻及响亮的高调叹气样递减型舒张期杂音，沿胸骨左缘下传至心尖部，坐位前倾及深呼气末屏住呼吸时更清楚。如有相对性二尖瓣狭窄，心尖部可闻及柔和低调递减型舒张早中期隆隆样杂音，即 Austin-Flint 杂音。典型者由于脉压增宽，出现周围血管征：随心搏有规律地不自主点头运动（De Musset 征）、毛细血管搏动征、于颈动脉和桡动脉闻及水冲脉、股动脉枪击音（Traube 征）、股动脉双期杂音（Duroziez 征）。

急性者心尖搏动正常，周围血管征不明显；二尖瓣舒张期提前关闭致 S_1 减弱或消失，P_2 亢进及第三心音（S_3）提示肺动脉高压；主动脉瓣舒张期杂音短而低；如有 Austin-Flint 杂音常较短促。

【实验室检查及其他辅助检查】

1. X 线检查　急性者心脏大小正常，常有肺淤血或肺水肿征。慢性者主动脉增宽、主动脉弓突出、心腰部凹陷、左心室不同程度扩大，后前位心影呈“主动脉型心脏（靴形心）”。合并左心衰竭时有肺淤血征。

2. 心电图检查　急性者常有窦性心动过速和非特异性 ST－T 改变。慢性者示左心室肥大与劳损，常伴室内传导阻滞、房性和室性心律失常。

3. 超声心动图检查　M 型超声心动图示舒张期二尖瓣前叶和（或）后叶、室间隔左心室面出现纤细高频扑动，是诊断的可靠征象。二维超声心动图能观察主动脉瓣及其周围结构，有助于病因鉴别。可见主动脉根部内径增大，左心室增大，左心室流出道增宽。多普勒超声心动图能在左心室流出道探及全舒张期反流束，是诊断主动脉瓣反流最敏感、最准确的方法。

4. 其他　可行放射性核素心室造影、磁共振或逆行主动脉造影等检查，进一步判断反流量和程度。

【诊断和鉴别诊断】

主动脉瓣关闭不全的诊断依据：典型的胸骨左缘 3～4 肋间（或同时在胸骨右缘第 2 肋间）高调递减型舒张期叹息样杂音向心尖部传导，左心室增大，脉压增大及周围血管征。超声心动图具有确诊及病因诊断价值。主动脉瓣杂音在胸骨左缘最响时应与 Graham-Steell 杂音鉴别。Austin-Flint 杂音应与二尖瓣狭窄的舒张期杂音鉴别。

【并发症】

充血性心力衰竭较多见，为本病的主要死因，在急性者出现早，慢性者于晚期出现；感染性心内膜炎较常见，易致瓣膜穿孔和断裂，而加重主动脉瓣反流和加速心力衰竭的发生；常可发生室性心律失常，而加重心力衰竭；栓塞和心脏性猝死少见。

【治疗】

（一）急性

应在积极内科术前过渡治疗的同时，尽早采用外科治疗，挽救患者生命。静滴硝普钠可降低前后负荷、改善肺淤血、减少反流量和增加心排血量，也可酌情使用利尿剂和正性肌力药。有明显血流动力学障碍者、主动脉夹层分离（即使为轻或中度反流）者应紧急手术。创伤性或人工瓣膜功能障碍者，根据病情采取紧急或择期手术。

（二）慢性

1. 内科治疗　①无症状者应限制重体力活动，轻或中度反流者每 1～2 年、重度反流者每半年随访和进行超声心动图检查 1 次。②积极预防链球菌感染、风湿活动及感染性心内膜炎，对梅毒性主动脉炎给予足疗程青霉素治疗。③心力衰竭患者使用利尿剂、血管紧张素转化酶抑制药（ACEI）可延长代偿期，防止心力衰竭的发生或恶化，推迟手术时间，尤其是严重主动脉瓣反流及早期左心室扩张不论有无症状者；严重心力衰竭换瓣手术前后或不能手术治疗者应用 ACEI 有较好疗效。④心绞痛可用硝酸酯类药物。⑤纠正心房颤动和治疗心律失常。

2. 外科治疗　人工瓣膜置换术为严重主动脉瓣反流发生不可逆的心功能损害前最有效的治疗方法。左心室功能正常且无症状的严重反流应密切随访，每 6 个月复查超声心动图；一旦出现呼吸困难、心绞痛等症状和（或）左心室功能进行性下降或左心室明显扩大应及时手术。大部分患者术后症状改善，左心室功能有所恢复，但恢复程度及远期存活率不如主动脉瓣狭窄者。主动脉瓣修复术因不能完全消除反流较少采用，仅适用于感染性心内膜炎主动脉瓣赘生物或穿孔，瓣叶及瓣环撕裂者。

【预后】

急性重度主动脉瓣关闭不全合并左心衰竭，如不及时治疗死亡率高。慢性者可长期无症状，但心功能在逐渐恶化，症状出现后，病情进展迅速，应及时手术。重度者经确诊后内科治疗 5 年存活率为 75%，10 年存活率为 50%。

第三节　三尖瓣和肺动脉瓣疾病

三尖瓣狭窄

三尖瓣狭窄（tricuspid stenosis）最常见病因为风心病，罕见于先天性三尖瓣闭锁、右心房肿瘤、心内膜炎纤维化和类癌综合征等。极少单独存在，常合并关闭不全、二尖瓣和主动脉瓣损害，女性多见。

【临床表现】

疾病发展到相当严重时才出现症状。早期因心排血量低可出现头晕、乏力、颈部搏动感；晚期发生右心衰竭、体循环淤血，出现腹胀、水肿等表现。可并发心房颤动和肺栓塞。查体：消瘦，发绀，颈静脉怒张；三尖瓣区可闻及开瓣音及紧随其后的舒张期隆隆样杂音（较二尖瓣狭窄杂音弱而短），吸气时增强，呼气时减弱，伴舒张期震颤；肝大并可触及肝搏动；全身水肿和腹水。

【实验室和其他检查】

1. X 线检查　心影明显增大，后前位右心缘见右心房和上腔静脉突出。

2. 心电图　提示右心房增大，Ⅱ、Ⅲ、aVF 导联 P 波高尖，振幅≥0.25mV。

3. 超声心动图　二维超声心动图对三尖瓣狭窄诊断有高度敏感性和特异性，心尖四腔观可见瓣叶增厚运动受限，叶尖舒张期呈圆顶形。连续多普勒测定经三尖瓣口最大血流速度，可计算出跨瓣压差。彩色多普勒血流显像示三尖瓣口右心室侧高速“火焰形”射流。

4. 心导管检查　必要时同步测定右心房和右心室压以了解跨瓣压差。

【治疗】

轻度狭窄者限制钠盐摄入，应用利尿剂，控制心房颤动的心室率可改善症状。严重狭窄者最根本的治疗措施为外科手术或球囊扩张。

三尖瓣关闭不全

三尖瓣关闭不全（tricuspid incompetence）远较三尖瓣狭窄多见。以功能性三尖瓣关闭不全最常见，而器质性三尖瓣关闭不全较少见。

【病因、病理和病理生理】

（一）功能性三尖瓣关闭不全

继发于右心室扩张及三尖瓣环扩大、右心衰竭，收缩时瓣叶不能闭合，多见于伴有右心室收缩压增高或肺动脉高压的心脏病，如风湿性二尖瓣病变、右心室梗死、先天性肺动脉瓣狭窄、原发性肺动脉高压和肺心病等。

（二）器质性三尖瓣关闭不全

如三尖瓣下移畸形（Ebstein 畸形）、风心病、三尖瓣脱垂、感染性心内膜炎、类癌综合征、创伤等。

严重的三尖瓣关闭不全导致右心室舒张期容量负荷过重而扩大，其血流动力学特征为体循环静脉高压和运动时右心室增加搏出量的能力受限，最终导致右心衰竭和体循环淤血。

【临床表现】

（一）症状

重者有疲乏、腹胀、呼吸困难及头颈静脉搏动感，后期出现右心衰竭症状。可并发心房颤动和肺栓塞。

（二）体征

颈静脉扩张伴明显的收缩期搏动，严重反流者伴颈静脉收缩期震颤和杂音；重度反流时，于胸骨左下缘可闻及第三心音，其后有短促舒张期隆隆样杂音；在胸骨左下缘或剑突区可闻及高调吹风样全收缩期杂音；三尖瓣脱垂有收缩期喀喇音；可触及肝收缩期搏动；右心衰竭时有体循环淤血体征。

【实验室和其他检查】

1. X线检查　右心房明显增大，右心室、上腔静脉和奇静脉扩大，常见肺静脉和肺动脉高压的表现，可有胸腔积液。

2. 心电图　有右心房、右心室增大的表现，不完全性右束支传导阻滞、心房颤动和心房扑动常见。

3. 超声心动图　二维超声心动图有助于三尖瓣关闭不全的病因诊断。脉冲多普勒和彩色多普勒血流显像可确诊反流和半定量反流程度。

4. 右心室造影　可确定和评估三尖瓣反流及其程度。

【治疗】

对症处理右心衰竭，控制心房颤动的心室率。无肺动脉高压的三尖瓣关闭不全无需手术治疗。继发于二尖瓣或主动脉瓣疾病者，在做相应瓣膜手术时，术中探测三尖瓣反流程度，轻者不需手术，中度反流行瓣环成形术，重者行瓣环成形术或人工瓣膜置换术。三尖瓣下移畸形以及类癌综合征、感染性心内膜炎等所致者需行人工瓣膜置换术。

肺动脉瓣狭窄

肺动脉瓣狭窄（pulmonary stenosis）最常见的病因是先天性心脏病，风湿性极为少见，且很少引起严重畸形。患者可能无症状，常因合并其他瓣膜损害而使临床表现被掩盖。罕见于类癌综合征。

肺动脉瓣关闭不全

单纯的肺动脉瓣关闭不全（pulmonary incompetence）极少见，多继发于肺动脉高压所致瓣环扩大或肺动脉根部扩张，而引起相对性关闭不全，如风湿性二尖瓣疾病、艾森门格综合征等，少见病因有特发性肺动脉扩张和马方（Marfan）综合征，感染性心内膜炎可造成肺动脉瓣原发性损害。反流量较大时导致右心室容量负荷过度，如无肺动脉高压，可多年无症状；有肺动脉高压可加速右心室衰竭发生，出现右心衰竭的症状。多数病例因原发病的临床表现突出，肺动脉瓣关闭不全的表现被掩盖。胸骨左缘第 2 肋间触及肺动脉收缩期搏动，可伴收缩或舒张期震颤。胸骨左下缘触及右心室高动力性收缩期搏动。肺动脉高压时，P_2增强呈宽分裂，可有收缩期喷射音。胸骨左缘第 4 肋间常有第三和第四心音。继发于肺动脉高压者，可闻及 Graham-Steell 杂音。

【实验室和其他检查】

1. X 线检查　右心室增大和肺动脉段扩大。

2. 心电图　右束支传导阻滞和（或）右心室肥厚。

3. 超声心动图　二维超声心动图有助于明确病因。多普勒超声对诊断肺动脉瓣关闭不全极敏感，可半定量反流程度。

【治疗】

继发于肺动脉高压者以治疗原发病为主，如缓解二尖瓣狭窄。仅在严重肺动脉瓣反流导致难治性右心衰竭时，考虑瓣膜置换术。

第四节　多瓣膜病变

多瓣膜病变（multivalvular heart disease）是指同时累及两个或两个以上心脏瓣膜的疾病，也称联合瓣膜病。最常见的病因是风湿热，其次为黏液瘤样变性、感染性心内膜炎等。单个瓣膜病变因引发血流动力学异常也可导致相关瓣膜的相对性狭窄或关闭不全。

多瓣膜病变的临床特点有：①血流动力学改变及临床表现取决于是哪些瓣膜病变及其损害程度，但往往比单瓣膜病变更严重。②虽然是联合瓣膜病，但各瓣膜病损的程度可有差异，临床上以病损最严重的瓣膜症状最为明显，常掩盖轻的瓣膜损害。③多瓣膜病变，常由于病理生理的改变，使其临床表现发生改变，而不是简单的“症状相加”。如最常见的二尖瓣狭窄合并主动脉瓣关闭不全时，由于二尖瓣狭窄左心室充盈压下降明显，尽管主动脉瓣关闭不全有主动脉瓣反流，但左心室心搏量仍不足，主动脉反流量亦降低，使主动脉反流的舒张早期杂音减弱。当主动脉瓣关闭不全严重致左心室扩大而引起左心衰竭时，左心室收缩末期容量增加，舒张末期容量及压力升高，可使二尖瓣狭窄舒张晚期杂音减弱或暂时消失。主动脉瓣关闭不全的杂音和周围血管征也可因同时存在重度的二尖瓣狭窄而有所减轻。再如主动脉瓣狭窄合并二尖瓣狭窄时，左心房收缩的辅助泵作用不能得到发挥，左心室充盈量减少，收缩前期左心室膨胀减少或消失，心排血量降低，两者的杂音均减弱，第四心音减弱或消失。

最常见的多瓣膜病变组合为二尖瓣狭窄伴主动脉瓣关闭不全，二尖瓣狭窄伴主动脉瓣狭窄，二尖瓣关闭不全伴主动脉瓣狭窄，二尖瓣关闭不全伴主动脉瓣关闭不全，以及三个瓣膜病变［二尖瓣狭窄伴三尖瓣和（或）肺动脉瓣关闭不全］等。

【治疗】

内科治疗原则上同单瓣膜病变。外科手术治疗以人工心脏瓣膜置换术为主要措施，但多瓣膜人工瓣膜置换术死亡危险高，预后不良。术前行心导管检查和心血管造影明确相对严重程度等情况对治疗决策至关重要，可根据各瓣膜病变的性质选择有效手术方式。

案例

女性，35岁，劳力性呼吸困难10年，加重2h，伴心悸，咳粉红色泡沫痰。既往有关节炎病史。查体：血压90/70mmHg，端坐呼吸，口唇发绀，双肺满布湿啰音，心率155次/分，第一心音强弱不等，节律不齐，心尖部闻及舒张期隆隆样杂音。心脏超声：二尖瓣口面积0.95cm^2。

问题与思考：

1. 诊断为何病？有何依据？
2. 需要何种急救治疗？可以应用洋地黄吗？

思考题

1. 主动脉瓣狭窄患者胸痛的原因是什么？
2. 二尖瓣狭窄患者并发症如何处理？

（王　虹）

第六章

感染性心内膜炎

学习目标

【掌握】

1. 感染性心内膜炎的临床表现。
2. 感染性心内膜炎的实验室与辅助检查。
3. 感染性心内膜炎的诊断与鉴别诊断。
4. 感染性心内膜炎的治疗原则。

【熟悉】

1. 感染性心内膜炎的病因和发病机制。
2. 感染性心内膜炎的病理。
3. 感染性心内膜炎的预防。
4. 人工瓣膜和静脉药瘾者感染性心内膜炎的诊断与治疗。

【了解】

1. 感染性心内膜炎的概念。
2. 感染性心内膜炎的预后。

感染性心内膜炎（infective endocarditis，IE）是由病原微生物循血行途径引起的心内膜、心瓣膜或邻近大动脉内膜的感染并伴赘生物形成。感染性心内膜炎可由细菌、真菌、分枝杆菌、立克次体、衣原体等引起，寄居在口腔和上呼吸道的链球菌、葡萄球菌、肠球菌和厌氧性革兰阴性杆菌是致病的主要原因。根据病程可分为急性、亚急性心内膜炎；按累及心瓣膜的情况分为自体瓣膜、人工瓣膜心内膜炎，以自体瓣膜 IE 为主。按感染部位分为左心、右心感染性心内膜炎以及静脉药瘾者心内膜炎。IE 的年发病率为 1.7～6.2/10 万人，男性高于女性（男女比例约 2∶1）。

第一节　自体瓣膜心内膜炎

【病因和发病机制】

（一）病原微生物

急性感染性心内膜炎主要由金黄色葡萄球菌引起，其次是肠球菌、肺炎球菌、淋球菌、

A 族链球菌和流感杆菌等。亚急性者，草绿色链球菌是最常见的致病菌，其次为牛链球菌和其他链球菌以及肠球菌、表皮葡萄球菌和革兰阴性球杆菌等引起，少数由真菌、立克次体和衣原体等引起。

（二）基础病变

亚急性感染性心内膜炎患者多伴有器质性心脏病，半数以上有风湿性心脏病，以二尖瓣关闭不全和主动脉瓣关闭不全最常见；8%～15%有先天性心脏病，以动脉导管未闭、室间隔缺损常见；伴其他心脏病（如心肌病、肺源性心脏病、甲状腺功能亢进性心脏病以及二尖瓣脱垂症等）患者占 10%。

（三）发病机制

存在瓣膜病变、先天性心脏病或后天性动静脉瘘时，血液从高压腔室流向低压腔室，形成高速血流，使内膜损伤、胶原暴露，进而血小板、纤维蛋白原聚集，形成非细菌性心内膜炎；当发生各种感染或皮肤黏膜创伤（如器械操作、手术等）时病原微生物入血，刺激机体产生抗体，聚集的血小板、纤维蛋白以及炎性细胞共同组成了赘生物，赘生物逐渐增大，使瓣膜破坏加重；当赘生物破裂时，碎片脱落可致栓塞，细菌入血产生菌血症和转移性病灶。

【病理】

基本病变是在心内膜表面附着的由血小板、纤维蛋白、红细胞、白细胞和感染的病原体组成的赘生物。新鲜的赘生物质脆，大小、形状不一。主动脉瓣关闭不全时赘生物附着在主动脉瓣的左心室面，二尖瓣关闭不全时则附着在二尖瓣的心房侧，室间隔缺损时赘生物多在右心室内膜面。赘生物可延伸至腱索、邻近瓣叶和室壁内膜。赘生物下的心内膜可有炎症反应和灶性坏死，重者形成深度溃疡，甚至发生穿孔。偶见腱索和乳头肌断裂。赘生物易碎裂造成栓塞和脓肿，以脑、脾、肾多见。颅底动脉滋养血管栓塞后，可形成细菌性动脉瘤，破裂时引起脑室内或蛛网膜下腔出血。本病常有微栓塞或免疫机制引起的小血管炎，如皮肤黏膜瘀点等。感染的病原体刺激体内产生抗原-抗体复合物，引起肾小球肾炎、血管损害、关节炎等。

【临床表现】

（一）急性感染性心内膜炎

多由毒力强的金黄色葡萄球菌引起。呈急性败血症表现，中毒症状重，病死率高。临床表现为寒战、高热、肌肉和关节疼痛，在发病初期 30%～45%的患者可闻及心脏杂音，随着病情进展，75%～85%的患者均可闻及心脏杂音，杂音高调且多变。赘生物大而脆、易脱落，栓塞发生早，可引起多发性栓塞和转移性脓肿，如心肌脓肿、脑脓肿和化脓性脑膜炎。如果栓子来源于右心，则可出现肺炎、肺动脉栓塞和肺脓肿。

（二）亚急性感染性心内膜炎

大多起病缓慢，主要表现如下：

1. 全身表现　发热是最常见的表现，可为弛张热或间歇热，很少超过 40℃，伴畏寒、出汗。老年人、充血性心力衰竭、慢性肾衰竭患者和少数凝固酶阴性的葡萄球菌引起者可无发热或低热。70%～90%患者有进行性贫血。病程较长者有全身疼痛、肌肉关节疼痛。约15%～50%的患者脾大，约 30%患者有杵状指。

2. 心脏受累表现　最具特征性的是新出现的病理性杂音或原有杂音的明显改变。杂音的不断改变是由赘生物形成、脱落，瓣膜穿孔，腱索断裂所致。随病变程度的不同，可出现心力衰竭、心律失常等。

3. 栓塞与血管损害表现　全身性栓塞是 IE 的常见临床表现，见于 20%～40%的患者，在抗生素治疗的起初2周内发生率最高。可有脑、脾、肾、肺动脉栓塞，肠系膜动脉、视网膜动脉栓塞等，其中，脑和脾动脉栓塞最常见。栓塞多出现相应的器官受累临床表现，少数栓塞可无症状，被影像学检查发现。血管损害表现为皮肤黏膜瘀点或出血，近年来发病率已下降。瘀斑，是最常见的出血表现，多见于球结膜、口腔颊黏膜、胸前、手背皮肤等部位，数日消失。Janeway损害，位于手掌或足底，直径1～4mm，为无痛性小红斑或出血，为化脓性栓塞引起。还可出现转移性脓肿，多见于急性IE患者。

4. 免疫反应表现　Osler结节是出现在指（趾）尖的红色痛性结节，持续数小时或数天。约5%患者眼底可见中心发白的棉絮状出血区，为视网膜Roth斑。还可有杵状指(趾)、肾小球肾炎、脾大、关节炎、腱鞘炎等。这些免疫反应对IE的诊断均不特异，但有一定提示意义。

【实验室及辅助检查】

1. 血常规和生化检查　正色素正细胞性贫血常见于亚急性者，且随病程延长而加重；急性者常有白细胞和中性粒细胞增多，亚急性者白细胞计数可正常或轻度增高；少数患者可有血小板减少。几乎所有患者红细胞沉降率（血沉）加快。

2. 尿液　约50%的患者有蛋白尿和镜下血尿，部分患者血尿素氮和肌酐增高，肉眼血尿提示肾梗死。如伴发免疫复合物所致的肾小球肾炎，尿中可见红细胞管型和白细胞管型。

3. 免疫学检查　25%的患者有高丙种球蛋白血症；病程6周以上的亚急性患者中30%～50%可出现类风湿因子阳性；血清补体降低见于弥漫性肾小球肾炎；循环免疫复合物阳性率高达80%～90%，C反应蛋白增高，还可呈假阳性梅毒血清反应。

4. 血培养　是诊断IE最重要的实验室检查。为提高血培养的阳性率，应注意：①未用抗生素者第1日至少每间隔1h采不同部位的静脉血3次培养；次日未见病原微生物生长，而临床高度怀疑IE应再取2次以上静脉血和1次动脉血培养，然后使用抗生素。②已用过抗生素者，如病情允许，应在停药后1周内取3次以上静脉血培养。③病情急重者，应立即每隔30～60min采4～6次静脉血培养，然后开始经验性抗生素治疗。④取血要充足，每次10～20ml，同时进行需氧、厌氧和真菌培养，培养基至少保留3周，并定期进行革兰染色和次代培养。疑为少见微生物感染时，应确定培养基内是否需补充特殊营养，或采用特殊培养技术。

5. 心电图　常见非特异性ST-T改变。并发栓塞性心肌梗死、心包炎时可有特征性改变。心肌脓肿时可出现房室或室内传导阻滞。

6. X线检查　心力衰竭或心包炎时心影可增大。合并肺栓塞可见多发性片状浸润性阴影。

7. 超声心动图　对IE的早期诊断、明确并发症、判断预后等有重要价值。经胸超声心动图检查能探测到赘生物的位置、大小、数目和形态，但直径＜2mm则不能检出。经食管超声可检出1～1.5mm的赘生物。赘生物≥10mm时，易发生动脉栓塞。超声心动图检查还可明确基础心脏病变和本病的并发症，评价心内赘生物形成、瓣膜损害、脓肿形成以及心功能等情况，但不能做出病因诊断。

【诊断和鉴别诊断】

（一）诊断

典型的IE不难诊断，但由于广谱抗生素的应用，IE病原学的改变，导致IE的临床表现多不典型。目前国内多采用改良的Duke标准作为诊断依据（表3-6-1）。

表 3-6-1 改良的 Duke 标准

主要标准	次要标准
IE 病原体持续血培养阳性	(1) IE 危险因素（瓣膜受损、静脉吸毒）
(1) 至少 2 次为 IE 常见病原体	(2) 发热＞38℃
(2) 2 次间隔＞12h 或 4 次培养有 3 次阳性	(3) 血管现象（体循环栓塞、Janeway 损害、细菌性动脉瘤等）
超声心动图证实的瓣膜损害	(4) 免疫反应（Osler 结节、Roth 斑、肾小球肾炎等）
(1) 赘生物、脓肿、瓣周漏	(5) 血培养阳性但不满足主要标准
(2) 新出现的瓣膜反流	
确诊 IE：2 条主要标准，或 1 条主要标准＋3 条次要标准，或 5 条次要标准	
疑诊 IE：1 条主要标准＋1 条次要标准，或 3 条次要标准	

（二）鉴别诊断

本病临床表现缺乏特异性，鉴别诊断复杂和广泛。急性感染性心内膜炎应与金黄色葡萄球菌、淋球菌、肺炎球菌和革兰阴性杆菌败血症鉴别。亚急性患者应与急性风湿热、系统性红斑狼疮、结核病、淋巴瘤、肾小球肾炎等鉴别。

【治疗】

（一）一般治疗

卧床休息，物理降温，补充营养，纠正水、电解质紊乱，贫血严重者可输红细胞混悬液。

（二）抗微生物药物治疗

1. 应用原则　①早期应用，在连续送血培养 3～5 次后即可开始治疗；②选用杀菌药或根据血培养后药敏试验选药；③剂量要足；④疗程要长，一般 4～6 周以上；⑤联合用药，选用两种或两种以上抗生素；⑥静脉用药为主；⑦病原微生物不明时，急性者选用针对金黄色葡萄球菌、链球菌和革兰阴性杆菌均有效的广谱抗生素，亚急性者选用针对大多数链球菌（包括肠球菌）的抗生素。

2. 经验治疗　在病原体未明时，急性者可用萘夫西林 2g，每 4h 1 次，静脉注射或滴注，同时加用氨苄西林 2g，每 4h 1 次，静脉注射或滴注，或加用庆大霉素 160～240mg/d，静脉滴注。亚急性者以青霉素（2000 万～3000 万单位/天）为主加庆大霉素治疗。

3. 已知致病微生物时的治疗　依据药敏结果选择抗生素治疗。

（1）草绿色链球菌：以青霉素 G 为首选，400 万～600 万单位，每 6h 1 次，静脉滴注；对青霉素敏感性差者，宜加用氨基糖苷类抗生素，如庆大霉素、妥布霉素或阿米卡星。对青霉素过敏的患者，可用红霉素、万古霉素。

（2）葡萄球菌：①萘夫西林和苯唑西林 2g，每 4h 1 次，静脉注射或滴注；②对青霉素和头孢菌素过敏或耐甲氧西林菌株致病者，宜用万古霉素。

（3）肠球菌：对青霉素 G 的敏感性较差，宜首选氨苄西林或万古霉素与氨基糖苷类抗生素联合应用，疗程 6 周。

（4）革兰阴性杆菌：可选用 β-内酰胺类和氨基糖苷类药物联合应用。如用氨苄西林（剂量同前）；或哌拉西林 3g，每 4h 1 次；或头孢噻肟 2g，每 4～6h 1 次；或头孢他啶 2g，每 8h 1 次，静脉注射或滴注，加庆大霉素（剂量同前）。环丙沙星 200mg，每 12h 1 次，静脉滴注也有效。

(5) 真菌感染：以两性霉素B为优，首日1mg，以后每日递增3～5mg，直至25～30mg/d，静脉滴注，应注意其副作用，用够疗程后口服氟胞嘧啶100～150mg/(kg·d)，每6h 1次，用药数月。真菌性心内膜炎死亡率高达80%～100%，在抗真菌治疗期间，早期手术切除受累的瓣膜组织，且术后继续抗真菌治疗，可能会提供治愈的机会。

(三) 外科治疗

已成为IE治疗的重要手段，应用抗生素联合外科治疗可降低感染性心内膜炎的死亡率。活动期手术的总死亡率为8%～16%，5年生存率为15%。

外科手术的主要指征包括：①因瓣膜功能不全致中、重度充血性心衰；②反复发生动脉栓塞；③经大剂量多种抗生素合用未能控制的感染，血培养持续阳性；④真菌性心内膜炎；⑤内科治疗不能改善的严重合并症，如主动脉瓣受累导致房室传导阻滞或束支传导阻滞、室间隔脓肿形成或破裂、腱索或乳头肌断裂、主动脉窦破裂等；⑥化脓性心包炎。

外科手术的相对指征有：①巨大的赘生物（≥10mm），发生全身性栓塞的危险性很高；②左侧瓣膜金黄色葡萄球菌性心内膜炎，感染极难控制且死亡率高；③培养阴性的心内膜炎伴原因不明持续发热超过10天；④抗生素治疗有效但又复发者等。

【预防】

对有心脏瓣膜疾病、先天性心脏病、心肌病和有心内膜炎病史的患者，进行口腔、上呼吸道、胃肠道和泌尿道等器械操作或手术时，以及阴道分娩并发感染、感染组织切除时，依据相关手术、器械操作部位的常见病原体选择抗生素。

【预后】

本病的病死率高达20%～50%，其中心力衰竭占60%，肾衰竭、栓塞、细菌性动脉瘤破裂和严重感染也是主要的死亡原因。预后不良因素包括：①心衰；②革兰阴性菌、真菌、金黄色葡萄球菌感染；③伴脑部合并症如脑栓塞、脑出血、脑膜脑炎；④主动脉瓣损害、肾衰竭、瓣环或心肌脓肿、高龄等。

第二节　人工瓣膜和静脉药瘾者心内膜炎

(一) 人工瓣膜心内膜炎（prothetic valve endocarditis，PVE）

人工瓣膜合并感染性心内膜炎占10%～15%。发生在人工瓣膜置换术后60天以内者为早期人工瓣膜心内膜炎，以后发生者为晚期人工瓣膜心内膜炎。早期者致病菌以表皮葡萄球菌最多见；其次为革兰阴性杆菌和真菌。晚期者以链球菌最常见，其次为葡萄球菌，其他有革兰阴性杆菌和真菌。瓣膜置换术后发生的人工瓣膜心内膜炎最常累及主动脉瓣，常致人工瓣膜部分破损、瓣周漏、瓣周和心肌脓肿。临床表现为术后发热、出现新杂音、心音减弱、脾大或周围栓塞征，超声心动图可见赘生物，如血培养同一种细菌阳性结果至少两次以上可诊断本病。预后不良，早期与晚期者病死率分别为40%～80%和20%～40%。

本病用药疗程6～8周，任一方案均应于开始2周加庆大霉素。对耐甲氧西林的表皮葡萄球菌所致者，用万古霉素、利福平，开始2周合用庆大霉素。依据药敏结果及时调整抗生素。

(二) 静脉药瘾者心内膜炎（endocarditis in intravenous drug abusers）

静脉药瘾者心内膜炎以年轻男性多见，累及三尖瓣占78%、二尖瓣占24%、主动脉瓣占8%，发病前瓣膜正常者占75%～93%。致病菌常来源于皮肤，金黄色葡萄球菌占50%以上，其次为链球菌、革兰阴性杆菌和真菌。一般呈急性发病，常伴转移性感染灶。不足50%的三尖瓣受累者可闻及心脏杂音。右心感染者，可见肝大、脾大、杵状指（趾）、皮肤损害、肾损害，体循环栓塞少见。三尖瓣心内膜炎X线检查可见化脓性肺栓塞改变。

左心瓣膜受累（尤其是主动脉瓣）、革兰阴性杆菌和真菌感染者预后不良。一般用药同自体瓣膜心内膜炎。对甲氧西林敏感的金黄色葡萄球菌所致右心感染，用萘夫西林或苯唑西林2g，每4h 1次静脉推注或滴注，加妥布霉素1mg/kg，每8h 1次静脉滴注，用药2周。

案例

患者，男性，63岁。间断发热1个月，呼吸困难7天。1个月前患者拔牙后开始出现发热，体温最高39℃，肌痛、乏力，口服“头孢拉啶0.5g，每日三次”，5天后体温正常。此后反复发热，体温最高38.5℃左右，畏寒无寒战，无气短。7天前开始呼吸困难，下肢水肿，外院诊断为“心力衰竭”，住院治疗后缓解。为进一步诊治前来就诊。体格检查：体温37.8℃，脉搏108次/分，呼吸20次/分，血压110/70mmHg。双肺可闻及大量湿啰音。心界向左扩大，心率108次/分，律齐，心音低钝，心尖部可触及收缩期震颤，闻及4/6级收缩期吹风样杂音。肝脾不大。双下肢轻度水肿。

问题与思考：

1. 本病例的初步诊断是什么？主要鉴别诊断有哪些？
2. 治疗方案如何选择？

思考题

1. 右心感染性心内膜炎的主要鉴别诊断有哪些？
2. 请列举心血管疾病中全身系统受累的疾病有哪些？

（孙珏贤）

第七章

高血压

学习目标

【掌握】

1. 高血压的诊断标准和分类。
2. 降压治疗的目的与原则。
3. 高血压急症的治疗。

【熟悉】

高血压的临床表现及并发症。

【了解】

高血压的发病机制。

高血压（hypertension）是以体循环动脉收缩压和（或）舒张压增高为主要表现的临床综合征。可分为原发性和继发性两大类。在绝大多数患者中，高血压的病因不明，称之为原发性高血压（essential hypertension），又称高血压病，占高血压患者总数的95%以上；还有5%的高血压病因明确或是某些确定疾病的一种临床表现，称为继发性高血压（secondary hypertension）。高血压是多种心脑血管疾病的重要危险因素，并最终导致重要脏器如心、脑、肾的功能衰竭。近年来，尽管人们对高血压的研究和认识已有很大提高，相应的诊断和治疗方法也不断进步，但2002年调查结果并不十分令人满意，调查发现我国高血压的知晓率（30.2%）、治疗率（24.7%）、控制率（6.1%）仍然较低，高血压以及由它引发的并发症迄今还是心血管疾病患者死亡的主要原因之一。

第一节　原发性高血压

【诊断标准】

目前，我国采用国际上统一的标准，即收缩压≥140mmHg和（或）舒张压≥90mmHg即诊断为高血压。根据血压增高的水平，可进一步将高血压分为三级（表3-7-1）。

表 3-7-1 血压水平的定义和分类（WHO/ISH）

类别	收缩压（mmHg）		舒张压（mmHg）
理想血压	＜120	和	＜80
止常血压	＜130	和	＜85
正常高值	130～139	和（或）	85～89
高血压	⩾140	和（或）	⩾90
1 级（轻度）	140～159	和（或）	90～99
2 级（中度）	160～179	和（或）	100～109
3 级（重度）	⩾180	和（或）	⩾110
单纯收缩期高血压	⩾140	和	＜90

注：当收缩压和舒张压分属于不同级别时，以较高的级别作为标准

以上诊断标准适用于男女两性任何年龄的成人，非同日，而且必须在非药物状态下 3 次测量血压，收缩压（SBP）⩾140mmHg 和（或）舒张压（DBP）⩾90mmHg，偶然测得一次血压增高不能诊断为高血压，必须重复和进一步观察。对于儿童，目前尚无公认的高血压诊断标准，但通常低于成人高血压的水平，并随年龄而异。目前常用百分位法，收缩压和（或）舒张压超过所在年龄性别第 90～95 百分位者为正常血压偏高，超过第 95 百分位者为高血压。

【流行病学】

高血压是当今世界上较为严重的心血管疾病之一。不同地区、种族及年龄高血压发病率不同。西方工业化国家患病率平均 15%～20%，较发展中国家高，同一国家不同种族之间也有差异，美国黑人的高血压发病率约为白人的两倍。血压水平随年龄而增高，老年人较为常见，主要表现为收缩期高血压。我国进行的三次普查结果显示，高血压患病率 1959 年为 5.11%，1979 年为 7.73%，1991 年为 11.88%，呈明显上升趋势。我国流行病学调查还显示，患病率城市高于农村，北方高于南方，高原少数民族地区患病率较高。男女两性高血压患病率差别不大，青年期男性略高于女性，中年后女性稍高于男性。

【病因及发病机制】

病因尚未阐明，当前认为是在一定的遗传背景下（占 35%～50%），由于多种后天环境因素（占 50%～65%）作用使正常血压调节机制紊乱所致。

（一）病因

1. 遗传因素　高血压具有明显的家族聚集性，父母均有高血压，子女的发病率高达 46%；约 60%高血压患者有高血压家族史。

2. 环境因素　高血压患病率与钠盐平均摄入量显著正相关，主要见于对盐敏感的人群。钾摄入量与血压呈负相关。多数人认为低钙饮食与高血压发生有关。摄入高蛋白质、饮食中饱和脂肪酸较高也属于升压因素。饮酒量与血压水平线性相关，尤其与收缩压，每天饮酒量超过 50g 乙醇者高血压发病率明显增高。吸烟、噪声环境、精神应激、脑力劳动者高血压患病率较高。

3. 其他因素　肥胖是血压升高的高危因素，血压与体重指数（BMI）呈显著正相关。

腹型肥胖者容易发生高血压。口服避孕药的妇女血压升高发生率及程度与服用时间长短有关。近年来睡眠呼吸暂停低通气综合征（SAHS）与高血压的关系越来越受到重视，SAHS是指睡眠期间反复发作性呼吸暂停，常伴有重度打鼾，SAHS患者50%有高血压。

（二）发病机制

血压的急性调节主要通过压力感受器及交感神经活性来实现，而慢性调节则主要通过肾素-血管紧张素-醛固酮系统及肾对体液容量的调节来完成。如上述调节机制失去平衡即导致高血压。血压调节的影响因素众多，主要决定于心排血量及体循环的周围血管阻力。目前高血压的发病机制主要集中在以下几个环节。

1. 交感神经活性亢进　中枢神经系统和自主神经持续过度紧张与精神刺激、交感神经活性增强可以引起高血压。大脑皮质兴奋与抑制过程失调导致皮质下血管运动中枢失去平衡，肾上腺素能活性增加，使节后交感神经释放去甲肾上腺素增多，从而引起外周血管阻力增高和血压上升。

2. 肾性水钠潴留　各种原因引起的肾性水钠潴留，机体为避免由此引起的心排血量增高使组织过度灌注，全身小动脉收缩使外周阻力增加，机体继而通过压力-利钠机制将潴留的水排泄出去。

3. 肾素-血管紧张素-醛固酮系统（RAAS）　肾素作用于血管紧张素原而生成血管紧张素Ⅰ（angiotensin Ⅰ，ATⅠ），经血管紧张素转化酶（angiotensine-converting-enzyme，ACE）的作用转变为血管紧张素Ⅱ（ATⅡ）。ATⅡ通过其效应受体使小动脉收缩，外周阻力增加；并可刺激肾上腺皮质分泌醛固酮，导致水钠潴留，继而引起血容量增加；此外，ATⅡ还可通过交感神经正反馈使去甲肾上腺素分泌增加。上述作用是参与高血压发病的重要机制。目前研究发现约55%患者的肾素活性正常，所以关于RAS与高血压的关系尚无最终定论。近年来发现血管壁、心脏、中枢神经、肾及肾上腺等组织中均有RAAS成分的mRNA表达，并有ATⅡ受体存在，说明组织中RAAS自成系统，在高血压形成中可能发挥作用。

4. 细胞膜离子转运异常　血管平滑肌细胞有许多特异性离子通道、载体和酶，组成细胞膜离子转运系统，维持细胞内外钠、钾、钙离子浓度的动态平衡。各种原因引起的细胞膜离子转运异常会导致离子的不平衡，从而使血管反应性增强和平滑肌细胞增生与肥大，外周阻力增加。

5. 胰岛素抵抗　大多数高血压患者空腹胰岛素水平增高，而糖耐量有不同程度的降低，提示有胰岛素抵抗（insulin resistance）现象。约有50%的高血压患者存在胰岛素抵抗。胰岛素的以下作用可能与血压升高有关：①使肾小管对钠的重吸收增加；②增强交感神经活性；③使细胞内钠、钙浓度增加；④刺激血管壁增生肥厚。

6. 血管内皮功能异常　正常情况下血管内皮能产生一些血管舒张和收缩物质，前者包括前列环素（PGI 2）、内皮源性舒张因子（如一氧化氮）等，后者包括内皮素（ET-1）、血管收缩因子、ATⅡ等。高血压时，一氧化氮生成减少，而内皮素增加，血管平滑肌细胞对收缩因子反应增强而对舒张因子的反应减弱。

【病理】

早期高血压仅表现为心排血量和全身小动脉张力的增加，并无明显病理学改变。随着高血压持续及病程进展即可引起全身小动脉平滑肌细胞增殖和纤维化、管壁增厚、管腔狭窄，从而导致重要靶器官如心、脑、肾缺血损伤。同时，高血压可促进动脉粥样硬化的形成及发展。

1. 心脏 持续的外周血管阻力升高，使左心室肥厚和扩大，称为高血压性心脏损害，最终可发生心力衰竭。高血压发病过程中的儿茶酚胺、ATⅡ等物质也可刺激心肌细胞肥大。长期高血压可促使冠状动脉粥样硬化而发生冠心病。

2. 脑 脑部小动脉硬化及血栓形成可致腔隙性脑梗死。长期高血压也可导致脑中型动脉的粥样硬化和动脉瘤形成，并发脑血栓和脑出血。急性血压升高时可引起脑小动脉痉挛、缺血、渗出，导致高血压脑病。

3. 肾 肾小球入球动脉玻璃样变和纤维化，引起肾实质缺血，肾单位萎缩，最终致肾衰竭。恶性高血压时，入球小动脉及小叶间动脉发生增殖性内膜炎及纤维素样坏死，患者在短期内出现肾衰竭。

4. 视网膜 视网膜小动脉也从痉挛到硬化，可引起视网膜出血和渗出。

【临床表现及并发症】

（一）一般表现

由于原发性高血压通常起病缓慢，故早期常无症状，偶于体检时发现血压升高，少数患者则在发生心、脑、肾等并发症后才被发现。高血压患者可有头痛、头晕、气急、疲劳、心悸等症状，但与血压水平并不一定相关，且常在患者得知患有高血压后才注意到。体检时可听到主动脉瓣第二心音亢进、主动脉瓣区收缩期杂音或收缩早期喀喇音。长期持续高血压可有左心室肥厚并可闻及第四心音。高血压初期只是在精神紧张、情绪波动后血压暂时升高，随后可恢复正常，以后血压升高逐渐趋于明显而持久，但一天之内白昼与夜间血压水平仍可有明显的差异。高血压后期的临床表现常与心、脑、肾功能不全或器官并发症有关。

（二）高血压的临床类型

1. 恶性高血压 少数患者病情发展迅速，多由中、重度高血压发展而来，舒张压持续≥130mmHg，并有头痛，视物模糊，眼底出血、渗出和视乳头水肿，肾损害突出，持续蛋白尿、血尿和管型尿。该类患者常死于肾衰竭、脑卒中或心力衰竭，在临床上称为恶性或急进型高血压。

2. 高血压危重症

（1）高血压危象：各种原因引起血压阵发性升高，小动脉发生严重痉挛，血压急剧上升，影响重要脏器的血液供应而产生危急症状。可出现头痛、烦躁、眩晕、恶心、呕吐、心悸及视物模糊等严重症状，有时伴有动脉（椎-基底动脉、冠状动脉、视网膜动脉等）痉挛，引起器官缺血的症状。

（2）高血压脑病：过高的血压使脑组织血流量灌注过多引起脑水肿，临床表现以脑部症状与体征为主要特点，表现为头痛、呕吐、意识障碍，甚至昏迷、抽搐。

3. 老年人高血压 指年龄超过60岁达到高血压诊断标准者，其临床特征为：收缩压升高明显，舒张压升高缓慢，脉压增大（常超过80mmHg）；血压随体位变动而变化，易造成血压波动及体位性低血压；心、脑、肾常有不同程度损害。

（三）并发症

主要是心、脑、肾及血管受累的表现。

1. 心脏 长期高血压使左心室负荷加重，心室肌肥厚与扩张，最终心脏因失代偿而发生心力衰竭。此外高血压可促使冠状动脉粥样硬化形成和发展，出现心绞痛及心肌梗死。

2. 脑血管病　长期高血压可形成小动脉的微动脉瘤，血压骤然升高可引起动脉瘤破裂而致脑出血。高血压也促进脑动脉粥样硬化的发生，可引起短暂性脑缺血发作及脑动脉血栓形成。

3. 慢性肾衰竭　长期持久的血压升高可致进行性肾硬化，并加速肾动脉粥样硬化的发生，可出现蛋白尿、肾功能损害，最终发展为肾衰竭。

4. 主动脉夹层　在动脉粥样硬化的基础上，过高的血压使血液渗入主动脉壁中层形成夹层血肿，并沿主动脉壁延伸剥离，严重者累及主动脉全过程及分支。

【实验室检查】

（一）以下检查有助于了解靶器官的功能状态并正确选择治疗药物

血常规、尿常规、肾功能、血糖、血脂、血尿酸、电解质、心电图、胸部X线、眼底脉搏波传导速度以及踝臂指数等检查。早期上述检查可无特殊异常；后期患者可出现蛋白尿及尿常规异常，肾功能减退，胸部X线可见主动脉弓迂曲延长、左心室增厚，心电图可见左心室肥厚劳损的表现，部分患者可伴有血清总胆固醇、三酰甘油（甘油三酯）、低密度脂蛋白胆固醇的增高和高密度脂蛋白胆固醇的降低，亦常有血糖或尿酸水平增高。上述检查还有助于排除继发性高血压。眼底检查有助于对高血压严重程度的了解，目前采用Keith-Wagener分级法，其分级标准为：Ⅰ级：视网膜动脉变细、反光增强；Ⅱ级：视网膜动脉狭窄、动静脉交叉压迫；Ⅲ级：在Ⅱ级病变基础上有眼底出血、棉絮状渗出；Ⅳ级：在Ⅲ级病变基础上发生视乳头水肿。缓进型高血压以Ⅰ、Ⅱ级变化多见，而Ⅲ、Ⅳ级眼底则以急进型高血压为多。

（二）动态血压监测

是用特殊的血压测量和记录装置，一般20～30min测量血压一次，连续观察24h。它可反映不同生理节律和外界环境时的血压变化，可全面、详尽地观察一天中血压的动态变化，其值与高血压并发症的相关性良好，有助于合理进行降压治疗、疗效评价和预后判断。健康个体和多数高血压患者的血压呈现白昼高、夜间低的规律性变化。血压于夜间睡眠期间一般均降低，一般在午夜2～3点最低，凌晨血压往往急剧上升。白天血压处于相对较高水平，多呈双峰：上午8～9点和下午4～6点。24h动态血压的这种昼高夜低的趋势图称为“杓形（dipper）”，即有一明显的夜间谷，夜间血压较白天血压低10％以上；若夜间谷变浅，夜间血压均值较白天下降＜10％，称为“非杓形（nondipper）”；若无明显的夜间谷，甚至夜间血压高于白天者，称为“反杓形”。血压变化曲线呈非杓形或反杓形改变者的心、脑等靶器官损害程度明显大于呈杓形者，预后也差。

【原发性高血压危险度的分层】

原发性高血压危险度的分层以血压水平结合危险因素及合并的靶器官受损情况将患者分为低、中、高和极高危险组，见表3-7-2和表3-7-3。

表 3-7-2 影响高血压患者心血管预后的重要因素

心血管危险因素	靶器官损害	伴临床疾病
·高血压（1～3 级） ·男性＞55 岁；女性＞65 岁 ·吸烟 ·糖耐量受损（餐后 2h 血糖 7.8～11.0mmol/L）和（或）空腹血糖受损（6.1～6.9mmol/L） ·血脂异常 TC≥5.7mmol/L（220mg/dl）或 LDL-C＞3.3mmol/L（130mg/dl）或 HDL-C＜1.0mmol/L（40mg/dl） ·早发心血管病家族史（一级亲属发病年龄男性＜55 岁，女性＜65 岁） ·腹型肥胖（腰围：男性≥90cm，女性≥85cm）或肥胖（BMI≥28kg/m^2） ·血同型半胱氨酸升高（≥10μmol/L）	·左心室肥厚 心电图：Sokolow-Lyon（Sv_1 + R_{V_5}）＞38mm 或 Cornell（R_{aVL} + Sv_3）＞2440mm·ms； 超声心动图 LVMI： 男≥125g/m^2，女≥120g/m^2 ·颈动脉超声 IMT≥0.9mm 或动脉粥样斑块 ·颈-股动脉脉搏波速度≥12m/s ·踝/臂血压指数＜0.9 ·eGFR 降低［eGFR＜60ml/（min·1.73m^2）］ 或血清肌酐轻度升高： 男性 115～133μmol/L（1.3～1.5mg/dl），女性 107～124μmol/L（1.2～1.4mg/dl） ·微量白蛋白尿：30～300mg/24h 或白蛋白/肌酐比：≥30mg/g（3.5mg/mmol）	·脑血管病 脑出血，缺血性脑卒中，短暂性脑缺血发作 ·心脏疾病 心肌梗死史，心绞痛，冠状动脉血运重建史，慢性心力衰竭 ·肾脏疾病 糖尿病肾病，肾功能受损，血肌酐：男性≥133μmol/L（1.5mg/dl），女性 124μmol/L（1.4mg/dl），蛋白尿（≥300mg/24h） ·外周血管疾病 ·视网膜病变 出血或渗出，视乳头水肿 ·糖尿病 空腹血糖≥7.0mmol/L（126mg/dl），餐后 2h 血糖 ≥11.1mmol/L（200mg/dl），糖化血红蛋白≥6.5%

注：TC：总胆固醇；LDL-C：低密度脂蛋白胆固醇；HDL-C：高密度脂蛋白胆固醇；BMI：体重指数；LVMI：左心室质量指数；IMT：颈动脉内中膜厚度；eGFR：估算的肾小球滤过率

表 3-7-3 高血压患者心血管危险分层标准（量化地估计预后）

其他危险因素和病史	血压（mmHg）		
	1 级（轻度）（140～159/90～99）	2 级（中度）（160～179/100～109）	3 级（重度）（≥180/110）
无其他危险因素	低危	中危	高危
1～2 个其他危险因素	中危	中危	极高危
≥3 个其他危险因素或靶器官损害	高危	高危	极高危
临床并发症或合并糖尿病	极高危	极高危	极高危

【治疗】

（一）降压治疗的目的与原则

1. 目的　积极改善生活方式（非药物方法）和（或）应用药物治疗高血压并将血压控制在正常范围内，可以有效地预防相关并发症的发生，特别是心脑血管事件；已经出现靶器官损害的，有助于延缓甚至避免心、脑、肾病变的恶化，提高患者生活质量，降低病死率和病残率。

2. 降压治疗的基本原则　应紧密结合高血压的分级和危险分层方案，全面考虑患者的血压升高水平、并存的危险因素、临床情况以及靶器官损害，确定合理的治疗方案。具体见图 3-7-1。

3. 改善生活方式的具体方法

（1）控制体重：减轻体重有助于减轻胰岛素抵抗、糖尿病与高脂血症，延缓或逆转左心

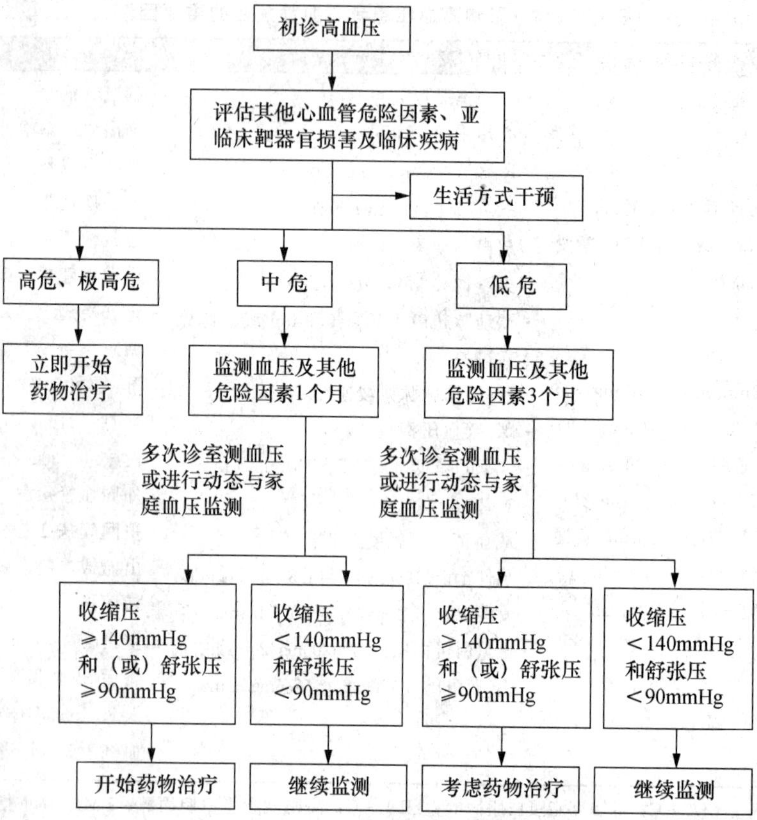

图 3-7-1 高血压治疗流程图

室肥厚的发生与发展。体重指数应控制在 24kg/m^2 以下。可通过降低每日热量及盐的摄入量，加强体育活动等方法达到。

（2）合理膳食：主要包括限制钠盐摄入，建议每日不超过 6g，减少膳食脂肪，严格限制饮酒（每日酒精摄入量不得超过 25g），多吃蔬菜、水果等富含维生素与纤维素类食物，摄入足量蛋白质和钾、钙、镁。

（3）适量运动：高血压患者通过合理的体育锻炼可以使血压有某种程度的下降，并减少某些并发症的发生。运动方案因人而异，但不宜选择过于剧烈的运动项目。每周 3～5 次，每次 30min 左右。

（4）保持健康心态：过分喜、怒、忧、思、悲、恐、惊等均可不同程度地升高血压。高血压患者应努力保持宽松、平和、乐观的健康心态。

4. 降压治疗的目标　原则上将血压降到患者能耐受的水平，使血压降至正常范围，至少应降到<140/90mmHg；合并有靶器官损害和（或）糖尿病时，血压应降至 130/80mmHg 以下。脑卒中后患者的高血压一般血压目标为<140/90mmHg，65 岁及以上老年人的收缩压应控制在 150mmHg 以下，如能耐受还可进一步降低。

（二）高血压的药物治疗

1. 药物治疗原则

（1）自最小有效剂量开始，可视情况逐渐加量以获得最佳的疗效。

（2）优先选择长效制剂，以保证 24h 内稳定降压。

（3）单一药物疗效不佳时不宜过多增加单种药物的剂量，而应及早联合治疗，这样有助于提高降压效果而不增加不良反应。

(4) 依据患者具体情况、耐受性、意愿而选择合适药物。

2. 降压药物的种类

近年来，抗高血压药物发展迅速，根据不同患者的特点可单用或联合应用各类降压药。目前一线降压药物可归纳为五大类，即利尿剂、β受体阻滞剂、钙通道阻滞剂、血管紧张素转化酶（ACE）抑制药及ATⅡ受体阻滞剂（表3-7-4）。

(1) 利尿剂：利尿剂的降压机制在用药初期是使细胞外液容量减低、心排血量降低，但持续用药这种作用减弱，进而使小动脉壁钠含量降低，小动脉对缩血管物质反应性下降，从而使血管扩张，血压下降。适用于轻、中度高血压，尤其是老年人收缩期高血压及心力衰竭伴高血压的治疗。这类药物可影响水、电解质代谢，用药过程中需注意监测。此外，噻嗪类利尿剂还可干扰糖、脂和尿酸代谢，故应慎用于糖尿病和血脂代谢失调者，禁用于痛风患者。保钾利尿剂因可升高血钾，应尽量避免与ACE抑制药合用，禁用于肾功能不全者。

(2) β受体阻滞剂：通过减慢心率、减低心肌收缩力、降低心排血量、减低血浆肾素活性等多种机制发挥降压作用。其降压作用较弱，起效时间较长（1～2周），主要用于轻中度高血压，尤其是静息时心率较快（>80次/分）的中青年患者或合并心绞痛、心肌梗死后的患者。心脏传导阻滞、严重心动过缓、哮喘患者禁用。

(3) 钙通道阻滞剂：主要通过阻滞细胞膜的钙离子通道、松弛周围动脉血管的平滑肌使外周血管阻力下降而发挥降压作用，可用于各种程度高血压。不稳定型心绞痛和急性心肌梗死时不宜应用速效二氢吡啶类药物，提倡应用长效制剂。

(4) ACE抑制药：通过抑制ACE使ATⅡ生成减少，并抑制激肽酶使缓激肽降解减少，发挥降压作用。适用于各种类型高血压，尤可用于下列情况：高血压并左心室肥厚、左心室功能不全或心衰、心肌梗死后、糖尿病肾损害、高血压伴周围血管疾病等。除降压作用外，还通过多种机制对心血管系统发挥有益作用。主要副作用：可引起刺激性咳嗽而在某种程度上限制了其应用。妊娠和肾动脉狭窄、高钾血症、肾衰竭（血肌酐>265μmol/L）者禁用。

(5) ATⅡ受体阻滞剂：通过直接阻断ATⅡ受体发挥降压作用。临床作用与ACE抑制药相同，但不引起咳嗽等不良反应。临床主要适用于对ACE抑制药不能耐受的患者。

(6) 其他：我国常用的西药复方制剂有复方降压片、北京降压0号、复方利舍平（降压乐）等，曾多年用于临床并有一定的降压疗效。

表3-7-4 常用降压药物名称、剂量及用法

药物分类	药物名称	剂量及用法
利尿剂		
噻嗪类	吲达帕胺（indapamide）	0.625～2.5mg，1次/日
	氢氯噻嗪（hydrochlorthiazide）	6.25～25mg，1次/日
	氯噻酮（chlortalidone）	12.5～25mg，1次/日
保钾类	螺内酯（spironolactone）	20～60mg，1～2次/日
	氨苯蝶啶（triamterene）	25～100mg，1～2次/日
	阿米洛利（amiloride）	5～10mg，1～2次/日
袢利尿剂	呋塞米（furosemide）	20～80mg，1～2次/日

续表

药物分类	药物名称	剂量及用法
ACE 抑制药	卡托普利（captopril）	25～300mg，2～3 次/日
	依那普利（enalapril）	2.5～40mg，2 次/日
	贝那普利（benazepril）	5～40mg，1 次/日
	赖诺普利（lisinopril）	2.5～40mg，1 次/日
	雷米普利（ramipril）	1.25～20mg，1 次/日
	福辛普利（fosinopril）	10～40mg，1 次/日
	西拉普利（cilazapril）	1.25～5mg，1 次/日
	培哚普利（perindopril）	4～8mg，1 次/日
β 受体阻滞剂	普萘洛尔（propranolol）	20～90mg，2～3 次/日
	美托洛尔（metoprolol）	50～100mg，2 次/日
	阿替洛尔（atenolol）	12.5～50mg，1 次/日
	倍他洛尔（betaxolol）	5～20mg，1 次/日
	比索洛尔（bisoprolol）	2.5～10mg，1 次/日
	卡维地洛（carvedilol）	12.5～25mg，1 次/日
	拉贝洛尔（labetalol）	100mg，2～3 次/日
钙通道阻滞剂	维拉帕米（verapamil）	80～480mg，2～3 次/日
	地尔硫䓬（diltiazem）	30mg，3 次/日
	地尔硫䓬*（diltiazem）	90～200mg，1 次/日
	硝苯地平（nifedipine）	10～30mg，3 次/日
	硝苯地平*（nifedipine）	30～60mg，1 次/日
	尼群地平（nitredipine）	20～60mg，2～3 次/日
	非洛地平*（felodipine）	2.5～10mg，1 次/日
	氨氯地平（amlodipine）	2.5～10mg，1 次/日
ATⅡ受体阻滞剂	氯沙坦（losartan）	25～100mg，1 次/日
	厄贝沙坦（irbesartan）	150～300mg，1 次/日
	替米沙坦（telmisartan）	20～80mg，1 次/日
	坎地沙坦（candesartan）	4～30mg，1 次/日
	缬沙坦（valsartan）	25～100mg，1 次/日
	伊贝沙坦（irbesartan）	150mg，1 次/日
α_1 受体阻滞剂	哌唑嗪（prazosin）	0.5～2mg，3 次/日
	特拉唑嗪（terazosin）	0.5～6mg，1 次/日

注：有*者为控释片或缓释片

3. 降压药的联合应用　循证医学证据表明，小剂量不同种类联合应用比单用较大剂量的一种药物降压效果好且不良反应少，因此联合应用降压药物日益受到推崇与重视。临床推荐联合方案有：①ACE 抑制药（或 ATⅡ受体阻滞剂）与噻嗪类利尿药；②钙通道阻滞剂（二氢吡啶类）与 β 受体阻滞剂；③ACE 抑制药与钙通道阻滞剂（二氢吡啶类）；④α 受体阻滞剂与 β 受体阻滞剂；⑤ATⅡ受体阻滞剂与钙通道阻滞剂（二氢吡啶类）。

4. 降压药物的选择

降压药物应根据治疗对象的个体状况而选用，理想的降压药物不仅副作用小、疗效显著而且能预防和逆转由高血压引起的器官损害。

(1) 老年高血压的治疗：积极的降压治疗同样可以使老年高血压患者获益。老年人降压目标也应在150/90mmHg以下，如耐受可降至140/90mmHg以下。但选择降压药物时应充分考虑到这一特殊人群的特点，如常伴有多器官疾病、肝肾功能不同程度减退、药物耐受性相对较差、药物相关性不良反应的发生率相对较高等。总体来讲，利尿剂、长效二氢吡啶类钙通道阻滞剂、β受体阻滞剂、ACE抑制药等均为较好的选择。

(2) 合并有心力衰竭者，宜选择ACE抑制药、利尿剂。

(3) 合并糖尿病、蛋白尿或轻、中度肾功能不全者（非肾血管性），可选用ACE抑制药。

(4) 心肌梗死后的患者，可选择无内在拟交感作用的β受体阻滞剂或ACE抑制药（尤其伴收缩功能不全者）。对稳定型心绞痛患者，也可选用钙通道阻滞剂。

(5) 对伴有脂质代谢异常的患者可选用ACE抑制药和钙通道阻滞剂，不宜用利尿剂。

(6) 妊娠高血压：治疗原则与一般高血压基本相同，但药物选择时应考虑到所用药物对胎儿是否有影响。一般认为，ACE抑制药和ATⅡ受体阻滞剂可能会引起胎儿生长迟缓、羊水过少或新生儿肾衰竭，亦可能引起胎儿畸形，禁止选用。

(7) 合并支气管哮喘、抑郁症、糖尿病患者不宜用β受体阻滞剂；痛风患者不宜用利尿剂；合并心脏传导障碍者不宜用β受体阻滞剂及非二氢吡啶类钙通道阻滞剂。

(8) 合并脑卒中：脑卒中与动脉血压水平呈密切的正相关性，积极降压治疗可明显减低脑卒中复发的危险性。循证医学研究主张将既往有脑血管病史患者的血压降低至140/90mmHg以下甚至更低。但在急性缺血性脑卒中时，尤其是发病一周以内，患者出现颅内压增高、脑缺氧、疼痛及精神紧张等，并由此引起反射性血压升高。此时机体本身会对这一系列的变化做出生理反应与调整。如果在这一阶段过多地降低血压，有可能加重脑组织缺血、缺氧，不利于病情恢复甚至引起更为严重的后果。因此，除非血压严重升高（超过180/100mmHg），应暂时停用降压药物。一般认为，急性脑梗死发病一周以内时，血压维持在160～180/90～105mmHg之间最为适宜。与缺血性脑卒中相比，出血性脑卒中的降压治疗更为复杂：血压过高会导致再次出血或活动性出血，血压过低又会加重脑缺血。对这类患者，现认为将血压维持在脑出血前水平或略高更为稳妥。血压过高时，可在降低颅内压的前提下慎重选用一些作用较为平缓的降压药物，使血压平稳缓慢地降低。一般2h内血压降低不多于25%。血压降低过快、过多均可能会对病情造成不利影响。急性脑出血时血压维持在150～160/90～100mmHg为宜。无论脑出血还是脑梗死，一旦病情恢复稳定，均应逐步恢复降压治疗，并将血压控制在140/90mmHg以下。

(9) 合并糖尿病：英国糖尿病前瞻性研究（UKPDS）发现，积极地降压治疗比降糖治疗获益更大。我国的“收缩期高血压试验”也证实，满意控制血压可使糖尿病总死亡率及心脑血管事件发生率降低50%～60%。目前主张高血压合并糖尿病患者降压目标为130/80mmHg以下。同时还要更加严格地控制血糖，以将其对心脑血管系统的危害性降至最小。

(10) 合并肾功能不全：目前尚无充分证据证实降压治疗可减低发生肾衰竭的危险性，但积极合理的降压治疗至少可以延缓肾损害的发生。在不影响肾血液灌注、不使肾功能恶化的前提下，应把血压降至130/80mmHg以下。如患者已经存在肾功能损害或尿蛋白超过

1g/24h，则要将血压降到125/75mmHg以下。同样，降压药物要尽量选用起效较为缓慢的长效制剂，且注意监测肾功能变化。

（三）高血压急症的治疗

高血压急症时首先应迅速使血压下降，同时也应对靶器官的损害和功能障碍予以处理。对血压急骤增高者，以静脉滴注方法给予降压药最为适宜，1h内血压下降不超过25%，在以后的2～6h内血压降至160/100mmHg左右，发生主动脉夹层时，在患者耐受情况下应将收缩压迅速降至100～110mmHg，根据情况可随时改变药物的剂量。常用治疗方法如下：

1. 硝普钠　直接扩张动脉和静脉，使血压迅速降低。开始以每分钟10～25μg静脉滴注（静滴），密切观察血压，每隔5～10min可增加剂量，可逐渐增加到每分钟200～300μg。硝普钠降压作用迅速，停止滴注后，作用在3～5min内即消失。该药溶液对光敏感，每次应用前需新鲜配制，滴注瓶需用银箔或黑布包裹。硝普钠在体内红细胞中被代谢为氰化物，然后形成硫氰酸盐从尿中排出，大剂量或长时间应用可能发生硫氰酸中毒。

2. 硝酸甘油　以扩张静脉为主，较大剂量时也使动脉扩张。静脉滴注可使血压较快下降，剂量为每分钟5～10μg开始，可逐渐增加至每分钟50～100μg。停药后数分钟作用即消失。副作用有心动过速、面红、头痛、呕吐等。

3. 硝苯地平　舌下含服软胶囊制剂可治疗较轻的高血压急症，用10～20mg后5～10min可见血压下降，作用可维持4～6h。

4. 尼卡地平　二氢吡啶类钙通道阻滞剂，用于高血压急症的治疗剂量为：静脉滴注从0.5μg/(kg·min)开始，密切观察血压，逐步增加剂量，可用至6μg/(kg·min)。副作用有心动过速、面部充血潮红、恶心等。

【预防】

原发性高血压的确切病因尚不明确，因此对本病的病因预防缺乏有效方法。但某些发病因素已较明确，如精神因素、钠摄入量、肥胖等，可针对这些因素进行预防，可以鼓励广大群众采取相应的预防措施和合适的生活方式。此外对高血压导致的靶器官损害并发症的二级预防也十分重要。可以结合社区医疗保健网，在社区人群中实施以健康教育和健康促进为主导的高血压防治，如提倡减轻体重、减少食盐摄入、控制饮酒及适量运动等健康生活方式，提高人民大众对高血压及其后果的认识，做到及早发现和有效治疗，提高对高血压的知晓率、治疗率、控制率。同时积极开展大规模人群普查，对高血压患病人群进行长期监测、随访，掌握流行病学的动态变化等对本病的预防也具有十分重要意义。

（李春华　单伟超）

第二节　继发性高血压

继发性高血压是指由某些确定的疾病或病因引起的血压升高，约占所有高血压的5%。绝大多数继发性高血压可通过手术得到根治或改善，从而能够防止病情的进一步发展和器官的损害，因而及早明确诊断和治疗具有极其重要的临床意义。

临床上凡遇到血压较高而没有遗传背景的年轻高血压患者，要进行全面详尽的体格检查和辅助检查，特别是降压药物联合治疗效果很差的患者和急进型高血压患者更应考虑继发性高血压的可能。

引起继发性高血压的主要疾病和病因见表 3-7-5。

表 3-7-5 引起继发性高血压的主要疾病和病因

1. 肾脏疾病
   肾小球肾炎、慢性肾盂肾炎、先天性肾脏病变、继发性肾脏病变
   肾动脉狭窄
   肾肿瘤
2. 内分泌疾病
   库欣（Cushing）综合征（皮质醇增多症）、嗜铬细胞瘤、原发性醛固酮增多症、肾上腺性变态综合征
   甲状腺功能亢进、甲状腺功能减退、甲状旁腺功能亢进
   腺垂体功能亢进
   绝经期综合征
3. 心血管病变
   主动脉瓣关闭不全
   主动脉缩窄
   多发性大动脉炎
4. 颅脑病变
   脑肿瘤
   脑外伤
   脑干感染
5. 其他
   妊娠高血压综合征
   红细胞增多症
   药物（糖皮质激素、拟交感神经药、甘草）

一、肾实质性高血压

包括急、慢性肾小球肾炎，糖尿病肾病，慢性肾盂肾炎，多囊肾和肾移植后等多种肾脏病变引起的高血压，是最常见的继发性高血压。所有肾脏疾病在终末期肾病阶段 80%～90%以上有高血压。肾实质性高血压的发生主要是由于肾单位大量丢失，导致水钠潴留和细胞外容量增加，以及肾 RAAS 激活与排钠激素减少。高血压又进一步升高肾小球内囊压力，形成恶性循环，加重肾脏病变。临床上应将肾实质性高血压与原发性高血压伴肾损害区别开来。反复水肿史、明显贫血、血浆蛋白低、蛋白尿出现早而血压升高相对轻、眼底病变不明显有利于慢性肾小球肾炎的诊断。急性肾小球肾炎，多见于青少年，有急性起病及链球菌感染史，有发热、血尿、水肿史，鉴别并不困难。无论是 1 型或 2 型糖尿病，均可发生肾损害而引起高血压。

二、肾血管性高血压

肾血管性高血压是单侧或双侧肾动脉主干或分支狭窄引起的高血压。常见病因有多发性大动脉炎、肾动脉纤维肌性发育不良和动脉粥样硬化。前两者主要见于青少年，后者见于老年人。肾血管性高血压的发生是由于肾血管狭窄，导致肾缺血，激活 RAAS。凡进展迅速或

突然加重的高血压，均应怀疑本症。治疗方法可根据病情和条件选择药物治疗、经皮肾动脉成形术或外科手术治疗。不适宜手术治疗的患者，可采用降压药物联合治疗。需要注意，双侧肾动脉狭窄、肾功能已受损或非狭窄侧肾功能较差患者禁忌使用ACE抑制药或血管紧张素Ⅱ阻滞剂（ARB），因为这类药物扩张出球小动脉的作用大于扩张入球小动脉的作用，使肾小球内囊压力下降，肾功能恶化。

三、原发性醛固酮增多症

本症是肾上腺皮质增生或肿瘤分泌过多醛固酮所致，以长期高血压伴低血钾为特征。少数患者血钾正常，临床上常忽视了对本病的进一步检查。由于低血钾，可有肌无力、周期性瘫痪、烦渴、多尿等症状。血压大多为轻、中度升高，约1/3表现为顽固性高血压。实验室检查有低血钾、高血钠、代谢性碱中毒、血浆肾素活性降低、血浆及尿醛固酮增多。血浆醛固酮/血浆肾素活性比值增大有较高诊断敏感性和特异性。超声、放射性核素、CT可确定病变性质和部位。如果本症是肾上腺皮质腺瘤或癌肿所致，手术切除是最好的治疗方法。如果是肾上腺皮质增生，也可做肾上腺大部切除术，但效果相对较差，一般仍需使用降压药物治疗，选择醛固酮受体拮抗剂螺内酯和长效钙通道阻滞剂。

四、嗜铬细胞瘤

嗜铬细胞瘤起源于肾上腺髓质、交感神经节和体内其他部位嗜铬组织，肿瘤间歇或持续释放过多肾上腺素、去甲肾上腺素与多巴胺。临床表现变化多端，典型的发作表现为阵发性血压升高伴心动过速、头痛、出汗、面色苍白等交感神经兴奋的表现，对一般降压药物无效，或高血压伴血糖升高、代谢亢进等表现。在发作期间可测定血或尿儿茶酚胺或其代谢产物3-甲氧基-4-羟基苦杏仁酸（VMA），如有显著增高，提示嗜铬细胞瘤。超声、放射性核素、CT或磁共振等可定位诊断。嗜铬细胞瘤大多为良性，约10%嗜铬细胞瘤为恶性，手术切除效果好。

五、皮质醇增多症

又称库欣（Cushing）综合征，主要是由于促肾上腺皮质激素分泌过多导致肾上腺皮质增生或者肾上腺皮质腺瘤，引起糖皮质激素分泌过多所致。80%患者有高血压，同时有向心性肥胖、满月脸、水牛背、皮肤紫纹、毛发增多、血糖增高表现。24h尿中17-羟和17-酮类固醇增多，地塞米松抑制试验和肾上腺皮质激素兴奋试验有助于诊断。颅内蝶鞍X线检查、肾上腺CT、放射性核素肾上腺扫描可确定病变部位。治疗主要采用手术、放射和药物方法根治病变本身，降压治疗可选用利尿剂或与其他降压药物联合应用。

六、主动脉缩窄

主动脉缩窄多数为先天性，少数是多发性大动脉炎所致。临床表现为上臂血压增高，而下肢血压不高或降低。在肩胛间区、胸骨旁、腋部有侧支循环的动脉搏动和杂音，腹部听诊有血管杂音。胸部X线检查可见肋骨受侧支动脉侵蚀引起的切迹。主动脉造影可确定诊断。治疗主要采用血管手术方法。

案例

患者，男性，54岁，因头痛、头晕、恶心10天就诊。既往史无特殊。家族史：父亲患有高血压，长期服用降压药物。体格检查：体温36.0℃，脉搏80次/分，呼吸18次/分，血压180/120mmHg，腰围95cm，神志清楚，双肺呼吸音清，未闻及啰音。心界不大，心律80次/分，律齐，未闻及心脏杂音，A2亢进。腹部无阳性体征。病理征未引出。实验室检查：低密度脂蛋白胆固醇（LDL－C）3.5mmol/L，空腹血糖5.9mmol/L。

初步诊断：高血压。

问题与思考：

1. 需要进一步进行哪些检查？
2. 下一步的治疗方案是什么？

思考题

1. 老年高血压的特点及降压治疗的原则是什么？
2. 高血压合并急性缺血性脑卒中时应如何降压治疗？

（李春华）

第八章

冠状动脉性心脏病

学习目标

【掌握】

1. 急性冠状动脉综合征的概念。
2. 心绞痛的临床表现、鉴别诊断及治疗原则。
3. 急性心肌梗死的诊断与鉴别诊断。
4. 急性心肌梗死的再灌注治疗。

【熟悉】

1. 冠心病的定义。
2. 冠心病的临床类型。
3. 冠心病的介入诊疗。

【了解】

1. 冠心病的危险因素。
2. 冠心病的发病机制。
3. 冠心病的病理与病理生理。
4. 冠心病的二级预防。

冠状动脉粥样硬化性心脏病（coronary atherosclerotic heart disease）指冠状动脉粥样硬化使血管腔狭窄或阻塞，导致心肌缺血、缺氧而引起的心脏病，它和冠状动脉功能性改变（痉挛）一起，统称为冠状动脉性心脏病（coronary heart disease，CHD），简称冠心病，亦称缺血性心脏病（ischemic heart disease）。引起缺血性心脏病的原因绝大多数是冠状动脉粥样硬化和（或）痉挛，约占 90%左右。冠状动脉的其他病变，如：冠状动脉炎症（风湿、梅毒、血栓闭塞性脉管炎）、栓塞、创伤、先天性畸形、结缔组织病等，以及心脏瓣膜疾病（如主动脉瓣狭窄与关闭不全）、肥厚型心肌病，也可引起心肌缺血，但不包括在此范围内。

【病因与危险因素】

本病病因未明，常见的危险因素包括：

（一）血脂异常

胆固醇、低密度脂蛋白（特别是氧化的低密度脂蛋白）增高、高密度脂蛋白降低均可导致动脉粥样硬化。三酰甘油（甘油三酯）增高是否为独立的冠心病危险因素尚存争议。载脂蛋白 A 的降低和载脂蛋白 B 的增高都被认为是危险因素。新近研究认为脂蛋白（a）增高是独立的危险因素。

（二）高血压

冠状动脉粥样硬化患者60%～70%有高血压，高血压患者患本病的概率较血压正常者高3～4倍。收缩压和舒张压增高都与本病密切相关。

（三）高血糖

糖尿病患者患本病概率约为无糖尿病者的2倍，本病患者中糖耐量减低者颇为常见。

（四）年龄

40岁以上中年人多见，但近年来青壮年发病有增多趋势。年龄为不可改变的危险因素。

（五）性别

本病男女比例约为2∶1。女性在绝经期之后发病率迅速增加。亦为不可改变的危险因素。

（六）吸烟

吸烟者本病的发病率和死亡率较不吸烟者高2～6倍。

（七）其他因素

1. 肥胖　尤其是腹型肥胖。

2. 职业　从事体力活动少而脑力劳动多以及经常处于紧张状态的工作者易患本病。

3. 饮食　本病的发生与高热量、高动物性脂肪、高胆固醇、高糖和高盐膳食呈正相关。

4. 遗传　家族中有在年轻时患本病者，其近亲患病机会可增加5倍。

5. A型性格　性情急躁、好胜心强者发病率明显增高。

6. 近年发现的危险因素　包括饮食中维生素C缺乏，血中同型半胱氨酸增高，微量元素缺乏，铬、锰、锌、钒、硒的摄入减少，铅、镉、钴的摄入增加，血中纤维蛋白原增加，高尿酸血症等。

【发病机制】

本病发病机制尚未完全清楚，曾有多种学说从不同角度来阐述。包括脂质浸润学说、血栓形成学说、平滑肌细胞克隆学说等。近年大多数学者支持“内皮损伤反应学说”，认为本病的各种主要危险因素最终都损伤动脉内膜，动脉粥样硬化的形成是动脉对内膜损伤做出的炎症-纤维增生性反应的结果。血管内膜损伤后，血中低密度脂蛋白（LDL）及极低密度脂蛋白（VLDL）等渗入动脉内膜并淤积，引起单核细胞黏附在内皮细胞上并转入内膜下成为巨噬细胞，巨噬细胞通过受体吞噬脂质，转变为泡沫细胞形成最早的粥样硬化病变脂质条纹，并合成和分泌各种细胞因子，刺激平滑肌细胞和成纤维细胞增生和游离到内膜，也刺激新的结缔组织形成，促进动脉粥样硬化的形成和发展。

【病理和病理生理】

一般来说，至少一支冠状动脉狭窄程度≥70%才会导致心肌缺血。

冠状动脉粥样硬化病变是以血管内膜类脂质沉着、纤维化和组织局部灶性增厚为特征，导致管腔狭窄阻塞。早期以胆固醇为主的脂质沉积伴有内膜细胞增生，形成轻微突起的黄色条纹，以后内膜间质肿胀，在靠近管腔侧常有纤维增生，并包围脂质，使动脉内膜发生局灶性增厚，形成灰黄色粥样斑块，使管腔狭窄，斑块深层由于血液供应和营养障碍而发生坏死与崩解，最后自溶软化形成粥样斑块物质称粥样瘤，如扩大到内膜即产生所谓的粥样溃疡，以后可并发粥样瘤出血及内膜损伤，血栓形成，使管腔变得更为狭窄，以致完全闭塞。冠状动脉粥样硬化引起管腔狭窄，使心肌缺血，其障碍程度与受损动脉的大小、管腔狭窄程度及其发展速度有关。轻度障碍者，当心脏负荷加重时，冠状动脉供血不能满足心肌的需要，使心肌暂时缺血、缺氧从而发生心绞痛。当冠状动脉较大分支迅速发生闭塞而侧支循环尚未建立，供血区域内心肌持久而严重缺血或完全中断血液供给则发生心肌梗死。若长期慢性心肌供血不足，使心肌萎缩、变性、纤维化、心脏扩大，易产生心力衰竭、心律失常。

【临床类型】

本病可分为五种临床类型：

1. 无症状性心肌缺血或隐匿型冠心病　患者无症状，但心电图、心肌核素显像、冠状动脉造影等检查有心肌缺血或冠状动脉狭窄的客观证据。

2. 心绞痛　有发作性胸骨后疼痛，为一过性心肌供血不足引起。

3. 心肌梗死　症状严重，多由冠状动脉闭塞致心肌急性缺血性坏死所致，属危重的临床类型。

4. 缺血性心肌病　表现为心脏增大、心力衰竭和心律失常，由长期心肌缺血导致心肌纤维化而引起。

5. 猝死　因原发性心脏骤停而突然死亡，多为缺血心肌局部发生电生理紊乱，引起严重的室性心律失常所致。

上述 5 种类型的冠心病可以合并出现。近几年提出“急性冠状动脉综合征”（acute coronary syndrome，ACS）一词，认为由于冠状动脉内粥样斑块破裂、表面破损或出现裂纹，继发出血和血栓形成，引起冠状动脉不完全或完全性阻塞所致。其临床表现可为不稳定型心绞痛、急性非 ST 段抬高型心肌梗死、急性 ST 段抬高型心肌梗死或心脏性猝死。

第一节　心绞痛

心绞痛（angina pectoris）是冠状动脉供血不足致心肌需氧与供氧之间暂时的不平衡所引起的发作性胸痛临床综合征。Braunwald 根据发作情况和机制把心绞痛分为稳定型心绞痛和不稳定型心绞痛（含变异型心绞痛）。

稳定型心绞痛

稳定型心绞痛（stable angina pectoris）是在冠状动脉狭窄基础上，由于心肌耗氧量增加而引起心肌急剧而短暂的缺血、缺氧所引起的临床综合征。发作的性质在 1～3 个月内无改变，即发作的诱因、疼痛的性质和部位，缓解方式均无明显变化。多出现在病史较长的患者。

【发病机制】

当冠状动脉的供血和供氧与心肌的需氧之间发生矛盾，冠状动脉血流量不能满足心肌代谢的需要，引起心肌急剧的、暂时的缺血缺氧时，即产生心绞痛。

心肌张力、心肌收缩强度和心率决定心肌氧耗的多少，故常用“心率×收缩压”（即二重乘积）作为估计心肌氧耗的指标。心肌能量的产生要求大量的氧供，心肌细胞摄取血液氧含量的 65％～75％，因此心肌平时对血液中氧的摄取已接近于最大量，氧需求增加时，已难从血液中更多地摄取氧，只能依靠增加冠状动脉的血流量来提供。在正常情况下，冠状动脉循环有很大的储备力量，其血流量可随身体的生理情况而有显著的变化：在剧烈体力活动时，冠状动脉扩张，其血流量可增加到休息时的 6～7 倍；在缺氧时，冠状动脉也扩张，能使血流量增加4～5倍。冠状动脉硬化狭窄或闭塞时，其扩张性减弱，对心肌的供血量相对比较固定。心肌的血液供应如减低到尚能应付心脏平时的需要，则休息时可无症状。一旦心脏负荷突然增加，如劳累、激动、左心衰竭等，使心肌张力增加、心肌收缩力增强和心率增快致使心肌耗氧量增加时，心肌对血液的需求增加，即发生心绞痛。

产生疼痛感觉的直接因素，可能是缺血缺氧使心肌代谢产物（如乳酸、丙酮酸、磷酸等酸性物质或类似激肽的多肽类物质）刺激心脏交感神经而引起疼痛。这种痛觉常反映在交感神经相应脊髓节段水平的皮肤区域，故多不在心脏部位，而主要在胸骨后，放射至两臂的前内侧与小指。有人认为，在缺血区内富神经的冠状动脉受到异常牵拉或收缩，可以直接产生疼痛冲动。

【临床表现】

（一）症状

主要临床表现为发作性胸痛，疼痛特点如下：

1. 部位　多在胸骨体中段或上段之后，可波及心前区，有手掌大小范围，并可放射至左肩、左上肢前内侧直至环指和示指。部分类型，疼痛可位于胸骨下段，心前区或上腹部、颈部、下颌、咽部、左肩胛部以及右胸前等处，或无疼痛，仅表现为胸闷、心前区不适，以上不典型表现称为心绞痛等同症状。

2. 性质　常为压榨性、闷胀性或窒息性，也可有烧灼感，但不尖锐，不像针刺或刀扎样痛，偶可伴有濒死的恐惧感。发作时，患者往往不自觉地停止活动，直至缓解。

3. 诱因　心绞痛发作前往往有诱因，最常见为体力劳动、情绪激动、饱食后、受寒、吸烟、心动过速、休克等。疼痛发作于劳力或激动的当时而不在劳累之后。

4. 持续时间　一般持续3～5min，很少短于1min，可数天或数周发作一次，严重者可一日多次发作。

5. 缓解方式　休息或含化硝酸甘油于几分钟内缓解。

（二）体征

不发作时一般无异常体征。可发现冠心病的危险因素，以及有鉴别诊断意义的体征。心绞痛发作时部分患者血压升高，心率增快，有时出现病理性第三心音及第四心音。可有短暂的心尖部收缩期杂音，是乳头肌供血不足引起功能失调致二尖瓣关闭不全而产生的。

【实验室和其他检查】

（一）心电图（ECG）检查

是发现心肌缺血、诊断心绞痛最常用的方法。

1. 静息时ECG　多数患者在正常范围，也可能有陈旧性心肌梗死的改变或非特异性ST段和T波异常，有时出现房室或束支传导阻滞或室性、房性期前收缩等心律失常。

2. 心绞痛发作时ECG　绝大多数呈暂时性缺血性ST段移位。心内膜下心肌容易缺血，ECG常见ST段压低0.1mV以上，有时出现T波倒置（图3-8-1）。在平时有ST-T改变的患者，发作时可变为正常（所谓“假性正常化”）。

3. 心电图运动负荷试验　目前运动方式常采用活动平板试验，是对疑有冠心病的患者，给心脏增加负荷而激发心肌缺血的心电图检查。符合下列情况之一为阳性：①运动中发生心绞痛；②运动中或运动后心电图ST段水平型或下斜型压低≥0.1mV（J点后60～80ms）持续2min；③运动中血压下降。运动中出现心绞痛、步态不稳、室性心动过速或血压下降时，应立即停止运动。心肌梗死急性期、不稳定型心绞痛、明显心力衰竭、严重高血压（≥180/100mmHg）、严重主动脉瓣狭窄、梗阻性肥厚型心肌病、主动脉夹层、严重心律失常或急性

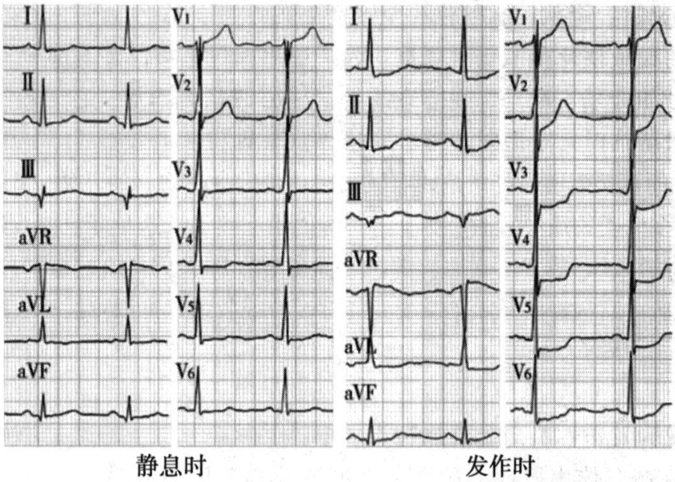

图 3-8-1 心绞痛发作前与发作时的心电图对比

疾病者为其禁忌证。完全性束支传导阻滞或显性预激综合征者也不适合进行此项检查。

4. 动态心电图（Holter） 连续记录 24h 心电图，可发现 ST-T 改变和各种心律失常。对于静息状态下未见心肌缺血表现者可行 Holter 检测。胸痛发作相应时间记录的心电图显示缺血性 ST-T 改变有助于心绞痛的诊断。记录到 ST-T 改变但无症状时称为无症状性心肌缺血。

（二）放射性核素检查

^{201}Tl（铊）随冠状动脉血流很快被正常心肌所摄取而显影，缺血或坏死区则呈不显影的“冷区”。还有用^{99m}Tc焦磷酸盐使新近坏死的心肌显影，而正常心肌不显影的“热点”显像法。单光子发射计算机化断层显像（SPECT）和正电子发射断层扫描（PET）可确定心肌是否缺血以及缺血的部位。该方法敏感性、特异性达 70%～80%。

（三）冠状动脉造影

是目前常用而最有价值的诊断方法（详见“本章第三节”），为金标准。

（四）其他检查

二维超声心动图可探测到缺血区心室壁运动异常；多排螺旋 CT 冠状动脉三维重建，磁共振也可用于诊断；冠状动脉内超声显像可显示血管壁的粥样硬化病变并指导治疗，血管镜检查等也已用于冠状动脉病变的诊断。应用冠状动脉内压力测定技术测血流储备分数可评价狭窄导致的机械性梗阻程度。

【诊断】

根据典型的发作特点，结合冠心病危险因素，加之心肌缺血的客观证据或冠状动脉狭窄表现，除外其他原因所致的心绞痛，即可确立诊断。

心绞痛严重度根据加拿大心血管病学会（CCS）分类分为 4 级。Ⅰ级：一般体力活动（如步行和登楼）不受限，仅在强、快或长时间劳力时发生心绞痛。Ⅱ级：一般体力活动轻度受限。快步或上楼、饭后、寒冷或顶风逆行、情绪激动、步行两个街区以上（200～400m）引起心绞痛。Ⅲ级：一般体力活动明显受限，步行 1～2 个街区，常速上 3 楼以下引起心绞痛。Ⅳ级：一切体力活动都可引起不适，静息时也发生心绞痛。

【鉴别诊断】

主要与引起胸痛的疾病鉴别。

1. 不稳定型心绞痛和急性心肌梗死 与稳定型心绞痛不同，不稳定型心绞痛发作特征常呈变化性，急性心肌梗死程度更为严重，分别在后面详细介绍。

2. 其他疾病引起的心绞痛 如主动脉瓣狭窄或关闭不全、风湿性冠状动脉炎、梅毒性主动脉炎引起冠状动脉口狭窄或闭塞、肥厚型心肌病等均可引起心绞痛，要根据其他临床表现来进行鉴别。

3. 肋间神经痛或肋软骨炎 本病疼痛常累及1～2个肋间，但并不一定局限在胸前，多为持续性刺痛或灼痛，咳嗽、用力呼吸和身体转动可使疼痛加剧，肋软骨处或沿神经走行处有压痛。

4. 心脏神经症 胸痛时间可长达几小时或为短暂（几秒钟）的刺痛或隐痛，部位经常变动，或在乳房下心尖部附近。症状多在疲劳之后出现，而不在疲劳的当时，做轻度体力活动反觉舒适，有时可耐受较重的体力活动而不发生胸痛或胸闷。含服硝酸甘油无效或在十多分钟后才"见效"。喜深吸一口气或叹息样呼吸来缓解症状，常伴有失眠、多梦、心悸、疲乏和其他神经衰弱症状。

5. 不典型疼痛 还需与食管病变、食管裂孔疝、消化性溃疡、呼吸系统疾病、颈椎病等相鉴别。

【治疗】

治疗原则是预防心肌梗死和猝死，降低死亡率，延长生存期；减少缺血发作，提高生活质量。

（一）发作期的治疗

目的在于尽快缓解疼痛。

1. 发作时立刻休息，一般患者在停止活动后症状即可消除。

2. 硝酸甘油 立即舌下含服0.5～1.0mg，1～2min即开始起效，5min内见效者为有效，约半小时后作用消失。如果15min内总量达3片仍胸痛，应立即就医。副作用有头晕、头部胀痛、头部跳动感、面红、心悸等，偶有血压下降。因此首次用药时，患者宜平卧片刻。

3. 硝酸异山梨酯 舌下含化5～10mg，2～5min见效，作用维持2～3h，近年还有喷雾吸入用的制剂。

（二）缓解期的治疗

避免各种诱因，保持情绪稳定。低脂、多蔬菜饮食，戒烟限酒。保持适当的体力活动，以不发生心绞痛为度，一般不需要卧床休息。

1. 药物治疗 药物治疗应选作用持久的抗心绞痛药物，可单独选用、交替应用或联合应用。常用药物：

（1）硝酸酯制剂：此类药物可扩张外周血管，减轻心脏前后负荷，降低心肌耗氧，此外尚可扩张冠状动脉，增加心肌供血。①硝酸异山梨酯：口服5～20mg，3次/日，服后半小时起作用，持续3～5h；缓释制剂药效可维持12h，可用20mg，2次/日；②单硝酸异山梨酯：每次20～40mg，2次/日；③硝酸戊四酯醇：每次10～30mg，口服3～4次/日，服后1～1.5h起作用，持续4～5h；④长效硝酸甘油制剂：服用长效片剂硝酸甘油，持续而缓慢释放，口服后半小时起作用，作用持续8～12h，每次2.5mg，每8h服1次。

（2）β受体阻滞剂：减慢心率，降低血压，减低心肌收缩力和耗氧量，从而缓解心绞痛的发作。副作用有心室射血时间延长和心脏容积增加，这虽可使心肌缺血加重或引起心肌收缩力降低，但β受体阻滞剂使心肌耗氧减少的作用远超过其副作用。常用制剂：①美托洛尔：25～

50mg，2～3次/日；②阿替洛尔：12.5～25mg，2次/日；③比索洛尔2.5～10mg，1次/日；④卡维地洛25mg，2次/日。应用此类药物应注意：①停药时应逐渐减量，突然停药有诱发心绞痛或心肌梗死的可能；②本药与硝酸酯制剂有协同作用，因而合并应用剂量应偏小，开始剂量尤其要注意减小，以免引起体位性低血压；③低血压、慢性阻塞性肺疾病、高度房室传导阻滞、重度心力衰竭以及严重心动过缓者不宜使用。变异型心绞痛患者慎用。

（3）钙通道阻滞剂：主要作用是抑制钙离子进入细胞内，也抑制心肌细胞兴奋收缩耦联中钙离子的利用，因而抑制心肌收缩力，降低心肌氧耗；扩张冠状动脉，缓解冠状动脉痉挛，改善心内膜下心肌的供血；扩张外周小动脉，减轻心脏负荷；降低血黏度，抗血小板聚集，改善心肌的微循环。常用药物有：①维拉帕米：80mg，3次/日；②硝苯地平：10～20mg，3次/日，其缓释剂20～40mg，1～2次/日，对于需要长期用药的患者，目前推荐使用控释、缓释或长效剂型；③地尔硫䓬：30～90mg，3次/日，其缓释制剂45～90mg，2次/日。本类药物副作用有头痛、头晕、血压下降、便秘及心率减慢等。治疗变异型心绞痛首选钙通道阻滞剂。本类药可与硝酸酯制剂同服，其中硝苯地平尚可与β受体阻滞剂同服。维拉帕米与β受体阻滞剂合用有抑制心肌甚至猝死的危险，故不宜合用。停用本类药时应逐渐减量至停用，以免发生冠状动脉痉挛。

（4）抗栓药物：长期口服阿司匹林100mg/d或氯吡格雷75mg/d（首次150mg），对抗血小板的聚集和黏附，可预防心绞痛和心肌梗死。

（5）调脂药物：无论血脂水平，均应进行抗动脉粥样硬化治疗，降低死亡率，尤其是他汀类药物。①他汀类：依据LDL－C水平选择他汀的种类。阿托伐他汀10～80mg/d，辛伐他汀20～40mg/d，普伐他汀20～40mg/d，洛伐他汀10～80mg/d。②烟酸类：降低三酰甘油（甘油三酯）和胆固醇，升高高密度脂蛋白。烟酸片0.1g，3次/日；烟酸肌醇酯0.2～0.4g，3次/日。③氯贝丁酯类：降低胆固醇和三酰甘油（甘油三酯）。常用药物有：非那贝特100mg，3次/日；吉非贝齐600mg，2次/日；苯扎贝特200mg，3次/日。

（6）中医中药治疗：以活血化淤、芳香开窍及温通法治疗。常用成药有复方丹参片、速效救心丸等，为辅助治疗。

2. 介入治疗　是目前的主要治疗手段之一。包括经皮冠状动脉球囊扩张术、支架置入术、球囊切割术和旋切或旋磨术等（详见本章第三节）。

3. 外科手术　主动脉-冠状动脉旁路移植术，取患者自身的大隐静脉作为旁路移植材料。一端吻合在主动脉，另一端吻合在有病变的冠状动脉段的远端，或游离内乳动脉远端吻合，引主动脉的血流以改善该冠状动脉所供血心肌节段的血流供应。

手术适应证：①冠状动脉多发血管病变，尤其是合并糖尿病者；②冠状动脉左主干病变；③不适合行介入治疗的冠状动脉病变；④心肌梗死后巨大室壁瘤，需行手术切除者；⑤严重冠状动脉病变，不能接受长期抗血小板治疗等。

4. 运动锻炼疗法　谨慎安排适当的体育运动可促进侧支循环的建立，提高体力活动和适应环境变化的耐力从而改善症状。

不稳定型心绞痛

不稳定型心绞痛（unstable angina pectoris，UA）指初发性心绞痛（首发症状在1～2个月内；很轻的体力活动即可诱发心绞痛，时间未到1个月），自发性心绞痛（发生心绞痛与心肌需氧量增加无明显关系，与冠状动脉储备量减少有关）或原有心绞痛发作的次数增加、程度加重、时限延长、诱发因素改变（恶化型心绞痛）及心绞痛发作时伴一过性 ST 段抬高（变异型心绞痛）者随时有进展为急性心肌梗死、猝死的危险，必须予以足够重视。

【发病机制】

与稳定型心绞痛的不同在于不稳定型心绞痛的冠状动脉病变为不稳定的粥样硬化斑块，继发病理改变（斑块内出血、纤维帽出现裂纹、表面血小板聚集、冠状动脉痉挛等）导致继发血栓形成，冠状动脉明显狭窄，局部心肌血流量明显下降而引发不稳定型心绞痛。

【临床表现】

除胸痛部位、性质等与稳定型心绞痛相似外，具有以下特点：

1. 原为稳定型心绞痛，在 1 个月内疼痛发作的频率增加，程度加重，时限延长，诱发因素减弱，硝酸酯类药物作用减弱。

2. 2 个月内新发生的心绞痛，并因较轻的负荷所诱发。

3. 休息状态下发作心绞痛，发作时表现有 ST 段一过性抬高的变异型心绞痛也属于不稳定型心绞痛。

由于心律失常、感染、甲状腺功能亢进（甲亢）、贫血等原因诱发的心绞痛称为继发性不稳定型心绞痛。

不稳定型心绞痛临床上分为①低危组：新发的或原有劳力性心绞痛恶化加重，发作时 ST 段下移≤1mm，持续时间＜20min；②中危组：就诊前 1 个月内（但 48h 内未发作）发作 1 次或数次静息心绞痛或梗死后心绞痛，发作时 ST 段下移＞1mm，持续时间＜20min；③高危组：就诊前 48h 内反复发作，静息心电图 ST 段下移＞1mm，持续时间＞20min。

【治疗】

不稳定型心绞痛患者均应住院，尽快控制症状和防止心肌梗死发生，降低死亡率。

1. 一般处理　卧床休息 1～3 天，心电监测，有呼吸困难、发绀、低氧血症者应吸氧。

2. 缓解疼痛　剧烈疼痛、烦躁不安者可给予吗啡、哌替啶（杜冷丁）静脉注射，硝酸甘油以 10μg/min 的剂量开始持续滴注，需要时每 5～10min 增加 10μg/min，直至症状缓解或出现血压下降。如无禁忌证可加用 β 受体阻滞剂；疗效不佳可用非二氢吡啶类钙通道阻滞剂。变异型心绞痛以钙通道阻滞剂疗效最佳，可与硝酸酯类药物或 β 受体阻滞剂同服，但不宜单独使用 β 受体阻滞剂。

3. 抗栓抗凝　使用阿司匹林、肝素是治疗不稳定型心绞痛的重要措施，可防止血栓形成，预防心肌梗死的发生。阿司匹林推荐剂量为 100～300mg/d，氯吡格雷 75mg，1 次/日口服。推荐双联抗血小板治疗。肝素可皮下注射或静脉滴注，低分子肝素皮下注射，需要监测血小板计数，疗程一般 5～8 天。

4. 对于高危和中危患者，应尽早行选择性冠状动脉造影，考虑介入治疗或外科冠状动脉旁路移植（搭桥）术。极高危患者，建议 2h 内行急诊介入治疗。

第二节　急性心肌梗死

心肌梗死（myocardial infarction，MI）是心肌的缺血性坏死，为冠状动脉严重狭窄或痉挛等，导致血供急剧减少或中断，使相应的心肌严重而持久地缺血所致。临床上表现为剧烈而持久的胸骨后疼痛、发热、白细胞增高、红细胞沉降率（血沉）增快和心肌酶学增高以及心电图反映心肌急性缺血、损伤、坏死的进行性改变；可伴有心律失常、心力衰竭和休克，属冠心病的严重类型。

【病因和发病机制】

基本病因是冠状动脉粥样硬化（少数可能为冠状动脉炎症、栓塞、畸形、严重而持久的痉挛等），造成管腔严重狭窄或闭塞而冠状动脉侧支循环尚未及时充分建立，一旦前向血流进一步急剧减少甚至中断，心肌将发生严重而持久的急性缺血，如持续时间超过1h，则发生坏死。病因主要有：

1. 冠状动脉管腔内血栓形成或粥样斑块出血致急性血肿，和（或）冠状动脉持续痉挛，使管腔迅速发生闭塞。

2. 冠状动脉管腔狭窄的基础上发生心排血量骤降如休克、严重心律失常、出血等。

3. 左心室负荷剧增如强体力劳动、情绪过分激动、血压剧升。

4. 饱餐，特别是进食大量脂肪后，由于血脂升高，血黏度增加，血流缓慢，易致血小板聚集，形成血栓。

5. 睡眠或休息时，由于迷走神经兴奋性增高，使冠状动脉痉挛。

心肌梗死可发生在频发心绞痛的患者中，也可发生在原来无心绞痛的患者中。心肌梗死后发生的严重心律失常、心力衰竭或休克，均可使冠状动脉灌流量进一步降低，病情进一步加重。

【病理】

（一）冠状动脉病变

绝大多数心肌梗死患者冠状动脉内有不稳定粥样硬化斑块，斑块破裂，血栓形成使管腔闭塞。少数患者单纯由冠状动脉痉挛引起管腔闭塞。梗死的发生与原来冠状动脉受粥样硬化病变累及的支数及其所造成的管腔狭窄程度之间未必呈平行关系。常见的血管闭塞处和相应的心肌梗死部位依次为：

1. 左前降支闭塞　引起左心室前壁、心尖部、下侧壁、前间隔和二尖瓣前乳头肌梗死。

2. 右冠状动脉闭塞　引起左心室膈面（右冠状动脉占优势时）、后间隔和右心室梗死，并可累及窦房结和房室结。

3. 左回旋支闭塞　引起左心室高侧壁、膈面（左冠状动脉占优势时）和左心房梗死，可能累及房室结。

4. 左冠状动脉主干闭塞　引起左心室广泛梗死。

（二）心肌病变

冠状动脉闭塞后20～30min，即可引起少数心肌坏死。1～2h后绝大部分心肌呈凝固性坏死，心肌间质充血、水肿，伴大量炎症细胞浸润。以后坏死的心肌纤维逐渐溶解，形成肌溶灶。坏死组织1～2周开始吸收，渐有肉芽组织形成并逐渐纤维化。6～8周形成瘢痕而愈合，称陈旧性或愈合性心肌梗死。大块的心肌梗死累及心室壁的全层或大部分者心电图上相继出现ST段抬高、病理性Q波、T波倒置。过去称为Q波心肌梗死或透壁性心肌梗死。冠状动脉闭塞不完全或自行再通形成小范围心肌梗死呈灶性分布者，以及坏死病变不到室壁厚度的1/2，心电图上始终不出现Q波，或范围更小的心肌梗死只有T波变化而无ST段变化者，过去称为无Q波心肌梗死或心内膜下心肌梗死。为适应临床工作的需要，尽早地选择治疗方案，挽救更多心肌，目前分为ST段抬高型心肌梗死（ST-segment elevation myocardial infarction，STEMI），非ST段抬高型心肌梗死（non-ST-segment elevation myocardial infarction，NSTEMI）。病变可波及心包引起心包炎症；波及心内膜导致心室腔内附壁血栓形成。在心腔内压力的作用下，坏死心室壁向外膨出，可逐渐形成心室壁瘤或心脏破裂。

【病理生理】

(一) 左心室舒张和收缩功能障碍

主要引起血流动力学变化，其严重程度和持续时间取决于梗死的部位、程度和范围。心脏收缩力减弱、顺应性减低，心肌收缩不协调，左心室压力曲线最大上升速度（dp/dt）减低，左心室舒张末期压力增高、舒张和收缩末期容量增多，射血分数减低，每搏量和心排血量下降，心率增快或有心律失常，血压下降，静脉血氧含量降低，可发生心源性休克。右心室梗死在心肌梗死患者中少见，其主要病理生理改变是右心衰竭的血流动力学变化，右心房压力增高，高于左心室舒张末期压力，心排血量减低，血压下降。

(二) 左心室重构

心肌梗死发生后，梗死和非梗死区域的左心室大小、形态和室壁厚度所发生的改变，称为左心室重构（left ventricular remodelling）。最主要的改变有梗死扩展（expansion）和延展（extension）。梗死扩展是指梗死区心肌急性被动性扩张和变薄，但无新的坏死心肌增加。梗死延展是指有新的坏死心肌加入，使梗死范围扩大。梗死扩展增加心力衰竭和室壁瘤的发生率。

【临床表现】

与梗死范围的大小、部位、侧支循环情况密切相关。

(一) 症状

1. 先兆　约 1/2～2/3 的患者在发病前数日有先兆，表现为乏力、胸部不适、心悸、气急、烦躁、心绞痛等前驱症状，其中初发和恶化型心绞痛最为突出。疼痛同时伴有恶心、呕吐、大汗和心动过速，或伴有心力衰竭、严重心律失常、血压大幅度波动等，同时心电图示 ST 段一过性明显抬高（变异型心绞痛）或压低，T 波倒置或高耸，应警惕近期内发生心肌梗死的可能。

2. 胸痛　疼痛部位和性质与心绞痛相同，但程度较重，持续时间长，可长达数小时或数天，经休息或含化硝酸甘油也不能缓解，患者常伴有烦躁不安或恐惧感。面色苍白、大汗。但在我国部分患者疼痛性质、部位不典型，可表现为上腹部疼痛，类似急腹症或表现为下颌、颈部疼痛，误诊为骨关节疾病，或表现为牙痛、咽痛等而被误认为相应部位疾病。少数患者可无疼痛症状，称无痛性心肌梗死，多见于女性、糖尿病患者或老年人。

3. 低血压和休克　疼痛期患者血压常下降，且不能恢复到以前血压水平，未必是休克。如疼痛缓解而收缩压仍低于 80mmHg，患者面色苍白、皮肤湿冷、大汗淋漓、尿量减少（<20ml/h）、反应迟钝甚至昏厥，则为休克表现。休克多在起病后数小时至 1 周内发生，约见于 20%的患者，其原因是心肌广泛坏死（40%以上）致心排血量急剧下降，而致心源性休克。其次是疼痛神经反射使血管扩张，少数患者也可能有血容量不足等因素参与。

4. 心力衰竭　主要是急性左心衰竭，可在疾病的前几天或在疼痛、休克好转阶段出现，约占 32%～48%。为心肌梗死后心肌舒缩功能减弱或不协调所致，多表现为呼吸困难、咳嗽、不能平卧、发绀、烦躁等，严重者可发生肺水肿，或进而导致右心衰竭，出现颈静脉怒张、肝大、水肿等。右心梗死可一开始即出现右心衰竭表现，易发生低血压或休克。急性心肌梗死引起的心力衰竭称为泵衰竭，按 Killip 分级将心功能分为 4 级。

Killip 分级用于急性心肌梗死所致的泵衰竭。

Ⅰ级：无心力衰竭征象。

Ⅱ级：轻至中度心力衰竭，肺部啰音范围小于两肺野的50%，可出现第三心音奔马律，有肺淤血的X线表现。

Ⅲ级：重度心力衰竭，急性肺水肿，肺部啰音大于两肺野的50%。

Ⅳ级：心源性休克。

5. 心律失常　多于发病后1～2天内出现，以24h内最为多见，发生率为75%～95%，以室性心律失常多见，表现为频发室性期前收缩（每分钟5个以上），过早室性期前收缩（R on T）或成对及多源性室性期前收缩。此外可见各种房室传导阻滞及束支传导阻滞。室上性心律失常如室上性心动过速、心房扑动、心房颤动等则较少见。前壁心肌梗死易发生室性心律失常，而下壁心肌梗死易出现房室传导阻滞，如前壁心肌梗死合并有房室传导阻滞或室内传导阻滞则表明坏死区域广泛，预后严重。

6. 全身症状　有发热、白细胞增高和红细胞沉降率（血沉）增快等，系因坏死物质吸收所致。一般在发病后24～48h出现，程度与梗死范围相平行。体温在38℃左右，很少超过39℃，多于1周内消退。

7. 胃肠道症状　可有恶心、呕吐和上腹胀痛。与迷走神经受坏死心肌的刺激和心排血量降低，组织灌注不足有关，较重者可出现呃逆，多见于下壁心肌梗死。

（二）体征

半数以上患者有轻度或中度心脏增大，多见于心力衰竭或原有高血压者。心尖部第一心音减弱是由于心肌收缩力减弱造成的。部分患者心率可增快或减慢。二尖瓣区可闻及粗糙收缩期杂音或伴收缩中晚期喀喇音，是由于严重缺血或坏死导致乳头肌功能不全或断裂所致。部分患者在发病第2～3天出现心包摩擦音，为反应性纤维心包炎所致。此外，可有与心律失常、休克或心力衰竭相关的体征。

【并发症】

1. 乳头肌功能失调或断裂　发生率50%，乳头肌因缺血、坏死等而收缩无力，甚至断裂，造成二尖瓣脱垂并关闭不全，心尖部有响亮的收缩期吹风样杂音和收缩中晚期喀喇音，易发生心力衰竭。乳头肌完全断裂少见，一旦出现预后严重，可突然出现肺水肿和（或）心源性休克，常于数日内死亡。

2. 心室壁瘤　发生率5%～20%，主要见于左心室，也可发生于室间隔，少数为右心室。在心室腔压力影响下，心肌梗死部位的心室壁向外膨出而形成。检查可见左心室扩大，心脏搏动较广泛，可有收缩期杂音。发生附壁血栓时，心音减弱，心电图示ST段持续性抬高。X线透视、超声心动图、放射性核素心肌血池显像以及左心室造影可见局部心缘突出，搏动减弱或有反常搏动。

3. 心肌梗死后综合征　发生率约10%，系机体对坏死物质的过敏反应，可在心肌梗死后数周及数月发生，也有患者数天后发生，表现为心包炎、胸膜炎、肺炎，有发热、胸痛、白细胞增多和红细胞沉降率（血沉）增快等表现。

4. 栓塞　发生率1%～3%，发生于起病后1～2周，如左心室附壁血栓脱落，可产生脑、脾、肾、肠系膜或肢体动脉的栓塞。长期卧床患者易形成下肢静脉血栓，脱落后可引起肺动脉栓塞。

5. 心脏破裂　很少见，常发生于梗死后一周内，如为心室游离壁破裂，发生急性心脏压塞，可迅速死亡。偶为室间隔破裂造成穿孔，在胸骨左缘3～4肋间可闻及响亮的收缩期杂音，可发生左心衰竭和休克而死亡。心脏破裂也可为亚急性，患者可存活数月。

【实验室及其他检查】

（一）实验室检查

1. 血常规及炎症反应标志物　白细胞在发病后24～48h升高，常见中性粒细胞增多，嗜酸性粒细胞减少；红细胞沉降率（血沉）增快；C反应蛋白（CRP）增高。以上改变均可持续1～3周后降至正常。

2. 血清心肌坏死标志物测定

（1）心脏特异性肌钙蛋白：AMI患者在胸痛发作3～4h后肌钙蛋白T（TnT）和肌钙蛋白I（TnI）开始升高，TnT于24～48h、TnI于11～24h达高峰，可分别持续10～14日和7～10日，因此可用于AMI早期及后期的诊断，是诊断AMI的最敏感和最特异的指标。

（2）其他血清心肌酶：①肌酸激酶（CK）：起病后6h内升高，约24h达高峰，3～4日恢复正常。其同工酶CK－MB来自心肌，其特异性与敏感性高，于发病4h内增高，16～24h达高峰，3～4日恢复正常，其增高的程度能准确反映梗死的范围，其高峰出现的时间是否提前有助于判断溶栓治疗是否成功。因谷草转氨酶、乳酸脱氢酶等特异性较差，已废弃不用。

（3）血肌红蛋白：由于骨骼肌中也含有肌红蛋白故特异性差，临床少用。

（二）心电图（ECG）

1. ST段抬高型心肌梗死

特征性改变包括①病理性Q波：出现在面向坏死心肌的导联，少数再灌注治疗及时者，可不出现Q波；②ST段抬高：出现在面向坏死区周围心肌损伤区的导联，呈弓背向上型；③T波倒置：出现在面向损伤区周围心肌缺血区的导联（图3－8－2）。

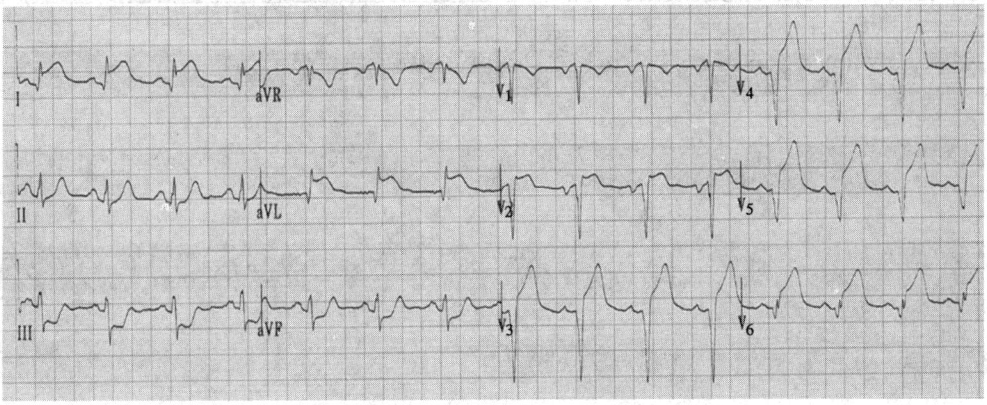

图3－8－2　急性广泛前壁心肌梗死

动态ECG演变过程包括①超急性期：起病数小时内可无异常，或见室壁激动时间延长（超过0.045s），QRS波时限延长（可达0.12s），QRS波振幅增高，也有表现为降低；或出现异常高大两肢不对称的T波。②急性期：数小时后，ST段明显抬高，弓背向上与直立的T波连接，形成“单相曲线”。数小时至2日内出现病理性Q波，同时R波减低或消失，为急性期改变。Q波在3～4天内稳定不变，以后70%～80%永久存在。③亚急性期：在早期如不进行治疗干预，ST段抬高持续数日至两周左右，逐渐回到基线水平，T波则变为平坦或倒置。④慢性期：数周至数月后，T波呈V形倒置，两肢对称，波谷尖锐，为慢性期改变。T波倒置可永久存在，也可逐渐恢复。

2. 非 ST 段抬高型心肌梗死

ECG 改变有 2 种类型：①可定位的 ST 段压低≥0.1 mV，但 aVR 导联（有时还有 V_1 导联）ST 段抬高，或有对称性 T 波倒置；②仅有 T 波倒置。大多数 NSTEMI 不出现病理性 Q 波，仅少数出现 Q 波（图 3-8-3）。

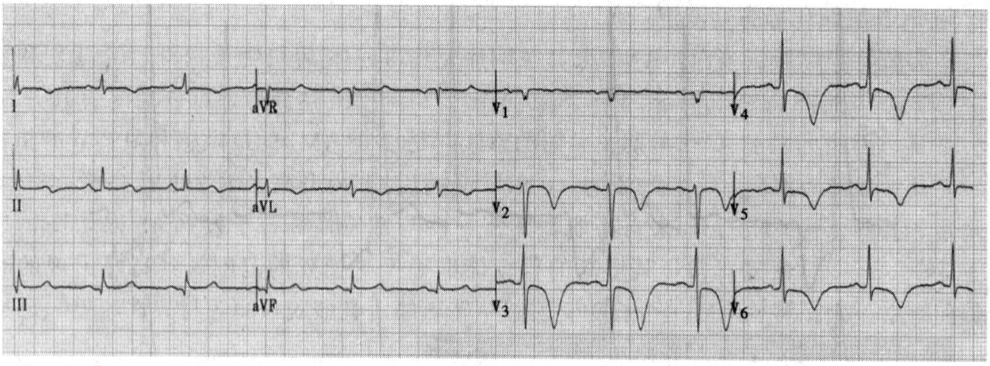

图 3-8-3 急性非 ST 段抬高型心肌梗死

3. 定位 根据特征性改变的导联来判断心肌梗死部位（表 3-8-1）。

表 3-8-1 心肌梗死的心电图定位诊断

导联	前间壁	局限前壁	前侧壁	广泛前壁	下壁	下间壁	下侧壁	高侧壁	正后壁
V_1	+			+		+			
V_2	+			+		+			
V_3	+	+		+		+			
V_4		+		+					
V_5		+	+	+			+		
V_6			+				+		
V_7			+				+		+
V_8									+
V_9									+
aVR									
aVL		±	+	±	−	−	−	+	
aVF					+	+	+	−	
Ⅰ		±	+	±	−	−	−	+	
Ⅱ					+	+	+	−	
Ⅲ					+	+	+	−	

注："+"为正面改变，表示典型 Q 波、ST 段抬高和 T 波变化；"—"为反面改变，表示 QRS 主波向上、ST 段下移及与"+"部位 T 波方向相反的 T 波；"±"为可能有正面改变

（三）影像学检查

1. 超声心动图　二维超声心动图和彩色多普勒超声心动图有助于了解心室壁的运动和左心室功能，诊断室壁瘤和乳头肌功能失调等；确定MI后有无二尖瓣或三尖瓣反流及心脏破裂。

2. 放射性核素检查　利用坏死心肌细胞中的钙离子能结合放射性锝焦磷酸盐或坏死心肌细胞的肌凝蛋白可与其特异抗体结合的特点，静脉注射 ^{99m}Tc焦磷酸盐或 ^{111}In抗肌凝蛋白单克隆抗体，进行“热点”扫描或照相；利用坏死心肌血供断绝和瘢痕组织中无血管以致 ^{201}Tl或 ^{99m}Tc-MIBI不能进入细胞的特点，静脉注射这种放射性核素进行“冷点”扫描或照相，均可显示心肌梗死的部位和范围。前者主要用于急性期，后者用于慢性期。用门电路γ闪烁照相法进行放射性核素心腔造影，可观察心室壁的运动和左心室的射血分数，有助于判断心室功能、诊断梗死后造成的室壁运动失调和心室壁瘤。目前多用单光子发射计算机化断层显像（SPECT）来检查。正电子发射断层扫描（PET）可观察心肌的代谢变化，判断心肌是否坏死或存活可能效果更好。

【诊断和鉴别诊断】

（一）诊断标准

1. 缺血性胸痛或等同心肌缺血的症状持续20min以上。
2. 心电图的特征性及动态演变。
3. 心肌坏死的血清心肌标志物升高及动态变化。

2013年全球心肌梗死的诊断指南强调：诊断急性心肌梗死必须有时间窗内血清心肌标志物的升高，同时存在缺血症状和（或）心电图改变。诊断标准较以往有所更新。

（二）鉴别诊断

1. 心绞痛　鉴别要点列于表3-8-2。

表3-8-2　心绞痛和急性心肌梗死的鉴别诊断要点

鉴别诊断项目	心绞痛	急性心肌梗死
疼痛性质	压榨性或窒息性	相似，但更剧烈
疼痛时限	短，≤15min	长，数小时或1～2天
硝酸甘油疗效	显著缓解	作用较差
气喘或肺水肿	极少	常有
血压	升高或无显著改变	常降低，甚至发生休克
心包摩擦音	无	可有
发热	无	常有
血白细胞增加	无	常有
红细胞沉降率增快	无	常有
血清心肌标志物增高	无	有
心电图变化	无或暂时性ST-T变化	有特征性和动态演变

2. 急性主动脉夹层　胸痛一开始即达高峰，常出现剧烈的、撕裂样、进行性胸痛，并放射到背、肋、腹、腰和下肢，两上肢的血压和脉搏可有明显差别，发作时有休克表现但血

压正常或偏高。可有主动脉瓣关闭不全的表现。二维超声心动图检查、X线、CT或磁共振成像有助于诊断。

3. 急性肺动脉栓塞 可发生呼吸困难、胸痛、咯血和休克。但有右心负荷急剧增加与低氧血症的表现，如呼吸、心动过速，发绀，P2亢进，颈静脉充盈，肝大，下肢水肿等。心电图示Ⅰ导联S波加深，Ⅲ导联Q波显著、T波倒置，胸前导联过渡区左移，右胸导联T波倒置等改变。D-二聚体、血气分析、肺动脉CTA、X线和磁共振可资鉴别。

4. 急性心包炎 尤其是急性非特异性心包炎可有较剧烈而持久的心前区疼痛。但心包炎的发热出现在疼痛前或同时出现，呼吸和咳嗽时加重。心电图除aVR导联外，其余导联均有ST段弓背向下的抬高，T波倒置，无异常Q波出现。心肌标志物检查和动态心电图观察可资鉴别。

5. 急腹症 急性胰腺炎、消化性溃疡穿孔、急性胆囊炎、胆石症等，均有上腹部疼痛，可伴休克。仔细询问病史、体格检查、心电图检查和血清心肌标志物测定可协助鉴别。

【治疗】

治疗原则是及早发现，及早住院治疗。尽快恢复心肌血液灌注，挽救濒死的心肌，防止梗死面积扩大，缩小心肌缺血范围，保护和维持心脏功能，及时处理严重心律失常、泵衰竭和各种并发症，防止猝死。

（一）一般治疗

1. 监护 在冠心病监护室连续监测心电、血压、血氧饱和度和心功能的变化，及时发现和处理心律失常，防止猝死。必要时进行血流动力学监测。

2. 休息 卧床休息时间视病情而定，一般为1～3天，对病情不稳定和高危患者卧床时间应适当延长。保持环境安静，解除焦虑，减少探视，防止不良刺激。

3. 吸氧 存在低氧血症者吸氧，不需常规医嘱。存在严重左心衰竭、肺水肿者需给予面罩加压吸氧。

4. 护理 进食宜少量多餐，以含热量和营养、易消化、低钠、低脂肪而少产气的流食或半流食为宜。保持大便通畅，避免用力大小便，以防诱发心力衰竭、心脏破裂或猝死。

（二）镇静止痛

①止痛药：首选吗啡5mg皮下注射或3mg静脉注射，必要时5～15min可重复1次，总量不超过15mg。杜冷丁50～100mg肌内注射，必要时1～2h后再注射1次。以上二者均有呼吸抑制的副作用。②硝酸酯类：硝酸甘油0.3mg或硝酸异山梨酯5～10mg舌下含服或静脉滴注（参见本章第一节），要注意心率增快和血压降低。③镇静剂：因疼痛而紧张恐惧者可给予安定5～10mg肌内注射。

（三）再灌注治疗

尽早使闭塞的冠状动脉再通，使心肌得到灌注，挽救濒死心肌，缩小梗死范围，改善心肌重构和心室功能，提高存活率，改善预后。

1. 静脉溶栓疗法 疗效确切且简便易行，目前仍是我国基层医院STEMI再灌注治疗的主要手段。无条件施行介入治疗时为首选。症状出现后越早溶栓治疗，降低病死率的效果越明显。

（1）溶栓治疗的适应证：①胸痛持续20min以上不缓解；②心电图至少两个相邻导联ST段抬高（肢体导联≥0.1mV，胸导联≥0.2mV）或新发生的左束支传导阻滞；③发病时间<12h；④年龄<75岁。

说明：①发病时间超过12h者获益不大，但对仍有进行性胸痛或广泛ST段抬高者仍可考虑溶栓治疗；②年龄≥75岁的患者，溶栓可获益，但出血风险明显增加，需结合个体情况，权衡风险-效益比。

（2）溶栓疗法的禁忌证：①有出血性脑卒中病史或半年内有过缺血性脑卒中；②颅内肿瘤；③近期（2～4周）有活动性内脏出血（月经除外）；④可疑主动脉夹层；⑤血压>180/110mmHg；⑥4周内有过创伤史、创伤性心肺复苏或心肺复苏>10min，3周内接受过大的外科手术；⑦2周内曾在不能压迫部位的大血管进行穿刺术；⑧已知有严重的出血倾向；⑨妊娠；⑩溶栓药物过敏。

溶栓治疗时应常规检查血常规、血小板、出凝血时间和血型。

（3）常用溶栓药物及用法：①尿激酶100万～150万单位（U）于30min内静脉滴注；②链激酶或重组链激酶：150万单位（U）于1h内静脉滴注，用前应做皮试；③重组组织型纤维蛋白溶酶原激活剂（rt-PA）：100mg在90min内静脉给予：先静脉注射15mg，继而50mg于30min内静脉滴注，剩下的35mg在60min内静脉滴注。国内报告用50mg也能奏效：先静脉注射8mg，继而42mg于90min内静脉滴注。应用rt-PA时应配合抗凝药物预防血栓再次形成。在应用rt-PA前，首先静脉注射肝素5000IU，后续以肝素每小时700～1000IU持续静脉滴注48h，以后改为皮下肝素或低分子肝素7500IU，每12h 1次，连用3～5天，用药期间要注意出血倾向，监测凝血时间，将其维持在正常值的1.5～2倍之间为宜，应用低分子肝素不必监测凝血时间。

（4）冠状动脉开通的指标

直接指标：根据冠状动脉造影直接判断。

间接指标：①心电图抬高的ST段于2h内回降>50%；②胸痛2h内基本消失；③2h内出现再灌注性心律失常；④血清CK-MB峰值提前出现（14h内）。具备上述4项中2项或2项以上者考虑再通，但第②、③项组合不能判定为再通。

2. 经皮冠状动脉介入治疗（percutaneous coronary intervention，PCI） 现已确定，急诊PCI可取得良好的再通效果，再梗死率低，尤其对高危患者降低病死率的作用更显著，其疗效有明显的时间依赖性。在具备施行急诊介入治疗条件的医院为首选。根据MI发生后行PCI的时间及与溶栓的关系分为：①直接PCI：是指对AMI患者未采取溶栓治疗而直接进行的PCI，目前主要是直接支架置入术；②补救性PCI：溶栓治疗失败患者仍有持续胸痛或反复心肌缺血，此时行PCI治疗使高度狭窄的梗死相关血管恢复血流；③延迟PCI：溶栓后不做急诊冠状动脉造影，在出院前进行选择性冠状动脉造影，对于存在严重狭窄的梗死相关血管施行PCI治疗。

3. 紧急主动脉-冠状动脉旁路移植术 介入治疗失败或溶栓治疗无效有手术指征者，宜争取于6～8h内施行主动脉-冠状动脉旁路移植术。

（四）抗栓和抗凝治疗

详见不稳定型心绞痛治疗部分。

（五）β受体阻滞剂

通过减少心肌氧耗、减少潜在致命性心律失常的发生，降低病死率。在起病的早期即应用美托洛尔、阿替洛尔或比索洛尔等，尤其是前壁心肌梗死伴有交感神经功能亢进者，可防止梗死范围的扩大，改善预后。β受体阻滞剂的禁忌证为：①心率<60次/分；②收缩压<

100mmHg；③中重度左心衰竭（≥KillipⅢ级）；④高度房室传导阻滞或 PR 间期＞0.24s；⑤严重慢性阻塞性肺疾病或哮喘；⑥末梢循环灌注不良。相对禁忌证为：①有哮喘病史；②周围血管疾病；③2 型糖尿病。

（六）血管紧张素转化酶抑制药（ACEI）

作用机制是通过影响心肌重构、减轻心室过度扩张而减少心力衰竭的发生率和死亡率。无禁忌证时应尽早应用。ACEI 的禁忌证为：①收缩压＜90mmHg；②严重肾衰竭（血肌酐＞265μmol/L）；③有双侧肾动脉狭窄病史；④对 ACEI 制剂过敏；⑤妊娠、哺乳妇女等。常用药物见高血压一章。如咳嗽不能耐受可选用血管紧张素Ⅱ受体拮抗剂。

（七）治疗心律失常

心律失常必须及时消除，以免演变为严重心律失常甚至猝死。常见情况有：

1. 一旦发现所谓“警告性心律失常”（如频发、多形、成对、R on T 类室性期前收缩或室性心动过速），应用胺碘酮 150 mg 静脉注射（＞10min），必要时可重复，然后以 1mg/min 静脉滴注 6h，再以 0.5mg/min 维持，收效后改用口服胺碘酮 200～600mg/d 维持。

2. 发生心室颤动时，尽快采用非同步直流电除颤；室性心动过速药物疗效不满意时也应及早用同步直流电复律。

3. 对缓慢的窦性心律失常 如心率＜50 次/分或存在低血压，可用阿托品 0.5～1mg 肌内或静脉注射。

4. 房室传导阻滞发展到二度或三度，伴有血流动力学障碍者，宜安装临时人工心脏起搏器，待传导阻滞消失后撤除。

5. 室上性快速性心律失常用维拉帕米等药物治疗不能控制时，可考虑用同步直流电复律。

（八）控制休克

依据休克是单纯心源性、尚有周围血管舒缩功能障碍或血容量不足等因素存在，而分别处理。

1. 补充血容量 估计有血容量不足，或中心静脉压和肺毛细血管楔压低者，用右旋糖酐 40 或 0.9％氯化钠注射液静脉滴注，输液后如中心静脉压上升＞18cmH_2O，肺毛细血管楔压＞15～18mmHg，则应停止。右心室梗死时，中心静脉压的升高则未必是补充血容量的禁忌。

2. 应用升压药 补充血容量后血压仍不升，而肺毛细血管楔压和心排血量正常时，提示周围血管张力不足，可用多巴胺 5～10μg/（kg·min）或多巴酚丁胺 3～10μg/(kg·min) 静脉滴注。前者与后者可以合用。

3. 应用血管扩张药 经上述处理血压仍不升，而肺毛细血管楔压增高，心排血量低或周围血管显著收缩以致四肢厥冷并有发绀时，可应用硝普钠以 15μg/min 开始，每 5min 逐渐增量至肺毛细血管楔压降至 15～18mmHg；硝酸甘油以 10～20μg/min 开始，每 5～10min 增加 5～10μg/min 至左心室充盈压下降。

4. 其他措施 包括纠正酸中毒、避免脑缺血、保护肾功能，必要时应用糖皮质激素和洋地黄制剂等。上述治疗无效时，用主动脉内球囊反搏术进行辅助循环，然后进行选择性冠状动脉造影，随即施行主动脉-冠状动脉旁路移植手术，可挽救一些患者的生命。

（九）治疗心力衰竭

主要是治疗急性左心衰竭，以应用吗啡和利尿剂为主，亦可选用血管扩张药减轻左心室的负荷，或用多巴酚丁胺 3～10μg/（kg·min）静脉滴注等治疗。洋地黄制剂可能引起室性心律失常，宜慎用。由于最早期出现的心力衰竭主要是坏死心肌间质充血、水肿引起顺应性下降所致，而左心室舒张末期容量尚不增大，因此在心肌梗死发生后 24h 内尽量避免使用洋地黄制剂。有右心室梗死的患者应慎用利尿剂。

（十）其他治疗

下列疗法可能有助于挽救濒死心肌，防止梗死扩大，缩小缺血范围，加快愈合，可根据患者具体情况考虑选用。

1. *极化液疗法* 氯化钾 1.5g、普通胰岛素 8IU 加入 10%葡萄糖液 500ml 中，静脉滴注，1～2 次/日，7～14 日为一疗程。可促进心肌摄取和代谢葡萄糖，使钾离子进入细胞内，恢复细胞膜的极化状态，以利于心脏的正常收缩，减少心律失常，并促使心电图上抬高的 ST 段回到等电位线。近年有人建议加入硫酸镁 5g 或门冬氨酸钾镁 10～30ml。目前循证医学领域对极化液的有效性尚存争议。

（十一）恢复期的处理

住院 3～4 周后，如病情稳定，体力增进，可考虑出院。近年提倡急性心肌梗死恢复后，进行康复治疗，逐步进行适当的体育锻炼，有利于体力和工作能力的增进。经 2～4 个月的体力活动锻炼后，酌情恢复部分或轻度工作，以后部分患者可恢复全天工作，但应避免过重体力劳动或精神过度紧张。选择健康生活方式，坚持二级预防用药。

（十二）并发症的处理

并发栓塞时，用溶栓和抗凝疗法。室壁瘤如影响心功能或引起严重心律失常，宜手术切除或同时进行主动脉-冠状动脉旁路移植手术。心脏破裂和乳头肌功能严重失调均可考虑手术治疗，但手术死亡率高。心肌梗死后综合征可用糖皮质激素或阿司匹林、吲哚美辛等治疗。

（十三）右心室心肌梗死的处理

治疗措施与左心室梗死略有不同。右心室心肌梗死引起右心衰竭伴低血压而无左心衰竭的表现时，宜扩张血容量，在 24h 内可静脉滴注输液 3～6L，直到低血压得到纠正或肺毛细血管楔压达 15～18mmHg。如此时低血压未能纠正可用正性肌力药多巴胺和多巴酚丁胺，不宜用利尿剂，伴有房室传导阻滞者可予以临时起搏。

（十四）非 ST 段抬高型心肌梗死的处理

其住院期间病死率较低，但再梗死率、心绞痛再发生率和远期病死率则较高。治疗措施与 ST 段抬高型心肌梗死有所不同。非 ST 段抬高型心肌梗死形成的血栓多数未使冠状动脉完全闭塞，血栓成分主要是以血小板为主的“白色血栓”，故不宜溶栓治疗。其中低危组（无合并症、血流动力学稳定、不伴反复胸痛者）以阿司匹林和肝素尤其是低分子肝素治疗为主；中危组（伴持续或反复胸痛，心电图无变化或 ST 段下移 1mm）和高危组（并发心源性休克或持续低血压、肺水肿）则应尽早行介入治疗。其余治疗同上。

【预后】

急性心肌梗死的预后与梗死范围的大小、侧支循环建立的情况以及治疗是否及时、成功有关。过去病死率达 30%左右，采用监护后降为 15%左右，采用溶栓疗法后降为 8%左右，住院 90min 内施行介入治疗后进一步降为 4%左右。死亡多在第一周内，尤其在数小时内，发生严重心律失常、休克或心力衰竭者，病死率尤其高。影响 MI 患者远期预后的主要因素是心功能与严重心律失常。

【预防】

主要是尽量避免和消除冠心病的危险因素，预防动脉粥样硬化和冠心病的发生。冠心病患者长期口服阿司匹林 100mg/d 或氯吡格雷 75mg/d 对抗血小板的聚集和黏附，有预防心肌梗死或再梗死的作用。β受体阻滞剂、ACEI 及他汀类药物对冠心病的二级预防有肯定的作用。

第三节 冠心病介入诊断和治疗

【冠心病介入诊断】

冠状动脉造影术（coronary angiography，CAG）是目前诊断冠心病最有价值的方法。是经皮穿刺股动脉、桡动脉、肱动脉将特制心导管送到主动脉根部，分别插入左、右冠状动脉口，手推注入少量的造影剂，使左、右冠状动脉及其主要分支得到清楚的显影，观察冠状动脉腔内解剖情况的一种方法，是目前诊断冠状动脉疾病的“金标准”（图 3-8-4）。另外，通过冠状动脉造影，为冠心病的进一步治疗（如冠状动脉介入治疗和冠状动脉旁路移植术）提供可靠的依据。

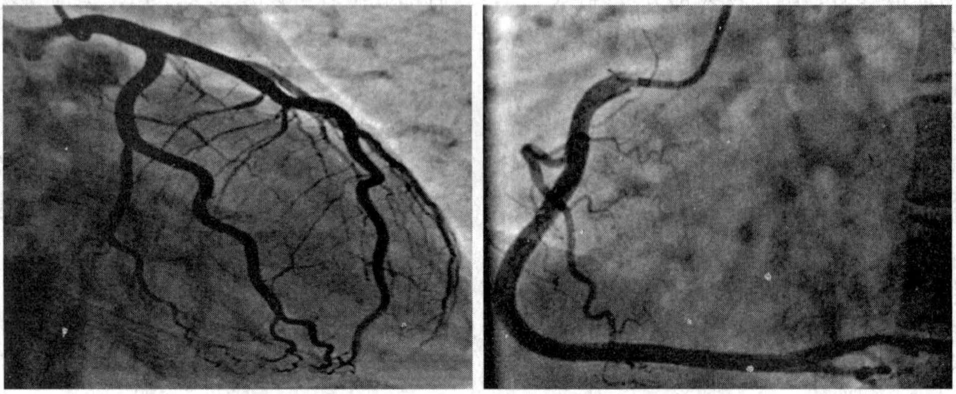

图 3-8-4 选择性冠状动脉造影

左图为左冠状动脉造影右前斜 30°加足位 20°摄片，右图为右冠状动脉造影左前斜 45°位摄片，显示所见的冠状动脉正常

适应证：①内科治疗效果不佳，明确病变情况以考虑介入性治疗或旁路移植手术；②胸痛似心绞痛而不能确诊者；③中老年患者心脏增大、心力衰竭、心律失常、疑有冠心病而无创伤性检查结果未能确诊者。

禁忌证：对于有经验的术者，冠状动脉造影是一种相对安全的检查方法，目前没有绝对禁忌证。相对禁忌证同所有的介入性操作，如心肌电活动紊乱、充血性心力衰竭、凝血功能障碍、洋地黄中毒等。

冠状动脉造影并发症：心律失常、血管穿刺部位的并发症（出血、血肿形成、假性动脉瘤、动静脉瘘、夹层动脉瘤）、急性心肌梗死、造影剂过敏反应、动脉栓塞等。

评价冠状动脉狭窄标准（TIMI 分级指标）：①TIMI 0 级：冠状动脉无灌注，闭塞远端无造影剂；②TIMI 1 级：冠状动脉有渗透而无灌注，造影剂渗透至闭塞远端，但滞留不能使闭塞远端冠状动脉充盈；③TIMI 2 级：冠状动脉部分灌注，造影剂能使闭塞远端冠状动脉充盈，但造影剂充盈、消除速度缓慢；④TIMI 3 级：冠状动脉完全灌注，造影剂充盈和清除速度正常。

【冠心病介入治疗】

冠心病的介入治疗（percutaneous coronary intervention，PCI）：包括经皮腔内冠状动脉成形术、冠状动脉内支架置入术、冠状动脉内旋切术、冠状动脉内旋磨术、冠状动脉内激光成形术等。其中，最常用的是前两者，已成为治疗冠心病的重要手段。PCI 的主要作用是缓解心绞痛，降低死亡率，改善预后。

1. 经皮腔内冠状动脉成形术（percutaneous transluminal coronary angioplasty，PTCA） 是使用特制的球囊导管，通过球囊的机械性挤压作用，使斑块压缩、变形，血管内膜及中膜撕裂，管腔扩大，达到减轻管腔狭窄的作用。其再狭窄的发生率为 30％～50％。

2. 冠状动脉内支架置入术　是将金属制成的支架，置入病变的冠状动脉内，支撑起管壁，从而使狭窄或闭塞的血管管腔恢复。可直接进行或在 PTCA 的基础上进行，以弥补 PTCA 的不足，特别是降低术后再狭窄的发生率（图 3－8－5）。

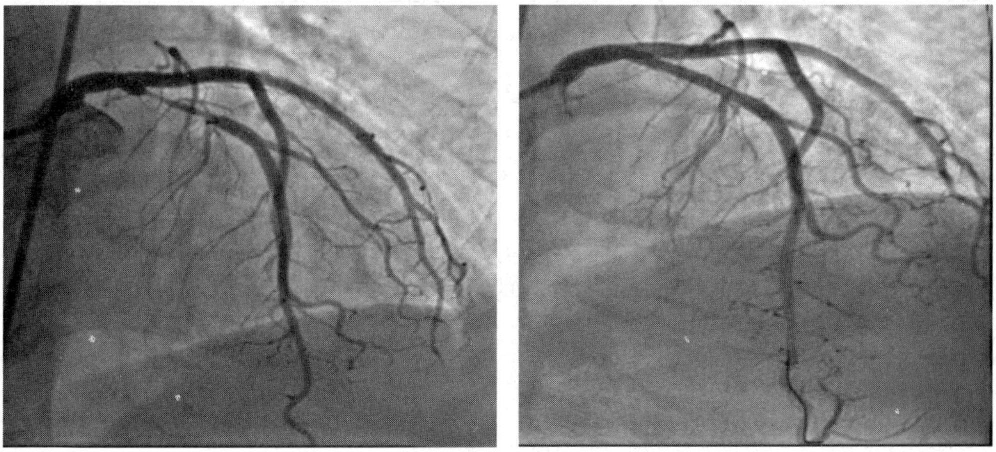

图 3－8－5　PCI 前后选择性左冠状动脉造影

图示头位 20°摄片　左图示 PCI 前左前降支近端有显著狭窄，右图示 PCI 后左前降支病变消失

冠心病介入治疗适应证：①稳定型心绞痛经药物治疗后仍有症状，病变的血管供应较大区域的存活心肌；②有轻度心绞痛症状或无症状但有心肌缺血的客观证据，狭窄病变显著，病变血管供应中至大面积存活心肌；③介入治疗后心绞痛复发，管腔再狭窄；④急性心肌梗死；⑤冠状动脉旁路移植（搭桥）术后复发心绞痛，包括旁路移植血管的狭窄、吻合口远端的狭窄、冠状动脉新发生的病变；⑥不稳定型心绞痛经积极药物治疗病情不能稳定，心绞痛发作时心电图 ST 段下移＞1mm，持续时间＞20min，肌钙蛋白升高者。

冠心病介入治疗并发症：心律失常、急性冠状动脉闭塞、夹层破裂、支架内血栓、边支血管闭塞、冠状动脉痉挛及穿孔等。

【术后处理】

术后患者应长期服用阿司匹林 100mg/d，置入支架的患者术后应口服氯吡格雷 75mg/d，至少 12 个月，监测出血并发症。

案例

患者男性，53岁。发作性胸痛9天，加重2h。9天前患者洗澡后出现胸痛，呈心前区闷痛，无其他伴随症状，约5min缓解，未诊治。2h前患者休息时再次胸痛，较前剧烈，伴颈部疼痛、大汗，外院急诊心电图：$V_2 \sim V_6$导联ST段弓背向上抬高0.2～0.4mV，CK-MB（-）。予“拜阿司匹林”0.3g、“波立维”0.3g口服，患者胸痛未缓解。为进一步诊治以急性心肌梗死收入我院。体格检查：体温36.8℃，脉搏98次/分，呼吸20次/分，血压160/100mmHg。颈静脉无怒张，双肺呼吸音清晰，未闻及干湿啰音。心界不大，心率98次/分，律齐，心音低钝，无杂音及心包摩擦音。肝脾不大。双下肢无水肿。

问题与思考：

1. 本例的初步诊断是什么？主要鉴别诊断有哪些？
2. 治疗方案如何选择？

思考题

1. 急性非ST段抬高型ACS与STEMI的发病机制有何不同？
2. 急性右心室梗死的治疗与左心室梗死的治疗有哪些区别？

（李春华）

第九章

心肌疾病

学习目标

【掌握】

原发性心肌病的临床表现、诊断和治疗原则。

【熟悉】

1. 特异性心肌病的病因、分类。
2. 心肌炎的临床表现、诊断及治疗原则。

心肌疾病是指除心脏瓣膜疾病、冠状动脉硬化性心脏病、高血压心脏病、肺源性心脏病和先天性心脏病、甲状腺功能亢进性心脏病等以外的以心肌病变为主要表现的一组疾病。

第一节　心肌病

心肌病（cardiomyopathy）是指伴有心肌功能障碍的心肌疾病。1995年世界卫生组织和国际心脏病学会（WHO/ISFC）工作组根据病理生理学将心肌病分为扩张型心肌病（DCM）、肥厚型心肌病（HCM）、致心律失常性右室心肌病（ARVC）、限制型心肌病（RCM）和未定型心肌病。2006年美国心脏病协会（AHA）提出“当代心肌病定义和分类”，强调以基因和遗传为基础，将心肌病分类为遗传性、混合性和继发性三大类。中华医学会心血管病学分会于2007年公布的《心肌病诊断与治疗建议》，建议我国临床医师沿用1995年的心肌病分类。病毒性心肌炎演变为扩张型心肌病属于继发性。

扩张型心肌病

扩张型心肌病（dilated cardiomyopathy，DCM）既往曾被称为充血性心肌病，主要特征为单侧或双侧心室扩大，心肌收缩功能降低。临床上以心脏扩大、心力衰竭、心律失常为基本特征。年龄以中青年多见，男女之比2.5∶1。

【病因】

病因不完全清楚，病毒感染和自身免疫可能是其主要病因。此外还有遗传、能量代谢异常、多因素综合作用等因素存在。

【病理】

以心腔扩张为主，室壁多变薄，纤维瘢痕形成，心腔内有附壁血栓。心脏的起搏传导系统均可受侵犯，瓣膜及冠状动脉多无改变。组织学特征为心肌细胞常明显肥大、变性、坏死及程度不同的纤维化。

【临床表现】

（一）症状

①早期可仅有心脏扩大而无症状；②心力衰竭症状如易疲劳、乏力、心悸、活动后气短及呼吸困难，甚至端坐呼吸；③心律失常症状；④栓塞症状；⑤少数患者可发生猝死。

（二）体征

①心脏向两侧扩大；②第一心音减弱，心率加快时可听到第三或第四心音、奔马律，二、三尖瓣听诊区可闻及收缩期吹风样杂音（瓣膜相对关闭不全杂音）；③心力衰竭体征：颈静脉怒张、肝大、下肢水肿；④心律失常和栓塞体征。

【实验室检查及其他辅助检查】

1. X线检查　心影常明显增大，心胸比例大于50%，可有肺淤血表现等。透视下心脏搏动弱（图3-9-1）。

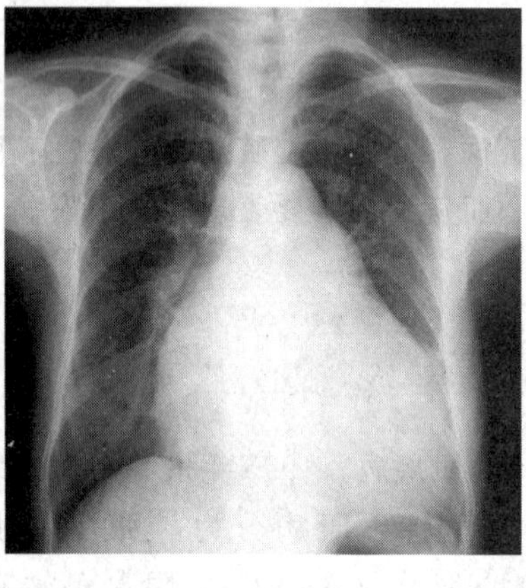

图3-9-1　扩张型心肌病的胸部X线片

2. 心电图　可有各种异常的心电图改变。如各种复杂心律失常、ST-T改变及病理性Q波，但出现Q波的导联与冠状动脉解剖分布无相应关系，为心肌广泛纤维化所致。

3. 超声心动图　早期心腔轻度扩大，后期心腔明显扩大，室壁变薄且运动减弱。二尖瓣、三尖瓣相对关闭不全。

4. 心脏放射性核素检查　核素血池显影可见心腔扩大，显示室壁运动减弱，射血分数明显降低。核素心肌显影表现为散在灶性放射性减低。

5. 心内膜心肌活检　心肌细胞常明显肥大、变性、坏死及不同程度的纤维化。

6. 心导管检查及心血管造影　心力衰竭时可见左、右心室舒张末压，左心房压和肺毛细血管楔压增高，每搏量降低。心室造影可见心腔扩大、室壁运动减弱、射血分数降低。冠状动脉造影有助于本病与冠状动脉性心脏病的鉴别。

【诊断与鉴别诊断】

患者出现心脏扩大、心力衰竭、心律失常，并能排除心脏瓣膜疾病、冠状动脉性心脏病、高血压心脏病、肺源性心脏病和先天性心脏病、甲状腺功能亢进性心脏病以及各种继发性心肌病后方可诊断本病（表3-9-1）。早期诊断较为困难。

表3-9-1　扩张型心肌病与缺血性心肌病的鉴别

	扩张型心肌病	缺血性心肌病
年龄	任何年龄，中青年多见	偏大，常大于40岁
病史	常有病毒感染病史	多有心绞痛史，或有心肌梗死史

续表

	扩张型心肌病	缺血性心肌病
心电图	有多种心律失常，传导阻滞多见	多有 ST-T 改变
超声心动图	全心扩大，室壁变薄且运动普遍减弱，部分有附壁血栓	以左心室扩大为主，室壁节段性运动减弱，部分有室壁瘤
核素检查	散在灶性放射性核素减低	沿冠状动脉分布呈节段性核素稀疏
冠状动脉造影	正常	多支病变

【治疗和预后】

治疗目标：阻止基础病因介导的心肌损害，有效控制心力衰竭和心律失常，预防猝死和栓塞，提高 DCM 患者的生活质量和生存率。

1. 一般治疗　限制体力活动，低盐易消化饮食，在病毒感染时积极治疗并密切注意心脏变化。

2. 心力衰竭治疗　由于心肌损害广泛，洋地黄类药物的效果较差，易中毒，应注意剂量。近年来发现长期心力衰竭使肾上腺素能神经过度兴奋，β受体密度下调，β受体阻滞剂能使其密度上调而恢复对内源性儿茶酚胺的正性肌力作用，延缓病情进展，降低死亡率，故主张以血管紧张素转化酶抑制药为基础，再酌情选用β受体阻滞剂、地高辛和利尿剂等，根据症状、体征调整用量，长期口服。这样不仅能控制心衰，改善心室重塑，而且能延长存活时间。

3. 心律失常治疗　见相关章节。

4. 抗凝治疗　为预防栓塞并发症，可口服阿司匹林、氯吡格雷或华法林。

5. 改善心肌代谢药物　应用改善心肌代谢的药物有助于病情的改善与稳定。如辅酶 A、维生素 C、辅酶 Q 10、1,6 -二磷酸果糖、肌苷等。

6. 起搏治疗　对一些重症晚期患者，在应用强心、利尿和血管扩张药等基础上，植入 DDD 型或三腔起搏器，选用恰当的起搏参数，可起到改善血流动力学的良好效果。

7. 外科手术　对于晚期药物疗效不佳患者，可利用外科手段改善心功能，延长生命，包括左心室减容成形术、动力性心肌成形术、左心室辅助装置等。

8. 心脏移植　心脏移植术治疗严重心脏病已得到公认，我国已有成功病例，且手术病例的存活和预后都在逐年改善。

本病的病程长短不一，一旦发生心衰则提示预后不良，死亡原因多为心力衰竭和严重心律失常，不少患者猝死。以往报告 5 年随访的存活率为 40%，近年来已有明显提高。

肥厚型心肌病

肥厚型心肌病（hypertrophic cardiomyopathy，HCM）是以心室肌非对称性肥厚、心室腔变小为特征，以左心室血液充盈受限、舒张期顺应性下降为基本病理生理表现的心肌病。根据左心室流出道有无梗阻可分为梗阻性肥厚型心肌病和非梗阻性肥厚型心肌病。

【病因】

本病约 1/3 有明显家族史，目前认为是常染色体显性遗传疾病，肌节收缩蛋白基因突变是主要的致病因素。还有人认为儿茶酚胺代谢异常、高血压、高强度运动等为其促发因素。

【病理】

病变以心肌肥厚为主。左心室常见，右心室少见。其特征为非对称的室间隔肥厚，使室间隔的厚度与左室后壁厚度之比≥1.3，严重时肥厚的室间隔向左心室腔内突出，引起左心室流出道梗阻。亦有心肌均匀肥厚或心尖部肥厚的类型（图3-9-2）。组织学为心肌细胞肥大且排列紊乱，胞核畸形，间质纤维增生。

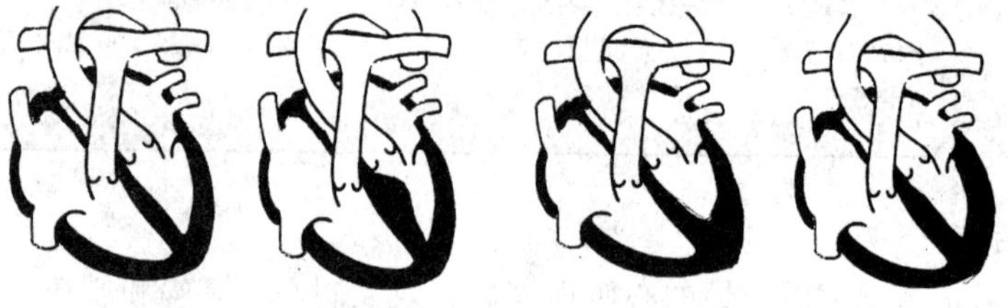

图3-9-2 肥厚型心肌病的类型

A. 正常心脏；B. 室间隔肥厚；C. 心尖肥厚；D. 心室均匀肥厚

【临床表现】

（一）症状

①起病缓慢，有些患者甚至完全无自觉症状而在体检中被发现或猝死。②常见症状为劳累后呼吸困难，与左心室顺应性差、舒张末期压力增高及肺淤血有关。其次为心前区疼痛，与冠状动脉供血相对不足有关。还可有乏力、头晕、心悸及晕厥。③晚期可出现心力衰竭。

（二）体征

①心脏轻度扩大，可有第四心音，心尖部可闻及收缩期杂音，为二尖瓣因“漏斗效应”移向左心室流出道造成相对关闭不全引起。②流出道梗阻者可有胸骨左缘第3、4肋间收缩期杂音。增加心肌收缩力、减少左心室容量如用洋地黄药物、做Valsalva动作、含硝酸甘油等，则杂音增强；降低心肌收缩力、增加左心室容量如应用β受体阻滞剂、下蹲、体力活动等，则杂音减弱。

【实验室检查及其他辅助检查】

1. X线检查　心影增大多数不明显，如有心力衰竭则可出现心影增大。

2. 心电图　多数患者表现为左心室肥厚、ST-T改变、胸前导联深而倒置的T波，并常有异常Q波，在Ⅰ、aVL、Ⅱ、Ⅲ、aVF或V_5、V_6导联上出现，应与心肌梗死仔细鉴别（图3-9-3）。

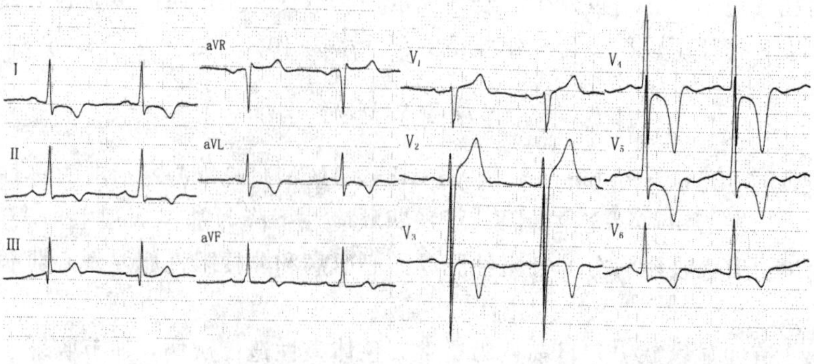

图3-9-3 肥厚型心肌病患者的心电图

3. 超声心动图 是重要的诊断手段。可显示室间隔非对称性肥厚且活动度差，室间隔与左心室后壁厚度之比≥1.3，有梗阻者可见室间隔流出道部分向左心室突出致左心室流出道狭窄，二尖瓣前叶在收缩期前移（systolic anterior motion，SAM）。超声心动图还可了解杂音起源和计算梗阻前后的压力阶差，对于心尖肥厚型心肌病也有诊断作用。

4. 心导管检查和心血管造影 左心室舒张末压上升，有梗阻者左心室腔与流出道间有收缩期压力阶差。心室造影显示心室腔变形，呈香蕉状、犬舌状、纺锤状。冠状动脉造影多无异常。

5. 核素心肌扫描 可显示心肌肥厚的部位和程度。

6. 心内膜心肌活检 组织学发现肥厚部位心肌细胞畸形增大、排列紊乱。

【诊断和鉴别诊断】

如家族成员中有猝死史，本人经常头晕、晕厥或心绞痛，心电图异常但又不能用冠心病或其他心脏病解释者，应考虑本病。胸骨左缘有强度可变的收缩期杂音，结合心电图、超声心动图、心导管检查等可诊断本病。本病应与心脏瓣膜疾病、冠状动脉性心脏病、高血压心脏病和先天性心脏病鉴别。

【治疗和预后】

本病的治疗原则为松弛肥厚的心肌，防止心动过速及维持正常窦性心律，减轻左心室流出道狭窄和抗室性心律失常。

1. 一般治疗 避免劳累、激动、突然用力、屏气。避免使用增强心肌收缩力的药物如洋地黄类、β受体兴奋剂以及减轻心脏负荷的药物如硝酸甘油等。

2. 药物治疗 可选用β受体阻滞剂及钙通道阻滞剂。宜从小量开始，逐渐增大剂量，以求改善症状。胺碘酮通常用于控制快速性室性心律失常与心房颤动。

近年来发现，有的肥厚型心肌病患者，随年龄增长，逐渐呈扩张型心肌病的症状与体征，其被称为肥厚型心肌病的扩张型心肌病相（HCM with DCM like features）。对此采取扩张型心肌病伴心力衰竭时的治疗措施。

3. 介入或手术治疗 对重症梗阻患者可植入DDD型起搏器、行室间隔消融术或切除肥厚的室间隔心肌。

本病的预后因人而异，起始多年可无症状，多数患者可长期生存，成人十年存活率可达80%。主要死亡原因为猝死，通常死于室性心律失常、心力衰竭、栓塞及感染性心内膜炎。

致心律失常性右室心肌病

致心律失常性右室心肌病（arrhythmogenic right ventricular cardiomyopathy，ARVC）是一种右心室发育不良导致的心肌疾病。以右心室心肌，特别是右心室游离壁心肌逐渐被脂肪及纤维组织替代为特征。家族性发病者约占30%～50%。应选择恰当的药物控制室性心律失常，高危患者可植入埋藏式心脏复律除颤器（ICD），或心脏移植以提高生存率。

限制型心肌病

限制型心肌病（restrictive cardiomyopathy，RCM）以单侧或双侧心室充盈受限和舒张容量下降为特征，但收缩功能和室壁厚度正常或接近正常。以心脏间质纤维化增生为其主要病理变化，即心室内膜硬化，扩张明显受限。其表现酷似缩窄性心包炎，有人称之为缩窄性心内膜炎。本病无特效防治手段，主要避免劳累、呼吸道感染、预防心力衰竭，只能对症治疗。本病预后不良，心力衰竭为最常见死因。

第二节 特异性心肌病

特异性心肌病（specific cardiomyopathies）是指伴有特异性心脏病或特异性系统性疾病的心肌疾病。包括缺血性心肌病、瓣膜性心肌病、代谢性心肌病以及全身性疾病、神经肌肉性疾病、过敏性和中毒性反应、围生期心肌病等。

我国不采纳 WHO/ISFC 特异性心肌病中高血压性心肌病和炎症性心肌病的命名。近年来快速性心律失常引发的心肌病即“心动过速性心肌病”已引起重视，但未包括在该分类中，临床上亦应引起注意。

酒精性心肌病

长期且每日大量饮酒者临床上可以呈现酷似扩张型心肌病的表现，称为酒精性心肌病（alcoholic cardiomyopathy）。目前尚不能确定乙醇是直接作用还是间接作用而致病。组织学特征为心肌细胞及间质水肿和纤维化，线粒体变性等。多见于中年男性，每日饮白酒常超过100g 或啤酒 4 瓶（相当于纯乙醇 125ml/d），历时 10 年以上。临床表现与扩张型心肌病相同。X 线示心影扩大，心胸比大于 55%。心电图示左心室肥大较多见，可有各种心律失常。超声心动图或左心室造影示心室腔扩大，射血分数降低。诊断主要依靠病史，需排除其他心脏病。治疗的首要措施是戒酒，结合药物治疗，症状可好转。

围生期心肌病

既往无心脏病的女性在妊娠末期（多在妊娠最后 1 个月）或产后（通常 2～20 周），出现呼吸困难、血痰、肝大、水肿等心力衰竭症状，类似扩张型心肌病，称为围生期心肌病（peripartal cardiomyopathy）。本病特点之一是常并发体循环或肺循环栓塞。对其病因的研究尚无定论，可能是妊娠的直接作用或妊娠分娩使原有隐匿的心肌疾病呈现出临床症状。本病多发生在 30 岁左右的经产妇，患者逐渐出现气促、心悸、咳嗽、呼吸困难，以后出现颈静脉怒张、肝大、下肢水肿等表现。治疗措施有：休息、给予维生素、抗凝剂，有心衰时给予洋地黄、利尿剂、血管扩张药和血管紧张素转化酶（ACE）抑制药及小剂量 β 受体阻滞剂，一般预后良好。为预防复发应采取避孕或绝育措施。

心动过速性心肌病

长期的心动过速可导致心脏的组织学和病理生理学发生类似于心肌病的变化，称为心动过速性心肌病（tachycardiomyopathy，TCM）。1974 年首次被报道。常见病因为阵发性室上性心动过速、心房扑动和心房颤动、室性心动过速、不适当窦性心动过速、起搏器介导性心动过速等。确切的发病机制并不十分清楚，各个年龄阶段均可发生，无明显性别差异，可发生在结构正常的心脏和结构异常的心脏。心室腔扩张，室壁变薄，心房也可扩大，射血分数下降、舒张末期压力和肺动脉压力增加。临床表现与扩张型心肌病相同。诊断主要依据心律失常前、后左心室结构和功能的改变并除外其他疾病。治疗目的是控制心室率以改善心功能，方法有药物治疗、射频消融治疗、抗心动过速起搏治疗、外科手术治疗等，早期治疗可使左心室功能部分或全部恢复。

第三节 心肌炎

心肌炎（myocarditis）是指心肌局限性或弥漫性的急性或慢性炎症病变。可分为感染性和非感染性两大类，前者由细菌、病毒、螺旋体、立克次体、真菌、原虫、蠕虫等感染所致，后者包括过敏、变态反应（如风湿热）、理化因素或药物所致心肌炎。近年来，病毒性心肌炎的发病率显著增高，成为我国最常见的心肌炎。本节主要介绍病毒性心肌炎。

【病因】

很多病毒都可引起心肌炎症，其中以肠道病毒如柯萨奇（Coxsackie）A、B 病毒，埃可（Echo）病毒，脊髓灰质炎病毒最常见，其他如流感病毒、风疹病毒、单纯疱疹病毒、肝炎病毒、副流感病毒，以及腺病毒、麻疹病毒、腮腺炎病毒、乙型脑炎病毒、巨细胞病毒等均可引起心肌炎。

本病的发病机制包括两方面，一方面病毒直接侵犯心肌，引起心肌细胞溶解、间质水肿、炎症浸润及坏死；另一方面免疫反应造成心肌损害和微血管损害。此外，贫血、细菌感染、劳累、皮质激素的应用、原有心肌损伤及饮酒等因素均可能增加病毒对心肌损害的易感性。

【病理】

局灶性心肌炎心脏一般不增大，弥漫性心肌炎心脏可轻至中度增大，切面呈赤白色或黄色，可见微小出血灶，可累及心包。组织学检查依病变性质不同分为以心肌细胞损害为主的实质性病变和以间质损害为主的间质性病变，前者可见心肌细胞溶解、坏死、变性和肿胀等，后者以心肌细胞之间和血管周围结缔组织中炎性细胞浸润为主要表现。

【临床表现】

（一）症状

①半数患者发病前 1～3 周有上呼吸道感染或肠道感染史；②病情轻者可无自觉症状；③部分患者可出现心悸、胸闷、胸痛、头晕、乏力、呼吸困难等；④病情重者可出现严重心律失常、心力衰竭、心源性休克或猝死。

（二）体征

①心界正常或增大；②心脏节律及频率改变：多有心动过速，且常与体温升高不相称，心率亦可异常缓慢，还可有其他各种心律失常体征；③心音改变：第一心音低钝，心尖区可出现收缩期吹风样杂音或舒张期隆隆样杂音，前者为发热、贫血、心腔扩大所致，后者为左心室扩大造成相对性二尖瓣狭窄引起；④心力衰竭体征：颈静脉怒张、肺部湿啰音、肝大、下肢水肿等。

【实验室检查和其他辅助检查】

1. 血液检查　红细胞沉降率（血沉）可增快，补体 C3 降低，C 反应蛋白增高，以血清肌钙蛋白 T、肌钙蛋白 I、CK－MB 升高具有较高的特异性和敏感性。

2. 心电图　可有 ST－T 改变和各种心律失常，尤以室性期前收缩和房室传导阻滞常见。此外，有心室肥大、QT 间期延长、低电压等改变。

3. X线检查　局灶性心肌炎无异常改变，弥漫性心肌炎或合并心包炎者心影扩大，心搏减弱，严重者可有肺淤血或肺水肿。

4. 超声心动图　可有心脏增大，左心室收缩或舒张功能异常，节段性或区域性室壁运动异常，心肌回声反射增强和不均匀，也可完全正常。

5. 核素检查　对病毒性心肌炎有较高敏感性，可了解心肌受损的范围、程度及心功能状态。

6. 病毒学检查　咽拭子病毒分离意义不大。急性期通过心肌活检，可从心内膜、心肌、心包或心包穿刺液中检测出病毒、病毒基因片段或病毒蛋白抗原。目前应用较广泛的是通过双份血清中特异性病毒抗体测定，以证实病毒性心肌炎。

7. 心内膜心肌活检　对本病的诊断有较高价值，但由于取样误差等因素，对其结果应结合病史和其他检查综合分析。

【诊断】

病毒性心肌炎确诊相当困难，原因是其临床表现及多数辅助检查缺乏特异性。一般从以下几方面考虑：①有呼吸道或肠道病毒感染的病史；②出现心脏损害的临床表现及心电图改变，有明确的心肌损害实验室检查证据；③有心肌损害的病原学证据；④除外其他疾病。

【治疗和预后】

（一）一般治疗

进富含蛋白质和维生素的食物。应卧床休息，至症状消失，心电图恢复正常，一般需3个月左右。心脏已扩大或曾经出现过心功能不全者应延长至半年。恢复期仍应当适当限制活动3～6个月。

（二）抗病毒及调节免疫功能治疗

主要用于病毒感染早期。干扰素能阻断病毒复制和调节细胞免疫功能，中药黄芪有抗病毒、调节免疫的功能，对干扰素系统有激活作用。其他药物有胸腺素、免疫核糖核酸、转移因子等。

（三）改善心肌代谢药物

应用改善心肌细胞营养与代谢的药物，如维生素C、辅酶Q 10、辅酶A、细胞色素C和1,6-二磷酸果糖（FDP）等。还可使用极化液（GIK）：氯化钾1～1.5g，普通胰岛素8～12IU加入10%葡萄糖500ml内静滴，每日一次。

（四）对症治疗

发生心衰时应给予低盐饮食、吸氧、血管扩张药、血管紧张素转化酶（ACE）抑制药和利尿剂。因心肌炎的患者对洋地黄敏感而耐受性低，洋地黄的用量为常规负荷量的1/2～2/3。严重心衰或休克时，可联用酚妥拉明、硝普钠等血管活性药物及非洋地黄类正性肌力药物。快速性心律失常有症状者给予抗心律失常药物治疗，窦房结功能损害或严重房室传导阻滞者可考虑使用心脏起搏器。

（五）糖皮质激素的应用

在病毒性心肌炎急性期，尤其是最初2周内，不主张应用糖皮质激素，因其可抑制干扰素的合成，促进病毒繁殖和炎症扩散。但在有严重房室传导阻滞、难治性心力衰竭、休克或自身免疫过度的情况下可谨慎应用，以抑制抗原抗体作用，减少过敏反应，有利于心肌炎症、水肿的消退，消除过度强烈的免疫反应和减轻毒素作用，常用地塞米松。但疗程不宜超过2周。

本病急性期定为三个月，三个月后至一年为恢复期，一年以上为慢性期。大多数患者经过治疗症状在数周后消失而痊愈，但部分病例可存在各种心律失常而难以彻底消失，如无不适可不必用抗心律失常药物干预。少数在急性期因严重心律失常、急性心力衰竭和心源性休克而死亡。另有部分患者形成慢性心肌炎，有心脏扩大、心功能减退，伴或不伴心律失常和心电图异常。

思考题

1. 简述肥厚型心肌病的临床表现。
2. 扩张型心肌病与缺血性心肌病的鉴别诊断要点有哪些？

（张海澄　炅　峰　朱　丹）

第十章

心包疾病

学习目标

【掌握】

1. 心包疾病的相关概念。
2. 心包疾病的临床表现及诊断。
3. 心包疾病的治疗原则。

【熟悉】

1. 心包疾病的病因。
2. 心包疾病的辅助检查。

【了解】

心包疾病的预后。

心包疾病是由感染、肿瘤、代谢疾病、尿毒症、自身免疫病、外伤等引起的心包病理性改变。临床上可按病程分为急性、亚急性及慢性，按病因分为感染性、非感染性、过敏性或免疫性。

第一节 急性心包炎

【概念】

急性心包炎（acute pericarditis）为心包脏层和壁层的急性炎症性疾病。可单独存在，也可继发于全身性疾病，常是全身性疾病的一部分。感染性和非感染性因素均可致病。

【病因】

（一）感染性

1. 病毒性心包炎（viral pericarditis） 最常见的病因为病毒感染。

2. 化脓性心包炎（purulent pericarditis） 多发生在成年人，致病菌以金黄色葡萄球菌最为常见。

3. 结核性心包炎（tuberculous pericarditis） 以青年、男性多见。

4. 真菌性心包炎（fungal pericarditis） 较少见。

5. 寄生虫性心包炎（parasite pericarditis） 极少见。

（二）非感染性

1. 急性非特异性心包炎（acute nonspecific pericarditis） 成人多见，为浆液性纤维素性炎，病因尚未确定，可能是病毒感染或高敏反应所致。

2. 风湿性心包炎（rheumatic pericarditis）　急性风湿热时常伴发心包炎，常是风湿性全心炎的一部分。常发生于儿童与年轻人。

3. 心肌梗死后心包炎（postmyocardial infarction pericarditis）　多发生于梗死后 2 小时至 5 日，一般 10 日内出现，为弥漫性心包炎症，常合并胸膜受累。

4. 心包切开后综合征　常发生于心外科术后 1 周，可能与高敏反应或自身免疫有关。

5. 尿毒症性心包炎（uremic pericarditis）　在肾功能不全的晚期出现，多为纤维素性心包炎，可伴有血性心包积液。

6. 肿瘤性心包炎（tumor pericarditis）　由于恶性肿瘤心包转移或原发性心包肿瘤，如间皮瘤引起。

7. 放射性心包炎（radiation pericarditis）　对胸部肿瘤进行放疗，常可造成心包损伤。

【病理】

心包炎症在初期阶段，可产生由纤维蛋白、白细胞及少许内皮细胞组成的少量渗出物，称急性纤维蛋白性心包炎（图 3-10-1 至图 3-10-3）。当渗出物中液体增多时，称渗出性心包炎。液量可数百毫升，甚至达 2～3L。依病因不同，渗出液可呈脓性或血性。心包脏层下心肌常有不同程度和范围的炎性变化，如范围较广可称为心肌心包炎。炎症可累及纵隔、横膈和胸膜。心包渗液多在 2～3 周内吸收，但也有可能渗出液残留数日或数年，如结核性心包炎，也

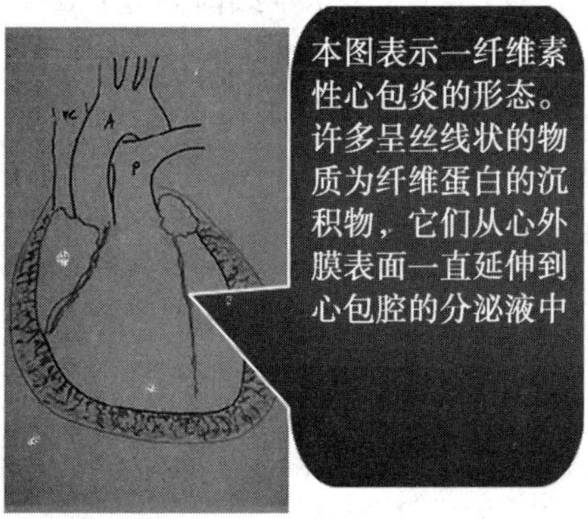

（1）示意图

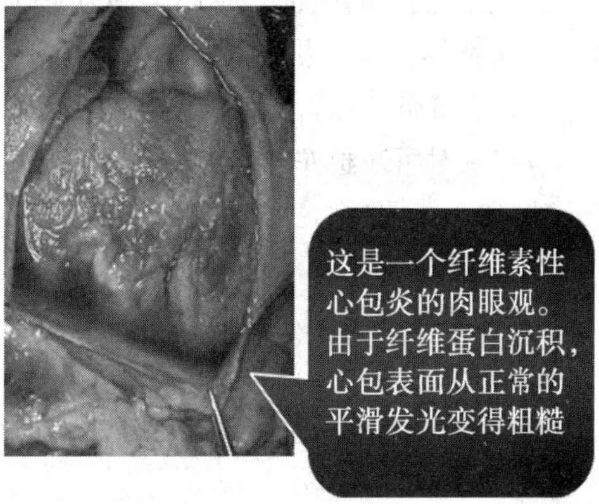

（2）肉眼观

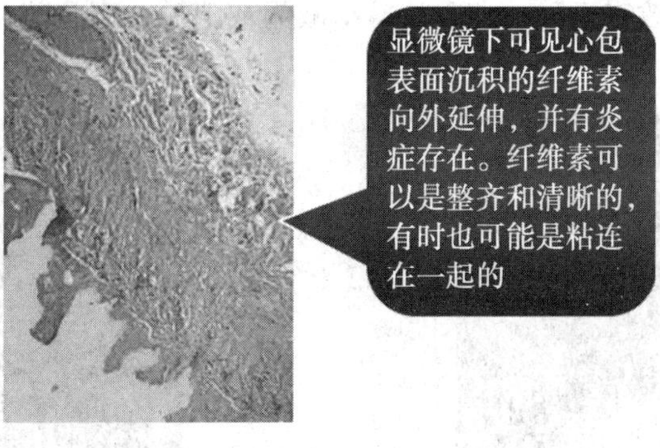

（3）镜下观察

图 3-10-1　心包炎表现

可出现壁层与脏层粘连、增厚，发生慢性缩窄性心包炎。

【临床表现】

（一）症状

1. 胸骨后、心前区疼痛　是急性心包炎的特征，疼痛的性质不一，可尖锐，也可呈压榨性，可放射至颈部、左肩、左臂等，与呼吸运动有关，常在深吸气、咳嗽、躯体转动、吞咽时疼痛加重。

2. 呼吸困难　是心包积液时最突出的症状，由于肺淤血、肺和支气管受压引起。严重者呼吸浅而快，伴发绀，身体被迫前倾。可因压迫食管而产生干咳、声嘶、咽下困难。

3. 全身症状　多数患者在发生胸痛前或伴随胸痛时出现畏寒、发热、多汗、食欲不振、倦怠、全身不适等。

（二）急性心包炎的体征

1. 心包摩擦音　是急性纤维蛋白性心包炎最具有诊断价值的体征，由炎症而变得粗糙的壁层与脏层心包在心脏活动时相互摩擦而产生，为抓刮样粗糙的高频声音，收缩期和舒张期均可听到，往往盖过心音且有较心音更贴近耳朵的感觉，多位于心前区，但在胸骨左缘第3、4肋间，胸骨下部和剑突附近较清楚。身体前倾、深吸气并将听诊器胸件紧压胸壁时摩擦音更易听到。当渗液出现使壁层与脏层心包完全分开时，心包摩擦音即消失；如两层心包有部分粘连，虽有大量积液，有时仍可闻及心包摩擦音。

2. 心包积液的体征　①心尖搏动减弱、消失或出现于心浊音界左缘内侧处；②心脏叩诊：心浊音界向两侧扩大，相对浊音界消失，或者由坐位变为卧位时第2、3肋间的心浊音界增宽；③心音低而远，心率快；④少数患者在胸骨左缘第3、4肋间可听到心包叩击音；⑤大量心包积液时可压迫左侧肺部而出现Ewart征，即左肩胛骨下呈浊音，语颤增强，并可听到支气管呼吸音，而且大量心包积液可使收缩压降低，而舒张压变化不大，故脉压变小。

3. 心脏压塞征象　见本章第三节。

【实验室检查及其他辅助检查】

（一）化验检查

取决于原发病，感染者常有外周血白细胞计数增加及红细胞沉降率（血沉）增快等炎性反应表现。

（二）X线检查

对渗出性心包炎有一定诊断价值，当心包积液＞250ml时，可出现心影增大，呈水滴状或烧瓶状，心影随体位改变而移动，心脏搏动减弱或消失，而肺部无明显充血现象（图3-10-2，图3-10-3）。

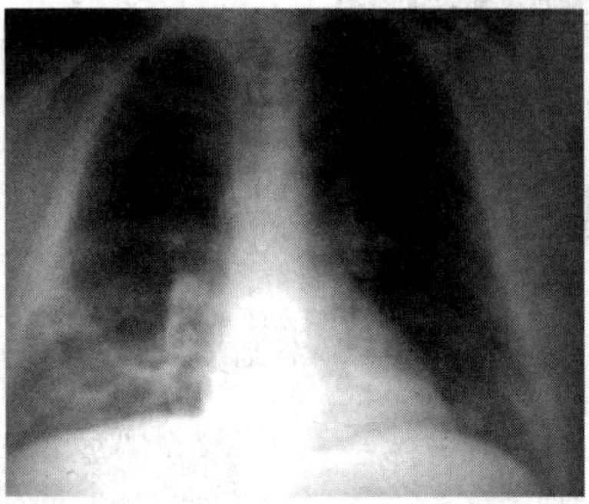

图3-10-2　渗出性心包炎的肺部X线正位片

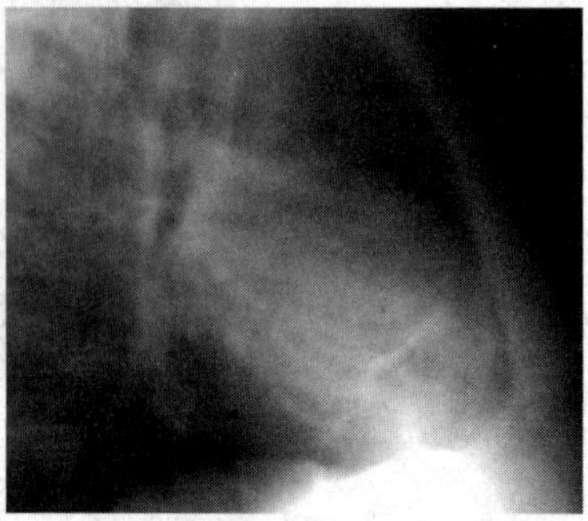

图3-10-3　渗出性心包炎的肺部X线侧位片

(三) 心电图 (图 3－10－4 至图 3－10－7)

1. ST 段抬高　除 aVR、V_1 导联外，所有导联 ST 段呈弓背向下型抬高。

2. T 波低平及倒置　一至数日后，ST 段回到基线，出现 T 波低平及倒置。

3. ST 段压低　aVR、V_1 导联有 ST 段压低。

4. QRS 波低电压，大量积液时可见电交替。

5. 无病理性 Q 波，常有窦性心动过速。

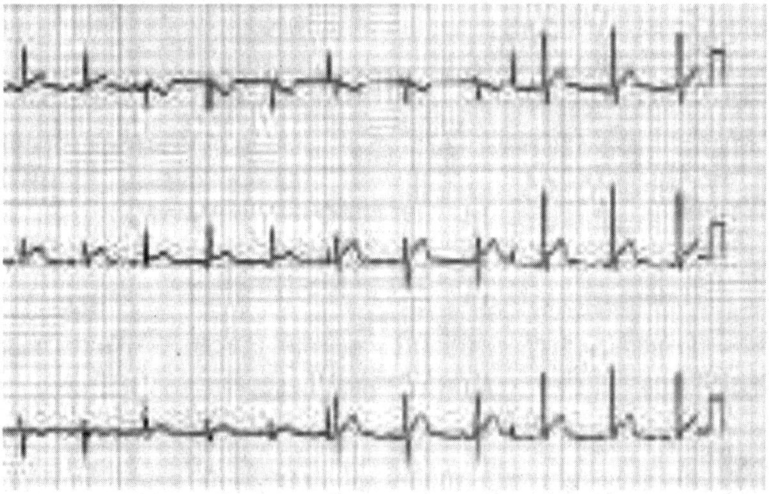

图 3－10－4　发病第一天

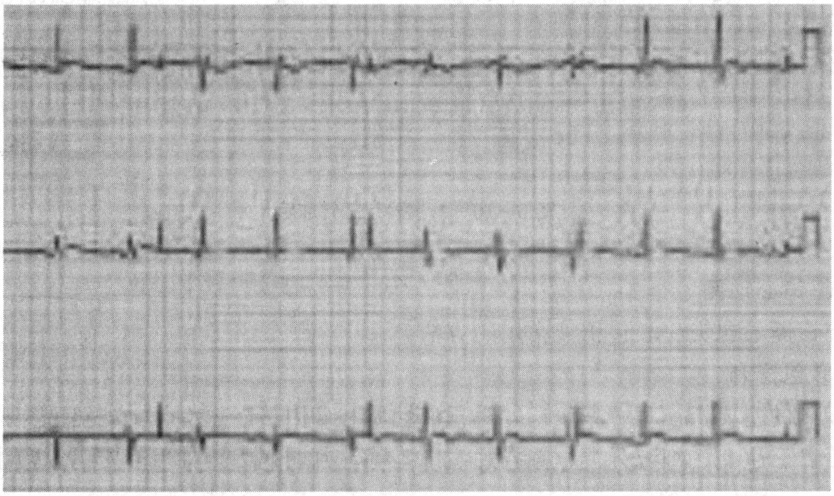

图 3－10－5　发病第三天

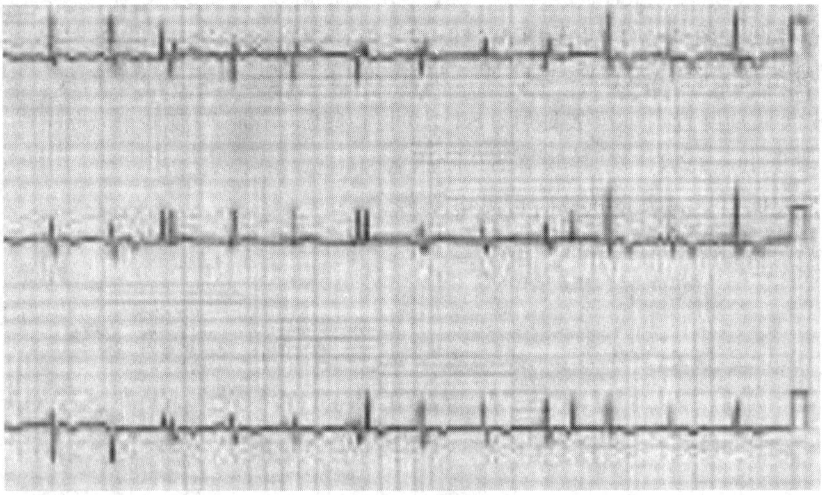

图 3-10-6 发病第十八天

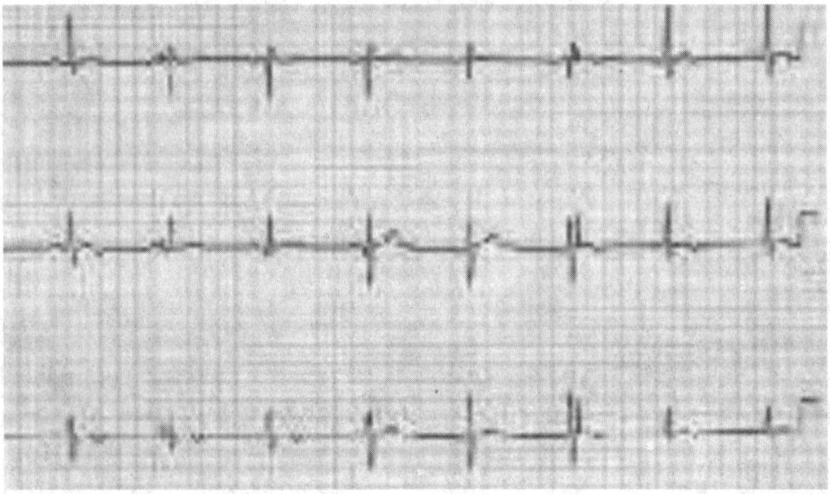

图 3-10-7 发病三个月后

(四) 超声心动图

是目前诊断心包炎、心包积液常用的方法。

(五) 心包穿刺

心包穿刺的主要指征是心脏压塞，对积液性质和病因诊断也有帮助。可取穿刺液进行涂片、细菌培养、生化、细胞分类、查找肿瘤细胞等，判明病因，抽取一定的积液也可解除心脏压塞症状。

(六) 心包活检

主要用于病因不明而持续时间较长的心包积液。

【诊断与鉴别诊断】

在心前区听到心包摩擦音，提示心包炎的诊断。由于急性心包炎的心包摩擦音多变，持续时间短，故须经常和仔细听诊才能发现。根据临床表现、X 线检查、心电图、超声心动图检查可做出心包炎的诊断。但确定病因常需进行心包穿刺、心包活检（表 3-10-1）。

表 3-10-1 五种常见的心包炎鉴别

	急性非特异性	结核性	化脓性	肿瘤性	心脏损伤后综合征
病史	上呼吸道感染病史，起病急，常反复发作	伴原发结核表现	伴原发感染病灶，或败血症表现	转移性肿瘤多见	有手术、心梗等心脏损伤史，可反复发作
发热	持续发热	常无	高热	常无	常有
胸痛	常剧烈	常无	常有	常无	常有
心包摩擦音	明显，出现早	有	常有	少有	少有
白细胞计数	正常或增高	正常或轻度增高	明显增高	正常或轻度增高	正常或轻度增高
血培养	-	-	+	-	-
心包积液量	较少	常大量	较多	大量	一般中量
性质	草黄色或血性	多为血性	脓性	多为血性	常为浆液性
细胞分类	淋巴细胞较多	淋巴细胞较多	中性粒细胞较多	淋巴细胞较多	淋巴细胞较多
细菌	无	有时找到结核分枝杆菌	化脓性细菌	无	无
治疗	非甾体抗炎药	抗结核药	抗生素及心包切开	原发病治疗，心包穿刺	糖皮质激素

【治疗】

本病的治疗包括对原发病的病因治疗，解除心脏压塞和对症治疗。结核性心包炎应尽早开始抗结核治疗，并给予足够的剂量和较长的疗程。风湿性心包炎时应加强抗风湿治疗，一般用肾上腺皮质激素较好。化脓性心包炎应选用足量对致病菌敏感的抗生素，且剂量要足，并反复心包穿刺抽脓和心包腔内注入抗生素，必要时心包切开引流。非特异性心包炎时肾上腺皮质激素可能有效。心包积液引起心脏压塞时应及时进行心包穿刺抽液。

【预后】

本病的预后取决于病因。一般来说感染性心包炎经及时有效的治疗可望痊愈。少数可遗留心肌损害，心包缩窄。恶性肿瘤、系统性红斑狼疮所致心包炎预后差。

第二节 缩窄性心包炎

缩窄性心包炎（constrictive pericarditis）是由于心包壁层及脏层的慢性炎症病变，引起心包增厚、僵硬、纤维化而限制心脏活动，致使心脏的舒张和收缩受限，从而降低心脏功能，造成全身血液循环障碍的一组疾病。

【病因】

最常引起心包缩窄的疾病是结核性心包炎，其次为化脓性或创伤性心包炎，近年来放射性心包炎和心脏手术后引起者逐渐增多。其他少见的病因包括自身免疫病、恶性肿瘤、尿毒症、药物等。

【临床表现】

（一）症状

缩窄性心包炎起病常隐匿。心包缩窄可出现于急性心包炎后数月至数年。劳力性呼吸困难是本病较早的表现，呼吸困难逐渐加重，甚至不能平卧而采取端坐体位，之后可出现腹胀、乏力、肝区疼痛、水肿等。

（二）体征

查体可发现颈静脉怒张、Kussmaul 征阳性。心尖搏动减弱或消失，心浊音界正常或稍扩大，心音弱而远，部分患者于胸骨左缘第 3、4 肋间可闻及心包叩击音。还可出现肝大、腹水、胸腔积液及下肢水肿、心律失常、脉压变小、奇脉等。

【实验室检查和其他辅助检查】

（一）化验检查

多无特异性改变，可有轻度贫血。病程较久者因肝淤血可有肝功能损害、白蛋白减少。肾淤血可出现蛋白尿及一过性尿素氮升高等。胸腔积液、腹水通常为漏出液。

（二）心电图

常可提示心肌受累的范围和程度，主要表现为 QRS 波低电压、T 波倒置或平坦，T 波倒置越深，说明心肌受损越重。

（三）影像学检查

心包钙化是诊断该病最可靠的 X 线征象，大多数患者可见到。患者心搏减弱，心影可偏小、轻度扩大或正常，左右心缘变直，上腔静脉扩张。CT 检查及磁共振成像对心包增厚诊断有较高价值。

（四）超声心动图

可见心包增厚、钙化，有时可见少量局限性心包积液。右心室前壁和左心室后壁运动幅度变小，心室容量减小，心房扩大。

（五）心导管检查

右心房、右心室、肺毛细血管楔压均升高且趋向于相等；右心房压力曲线示 M 或 W 波形。右心室压力曲线呈现舒张早期下陷和舒张后期的高原形曲线。

【诊断】

对于有体循环淤血的患者，在鉴别诊断中应考虑到此病。结合既往病史及 X 线检查、超声心动图、心电图、CT 及心导管检查等，可诊断缩窄性心包炎。但应与心肌病、肝硬化、结核性腹膜炎等鉴别，尤其是限制型心肌病的临床表现与缩窄性心包炎极为相似，但两病的治疗与预后相差甚远，应仔细鉴别。

【治疗】

及早施行心包剥离术是本病治疗的关键，以避免发展到心肌萎缩、心源性恶病质、严重肝功能受损而失去手术时机。通常在心包感染控制后即应手术，对于结核患者应在术后继续抗结核治疗一年。

第三节 心脏压塞

正常心包腔内有 20～50ml 液体，起润滑作用，在心包炎症、创伤、肿瘤等时可造成心包的炎性渗出或出血，从而产生心包积液（或积血），液体量不多时心包本身有一定的伸展能力，当心包积液的量过多或增长速度过快时，心包腔内压力急剧上升，从而产生心脏压塞，又称心包填塞。

【临床表现】

心脏压塞的临床特征为 Beck 三联征：低血压、心音低弱、颈静脉怒张。急性心脏压塞表现为急性循环衰竭、休克等。慢性心脏压塞病情发展缓慢，表现为体循环淤血、奇脉等。心脏压塞的症状除包括胸骨后闷痛、压迫感、呼吸困难、吞咽困难、呃逆、声嘶等心包积液的症状外还表现为：

1. 颈静脉怒张　由于大量心包积液，回心血量减少使静脉系统淤血产生静脉压显著升高，可出现 Kussmaul 征，即吸气时颈静脉充盈更明显，常伴有肝大、下肢水肿、腹水。

2. 动脉压下降、脉压变小、心动过速、心排血量降低，可发生休克。

3. 奇脉　奇脉是指大量心包积液患者在触诊时桡动脉搏动呈吸气性减弱或消失，如用血压测量，即吸气时动脉收缩压较吸气前下降 10mmHg 或更多。奇脉常见于心脏压塞，也可见于肺气肿、支气管哮喘、大量胸腔积液等。

4. 心包积液体征　心脏叩诊浊音界向两侧扩大，心尖搏动减弱或消失，心音低而遥远，大量积液时可在左肩胛骨下出现浊音及左肺受压迫所引起的支气管呼吸音，称为心包积液征（Ewart 征）。

【实验室检查及其他辅助检查】

1. 胸部 X 线　心影增大甚至呈“烧瓶样”。

2. 超声心动图　是诊断心包积液的最常用而可靠的方法之一。

3. 心电图　可出现窦性心动过速、QRS 波低电压，甚至 QRS 波的电交替，ST－T 改变等。

4. 血流动力学检查　对心脏压塞的诊断可以提供直接证据。

【诊断与治疗】

结合临床表现、实验室检查及其他辅助检查可确定诊断。

治疗包括病因治疗和减轻心包腔压力两个方面。心包穿刺引流是解除心脏压塞最简单有效的手段，对所有血流动力学不稳定的急性心脏压塞，均应紧急进行心包穿刺或心包开窗引流，解除心脏压塞。

案例

患者，男性，28 岁，因胸痛、呼吸困难 2 个月，加重 1 天就诊。体检：体温 37.8℃，脉搏 126 次/分，呼吸 32 次/分，血压 80/50mmHg。患者一般情况差，发育正常，呈端坐位，意识模糊，口唇轻度发绀，颈静脉怒张，肝颈静脉回流征阳性。左肩胛下区叩诊呈浊音，可闻及异常支气管呼吸音；心浊音界向两侧扩大，心音低弱遥远，心率 126 次/分，律齐，奇脉；腹软，肝剑突下 6cm，右肋缘下 2cm 触及，移动性浊音阴性；双下肢水肿。实验室检查：白细胞计数 6.0×10^9/L，中性粒细胞 0.65，淋巴细胞 0.35，红细胞沉降率 80mm/h；胸部 X 线：心影呈三角烧瓶状。

初步诊断：急性心脏压塞，原因待查。

问题与思考：

1. 如要确诊还需进行哪些检查？

2. 首要处理是什么？

思考题

1. 结合心包炎的病理改变简述其临床表现。
2. 简述心脏压塞的临床特征。

（杨　峥）

第十一章

外周血管疾病

学习目标

【掌握】

1. 常见外周血管疾病的概念。
2. 常见外周血管疾病的临床表现及诊断。
3. 常见外周血管疾病的治疗。

【熟悉】

1. 常见外周血管疾病的病因。
2. 常见外周血管疾病的实验室和辅助检查。

【了解】

1. 常见外周血管疾病的病理生理改变。
2. 常见外周血管疾病的预后。

第一节　大动脉炎

多发性大动脉炎是指主动脉及其主要分支及肺动脉或冠状动脉的慢性进行性非特异性炎症，亦称缩窄性大动脉炎，多数引起不同部位的狭窄或闭塞，少数患者因炎症破坏动脉壁的中层，致动脉扩张或动脉瘤，其临床表现因病变部位的不同而不同。因日本眼科医生高安（Takayasu）首先报道一例大动脉炎眼底表现，故又称高安（Takayasu）病。病变位于主动脉弓及其分支者引起头部及上肢缺血，称为“主动脉弓综合征”；在胸降主动脉者，则表现为所谓的不典型（先天性）主动脉缩窄；累及肾动脉可引起肾血管性高血压；累及肺动脉可产生肺动脉高压；影响冠状动脉可产生心绞痛或心肌梗死。通常所说的“无脉症”，大多是本病头和臂部动脉受累的类型。

【发病情况】

本病多见于女性，占66.7%～69%，发病年龄5～45岁，89%在30岁以下。

【病因与发病机制】

病因迄今尚不明确，多认为与遗传因素、内分泌异常、感染（链球菌、结核分枝杆菌、病毒等）后机体发生免疫功能异常等有关。

【病理】

大动脉炎主要累及弹力动脉，如主动脉、颈动脉、椎动脉、锁骨下动脉、肾动脉、腹腔动脉、肠系膜上动脉、肠系膜下动脉、肝动脉、脾动脉、冠状动脉及肺动脉等。约84%的患者病变侵犯2～13支动脉，其中以头臂动脉（尤其是左锁骨下动脉）、肾动脉、胸腹主动脉及肠系膜上动脉为好发部位。病变常累及动脉壁全层，主要为弥漫性纤维组织增生，呈广泛而不规则的增生或变硬，管腔有不同程度的狭窄或闭塞，常合并血栓形成，病变以主动脉分支入口处较严重，有时可使冠状动脉开口处或近段狭窄。少数受累动脉壁的弹力纤维和平滑肌纤维遭受严重破坏或断裂，在局部血流动力学的影响下形成动脉扩张或动脉瘤。其基本病变呈急性渗出、慢性非特异性炎症和肉芽肿表现。

【临床表现】

本病的发展大多比较缓慢，亦偶有自行缓解者。有报道平均病程2～3年，最短者1个月，最长者达20年。

（一）全身症状

在动脉炎活动期出现，患者可有全身不适，易疲劳、发热、食欲不振、恶心、出汗、体重下降和月经不调等症状，可有雷诺综合征表现和脾大。

（二）局部症状

根据受累血管不同可分为五型。

1. 头臂动脉型（即上肢无脉型）

（1）症状：颈动脉、锁骨下动脉和椎动脉狭窄或闭塞，可引起脑部不同程度的缺血，出现头晕、头痛、记忆力减退，单侧或双侧视物有黑点，视力减退，视野缩小甚至失明，咀嚼肌无力和颊部肌肉疼痛。少数患者因局部缺血产生鼻中隔穿孔，上颊及耳郭溃疡，牙齿脱落和面肌萎缩。部分患者可发生锁骨下动脉窃血综合征而导致一过性头晕或晕厥。脑缺血严重者可有反复晕厥、抽搐、失语、偏瘫或昏迷。锁骨下动脉、腋动脉、肱动脉狭窄或阻塞时可出现单侧或双侧上肢无力，发凉，酸痛麻木甚至肌肉萎缩。

（2）体征：颈动脉、桡动脉搏动减弱或消失，两侧上肢收缩压差大于10mmHg，约半数患者于颈部或锁骨上部可闻及2级以上收缩期血管杂音，少数伴有震颤，但杂音响度与狭窄程度之间并非完全成比例；轻度狭窄或完全闭塞的动脉，则杂音不明显，如有侧支循环形成，则血流通过扩大弯曲的侧支循环时，可以产生连续性血管杂音。颈动脉、桡动脉、肱动脉可出现搏动减弱或消失（无脉征）。

2. 胸腹主动脉型（即下肢无脉型）

（1）症状：缺血产生下肢麻木、疼痛、发凉感觉，易疲劳，并可有间歇性跛行。上肢血压增高者可有高血压的各种症状，甚至发生心力衰竭。

（2）体征：下肢从股动脉开始，可有一侧或两侧动脉搏动减弱或消失，血压测不出或明显降低。高血压患者上肢血压增高。腹部或肾区可闻及收缩期杂音。肩胛骨附近、两肩胛间、胸部或胸骨旁可闻及连续性收缩期杂音。

3. 肾动脉型　本型约占15.8%。

（1）症状：累及一侧或两侧肾动脉均可有持续、严重、顽固的高血压，以及由高血压引起的各种症状，表现为头晕、心慌、肢体乏力、发凉、间歇性跛行。

（2）体征：四肢血压均明显增高，可有左心室增大或左心衰竭的体征。上腹部或肾区可闻及收缩期杂音。

4. 肺动脉型

(1) 症状：本病合并肺动脉受累并不少见，约占50%，尚未见单纯肺动脉受累者，临床上可出现心悸、气短。

(2) 体征：肺动脉瓣区可闻及第二心音亢进和收缩期杂音，5%的病例可出现胸腔积液。肺动脉狭窄较重的一侧呼吸音减弱。

5. 混合型　约占31.6%～41.5%，病变同时累及两组或两组以上的血管。其症状和体征随受累血管的不同而异。此外病变累及冠状动脉引起狭窄或闭塞，导致少数患者发生心绞痛或心肌梗死。

【实验室及其他辅助检查】

1. 实验室检查　可见红细胞沉降率（血沉）增快，C反应蛋白增高，抗链球菌溶血素"O"（ASO）增高，α_1、α_2及γ球蛋白增高等，但特异性差。血清抗主动脉抗体滴度＞1∶32为阳性，＜1∶16为阴性，大动脉炎阳性率可达91.5%，对诊断有一定帮助。

2. 胸部X线检查　可见左心室扩大，升主动脉弓或降部膨隆、扩张，甚至瘤样扩张，降主动脉（尤以中下段）变细内收及搏动减弱等。

3. 心电图检查　约半数患者表现为左心室肥厚，左心室劳损或高血压。少数表现呈冠状动脉供血不足或心肌梗死改变。由于肺动脉狭窄引起的肺动脉高压可表现为右心室肥厚，左心室后负荷增加可能部分掩盖心电图上右心室肥厚的特征。

4. 眼底检查　无脉症眼底为一种特异性改变，发生率约为14%。可分为三期：第一期（血管扩张期），视神经乳头发红，动静脉扩张、淤血，静脉管腔不均，毛细血管新生，有小的出血、小血管瘤，虹膜玻璃体正常。第二期（吻合期），瞳孔散大，对光反射消失，虹膜萎缩，视网膜动静脉吻合形成，周边血管消失。第三期（并发症期），表现为白内障、视网膜出血和剥离等。

5. 彩色多普勒超声　可探查主动脉及其主要分支狭窄或闭塞及血流速度改变等。但对其远端分支探查较困难。

6. 核素检查　放射性核素肾图可显示患侧肾有缺血性改变。

7. 特殊检查　可进行动脉造影、数字减影血管造影（DSA）、磁共振血管造影（MRA）等检查以确定血管病变部位及程度。

【诊断】

大动脉炎临床表现典型者诊断并不困难，但不典型者则需与其他疾病进行鉴别。凡40岁以下（尤其女性）具有下列一种以上表现者，应怀疑或诊断本病：①单侧或双侧肢体出现缺血症状，伴有动脉搏动减弱或消失。血压降低或测不出或两侧肢体收缩压相差大于10mmHg或下肢收缩压较上肢收缩压降低20mmHg（同宽度袖带）者；②有脑缺血症状，并伴有单侧或双侧颈动脉搏动减弱或消失以及颈部血管杂音者；③近期发生的高血压或顽固性高血压，伴有上腹部血管杂音；④不明显低热，红细胞沉降率（血沉）快，伴有血管杂音，四肢脉搏或血压有异常改变者，若累及肺动脉或冠状动脉可出现相应的临床表现；⑤典型高安（Takayasu）眼底改变者。

1990年美国风湿病学会关于大动脉炎诊断标准如下：①发病年龄≤40岁；②肢体间歇性跛行；③一侧或双侧肱动脉搏动减弱；④双上肢收缩压差＞10mmHg；⑤一侧或双侧锁骨下动脉或腹主动脉区闻及血管杂音；⑥动脉造影异常。符合上述6条中3条可诊断本病，同时需除外血栓闭塞性脉管炎、闭塞性动脉粥样硬化、先天性主动脉畸形（如不典型先天性主动脉缩窄）、胸廓出口综合征、创伤或主动脉受压。

【治疗】

（一）活动期治疗

在动脉炎活动期全身症状明显时，可给予糖皮质激素治疗，泼尼松 15～60mg/d，病情好转后递减，直至病情稳定，酌情维持 5～15mg/d。对糖皮质激素疗效不佳者可与免疫抑制剂合用，常用氨甲蝶呤，其次还可选用环磷酰胺。如合并感染，应同时给予抗感染治疗。

（二）稳定期治疗

可选用周围血管扩张药，如盐酸妥拉唑啉、烟酸、血管紧张素转化酶抑制药（卡托普利）、己酮可可碱；改善微循环药物；抗血小板药物；降压药物。

（三）外科手术治疗

对静止期者，因重要血管狭窄、闭塞，影响脏器供血可考虑手术治疗，如介入治疗、内膜血栓清除术、人工血管重建术、肾切除术、血管旁路移植术等。

（四）经皮腔内血管成形术

目前已应用治疗肾动脉狭窄及腹主动脉、锁骨下动脉狭窄等，获得较好的疗效。

第二节　闭塞性周围动脉粥样硬化

闭塞性周围动脉粥样硬化指周围动脉由于粥样硬化病变引起管腔进行性狭窄或闭塞所致的缺血性症状。本病多在 60 岁后发病，男性明显多于女性。

【病因与发病机制】

动脉粥样硬化是一种全身性疾病，其病因至今尚不完全清楚。目前认为高血压、高脂血症、糖尿病、吸烟、高龄、肥胖为本病的易患因素。吸烟使本病发病增加 2～5 倍，糖尿病使发病增加 2～4 倍。血脂异常、高血压和高半胱氨酸血症、纤维蛋白原、C 反应蛋白增高也易增加发病率。从上、下肢的情况来看，下肢动脉粥样硬化的发病率远远超过上肢。从临床上已出现下肢缺血性症状的患者来看，狭窄病变位于主-髂动脉者占 30%；病变侵犯股-腘动脉者占 80%～90%；更远端的胫、腓动脉受侵犯者占 40%～50%。

【病理及病理生理】

动脉内膜粥样斑块形成，逐渐发展使血管管腔狭窄以致闭塞；也可因斑块内出血或斑块破裂继发血栓形成而使管腔狭窄或血流突然中断。血管壁的病变加上血流动力学的影响可形成局部扩张。肢体的缺血程度取决于病变侵犯的部位、形成狭窄的进程快慢、是否已有侧支循环形成等因素。血流供血供氧与组织的耗氧之间是一对动态的矛盾，当肢体处于休息状态时，减少的血流尚能应付低耗氧需要；当肢体运动和承受负荷时，耗氧量增加，即出现氧的供求矛盾，诱发缺血症状。缺氧时的低氧代谢增加了乳酸的积累也可加重疼痛症状。

【临床表现】

（一）症状

主要和典型的症状为间歇性跛行（intermittent claudication）和静息痛。间歇性跛行是因肢体运动而诱发的肢体局部疼痛、束紧、麻木或肌肉无力感，肢体停止运动后，症状即可缓解，重复相同负荷的运动则症状可重复出现，休息后又可缓解。依据疼痛部位可判断动脉阻塞的水平，如疼痛出现于臀部、股部提示狭窄病变在主-髂动脉。临床上最多见的是股-腘动脉狭窄所致的腓肠肌性间歇性跛行。病情进一步发展，动脉严重狭窄以致闭塞时，肢体在静息状态下也可出现疼痛等症状，称为静息痛。多见于夜间肢体处于平放状态时，可能与丧失了重力性血液灌注有关，若将肢体下垂可使症状减轻，更严重时肢体下垂也不能缓解症状，患者丧失行走能力，并可出现缺血性溃疡和坏疽，甚至并发局部蜂窝织炎、骨髓炎或败血症。

（二）体征

1. 主要体征为狭窄远端动脉搏动减弱或消失，以致两侧肢体脉搏显著不一。病侧患肢血压减低或测不到。两侧肢体血压相差>20mmHg。血管狭窄部位可闻及杂音。单纯收缩期杂音提示血管狭窄，如出现连续性杂音则表明狭窄的远端舒张压很低，侧支循环形成不良。

2. 肢体缺血的体征包括肌肉萎缩，皮肤变薄、苍白、发亮，汗毛脱落，皮温降低，趾甲变厚。

3. 当肢体下垂时，可因继发性充血而发红。从肢体高位移向下垂位，到出现发红和静脉充盈所需时间与动脉狭窄程度和侧支循环状态有关。从肢体下垂到肢体转红时间>10s，表浅静脉充盈时间>15s，即提示有动脉狭窄。相反，如将肢体上抬呈60°角，在≤60s时间内即出现明显的肢体苍白，也提示有动脉狭窄。严重缺血时因患者经常被迫使肢体处于下垂位，可出现水肿。缺血性神经炎可导致肢体麻木和反射减弱，晚期在骨突出易磨损部位可见缺血性溃疡。

【实验室及其他辅助检查】

血液检查常有血糖和血脂增高。踝肱指数（ABI）测定：应用血压计测得踝动脉压与肱动脉压的比值，正常值≥1，<0.9为狭窄，如<0.5，提示病变严重，常伴有休息肢痛。患者在运动后该指数可明显降低。进行彩色多普勒、腹主动脉造影或股动脉造影时，可显示动脉狭窄或闭塞的部位、范围以及侧支循环等情况。

【诊断与鉴别诊断】

50岁以上男性，有冠心病、脑动脉粥样硬化或高血压、高脂血症、糖尿病、吸烟等危险因素者，如出现间歇性跛行，肢痛伴下肢动脉搏动减弱、消失或不对称，多普勒检测踝肱指数<0.9，即可诊断本病，相关动脉造影可明确诊断。本病应与其他周围闭塞性动脉疾病鉴别，如多发性大动脉炎、血栓闭塞性脉管炎及动脉闭塞症等。后者主要见于30岁以下重度吸烟的青年男性，累及中小动脉且上肢动脉亦经常同时受累，病程长，发展慢，常有浅表静脉炎和雷诺现象病史。此外，尚需与神经源性跛行、红斑性肢痛等相鉴别，但这些疾病无脉搏减弱、消失等血管病变表现，一般不难鉴别。

【治疗】

1. 内科治疗　①一般治疗：保持患肢清洁，避免外伤和穿过紧的鞋袜，睡觉时抬高床头，戒烟，控制高血压、高脂血症、糖尿病等危险因素，进行步行锻炼，鼓励患者坚持步行20～30分/次，每天尽量多次，可促进侧支循环的建立。②改善患肢血液循环：有些临床试验证实服用己酮可可碱（pentoxifylline）可增加间歇性跛行患者的运动耐量，但尚未得到公认。对于严重肢体缺血的患者，应用前列腺素静滴，可减轻疼痛并有利于缺血性溃疡的愈合。③抗凝、抗血小板治疗：抗血小板药特别是阿司匹林对防止四肢动脉闭塞性病变的进展有效，但不能提高患者的运动耐受能力。噻氯匹定和氯吡格雷也可抑制血小板聚集。抗凝药肝素和华法林对慢性闭塞性肢体动脉粥样硬化无效。同样，尿激酶、链激酶等也只对急性血栓性血管闭塞有效，对慢性闭塞无效。④导管介入治疗：包括经皮球囊取栓术、血管成形术、支架置入术、激光血管成形术等，主要适用于狭窄段相对较短且血管尚未完全闭塞者。

2. 外科治疗　即血管旁路移植（bypass）术，有几种可供选择的手术。手术的效果取决于狭窄的部位、范围和患者的一般情况。对主-髂动脉狭窄最常用的是以编网涤纶人工血管进行主动脉-双侧股动脉旁路移植，术后再通率为99%，5年及10年的通畅率仍分别为90%及80%。手术的并发症为急性心肌梗死、脑血管意外、人工血管移植处感染、远端动脉栓塞及由于盆腔自主神经离断而造成性功能障碍等。手术死亡率为10%～30%，绝大多数是死于缺血性心脏病。股-腘动脉狭窄以大隐静脉进行旁路移植的预后最好，1年的通畅率约为90%，5年通畅率达80%。手术死亡率为1%～3%。

腰交感神经切除术对本病无效，它只能增加患肢皮肤的供血而不能增加肌肉的供血，并不能改善预后。

【预后】

由于四肢动脉粥样硬化性疾病是全身性疾病的一部分，其预后与同时并存冠心病、脑血管疾病密切有关。经血管造影证实约50%有肢体缺血症状的患者同时患冠心病。间歇性跛行患者5年生存率为70%，10年生存率为50%。患者大多死于心肌梗死或猝死，直接死于周围血管闭塞的比例甚小。伴有糖尿病及吸烟患者预后更差。约5%患者需行截肢术。

第三节　血栓性静脉炎

血栓性静脉炎（thrombophlebitis）包括深部静脉血栓形成和血栓性浅静脉炎。四肢静脉系统的疾病以静脉炎及血栓形成为主，这是静脉的解剖结构及血流动力学的特殊性质所决定的。

【病因及发病机制】

血栓性浅静脉炎的病因有①静脉壁损伤：如静脉穿刺插管、静脉注射刺激性液体和药物；②静脉曲张：引起血流淤滞、静脉内膜缺氧变性；③其他，偶尔某些癌症或结缔组织病侵及静脉。

深部静脉血栓形成的病因有①静脉血流淤滞：手术、创伤、慢性充血性心力衰竭等疾病、长期卧床、下肢静脉曲张或各种原因导致的长期静坐；②血液高凝状态：如烧伤、创伤或严重脱水等引起的血液浓缩，真性红细胞增多症，败血症，分娩，急性心肌梗死或女性长期口服避孕药等，抗凝血酶Ⅲ、C蛋白或S蛋白的缺乏；③静脉壁损伤：多由介入性诊疗操作引起。

以上各种病因导致静脉血栓形成的机制并非是单一的，往往是综合因素作用的结果。

【病理】

血栓性浅静脉炎静脉壁常有不同程度炎性病变，腔内血栓常与管壁粘连而不易脱落。由于交通支的联系有时可同时形成深、浅静脉血栓。深静脉血栓形成主要是由于血液淤滞及高凝状态所引起，所以血栓与血管壁仅有轻度粘连，容易脱落成为栓子而形成肺栓塞。同时深静脉血栓形成使血液回流受到明显的影响，导致远端组织水肿及缺氧，形成慢性静脉功能不全综合征。

【临床表现】

血栓性浅静脉炎常伴发于长时间或反复静脉输液，尤其是输入刺激性较大的药物时。在曲张的静脉内也常发生，表现为受累静脉局部红肿、疼痛和压痛，皮温增高，可触及条索样静脉，部分病例有低热，约1～3周静脉炎症消退，局部遗留条索状物质和皮肤色素沉着，常经久不褪。游走性表浅静脉血栓往往是恶性肿瘤的征象，也可见于脉管炎如闭塞性血栓性脉管炎时。

深静脉血栓形成常累及下肢深静脉，患者主要症状为患肢疼痛、肿胀，活动后加重，抬高后可好转，但临床上有些患者可以毫无局部症状，而以肺栓塞为首发症状，因此在临床评价时应特别注意。

髂、股深静脉血栓形成常为单侧。患肢肿胀发热，沿静脉走向可能发红、有压痛，并可触及条索状改变，浅静脉扩张，并可见到明显静脉侧支循环。有些病例皮肤呈紫蓝色，系因静脉内淤积的还原血红蛋白所致，称为蓝色炎性疼痛症（phlegmasia cerulea dolens）。有时腿部明显水肿使组织内压超过微血管灌注压而导致局部皮肤发白，称为白色炎性疼痛症（phlegmasia alba dolens），并可伴有全身症状。

小腿深静脉血栓形成因有较丰富的侧支循环可无临床症状，偶有腓肠肌疼痛及压痛、发热、肿胀等。当发病后期血栓机化后，可出现静脉功能不全、浅静脉曲张、色素沉着、溃疡、肿胀等，称血栓栓塞后综合征（post－thrombosis）。

由于锁骨下静脉穿刺及置入导管操作日益增多，上肢静脉血栓形成的病例日渐增多，波及上肢者症状、体征与下肢者相同。

【实验室及其他辅助检查】

1. 静脉压测定　患肢静脉压升高，提示测压处近心端静脉有阻塞。

2. 超声　二维超声显像可直接见到大静脉内的血栓，配合多普勒测算静脉内血流速度，并观察对呼吸和压迫动作的正常反应是否存在。此种检查对近端深静脉血栓形成的诊断阳性率可达95%；对远端者诊断敏感性仅为50%～70%，但特异性可达95%。

3. 放射性核素检查　^{125}I纤维蛋白原扫描偶用于本病的诊断。与超声检查相反，本检查对腓肠肌内的深静脉血栓形成的检出率可高达90%，而对近端深静脉血栓诊断的特异性较差。本检查的主要缺点是注入放射性核素后需要滞后48～72h才能显示结果。

4. 阻抗容积描记法（impedance plethysmogram，IPG）和静脉血流描记法（phleborheography，PRG）　前者应用皮肤电极，后者采用充气袖带测量在生理变化条件下静脉容积的改变。当静脉阻塞时，随呼吸或袖带充、放气而起伏的容积波幅度小。这种试验对近端深静脉血栓形成诊断的阳性率可达90%，对远端者诊断敏感性明显降低。

5. 深静脉造影　从足背浅静脉内注入造影剂，在近心端使用压脉带，很容易使造影剂直接进入深静脉系统，如果出现静脉充盈缺损，即可做出定位及定性诊断。

6. CT静脉造影　可同时检查腹部、盆腔和下肢深静脉血栓情况。

【诊断】

浅静脉血栓形成诊断较容易，局部症状、体征较明显。对长期卧床等患者出现肢体肿痛或肺栓塞时，应疑及深静脉血栓形成，多普勒血管超声图和深静脉造影可确定诊断。同时须注意与腓肠肌断裂、腰椎间盘突出、急性小腿肌炎和小腿蜂窝织炎的鉴别。

【治疗】

血栓性浅静脉炎应去除病因和对症治疗。治疗上采取保守支持疗法，如休息、患肢抬高、热敷。非甾体抗炎药可止痛并可防止血栓发展。对大隐静脉血栓应密切观察，如发展至隐-股静脉连接处，则应考虑抗凝治疗以防止深静脉血栓形成。

深静脉血栓形成的治疗主要是预防肺栓塞，特别是病程早期，由于血栓松软与血管壁连接不紧，极易脱落，应采取积极的治疗措施：①卧床，抬高患肢超过心脏水平，直至水肿及压痛消失。②溶栓治疗：常用尿激酶、链激酶或重组组织型纤溶酶原激活剂（rt-PA），宜在血栓形成早期应用，可加速血栓溶解，有利于保护静脉瓣，减少后遗的静脉功能不全；溶栓药物治疗早期深静脉血栓形成能否减少血栓栓塞后综合征的发生目前尚有争议，应限于某些较严重的髂-股静脉血栓患者应用。③抗凝治疗：使用抗凝剂防止血栓增大，并可启动内源性溶栓过程。肝素5000～10000U一次静脉注射，以后以1000～1500U/h持续静脉滴注，以活化部分凝血活酶时间（APTT）2倍于对照值为调整指标。也可采取肝素间断静脉注射或皮下注射。此后用华法林等维持治疗，并以凝血酶原时间国际标准化比值（INR）达到2.0～3.0调整剂量，新型口服抗凝药物利伐沙班可作为华法林的替代药物治疗。④手术治疗和介入治疗：内科治疗无效、有溶栓禁忌证或累及髂-股静脉的严重血栓患者，宜尽早（＜5～7天）进行静脉血栓摘除术或血管旁路移植术。近年有作者报道，对急性下肢深静脉血栓形成患者，及时采用Fogarty导管取栓疗效较好。同时，放置下腔静脉滤器，以防止肺栓塞。

【预防】

着眼于发生肺栓塞的严重威胁，对所有深静脉血栓形成的高危者均应提前进行预防。股骨头骨折、较大的骨科或盆腔手术，以及中老年人如有血黏度增高危险因素，在接受超过1h的手术前大多采用小剂量肝素预防。术前2h皮下注射肝素5000U，以后每8～12h一次，直至患者起床活动。急性心肌梗死用肝素治疗也同样对预防静脉血栓形成有利。华法林和其他同类药物也可选用。对于有明显抗凝禁忌者，可采用保守预防方法，包括早期起床活动，穿弹力袜。

案例

患者，女，73岁。因右下肢疼痛，间歇性跛行1年入院。患者一年半前因骨折卧病在床，半年后自觉右脚发凉、麻木、发紫、疼痛，症状时轻时重。糖尿病史7年。查体：体温36.7℃，脉搏76次/分，呼吸18次/分，血压130/80mmHg；双下肢皮肤苍白，皮温降低，双侧足背动脉、胫后动脉搏动消失。空腹血糖8.6mmol/L。

初步诊断：闭塞性周围动脉粥样硬化。

问题与思考：

1. 闭塞性周围动脉粥样硬化的病理改变是什么，会引起哪些临床表现？

2. 常用处理方法有哪些？

思考题

1. 简述常见5型大动脉炎的临床特点。
2. 简述大动脉炎的诊断要点。

（杨　峥）

第四篇　消化系统疾病

分篇主　编　李炳庆（承德医学院）
分篇编　委　白　福（乌兰察布医学高等专科学校）
李海英（乌兰察布医学高等专科学校）
杨建丽（保山中医药高等专科学校）
杨　峥（保山中医药高等专科学校）

第一章

总 论

学习目标

【掌握】
消化系统疾病的诊断措施。
【熟悉】
消化系统疾病的分类。
【了解】
消化系统疾病的进展。

消化系统疾病包括食管、胃、肠、肝、胆、胰腺等器官的器质性和功能性疾病，临床上十分常见。据统计，胃肠病和肝病引起的疾病负担几乎占所有疾病的十分之一，在我国，胃癌和肝癌分别是引起恶性肿瘤患者死因的第二位和第三位病因。掌握消化系统的主要结构功能特点以及与疾病的关系，对于疾病的诊断和防治是十分重要的。

第一节　消化系统疾病的分类

1. 食管疾病　主要症状为下咽困难、胸骨后疼痛或烧灼感、反酸。常见病种有胃食管反流、食管癌、食管贲门失弛缓症。

2. 胃、十二指肠疾病　主要症状为上腹部不适、饱胀、疼痛、厌食、恶心、呕吐、嗳气、反酸等。常见病种有胃炎、消化性溃疡、胃癌、十二指肠炎等。

3. 小肠疾病　主要表现有脐周腹痛、腹胀和腹泻，粪便呈糊状或水样。也可出现血便、腹块或梗阻。当发生消化或吸收障碍时，则粪便含消化不完全的食物成分，可伴有全身性营养缺乏的表现。常见病种有急性肠炎（包括病毒性肠炎）、肠结核、急性出血坏死性肠炎、克罗恩（Crohn）病、小肠肿瘤、吸收不良综合征等。

4. 结肠疾病　主要症状有下腹部一侧或双侧疼痛，腹泻或便秘，黏液、脓、血便，累及直肠时有里急后重。常见病种有痢疾和各种结肠炎、肠易激综合征、溃疡性结肠炎、结肠癌、直肠癌等。

5. 肝疾病　主要临床表现为肝区不适或疼痛、乏力常见，体征为肝大、肝区压痛、黄疸、门静脉高压和营养代谢障碍等。常见病种有病毒性肝炎、非酒精性脂肪性肝病、酒精性肝病、自身免疫性肝病、遗传性肝病、药物性肝病、肝脓肿、各种病因引起的肝硬化、原发性肝癌等。

6. 胆道疾病　主要临床表现有右上腹疼痛（胆绞痛）和黄疸。常见病种有胆石症、胆囊炎、胆管炎、胆道蛔虫症和胆管癌等。

7. 胰腺疾病　主要临床表现有中上腹部疼痛（可向腰背部放射）和胰腺分泌障碍所引起的小肠吸收不良和代谢紊乱。常见病种有急、慢性胰腺炎。厌食和体重减轻常见于胰腺癌。

8. 腹膜、肠系膜疾病　腹膜与消化器官有紧密的关系。脏腹膜形成一些消化器官的浆膜层。腹膜疾病的主要表现为腹痛与压痛、腹部抵抗感和腹水等。常见病种有各种急、慢性腹膜炎（如结核性腹膜炎），肠系膜淋巴结结核，腹膜转移癌等。

第二节　消化系统疾病的诊断

消化系统疾病正确的诊断必须建立在认真收集临床资料包括病史、体征、常规实验室检查及其他特殊检查结果，并进行全面与综合分析的基础上。

一、病史

病史是诊断疾病的基本资料，在诊断消化系统疾病中往往是诊断的主要依据。完整病史的采集对诊断尤为重要。

二、症状

典型的消化系统疾病多有消化系统的症状。

1. 食欲减退或厌食　对食物缺乏需求。严重的食欲减退称厌食。

2. 恶心与呕吐　二者可单独发生，但在多数情况下相继出现，先恶心后呕吐。胃内器质性病变如胃癌、胃炎、幽门痉挛与梗阻，最易引起恶心与呕吐。其他消化器官包括肝、胆囊、胆管、胰腺、腹膜的急性炎症均可引起恶心与呕吐。而炎症合并梗阻的管腔疾病，如胆总管炎、肠梗阻几乎无例外地产生呕吐。

3. 嗳气　是进入胃内的空气过多而自口腔反溢的现象。频繁嗳气多因精神因素、饮食习惯不良（如进食、饮水过急）、吞咽动作过多（如口涎过多或过少时）等引起，也可由于消化道特别是胃、十二指肠、胆道疾病所致。

4. 咽下困难　多见于咽、食管或食管周围的器质性疾病如咽部脓肿、食管炎、食管癌、食管裂孔疝、纵隔肿瘤、主动脉瘤等，也可由于食管运动功能障碍所致（如贲门失弛缓症）。

5. 灼热感或烧心　是一种胸骨和剑突后的烧灼感，主要由于炎症或化学刺激物作用于食管黏膜而引起，有时伴有酸性胃液反流至口腔。常见于胃食管反流。

6. 腹胀　原因有胃肠积气、积食或积粪、腹水、腹内肿物、胃肠运动功能失调等。

7. 腹痛　腹痛是胃肠道功能性疾病较常见的症状，可表现为不同性质的疼痛和不适感，要深入了解腹痛的诱因、发作时间、持续性或阵发性，疼痛的部位、性质和程度，是否放射到其他部位、有无伴随症状，以及加重或缓解因素等。

8. 腹块　要了解患者最初察觉腹块的日期，当时的感觉，腹块出现后发展情况，是经常还是偶尔存在，出现和消失的时间和条件，以及有无伴随症状。

9. 腹泻　腹泻是由于肠蠕动加速、肠分泌增多和吸收障碍所致，见于肠道疾病，亦可因精神因素和其他器官疾病。腹泻伴水样或糊状便提示小肠病变。结肠有炎症、溃疡或肿瘤病变时，粪便可含脓、血和黏液。

10. 里急后重　里急后重是直肠激惹症状，多因炎症或直肠癌引起。

11. 便秘　多数反映结肠平滑肌、腹肌、膈肌及肛提肌张力减低、肠梗阻和直肠反射减弱或消失，也可由于结肠缺乏驱动性蠕动或出口梗阻所致。常见于全身性疾病、身体虚弱、不良排便习惯、功能性便秘，以及结肠、直肠、肛门疾病等情况。

12. 呕血、黑便和便血　呕血和黑便提示上消化道包括食管、胃、十二指肠和胆道系统出血，每日出血量＞60ml才会产生黑便。上消化道出血量过大且胃肠排空加速时，也可排出鲜血。便血来源于下消化道包括小肠、结肠等，往往呈暗红色，出血部位越近肛门，便出血液越新鲜。

13. 黄疸　肝细胞性黄疸和梗阻性黄疸主要见于消化系统疾病，如肝炎、肝硬化、胆道阻塞，亦可由于先天性胆红素代谢异常引起。溶血性黄疸见于各种原因引起的溶血，属于血液系统疾病。

14. 体重减轻和消瘦　常见于消化系统肿瘤、克罗恩病和吸收不良综合征。

三、体征

全面系统的体格检查对于消化系统疾病的诊断和鉴别诊断非常重要。

皮肤黏膜检查蜘蛛痣、肝掌、面容表情、黄疸、腹壁静脉曲张都是诊断肝病的重要线索。

腹部检查对消化系统疾病的诊断尤为重要。检查时应注意腹部的轮廓、蠕动波、腹壁静脉曲张及其分布与血流方向、压痛点（固定压痛点更有意义）、反跳痛、腹肌强直、移动性浊音、振水音、鼓音、肠鸣音、肝脾大等。急性腹痛时应判断有无外科情况；疝出口的检查可排除嵌顿疝，对于急腹症患者是必要的。当触到腹块时，应了解其部位、深浅、大小、形状和表面情况、硬度、有无移动性、压痛和搏动等，以判断病变的性质和所累及的器官。在有便秘、慢性腹泻、便血、下腹痛的病例，直肠指检是必要的常规检查，常可及时地诊断或排除直肠癌等重要病变。神经系统检查对发现及诊断肝性脑病至关重要，患者可出现手扑翼样震颤和踝阵挛，甚至出现昏迷。

四、实验室和辅助检查

（一）血液检查

1. 胃肠道疾病　血常规和血液生化检查对胃肠道疾病缺乏特异性诊断价值。但这些检查对估计有些疾病的严重度和活动性有一定作用。例如，胃肠道出血患者常有小细胞性贫血；克罗恩病影响回肠末端，可引起叶酸和维生素 B_{12} 缺乏而有大细胞性贫血；消化道急性炎症或缺血性腹痛时可有白细胞升高。小肠炎症性疾病（如克罗恩病或肠结核）可有红细胞沉降率增快和C反应蛋白升高；严重的呕吐腹泻引起电解质紊乱；消化道大量出血也可引起尿素氮和肌酐升高；癌胚抗原（CEA）等肿瘤标志物对结肠癌、胰腺癌有辅助诊断意义。

2. 肝病　血液检查在肝病的诊断和随访中是重要的。如肝功能试验，肝炎的血清标志（包括甲、乙、丙、丁、戊型肝炎），以及免疫学指标测定，对诊断、了解疾病严重度和评价对治疗的反应均十分重要。考虑肝细胞癌者应测定甲胎蛋白。

（二）粪常规和尿常规

对于胃肠道疾病，粪便检查是一种简便易行但又易被忽略的手段。粪便的肉眼观察、隐血试验、显微镜下常规细胞、脂滴检查往往为吸收不良的临床诊断提供重要的第一手资料。必要时还可做寄生虫学和细菌学检查。粪便幽门螺杆菌抗原的检测有助于其感染的诊断。尿胆红素、尿胆原试验常对于黄疸的诊断和鉴别诊断具有初筛的意义。

（三）其他实验室检查

如胃液分泌功能试验有组胺或五肽胃泌素刺激试验等，对佐林格-埃利森（Zollinger-Ellison）综合征的诊断与鉴别诊断有一定价值。

（四）内镜检查

电子内镜及超声内镜已成为诊断消化系统疾病的一项极为重要的手段。根据不同部位的需要分为胃镜、十二指肠镜、小肠镜、结肠镜、腹腔镜、胆道镜和胰管镜等。应用内镜可以直接观察消化道内脏，包括溃疡、出血、炎症、肿瘤等的各种病变。

（五）影像学检查

1. 超声检查　是首选的无创性检查。对于靠近腹壁的结构如胆囊检查较为理想，诊断胆石症的敏感度高达90%以上，对梗阻性黄疸患者可以迅速鉴别是由于肝内还是肝外原因引起，并能测定梗阻部位（在肝门区、胰头还是胆总管）和梗阻性质（肿瘤或结石）。超声检查还是测定肝脾等实质器官的大小和实质病变简便可靠的工具，能诊断脂肪肝、肝硬化以及肝实质占位性病变，可以区分肝癌、肝囊肿，还能测定腹水、门静脉宽度，有无血栓或癌栓等。彩色多普勒超声在肝病诊断尤其是肝内血流动力学研究中起很大作用。由于可以测定门静脉、肝动脉血流方向、流速和有无脐静脉开放，彩色多普勒超声对于肝硬化门脉高压的诊断起重要作用，也是诊断和鉴别原发性肝癌可靠的无创性检查手段和监测肝移植后肝动脉和门静脉血流是否通畅的有效工具。

2. X线检查　腹部平片对于诊断胃肠穿孔、肠梗阻、不透X线的胆结石等有帮助。X线钡餐检查适用于怀疑有食管至回肠的消化道疾病的病例，而可疑的结肠器质性病变则进行钡剂灌肠检查。消化道X线双重造影技术能更清楚地显示黏膜表面的细小结构，提高胃、肠溃疡或癌瘤的确诊率。小肠插管注钡造影有助于小肠疾病的诊断。

3. 计算机断层成像和磁共振成像　计算机断层成像（CT）和磁共振成像（MRI）的影像学诊断，尤其是CT在消化系统疾病的诊断上越来越重要。CT对腹内脏器病变，尤其是肝、胰、胆占位性病变如囊肿、脓肿、肿瘤、结石等的诊断有重要作用，对弥漫性病变如脂肪肝、肝硬化、胰腺炎的诊断也有重要价值。

4. 放射性核素检查　可协助诊断肝胆疾病。

5. 正电子射线断层检查　能反映生理功能而非解剖结构，有助于阐明体内器官正常功能及功能失调，将生理过程形象化和数量化，还可对肿瘤进行分级。

第三节　消化系统疾病的防治

消化系统疾病的治疗一般分为一般治疗、药物治疗、手术或介入治疗三大方面。消化系统疾病可源于其他系统，也可影响其他系统，因此治疗不宜只针对某一症状或局部病灶，而应进行整体和局部相结合的疗法。首先要使患者对本身疾病有正确的认识，树立治疗信心，消除紧张心理，与医务人员密切合作。要指导慢性病患者掌握疾病的规律，并采取积极措施，预防复发，防止并发症和后遗症，才能收到最佳疗效。

（一）一般治疗

1. 饮食营养　饮食和营养在治疗中占相当重要的地位。消化系统疾病的发生往往与饮食有关，要贯彻预防为主的方针，强调有规律的饮食习惯，节制烟酒和刺激性食物，注意饮水和食品的卫生质量。由疾病引起的食欲下降、呕吐、腹泻、消化吸收不良，再加上饮食限制，会导致营养障碍以及水、电解质、酸碱平衡紊乱，因此支持疗法相当重要，注意给予高营养而且易消化吸收的食物，必要时静脉补液及补充营养物质。

2. 精神心理治疗　功能性胃肠病相当常见，不少器质性消化系统疾病在疾病过程中亦会引起功能性症状，而精神紧张会诱发或加重器质性疾病。因此，精神心理治疗相当重要。

3. 加强健康教育改变不良生活方式　肝病患者需戒酒，溃疡病患者需戒烟。非酒精性脂肪肝往往是代谢综合征的一部分，应加强锻炼、节制饮食。高纤维饮食可减少发生大肠癌的危险性。

（二）药物治疗

1. 针对病因或发病环节的药物治疗。

2. 对症治疗　镇痛药、止吐药、止泻药及抗胆碱能药物是常用的对症治疗药物。

（三）手术治疗或介入治疗

手术治疗是消化系统疾病治疗的重要手段。对经内科治疗无效、疗效不佳或出现严重并发症者，手术切除病变部位常常是疾病治疗的根本办法或最终途径。若为肿瘤应及早切除，合并穿孔、严重大出血不止、器质性梗阻的消化道疾病常需要手术治疗，各种晚期肝病可考虑肝移植等。以往需外科手术的许多消化系统疾病可用创伤较少的介入治疗替代，从而大大开拓了消化系统疾病治疗的领域。

第四节　进展和展望

（一）消化系统疾病谱的变化——新的研究热点

随着我国经济发展，生活水平提高和生活方式的改变，一些原来在西方国家的常见病如胃食管反流、功能性胃肠病、炎性肠病、酒精性和非酒精性肝病在我国发病率逐年增高。消化系统恶性肿瘤如肝癌、胃癌发病率依然居高不下，结肠癌和胰腺癌又不断增加。

（二）消化道内镜的进展——从诊断发展为微创治疗

从单纯的诊断工具发展成为微创治疗的重要手段：内镜的诊断和治疗已经做到无腔不入，广泛应用于食管、胃、小肠、大肠、胆胰疾病的诊断和治疗。近年来胶囊内镜和双气囊或单气囊小肠镜的应用极大地提高了小肠疾病的诊断水平。在内镜到达的范围，可在直视下观察该处的外观变化，可直接取活组织标本进行病理学检查以及各种分子生物学研究，可在随访过程中动态观察病变的发展和转归，因而不但大大提高了诊断水平，且为研究带来很大的方便，使对消化系统疾病的认识大大加深。

（三）针对病因或发病环节的治疗——改变了疾病的自然病程

1. 幽门螺杆菌的发现和研究　20 世纪 80 年代，Warren 和 Marshall 发现人类胃内感染幽门螺杆菌后，经过 20 多年研究，现已确认幽门螺杆菌是慢性胃炎的主要病因，是消化性溃疡的重要致病因素，也是胃癌的高危因素。

2. 乙型肝炎的防治 随着乙肝疫苗的广泛应用，儿童中乙肝的感染率正明显下降。随着乙肝抗病毒治疗的开展，乙肝所致的肝硬化、肝癌发病率和死亡率下降，将改变乙肝的自然史。肝移植的广泛开展，使肝硬化成为可以治愈的疾病。肝干细胞移植开始在肝衰竭治疗中展现了诱人的前景。

3. 其他 单克隆抗体的应用改变了克罗恩病的自然病程。肿瘤的分子靶向治疗也具有广阔的前景。

（四）消化系统恶性肿瘤的研究——长期而艰巨的任务

消化系统恶性肿瘤占人类恶性肿瘤的一半以上，也是我国最常见的恶性肿瘤，因此一直是我国医学界研究的重点课题。要提高消化系统恶性肿瘤患者的生存率，目前仍着重在早期诊断以争取早期治疗上，近年在这方面已有相当进展。内镜检查结合活检是胃癌早期诊断的主要方法，大肠癌早期诊断策略已逐渐形成，其一是对癌前患者的随访和预防性治疗（大肠腺瘤内镜下摘除），其二是对无症状人群的普查。原发性肝癌的早期诊断近 20 年来取得长足的进步，通过甲胎蛋白（AFP）检测和 B 型超声检查对高危对象（在我国为 35 岁以上 HBsAg 阳性或有慢性肝炎病史患者）随访可检出“亚临床型肝癌”。胰腺癌的早期诊断仍然是一个难题，某些肿瘤标志物 CA19-9、CA50 和 CEA 联合应用对胰腺癌筛选有一定敏感性和特异性。

思考题

1. 消化系统疾病常用实验室检查和辅助检查有哪些？
2. 消化系统疾病常用治疗方法有哪些？

（杨建丽）

第二章

胃食管反流病

学习目标

【掌握】

胃食管反流病的临床表现。

【熟悉】

胃食管反流病的诊断和治疗。

【了解】

1. 胃食管反流病的发病机制。
2. 胃食管反流病的内镜表现及分型。

胃食管反流病（gastroesophageal reflux disease，GERD）是指胃内容物反流入食管引起不适症状和（或）并发症的一种疾病。GERD 分为三种类型：非糜烂性反流病（non-erosive reflux disease，NERD）、糜烂性食管炎（erosive esophagitis，EE）和巴雷特（Barrett）食管（BE），也称 GERD 相关疾病。EE 是指内镜下可见食管远段黏膜破坏即反流性食管炎（reflux esophagitis，RE）；NERD 则指存在反流相关的不适症状，但内镜下未见 BE 及食管黏膜破损；BE 是指食管远段的鳞状上皮被柱状上皮取代。

【病因和发病机制】

GERD 是由多种因素造成的消化道动力障碍性疾病。主要发病机制是抗反流防御机制减弱和反流物对食管黏膜的攻击作用。

1. 抗反流屏障功能降低　食管下段括约肌（LES）是指食管末端 3～4cm 长的环形肌束。正常人静息 LES 压为 10～30mmHg。LES 在抗胃食管反流作用中最为重要，当 LES 压力下降不能有效关闭以阻止胃内容物反流入食管，即引起本病。一些因素可导致 LES 压力降低，如某些激素（如胆囊收缩素、胰高血糖素、血管活性肠肽等）、食物（如高脂肪、巧克力等）、药物（如钙通道阻滞药、地西泮）等。

2. 食管清除能力下降　食管的廓清能力主要是依靠食管的推进性蠕动、食团的重力和唾液的中和酸作用，三者相互作用以消除反流物，减少其与食管黏膜接触时间。

3. 食管黏膜屏障防御功能破坏　反流物进入食管后，可凭借食管上皮表面黏液、不移动水层和表面 HCO_3^-、复层鳞状上皮等构成的屏障，以及黏膜下丰富的血液供应构成的后上皮屏障，发挥其抗反流物对食管黏膜损伤的作用。故导致食管黏膜屏障作用下降的因素（长期吸烟、饮酒以及抑郁等），使食管不能抵御反流物的损害。

4. 胃排空延迟　胃排空延迟使胃充盈时间延长而产生更多的餐后反流；易使胃内压超过 LES 压而导致反流；胃排空延迟导致胃扩张，使得 LES 变短并诱发短暂性 LES 松弛而易于反流。

【病理】

有反流性食管炎患者，其病理组织学基本改变有：①复层鳞状上皮细胞增生；②黏膜固有层乳头向上皮腔面延长；③固有层内炎症细胞主要是中性粒细胞浸润；④糜烂和溃疡；⑤ Barrett 食管。反流性食管炎患者内镜下表现为充血水肿、糜烂、溃疡和瘢痕狭窄，而 Barrett 食管内镜下典型表现为正常呈现均匀粉红带灰白的食管黏膜，出现胃黏膜的橘红色，分布可为环形、舌形或岛状。

【临床表现】

胃食管反流病临床表现包括食管和食管外的一系列症状。

1. 反流和烧心　常在餐后出现，平卧、弯腰或腹压增高时加重。部分患者还可伴随如上腹痛、胸痛、嗳气、腹胀、上腹不适等症状。

2. 食管外症状　如咳嗽、咽喉炎及哮喘。少部分患者以咳嗽或哮喘为首发或主要症状，反流引起的哮喘无季节性。反流物刺激咽喉部可引起咽喉炎、声嘶，个别患者可发生吸入性肺炎甚至出现肺间质纤维化。

3. 并发症

(1) 上消化道出血：因食管黏膜炎症、糜烂及溃疡所致，可有呕血和（或）黑便。

(2) 食管狭窄：反复发作食管炎导致纤维组织增生，最终引起食管瘢痕狭窄。

(3) Barrett 食管：是食管腺癌的主要癌前病变，其腺癌的发生率较正常人高 30～50 倍。

【实验室及其他检查】

1. 内镜检查　内镜检查是诊断反流性食管炎最准确的方法，并能判断反流性食管炎的严重程度及有无合并症和并发症，如食管裂孔疝、食管狭窄以及食管癌等；有助于 NERD 的诊断；先行内镜检查比先行诊断性治疗，能够有效地缩短诊断时间。根据内镜下所见食管黏膜的损害程度进行反流性食管炎分级，有利于病情判断及指导治疗。目前通常使用的反流性食管炎内镜分级为 1995 年洛杉矶标准（表 4-2-1）。

表 4-2-1　反流性食管炎内镜分级（1995 年洛杉矶标准）

分级	内镜下表现
A 级	单个糜烂或渗出性病变，仅局限在一条纵行的皱褶上，范围＜5cm
B 级	多发糜烂或渗出性病变，累及一条以上的纵行皱褶，范围不足食管壁的 3/4 周
C 级	环形的糜烂或渗出性病变，或两者均有，范围超过食管壁的 3/4 周
D 级	溃疡、狭窄或食管缩短，单一或合并存在，范围累及食管壁全周

2. 24h 食管 pH 监测　24h 食管 pH 监测是确定 GERD 最重要的诊断方法，意义在于证实反流存在与否。

3. X 线及核素检查　食管钡剂双重对比造影是一项方便可行、易耐受的诊断方法，可将胃食管影像和动力结合起来，显示有无黏膜病变、狭窄及有无食管裂孔疝等，并显示有无钡剂的胃食管反流，但敏感性较低。核素检查能定量显示胃内核素标记液体反流，但阳性率不高，应用不普遍。

4. 食管测压　LES静息压为10～30mmHg，如LES压<6mmHg易导致反流。食管测压不直接反映胃食管反流，有助于评估患者的食管功能。

【诊断与鉴别诊断】

在临床上，如患者：①有典型的烧心和反流症状，可考虑是GERD。②有食管外症状，又有反流症状，可考虑是反流相关或可能相关的食管外症状，如反流相关的咳嗽、反流相关的哮喘。③内镜检查发现有反流性食管炎并能除外其他原因引起的食管病变，本病诊断可以成立。④对有典型症状而内镜检查阴性者，可行24h食管pH监测，如确有食管过度酸反流，可以诊断。对无法行24h食管pH监测者，可用质子泵抑制剂（PPI）诊断性治疗试验（标准剂量PPI，每天2次，1～2周）；如服药后症状明显改善则诊断可以成立。

GERD症状虽有其特点，但临床上仍应与其他病因的食管炎、消化性溃疡、胆道疾病以及食管动力疾病相鉴别。胸痛时应与心源性、非心源性胸痛的各种病因进行鉴别。有吞咽困难者，要与食管癌和贲门失弛缓症相鉴别。

【治疗】

GERD的治疗目的是：治愈食管炎，缓解症状，提高生活质量，预防并发症。

1. 一般治疗　改变日常生活方式在多数患者都能起到一定的疗效。睡眠时将床头抬高10～15cm；避免穿紧身衣服；保持大便通畅。注意保持心情舒畅。调整饮食，以高蛋白质、高纤维素和低脂饮食为宜，控制体重，戒烟，避免大量饮酒，避免过多进食刺激胃酸分泌的其他食物，如巧克力、薄荷、浓茶、可乐、胡椒粉等。避免睡前2～3h进食以减少睡眠期间的胃酸分泌和LES一过性松弛。尽量避免应用降低LES压力或影响食管动力的药物，如抗胆碱能药物、茶碱、地西泮、钙通道阻滞药等药物。

2. 药物治疗

（1）抑制胃酸分泌：抑制胃酸治疗是目前治疗GERD的基本方法。抑制胃酸的药物包括H_2受体拮抗剂（H_2RA）和PPI。H_2RA适用于轻、中度的GERD患者，此类患者在调整生活方式后仍不能消除症状时，可加用一种常规剂量的H_2RA（如西咪替丁、雷尼替丁、法莫替丁以及尼扎替丁等），12周内可使1/3～1/2的GERD患者缓解症状、治愈食管炎症。PPI的抑酸作用强且持续时间长久。无论对轻症还是重症GERD患者，PPI在症状的缓解、起效时间以及食管炎症的恢复方面均明显优于H_2RA。

（2）促动力药：促动力药通过增加LES的张力、促进胃和食管排空以减少胃食管反流。在GERD的治疗中，促动力药可以作为抑酸药物治疗的辅助用药。目前，临床上推荐西沙必利，常用剂量为5～15mg，每天3～4次，疗程8～12周。但需注意慎重选择患者，有心律失常、心肌损伤的患者要避免使用。

3. 内镜治疗　主要包括内镜下局部注射治疗和贲门黏膜缝合皱折成形术，这是近年开创的内镜下治疗GERD的新技术，但其长期疗效尚有待进一步考证。

4. 手术治疗　经严格的内科治疗后患者仍表现有严重的反流症状和（或）并发症，病情重，需要长期大剂量抗酸药维持治疗的年轻患者可以考虑手术治疗。抗反流手术有不同形式的胃底折叠术、食管裂孔疝修补术以及贲门成形术等。

5. 并发症的治疗

（1）食管狭窄：除极少数严重瘢痕狭窄需手术治疗外，绝大部分狭窄可行内镜下食管扩张术治疗。

（2）Barrett 食管：常发生在严重食管炎基础上，积极药物治疗基础病是预防 Barrett 食管发生和发展的重要措施。Barrett 食管发生食管癌的危险性大大增加，因此加强随访是目前预防 Barrett 食管癌的唯一方法。

案例

患者，男，60 岁，以间断反酸、烧心 10 余年，加重 10 天入院，症状多于夜间、平卧位出现。既往长期大量吸烟、饮酒史，常熬夜，喜饮浓茶。查体：肥胖，上腹部压痛。辅助检查：肝胆胰脾超声、心电图、胸片正常，血常规、生化全项正常。

初步诊断：胃食管反流病。

问题与思考：

1. 该患者下一步应行何种检查以明确诊断？
2. 针对该病该患者应改变哪些生活习惯？

思考题

1. 胃食管反流病并发症有哪些，如何治疗？
2. 胃食管反流病如何诊断？
3. 如何预防反流性食管炎？

（李炳庆）

第三章

胃　炎

学习目标

【掌握】

1. 胃炎的分类及概念。
2. 胃炎的临床表现及诊断。
3. 胃炎的治疗。

【熟悉】

1. 胃炎的病因。
2. 胃炎的实验室和辅助检查。

【了解】

1. 胃炎的发病机制及病理改变。
2. 胃炎的预后。

胃炎（gastritis），是指各种有害因素引起的胃黏膜炎症。按临床表现和病理生理改变，一般分为急性胃炎、慢性胃炎和特殊类型胃炎。

第一节　急性胃炎

急性胃炎（acute gastritis）是指各种病因引起的胃黏膜的急性炎症。胃黏膜充血、水肿、表面覆盖渗出物称急性单纯性胃炎；黏膜病变以糜烂和出血为主则称为急性糜烂出血性胃炎，又称为急性胃黏膜病变。一般短期内可治愈，很少遗留后遗症，极少数可演变为慢性浅表性胃炎。

【病因和发病机制】

1. 理化刺激因素　化学药物、浓茶烈酒、过冷过热或粗糙食物、暴饮暴食等均可损伤胃黏膜引起炎症病变。化学药物中主要是非甾体抗炎药（NSAID），如阿司匹林、吲哚美辛、保泰松等，作用机制是抑制环氧化酶的活性（COX－1、COX－2 非选择性抑制），阻碍前列腺素（PG）的合成，导致胃黏膜损害。其他药物及化学物质如乙醇、氨茶碱、氯化钾、铁剂、肾上腺皮质激素、某些抗癌药物、胆盐等均可刺激胃黏膜引起炎症变化。

2. 感染因素　进食被细菌、病毒等病原体污染的食物，如大肠埃希菌、葡萄球菌、肉毒杆菌等，其毒素可导致胃黏膜的急性炎症。急性化脓性胃炎是胃壁黏膜下层的蜂窝织炎，本病少见但较严重，由于抗生素的广泛应用，死亡率已明显下降。

3. 应激状态　危重疾病如败血症、大手术、大面积烧伤、急性心脑血管疾病、多器官功能衰竭、严重的精神刺激等机体处于严重应激状态时，常导致胃黏膜的糜烂和出血。胃黏膜缺血和胃酸分泌增加，H^+反弥散是主要发病因素。应激时，肾上腺糖皮质激素等代偿性增加，不足以维持胃黏膜微循环正常的血运，造成黏膜缺氧，黏液分泌不足，前列腺素合成减少，使胃黏膜发生糜烂、出血。

4. 十二指肠胃反流　上消化道动力异常、幽门括约肌功能不全、胃 Billroth－Ⅱ式术后等导致十二指肠内容物、胆汁肠液、胰液反流引起胃黏膜糜烂出血。

5. 胃黏膜血液循环障碍　门静脉高压导致胃底静脉曲张，反射产物导致胃黏膜渗血糜烂称门脉高压性胃病。

【临床表现及诊断】

病因不同，急性胃炎的临床表现不尽相同。由理化因素引起的单纯性胃炎，表现为上腹不适、腹痛、厌食、恶心、呕吐等症状；由细菌或病毒污染食物引起者，多在进食 6～24h 发病，表现为上腹不适，阵发性绞痛，恶心、呕吐、不消化食物等。急性糜烂性胃炎常有服用 NSAID 药物或酗酒及各种疾病的应激状态史，除有上腹部疼痛不适外，常表现为上消化道出血，一般出血量不大，粪便隐血试验多呈阳性反应，患者可伴有贫血，确诊有赖于急诊胃镜检查，一般应在出血后 24～48h 内进行，可见胃底、胃体黏膜多发性糜烂、出血、水肿为特征的急性胃黏膜病变，一般应激所致的胃黏膜病损以胃底、胃体为主，而 NSAID 或乙醇所致者以胃窦病变为主。

【治疗】

1. 一般治疗　除去病因。如必须服用 NSAID 患者，可预防性服用抑酸剂治疗，法莫替丁 20mg，2 次/日；或奥美拉唑 20mg，1 次/日。

2. 药物治疗

(1) 抑酸治疗：抑制胃酸分泌，促进黏膜愈合，控制出血。常用法莫替丁 20mg，2 次/日；或奥美拉唑 20mg，1 次/日。如发生上消化道大出血，则应采取综合措施进行治疗（详见本篇第十四章）。

(2) 保护胃黏膜：可选用硫糖铝、铋剂、氢氧化铝凝胶等药物。

(3) 局部止血剂：凝血酶 1000U 口服，每 1～2h 1 次。云南白药、去甲肾上腺素等均可口服止血。

(4) 抗生素：如为细菌感染引起者，应予足量抗生素。

第二节　慢性胃炎

慢性胃炎（chronic gastritis）是指各种病因引起的胃黏膜慢性炎症性病变，以淋巴细胞和浆细胞浸润为主，若中性粒细胞浸润明显增多，为慢性活动性胃炎。

【病因】

尚未完全明确，与下列因素有关。

1. 幽门螺杆菌（*helicobacter pylori*，*H. pylori*）感染　幽门螺杆菌为革兰阴性菌，顶端具有鞭毛，在胃黏液中胃黏膜细胞表面生存，能分泌多量尿素酶，分解尿素在细菌周围形成“氨云”，对细菌起保护作用。幽门螺杆菌感染，通过毒力因子、细胞因子、自由基、毒力基因等多种致病因子致病，其空泡毒素作用于细胞膜上的 Na^+-K^+-ATP 酶引起细胞的空泡变性，局部细胞因子如白细胞介素（IL－4、IL－8、IL－10）、肿瘤坏死因子（TNF－2）等表达上调，可诱导中性粒细胞、单核细胞等浸润，引发炎症反应及黏膜细胞变性坏死。据报道，慢性活动性胃炎幽门螺杆菌感染率达 95%左右，幽门螺杆菌感染是慢性胃炎的主要病因。

2. 理化刺激　长期过冷过热或粗糙食物刺激、服用 NSAID 类药物、吸烟、烈性酒等与慢性胃炎均有一定的关系。

3. 十二指肠液反流　幽门括约肌功能受损，十二指肠液反流胃腔，胆汁及胰液损伤胃黏膜屏障导致胃黏膜炎症。

4. 免疫因素　胃体萎缩性胃炎患者血中可发现内因子抗体（IFA）和壁细胞抗体（PCA），壁细胞数减少，胃内缺酸，维生素 B_{12} 吸收不良，伴或不伴恶性贫血。本病常常伴有其他与自身免疫有关的疾病，如桥本甲状腺炎、糖尿病、白癜风等，提示本病与免疫因素有关。

5. 其他　人体的遗传易感性在慢性胃炎发病中起一定作用；慢性胃炎的发病与年龄成显著正相关；缺铁性贫血、胃内容物滞留、放射治疗等均与慢性胃炎有关。

【病理】

按组织病理学改变，主要特征是炎症、萎缩、皮化生、异型增生。根据其在胃内分布可分为胃窦炎、胃体炎、全胃炎。

1. 慢性非萎缩性胃炎　病变局限在黏膜的上 1/3，黏膜充血、水肿、渗出，重者可剥脱形成糜烂，甚至出血，黏膜表层淋巴细胞、浆细胞、中性粒细胞浸润，胃腺体正常。

2. 慢性萎缩性胃炎　炎症病变范围扩大，可波及全层，胃黏膜萎缩、变薄，黏膜下血管显露，腺体逐渐破坏、萎缩、消失，黏膜层或黏膜下层有淋巴细胞及浆细胞浸润。慢性胃炎进一步发展，若胃腺转变为肠腺样，含杯状细胞或肠绒毛上皮，称肠腺化生；若增生的上皮和肠化上皮发育异常，形成异型增生（又称不典型增生），被认为是胃癌的癌前病变。

【临床表现】

1. 症状　慢性胃炎的临床症状缺乏特异性，多数可以无症状。最常见的症状是上腹部饱胀不适，以进餐后为重，可伴有上腹隐痛、反酸、嗳气、食欲不振、烧心、恶心、呕吐等，可有反复小量出血。胃体胃炎可有厌食、消瘦伴缺铁性贫血，少数为恶性贫血。

2. 体征　多数患者无明显体征，上腹部可有轻度压痛。

【实验室和其他辅助检查】

1. 胃液分析　慢性非萎缩性胃炎胃酸正常或略低；萎缩性胃炎胃酸明显偏低。

2. 血清学检查　血清促胃液素水平在萎缩性胃体胃炎时明显升高，血清壁细胞抗体、内因子抗体阳性；萎缩性胃窦胃炎血清促胃液素水平正常或下降，随 G 细胞破坏程度而定。

3. X 线钡餐检查　气钡双重对比造影检查，萎缩性胃炎可见胃黏膜皱襞变细或消失，张力低；胃窦炎可见窦区狭窄、皱襞增粗；非萎缩性胃炎可无阳性发现。

4. 胃镜检查　是最可靠的确诊方法。非萎缩性胃炎病变黏膜可见红斑（点、片或条状）、黏膜粗糙不平、充血、红肿，可有糜烂及出血点，黏液分泌增多；萎缩性胃炎黏膜颗粒状，黏膜皱襞平坦细小，黏膜下血管显露，黏膜表面易有糜烂及出血，或有不规则颗粒状结节。内镜下活检可进行病理诊断，同时检测幽门螺杆菌。

5. 幽门螺杆菌检测　侵入性方法有：活检标本快速尿素酶试验、活检黏膜微氧环境下培养、活检标本病理切片观察幽门螺杆菌或行 Warthin－starry 银染色法观察幽门螺杆菌；

非侵入性方法包括血清抗幽门螺杆菌抗体测定，适用于流行病学检查，以及^{13}C或^{14}C尿素呼气试验，敏感度和特异度均较高，适用于治疗后复查。

【诊断】

临床表现缺乏特异性，确诊依赖胃镜及黏膜活组织检查，同时检测有无幽门螺杆菌感染，必要时检测血清壁细胞抗体及内因子抗体。

【治疗】

1. 一般治疗　消除病因，戒除烟酒，尽量避免 NSAID 类药物，避免生冷刺激性食物，饮食以软食为主，少量多餐等。

2. 药物治疗

（1）根除幽门螺杆菌治疗：对幽门螺杆菌阳性的慢性胃炎，必须根除治疗，目前国内推荐的方案是 PPI 或铋剂加上两种抗生素的 1 周或 2 周疗法，详见溃疡病的治疗。

（2）保护胃黏膜屏障及对症治疗：上腹部疼痛者可给解痉剂如颠茄、山莨菪碱（654－2）或抗酸剂；有胆汁反流者，可给予胃动力药，如甲氧氯普胺（胃复安）或兼有抗酸与胆盐吸附作用的药物，如硫糖铝、铝碳酸镁制剂；缺酸或低酸者可予胃蛋白酶或 1%稀盐酸口服。还可选用前列腺素 E、蒙脱石散（思密达）、L-谷氨酰胺呱仑酸钠（麦滋林）等药物。睡眠差，有明显精神因素者可用抗抑郁药和镇静药如氟西汀（百忧解）等。

（3）中医药治疗：对萎缩性病变迄今尚无有效西药，国内研究活血化瘀、益气健脾中药，如丹参、木香、党参、白芍、砂仁等改善胃黏膜血液循环，促进病变恢复，对慢性胃炎具有良好应用前景。

3. 手术治疗　对胃黏膜肠化生及不典型增生者，可给予 COX－2 抑制剂塞来昔布，也可补充叶酸、维生素 C、维生素 E 等抗氧化维生素，并应严密定期随访；对重度不典型增生者应予手术治疗。

【预后】

慢性非萎缩性胃炎预后良好；肠上皮化生通常难以逆转；部分患者萎缩可以改善或逆转；不典型增生虽也可逆转，但重度者易转变为癌。对有胃癌家族史、食物营养单一、常食熏制或腌制食品的患者，需警惕肠上皮化生、萎缩及不典型增生向胃癌的进展。

案例

患者，女，53 岁。因反复性上腹隐痛 6 年就诊。患者 6 年来每当饮食不慎时即出现上腹隐痛，闷胀不适，症状时轻时重，伴反酸嗳气。既往体健，无特殊烟酒嗜好。体检：体温（T）36.6℃，脉搏（P）86 次/分，呼吸（R）18 次/分，血压（BP）120/80mmHg；腹平软，剑突下偏左轻度压痛，无反跳痛，余正常。胃镜检查：胃窦黏膜充血，不平，色泽红白相间，以红为主，可见散在出血点和少量糜烂面。

初步诊断：慢性非萎缩性胃窦胃炎。

问题与思考：

1. 确诊慢性胃炎主要依据是什么？

2. 如何处理慢性胃炎？

思考题

1. 简述急性胃炎的病因及诊断要点。
2. 慢性胃炎的发病与哪些因素有关？

（杨　峥）

第四章

消化性溃疡

学习目标

【掌握】

1. 消化性溃疡的临床表现（疼痛特点及其变化的意义）。
2. 消化性溃疡的并发症、诊断和防治原则。

【熟悉】

消化性溃疡的病因和发病机制，以及鉴别诊断要点。

【了解】

治疗消化性溃疡的常用药物及其配伍。

消化性溃疡（peptic ulcer）主要指发生于胃和十二指肠黏膜的慢性溃疡，因胃酸-胃蛋白酶的消化作用是溃疡形成的基本因素，故称消化性溃疡。消化道与酸性胃液接触的部位都可以发生溃疡，如食管、胃、十二指肠、空肠吻合口附近等，临床上胃溃疡（gastric ulcer，GU）与十二指肠溃疡（duodenal ulcer，DU）最为常见，故消化性溃疡主要指 GU 和 DU。

本病为全球性常见病，发病率 10%左右。十二指肠溃疡较胃溃疡多见，两者比值为 3∶1，可发生于任何年龄，青壮年发病率较高，胃溃疡患者发病年龄比十二指肠溃疡平均晚 10 年。

【病因和发病机制】

生理情况下，胃、十二指肠黏膜经常接触高浓度强侵蚀力的胃酸和胃蛋白酶、胆盐、药物、刺激性食物等有害物质的侵袭，但由于胃、十二指肠黏膜具有完善的防御和修复机制，包括黏液、黏膜屏障，充足的黏膜血流量，黏膜上皮细胞的不断更新，前列腺素及表皮生长因子等，可抵御这些有害物质的损害，维持黏膜的完整。如果攻击因素增强和（或）防御功能被削弱，即可导致消化性溃疡的发生。

1. 幽门螺杆菌感染　近年研究表明 *H. pylori* 感染是消化性溃疡的主要病因，也是消化性溃疡反复发作、迁延不愈的根本原因。*H. pylori* 导致消化性溃疡的主要原因有：① *H. pylori* 顶端具有鞭毛，能分泌多量尿素酶，使尿素分解为 NH_3 和 CO_2，在细菌周围形成“氨云”，对自身起保护作用；其定植因子黏附素，使其特异地黏附于胃上皮细胞，使 *H. pylori* 能在胃内强酸环境下生存于胃黏膜表面、胃黏液底层；② *H. pylori* 毒力因子中的细胞毒素，可引起细胞的空泡变性；对胃黏液及胃黏膜上皮细胞造成损害；③ *H. pylori* 感染胃黏膜后，诱导上皮细胞释放炎症介质，引发胃黏膜局部炎症反应；④产生氧自由基，导致黏膜上皮细胞损伤；⑤*H. pylori* 感染增加胃酸和胃泌素的分泌。上述因素使胃、十二指肠黏膜攻击因素增强，防御因素减弱而致病。

2. 胃酸和胃蛋白酶　胃酸和胃蛋白酶的消化作用，在消化性溃疡的形成中占首要地位，“无酸就无溃疡”的说法至今仍然成立。胃酸由壁细胞分泌，正常人壁细胞总数（PCM）男性约10亿，女性约8亿。十二指肠溃疡患者PCM高出正常人1.5～2倍，胃酸的存在是溃疡发生的决定因素。

十二指肠溃疡患者的胃酸基础分泌量（BAO）和最大酸排量（MAO）常大于正常人，胃溃疡患者的BAO与MAO正常或低于正常。因此，胃酸和胃蛋白酶似乎不是胃溃疡主要致病因素。

3. 药物　长期服用某些药物特别是NSAID，可诱发消化性溃疡。服用者无论有无消化道症状，常规下胃镜检查15%～30%有胃溃疡。NSAID损伤消化道黏膜的原因主要与抑制体内前列腺素合成，削弱其对胃、十二指肠黏膜的保护作用有关。

4. 胃窦部滞留　消化性溃疡的病因中，胃排空迟缓和滞留也是一重要因素。胃窦部滞留、张力增高，刺激G细胞分泌促胃液素，使胃酸分泌增加。复合性溃疡中，多先发生十二指肠溃疡引起幽门排空障碍，继而发生胃溃疡。

5. 精神应激　长期精神紧张、焦虑、抑郁者易患消化性溃疡，精神应激可使溃疡复发、出血。可能通过迷走神经机制，影响胃十二指肠分泌、运动和黏膜血流的调控。

6. 其他因素　饮食不节、浓茶烈酒、高盐饮食可使胃黏膜发生损伤，并促进胃酸分泌，与溃疡发病及复发有关；吸烟减低幽门括约肌张力，促进胆汁反流，增加胃酸、胃蛋白酶分泌，促进溃疡的发生；遗传因素在消化性溃疡发病中占有一定地位，O型血者溃疡发生率较高。

【病理】

胃溃疡多发生于胃角和胃小弯处；十二指肠溃疡多发生于球部，前壁多见。溃疡多为单发，也可多发，呈圆形或椭圆形，十二指肠溃疡直径一般小于1cm，胃溃疡直径小于2cm，亦可见到超过2cm的巨大溃疡。溃疡壁光滑，底清洁，表面覆有灰白或黄色渗出物，周围黏膜常有充血或水肿，黏膜皱襞向溃疡集中。溃疡愈合后遗留瘢痕，可致局部畸形和幽门梗阻。如溃疡位于后壁，穿孔后与附近器官粘连，称穿透性溃疡；胃和十二指肠同时发生溃疡称复合性溃疡。

【临床表现】

典型消化性溃疡临床表现特点为：慢性病程，反复发作，少则数年，多则数十年；周期性发作；节律性疼痛。

（一）症状

1. 上腹部疼痛　是消化性溃疡的主要症状。疼痛与胃酸刺激、局部肌张力增高或痉挛等因素有关。

（1）部位和性质：常位于上腹部剑突下，可表现为钝痛、隐痛、灼痛、胀痛，也可表现为饥饿样不适感，疼痛范围较局限。

（2）节律性：为消化性溃疡疼痛的最主要特征，节律性疼痛与进食有关。十二指肠溃疡常发生空腹痛，即餐后2～3h出现疼痛，进食后可减轻；疼痛也可出现于午夜，可被痛醒，称夜间痛。胃溃疡疼痛多出现于进餐后0.5～1h，称餐后痛，至下次餐前自动缓解，夜间痛少见。

(3) 周期性发作：发作期与缓解期交替出现，十二指肠溃疡更为明显。常于秋冬或冬春之交发病，或由精神紧张、过度疲劳、饮食不节、服用 NSAID 药物等而诱发。

2. 其他　除上腹部疼痛外，还可表现为反酸、流涎、嗳气、恶心、呕吐等症状。大约10%的患者可以没有腹痛，甚至完全没有症状，称无症状性溃疡。

(二) 体征

缓解期无明显体征，活动期上腹部剑突下有压痛点，与溃疡位置相符。

(三) 特殊类型消化性溃疡

1. 球后溃疡　指发生于球部以下，十二指肠乳头以上部位的溃疡。具有典型的十二指肠溃疡症状，夜间痛和背部放射痛更多见，易并发出血，内科疗效差。X 线和胃镜检查易漏诊。

2. 幽门管溃疡　发生在幽门管的溃疡，较少见。缺乏典型的周期性和节律性疼痛，餐后上腹疼痛多见，药物疗效差，易发生幽门痉挛及幽门梗阻，常需外科手术治疗。

【并发症】

1. 出血　出血是最常见的并发症，约占全部上消化道出血的 50%，其中以十二指肠球部溃疡出血占多数。临床表现为呕血和黑便，如出血量大，往往伴失血性休克表现。如诊断困难应争取出血后 24～48h 内急诊胃镜检查，可及时诊断和治疗。

2. 穿孔　溃疡穿透胃及十二指肠壁可引起穿孔，是消化性溃疡的严重并发症。穿孔分三种：

(1) 急性穿孔：穿孔位于胃及十二指肠的游离面，胃内容物进入腹腔产生急性弥漫性腹膜炎，腹膜刺激征阳性；腹部 X 线检查 80%左右患者可发现膈下游离气体，应及时手术治疗。

(2) 亚急性穿孔：穿孔小，临床表现轻，上腹部可有局限性腹膜炎体征。

(3) 慢性穿孔：溃疡穿孔并与邻近器官粘连，缓慢穿入肝、胰、脾等，又称穿透性溃疡，溃疡疼痛的节律性消失，可有后背疼痛。

3. 幽门梗阻　大约见于 3%的患者，十二指肠球部溃疡或幽门管溃疡多见。溃疡急性发作时，幽门附近黏膜水肿或幽门平滑肌痉挛引起暂时性梗阻，溃疡好转而缓解。由于瘢痕挛缩引起者为慢性持续性梗阻。幽门梗阻表现为上腹胀痛、惧食，餐后加重，呕吐后腹痛可稍缓解，呕吐物含发酵宿食，严重呕吐可出现脱水，低氯、低钾性碱中毒，X 线或胃镜检查可确诊。

4. 癌变　1%～2%的胃溃疡可癌变，十二指肠溃疡癌变极罕见。中年以上慢性胃溃疡患者中，疼痛节律性消失，贫血、消瘦、内科治疗无效者，应警惕癌变可能，应行胃镜活检确诊。

【实验室和其他辅助检查】

1. 胃镜检查和黏膜活检　胃镜是消化性溃疡诊断的首选方法，可确定病变部位、分期，并可鉴别良、恶性溃疡。内镜下溃疡多为圆形或椭圆形，底部平整、清洁，有灰白色或黄色渗出物覆盖，周围黏膜可充血、水肿，可见皱襞向溃疡集中。

2. X 线钡餐检查　是诊断消化性溃疡的方法之一，气钡双重造影可提高诊断率。溃疡的 X 线表现分直接征象与间接征象两种。龛影是直接征象，是诊断本病的可靠依据。龛影凸出于胃、十二指肠轮廓之外，周围可见辐射状黏膜皱襞。间接征象包括局部压痛、激惹现象，溃疡对侧可见痉挛性切迹，十二指肠球部畸形等。间接征象仅提示溃疡，不作为确诊依据。

3. 幽门螺杆菌检测　是诊断消化性溃疡的常规检测项目。检查方法分为侵入性和非侵入性两大类（详见慢性胃炎）。

4. 胃液分析　不作为消化性溃疡的常规检查，目前主要用于排除胃泌素瘤。十二指肠患者 BAO 增多，胃溃疡患者正常或稍低。

【诊断】

根据慢性病程、周期性发作、节律性疼痛，可作出初步诊断。确诊依赖 X 线钡餐或胃镜检查。

【鉴别诊断】

1. 胃癌　胃的良性溃疡与恶性溃疡的鉴别主要依赖于钡餐检查和内镜活组织检查。恶性溃疡 X 线钡餐检查，龛影形态不规则，位于胃腔轮廓之内，龛影周围黏膜呈结节状，僵硬，皱襞中断；内镜下溃疡形状不规则，常＞2cm，底凹凸不平，覆污秽苔，出血，边缘呈结节性隆起，僵硬，蠕动消失，活检可找到癌细胞。对于怀疑恶性溃疡而一次活检阴性者，应短期复查胃镜并多次活检。

2. 慢性胃炎、十二指肠炎　多为慢性无节律性上腹痛。内镜检查是主要的鉴别诊断方法。

3. 慢性胆囊炎、胆石症　右上腹疼痛，并向背部放射，伴发热和黄疸，进油腻食物易诱发，胆囊区压痛。B 超检查或内镜逆行胰胆管造影（ERCP）检查可帮助诊断。

4. 胃神经官能症　上腹疼痛缺乏溃疡的节律性，多伴有失眠、多梦、心悸、焦虑、忧郁等。X 线钡餐或胃镜检查无阳性发现。

【治疗】

治疗目的是去除病因、缓解症状、促进溃疡愈合、预防复发并避免并发症。

（一）一般治疗

生活规律，睡眠充足，避免精神过于紧张。饮食避免生冷刺激性食物，牛奶类食品可刺激胃酸分泌，不宜多饮。戒除烟酒，避免应用 NSAID，如必须服用，可加用抑酸剂或胃黏膜保护剂。

（二）药物治疗

1. 根除 *H. pylori* 治疗　*H. pylori* 是消化性溃疡的主要致病因素，也是消化溃疡反复发作的主要原因。不论溃疡是初发或复发，不论活动或静止，有无并发症，均应根除 *H. pylori*。临床研究表明，单一使用抗生素临床疗效欠佳，一般主张使用三联疗法，少数难以根除者可选用四联用药。根除 *H. pylori* 治疗方案一般分为两大类，一是以 PPI 为基础加用 2 种以上抗生素，另一种是以铋剂为主加用 2 种以上抗生素，构成三联或四联疗法。国内推荐的治疗方案：

（1）PPI＋2 种抗生素：

1）PPI 标准剂量＋克拉霉素 500mg＋阿莫西林 1000mg，2 次/日，1 周；

2）PPI 标准剂量＋阿莫西林 1000mg＋甲硝唑 400mg，2 次/日，1 周；

3）PPI 标准剂量＋克拉霉素 250mg＋甲硝唑 400mg，2 次/日，1 周。

（2）铋剂＋2 种抗生素：

1）铋剂标准剂量＋阿莫西林 500mg＋甲硝唑 400mg，2 次/日，2 周；

2）铋剂标准剂量＋四环素 500mg＋甲硝唑 400mg，2 次/日，2 周；

3）铋剂标准剂量＋克拉霉素 250mg＋甲硝唑 400mg，2 次/日，1 周。

幽门螺杆菌如果对甲硝唑耐药，可用呋喃唑酮 100mg，2 次/日口服代替甲硝唑。

2. 抑酸治疗　抗酸药通过中和胃酸来缓解疼痛，促进溃疡愈合，如氢氧化铝等，但多次服药会产生代谢性碱中毒、腹胀等副作用，目前已很少使用。临床常用抑酸治疗，主要药

物包括 H_2RA 和 PPI 两大类：H_2RA 常用的有西咪替丁（甲氰咪胍）、雷尼替丁、法莫替丁、尼扎替丁等，抑酸作用依次增强，治疗溃疡效果好，副作用相对较少；PPI 通过抑制质子泵（H^+-K^+-ATP 酶），抑制胃酸分泌，是目前最强的抑酸剂，包括：奥美拉唑、兰索拉唑、泮托拉唑、雷贝拉唑、埃索美拉唑等五种，根据个体情况选用。

3. 加强保护因素的药物　在抑酸治疗的基础上，加用胃黏膜保护剂。常用的胃黏膜保护剂有硫糖铝、枸橼酸铋钾和米索前列醇。硫糖铝在酸性环境下，可沉积于溃疡基底部，形成保护膜，促进溃疡愈合，还可促进内部前列腺素（PG）的合成和表皮生长因子（EGF）分泌，发挥胃黏膜保护作用；枸橼酸铋钾具有抗 *H. pylori* 作用，并促进 PG 合成，具有黏膜保护作用。对 NSAID 引起的溃疡，应尽可能减少或停用 NSAID，如必须服用，可同时用 PPI 或 H_2RA 防止溃疡的发生。

（三）疗程与复发

对已确诊的消化性溃疡，首先必须检查确定幽门螺杆菌。若为阳性，应以抗幽门螺杆菌治疗为主，必要时在抗幽门螺杆菌治疗结束后继续行 2～4 周抑酸治疗；若为阴性，可服用 H_2RA 或 PPI，胃溃疡疗程为 6～8 周，十二指肠溃疡为 4～6 周。必要时需要维持治疗。

（四）并发症的治疗

1. 大出血　消化性溃疡大出血是内科急症，除尽快补充血容量外，使用抑酸剂使胃内 pH 提升至 4～6 以上是治疗关键。常用奥美拉唑 80mg，每日 2 次，静脉滴注；或西咪替丁，每日 0.8～1.2g 静脉滴注。经内科治疗 24h，出血不止者，可手术治疗。

2. 幽门梗阻　禁食、胃肠减压、使用抑酸剂；若内科治疗无效，应手术治疗。

【预后】

由于有效抑酸剂及根除 *H. pylori* 治疗方案的应用，预后较以往显著改善，其病死率已降至1%以下。死亡患者主要为长期患病的年老患者，主要死于大出血和急性穿孔等并发症。

案例

患者，男，32 岁，因上腹部隐痛不适反复发作 6 年，加重 2 周就诊。

患者 6 年来劳累后反复出现上腹部隐痛，伴有反酸、嗳气、腹胀，无恶心、呕吐。近 2 周因工作劳累过度，再次出现上述症状，空腹时加重，进食后缓解，有夜间疼痛，向后背放射，伴有反酸、烧心。发病以来常感乏力、头晕，失眠多梦，精神差。查体：T36.6℃，P96 次/分，R20 次/分，BP124/75mmHg，形体瘦弱，面色稍苍白，腹部平坦，上腹偏右有轻压痛，无反跳痛。Murphy 征（－），阑尾点压痛（－），肝肾区叩击痛（－）。肠鸣音 5 次/分。

实验室检查：血常规示 WBC8.3×10^9/L，N60%，Hb100g/L；便常规示隐血（＋）；其余均正常。胃镜检查：①十二指肠降部可见 0.4cm×0.5cm 的溃疡，附着灰黄苔，十二指肠球部变形；②病理活检 3 块，快速尿素酶法 HP（＋＋＋）。

初步诊断：消化性溃疡（十二指肠溃疡）。

问题与思考：

1. 快速尿素酶法 HP（＋＋＋）意味着什么？

2. 为什么患者空腹时腹痛加重，进食后缓解，有夜间疼痛，向后背放射？

思考题

1. 消化性溃疡的发病与哪些因素有关？
2. 特殊类型的消化性溃疡有哪些？
3. 消化性溃疡的并发症有哪些？

（李海英）

第五章

胃 癌

学习目标

【掌握】
预防和早期发现胃癌的主要措施。
【熟悉】
不同病期的治疗手段。
【了解】
幽门螺杆菌感染、环境因素和遗传因素在本病的发生中起重要作用。

胃癌（gastric cancer）或胃腺癌（gastric adenocarcinoma）是指发生于胃黏膜上皮的恶性肿瘤。

【流行病学】

在世界范围内，胃癌是最常见的恶性肿瘤之一，患病率仅次于肺癌，每年死亡人数达60余万。其发病率存在明显的地区差异。日本、中国、俄罗斯、南美及东欧等为高发区，而北美、西欧、澳大利及新西兰等为低发区。高、低发区之间的发病率可相差10倍以上。胃癌发病率存在性别差异，男性约为女性2倍。

在我国，从西北黄土高原向东至东北辽东半岛，沿海南下胶东半岛至江、浙、闽地区为高发地带，而广东、广西等省份发病率很低。

【病因和发病机制】

确切病因尚未完全阐明，属多因素，幽门螺杆菌感染、环境因素和遗传因素协同作用的结果已成为共识。

（一）病因发病机制

1. 幽门螺杆菌感染　*H. pylori* 感染与胃癌发病密切相关。1994年国际癌肿研究机构将 *H. pylori* 列为引起胃癌的第1类（肯定）致癌原。

2. 环境因素　流行病学调查资料显示，从胃癌高发区国家向低发区国家的移民，第一代仍保持胃癌高发病率，但第二代显著下降，而第三代发生胃癌的危险性已接近当地居民。由此提示环境因素与胃癌发病相关。一些环境因素，如水土中含过多硝酸盐、微量元素比例失调等，可直接或间接通过饮食途径与胃癌相关；饮食习惯的改变可影响胃癌发生危险性。流行病学调查显示，处于低社会经济水平，高盐饮食、吸烟、饮酒过度，缺乏新鲜菜、水果，经常食用霉变、腌制、熏烤食物等，均可增加胃癌发生危险性。

3. 遗传因素 胃癌的家族聚集倾向虽然也有可能反映了家庭成员共有的环境因素，但遗传确实是一危险因素。1%～3%的胃癌属遗传性胃癌易感综合征，胃癌可以是遗传性非息肉病性大肠癌的部分表现，后者具有显著的遗传特性。在青少年发生的胃癌中，遗传因素作用更大。

4. EB病毒感染 少部分胃癌，特别是病理组织学上显示未分化型的胃癌，其发生可能与EB病毒感染相关。

(二) 胃癌的癌前变化

胃癌很少直接从正常胃黏膜上皮发生，而大多发生于原有病理变化的基础上，即癌前变化。1978年WHO专家会议将胃癌的癌前变化分为癌前病变和癌前状态两类。癌前病变指一类易发生癌变的胃黏膜病理组织学变化，如异型增生；癌前状态指一些发生胃癌危险性明显增加的临床情况，包括：①萎缩性胃炎；②慢性胃溃疡；③残胃；④胃息肉。

【病理】

胃癌的好发部位依次为胃窦、胃角、胃体和贲门。近二十多年来由于胃窦部癌发病率下降而使贲门癌的比例有所上升。

(一) 分期

胃癌可分为早期和进展期。早期胃癌的癌组织局限于黏膜和黏膜下层，而不论有无淋巴结转移。进展期胃癌深度超过黏膜下层，其中侵入肌层者称为中期胃癌，侵及浆膜或浆膜外组织者称为晚期胃癌。胃癌的TNM分期见表4-5-1。

表4-5-1 胃癌的TNM分期（国际抗癌联盟，UICC，第6版）

0期	Tis	N0	M0	ⅢA期	T2	N2	M0
ⅠA期	T1	N0	M0		T3	N1	M0
ⅠB期	T1	N1	M0		T4	N0	M0
	T2	N0	M0				
				ⅢB期	T3	N2	M0
Ⅱ期	T1	N2	M0	Ⅳ期	T4	N1～3	M0
	T2	N1	M0		T1～3	N3	M0
	T3	N0	M0		任何T	任何N	M1

Tis：原位癌；T1：黏膜下；T2：肌层浆膜下；T3：浆膜受累；T4：侵犯周围结构

N0：无淋巴结转移；N1：1～6个淋巴结；N2：7～15个淋巴结；N3：15个以上淋巴结

M0：无远处转移；M1：远处转移

(二) 病理组织学分类

组织学上，胃癌以腺癌为主，少见的有腺鳞癌、鳞状细胞癌、未分化癌等。腺癌可分为乳头状腺癌、管状腺癌、低分化腺癌、黏液腺癌和印戒细胞癌。

(三) 转移

胃癌有四种扩散形式：①直接蔓延扩散至相邻器官，如胰腺、脾、横结肠、网膜；②淋巴结转移：最常见的转移形式，分局部和远处，如转移至左锁骨上时的Virchow淋巴结；③血液播散：常见于肝、肺、骨、中枢神经系统；④腹腔内种植：癌细胞从浆膜层脱落入腹腔，种植于腹膜、肠壁和盆腔。

【临床表现】

1. 症状

(1) 早期胃癌：早期多无症状，部分患者可出现非特异性消化不良症状。

(2) 进展期胃癌：上腹痛为最早出现的症状，同时有食欲不振，体重进行性下降。胃壁受累时可有早饱（satiety，指患者虽有饥饿感，但稍一进食即感饱胀）；贲门癌累及食管下端时可出现吞咽困难；胃窦癌引起幽门梗阻时出现严重恶心，呕吐；黑便或呕血常见于溃疡型胃癌。转移至身体其他器官可出现相应的症状，如转移至骨骼时，可有全身骨骼剧痛；胰腺转移则会出现持续性上腹痛并放射至背部等。

2. 体征　早期胃癌多无明显体征。进展期胃癌主要体征为腹部肿块，多位于上腹部偏右，呈坚实可移动结节状，有压痛。肝转移可出现肝大，并扪及坚硬结节，常伴黄疸。腹膜转移时可发生腹水。远处淋巴结转移时可在左锁骨上触到质硬而固定的淋巴结，称为Virchow淋巴结。某些胃癌患者可出现伴癌综合征，包括反复发作性血栓性静脉炎、黑棘皮病（皮肤皱褶处有色素沉着）和皮肌炎等。

3. 并发症　可并发胃出血，贲门或幽门梗阻，穿孔等。

【诊断】

半数以上的早期胃癌患者可无任何症状，有症状者亦缺乏特异性，因此胃癌的早期诊断较为困难。对怀疑者，诊断主要依赖X线钡餐检查和内镜检查加活检。

1. X线钡餐检查　应用气钡双重对比法可更清楚地显示病灶，提高诊断准确率。胃癌主要表现为充盈缺损（息肉样或隆起性病变）、边缘欠规则或腔内龛影（溃疡）和胃壁僵直失去蠕动（癌浸润）等。

2. 内镜检查　随着内镜的普及以及清晰度和分辨率更高的电子内镜在临床上的应用，胃癌的诊断正确率有了很大提高。大多数胃癌通过内镜检查加活检而得到正确诊断。

3. 胃癌的早期诊断　尽量放宽内镜检查指征，内镜检查时不漏诊早期胃癌，并在胃癌高发区进行普查和对高危人群进行随访已被证明是提高早期胃癌检出率的有效方法。

【并发症】

1. 出血　约5%的患者可发生大出血，表现为呕血和（或）黑便，偶为首发症状。

2. 幽门或贲门梗阻　取决于胃癌的部位。

3. 穿孔　良性溃疡少见，多发生于幽门前区的溃疡型癌。

【治疗】

(一) 手术治疗

是目前唯一有可能根除胃癌的手段。手术效果取决于胃癌的浸润深度和扩散范围。对早期胃癌，胃部分切除术属首选。对进展期胃癌，如未发现远处转移，应尽可能手术切除，有些需行扩大根除手术。对远处已有转移者，一般不进行胃切除，仅进行姑息性手术，如胃造瘘术、胃-空肠吻合术，以保证消化道通畅和改善营养。

(二) 内镜下治疗

早期胃癌可行内镜下黏膜切除术或内镜黏膜下剥离。不能手术的贲门癌或幽门区癌所致的贲门或幽门梗阻，可行扩张、放置内支架解除梗阻，暂时改善生活质量。

(三) 化学治疗（化疗）

胃癌细胞对化疗不甚敏感，因此总体上胃癌的化疗效果不够理想。抗癌药物可在术前、术中及术后应用，以抑制癌细胞扩散和杀灭残存癌细胞，从而提高手术效果。一般早期胃癌无淋巴结转移者术后不需化疗；中晚期胃癌术后应给予化疗；不能施行手术的晚期胃癌者，如一般情况许可，可试用化疗。

1. 术前化疗　对局部肿瘤较大，难以切除的患者新辅助化疗可使肿瘤缩小，增加手术根治机会。

2. 术后化疗　采用1种或1种以上药物联合进行化疗，方式包括静脉化疗和腹腔内化疗等。大量研究结果表明，接受化疗者生存率高于单纯支持治疗者，联合化疗疗效高于单一药物化疗。常用药物有5-氟尿嘧啶（5-FU）、丝裂霉素C（MMC）、阿霉素（ADM）、亚硝脲类（CCNU、MeCCNU）、顺铂（DDP）等。

（四）其他治疗

放射治疗、中药治疗及生物治疗均可作为辅助治疗，但疗效有限。

【预后】

胃癌根除术后5年生存率取决于胃壁受侵深度、淋巴结受累范围和肿瘤生长方式。早期胃癌术后5年生存率可达90%～95%；侵及肌层者，术后5年生存率为50%～60%；深达浆膜或浆膜外者预后不良，术后5年生存率＜20%；已有远处转移的病例，5年生存率几乎为0。

【预防】

根除幽门螺杆菌可在很大程度上预防胃癌，最佳根除时间为胃黏膜萎缩、肠化生前。已有萎缩、肠化生者，单纯根除 *H. pylori* 似乎不足以预防胃癌，补充抗氧化剂可提高预防效果。

（杨建丽）

第六章

溃疡性结肠炎

学习目标

【掌握】

溃疡性结肠炎的临床表现和分型。

【熟悉】

溃疡性结肠炎的诊断和肠镜表现。

【了解】

溃疡性结肠炎的治疗。

溃疡性结肠炎（ulcerative colitis，UC）是一种病因尚不十分清楚的直肠和结肠的慢性非特异的炎症性疾病，病变主要限于黏膜和黏膜下层。临床表现为腹泻、腹痛、黏液脓血便和里急后重。病情轻重不等，多反复发作。本病多见于20～40岁，男女发病率无明显差别。

【病因和发病机制】

病因和发病机制尚未完全明确，一般认为主要由于免疫机制异常、遗传因素、感染、精神因素等也可能与发病有关。

1. 免疫因素　由于本病常并发类风湿关节炎、桥本甲状腺炎、红斑狼疮等自身免疫病，应用肾上腺皮质激素或其他免疫抑制剂治疗有一定效果，因此提示本病很可能为自身免疫病。肠道黏膜免疫系统在溃疡性结肠炎的发生、发展、转归过程中发挥着重要作用。

2. 感染因素　因本病的病理变化和临床表现与细菌性痢疾非常相似，有些病例粪便中能培养出细菌，部分病例应用抗生素有效，因而认为感染是本病的病因。但多年来反复研究还未能直接找到感染微生物学的根据。

3. 遗传因素　在欧美国家，本病的发病率较高，并有较明显的家族性，种族间的发病率有明显差异，所以有人提出本病可能与遗传有关。

4. 精神因素　由于精神障碍引起自主神经功能失调，随之出现肠道运动亢进、肌肉痉挛、血管收缩、组织缺血、毛细血管通透性增加等，最终导致肠壁炎症及溃疡形成。

【病理】

病变位于大肠，呈连续性弥漫性分布，病变多数在直肠、乙状结肠，可扩展至降结肠、横结肠或全结肠。活动期固有膜内有弥漫性、慢性炎症细胞及中性粒细胞、嗜酸性粒细胞浸润；隐窝有急性炎症细胞浸润，尤其是上皮细胞间有中性粒细胞浸润及隐窝炎，甚至形成隐窝脓肿，可有脓肿溃入固有膜；隐窝上皮增生，杯状细胞减少；可见黏膜表层糜烂、溃疡形成和肉芽组织增生。由于病变一般限于黏膜与黏膜下层，很少深入肌层，所以并发结肠穿孔、瘘管或周围脓肿少见。缓解期病理表现为：中性粒细胞消失，慢性炎症细胞减少；隐窝大小、形态不规则，排列紊乱；腺上皮与黏膜肌层间隙增大；潘氏细胞化生。

【临床表现】

病变多数缓慢，少数可急性发病，病情轻重不一，病程反复发作。多表现为发作期与缓解期交替。发作的诱因有精神刺激、饮食失调、劳累、感染等。

1. 消化系统表现

(1) 腹泻：典型表现为腹泻、黏液脓血便、里急后重等。腹泻程度轻重不一，轻者排便每日 2～4 次，重者每日 10 次以上。为黏液糊状便，多带有脓血，甚至便血。

(2) 腹痛：多为阵发性痉挛性疼痛，部位常位于左侧腹和下腹部。痛后常有便意，排便后疼痛可暂时缓解。

(3) 其他症状：上腹饱胀不适、嗳气、食欲不振、恶心、呕吐等。

(4) 体征：轻型患者多无阳性体征，部分患者受累肠段可有轻度压痛。直肠指诊有时可感觉黏膜肿胀、肛管触痛，指套有血迹。重型和急性暴发型可有鼓肠、腹肌紧张、腹部压痛和（或）反跳痛。有的患者可触及痉挛或肠壁增厚的乙状结肠或降结肠。

2. 全身表现　多发生于中型或重型患者，可有发热、消瘦、低蛋白血症、贫血、水与电解质平衡紊乱等。

3. 肠外表现　本病可出现肠外表现，国内报道其发生率为 8.5%～31.8%，远比国外 40%～50%的发生率低。常见的肠外表现有骨关节病变、皮肤病变、眼病、肝胆疾病等。

4. 临床分型　按本病的病程、程度、范围及病期进行综合分型。

(1) 临床类型：可简单分为慢性复发型和初发型。初发型指无既往史而首次发作，慢性复发型指临床缓解期再次出现症状，临床常见。

(2) 临床严重程度：可分为轻度、中度和重度（表 4-6-1）。

表 4-6-1　严重程度分型

分型	排便 次/天	便血	脉搏 次/分	体温 ℃	血红蛋白	红细胞沉降率 mm/1h
轻度	<4	轻或无	正常	正常	正常	<20
重度	≥6	重	>90	>37.8	<75%正常值	>30

注：中度介于轻度、重度之间

(3) 病变范围：可分为直肠炎、左半结肠炎、广泛结肠炎。

(4) 病情分期：可分为活动期和缓解期。

【并发症】

1. 中毒性巨结肠（toxic megacolon）　多发生在重症溃疡性结肠炎患者，发生率约 5%。临床表现为病情急剧恶化，毒血症明显，出现鼓肠、腹痛和反跳痛、肠鸣音消失，白细胞数明显升高，X 线腹部平片示结肠扩张，结肠袋消失。

2. 直肠结肠癌变　当累及全部结肠而且病程持续 10 年以上，结肠癌的发生率增加，这与该病的活动度无关。10 年以后，广泛结肠炎癌变的危险性达到每年 0.5%～1%。

3. 其他并发症　可并发肠出血、肠穿孔、肠梗阻等。

【实验室和其他检查】

1. 血液检查　血常规检查血红蛋白在轻型患者多正常，中、重型患者有轻或中度下降。白细胞计数在活动期可增高。红细胞沉降率增快和C-反应蛋白增高是活动期的标志。

2. 粪便检查　黏液脓血便，镜检见红细胞、脓细胞和巨噬细胞。粪便病原学是为了排除感染性结肠炎，需反复多次进行（不少于3次），一般内容包括：致病菌培养如痢疾杆菌、沙门菌、空肠弯曲菌等感染；查溶组织阿米巴滋养体和包囊；查血吸虫虫卵以排除血吸虫病。

3. 结肠镜检查　是本病诊断与鉴别诊断的最重要的方法。镜检可见病变多从直肠开始，呈连续性、弥漫性分布。黏膜血管纹理模糊、紊乱、充血、水肿、易脆、出血及脓性分泌物附着，亦常见黏膜粗糙，呈细颗粒状；病变明显处可见弥漫性多发糜烂或溃疡；慢性病变者可见结肠袋囊变浅、变钝或消失、假性息肉及桥形黏膜等。

4. 钡剂灌肠检查　主要改变为：①黏膜粗乱和（或）颗粒样改变；②肠管边缘呈锯齿状或毛刺样，肠壁有多发性小充盈缺损；③肠管短缩，袋囊消失呈铅管样。

【诊断】

在排除细菌性痢疾、阿米巴痢疾、慢性血吸虫病、肠结核等感染性结肠炎及结肠克罗恩病、缺血性结肠炎、放射性结肠炎等疾病的基础上，可按下列标准诊断溃疡性结肠炎：

1. 根据临床表现、结肠镜检查和（或）黏膜活检支持，可诊断本病。

2. 根据临床表现和钡剂灌肠检查可诊断本病。

3. 临床表现不典型而有典型结肠镜或钡剂灌肠改变者，也可临床拟诊本病，并观察发作情况。

4. 临床上有典型症状或既往史而目前结肠镜或钡剂灌肠检查并无典型改变者，应列为“疑诊”随访。

【鉴别诊断】

1. 慢性细菌性痢疾　有急性菌痢病史，粪便检查可分离出痢疾杆菌，抗菌药物治疗有效。

2. 阿米巴性肠炎　病变主要侵犯右侧结肠，结肠溃疡较深，边缘潜行，溃疡间的黏膜多属正常。粪便检查可找到溶组织阿米巴滋养体或包囊。抗阿米巴治疗有效。

3. 克罗恩病　该病与溃疡性结肠炎临床表现相似，但起病缓慢；右下腹或下腹部痛较重；有腹泻，但脓血便较少见；病变多在末端回肠及回盲部，呈节段性分布；内镜下可见孤立、分散的溃疡，有鹅卵石样改变；病理改变为节段性全肠壁炎，裂隙性溃疡、肉芽肿、淋巴细胞集聚等。

4. 肠易激综合征　粪便可有黏液但无脓血，显微镜检查正常，结肠镜检查无器质性病变证据。

5. 其他　还需与血吸虫病、结肠癌、肠结核、缺血性结肠炎、放射性肠炎等疾病鉴别。

【治疗】

活动期UC的治疗目标是尽快控制炎症，缓解症状；缓解期应继续维持治疗，预防复发。

1. 一般治疗　强调休息、饮食和营养。对活动期患者要有充分休息，减少精神和体力负担。饮食对控制腹泻，改善营养十分重要，一般给予高糖、高蛋白质、高维生素和低脂肪饮食。重型或暴发型患者应住院治疗，及时纠正水、电解质平衡紊乱，禁食并予完全胃肠外营养治疗。

2. 药物治疗

(1) 氨基水杨酸制剂：是治疗本病的主要药物，适用于轻、中度患者或重度经糖皮质激素治疗已缓解者。用药方法为每日2～4g，分4次口服，病情缓解后改为每日2g维持治疗，疗程 1～2 年。病变分布于远端结肠者可酌用柳氮磺吡啶（Sasp）栓剂 0.5～1g，每日 2 次，或用相当剂量的 5-氨基水杨酸（ASA）制剂灌肠。可用中药保留灌肠治疗。

（2）糖皮质激素：足量氨基水杨酸制剂治疗（2～4 周）症状不佳者，尤其是病变较广泛者，应及时应用激素治疗。一般予口服泼尼松 40～60mg/d，症状缓解后开始逐渐缓慢减量至停药。重度溃疡性结肠炎患者先予较大剂量静脉滴注，如氢化可的松 300～400mg/d，或甲泼尼松龙 40～60mg/d，7～10 天后改为口服泼尼松 60mg/d。病情缓解后每 1～2 周减 5～10mg 至停药。一般认为类固醇激素无维持治疗效果，在症状缓解后应逐渐减量，尽可能过渡到用 ASA 维持治疗。

（3）免疫抑制剂：对激素治疗效果不佳或对激素有依赖的慢性持续患者可考虑免疫抑制剂如 6-巯基嘌呤（6－MP）或硫唑嘌呤，环孢素（每日 2～4mg/kg 静脉滴注），由于药物的免疫抑制作用、肾毒性作用及其他副作用，应严格监测血药浓度。

（4）生物制剂：抗 TNT－α 单克隆抗体（英利昔单抗，infliximab，Ifx）用于激素及免疫抑制治疗无效或激素依赖或不能耐受上述药物治疗患者。

3. 外科手术治疗　绝对指征：大出血、穿孔、明确或高度怀疑癌肿及组织学检查发现重度异型增生或肿块性损害轻中度异型增生。相对指征：重型患者伴中毒性巨结肠，静脉用药无效者；内科治疗症状顽固、体能下降、对类固醇激素耐药或依赖者；合并坏疽性脓皮病、溶血性贫血等肠外并发症者。

案例

患者，男，41 岁，反复黏液脓血便 5 年，近 1 周来上述症状加重，伴有腹痛、里急后重、低热、乏力。查体：T37.7℃，P90 次/分，贫血貌，消瘦，腹软，左下腹部压痛，未触及包块，肠鸣音活跃。辅助检查：红细胞沉降率 30mm/1h，C 反应蛋白 75mg/L，便红细胞、白细胞满视野，便培养阴性，便结核分枝杆菌涂片阴性，便阿米巴滋养体阴性。结肠镜：全结肠及直肠黏膜弥漫性糜烂及浅溃疡，结肠袋变浅。

初步诊断：溃疡性结肠炎。

问题与思考：

1. 治疗该患者首选药物是什么？

2. 患者发热、心率快，红细胞沉降率、C 反应蛋白增高提示什么？

思考题

1. 溃疡性结肠炎激素应用指征？
2. 溃疡性结肠炎并发症有哪些？
3. 溃疡性结肠炎临床如何分型？

（李炳庆）

第七章

克罗恩病

学习目标

【掌握】

克罗恩病的临床表现。

【熟悉】

克罗恩病的诊断和肠镜表现。

【了解】

克罗恩病的治疗。

克罗恩病（Crohn disease，Crohn 病，CD）是一种病因尚不十分清楚的胃肠道慢性炎性肉芽肿性疾病。病变多见于末段回肠和邻近结肠，但从口腔至肛门各段消化道均可受累，呈节段性或跳跃式分布。临床上以腹痛、腹泻、腹块、瘘管形成和肠梗阻为特点，可伴有发热、营养障碍等全身表现以及关节、皮肤、眼、口腔黏膜、肝等肠外损害。本病有终身复发倾向，重症患者迁延不愈，预后不良。发病年龄多在 15～30 岁，无性别差异。本病在欧美多见，我国发病率也有增高的趋势。

病因和发病机制迄今尚未明确，目前认为本病可能是由多种因素相互作用所致，主要包括免疫、遗传、感染等因素。

【病理】

Crohn 病特点为：病变呈节段性或跳跃式分布、非对称性黏膜炎症；病变累及肠壁全层，可有肠腔狭窄和肠壁僵硬；黏膜溃疡早期为阿弗他溃疡，随溃疡增大，形成纵行和裂隙状溃疡，将黏膜分割呈鹅卵石样改变。组织学上病变部位较典型的改变有非干酪坏死性肉芽肿、阿弗他溃疡或裂隙状溃疡、固有膜底部和黏膜下层淋巴细胞聚集，而隐窝结构正常，杯状细胞不减少，固有膜中量炎症细胞浸润及黏膜下层增宽。

【临床表现】

慢性起病、反复发作的右下腹或脐周腹痛、腹泻，可伴腹部肿块、肠瘘和肛门病变，以及发热、贫血、体重下降、发育迟缓等全身症状。

（一）消化系统表现

1. 腹痛　为最常见症状。多位于右下腹或脐周，间隙性发作，常为痉挛性阵痛伴腹鸣。常于进餐后加重，排便或肛门排气后缓解。腹痛的发生可能与肠内容物通过炎症、狭窄肠段，引起局部肠痉挛有关。腹痛亦可由部分或完全性肠梗阻引起，此时伴有肠梗阻症状。出现持续性腹痛和明显压痛，提示炎症波及腹膜或腹腔内脓肿形成。全腹剧痛和腹肌紧张，可能系病变肠段急性穿孔所致。

2. 腹泻　本病常见症状之一，主要由于病变肠段炎症渗出、蠕动增加及继发性吸收不良引起。腹泻先是间隙发作，病程后期可转为持续性。粪便多为糊状，一般无脓血和黏液。病变涉及下段结肠或肛门直肠者，可有黏液血便及里急后重。

3. 腹部包块　由肠粘连、肠壁增厚、肠系膜淋巴结肿大、内瘘或局部脓肿形成所致，多位于右下腹及脐周。见于10%～20%患者。

4. 瘘管形成　因透壁性炎症病变穿透肠壁全层至肠外组织或器官而成。瘘管形成是Crohn病的临床特征之一，常常作为与溃疡性结肠炎鉴别的依据。

5. 肛门直肠周围病变　包括肛门直肠周围瘘管、脓肿形成及肛裂等病变，见于部分患者，有结肠受累者较多见。有时这些病变可为本病的首发或突出的临床表现。

（二）全身表现

1. 发热　常见的全身表现之一，与肠道炎症活动及继发感染有关。常呈间隙性低热或中度热，少数呈弛张高热伴毒血症。

2. 肠外表现　本病可有全身多个系统损害，因而常伴有杵状指（趾）、关节炎、坏疽性脓皮病、口腔黏膜溃疡、葡萄膜炎、虹膜睫状体炎、结节性红斑、硬化性胆管炎、慢性活动性肝炎等。

3. 营养障碍　由慢性腹泻、食欲减退及慢性消耗等因素所致。表现为消瘦、贫血、低蛋白血症和维生素缺乏等。青春期患者常有生长发育迟滞。

【并发症】

常见并发症有肠狭窄和肠梗阻，腹腔内脓肿，瘘管，肛周病变。较少见的有消化道出血、急性穿孔，病程长者可发生癌变。

【实验室和其他检查】

1. 实验室检查　活动期白细胞增高，血红蛋白和血清清蛋白常有降低；红细胞沉降率加快；粪便隐血试验常呈阳性。

2. X线检查　钡剂小肠造影或钡剂灌肠可见多发性、节段性炎症伴僵硬、狭窄、裂隙状溃疡、瘘管、假息肉形成及鹅卵石样改变等。

3. 结肠镜检查　内镜下可见节段性、非对称性黏膜炎症、纵行或阿弗他溃疡、鹅卵石样改变，炎性息肉，可有肠腔狭窄和肠壁僵硬等，病变呈跳跃式分布。结肠镜检查直视下观察病变，对该病的早期识别、病变特征的判断、病变范围及严重程度的估计较为准确，且可取活检，但只能观察至回肠末段，遇肠腔狭窄或肠粘连时观察范围会进一步受限。

【诊断】

本病诊断主要根据临床表现和X线、结肠镜检查所见进行综合分析，表现典型者可作出临床诊断（如活检黏膜固有层可见非干酪坏死性肉芽肿或大量淋巴细胞聚集），但必须排除各种肠道感染性或非感染性炎症疾病及肠道肿瘤。

【鉴别诊断】

1. 肠结核　患者既往或现有肠外结核史，临床表现少有肠瘘、腹腔脓肿和肛门病变，内镜检查病变不呈节段性分布，溃疡多为横行，浅表而不规则，结核菌素试验阳性等有助于与克罗恩病鉴别。对鉴别有困难者，建议先行诊断性抗结核治疗。结合病理组织学检查发现干酪坏死性肉芽肿可获确诊。

2. 小肠恶性淋巴瘤　原发性小肠恶性淋巴瘤可较长时间内局限在小肠，部分患者肿瘤可呈多灶性分布，此时与克罗恩病鉴别有一定困难。如X线检查见一肠段内广泛侵蚀、呈较大的指压痕或充盈缺损，B型超声或CT检查肠壁明显增厚、腹腔淋巴结肿大，多支持小肠恶性淋巴瘤诊断。小肠恶性淋巴瘤一般进展较快，必要时手术探查可获病理确诊。

3. 溃疡性结肠炎　鉴别要点见本篇第六章。

4. 其他疾病　包括缺血性肠炎、放射性肠炎、白塞病、嗜酸细胞性肠炎、恶性淋巴瘤等。

【治疗】

治疗目的是控制病情活动、维持缓解及防治并发症。由于治疗时间长，应注意长期用药的不良反应。

1. 一般治疗　一般给高营养低渣饮食，适当给予叶酸、维生素B_{12}等多种维生素及微量元素。应用要素饮食（完全胃肠内营养），在给患者补充营养同时，还能控制病变的活动性，特别适用于无局部并发症的小肠克罗恩病。完全胃肠外营养仅用于严重营养不良、肠瘘及短肠综合征者，应用时间不宜太长。腹痛、腹泻必要时可酌情使用抗胆碱能药物或止泻药，合并感染者静脉途径给予广谱抗生素。

2. 氨基水杨酸制剂　柳氮磺吡啶对控制轻、中型患者的活动性有一定疗效，但仅适用于病变局限在结肠者。美沙拉秦能在回肠、结肠定位释放，现已证明对病变在回肠和结肠者均有效，且可作为缓解期的维持治疗用药。

3. 糖皮质激素　是目前控制病情活动最有效的药物，适用于本病活动期。一般主张使用时初量要足、疗程偏长。剂量如泼尼松为30～40mg/d、重者可达60mg/d，病情缓解后剂量逐渐减少至停用，并以氨基水杨酸制剂行长程维持治疗。有相当部分患者表现为激素依赖，每于减量或停药而复发，对于长期依赖激素的患者可试加用免疫抑制剂，然后逐步过渡到用免疫抑制剂或氨基水杨酸制剂行维持治疗。

4. 免疫抑制剂　硫唑嘌呤（azathioprine）或巯嘌呤（6-mercaptopurine，6-MP）适用于对激素治疗效果不佳或对激素依赖的慢性活动性病例，加用这类药物后可逐渐减少激素用量乃至停用。

5. 抗菌药物　如甲硝唑、喹诺酮类药物应用于本病有一定疗效。甲硝唑对有肛周瘘管者疗效较好，喹诺酮类药物对瘘有效。

6. 英利昔单抗（Ifx）　是我国目前唯一批准用于克罗恩病治疗的生物制剂。用于激素及免疫抑制剂治疗无效或激素依赖者，或不能耐受上述药物治疗患者。

7. 手术治疗　手术后复发率高，故手术适应证主要是针对并发症，包括完全性肠梗阻、瘘管与脓肿形成、急性穿孔或不能控制的大量出血。手术方式主要是病变肠段切除。美沙拉秦或甲硝唑可减少复发，宜术后即予应用并长期维持治疗。

案例

患者，男，28 岁，以间断右下腹痛、发热半年来院，无腹泻及脓血便，无里急后重，既往无结核病史。查体：T37.8℃，右下腹压痛，未触及包块。辅助检查：便常规正常，便培养阴性，红细胞沉降率 45mm/1h，血常规、肝肾功能正常。胃镜：胃窦大弯及十二指肠降部见两条纵行溃疡。结肠镜：回肠末端、回盲部见散在深大、不规则溃疡，溃疡周边黏膜正常。

初步诊断：克罗恩病。

问题与思考：

1. 该患者除外肠结核检查外还应行哪些检查？

2. 诊断该病还应行哪些辅助检查？

思考题

1. 克罗恩病如何与溃疡性结肠炎、肠结核鉴别？

2. 克罗恩病肠外表现有哪些？

（李炳庆）

第八章

肠结核

学习目标

【掌握】

1. 肠结核的临床表现。
2. 肠结核的诊断和鉴别诊断。

【熟悉】

肠结核的病因和发病机制。

【了解】

1. 肠结核的病理及病理分型。
2. 肠结核的实验室和其他检查。
3. 肠结核的治疗、预后及预防。

肠结核（intestinal tuberculosis）是结核分枝杆菌侵犯肠道引起的慢性特异性感染，好发于回盲部，近年来发病率有所回升。本病多见于青壮年，女性略多于男性。

【病因】

主要由人型结核分枝杆菌引起，少数因饮用未消毒的带菌牛奶或乳制品，而发生牛型结核分枝杆菌肠结核。肠结核的感染途径有：

1. 经口感染　开放性肺结核或喉结核患者，因咽下含有结核分枝杆菌的痰液而引起，是主要感染方式。进食被结核分枝杆菌污染的食物、经常与开放性肺结核患者共餐，忽视餐具消毒和隔离或饮用结核分枝杆菌污染的牛奶制品等均可引起肠结核。

2. 血行播散　多见于粟粒型肺结核患者。

3. 直接蔓延　由腹腔内结核病灶如结核性腹膜炎、女性生殖器结核、肠系膜淋巴结结核等直接蔓延或经淋巴途径引起本病。偶有肝结核经胆道而达肠道所致。

【发病机制】

肠结核的发病是人体和结核分枝杆菌互相作用的结果，经上述途径而获得感染仅是致病的条件，只有当入侵的结核分枝杆菌数量较多、毒力较大，同时机体免疫功能低下、肠道功能紊乱和局部抵抗力减弱时，才会引起本病。

【病理】

肠结核可发生在肠道任何部位，但主要位于回盲部，其他部位依次为升结肠、空肠、横结肠、降结肠、阑尾、十二指肠、乙状结肠等处，少数见于直肠。胃和食管结核偶见。根据人体对结核分枝杆菌的免疫力与过敏反应情况不同，肠结核分为溃疡型、增生型和混合型。

1. 溃疡型肠结核　当人体对结核分枝杆菌过敏反应强时，病变以渗出为主；当感染菌量多、毒力大，可产生干酪样坏死，形成溃疡。溃疡一般不发生急性穿孔，但可引起肠腔狭窄和变形引发肠梗阻。晚期患者常有慢性穿孔形成腹腔内包裹性脓肿或肠瘘。

2. 增生型肠结核　机体免疫状况良好，感染较轻，则表现为肉芽组织增生，进一步纤维化，成为增生型肠结核。病变多局限在盲肠，有时可累及升结肠近端或回肠末端，有大量结核肉芽肿和纤维组织增生瘢痕形成，使肠壁局部增厚、僵硬或呈瘤样突出于肠腔，可造成肠腔变窄，引起梗阻。

以上两种病变同时并存，称为混合型或溃疡增生型肠结核。

【临床表现】

本病见于中青年，女性较多。起病多缓慢，病程较长，多无特异的症状和体征。

1. 腹痛　约95%以上有腹痛，多位于右下腹，也可在脐周或上腹部，系回盲部病变所致牵涉痛。腹痛性质多为隐痛或钝痛，有时在进餐时诱发腹痛和便意，排便后可有不同程度缓解，这是由于回盲部病变使胃回肠反射或胃结肠反射引起病变部位肠曲痉挛或蠕动增强。增生型肠结核并发肠梗阻时，可有腹绞痛，常位于右下腹或脐周，同时伴有腹胀、肠鸣音亢进、肠型及蠕动波。

2. 腹泻与便秘　腹泻是溃疡型肠结核主要临床表现之一，排便次数因病变严重程度和病变范围不同而异，一般每日排便2～4次不等，粪便呈糊状，不含黏液脓血，不伴里急后重。重症患者每日便次可达10余次，有时粪便中含少量黏液、脓血，但便血极少见。此外，有时可有腹泻与便秘交替现象，过去常被认为是肠结核的典型症状，实际上是胃肠功能紊乱的一种表现。增生型肠结核多以便秘为主要表现。

3. 腹部肿块　主要见于增生型肠结核。在溃疡型肠结核病变肠曲和周围组织粘连，或同时有肠系膜淋巴结核时，也可触及肿块。肿块多位于右下腹，一般比较固定，质地中等，轻到中度压痛。

4. 全身症状和肠外结核表现　溃疡型肠结核多有长期发热，体温多在38℃左右，为不规则热，严重者可有弛张热或稽留热，常伴有盗汗、消瘦、贫血、倦怠等症状。常伴有肠外结核特别是活动性肺结核的临床表现。增生型肠结核病程较长，全身情况一般良好，无发热或有时低热，多不伴有肠外结核特别是活动性肺结核的临床表现。

【并发症】

1. 肠系膜淋巴结结核、结核性腹膜炎　肠结核常合并肠系膜淋巴结结核和结核性腹膜炎，可有腹部压痛、腹水等表现。

2. 肠梗阻　是肠结核常见的并发症，以增生型肠结核多见。患者可出现阵发性腹绞痛、呕吐等症状，同时可出现肠型、蠕动波及肠鸣音亢进的体征。

3. 肠出血　结核病变可引起闭塞性动脉内膜炎，造成血管腔狭窄，因此肠出血机会较少，若侵蚀较大血管也可发生肠出血。

4. 肠穿孔　结核病变周围多有粘连，一般不发生急性穿孔，晚期常有慢性穿孔，形成腹腔内包裹性脓肿或肠瘘，引起弥漫性腹膜炎者少见。

【实验室和其他检查】

1. 实验室检查　溃疡型肠结核可表现轻至中度贫血。无并发症者白细胞计数一般正常，分类淋巴细胞偏高。红细胞沉降率多显著增快。溃疡型肠结核患者的粪便多为糊样，一般无脓血。镜下可见少量脓细胞与红细胞，结核菌素试验呈强阳性有助于对本病的诊断。

2. X线检查　X线胃肠钡餐造影或钡剂灌肠造影检查对本病诊断具有重要意义。并发肠梗阻者应慎重，只能进行钡剂灌肠造影检查，勿做钡餐造影，以免加重肠梗阻。

（1）溃疡型肠结核X线征象：①激惹征象：钡剂迅速通过病变部位，充盈不佳；②跳跃征（stierlın sign）：在病变的上、下肠段钡剂充盈良好；③如病变肠段能充盈，则可见黏膜皱襞粗乱，肠壁边缘不规则，呈锯齿状；④肠腔狭窄，肠管缩短变形，回肠盲肠正常角度丧失。

（2）增生型肠结核X线征象：在回肠末段、盲肠，也可同时涉及升结肠近段，肠管有增生性狭窄、收缩与变形，钡剂充盈缺损，肠壁僵硬和增厚，结肠袋消失。

3. 结肠镜检查　结肠镜检查可对全结肠及回肠末段进行直接观察，可观察到病变处肠黏膜充血、水肿，溃疡形成，同时可见炎性息肉、肠腔变窄等增殖性病变，肠黏膜活检，如能找到干酪样坏死肉芽肿或结核分枝杆菌即可确诊。

【诊断】

确切的诊断依靠在组织中证实有结核分枝杆菌或有干酪坏死病灶的存在。临床上如出现下列情况，应考虑有肠结核：①中青年患者，有肠外结核史，特别是肺结核经治疗已好转，但结核毒血症反而加重，同时出现消化道症状；②有右下腹痛，腹泻或腹泻便秘交替，伴有发热、盗汗等结核全身症状。体检发现右下腹压痛，可有腹部肿块或不明原因的肠梗阻表现；③X线钡餐检查发现回盲部肠管有钡剂跳跃征，龛影、肠管狭窄、变形等征象；④结肠镜检查有典型的结核征象，黏膜活检证实有结核分枝杆菌或有干酪坏死病灶，具有确诊意义；⑤结核菌素试验强阳性。对高度怀疑肠结核的患者，可进行抗结核治疗2～6周，如有效，可得出肠结核的临床诊断。对诊断有困难，特别是增生型肠结核，有时需剖腹探查才能确定诊断。

【鉴别诊断】　见表4-8-1。

表4-8-1　肠结核的鉴别诊断

	肠结核	克罗恩病	右侧结肠癌	阿米巴、血吸虫病
年龄	40岁以下	20～50岁	40岁以上	成年人多见
肠外结核	多有	多无	多无	多无
病程	长	更长	短，进行性	长短不一
腹部肿块	质中固定压痛	脐周或右下腹	坚硬结节无压痛	多无
血便	少见	少见	多见	多见脓血便
粪TB菌	（＋）	（－）	（－）	虫卵、包囊、滋养体
X线	回盲部 连续性分布 激惹征	回肠末段 节段性分布 线样征	不累及回肠 腔内不规则充盈缺损 肠腔狭窄、龛影形成	无明显征象
肠瘘、梗阻	常见	更常见	可有	多无
抗TB治疗	有效	无效	无效	无效
病理检查	干酪坏死性 非肉芽肿	干酪性 肉芽肿	癌细胞	滋养体

TB：结核病

【治疗】

肠结核的治疗目的是消除症状，改善全身状况，促进病灶愈合及防治并发症。早期治疗，可促使病灶愈合，防止并发症的发生。

1. 休息与营养　可增强患者的抵抗力。饮食以营养丰富、易消化食物为宜，同时补充各种维生素、钙剂。活动性肠结核应卧床休息，当症状明显，影响进食时，必要时胃肠外营养支持治疗。

2. 抗结核药物治疗　坚持早期、联合、适量、规律和全程的原则，抗结核药物治疗是治疗本病的关键。

常用抗结核药物有链霉素（S）、异烟肼（H）、对氨基水杨酸（P）、利福平（R）、吡嗪酰胺（Z）、乙胺丁醇（E）等药。以3～4种药物联合用药治疗为好。

初治及疑有耐药菌感染者，可采用2S（E）HRZ/4HR方案，即前2个月强化期用链霉素（或乙胺丁醇）、异烟肼、利福平、吡嗪酰胺，每日1次；后4个月继续用异烟肼和利福平，每日1次。坚持规律用2S（E）HRZ/4HR或类似方案，很少复发。

病情较轻可采用2SHR/7HR方案。初治疗法失败者要另订方案，疗程至少1年，采用每日给药方案。前3个月最好采用患者未用或用的时间短的3种药。病情控制后至少用2种药物完成全疗程。

短程治疗方案可缩短疗程，提高疗效，防止复发，避免产生耐药性及减少副作用。

3. 对症治疗　腹痛可用阿托品或其他抗胆碱能药物。对摄入不足、腹泻较重者应注意纠正水、电解质与酸碱平衡紊乱，对不完全性肠梗阻者需进行胃肠减压，以缓解梗阻症状。

4. 手术治疗　肠结核手术适应证包括：①急性肠穿孔或慢性肠穿孔粪瘘经内科治疗未能闭合者；②完全性肠梗阻；③肠道大出血经内科治疗无效者；④诊断困难需剖腹探查者。手术前后均应进行抗结核药物治疗。

【预后】

本病较好的预后取决于早期诊断和及时治疗。当病变在渗出性阶段，及时治疗病变可以痊愈，预后良好。因此正规合理使用抗结核药，保证充足剂量和足够疗程是决定预后的关键。通常由上级医院确诊后，经治疗缓解或症状较轻，可转社会服务中心进行后续治疗，以保证其正规、合理用药。

【预防】

做好预防工作是防治结核病的根本办法，对肺结核患者尤其是痰菌阳性者应早期诊断，并采取积极的抗结核治疗。痰菌阳性者不可吞入痰液，以免导致肠道感染，同时采取隔离措施，以预防传染他人。牛奶应经过灭菌消毒后方可饮用。

案例

患者，女，32岁，近2个多月来低热、盗汗、食欲减退、体重下降，进餐后右下腹疼痛，每日大便2～3次，呈糊状。右下腹可触及肿块，质中，有压痛。血白细胞（WBC）6.8×10^9/L；X线钡餐检查示回盲部可见钡剂跳跃征，肠壁边缘不规则呈锯齿状。

问题与思考：

1. 最可能的诊断是什么？其诊断依据有哪些？

2. 进一步需做的检查有哪些？

思考题

1. 简述肠结核的临床表现及诊断要点。
2. 肠结核和右侧结肠癌、克罗恩病如何鉴别？

（白　福）

第九章

结核性腹膜炎

学习目标

【掌握】

1. 结核性腹膜炎的临床表现。
2. 结核性腹膜炎的并发症、诊断和防治原则。

【熟悉】

结核性腹膜炎的鉴别诊断要点。

【了解】

结核性腹膜炎的病因、发病机制。

结核性腹膜炎（tuberculous peritonitis）是由结核分枝杆菌引起的慢性、弥漫性腹膜感染。可见于任何年龄，以中青年多见，本病以女性为多，男女之比约1∶2。

【病因和发病机制】

本病由结核分枝杆菌感染腹膜引起，多继发于肺结核或体内其他部位结核病。结核分枝杆菌侵犯腹膜的途径主要以腹腔内结核病灶直接蔓延为主，如肠结核、肠系膜淋巴结结核、输卵管结核等为常见的直接原发病灶。少数病例由血行播散引起，如粟粒型肺结核、关节、骨、睾丸结核。

【病理】

根据病理解剖特点，本病可分为三型：

1. 渗出型　腹膜充血、水肿及纤维蛋白渗出物附着。

2. 粘连型　此型最多见。腹膜有大量纤维组织增生，肠系膜、大网膜明显增厚，肠袢相互间以及与内脏相互粘连，易发生肠梗阻，严重者腹腔完全闭塞。

3. 干酪型　此型最重，较少见，多由粘连型或渗出型演变而成。主要病变为干酪样坏死，伴有腹腔器官之间互相粘连，分隔成许多积存混浊液体的小房，干酪样坏死的淋巴结夹杂其中，形成结核性脓肿并发症多见。

以上三型以前两型多见，在疾病发展过程中，上述两种或三种类型的病变可并存，称为混合型。

【临床表现】

临床表现因临床类型及机体的反应性的不同而异。多数起病缓慢，部分患者无自觉症状，在与本病无关的腹部手术时偶然被发现，少数起病急骤，以急性高热和腹痛为主要表现。

1. 全身症状　主要是发热、盗汗、乏力、消瘦等结核病毒血症。发热多为低热或中等热，1/3患者有弛张热，少数可呈稽留热。渗出型、干酪型或同时伴有粟粒型肺结核、干酪性肺炎等可有高热。病情较重者后期可有营养不良，表现为贫血、消瘦、水肿、苍白、口角炎、维生素A缺乏症等。

2. 腹胀、腹痛、腹泻　患者渐感腹胀，大量腹水时，腹胀加重。早期腹痛不明显，以后可出现脐周、下腹或全腹部持续性隐痛或钝痛。当并发肠梗阻时，可有阵发性腹痛，并伴有呕吐。若腹腔内结核病灶干酪坏死破溃，或肠结核急性穿孔可出现急腹症。腹泻常见，每日3～4次，粪便多为糊状，无黏液或脓血。由腹膜炎症引起的肠功能紊乱导致。有时腹泻与便秘交替出现。粘连型以便秘多见。

3. 腹部触诊　腹部压痛一般轻微，少数压痛严重，且有反跳痛，常见于干酪型结核性腹膜炎。腹壁柔韧感是结核性腹膜炎的常见临床特征，系腹膜遭受结核性炎症刺激或有慢性炎症而增厚，腹壁肌张力增高，腹壁与腹内器官粘连引起的触诊感觉。

4. 腹部肿块　多见于粘连型或干酪型，肿块多由增厚的大网膜、粘连的肠曲、肿大淋巴结或包裹性积液而成。常位于脐周，形状大小不一，边缘不整，表面不平，活动度小，易误诊为肿瘤或肿大的腹腔器官。

5. 腹水　见于渗出型者，以少量至中量者为多，腹水量少不易查出，游离腹水量若超过1000ml时，可有移动性浊音，肠粘连严重者移动性浊音不明显。

【并发症】

以肠梗阻最多见，多发生在粘连型结核性腹膜炎。肠瘘多见于干酪型，同时有腹腔脓肿形成。

【实验室检查及其他辅助检查】

1. 血象、红细胞沉降率、结核菌素试验　白细胞计数多数正常，在有腹腔结核病灶扩散或干酪型患者可增高。部分病程长者可有轻度至中度贫血，红细胞沉降率在病变活动期加快。结核菌素试验呈强阳性者对诊断本病有帮助。

2. 腹水检查　对结核性腹膜炎诊断意义较大。腹水大多为草黄色渗出液，少数呈血性或偶为乳糜性，静置后常自行凝固。比重一般超过1.018，蛋白质含量在30g/L以上，白细胞数超过$0.5\times10^9/L$，以淋巴细胞为主。但如有低蛋白血症，或合并肝硬化的患者，腹水蛋白质含量可减少。腹水腺苷脱氨酶活性增高，提示结核性腹膜炎。腹水细胞学检查的目的是排除癌性腹水，宜作为常规检查。腹水找结核分枝杆菌阳性率很低，腹水动物接种阳性率可达50%，但费时较长，临床很少应用。

3. X线检查　X线钡餐检查可见腹膜粘连、肠结核、腹水、肠腔外肿块、肠瘘等征象，腹部X线平片检查有时可见到钙化的肠系膜淋巴结。在有腹部肿块不易鉴别时可行腹部CT检查，对本病诊断有辅助价值。胸部X线可发现肺结核或胸膜炎。

4. 超声波检查　B超对发现少量腹水有价值，可证实腹水、包裹性积液及腹膜增厚，对鉴别腹部肿块有一定价值，并可提示穿刺抽腹水的准确位置。

5. 腹膜穿刺活检　用于无腹腔镜或不能进行腹腔镜检查的患者。30%～50%的患者可发现结核肉芽肿。对无腹水的患者应慎用，以防肠穿孔。

6. 腹腔镜检查　适用于难以确诊者。镜下可见腹膜、网膜、腹腔器官表面有散在灰白色粟粒性结节，浆膜失去正常光泽，呈浑浊粗糙。直视下活检有确诊价值。粘连型和干酪型为腹腔镜检查的禁忌。

【诊断】

结核性腹膜炎主要诊断依据为：①中青年患者有结核病史，尤其是女性；②2周以上不明原因的长期发热、乏力、盗汗等结核病毒血症症状，伴有腹痛、腹胀、腹水和（或）腹部肿块、腹部压痛和（或）腹壁柔韧感；③腹水为渗出液，细胞分类以淋巴细胞为主，一般细菌培养阴性，腹水细胞学检查未找到癌细胞；④X线钡餐检查发现肠粘连等征象；⑤结核菌素试验呈强阳性；⑥腹膜活检或腹腔镜下活检，发现结核的特征性病变。

对具有以上典型表现的病例，可作出临床诊断，给予抗结核治疗（2周以上）有效可确诊。必要时可行剖腹探查确诊。

【鉴别诊断】

1. 以腹水为主要表现者

（1）肝硬化腹水：多为漏出液，患者常有慢性肝炎病史和失代偿期肝硬化的典型表现，钡餐或胃镜检查可见食管静脉曲张等现象，B超或CT检查有助于鉴别，注意肝硬化腹水合并结核性腹膜炎，易漏诊。

（2）腹腔恶性肿瘤腹水：血性腹水应与腹膜转移癌、恶性淋巴瘤、腹膜间皮瘤等鉴别，腹水中有癌细胞有助于鉴别，腹部B超或CT检查有助于寻找原发病灶。

（3）其他疾病引起的腹水：顽固性腹水应与慢性胰源性腹水、结缔组织病、Meigs综合征、巴德-基亚里（Budd-Chiari）综合征、缩窄性心包炎等引起者相鉴别。

2. 腹部肿块为主要表现者　需与Crohn病、胃癌、肝癌、结肠癌、卵巢癌等腹部肿瘤鉴别。

3. 以发热为主而腹部表现不明显者　需与伤寒、败血症等长期发热性疾病鉴别。

4. 以急性腹痛为主要表现者　若腹腔内结核病灶干酪坏死破溃，或肠结核急性穿孔发生剧烈腹痛需与外科常见急腹症相鉴别。

【治疗】

本病治疗的关键是坚持早期、联合、适量、规律和全程的抗结核化疗原则，以达到避免复发和防止并发症的目的。

1. 一般治疗　注意休息，加强营养，补充维生素，增强机体抵抗力是治疗的基础。

2. 抗结核化学药物治疗　一旦明确诊断，即给予抗结核治疗。抗结核药物在结核性腹膜炎的应用中应注意：对渗出型病例，由于腹水吸收及症状消失较快，患者可能会自行停药，而导致复发，故必须强调全程规则用药；对粘连或干酪型病例，由于大量纤维组织增生，药物不易进入病灶，故应加强抗联合用药，并适当延长疗程。抗结核药物的选择、用法、疗程可参考肺结核。

3. 对有大量腹水者，可适当放腹水以减轻症状，同时可向腹腔注入异烟肼、链霉素。

注意纠正水、电解质、酸碱平衡紊乱。

4. 手术治疗　并发完全性肠梗阻、肠穿孔、肠瘘经正规治疗未能闭合的患者应手术治疗。广泛粘连及干酪型患者以及广泛腹膜外活动性结核者，为手术禁忌证。当本病诊断有困难，不能与急腹症鉴别时，可考虑剖腹探查。

【预防】

对肺、肠、肠系膜淋巴结及输卵管等结核病，应早期诊断并采取积极的抗结核药物治疗，有助于预防本病。

案例

患者，女，25岁。腹胀1月余，加重2周就诊。

患者1月前无明显诱因出现腹胀，以下腹部明显，伴轻度腹痛不适，自觉乏力，间断出现发热，体温波动在“37.0～38.0℃”之间，多发生在午后，夜间出汗较多，无胸闷、心慌及气短；无恶心、呕吐及厌油腻；无四肢关节疼痛及皮疹，2周前腹胀明显加重。自发病以来，患者精神欠佳，睡眠可，二便正常，体重减轻约3kg。

体检：结膜轻度苍白，右下肺呼吸音稍低；腹部膨隆，腹部触诊有柔韧感，左下腹部压痛（+），腹水征（+）。

实验室检查：血红蛋白100g/L，红细胞沉降率40mm/h，PPD试验（++）。腹水为草黄色混浊液体，蛋白定性试验阳性，WBC 360×10^9/L、中性粒细胞（N）0.54%、淋巴细胞（L）0.46%，未找到肿瘤细胞。B超检查提示腹腔包裹性积液，肝、胆、脾、胰正常。

初步诊断：结核性腹膜炎。

问题与思考：

1. 渗出液与漏出液有什么区别？各有什么临床意义？
2. 腹部膨隆，触诊有柔韧感提示什么？

思考题

1. 试述结核性腹膜炎的诊断依据。
2. 结核性腹膜炎鉴别诊断有哪些？

（李海英）

第十章

肝硬化

学习目标

【掌握】

1. 病毒性肝炎后肝硬化的临床表现（代偿期及失代偿期）。
2. 肝硬化的并发症、诊断要点及治疗原则。

【熟悉】

肝硬化的鉴别诊断、转诊和健康指导。

【了解】

肝硬化的病因和发病机制。

肝硬化（cirrhosis of liver）是由多种病因导致的肝组织炎症、坏死进而弥漫性肝纤维化、假小叶和残存肝细胞结节性再生为特征的慢性肝病。临床以肝功能减退和门静脉高压为主要表现，晚期常出现上消化道出血、肝性脑病、自发性腹膜炎、肝肾综合征等严重并发症，是我国常见病和主要死亡原因之一。

【病因】

引起肝硬化的原因很多，在国内以乙型病毒性肝炎所致的肝硬化最为常见。在欧美国家以酒精中毒最多见。

1. 病毒性肝炎　主要是乙型和丙型病毒性肝炎，丁型肝炎病毒可在乙型肝炎病毒感染的基础上重叠致病。甲型病毒性肝炎和戊型病毒性肝炎很少发展为肝硬化。从病毒性肝炎发展至肝硬化的病程，可短至数月，长至10～20年。

2. 酒精中毒　酒精性肝炎（alcoholic hepatitis）系指长期过量饮酒所致的一种肝疾病。欧美多见（每日饮酒80～150g，8～10年）。乙醇及其中间代谢产物乙醛可直接损坏肝细胞，导致酒精性肝炎进而发展为肝硬化。

3. 中毒　长期接触某些工业毒物或药物，如四氯化碳、砷、磷、对乙酰氨基酚等或服用异烟肼、甲氨蝶呤、四环素、甲基多巴等可引起中毒性肝炎，进而发展为肝硬化。

4. 胆汁淤积　由于胆汁淤积，高浓度胆酸和胆红素损伤肝细胞，进而发展为肝硬化。分为肝内胆汁淤积或肝外胆管梗阻，由于肝内胆汁淤积引起者为原发性胆汁性肝硬化；肝外胆管阻塞引起者称继发性胆汁性肝硬化。

5. 淤血　慢性充血性心力衰竭、缩窄性心包炎、Budd－Chiari综合征等，可致肝长期淤血、缺氧，肝细胞变性、坏死、纤维化，形成淤血性肝硬化，也称心源性肝硬化。

6. 血吸虫病　血吸虫卵沉积于汇管区，刺激肝（汇管区）纤维组织增生，形成肝纤维化及门静脉高压。

7. 代谢性　由于遗传或先天性酶的缺陷，使某些物质代谢障碍，沉积于肝，引起肝细胞坏死和纤维增生。如肝豆状核变性（铜代谢障碍），血色病（铁代谢障碍），半乳糖血症（galactosemia）等。

8. 营养障碍　长期营养不良，食物中营养物质比例失调，可引起脂肪肝，肝细胞变性、坏死，形成营养不良性肝硬化。

9. 其他　自身免疫性肝炎可致肝硬化。

10. 隐源性　是由于病史不详，组织病理辨认困难，缺乏特异性的诊断标准等原因未能查出病因的肝硬化，占5%～10%。

【发病机制】

肝纤维化是指肝内纤维结缔组织的异常增生，是肝硬化形成的必经阶段。肝硬化的演变过程包括：①广泛肝细胞变性坏死、肝小叶纤维支架塌陷；②残存肝细胞不沿原有纤维支架排列，堆积形成肝细胞团；③自汇管区和肝包膜大量纤维结缔组织增生，形成纤维束，包绕再生结节或将残留肝小叶重新分割，形成假小叶；④假小叶中的肝细胞不具有正常肝细胞的结构和功能，使肝功能进一步受损。由于再生结节的形成，胶原纤维增加，使肝内血管床挤压、狭窄和扭曲，肝内血流减少；由于肝窦毛细血管化，进一步影响肝细胞与肝窦血循环的物质交换，加重肝细胞损伤，并使门脉血流受阻，导致并加重门静脉高压。

【病理】

肉眼观：早期肝硬化，肝体积正常或稍增大；后期肝体积缩小、重量减轻、质地变硬，表面呈颗粒状，肝边缘变薄。切面可见圆形或类圆形结节弥漫分布，结节周围被灰白色的纤维隔包绕。

镜下观：正常的肝小叶结构被破坏，被假小叶取代。假小叶内肝细胞排列紊乱，可见不同程度肝细胞变性、坏死、再生现象，小叶中央静脉消失或偏位。病理学上依据结节形态将肝硬化分为三类：

1. 小结节型肝硬化　最常见，结节大小相似，直径3～5mm。纤维隔细且均匀，假小叶大小较一致。

2. 大结节型肝硬化　结节粗大，大小不均，直径在1～3cm，最大可达5cm。纤维隔宽窄不一，假小叶大小不等。

3. 混合型肝硬化　肝内同时存在大小结节两种病理形态。

【临床表现】

在我国本病患者以20～50岁男性多见。起病隐匿，病程较长，可潜伏数年至十数年（平均3～5年）。少数大片肝坏死者发展较快，数月即可进展为肝硬化。肝硬化据临床表现分为代偿期与失代偿期，但两者无明显界限。

（一）肝功能代偿期

症状较轻，缺乏特异性。可有乏力、食欲不振、恶心、呕吐、腹胀、腹泻、肝区隐痛等一般症状。症状多呈间歇性，因劳累而诱发，休息或治疗后可缓解。肝轻度肿大，质地稍硬，轻压痛；脾轻度肿大。肝功能检查多正常或轻度异常。

（二）肝功能失代偿期

主要为肝功能减退和门静脉高压两大类临床表现。

1. 肝功能减退的临床表现

(1) 全身症状：患者一般状况及营养均较差，消瘦、精神不振，由于维生素代谢障碍，可表现为皮肤干燥、舌炎、多发性神经炎、夜盲、低热等。

(2) 消化道症状：常有食欲不振、腹胀、腹泻、恶心、呕吐、厌油腻食物、脂肪泻等。上述症状的出现与门静脉高压时胃肠道淤血、水肿、消化吸收障碍及肠道菌群失调有关。

(3) 黄疸：常由于肝细胞排泌胆红素功能障碍，是肝功能损害严重的表现。主要表现为巩膜皮肤黄染、尿色深、胆红素尿，若出现中、重度黄疸，提示肝细胞进行性坏死。

(4) 出血倾向与贫血：可有鼻出血、牙龈出血、皮肤黏膜出血点等，与肝功能减退凝血酶原及其他凝血因子合成减少、脾功能亢进等有关。可有不同程度贫血，与叶酸缺乏、失血、脾功能亢进等有关。

(5) 内分泌失调：肝功能减退时，肝对雌激素的灭活作用减弱，使雌激素水平升高，并反馈抑制腺垂体功能，使雄激素、肾上腺皮质激素水平下降。男性患者出现性欲减退、睾丸萎缩、乳房发育等；女性患者阴毛脱落、月经失调、不孕等。在上腔静脉引流区出现蜘蛛痣、肝掌等，与雌激素水平增高有关。肾上腺皮质功能减退时，患者皮肤色素沉着，可形成肝病面容。

2. 门静脉高压　门脉系统阻力增加和内脏高动力循环是门静脉高压的发病机制。表现为脾大、侧支循环的建立和开放、腹水。

(1) 脾大：脾因淤血而肿大，多为轻、中度肿大，少数为重度肿大。上消化道出血后，脾可暂时缩小。脾大常伴白细胞、血小板及红细胞减少，称脾功能亢进。

(2) 侧支循环的建立与开放：是门静脉高压的特征性表现。门静脉压力超过 200mmH_2O 时，门静脉与腔静脉之间的吻合支代偿性扩张，建立门-体侧支循环。重要的侧支循环有三组（图 4-10-1）：

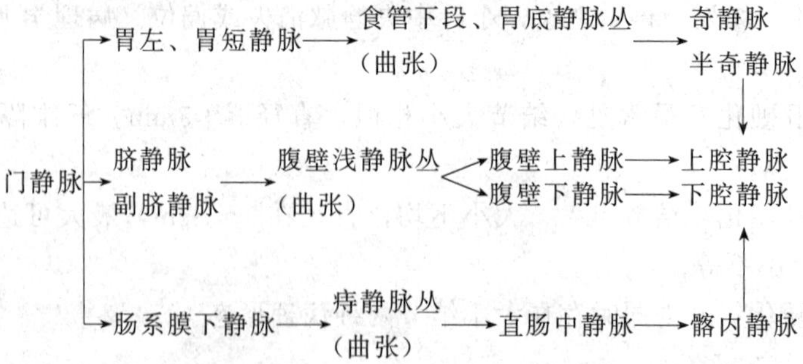

图 4-10-1　侧支循环结构示意图

1) 食管下段和胃底静脉曲张：由门静脉系的胃冠状静脉、胃短静脉和上腔静脉系的食管静脉、肋间静脉、奇静脉等吻合而成，是发生上消化道出血的主要原因。

2) 腹壁静脉曲张：门脉高压时，已闭锁的脐静脉重新开放，与副脐静脉、腹壁静脉相连，脐周和腹壁出现迂曲的静脉，以脐为中心，向上及下腹部延伸，汇入上腔静脉及下腔静脉。

3) 痔静脉曲张：系门静脉系的直肠（痔）上静脉与下腔静脉系的直肠（痔）中、下静脉吻合，形成痔核，易发生便血。

(3) 腹水：是肝硬化失代偿期的标志之一。腹水形成与下列因素有关：①门静脉压力增高：超过 300mmH_2O 时，门静脉系统的毛细血管内静水压增高，组织液漏入腹腔；②血浆胶体渗透压降低：白蛋白低于 25～30g/L 时，血浆胶体渗透压降低，血液成分外渗；③肝淋巴液生成过多：肝静脉血流受阻，血浆自肝窦壁渗透致窦旁间隙，形成大量肝淋巴液，超过胸导管的引流能力，淋巴液自肝包膜表面漏入腹腔；④继发性醛固酮、抗利尿激素及雌激素增高，使肾水钠重吸收增加；腹水形成时有效血容量及前列腺素、心钠素活性减低，均可导致肾钠吸收增加。腹水出现前先有腹胀，大量腹水可见腹部膨隆，状如蛙腹，膈肌抬高，可出现呼吸困难。部分患者伴有肝性胸水，多见于右侧。

(三) 肝改变

早期肝大、表面尚光滑，晚期肝缩小、质地坚硬，呈结节或颗粒状，边缘较薄，一般无压痛，当肝细胞进行性坏死或炎症时可有轻压痛。

【并发症】

1. 上消化道出血　为本病最常见的并发症。多由食管、胃底静脉曲张破裂引起，部分由门静脉高压性胃病所致。表现为呕血和黑便，大量出血引起休克或诱发肝性脑病，死亡率很高。

2. 肝性脑病（HE）是本病晚期最严重的并发症和最常见的死亡原因（详见肝性脑病一章）。

3. 感染　肝硬化患者抵抗力下降，易并发各种感染。自发性细菌性腹膜炎（SBP）是肝硬化严重的并发症之一，致病菌多为革兰阴性杆菌，临床表现为发热、腹胀、腹痛、腹壁柔韧感，腹水迅速增多，可出现腹膜刺激征。腹水检验介于渗出液与漏出液之间，细菌培养可阳性。严重者表现为中毒性休克或肝性脑病。

4. 肝肾综合征（HRS）　肝硬化大量腹水时，由于有效血容量和肾血流量减少，使肾小球滤过率下降，但肾无明显病理改变，称为肝肾综合征，又称功能性肾衰竭。临床表现为少尿、无尿、氮质血症、低血钠和低尿钠，预后较差。

5. 肝肺综合征（HPS）　是肝硬化终末期合并严重肺功能异常的一种临床综合征。由于门-体分流，肝功能下降，体内血管扩张物质增多，使肺内扩血管/缩血管物质比例失调，导致肺内血管扩张，动静脉分流，动脉氧合不足。临床表现为卧位呼吸和直立性低氧血症。

6. 原发性肝癌　肝硬化易于并发肝癌。肝硬化患者短期内出现进行性肝大，持续性肝区疼痛，迅速出现大量腹水或腹水转为血性，应怀疑并发原发性肝癌，应进一步行甲胎蛋白（AFP）和 B 超检查。

7. 电解质和酸碱平衡失调

(1) 低钠血症：与钠摄入不足、长期利尿、大量放腹水及抗利尿激素增多等有关。

(2) 低钾低氯血症与代谢性碱中毒：摄入不足、呕吐、腹泻、长期利尿、继发性醛固酮增多、静脉滴注高渗葡萄糖液等均可使血钾降低。由于低钾、低氯血症可引起代谢性碱中毒，易诱发肝性脑病。

【实验室及其他辅助检查】

1. 血常规　失代偿期可有不同程度贫血。白细胞、血小板计数减少。

2. 尿常规　失代偿期可有蛋白质和管型，黄疸时尿胆红素和尿胆原增加。

3. 肝功能实验

(1) 胆红素检查：可出现结合胆红素与非结合胆红素均升高，持续升高提示预后不良。

(2) 血清酶学检查：转氨酶常轻、中度增高，一般 ALT（GPT）增高显著，肝细胞严重坏死时，则 AST（GOT）升高更明显。

(3) 血清蛋白测定：血清总蛋白降低、正常或增高。血清清蛋白降低、球蛋白增高，白蛋白和球蛋白的比值（A/G）降低或倒置。

（4）凝血酶原时间测定：肝硬化失代偿期明显延长，注射维生素 K 不能纠正者，预后欠佳。

4. 免疫学检查　反应体液免疫功能的指标 IgG、IgA 均可增高。部分患者可检出自身抗体如抗平滑肌抗体、抗核抗体及抗线粒体抗体等。如为病毒性肝炎引起者，乙型、丙型肝炎病毒标记物为阳性。

5. 腹水检查　一般为漏出液，比重 1.018 以下，Rivalta 实验阳性，细胞数少于 $0.1\times10^9/L$，蛋白质总量少于 25g/L。如并发 SBP，腹水介于漏出液与渗出液之间。

6. CT 或 MRI 检查　肝密度降低，肝叶比例失调，肝左叶、尾叶增大而右叶萎缩，肝裂增宽，肝门和胆囊可移位，脾大；B 超检查可显示肝实质弥漫性回声增强，肝外形不规则，门静脉主干内径＞13mm，脾静脉内径＞9mm，提示门静脉高压。

7. 食管钡餐　X 线检查食管胃底静脉曲张时，食管下段呈虫蚀状或蚯蚓状充盈缺损，胃底见菊花样充盈缺损。

8. 胃镜检查　可直接观察食管和胃底静脉曲张的部位、程度和范围，有助于上消化道出血的诊断及鉴别诊断。胃镜检查静脉曲张的准确率较 X 线检查的准确率高。

9. 肝穿刺活组织检查　有假小叶形成是确诊肝硬化最准确的依据。

10. 腹腔镜检查　诊断不明确时，腹腔镜检查可直接观察肝表面情况，并在直视下取活组织检查。

【诊断】

肝硬化诊断的主要依据有：①有病毒性肝炎、长期酗酒等可导致肝硬化的病史；②有肝功能减退及门静脉高压的临床症状；③肝先大后小，质地坚硬，脾大；④影像学检查支持肝硬化；⑤肝功能检验有异常；⑥肝穿刺活检有假小叶形成。

【鉴别诊断】

1. 肝大鉴别诊断

（1）慢性肝炎、原发性肝癌和脂肪肝与早期肝硬化鉴别较困难。血清肝纤维化指标测定结合影像学检查、胃镜检查有助于诊断，肝活检可确诊。

（2）结合病史、影像学检查与肝囊肿、血吸虫病、肝棘球蚴病、华支睾吸虫病、肝代谢性疾病及慢性白血病进行鉴别。

（3）原发性肝癌：有进行性肝大伴疼痛，血清 AFP 动态监测结合影像学检查有助于诊断，肝活检可确诊。

2. 脾大鉴别诊断　特别是所谓特发性门静脉高压（斑替综合征）、慢性白血病等鉴别。

3. 与并发症相鉴别

（1）肝硬化腹水时，需与结核性腹膜炎、癌性腹膜炎、缩窄性心包炎、肾病综合征等疾病鉴别。

（2）肝硬化上消化道出血应与消化性溃疡、急性胃炎、胃癌等鉴别；肝性脑病应与糖尿病并发症、脑血管意外、慢性肾衰竭等鉴别。

【治疗】

（一）一般治疗

1. 休息　肝功能代偿期应注意休息，可从事轻工作，以不疲劳为度；失代偿期应卧床休息。

2. 饮食 以适当热量、高蛋白质、高维生素、低脂肪饮食为宜。有肝性脑病趋向者应限制蛋白质摄入量，有腹水者应限制钠盐摄入，有食管静脉曲张者应避免粗糙、刺激性食物。

3. 支持疗法 注意维生素B、维生素C摄入，食欲低下或不能进食者可静脉补充营养，注意纠正水、电解质及酸碱失衡。

（二）药物疗法

1. 抗纤维化药物 秋水仙碱、D-青霉胺有抗肝纤维化作用，但长期使用，有一定的副作用，限制了临床应用；有报道，重组人生长激素、反义寡核苷酸导向治疗等，可作用于肝星状细胞，治疗或逆转肝纤维化。部分中药有活血化瘀功能，对早期肝硬化可能有一定疗效。

2. 保护肝细胞治疗 用于有转氨酶及胆红素升高的肝硬化患者。

(1) 熊去氧胆酸：口服250mg，每日2次，1～3月。有保护肝细胞作用，主要用于原发性胆汁性肝硬化。

(2) 甘草酸苷（甘草甜素）：有抗炎、免疫调节、抗纤维化、保护肝细胞膜作用。副作用为水钠潴留，宜用于早期肝硬化患者。

(3) 还原型谷胱甘肽：0.6～1.2g加入葡萄糖液中静脉滴注2～4周，或肌内注射0.6g/d，它能维护细胞正常代谢，与毒性物质结合，起解毒作用。

3. 维生素类 维生素B族有防止脂肪肝和保护肝细胞的作用，维生素C有促进代谢和解毒作用。慢性营养不良者，可适当补充维生素B_{12}和叶酸。有凝血障碍者可注射维生素K_1。维生素E有抗氧化和保护肝细胞作用，用于酒精性肝硬化患者的治疗。

（三）腹水的治疗

1. 卧床休息并限制钠水的摄入 卧床休息增加肾小球滤过率和尿钠的排出，并增加对利尿药的反应；限制钠盐摄入，每日食盐摄入量0.5～2.0g，水摄入量限制在1000ml左右。约10%的患者经单纯限制钠、水，也可产生自发性利尿，使腹水消退。

2. 利尿药 常用的利尿药有保钾性和失钾性两种。利尿药的使用原则是联合、间歇、交替使用。常用螺内酯（安体舒通）和呋塞米（速尿）联合使用，螺内酯40mg，每日3次，最大量可至400mg/d，应用数天后如效果不好，可加用呋塞米20～160mg/d。也可联用呋塞米+氢氯噻嗪（双氢克尿塞）。利尿药治疗以每天体重减轻不超过0.5kg为宜，以免诱发并发症。

3. 放腹水与补充白蛋白疗法 对无肝性脑病和消化道出血等并发症的患者，最大剂量利尿药不能使腹水消退者，可反复大量放腹水，每日4～6L，同时静脉输注白蛋白，每次40g，直至腹水消退，然后仍应控制水钠摄入，给予利尿药治疗。

4. 纠正有效循环血容量不足 对低蛋白血症患者，定期补充人血白蛋白、血浆，可提高胶体渗透压、纠正有效循环血容量不足，促进腹水消退。

5. 自身腹水回输 对难治性腹水，无腹水回输的禁忌证时，可采用腹水直接回输，每次输入500～2000ml，加用呋塞米、地塞米松及抗生素等，方法简单，效果较好。或采用腹水浓缩（超滤或透析）回输法。

（四）门静脉高压的治疗

根据门静脉高压的发病机制，降低门脉高压的药物分为两类：一类是通过降低内脏血流量而降低门静脉压力的药物，如血管加压素、硝酸酯类、β受体阻滞剂、生长抑素等，其中

β受体阻滞剂，如普萘洛尔（心得安）等，可预防近期上消化道出血；另一类是通过降低门静脉阻力而降低门静脉压力的药物，此类药物因对全身血液循环影响较小而成为目前研究的热点，研究较多的有：①钙通道阻滞剂，如维拉帕米（异搏定）、硝苯地平（心痛定）、粉防己碱（汉防己甲素）等具有一定作用；②活血化瘀中药如丹参、当归、水蛭等，通过降低血液黏滞性、改善肝纤维化程度，而减小血管阻力，进而降低门静脉压力。对药物治疗无效，有适应证的患者，可采用经颈静脉肝内门体分流术（TIPS）或外科手术治疗，治疗效果与患者肝功能状态密切相关。

（五）并发症的治疗

1. 自发性腹膜炎　早期、足量、联合应用抗生素。主要选用针对革兰阴性杆菌的抗生素，如环丙沙星、氧氟沙星、丁胺卡那等，或选用广谱抗生素如头孢噻肟钠、头孢曲松（头孢三嗪）、头孢哌酮（先锋必）等。通常选择2～3种抗生素联合应用，然后根据治疗的反应和细菌培养结果调整抗生素，用药时间不得少于2周。

2. 上消化道出血　详见本篇上消化道出血章节。

3. 肝肾综合征　消除各种诱发肝肾综合征的因素，如大量放腹水，强烈利尿，控制上消化道大出血、感染，避免肾毒性药物，严格控制输液量，量出为入，纠正水、盐代谢紊乱和酸碱失衡等。输入白蛋白、右旋糖酐或腹水回输，提高血容量、改善肾血流量，然后给予利尿药；应用血管活性药物如多巴胺、山莨菪碱（654－2）等，改善肾血流量，增加肾小球滤过率。

【预后】

肝硬化的预后与病因、肝功能代偿能力及并发症相关。还与年龄和性别有关。一般说来，年龄大者、男性、病毒性肝炎引起肝硬化者预后较差。

案例

患者，男，56岁。乏力、腹胀半年，加重1周。

半年前开始乏力、腹胀，1周前症状加重，伴腹痛及发热（最高达38.5℃），遂来就诊。发病以来，食欲差，尿量少，尿色深，大便正常，体重增加2kg。十年前体检时发现HBsAg阳性。

查体：T 38.0℃，P 96次/分，R 20次/分，BP 120/60mmHg。慢性病容，巩膜轻度黄染，颈部可见2个蜘蛛痣。腹部膨隆，有压痛及反跳痛，肝无肿大，脾肋下3cm可及，移动性浊音（＋），双下肢水肿。

辅助检查：血常规示血WBC 5.5×10^9/L，N 85%，L 15%，血红蛋白（Hb）79g/L，血小板（Plt）53×10^9/L。肝功能：ALT 62U/L，AST 85U/L，A/G＝0.8，HBV DNA 5.13×10^5。腹水检查外观为黄色略混浊，比重1.016，WBC 660×10^6/L，中性粒细胞72%，腹水细菌培养有大肠埃希菌生长，抗酸染色（—），未见肿瘤细胞。

初步诊断：肝硬化失代偿期，自发性细菌性腹膜炎。

问题与思考：

1. 患者为什么会出现尿量少，尿色深，体重增加？

2. 该患需要与哪些疾病鉴别？

思考题

1. 肝硬化失代偿期肝功能减退的临床表现有哪些？
2. 肝硬化失代偿期门静脉高压的临床表现有哪些？
3. 肝硬化患者腹水形成的机制及其治疗原则是什么？

（李海英）

第十一章

原发性肝癌

学习目标

【掌握】

1. 原发性肝癌的临床表现。
2. 原发性肝癌的诊断要点以及早期诊断的重要性。

【熟悉】

原发性肝癌的治疗措施，强调综合治疗措施的运用。

【了解】

原发性肝癌在国内多见以及鉴别。

原发性肝癌（primary carcinoma of the liver）是指由肝细胞或肝内胆管上皮细胞发生的癌肿，为我国常见的恶性肿瘤之一，其死亡率在消化系统恶性肿瘤中仅次于胃癌、食管癌居于第三位。本病多见于中年男性，男女之比为5∶1。

【病因和发病机制】

肝癌的病因可能是多因素协同作用的结果：

1. 病毒性肝炎和肝硬化　在我国，约90%的肝癌患者有乙型肝炎病毒（HBV）感染病史。HBV感染→急、慢性肝炎→肝硬化→肝癌是最主要的发病过程。其发生机制可能是HBV-DNA整合到宿主肝细胞的DNA中，造成肝细胞损伤，原癌基因激活，在化学致癌物的作用下，导致癌变；西方国家以丙型肝炎病毒（HCV）感染多见。

2. 黄曲霉毒素　动物实验证明，黄曲霉毒素 B_1 可诱发所有动物发生肝癌。流行病学调查表明，长期进食霉变食物（受黄曲霉素污染的玉米、花生）与肝癌发生密切相关。

3. 遗传　肝癌高发区有时出现肝癌家庭聚集现象，可能与遗传易感性有关，也与家族饮食习惯和生活环境有关。

4. 其他　肝癌高发区调查表明，饮用池塘水的居民，肝癌发病率较高，可能与水质污染有关；亚硝胺类、有机氯农药等均可能有致癌作用；华支睾吸虫感染，刺激胆管上皮增生，可导致胆管细胞癌。

【病理】

（一）大体分型

1. 块状型　多见，癌块直径5cm以上，超过10cm为巨块型，多为单个的大肿块，其周围有小的癌结节，呈膨胀性生长，易破裂、出血。

2. 结节型　为大小、数目不等的癌结节，一般直径不超过 5cm，常散布于肝右叶，与四周分界不清，常伴有肝硬化。

3. 弥漫型　最少见，米粒或黄豆大小癌结节弥漫于整个肝，不易与肝硬化区分，常因肝衰竭而死亡。

4. 小癌型　单个或数个癌肿结节总直径小于 3cm，无临床症状和体征。

（二）组织分型

1. 肝细胞型　最为多见，癌细胞由肝细胞发展而来，占肝癌 90%以上。

2. 胆管细胞型　少见，由肝内胆管上皮细胞发展而来。

3. 混合型　最少见，上述二型同时存在。

（三）转移途径

1. 血行转移　肝内血行转移最早、最常见，侵及门静脉形成癌栓，脱落后形成肝内多发性转移灶；肝外转移以肺转移最多见，其次为骨、肾、肾上腺、胆等器官。

2. 淋巴转移　转移至肝门淋巴结最常见，其次为胰、主动脉旁、脾、锁骨上淋巴结等。

3. 种植转移　少见，肝表面脱落的癌细胞可种植在腹膜引起血性腹水，女性可种植至卵巢。

【临床表现】

起病隐匿，在 AFP 普查中发现的早期肝癌可无任何症状和体征，此期称亚临床肝癌；出现症状和体征时，多为中晚期肝癌，常于 4～6 个月死亡。

（一）症状

1. 肝区疼痛　最常见，多呈持续性钝痛或胀痛，是由于癌肿生长迅速、肝包膜被牵拉所致。癌肿侵犯膈肌时，疼痛可放射到右肩或右背。向右后下方生长的癌肿可致右腰部疼痛。突然发生的剧烈的腹痛或休克则提示有癌结节破裂出血。

2. 全身表现　可有进行性消瘦、乏力，甚至恶病质；可伴有癌性发热、食欲不振、上腹饱胀，甚至呕血、黑便。癌肿转移可出现转移灶表现，如骨转移出现局部疼痛等症状。

（二）体征

1. 肝大　进行性肝大为最常见的特征性体征之一。质地坚硬，表面凸凹不平，常有大小不等的结节，边缘不规则，可有不同程度的压痛。癌肿位于横膈面可表现为膈肌抬高，肝下缘不下移。

2. 黄疸　癌肿广泛浸润时可引起肝细胞性黄疸，如癌肿压迫胆管时可出现阻塞性黄疸，并进行性加重。

3. 腹水　肝癌晚期常出现血性腹水，因癌肿破溃或腹膜广泛转移或合并肝硬化、门脉高压、门静脉或下腔静脉癌栓所致。若门静脉内癌栓形成，则出现大量腹水。

4. 脾大　脾呈充血性肿大，合并肝硬化与门静脉高压或门静脉、下腔静脉癌栓形成或肝癌压迫门静脉或下腔静脉也可导致。

5. 转移灶体征　如转移肺、骨、脑、淋巴结、胸腔等处，可产生相应体征。

【并发症】

1. 肝性脑病　是肝癌终末期的并发症，约占肝癌死因的 1/3。

2. 上消化道出血　约占肝癌死因的 15%。多由于合并肝硬化或有门静脉、肝静脉癌栓而发生门静脉高压，引起食管、胃底静脉曲张破裂出血，也可因胃肠黏膜糜烂，凝血机制障碍而出血。

3. 肝癌结节破裂出血　约占肝癌死因的10%。癌结节破裂可局限于肝包膜下，引起局部疼痛，也可触到压痛性肿物；出血若破入腹腔，可出现急性腹膜炎及失血性休克表现，严重者死亡。

4. 继发感染　因机体抵抗力下降，易并发各种感染，如肺炎、败血症、肠道感染或真菌感染等。

【实验室和其他辅助检查】

1. 甲胎蛋白（AFP）　是诊断原发性肝癌的特异性标志物，广泛用于肝癌的普查、诊断及疗效判断。肝细胞癌中，AFP阳性率为70%～90%。正常值<20μg/L。除外妊娠、生殖腺胚胎癌后，动态监测AFP变化，诊断原发性肝癌的标准为：①AFP大于500μg/L，持续4周；②AFP由低浓度逐渐升高不降；③AFP在200μg/L以上的中等水平持续8周。

2. α-L-岩藻糖苷酶（AFU）　肝细胞癌时血清AFU升高（>110nKat/L），灵敏性75%，特异性90%。与AFP联合检测，使原发性肝癌的确诊率明显提高。

3. γ-谷氨酰转肽酶Ⅱ（GGTⅡ）　用电泳法，从原发性肝癌患者血清中检出一特异性GGT同工带（GGTⅡ），对肝癌的诊断具有特异性，其阳性率达90%以上。因此GGTⅡ是一种肝癌标记物，尤其对AFP阴性的肝癌有较大诊断意义。

4. B超检查　简便、无创，可显示肿瘤所在部位、大小、形状，并可与囊肿、血管瘤鉴别。可显示直径2cm以上肿瘤，用于早期诊断。结合AFP测定，广泛用于肝癌普查等。

5. 计算机断层成像（CT）　可显示局灶性、周边较清楚的低密度区或边缘模糊、大小不等的多发阴影。造影剂加强后，肝实质与病变部位对比更加明显，可测出直径2cm甚至1cm以下的肿瘤，用于早期诊断。

6. X线肝血管造影　选择性肝动脉造影，能显示直径1cm以上的癌结节，阳性率90%左右，结合AFP，诊断小肝癌或指导手术。

7. 磁共振成像（MRI）　能清楚显示肿瘤内部结构，发现子瘤及瘤栓，对<1.5cm小肝癌检出率最高。

8. 肝穿刺活组织检查　在B超或CT引导下，采用细针穿刺癌结节，吸取组织检查癌细胞，阳性者可确诊。但应注意，穿刺肝边缘部位的肝癌易引起肝癌破裂及针道转移。

9. 剖腹探查　对各种检查不能确诊的疑似肝癌患者，可考虑剖腹探查，争取早期诊断和手术治疗。

【诊断】

早期肝癌常无症状，一旦出现典型的肝癌症状，往往已至中晚期，失去治疗时机。

1. 早期肝癌的诊断　主要是在高危人群中对年龄35岁以上、乙肝或丙肝标记物阳性、肝炎病史5年以上、有家族史者每半年检测1次AFP及B型超声，阳性患者结合其他检测手段，可早期诊断亚临床期肝癌，为手术切除提供机会。

2. 临床期肝癌的诊断依据　①肝硬化患者或有肝炎病史者；②肝区疼痛或进行性肝大、消瘦、黄疸等症状和体征；③AFP测定>400μg/L或持续上升；④B超、CT或MRI检查阳性。

【鉴别诊断】

1. 急、慢性肝炎　少数急、慢性肝炎活动时血清AFP增高，应定期多次复检AFP与ALT。肝炎患者AFP<400μg/L，AFP与ALT动态曲线为同步升高。若AFP持续升高，ALT正常或降低，应考虑肝癌的可能。

2. 肝硬化　原有肝硬化病史，若短期内肝明显肿大，有结节或影像学检测发现占位性病变，应考虑合并原发性肝癌。反复多次 AFP 和影像学检测，可作出正确诊断。

3. 继发性肝癌　有原发癌表现，血清 AFP 阴性，影像学检查肝内多发癌结节，病情发展相对缓慢，病理检查可确诊。

4. 肝脓肿　本病有寒战、高热、白细胞计数升高等炎症表现，肝区疼痛、肝大，表面光滑、无结节，AFP 阴性。反复多次 B 超可发现肝内液性暗区，在超声引导下诊断性穿刺对确诊有重要意义。

5. 其他　肝良性肿瘤如血管瘤、多囊肝等，血清 AFP 阴性。反复多次 B 超、CT 或 MRI 检查有助于诊断。必要时行肝活检。

【治疗】

1. 手术治疗　随着诊断技术的提高，早期肝癌和小肝癌的检出率增加，使手术切除率及生存率明显升高。手术治疗仍是原发性肝癌的首选治疗和最有效的措施。手术适应证：①肝内单发微小肝癌（直径≤2cm）；单发的小肝癌（直径＞2cm，≤5cm）；单发的向肝外生长的大肝癌（直径＞5cm，≤10cm）或巨大肝癌（直径＞10cm），表面较光滑，周围界限较清楚，受肿瘤破坏的肝组织少于 30％；多发性肿瘤，肿瘤结节少于 3 个，且局限于肝的一段或一叶内；②患者一般情况好，无明显心、肺、肾等重要器官器质性病变，肝功能正常或按 Child－Pugh 分级 A 级或 B 级者；③无广泛肝外转移性肿瘤。手术方式及切除范围按病变情况具体选择。

2. 化学治疗　全身化疗效果不好。阿霉素、顺铂、5－氟尿嘧啶等单一用药或联合用药，对肝癌有一定缓解作用。

3. 肝动脉栓塞　肝动脉栓塞是将栓塞材料注入营养肿瘤的肝动脉和门静脉内，阻断肿瘤的血供，使肿瘤细胞缺血、坏死。是目前中、晚肝癌常用的非手术治疗方法。

4. 放射治疗　对病灶较为局限，肝功能较好的病例，使用直线加速器或导向内放射治疗，可使疗效大为提高。

5. 免疫治疗　手术、放疗和化疗之后，应用免疫治疗，可起到巩固并增加疗效、杀死残余肿瘤细胞的作用，常用干扰素（INF）、肿瘤坏死因子（TNF）、白细胞介素 2（IL－2）等。

6. 中医治疗　与其他治疗配合，对调节免疫功能、改善机体状况和延长生命有一定作用。

7. 其他治疗　包括射频治疗技术、X 刀治疗技术、冷冻治疗技术、微波治疗技术、无水乙醇（酒精）瘤内注射治疗技术等，为肝癌的治疗提供了新的手段和方法，并取得了一定效果。

【预防】

积极防治病毒性肝炎，注意饮食卫生，防止食物霉变，保护水源，对高危人群定期普查，注射肝炎疫苗等，对预防肝癌的发生有明显作用。

案例

患者，男，58岁。右上腹疼痛伴体重下降1月，加重1周。

患者1个月前无明显诱因出现右上腹疼痛，为持续性钝痛，伴恶心、食欲不振，无肩背部放射痛，病程中无反酸、发热、呕吐、腹胀、腹泻等。1个月来体重下降"10余斤"。既往有"乙肝"病史十余年，无血吸虫疫水接触史，不饮酒。

查体：面色灰暗，巩膜轻度黄染，右上胸见一枚直径约0.8cm的蜘蛛痣，颈静脉不怒张。腹平软，无压痛，肝肋下未触及，脾肋下2cm，质软，无触痛，移动性浊音（+）。

实验室检查：血常规示WBC $3.1\times10^9/L$，红细胞（RBC）$3.5\times10^9/L$，Plt $68\times10^9/L$；尿常规示尿胆红素（±）；血生化示ALT 53U/L，AST 41U/L，GGT 68U/L，总胆红素（TBIL）42μmol/L，结合胆红素（DBIL）22μmol/L，白蛋白（ALB）40.8g/L，A/G 1.1，AFP 360μg/L。B超、腹部CT：肝内多发性占位，肝硬化，脾大。

初步诊断：肝炎后肝硬化失代偿期，原发性肝癌。

问题与思考：

1. 诊断原发性肝癌的依据有哪些？
2. 原发性肝癌需与哪些疾病鉴别？

思考题

1. 简述原发性肝癌的主要临床特征。
2. 简述原发性肝癌的转移途径。
3. 诊断原发性肝癌要进行哪些实验室检查？

（李海英）

第十二章

肝性脑病

学习目标

【掌握】

1. 肝性脑病的分类、分期。
2. 肝性脑病发病机制中主要学说。

【熟悉】

肝性脑病的诊断、鉴别诊断。

【了解】

肝性脑病的治疗原则。

肝性脑病（hepatic encephalopathy，HE）又称肝昏迷（hepatic coma），是严重肝病引起的以代谢紊乱为基础，意识行为改变和昏迷为主要表现的中枢神经系统功能紊乱的综合征，是肝衰竭的终末表现。

【病因与诱因】

HE常见的病因是各型肝硬化，以病毒性肝炎后肝硬化最多见；其次为重症病毒性肝炎、暴发性肝衰竭、原发性肝癌、妊娠期急性脂肪肝、严重胆道感染等。也可由为改善门静脉高压的门体分流术引起，如颈静脉肝内门体分流术等。

约半数患者有明显的诱因，常见的有：上消化道出血、排钾利尿、放腹水、摄入蛋白质过多、安眠镇静药、麻醉药、便秘、感染、手术等。

【分类与命名】

根据病因不同将 HE 分为三种类型（表 4-12-1）。

表 4-12-1　肝性脑病分类

类型	定义
A	肝性脑病伴急性肝衰竭
B	肝性脑病伴门体旁路
C	肝性脑病伴肝硬化和门脉高压和（或）门体分流（最常见），可为分发作性、持续性及轻微肝性脑病

【发病机制】

HE的发病机制尚未完全明了，目前认为是多种因素共同作用的结果。HE的病理生理基础是肝衰竭，以及门腔静脉之间由手术造成或自然形成的侧支分流。毒性代谢产物不能被肝解毒和清除，经侧支进入体循环，透过血脑屏障而至脑部，引起中枢神经系统功能紊乱。

（一）氨中毒学说

是肝性脑病的重要发病机制。

1. 血氨的来源和去路

正常情况下，主要来源于肠道、肾和骨骼肌生成的氨。①胃肠道产氨：正常人每日胃肠道产氨约 4g。血液循环中的尿素，部分经肠黏膜分泌入肠腔，肠菌分解尿素产生氨，约占肠道产氨总量的 90%；肠道中未被消化吸收的食物蛋白质，经肠菌分解产生氨；非离子型氨（NH_3）有毒性，且能透过血脑屏障。离子型氨（NH_4^+）呈盐类形式存在，相对无毒，不能透过血脑屏障。NH_3 与 NH_4^+ 相互转化受 pH 影响（$NH_3+H^+ \rightleftharpoons NH_4^+ + OH^-$），如肠内 pH＜6 时，$NH_3$ 从血液弥散入肠腔，形成胺盐随粪便排除；当 pH＞6 时，NH_3 大量入血。②肾产氨：血液中谷氨酰胺或其他氨基酸，可被肾中谷氨酰胺酶分解产氨，部分被重吸收入血。③组织分解产氨，如骨骼肌和心肌在运动时也能产氨。

血氨的去路主要包括：①合成尿素，血氨经肝鸟氨酸循环合成尿素；②脑、肝、肾等器官在耗能情况下，形成谷氨酰胺；③肾是排氨的主要场所，除排出大量尿素外，肾小管在排酸的同时，以 NH^{4+} 形式排出部分氨；④肺在血氨过高时，呼出少量氨。

2. 氨中毒的机制

（1）血氨增高的原因：血氨增高是因氨生成过多和清除减少引起。血氨生成过多的病因包括外源性和内源性两种。外源性血氨生成增加指来源于肠道含氮物质的分解代谢与吸收的氨增加。如摄入高蛋白质饮食、铵盐及消化道出血后血液在肠内所产生的氨；内源性指体内蛋白质的分解产氨增加，如肾前性或肾性氮质血症。血氨清除减少包括门-体分流使肠腔进入门静脉的氨未经肝代谢而直接入体循环；或肝功能减退将氨合成尿素的能力减退。其次肌肉代谢氨减少，另外肾排出的氨也减少。

（2）氨对中枢神经系统的毒性作用：血氨升高可通过下述方式干扰大脑的能量代谢：①抑制丙酮酸脱氢酶活性，影响乙酰辅酶 A 的合成，干扰三羧酸循环过程；②与 α-酮戊二酸结合成谷氨酸，再合成谷氨酰胺，消耗 α-酮戊二酸、ATP，出现脑内能量代谢障碍，谷氨酰胺过多可导致星形细胞肿胀、脑水肿等；③抑制 Na^+-K^+-ATP 酶的活性，影响神经冲动的传导。

（3）影响氨中毒的因素：①血 pH：pH＞6 时，NH_3 大量入血，即凡能引起碱中毒的因素，如呕吐、腹泻、放腹水、排钾利尿、继发性醛固酮增多症等，均可诱发氨中毒；②摄入过多的含氮食物、上消化道出血、便秘等均使血氨增高；③感染、低血容量与缺氧，易诱发肾前性氮质血症，使血氨增高；④其他：镇静催眠药应用、低血糖、麻醉等情况抑制大脑和呼吸中枢，诱发肝性脑病。

（二）假性神经递质学说

神经冲动是通过神经递质传导完成的。神经递质分兴奋性递质（儿茶酚胺中的多巴胺、去甲肾上腺素及乙酰胆碱、谷氨酸、天冬氨酸等）与抑制性递质（5-羟色胺、γ-氨酪酸、苯乙醇胺等），正常情况下两者保持生理平衡状态。

食物中的芳香族氨基酸（酪氨酸、苯丙氨酸）经肠菌脱羧酶作用，转变为酪氨和苯乙胺，正常情况下被肝内单胺氧化酶清除。肝衰竭时，清除障碍，其可经血液循环进入脑组织，在羟化酶作用下形成鳟胺（β-羟酪胺）和苯乙醇胺，二者结构与正常神经递质去甲肾上腺素相似，但不能传递神经冲动，称假性神经递质。假性神经递质取代正常递质，则引起神经传导障碍，兴奋性冲动不能上传至大脑皮质而出现抑制，产生意识障碍或昏迷。

（三）氨基酸代谢失衡学说

血液中支链氨基酸（如缬氨酸、亮氨酸、异亮氨酸）与芳香族氨基酸（如苯丙氨酸、酪氨酸、色氨酸）有竞争性通过血脑屏障的作用，正常时，两者比值为（3～3.5）∶1。支链氨基酸主要在骨骼肌代谢，芳香族氨基酸在肝内代谢，胰岛素有促进支链氨基酸进入肌细胞的作用。肝衰竭时，芳香族氨基酸在血中浓度增高；血液中支链氨基酸浓度降低，支链氨基酸与芳香族氨基酸比值可降至1∶1或更低，这样，芳香族氨基酸竞争性地更多地进入脑组织，进一步形成假性神经递质，导致肝性脑病的发生。脑中增多的色氨酸，可衍生为5-羟色胺，参与肝性脑病的发生。

（四）γ-氨基丁酸/苯二氮䓬（GABA/BZ）复合体学说

γ-氨基丁酸（GABA）是中枢神经活动的主要抑制性神经介质，血浆内GABA主要来自于肠道，正常时肝能大量摄取门静脉血中的GABA，并迅速分解；肝衰竭时GABA增多。研究表明，肝性脑病时，脑内的GABA受体显著增多，在其表面的不同部位，可与GABA、巴比妥类、苯二氮䓬类（BZ）药物结合，称为GABA/BZ复合体。与三者中的任何一种结合，均可引起神经传导抑制，诱发肝性脑病。

【病理】

急性肝性脑病时，脑部无特异性病理改变，约半数可有脑水肿。慢性肝性脑病时，早期星形细胞肥大和增多，病程久者可出现脑萎缩。

【临床表现】

肝性脑病的临床表现，因原有肝病的类型、病情轻重、诱因等不同而有差异。由急性或亚急性重症肝炎导致的肝性脑病，起病急、病情重、病死率极高，称急性肝性脑病。由肝硬化或门体分流导致的肝性脑病，起病缓，常有诱因，病情轻重不等，为慢性肝性脑病，如属肝硬化终末期，则昏迷逐渐加深而死亡。

根据意识障碍程度、神经系统表现和脑电图改变，将肝性脑病进行分期，如表4-12-2所示。

表4-12-2 肝性脑病临床分期

临床分期	精神状态	扑翼样震颤/神经状态	脑电图
亚临床期 （隐性期）	正常 心理、智力测试异常	扑翼样震颤（－）	正常
一期 （前驱期）	性格改变：抑郁或欣快 行为改变：随地便溺	扑翼样震颤（＋）	无明显异常
二期 （昏迷前期）	精神错乱、睡眠障碍 对人、地、时概念混乱	扑翼样震颤易引出 腱反射亢进	异常慢波θ波
三期 （昏睡期）	以昏睡和精神错乱为主可以唤醒，醒时可回答问话	扑翼样震颤易引出 肌张力增加 锥体束征阳性	异常δ波
四期 （昏迷期）	神志完全丧失，不能唤醒 浅昏迷：对痛刺激有反应 深昏迷：各种反射消失	扑翼样震颤（－） 肌张力增高 腱反射亢进 扑翼样震颤（－） 肌张力降低	明显异常δ波

以上各期分界并不明显，前后期临床表现可重叠，随病情变化可升级或降级。少数患者除脑细胞广泛变性外，可表现为下肢无力，走路不稳，或痉挛性步态等脊髓病变，称肝性脊髓病。

【实验室和其他辅助检查】

1. 血氨　正常人空腹静脉血氨为 400～700μg/L，动脉血氨含量为静脉血氨的 0.5～2 倍，因而测定动脉血氨比静脉血氨更有意义。动态观察血氨，对诊断和治疗有重要临床意义。慢性肝性脑病尤其是门体分流性脑病血氨多增高，急性肝性脑病血氨多正常。

2. 脑电图检查　脑电图的演变与肝性脑病的严重程度一致，对肝性脑病具有一定的诊断和预后价值。昏迷前期和昏睡期可有 4～7 次/秒的 θ 波，昏迷期可出现 1～3 次/秒的 δ 波。

3. 脑电诱发电位　有视觉、听觉、躯体感觉诱发电位，缺乏特异性和灵敏性，一般用于对亚临床期肝性脑病的诊断。

4. 心理智能测验　常规使用的是数字连接试验和符号数字试验，对诊断早期肝性脑病有价值。

5. 头部影像学检查　急性肝性脑病患者进行头部 CT 或 MRI 检查可发现脑水肿。慢性肝性脑病患者可发现不同程度的脑萎缩。另外，影像学检查可排除其他脑部疾病。

【诊断】

主要诊断依据有：①严重肝病病史和（或）广泛门体侧支循环形成；②有肝性脑病的诱因；③精神、神经改变，肝功能损害的表现及扑翼样震颤；④肝功能异常、血氨升高、脑电图异常有重要参考价值。

【鉴别诊断】

肝性脑病患者若只有精神症状，易误诊为精神病。根据精神创伤史、临床表现及辅助检查可以鉴别。肝性脑病昏迷患者，应注意与糖尿病昏迷、尿毒症昏迷、低血糖昏迷、脑血管病患者区别，一般根据病史及相关实验室检查得以鉴别。

【治疗】

治疗原则首先是防止亚临床型发展为临床型，其次是针对肝性脑病病因与发病机制采取综合措施。

1. 一般治疗　肝硬化或其他重症肝病患者，进食以易消化的软食为主，食物应有足够能量，以碳水化合物为主要食物，并给予足量维生素。蛋白质以植物蛋白为主，因植物蛋白含支链氨基酸较多，芳香族氨基酸较少，且能增加粪氮排泄。注意保持大便通畅。

2. 消除诱因　对肝性脑病的诱因，尽量予以消除。避免使用镇静或安眠药。当患者躁狂不安或抽搐时，禁用吗啡、哌替啶、水合氯醛及速效巴比妥类，可减量使用安定，或苯海拉明、异丙嗪等镇静药。积极防治上消化道出血，控制感染（尤其是原发性腹膜炎），避免大量排钾利尿和放腹水，纠正水、电解质和酸碱平衡失调，勿用含氮和损肝药物。

3. 减少肠内有毒物质的生成和吸收

（1）灌肠或导泻：清除肠内积食、积血或其他含氮物质，常用弱酸（如食醋 50ml 加入生理盐水 200～300ml，清洁灌肠）或生理盐水灌肠，忌用碱性肥皂水灌肠，也可用乳果糖 50ml 保留灌肠。口服或鼻饲 25％硫酸镁 30～60ml 导泻。

（2）抑制肠菌生长：肠菌分解肠内容物可产生氨、硫醇、GABA 等。口服肠道不易吸收的抗菌药物如新霉素 1～2g，2 次/日，或万古霉素、巴龙霉素、甲硝唑、喹诺酮类药物等，可收到良好的抑菌作用。口服乳果糖，在结肠内分解为乳酸和醋酸，使肠腔呈酸性，减少氨的形成和吸收，一般 30～60g/d，分次口服或从小剂量开始逐渐加量。

4. 降低血氨药物　常用：①谷氨酸钾（每支 6.3g/20ml，含钾 34mmol）或谷氨酸钠

（每支5.75g/20ml，含钠34mmol），每次40～80ml加入葡萄糖液中静脉滴注。根据血钠、钾浓度调整谷氨酸钠、钾比例，尿少时慎用钾剂；②精氨酸，呈酸性，每日10～20g加入葡萄糖液中静脉滴注，可促进氨合成尿素，降低血氨；③鸟氨酸与天冬氨酸复合制剂，有显著降氨作用，有助于肝性脑病的恢复。

5. 纠正氨基酸代谢紊乱　静点或口服以支链氨基酸为主的氨基酸液，纠正氨基酸代谢的不平衡，一般支链氨基酸500～1500ml/d缓慢静脉滴注。慢性肝性脑病患者也可试用口服支链氨基酸。

6. GABA/BZ复合受体拮抗药　苯二氮䓬类受体拮抗剂氟马西尼（flumazenil），1～2mg静脉注射，可减轻昏迷程度，已试用于临床。

7. 纠正假性神经递质　左旋多巴和溴隐亭，理论上可在脑内取代假性神经递质，实际效果不肯定，可试用。左旋多巴一般500mg/d静脉滴注，逐渐加量。

8. 肝移植　有条件时可行肝移植手术，是治疗终末期肝病的有效方法。

9. 其他　包括纠正水电解质和酸碱失衡、保持呼吸道通畅、保护脑细胞功能、防治脑水肿、控制细菌感染等综合治疗。

【预防】

积极防治原发性肝病变，避免肝性脑病的各种诱发因素。对肝功能损害严重的肝病患者，应密切观察，尽可能发现亚临床型或早期肝性脑病患者，并给予及时治疗。

案例

患者，男，62岁。意识模糊伴行为异常6h。

患者白天聚餐时进食较多高蛋白质食物，于6h前开始出现意识模糊，不能准确回答问题，并出现行为异常，在家中随地小便，无抽搐、无发热、无头痛呕吐、无大小便失禁、无四肢活动障碍，遂来就诊。患者既往有“肝硬化”病史10年。

查体：意识欠清、不能准确回答问题；胸部可见蜘蛛痣1枚；巩膜轻度黄染，腹平软，腹壁静脉轻度曲张，肝脾肋下未触及，移动性浊音（±）；四肢活动正常，肌张力稍亢进，可引出扑翼样震颤；双侧膝反射亢进，Babinski征阳性。

实验室检查：血生化示ALT95U/L，AST73U/L，GGT46U/L，TBIL45μmol/L，DBIL14μmol/L，总蛋白55g/L，白蛋白30g/L。血氨210g/dl。脑电图：异常可见δ波。腹部B超：肝硬化，腹水少量。余未见异常。

初步诊断：肝硬化失代偿期，肝性脑病。

问题与思考：

1. 患者的临床表现属于肝性脑病的哪一期？

2. 该患者意识模糊需排除哪些疾病？

思考题

1. 试述肝性脑病的概念及常见诱因。
2. 试述肝性脑病的临床分期。
3. 氨对脑的毒性作用表现在哪些方面？

（李海英）

第十三章

急性胰腺炎

学习目标

【掌握】

1. 急性胰腺炎的临床表现。
2. 急性胰腺炎的诊断要点。
3. 急性胰腺炎的治疗原则。

【熟悉】

1. 急性胰腺炎的病因和发病机制。
2. 急性胰腺炎的病理。

【了解】

1. 急性胰腺炎的并发症。
2. 急性胰腺炎的实验室和其他检查。
3. 急性胰腺炎的预后。

急性胰腺炎（acute pancreatitis，AP）是指多种病因引起的胰酶激活，继以胰腺局部炎症反应为主要特征，伴或不伴有其他器官功能改变的疾病。临床症状轻重不一，表现为腹痛、恶心、呕吐，严重者可表现为休克和多器官功能衰竭。临床上多数为轻症急性胰腺炎（mild acute pancreatitis，MAP），病程呈自限性；20%～30%患者为重症急性胰腺炎（severe acute pancreatitis，SAP），临床经过凶险，总体病死率为5%～10%。

【病因和发病机制】

（一）病因

引起急性胰腺炎的病因众多，以胆道系统疾病、酗酒、高脂血症和特发性多见。

1. 胆道疾病　在我国，胆道疾病是引起急性胰腺炎的最常见原因。胆道疾病包括结石、炎症、蛔虫及Oddi括约肌痉挛等，其中胆石症最常见。“共同通道”学说认为，因为胆管和胰管共同开口于Vater壶腹（约占80%），如果壶腹部阻塞，胆汁反流到胰管内，激活胰酶原引起胰腺的自身消化。胆道系统炎症时细菌毒素、游离胆酸等通过胆胰间淋巴交通支到达胰腺，激活胰酶而引起急性胰腺炎。

2. 胰管梗阻　胰管内结石、蛔虫、水肿、痉挛或胰管狭窄、肿瘤等均可导致胰管梗阻，如同时有暴饮暴食，使胰腺分泌旺盛，胰管内压力升高，胰腺腺泡破裂，胰液与消化酶溢入间质，引起急性胰腺炎。

3. 十二指肠疾病　十二指肠内肿瘤、炎症、肠系膜上动脉压迫等，均可引起十二指肠阻塞，肠腔内压力升高，十二指肠液进入胰管，激活胰酶，引发急性胰腺炎。

4. 酗酒和暴饮暴食　乙醇可引起 Oddi 括约肌水肿、痉挛，又可刺激胰腺分泌增加，使胰管内压力增加，引发急性胰腺炎。暴饮暴食可刺激胰液大量分泌，Oddi 括约肌痉挛，引起急性胰腺炎。

5. 高脂血症、高钙血症　高脂血症可引起胰液内脂质沉着，1.3%～3.8%可导致胰腺炎；甲状旁腺功能亢进，高钙血症可引起胰管钙化，促进胰液分泌，8%～19%患者可发生急性胰腺炎。

6. 其他　腹部手术或胰部钝挫伤，可损伤胰腺组织诱发急性胰腺炎；ERCP 检查，造影剂进入胰管，导致胰腺炎；某些感染如腮腺炎、败血症、传染性单核细胞增多症等可诱发胰腺炎；某些药物如肾上腺皮质激素、噻嗪类利尿药、硫唑嘌呤等，可损伤胰腺组织，引发胰腺炎；动脉粥样硬化可致胰腺供血不足，可能是胰腺炎发病原因之一；部分患者原因不明，称特发性胰腺炎。

（二）发病机制

急性胰腺炎的发病机制至今尚未完全阐明。已有共识的是虽然致病因素不同，但有共同的发病过程，即胰腺自身消化理论。其先决条件是胰酶被激活，而胰蛋白酶原转化成胰蛋白酶是整个胰酶系统被激活的起始步骤，胰酶被激活后产生一系列的病理生理过程。

病理情况下，上述致病因素使胰腺分泌旺盛，排出受阻，各种消化酶在胰腺被自身激活，导致胰腺的自身消化作用。其中起主要作用的消化酶有磷脂酶 A、激肽释放酶或胰血管舒缓素、弹性蛋白酶和脂肪酶。磷脂酶 A 可使磷脂转化为溶血卵磷脂，引起溶血和细胞坏死；激肽释放酶可使激肽原变为缓激肽和胰激肽，导致水肿、休克；弹性蛋白酶可水解、破坏血管壁引起出血和血栓；脂肪酶引起胰腺和胰周脂肪坏死。上述消化酶共同作用，对胰腺实质及邻近组织起消化破坏作用，而胰腺细胞的损伤又促使消化酶释出，有时形成恶性循环。胰腺实质破坏的同时释放的血管活性物质可吸收入血，引起休克、多器官损伤等多种并发症，是胰腺炎致死的重要原因。

【病理】

分为两型：

1. 水肿型（间质型）　多见，占 90%左右。大体观，胰腺肿大，色苍白，质实而脆，病变可累及部分或整体。组织学检查见间质水肿、充血和炎症细胞浸润，无明显坏死和出血。

2. 出血坏死型　少见。大体观，胰腺肿大；坏死区呈灰黑色，可以液化形成囊肿，囊肿破裂可引起腹膜炎，可被纤维包绕，后期形成假性囊肿；胰腺及其周围的脂肪组织发生坏死，可见钙皂斑；血管破坏，可见出血。组织学检查，胰腺呈凝固性坏死，可见炎症细胞浸润、血栓形成及出血。

【临床表现】

急性胰腺炎常在饱餐或饮酒后发生，其临床表现因病理类型不同而轻重不一，差异较大，轻者可仅表现为上腹不适，重者可在数小时内死亡。

（一）症状

1. 腹痛　为本病的主要症状，多发生于饱餐、饮酒后。突然起病，疼痛多为持续性伴阵发性加重，呈钝痛、刀割样痛或绞痛，通常发生于中上腹部，可向左上腹，腰背部转移呈束带状，坐位前倾可减轻病痛，一般持续 3～5 天后缓解。若为重症急性胰腺炎，腹痛持续时间长，并呈全腹疼痛，可出现各种并发症。年老体弱者腹痛较轻或无腹痛。

2. 恶心、呕吐和腹胀　约有 90%患者起病后出现恶心、呕吐，可吐出食物和胆汁，吐后腹痛不减轻，多伴有腹胀，严重时呈麻痹性肠梗阻而全腹胀。

3. 发热　轻症胰腺炎多为中度发热，持续 3～5 天。重症胰腺炎发热较高，且持续不退，如发热持续 1 周以上或热退后再次出现发热，应考虑继发感染，如胰腺脓肿等，常呈弛张热。

4. 低血压和休克　急性重症胰腺炎患者常发生低血压或休克，患者表现为烦躁不安、皮肤苍白、湿冷、脉搏细弱、血压下降。少数患者休克突然发生，甚至猝死。

5. 水、电解质及酸碱平衡失调　患者多有轻重不等的脱水，频繁呕吐者可有代谢性碱中毒。重症胰腺炎可有明显脱水和代谢性酸中毒，甚至低血钙及暂时性血糖增高。

（二）体征

1. 轻症急性胰腺炎　腹部体征为上腹部压痛、轻度反跳痛与肌紧张，轻度腹胀，与腹痛剧烈程度不符。

2. 重症急性胰腺炎　表现为全腹压痛、反跳痛、腹肌紧张，肠麻痹、肠鸣音减弱或消失；出现腹水和胸水，可呈血性；可出现皮下瘀斑，是由于血性渗出物沿腹膜间隙与肌层渗入皮下所致，如在季肋及腹部形成暗灰蓝色斑称 Grey - Turner 征，在脐周出现蓝色斑片称 Cullen 征；胰头水肿或并发脓肿时可出现黄疸；由于钙皂形成，低血钙导致手足搐搦，为预后不良征象。

【并发症】

急性轻症胰腺炎很少发生并发症，急性重症胰腺炎常出现多种并发症。

1. 局部并发症

（1）胰腺脓肿：起病 2～3 周后，因胰腺周围组织坏死，继发细菌感染而形成脓肿，出现高热、持续上腹部疼痛，可触及腹部包块，并有中毒表现。

（2）胰腺假性囊肿：常在起病后 3～4 周，由胰液和坏死组织在胰腺自身或其周围包裹而成，多位于胰体尾部，大小不一，囊壁无上皮，仅见坏死肉芽和纤维组织。上腹部可触及囊性包块。

（3）胰腺坏死感染：多出现发病 2 周后，诊断为急性重症胰腺炎患者应在发病后密切观察有无胰腺坏死存在。

2. 全身并发症　急性重症胰腺炎，由于血管活性物质的释放，继发感染，导致多器官功能衰竭（MOF），可合并急性呼吸窘迫综合征（ARDS）、急性心力衰竭与心律失常、急性肾衰竭、胰性脑病、糖尿病、消化道出血、败血症、真菌感染、弥散性血管内凝血（DIC）等。胰腺-心脏反应，可出现猝死。

【实验室及其他辅助检查】

1. 白细胞计数　多有白细胞增多、中性粒细胞明显增高及核左移。

2. 血、尿淀粉酶测定　血和尿淀粉酶升高。

（1）血清（胰）淀粉酶测定：血淀粉酶升高较早，一般起病 6～12h（多数在 8h）开始上升，24h 左右达高峰，48h 左右开始下降，持续 3～5 天。血淀粉酶超过正常值上限 3 倍可确诊为本病。

（2）尿淀粉酶测定：尿淀粉酶升高较晚，一般在血淀粉酶升高 2h 后，开始升高，下降较慢，持续 1～2 周。急性胰腺炎后期测尿淀粉酶更有价值，但其数值受患者尿量多少的影响，应予以注意。

3. 血清脂肪酶测定　血清脂肪酶常在起病后 24～72h 开始上升，持续 7～10 天。超过正常 3 倍有诊断意义。

4. 血清标志物　C 反应蛋白（CRP）是组织损伤和炎症的非特异性标志物，在发病 72h 后 CRP＞150mg/L，提示胰腺组织坏死。动态测定血清白细胞介素-6 水平增高提示预后不良。

5. 血清正铁血白蛋白　腹腔内有出血时，红细胞破坏，使正铁血红素增多，与白蛋白结合形成正铁血白蛋白，在重症胰腺炎时为阳性。其他腹腔内出血性疾病也可呈阳性反应。

6. 血生化检查　重症胰腺炎，血液中钙离子与脂肪坏死分解产生的脂肪酸形成脂肪酸钙，使血钙下降，低血钙的程度与临床严重程度相平行，低于 1.75mmol/L，可出现手足搐搦，提示预后不良。血糖可增高，尿糖阳性；有时血清转氨酶、乳酸脱氢酶（LDH）、血尿素氮（BUN）、肌酐清除率（CCr）、三酰甘油、胆红素等均可增高，清蛋白下降。血气分析可有各种类型酸碱平衡失调。

7. 影像学检查

（1）X 线腹部平片：可发现肠麻痹、胰腺部位钙化，如出现“哨兵袢”和“结肠切割征”为胰腺炎的间接征象。可排除其他急腹症，如胃肠穿孔、肠梗阻等。

（2）腹部 B 超：可作为常规初筛检查，可在入院 24h 内进行。急性胰腺炎 B 超可见胰腺肿大，胰内及胰周回声异常；也可了解胆囊和胆道情况，对脓肿及假性囊肿有诊断意义。但受肠胀气影响较大。

（3）CT 检查：是急性胰腺炎诊断和鉴别诊断、病情严重程度评估的最重要检查，特别是对鉴别轻和重症胰腺炎具有重要价值。

【诊断】

（一）诊断依据

凡在暴饮暴食或酗酒后突发剧烈而持续的上腹痛、恶心、呕吐，血清淀粉酶活性增高≥正常值上限 3 倍，影像学检查提示胰腺有或无形态改变，排除其他疾病可诊断为本病。部分患者可有或无其他器官功能障碍，少数病例血清淀粉酶活性正常或轻度增高。

（二）评分系统

有多种，临床比较实用的为 Ranson 评分标准：入院时年龄＞35 岁、血糖＞11mmol/L、白细胞＞16×10^9/L、AST＞250U/L、LDH＞350U/L。入院 48h 后，血细胞比容下降＞10%、尿素氮上升＞1mmol/L、PaO_2＜60mmHg、血钙＜2mmol/L、碱缺乏＞4mmol/L、液体丢失＞6L。

（三）临床分型

1. 轻症急性胰腺炎　具备急性胰腺炎的临床表现和生化改变，无器官功能障碍或局部并发症，对液体补充治疗反应良好，Ranson 评分＜3 项。

2. 重症急性胰腺炎　具备急性胰腺炎的临床表现和生化改变，且具备下列之一者：①局部并发症（胰腺坏死、假性囊肿、胰腺脓肿）；②器官衰竭；③Ranson 评分＞3 项。

【鉴别诊断】

1. 消化性溃疡穿孔　淀粉酶可轻度升高，但根据溃疡病史，腹痛突然、剧烈，X 线膈下有游离气体等，可进行鉴别。

2. 胆石症和急性胆囊炎　有胆绞痛发作史，间歇性黄疸，腹痛常位于右上腹，并向右肩部放射，B超有助于诊断。

3. 心绞痛与心肌梗死　有冠心病史，劳累后心前区或胸骨后疼痛，心电图有心肌缺血或心肌梗死图形，血清肌酸磷酸激酶（CPK）、ALT、LDH等心肌酶升高，有助于鉴别诊断。

4. 其他　与肠系膜缺血性疾病、急性肠梗阻等鉴别。

【治疗】

轻症急性胰腺炎，经控制饮食、休息、补液、解痉镇痛等治疗，一般在1周内淀粉酶恢复正常。对重症胰腺炎，须重点护理，采取综合治疗。

1. 一般治疗

（1）监护：所有轻症急性胰腺炎患者入院应连续监护3天，以便及时发现重症急性胰腺炎。重症急性胰腺炎患者应住入ICU进行监护，密切监测生命体征、尿量、血氧指标等变化。针对器官功能衰竭、酸碱平衡失调及代谢紊乱采取相应的治疗措施。

（2）禁食及全胃肠营养：对于轻症急性胰腺炎患者可给予短期禁食，当症状消失、体征缓解、肠鸣音正常及有饥饿感时，即可进食，不需要等待血淀粉酶恢复正常。重症患者应禁食，并下胃管持续胃肠减压。早期先给予全胃肠外营养，病情趋向缓解后应尽早进行肠内营养。肠内营养可增强肠道黏膜屏障，防止肠内细菌易位。禁食期间注意维持水、电解质、酸碱平衡。

（3）补液：是最主要的支持治疗方法，积极维持水电解质和酸碱平衡，维持有效循环血容量。应以晶体液为主，适当补充胶体液、维生素及微量元素等。重症患者发病初期每天需补液5～10L，必要时给予白蛋白、鲜血或血浆代用品等。

2. 药物治疗

（1）抑制胰腺外分泌和胰酶活性：生长抑素及其类似物（奥曲肽）可以通过直接抑制胰腺外分泌而发挥作用。常用奥曲肽（善宁）0.1mg，每8h皮下注射1次；或配于5%葡萄糖盐水中持续静脉滴注，每24h 0.5mg，治疗效果满意。H_2受体拮抗剂和质子泵抑制剂可通过抑制胃酸分泌而间接抑制胰腺分泌，并有预防应激性溃疡的作用。可用奥美拉唑（洛赛克）40mg，静脉滴注，每日1次，连用7日，后改为口服；H_2受体拮抗剂可致肠菌移位，慎用。蛋白酶抑制剂常用有加贝酯或抑肽酶，应早期足量应用。

（2）抗感染：轻症急性胰腺炎，除胆源性胰腺炎外，一般不推荐常规应用抗生素。但我国急性胰腺炎常与胆道疾病有关，故临床上习惯应用1～2种抗生素。重症胰腺炎常规使用抗生素预防感染。可采取经口服或灌入肠道不吸收的抗生素（如多黏菌素、两性霉素B），静脉滴注或肠内营养。静脉滴注的抗生素应能通过胰腺屏障，在胰液中达到有效的浓度，并联用针对厌氧菌的药物。常用环丙沙星0.2g，每日2次静脉滴注，并联用甲硝唑100ml，每日2次静脉滴注。也可选用氧氟沙星、头孢哌酮（先锋必）、头孢曲松钠（菌必治）、替硝唑等。

（3）血管活性药物的应用：急性胰腺炎时应给予改善胰腺和其他器官微循环的药物，如前列腺素E_1制剂、血小板活化因子拮抗剂、丹参制剂等。

3. 预防和治疗肠道衰竭　对于急性胰腺炎患者应密切观察腹部体征及排便情况，观察肠鸣音变化。及时给予促肠道动力药，如大黄、硫酸镁、乳果糖等；给予微生态制剂如双歧杆菌、乳酸杆菌等调节肠道菌群；应用谷氨酰胺等保护肠道屏障。病情允许，尽早应用肠内营养或恢复饮食。

4. 内镜治疗　急性胆源性胰腺炎，胆道有梗阻时，可行内镜下乳头括约肌切开术（EST），取石或引流，有利于胰腺炎症的恢复。

5. 中医中药　中医中药，可疏通胰腺微循环，促进胃肠道蠕动，减轻腹胀，减少内毒素吸收入血，防治肠麻痹等。常用柴胡、厚朴、枳实、黄连、黄芩、白芍、大黄（后下）等。

6. 并发症的治疗　急性重症胰腺炎并发腹膜炎时，可行腹膜透析，将腹腔内酶、毒性物质等排除；ARDS可用人工呼吸机（PEEP）及支气管肺泡灌洗（灌洗液中加地塞米松40mg）；对嗜睡、精神障碍等胰性脑病表现者，应限制补液，脱水，使用醒脑静、白蛋白等，并密切观察；并发糖尿病者，应用胰岛素控制血糖。

7. 外科手术　重症胰腺炎，内科治疗无效时，宜手术治疗，去除坏死的组织，腹腔冲洗并引流，结合内科治疗，有助于挽救患者生命。

8. 转诊　本病病情较重，尤其是重症急性胰腺炎，病情凶险，患者如在社区服务机构首访，在大体判断为本病时，要立即向患者及家属说明病情，向上级医院转诊，并提供相关医疗服务。

案例

患者，男，40岁，上腹痛2天。患者于2天前饮酒后1h上腹正中隐痛，逐渐加重，呈持续性且向腰背部放射，前倾位时减轻，伴发热、恶心、频繁呕吐，吐出食物、胃液和胆汁，吐后腹痛无减轻，多次使用镇痛药无效。发病以来其他无异常，亦无慢性上腹痛史，无反酸、黑便史及心、肺、肝、肾病史，个人史、家族史无异常情况。

查体：T38.5℃，P100次/分，R22次/分，BP90/60mmHg，急性病容，烦躁不安，左侧卷曲位，侧腹部皮肤有暗灰蓝色斑，浅表淋巴结未触及，巩膜轻度黄染，心肺无异常，腹平坦，上腹部肌紧张，压痛明显，反跳痛，未触及肿块，Murphy征阴性，肝肾区无明显叩痛，移动性浊音可疑阳性，肠鸣音减弱，余未见异常。

实验室检查：WBC18×10^9/L，N86%，L14%。尿蛋白（±），RBC2～3/高倍镜视野，血淀粉酶130U（Winslow法），尿淀粉酶76U（Winslow法），腹平片未见膈下游离气体和液平面，肠腔稍有扩张。

问题与思考：

1. 该病例的初步诊断是什么？
2. 该病例的鉴别诊断有哪些？
3. 列出进一步检查。

思考题

1. 急性胰腺炎的诊断依据是什么？
2. 急性胰腺炎的临床分型。
3. 重症急性胰腺炎的治疗原则。

（白　福）

第十四章

上消化道出血

学习目标

【掌握】

上消化道出血的诊断及治疗措施。

【熟悉】

上消化道出血的病因。

【了解】

两类上消化道出血的异同。

上消化道出血（upper gastrointestinal hemorrhage）是指 Treitz 韧带以上的食管、胃、十二指肠和胆胰等病变引起的出血，包括胃空肠吻合术后的空肠上段病变出血。临床表现为呕血、黑便等，并伴有血容量减少引起的急性周围循环障碍，为临床常见急症。

【病因】

最常见的病因是消化性溃疡、食管胃底静脉曲张破裂、急性糜烂出血性胃炎和胃癌。食管贲门黏膜撕裂综合征引起的出血亦不少见。

1. 上消化道疾病

（1）食管疾病：食管炎，食管溃疡，食管肿瘤，食管贲门黏膜撕裂综合征，食管裂孔疝，食管损伤（物理损伤如器械检查、异物或放射性损伤，化学损伤如强酸、强碱或其他化学剂引起的损伤）。

（2）胃十二指肠疾病：消化性溃疡，佐林格-埃利森（Zollinger - Ellison）综合征，急性糜烂出血性胃炎，胃癌，胃血管异常（血管瘤、动静脉畸形等），胃息肉，其他肿瘤（平滑肌瘤、平滑肌肉瘤、间质瘤、淋巴瘤、神经纤维瘤、壶腹周围癌），胃黏膜脱垂，急性胃扩张，胃扭转，横膈裂孔疝，十二指肠憩室炎，急性糜烂性十二指肠炎，胃手术后病变（吻合口溃疡、吻合口或残胃黏膜糜烂、残胃癌），其他病变（重度钩虫病、胃血吸虫病、胃或十二指肠克罗恩病、胃或十二指肠结核）。

2. 门静脉高压引起的食管胃底静脉曲张破裂或门静脉高压性胃病

3. 上消化道邻近器官或组织的疾病

（1）胆道出血：胆管或胆囊结石、胆道蛔虫病、胆囊或胆管癌、术后胆总管引流管造成的胆道坏死、肝癌、肝脓肿或肝血管瘤破入胆道。

（2）胰腺疾病累及十二指肠：胰腺癌、急性胰腺炎并发脓肿溃破。

（3）主动脉瘤破入食管、胃或十二指肠。

（4）纵隔肿瘤或脓肿破入食管。

4. 全身性疾病

（1）血管性疾病：过敏性紫癜、遗传性出血性毛细血管扩张、动脉粥样硬化等。

（2）血液病：血友病、血小板减少性紫癜、白血病、DIC 等。

（3）其他：尿毒症、系统性红斑狼疮、急性感染流行性出血热、钩端螺旋体病等。

【临床表现】

上消化道出血的临床表现主要取决于出血量及出血速度。

（一）呕血与黑便

是上消化道出血的特征性表现。上消化道大量出血之后，均有黑便。出血部位在幽门以上者常伴有呕血。若出血量较少、速度慢亦可无呕血。反之，幽门以下出血如出血量大、速度快，可因血反流入胃腔引起恶心、呕吐而表现为呕血。如出血后血液在胃内经胃酸作用变成酸化血红蛋白而呈咖啡色；如出血速度快而出血量大，未经胃酸充分混合即呕出，则为鲜红或有血块。黑便或柏油样便是血红蛋白的铁经肠内硫化物作用形成硫化铁所致，当出血量大，血液在肠道内停留时间短，粪便可呈暗红色。

（二）失血性周围循环衰竭

急性大量失血由于循环血容量迅速减少而导致周围循环衰竭，多见于短时间内出血量＞1000ml 患者，一般表现为头昏、心悸、乏力，平卧突然起立时发生晕厥、肢体冷感、心率加快、血压偏低等，严重者呈休克状态。

（三）贫血

急性大量出血后均有失血性贫血，血红蛋白浓度、红细胞计数与血细胞比容下降，但在出血早期因有周围血管收缩和红细胞重新分布等生理调节，可无明显变化。在出血后，组织液渗入血管补充失去的血容量，使血液稀释，一般须经 3～4h 以上才出现贫血。

急性出血患者为正细胞正色素性贫血，在出血后骨髓有明显代偿性增生，可暂时出现大细胞贫血；慢性失血则呈小细胞低色素性贫血。出血 24h 内网织红细胞即见增高，至如出血未止，网织红细胞可持续升高。

上消化道大量出血 2～5h，白细胞计数可升达（10～20）$\times 10^9$/L，肝硬化患者，如同时有脾功能亢进，则白细胞计数可不增高。

（四）发热

上消化道大量出血后可出现低热，持续 3～5 天降至正常。

（五）氮质血症

在上消化道大量出血后，由于大量血液蛋白质的消化产物在肠道被吸收，血中尿素氮浓度可暂时增高，称为肠源性氮质血症。一般于出血后数小时血尿素氮开始上升，24～48h 达高峰，出血停止后 3～4 天降至正常。

【诊断】

（一）上消化道出血诊断的确立

根据呕血、黑便和失血性周围循环衰竭的临床表现，呕吐物或粪便隐血试验呈强阳性，血红蛋白浓度、红细胞计数等可做出上消化道出血的诊断。

（二）出血严重程度的估计和周围循环状态的判断

据研究，成人每日上消化道出血 5～10ml，粪便隐血试验常可出现阳性，每日出血量 50～100ml 可出现黑便。胃内积血＞250～300ml 可引起呕血，每日出血量＞400～500ml，可出现全身症状，如头昏、心慌、乏力等。短时间内出血量>1000ml，可出现周围循环衰竭表现。

急性大出血严重程度的估计最有价值的标准是血容量减少所导致周围循环衰竭的临床表现，对急性消化道大出血患者，应将对周围循环状态的有关检查放在首位，并据此做出相应的紧急处理。血压和心率是关键指标。如果患者由平卧位改为坐位时出现血压下降（下降幅度>15～20mmHg）、心率加快（上升幅度>10 次/分），则提示血容量已明显不足，是紧急输血的指征。如收缩压<90mmHg、心率>120 次/分，伴有面色苍白、四肢湿冷、烦躁不安或神志不清，则提示已进入休克状态，需积极抢救。

（三）出血是否停止的判断

上消化道大出血经过恰当治疗，可于短时间内停止出血。由于肠道内积血需经数天（一般约 3 天）才能排尽，不能以黑便作为继续出血的指标。临床上出现下列情况应考虑继续出血或再出血：①反复呕血，或黑便次数增多、粪质稀薄，伴有肠鸣音亢进；②周围循环衰竭的表现经充分补液、输血而未见明显改善，或暂时好转而又恶化；③血红蛋白浓度、红细胞计数与血细胞比容继续下降，网织红细胞计数持续增高。

（四）出血的病因诊断

既往史、症状与体征为出血的病因提供重要线索，但确诊出血的原因与部位需靠器械检查。

1. 临床与实验室检查提供的线索　慢性、周期性、节律性上腹痛多提示出血来自消化性溃疡，特别是在出血前疼痛加剧，出血后减轻或缓解，更有助于消化性溃疡的诊断。有服用非甾体抗炎药（NSAID）或应激状态者，可能为应激性溃疡或急性糜烂出血性胃炎。有病毒性肝炎、血吸虫病或酗酒史，并有肝病与门静脉高压的临床表现者，可能是食管胃底静脉曲张破裂出血。对中年以上近期上腹痛，伴有厌食、消瘦者，应警惕胃癌的可能性。肝功能检验结果异常、血白细胞及血小板减少等有助于肝硬化诊断。

2. 胃镜检查　是目前诊断上消化道出血病因的首选检查方法。一般主张胃镜检查在出血 12～48h 内进行，也称急诊内镜检查。这可提高出血病因诊断的准确性。急诊胃镜检查还可根据病变的特征判断是否继续出血或估计再出血的危险性，并同时进行内镜止血治疗。

3. X 线钡餐检查　X 线钡餐检查目前已多为胃镜检查所代替，故主要适用于有胃镜检查禁忌证或不愿进行胃镜检查者，但对经胃镜检查出血原因未明，怀疑病变在十二指肠降段以下的，则有特殊诊断价值。检查一般在出血停止数天后进行。

【治疗】

上消化道大量出血病情急、变化快，严重者可危及生命，应采取积极措施进行抢救。抗休克、迅速补充血容量应放在一切医疗措施的首位。

（一）一般急救措施

患者应卧位休息，保持呼吸道通畅，避免呕血时血液吸入气道引起窒息，必要时吸氧，活动性出血期间应禁食。严密监测患者生命体征，如心率、血压、呼吸、尿量及神志变化。观察呕血与黑便情况，定期复查血红蛋白浓度、红细胞计数、血细胞比容。必要时行中心静脉压测定。对老年患者根据情况进行心电监护。

（二）积极补充血容量

尽快建立有效的静脉输液通道，补充血容量。在配血过程中，可先输平衡液或葡萄糖盐水。如血源缺乏，可用右旋糖酐或其他血浆代用品暂时代替输血。改善急性失血性周围循环衰竭的关键要输血。下列情况为紧急输血指征：①改变体位出现晕厥、血压下降和心率加快；②失血性休克；③血红蛋白<70g/L 或血细胞比容<25%。输血量视患者周围循环动力学及贫血改善而定。应注意因输液、输血过快、过多而引起肺水肿，原有心脏病或老年患者

可根据中心静脉压调节输入量和输入速度。

（三）止血措施

1. 食管胃底静脉曲张破裂大出血的止血措施

①垂体后叶素：可降低门静脉压力，但冠状动脉粥样硬化性心脏病、高血压及孕妇禁用。②生长抑素：可减少内脏血流量 30%～40%，对上消化道出血止血效果较好，常用药物有奥曲肽（善宁）、施他宁等。③三腔气囊管压迫止血：止血效果肯定、经济，但患者痛苦、并发症多、早期再出血率高，常于药物止血效果不好时应用。④内镜下止血：适用于有活动性出血或暴露血管的溃疡。方法有血管套扎、激光、高频电凝、微波、热探头及注射疗法等。治疗食管胃底静脉曲张、预防再出血，目前采用注射硬化剂至曲张静脉，或用套圈结扎曲张的静脉，达到有效止血的目的，也可两种方法联合应用。⑤手术治疗：内科治疗无效，应考虑外科手术或经颈静脉肝内门体分流术。

2. 急性非静脉曲张性上消化道大量出血的止血措施

除食管胃底静脉曲张破裂出血之外的其他病因引起的上消化道大量出血，习惯上又称为急性非静脉曲张性上消化道出血，其中以消化性溃疡所致出血最为常见。

止血措施主要有：①抑制胃酸分泌的药物：H_2 受体拮抗剂或质子泵抑制剂（PPI），后者在提高及维持胃内 pH 的作用优于前者。②内镜下止血治疗：内镜检查如见有活动性出血或暴露血管的溃疡应进行内镜止血。方法包括热探头、高频电灼、激光、微波、注射疗法或上止血夹等。③手术治疗：内科积极治疗后仍大量出血不止危及患者生命，需不失时机行手术治疗。④介入治疗：患者严重消化道大出血在少数特殊情况下，既无法进行内镜治疗，又不能耐受手术，可考虑在选择性肠系膜动脉造影找到出血灶的同时进行血管栓塞治疗。

综上所述，对上消化道出血的处理归纳如图 4-14-1 所示。

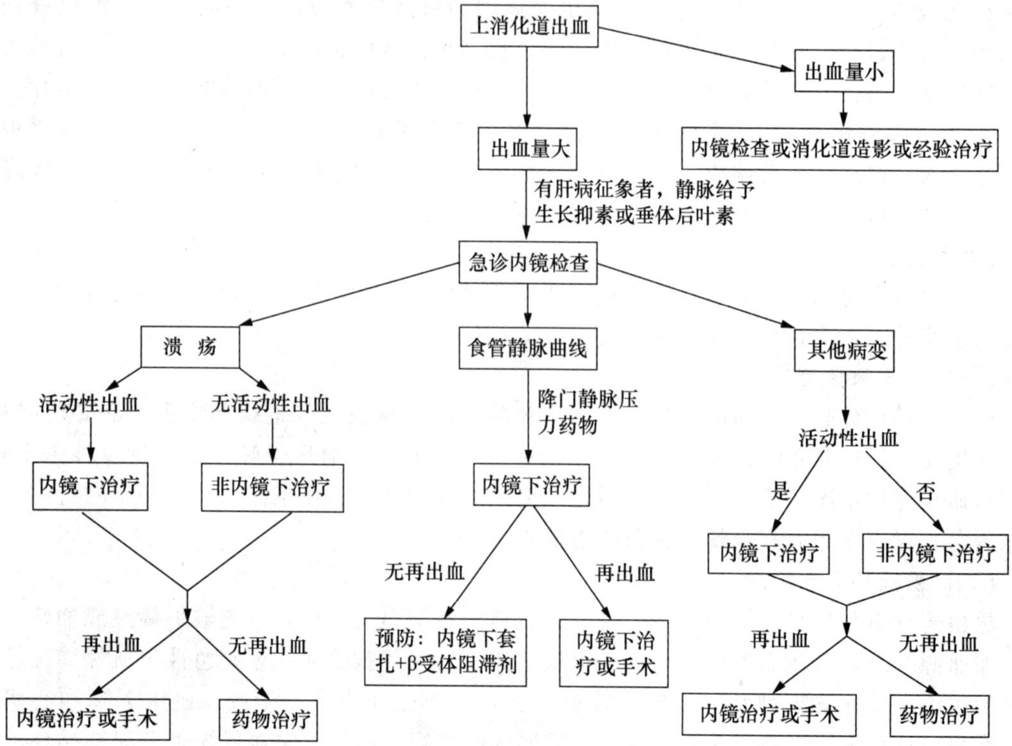

图 4-14-1 上消化道出血的处理

案例

患者，男，36岁。间断性上腹痛8年，复发1月余，黑便2天。

8年前开始，反复劳累后或季节变化时出现上腹痛，以空腹痛为主，疼痛时向腰背部放射，并伴反酸、嗳气，进食后症状可以缓解；1个月来上腹痛加重，进食后症状不缓解；近2天来排黑便呈粥样，每天2次，便量约150g，其后自觉头晕、心悸、全身乏力。发病以来，食欲欠佳，近2日尿量减少，睡眠尚可，体重无明显减轻。否认肝胆疾病史，无近期服药史，无药物过敏及手术、外伤史。

查体：T 36.8℃，P 108次/分，R 18次/分，BP 96/60mmHg。神志清，表情自然，自主体位，查体合作，轻度贫血貌，皮肤、巩膜无黄染，未见肝掌及蜘蛛痣，浅表淋巴结未触及，肺心（一），腹平软，剑突下压痛阳性，无反跳痛，腹部未及包块。

问题与思考

1. 该病例的初步诊断是什么？

2. 该病例的诊断依据有哪些？

思考题

1. 上消化道出血最常见的原因是什么？
2. 如何初步判断出血量？

（杨建丽）

第五篇　泌尿系统疾病

分篇主编　朱菊平（承德医学院）
分篇编委　崔文君（首都医科大学）
　　　　　智淑清（内蒙古医科大学）

第一章

总　论

学习目标

【掌握】
肾的生理功能，肾疾病的防治原则。

【熟悉】
肾疾病的常见临床表现及发生机制。

【了解】
肾疾病的检查方法及研究进展。

泌尿系统由肾、输尿管、膀胱、尿道及其血管神经组成，主要功能是生成和排出尿液。作为泌尿系统的主要器官——肾不仅是维持机体内环境相对稳定的最重要器官，也具有多种内分泌功能，对维持机体内环境稳定起相当重要的作用，故本系统疾病对人体影响很大。其他系统疾病亦可引起肾损害。本篇主要阐述原发性肾疾病。

第一节　解剖及生理概要

【肾的解剖】

肾位于腹膜后，左右各一，属于实质性器官，其大小及重量依年龄、性别而异，我国成年人肾重量为100～140g，男性略重于女性，肾外覆纤维膜，肾实质包括皮质和髓质两部分。肾功能和结构的基本单位是肾单位，包括肾小体和与之相连的肾小管，每个肾有100万个肾单位，肾小体主要位于肾皮质，肾小管主要位于肾髓质。髓质由肾椎体组成，肾锥体尖端称为肾乳头（图5-1-1）。

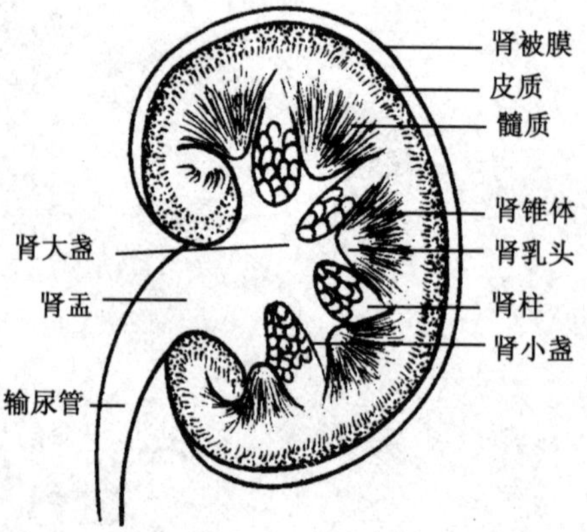

图5-1-1　肾结构示意图

（一）肾单位的组成

1. 肾小体　由肾小球及肾小囊组成。

（1）肾小球：为血液滤过器，呈球形，包括入球和出球小动脉组成的血管极、毛细血管袢和系膜组织。毛细血管袢是由入球小动脉分出的5～8个分枝组成的毛细血管网，再汇合成出球小动脉。肾小球毛细血管壁由多孔的内皮细胞、致密的基底膜和伸出许多足突的上皮细胞三层组成，因具有滤过功能形成原尿称为肾小球滤过膜，分布于毛细血管袢之间的系膜细胞和基质称为系膜组织。

(2) 肾小囊：在肾小球毛细血管球袢的外面，囊壁分为两层，脏层即是肾小球滤过膜上皮细胞层，壁层由单层扁平上皮构成，脏层、壁层之间为囊腔，壁层延续成近曲小管，由肾小球滤过的原尿到肾小囊后进入肾小管。

2. 肾小管 由近端肾小管、髓袢及远端肾小管组成。肾小管由单层上皮细胞构成。近端肾小管由肾小囊延伸，走行于肾皮质，下行至肾髓质，管径变细称细段。近端小管直部、细段及远曲小管直部呈 U 型，构成髓袢。髓袢转折入皮质后管径变粗形成远端小管，延伸成集合管再伸入髓质，末端开口于肾乳头。

肾小管间有少量结缔组织称为肾间质，内有结缔组织及间质细胞。

(二) 肾小球旁器

在入球小动脉、出球小动脉和远端肾小管形成的三角区，有一组功能上相互联系的细胞称为肾小球旁器，包括球旁细胞、致密斑和球外系膜细胞。

【肾的生理功能】

肾的主要生理功能是排泄代谢废物、调节体液平衡以及分泌内分泌激素等，其结果是维持内环境的稳定，使新陈代谢正常进行。

1. 肾小球滤过膜的功能 肾小球滤过膜由毛细血管壁的内皮细胞、基底膜和上皮细胞共同组成，当血液流经毛细血管网时，以滤过的方式形成原尿（即无蛋白血滤液）。内皮细胞表面被覆有富含唾液酸蛋白的多阴离子表面糖蛋白，使其带有丰富的负电荷；基底膜由中间的致密层和两侧的电子密度较低的疏松层组成，成人基底膜厚度为 300nm；脏层上皮细胞位于基底膜外侧，胞浆丰富形成细长分支状足突，足突之间为滤过间隙。足突亦带有负电荷，具有收缩功能，以调节滤过间隙的大小，同时具有吞噬功能。

滤过膜的通透性与其孔径大小、透过物质所带电荷及肾血流量有关。

2. 系膜的功能 系膜组织由系膜细胞和系膜基质组成，系膜细胞散在于系膜基质内，具有收缩功能，加强小动脉的收缩，从而调整肾小球的血压、血流量和滤过率，并可调节滤过面积的大小；具有吞噬功能，吞噬进入肾小球的大分子物质；产生血管活性物质、细胞因子和生长因子；还可产生系膜基质和胶原纤维；参与清除经肾小球滤过的物质，还与肾小球炎症和损伤时的增生、修复有重要关系。

3. 尿的生成 血流经肾小球滤过、肾小管吸收和排泄。正常人每分钟流经肾的血流量约 1200ml，相当于每搏量的 25%。经肾小球滤出的滤液（原尿）每分钟 120ml，肾小球的滤过率与肾小球滤过压、滤过面积、滤过膜的通透性及肾血流量等因素有关。原尿流经近端肾小管时，被选择性重吸收，如葡萄糖、氨基酸及蛋白质几乎全部被重吸收；98%的钾离子、70%的钠和氯离子也被近端肾小管重吸收。原尿到集合管时，受到逆流倍增机制作用和血管升压素的调节，99%的水被重吸收，故每日尿量仅为原尿的 1%（1500ml）。

4. 肾的内分泌功能 肾产生许多内分泌激素，如血管活性肽类、肾素、前列腺素族。血管舒缓素-激肽系统，参与血流动力学调解，维持血压稳定，产生红细胞生成素，它可以促使骨髓红细胞集落形成单位分化成熟为红细胞。

肾有 1-羟化酶，可将 25-羟维生素 D_3 转变为高度活性的 1，25-二羟维生素 D_3 [1，

$25-(OH)_2D_3$]，以促进小肠钙吸收、骨钙沉积以及肾小管对钙、磷的重吸收等。

肾对许多肽类激素具有灭活作用，如促胃液素、胰岛素、甲状旁腺素等。

第二节 常见临床表现及发生机制

一、水肿

水潴留于组织间隙，即为水肿，组织间隙液超过5kg，即可出现皮肤可凹性水肿。肾性水肿可分两型，即肾炎性水肿和肾病性水肿（表5-1-1）。

表5-1-1 肾性水肿的分型

	肾病性水肿	肾炎性水肿
机制	大量蛋白尿致低蛋白血症，血浆胶体渗透压下降	因肾小球滤过率下降，“球管失衡”导致水钠潴留
血容量	有效血容量减少	血容量常扩增
肾素-血管紧张素系统	活性增加，抗利尿激素增加	活性受抑制，抗利尿激素减少
水肿的部位	多半下肢及浆膜腔积液	多从眼睑颜面开始，少有浆膜腔积液

二、高血压

高血压是肾疾病的一个常见症状。肾性高血压在高血压的成人中占5%～10%，在继发性高血压中占首位，可因肾实质病变（如急慢性肾小球肾炎、先天性多囊肾等）或肾血管病变（如血管炎、动脉硬化等）引起。多为双侧性病变，肾血管病变亦可为单侧性。约80%的尿毒症患者可发生高血压，是肾功能恶化的重要因素之一。按主要发生机制可将肾实质性高血压分为两种（表5-1-2）。

表5-1-2 肾实质性高血压的分型

	容量依赖性高血压	肾素依赖性高血压
机制	肾排钠增加，血容量增加	肾素-血管紧张素-醛固酮系统活性增加
临床	见于急性肾炎或急性肾衰竭	肾动脉狭窄、肾小动脉硬化症
治疗	限盐、限水、利尿	β受体阻滞剂、血管紧张素转化酶抑制剂

临床上高血压发生机制复杂，很难把两种机制截然分开，两种因素往往同时存在或兼外周阻力增加等因素参与。

三、尿异常

（一）尿量异常

正常成人每日尿量在1000～2000ml，如每日尿量超过2500ml为多尿，少于400ml或每小时少于17ml为少尿，每日少于100ml为无尿。

1. 少尿、无尿 原因如下：

(1) 肾前性：各种原因引起的血容量及心排血量不足或肾血管阻塞，如失血、脱水、休克、心力衰竭和肾静脉或动脉血栓、栓塞等，使肾血灌注量减少，肾小球滤过率下降，导致少尿或无尿。

(2) 肾性：肾实质性病变如肾小球病变，滤过膜受损或肾小管间质病变使小管内滤液流通受阻均可出现少尿，如各种肾实质性疾病、肾间质疾病等。

(3) 肾后性：各种原因引起肾以下尿路发生梗阻，如结石、肿瘤、前列腺增生及尿道狭窄等，使尿流不畅最终产生梗阻性肾病，肾实质挤压受损，肾小球滤过率下降而产生少尿。

2. 多尿 主要由肾小管浓缩功能受损所致，如慢性肾盂肾炎及肾小动脉的硬化，同时应注意肾外多尿如糖尿病、甲状腺功能亢进症。

(二) 蛋白尿

每日尿蛋白量持续超过150mg或蛋白/肌酐比值大于200mg/g称为蛋白尿。尿中蛋白量大于3.5g/d称为大量蛋白尿，尿白蛋白排泄在30～300mg/d为微量蛋白尿；尿白蛋白/肌酐比值男性为17～250mg/g，女性在25～250mg/g。

在诊断分析蛋白尿时，首先应除外假性蛋白尿，如尿中混有血液、阴道分泌物等，蛋白尿常分为：

1. 生理性蛋白尿 出现于健康人，为一过性蛋白尿。一般尿蛋白小于1g/d。正常人在剧烈运动后（或受寒、精神紧张等），肾血管痉挛，滤过膜的通透性增加，蛋白质滤过增多，超过肾小管重吸收的能力而出现蛋白尿。其程度与运动的强度、持续时间有关。

2. 体位性蛋白尿 清晨起床后尿蛋白阴性，少动或前弓位后出现蛋白尿，平卧后又消失。一般蛋白质少于1g/d，多发生于瘦长体型的青年人，发生机制不明，可能系前弓位时脊柱压迫肾静脉致暂时性肾淤血引起，随年龄增长常自行消失，但长期追踪约半数患者肾有问题。

3. 病理性蛋白尿 可分为以下四种：

(1) 肾小球性蛋白尿：肾小球滤过膜分子屏障和（或）电荷屏障被损害，通透性增加，肾小球滤液中蛋白质含量大量增加，超过了肾小管重吸收的能力引起蛋白尿。尿蛋白量常在3g/d以上，其中白蛋白占60%～90%。见于肾小球疾病。

(2) 肾小管性蛋白尿：原尿中蛋白质滤过无改变，肾小管因重吸收功能差（多见于间质性肾炎）故排出量增多，但常少于2g/d，多为小分子蛋白质，如溶菌酶、核糖核酸酶等。

(3) 溢出性蛋白尿：血内小分子蛋白质，如本-周蛋白、血红蛋白、肌红蛋白等，当浓度过高时，上述滤液中浓度超过肾吸收阈值，可从尿中排出，多见于骨髓瘤、血管内溶血性疾病等。

(4) 分泌性蛋白尿：主要为尿中IgA排泄增多，见于肾小管-间质性疾病。

(5) 组织性蛋白尿：因组织遭受破坏后而释放出胞质中各种酶及蛋白质，在肾小球滤液中浓度超过肾的重吸收阈值而自尿中排出。

临床上常见的是肾小球及肾小管性蛋白尿，有时可为两者的混合。

(三) 血尿

离心后尿沉渣镜检每高倍视野（HPF）红细胞超过3个为镜下血尿。尿沉渣Addis计数，12h排出红细胞应少于50万。1L尿含1ml血即呈现肉眼血尿。

1. 血尿的原因

（1）泌尿系疾病：为血尿的主要病因，如各种肾小球肾炎，尿路感染、结石、肿瘤及先天性遗传性肾疾病。

（2）全身性疾病：如血液病、传染病、风湿病、代谢性疾病以及感染性疾病、栓塞性疾病等。

（3）尿路邻近器官疾病：如急性阑尾炎、急慢性盆腔炎、结肠或直肠憩室炎症、恶性肿瘤或其他疾病侵犯或刺激尿路可产生血尿。

2. 血尿的诊断及注意事项　血尿的诊断首先要鉴别真伪血尿，如红色尿、月经尿及血红蛋白尿等假性血尿。如为真性血尿，要进一步确定其出血部位。简单的三杯试验即可确定部位，如初血尿说明病变在尿道；终末血尿，病变在膀胱颈部、三角区或前列腺；全程血尿常表示肾、输尿管或膀胱病变。鉴别肾性或非肾性血尿现在可用两种方法：一种为相差显微镜观察红细胞形态，另一种为尿中红细胞容积分布曲线，对血尿的鉴别有很重要的意义。

（四）白细胞尿及菌尿

新鲜尿pH＜6.8，尿比重＞1.010时，离心沉淀后白细胞数＞5/HPF称为白细胞尿。如白细胞退变成脓细胞则称为脓尿，主要见于尿路感染。对疑有尿路感染者，留清晨清洁中段尿进行培养并涂片找细菌，每个高倍视野均可见到细菌称为尿菌阳性。尿细菌计数培养菌落数≥10^5/ml尿，为真性细菌尿。

（五）管型尿

管型尿是由于蛋白质在肾小管内凝固，其形成与尿蛋白的性质、浓度、尿液酸碱度以及尿量有密切关系。宜采取清晨标本做检查，正常人尿中可见透明管型正常为0～1/HPF，如增多或出现其他管型称为管型尿。红细胞管型来源于肾实质，白细胞管型是诊断肾盂肾炎及间质性肾炎的重要依据，上皮细胞管型提示急性肾衰竭；蜡样管型见于慢性肾衰竭，脂肪管型见于肾病综合征。

四、肾区钝痛与肾绞痛

某些肾疾病可以引起肾体积肿大、支撑肾包膜引起肾区钝痛或称腰痛，见于急性肾炎、急性肾盂肾炎、肾静脉血栓形成、肾积水、多囊肾、肾肿瘤及肾下垂等。肾绞痛常呈突然发作性剧烈腰痛，疼痛向外阴部及大腿内侧放射，严重者伴有恶心症状及面色苍白以及大汗淋漓，多见于由肾结石或血块坏死组织堵塞输尿管引起，多伴有血尿，呈阵发性。

五、尿路（膀胱）刺激征

表现为尿急、尿频、尿痛和尿不尽感，常伴有下腹部坠胀痛，多由尿道炎症、结石、肿瘤等刺激引起。

第三节 辅助检查及诊断

一、肾疾病的检查

(一) 尿常规检查

血尿、蛋白尿、管型尿、脓尿及白细胞尿检查已如前述，在此不再重复。

(二) 肾功能检查

1. 肾小球滤过功能的检查

(1) 内生清除率测定：清除率是指单位时间内，肾清除血中某物质的能力。如果该物质只从肾小球滤过，肾小管不排泄也不重吸收该物质，则该物质的清除率即等于肾小球的滤过率。内生肌酐清除率是目前公认的比较敏感的肾小球滤过率的测定方法。人体血肌酐浓度相对稳定。肌酐清除率正常值为 80～120ml/min。当血肌酐浓度异常增高时，有少量的肌酐从肾小管排泌，尿中肌酐量相对增加，因此而测得的结果，较实际肾小球滤过率为高。

(2) 血浆肌酐及尿素氮浓度，此两项检查亦反映肾小球滤过功能，但在内生肌酐清除率下降 50％时血浆肌酐及尿素氮才上升，故该两项检查不如内生肌酐清除率敏感。尿素氮又受饮食、血容量及体内代谢影响，因此亦不如内生肌酐清除率准确。

(3) 血清胱抑素 C（cystatin C)：在所有有核细胞中恒定持续表达，机体产生量恒定，不受肿瘤、炎症、肌容量、性别等影响。肾又是清除胱抑素 C 的唯一器官，后者可在肾小球自由滤过，不被肾小管排泌，所以血清胱抑素 C 的浓度主要由肾小球滤过率决定。特别是在肾功能受损早期，比血清肌酐浓度更灵敏。

2. 肾小管功能检查

(1) 近端肾小管功能检查：血中 β_2 微球蛋白分子量为 1.9×10^4 Da，正常时从肾小球滤过，在近端小管几乎全部回吸收。如血中浓度不高而尿中升高，则代表近端小管受损。血中葡萄糖全部从肾小球滤过后，在近端小管被全部重吸收，故在排除高血糖的影响后，尿糖阳性可反映近端肾小管重吸收功能下降。

(2) 远端肾小管功能检查：

1) 尿比重：反映尿中溶质和水的比例，用晨尿测定。应注意尿中蛋白质含量、尿的温度等对尿比重的影响。

2) 浓缩稀释试验：反映远端肾小管和集合管的功能。在正常人缺水的情况下，远端小管和集合管对水的重吸收增多，使尿浓缩，比重上升到 1.020 以上。反之大量饮水、应用利尿药或因肾疾患小管功能受损时，水的重吸收减少，尿比重下降到 1.010 以下，夜尿增多。重症患者尿比重固定在 1.010～1.012，表示肾浓缩和稀释功能均受损。

(三) 影像学检查

包括超声检查、静脉尿路造影、CT、MRI、肾血管造影、放射性核素检查等。

(四) 肾活检

肾穿刺活检对各类原发性肾小球疾病诊断的明确，对继发性肾小球疾病的分类及指导治疗，对遗传性肾小球疾病及急性肾衰竭和移植肾排异的鉴别诊断，都有非常重要的价值。因此，肾穿刺活检病理诊断被公认为是多种肾内科疾病诊断的“金指标”。

二、肾疾病的诊断

（一）肾疾病的诊断要求

1. 病因诊断　首先应确定是原发性或继发性肾疾病，再进一步确定是何种病因，如感染、中毒、免疫反应、血管病变、先天性、遗传性及代谢性疾病等。

2. 定位诊断　首先应明确是单侧或双侧肾病变，其次明确病变所在的部位，如肾小球、肾小管、肾间质、肾血管等。

3. 功能诊断　根据肾小球的滤过功能，肾小管的重吸收及排泌功能，分别进行判断，对治疗及预后均有重要意义。

4. 病理诊断　肾组织活检对肾实质性疾病的诊断有确诊意义，可明确疾病的性质、部位、程度，确诊病理类型，指导临床治疗，观察疗效及判断预后。

（二）肾疾病诊断依据

1. 病史、症状与体征　如水肿、高血压、血尿、蛋白尿、尿路刺激征、贫血等。

2. 实验室检查　血尿常规、尿细菌学检查、尿沉渣及尿脱落细胞学检查，尿相差显微镜、血液生化分析及肾功能检查等。

3. 特殊检查　如腹部X线平片、排泄性或逆行尿路造影、肾血管造影、X线断层摄片或计算机断层成像（CT）等，以及磁共振成像（MRI）、放射性核素肾图、超声、内镜检查、肾组织活检等。

第四节　肾病研究的进展与展望

随着免疫学、分子遗传学和分子细胞学的研究不断深入，对肾疾病发病机制的认识，有了更进一步的发展。

在遗传病中，如奥尔波特（Alport）综合征、巴特（Bartter）综合征、利德尔（Liddle）综合征、肾性尿崩症等，由于对肾小球基底膜、肾小管许多转运蛋白离子通道等分子遗传学认识的进展，对上述遗传性相关的疾病有了更清晰的认识，为基因治疗打下了更坚实的基础。

随着人们饮食结构的改变，我国终末期肾衰竭的疾病谱也发生了较大的改变。糖尿病肾病、高血压肾病的发病率呈逐年上升的趋势，由此导致的终末期肾衰竭占全部终末期肾衰竭的比例越来越大，故更应把关注的重点放到糖尿病及高血压的早期防治方面上来。

2002年，美国肾病预后质量倡议（K/DOQI）提出了慢性肾疾病（chronic kidney disease，CKD）的概念及分期，为CKD的早期防治开创了新局面。近年来，急性肾衰竭的概念也有了更新，取代它是急性肾损伤（acute kidney injury，AKI）这一概念，并将其分为危险期、损伤期和衰竭期，从而把临床医生的关注点提前到疾病的更早期，有利于早期诊断与治疗。另外，在病因及发病机制方面，足细胞病概念的提出，为临床上以大量蛋白尿为主要表现的肾小球疾病的诊治提供了新的理论基础。

在治疗方面，新型免疫抑制剂的不断研发和上市为临床肾小球疾病治疗提供了新的手段，同时也取得了明显的效果。血液净化技术的进步，已大大延长了尿毒症患者的寿命，同时还能对内科领域许多疾病，如多器官功能衰竭、严重水肿，开辟新的治疗途径。人工重组红细胞生成素以及骨化三醇［1，25-$(OH)_2D_3$］的应用，大大提高了慢性肾衰竭患者的生活质量。我国中医中药的深入研究，尤其对单味中药现代化手段应用的研究，取得了可喜的成果，也应用于临床，如大黄、川芎、田三七、丹参、雷公藤等。

思考题

1. 肾的生理功能是什么？
2. 肾炎性水肿与肾病性水肿的发病机制有什么不同？
3. 容量依赖性高血压与肾素依赖性高血压的区别是什么？

（朱菊平）

第二章

肾小球疾病

第一节 概 述

学习目标

【掌握】
原发性肾小球疾病的定义、临床与病理分型。
【熟悉】
肾小球疾病的常见临床表现。
【了解】
肾小球疾病的发病机制。

肾小球疾病系指以肾小球损害为主，有相似的临床表现（如血尿、蛋白尿、高血压等），但病因、发病机制、病理改变、病程和预后不尽相同的一组疾病。可分为原发性、继发性和遗传性。其中，原发性肾小球病常病因不明，继发性肾小球病常是全身性疾病（如系统性红斑狼疮、过敏性紫癜、糖尿病等）中的肾小球损害，遗传性肾小球疾病为遗传基因变异所致的肾小球病（如 Alport 综合征等）。

原发性肾小球疾病占肾小球疾病的大多数，它也是我国引起慢性肾衰竭最主要的原因，因此，本章主要介绍原发性肾小球疾病。

【原发性肾小球疾病的分类】

目前常用的分类方法是根据临床表现和肾活检病理改变进行分类。

（一）原发性肾小球疾病的临床分型

1. 急性肾小球肾炎（acute glomerulonephritis）

（1）起病较急，病情轻重不一。

（2）一般有血尿（镜下及肉眼血尿）和（或）蛋白尿，常有高血压及水肿症状，有时有短暂氮质血症。

（3）部分病例有急性链球菌或其他病原微生物的前驱感染史，多在感染后1～4周发病。

（4）大多数预后良好，一般在数月内痊愈。

2. 急进性肾小球肾炎（rapidly progressive glomerulonephritis）

（1）起病急骤，病情重，进展迅速，多在发病数周或数月内出现较重的肾功能损害。

（2）一般有明显的水肿、蛋白尿、血尿、管型尿等，也常有高血压、低蛋白血症及迅速发展的贫血，部分患者可有肾病综合征表现。

（3）肾功能损害进行性加重，可出现少尿或无尿，如病情未得到及时有效控制，常转为慢性肾衰竭，常需替代治疗延长存活。

3. 慢性肾小球肾炎（chronic glomerulonephritis）

（1）起病缓慢，病情迁延，临床表现可轻可重，或时轻时重，随着病情进展，可有肾功能减退、贫血、电解质紊乱等情况出现。

（2）临床表现多种多样，可有水肿、高血压、蛋白尿、血尿及管型尿等表现中一种或数种，有时可伴有肾病综合征或重度高血压。

（3）病程中可有肾炎急性发作，常因感染（如呼吸道感染）诱发，发作时类似急性肾炎。有些病例可自行缓解，有些病例因此出现病情加重。

4. 隐匿性肾小球肾炎［无症状性血尿和（或）蛋白尿，latent glomerulonephritis］

（1）无急、慢性肾炎或其他肾疾病史，肾功能基本正常。

（2）无明显临床症状、体征，而表现为单纯性蛋白尿和（或）肾小球源性血尿。

（3）排除非肾小球性血尿或功能性血尿、蛋白尿。

5. 肾病综合征（nephrotic syndrome） 下述四条中，前两项为必要条件。

（1）大量蛋白尿（＞3.5g/24h）。

（2）低白蛋白血症（血浆白蛋白＜30g/L）。

（3）明显水肿。

（4）高脂血症。

（二）原发性肾小球疾病的病理分型

1. 轻微肾小球病变（minimal glomerular abnormalities）

2. 局灶节段性肾小球病变（focal segmental glomerular lesions） 包括局灶性肾小球肾炎（focal glomerulonephritis）

3. 弥漫性肾小球肾炎（diffuse glomerulonephritis）

（1）膜性肾病（membranous nephropathy）

（2）增生性肾小球肾炎（proliferative glomerulonephritis）：①系膜增生性肾小球肾炎（mesangial proliferative glomerulonephritis）；②毛细血管内增生性肾小球肾炎（endocapillary proliferative glomerulonephritis）；③系膜毛细血管性肾小球肾炎（mesangiocapillary glomerulonephritis）；④新月体和坏死性肾小球肾炎（crescentic and necrotizing glomerulonephritis）。

（3）硬化性肾小球肾炎（sclerosing glomerulonephritis）

4. 未分类的肾小球肾炎（unclassified glomerulonephritis）

以后章节所提及的病理类型中，微小病变型肾病归属于轻微肾小球病变，局灶性节段性肾小球肾炎和局灶性节段性肾小球硬化均隶属于局灶节段性肾小球病变。

肾小球疾病的临床表现和病理改变之间有一定的联系，并随着认识的深化可找到更多的规律。但是两者之间没有必然的联系，即没有肯定的对应关系。同一临床表现可来自多种病理类型，而同一病理类型又可呈现为多种临床表现。因此，肾活组织检查是确定肾小球疾病病理类型和病变程度的必需手段，正确的诊断有赖于病理医生和临床医生的密切配合。

【病因与发病机制】

多数肾小球肾炎是免疫介导性炎症性疾病。一般认为，免疫机制是肾小球疾病的始发机制，在此基础上炎症介质（如补体、白细胞介素、活性氧等）参与，最后导致肾小球损伤和产生临床症状。在慢性进展过程中也有非免疫、非炎症等多种因素的共同参与。

近年来遗传因素在肾小球肾炎的易感性、疾病的严重性和治疗反应上的重要性，已受到关注。此外，自体免疫导致或参与各种肾炎的证据也引起了广泛重视。

（一）免疫反应

体液免疫主要指循环免疫复合物（抗原-抗体复合物）和原位免疫复合物，在肾炎发病机制中的作用已得到公认，细胞免疫在某些类型肾炎中的重要作用也得到了肯定。

1. 体液免疫　免疫复合物介导的肾小球肾炎可通过下列两种方式形成。

（1）循环免疫复合物沉积：某些外源性抗原（如细菌、病毒、异种蛋白、药物等），或内源性抗原（核抗原如双链 DNA、ENA、胞浆抗原等）均可刺激机体产生相应的抗体，抗原和抗体在血循环中结合形成循环免疫复合物（CIC）。CIC 在某些情况下沉积或被肾小球捕捉，并激活炎症介质后导致肾炎产生。人体血循环中的各种免疫复合物是否能在肾小球内沉积并引起肾小球损伤，取决于免疫复合物的大小、溶解度和携带电荷的种类等。当机体单核-巨噬细胞系统吞噬功能和（或）肾小球系膜清除功能降低及补体前期成分（C_1、C_2、C_3、C_4）缺乏时，CIC 易于沉积于肾小球而致病，引起肾小球损伤。一般认为肾小球系膜区和（或）内皮下的免疫复合物的沉积常为 CIC 的发病机制。

（2）原位免疫复合物形成：指血循环中游离抗体（或抗原）与肾小球固有抗原（如肾小球基底膜抗原或脏层上皮细胞糖蛋白）或已种植于肾小球的外源性抗原（或抗体）相结合，在肾局部形成原位免疫复合物，并导致肾炎的产生。一般认为肾小球基底膜上皮细胞侧免疫复合物沉积主要是由于原位免疫复合物的形成。

2. 细胞免疫　多数类型的肾小球肾炎是抗体介导的免疫损伤引起的。但研究表明，某些肾小球肾炎的发生和进展与细胞免疫（cell－mediated immunity）密切相关。微小病变肾病，肾小球内无免疫复合物证据。但研究显示，患者淋巴细胞在体外培养可释放血管通透因子，导致肾小球上皮细胞足突消失。在人类和实验动物的肾小球肾炎均提供了细胞免疫的证据，如实验性新月体性肾小球肾炎，抗肾小球基底膜抗体可通过激活淋巴细胞亚型启动或促进肾小球损伤。应用单克隆抗体证实，在肾毒血清性肾炎模型和人类急进性肾炎早期可发现细胞浸润。用半抗原诱发大鼠新月体肾炎常伴有间质性肾炎。故细胞免疫在某些肾炎发病机制中的重要作用得到认可。但细胞免疫可否直接诱发肾炎长期以来一直未得到肯定回答。

（二）炎症反应

临床及实验研究显示，始发的免疫反应需引起炎症反应，才能导致肾小球损伤及其临床症状。炎症介导系统可分成炎症细胞和炎症介质两大类。炎症细胞可产生炎症介质，炎症介质又可趋化、激活炎症细胞，各种炎症介质间又相互促进或制约，在体内构成了复杂的效应网络。

1. 炎症细胞　主要包括单核-吞噬细胞、中性粒细胞、嗜酸性粒细胞及血小板等。炎症细胞可产生多种炎症介质，造成肾小球炎症病变。同时有些炎症细胞如激活的巨噬细胞还可直接分泌细胞外基质（ECM）成分，产生抑制 ECM 分解的蛋白酶并激活成纤维细胞等，与肾小球、肾间质疾病慢性进展密切相关。近年来，人们进一步认识到肾小球固有细胞如系膜细胞、上皮细胞及内皮细胞，在某些特定条件下具有炎症细胞作用，它们通过自分泌、旁分泌在肾小球疾病的发生、发展中起重要作用，并参与肾小球肾炎的发生与发展。

2. 炎症介质　以往着重研究了补体、凝血纤溶因子、血管活性胺、白细胞三烯和激肽等炎症介质在肾小球损伤中作用，近年又发现更多的炎症介质具有致肾炎作用。包括各种生物活性肽（如内皮素、各种生长因子、心房钠尿肽、肿瘤坏死因子、干扰素等）、花生四烯酸产物（环氧化酶及脂氧化酶产物）及血小板活化因子等酯类炎症介质，以及间黏附因子、补体 C3a、C5a、C5b－9、活化氧化物和活性氮等，在肾炎发生中有重要作用。

（三）非免疫机制的作用

免疫介导的炎症造成肾小球损伤，这种免疫损害如果持续发展势必造成有效肾单位的减少，使非免疫机制参与并进一步损伤肾单位。残存肾小球血流动力学改变致肾小球内高压力、高灌注及高滤过（“三高”）可促进肾小球硬化；大量蛋白尿可作为一个独立的致病因素参与肾病变过程；凝血与纤溶障碍起重要作用，免疫反应引起肾组织损伤，使毛细血管内皮细胞损伤断裂，胶原纤维暴露，激活内、外源性凝血系统，血小板聚集与释放功能增强，释放各种生物活性物质，参与肾小球毛细血管内微血栓形成加重肾损害。此外，高脂血症是加重肾小球损伤的重要因素之一。

思考题

1. 肾小球疾病临床有哪几种分型？
2. 肾小球疾病病理有哪几种分型？

第二节 急性肾小球肾炎

学习目标

【掌握】

急性肾小球肾炎的临床表现、病理特点、诊断要点。

【熟悉】

急性肾小球肾炎的病因、发病机制和防治原则。

【了解】

急性肾小球肾炎的并发症、鉴别诊断。

急性肾小球肾炎（acute glomerulonephritis，AGN）简称急性肾炎，是以急性肾炎综合征为主要临床表现的一组疾病。其特点为急性起病，以血尿、蛋白尿、水肿和高血压为主要表现，可伴有一过性氮质血症。多数发生于链球菌感染之后，少数由其他细菌、病毒或寄生虫感染引起，本节着重介绍链球菌感染后急性肾小球肾炎。

【病因和发病机制】

本病常因β-溶血性链球菌“致肾炎菌株”，常见为“A族乙型溶血性链球菌”感染所致。

常见于上呼吸道感染（多为扁桃体炎）、猩红热、皮肤感染（多为脓疱疮）等链球菌感染后。本病主要是由链球菌感染引起的免疫复合物性肾炎，现在多认为是链球菌胞浆或分泌蛋白的某些成分作为致病抗原，有关抗原与其相应的特异抗体在循环中形成抗原-抗体复合物随血流抵达肾，沉积于肾小球基底膜，进而激活补体，导致中性粒细胞及单核细胞浸润，导致肾病变。

【病理】

肉眼可见肾体积较正常为大，双肾肿胀，切面皮质苍白，髓质充血。有时可见点状出血。光镜检查通常为弥漫性肾小球病变，以内皮细胞及系膜细胞增生为主要表现，急性期可伴有中性粒细胞和单核细胞浸润，主要分布于毛细血管腔，并浸润于系膜区，基底膜无明显病变。病变严重时，增生和浸润的细胞可压迫毛细血管袢使毛细血管腔变窄甚至闭塞。免疫病理检查可见 IgG 及 C_3 呈颗粒状沿毛细血管壁及系膜区沉积。电镜可见上皮细胞下“驼峰状”电子致密物沉积（图 5－2－1）。

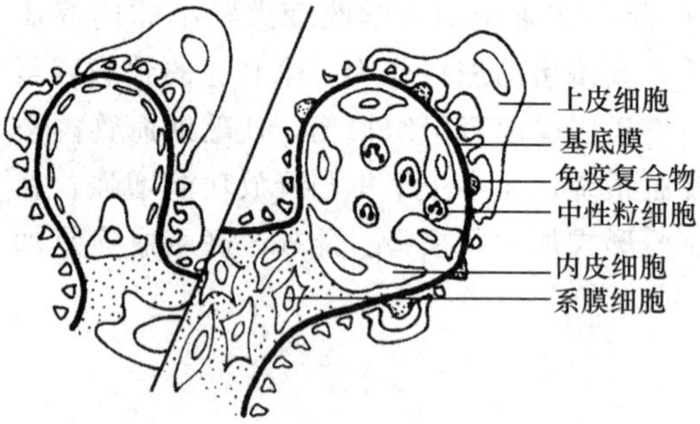

图 5－2－1　毛细血管内增生性肾小球肾炎

左：正常肾小球；右：病变肾小球

【临床表现】

本病好发于儿童，男性多于女性，前驱感染后常有 1～3 周的潜伏期，潜伏期的长短相当于致病抗原初次免疫应答所需的时间，起病较急，病情轻重不一，轻者呈亚临床型，仅有尿常规及血清补体 C_3 异常，典型者呈急性肾炎综合征表现，甚至表现为少尿型急性肾衰竭。本病大多数预后良好，常可在数月内临床自愈。

本病典型临床表现如下：

1. 尿异常　几乎全部患者均有肾小球源性血尿，30%～40%可见肉眼血尿，此经常是患者就诊的主要原因和首发症状，可伴有轻、中度蛋白尿，少数患者呈肾病综合征范围的大量蛋白尿，早期尿中可见白细胞和上皮细胞稍增多及颗粒管型及红细胞管型等。

2. 水肿　80%以上的患者均有水肿，轻者仅晨起眼睑水肿或伴下肢可凹性水肿。水肿常为起病的初发表现，少数重者可波及全身。

3. 高血压　80%患者出现轻、中度血压升高，主要原因可能是水钠潴留血容量增加，应用利尿药物血压逐渐恢复正常；少数可出现严重高血压，甚至高血压脑病。

4. 肾功能异常　患者可因肾小球滤过率下降、水钠潴留出现尿量减少，甚至少尿（$<$400ml/d），严重者可出现氮质血症。多于 1～2 周后尿量渐增，肾功能可在利尿后数日逐渐恢复至正常。极少数患者可表现为急性肾衰竭，应与急进性肾炎相鉴别。

【实验室检查】

1. 尿液检查　多数患者有镜下或肉眼血尿，尿蛋白＋～＋＋，少数表现为大量蛋白尿（$>$3.5g/d），尿沉渣镜检可见较多红细胞，可有红细胞管型及颗粒管型。

2. 免疫学检查　患者起病初期血清补体 C_3 及总补体（CH50）下降，8 周内渐恢复正常。血清抗链球菌溶血素“O”（ASO）滴度可升高，提示近期曾有链球菌感染，另外部分患者血循环免疫复合物可呈阳性。

【并发症】

1. 急性肾衰竭　少数患者因持续少尿或无尿，肾功能在短时间内急剧恶化，可发生水、电解质酸碱平衡紊乱，发展成为急性肾衰竭。

2. 心力衰竭　以左心衰竭为主，主要由于水钠潴留，循环血容量增加，心脏负荷过重引起，儿童及老年患者易发生。

3. 高血压脑病　较心力衰竭发生率低，患者可表现为剧烈头痛、呕吐，重者发生抽搐乃至昏迷。

【诊断和鉴别诊断】

链球菌感染后1～3周发生血尿、蛋白尿、水肿和高血压，甚至少尿及氮质血症等急性肾炎综合征表现，伴血清C_3下降，发病8周内减轻至完全恢复正常者，临床可确诊。若肾小球滤过率进行性下降或少尿1周以上，病情于2个月尚未见全面好转者，应及时行肾活检以明确诊断。

需和以下疾病鉴别：

1. 其他病原体感染后肾炎　许多细菌、病毒及寄生虫感染可引起急性肾炎。病毒感染后急性肾炎多临床表现较轻，常不伴补体C_3降低，肾功能一般正常，临床过程自限。

2. 其他类型的肾小球肾炎

（1）急进性肾炎：病初与急性肾炎相似，除急性肾炎综合征表现外，患者多早期出现少尿、无尿、肾功能进行性恶化。重症急性肾炎呈现急性肾衰竭者应与该病相鉴别，应及时行肾活检，肾活检可见在大部分肾小球囊腔有新月体形成。

（2）慢性肾炎急性发作：病情隐匿，且为首次就诊时，易与急性肾炎混淆，但在感染后1～2天内发病，患者常有贫血、肾功能损害、持续性高血压，B超检查肾体积缩小等有助于慢性肾炎的诊断。

3. 全身系统性疾病肾损害　系统性红斑狼疮及过敏性紫癜常伴急性肾炎综合征，但二者常伴其他系统受累的典型临床表现和实验室检查，可资鉴别。

【治疗】

本病以休息及对症治疗为主，急性肾衰竭病例可予以透析，待其自然恢复。本病为自限性疾病，不宜应用糖皮质激素及细胞毒药物。

1. 一般治疗　急性期应卧床休息，待肉眼血尿消失、水肿消退及血压恢复正常后可逐渐增加活动量。饮食应富含维生素，水肿、高血压时应限制钠盐（<3g/d），肾功能正常时不需限制蛋白质入量，氮质血症时应限制蛋白质摄入，以优质蛋白质为主，少尿的急性肾衰竭时要限制液体摄入量。

2. 治疗感染灶　对体内存在的及隐匿的感染灶应彻底治疗。急性期可常规使用青霉素10～14天（过敏者可用大环内酯类抗生素），反复发作的扁桃体炎应待病情稳定期（尿蛋白少于+，尿沉渣红细胞<10/HPF）考虑扁桃体切除，术前、术后两周应注射青霉素。

3. 对症治疗　包括利尿消肿、降血压，预防心脑合并症，通常利尿药可选择氢氯噻嗪25～50mg，每日2～3次口服。如果噻嗪类利尿效果差时，可用袢利尿药，如呋塞米（速尿）和依他尼酸（利尿酸），一般不用保钾利尿药及渗透性利尿药。经休息、低盐和利尿治疗后高血压控制仍不满意时，可加用降压药物，首选血管紧张素转化酶抑制药（ACEI），如贝那普利10～20mg，每日1次口服；或血管紧张素Ⅱ受体拮抗药（ARB），如氯沙坦50～100mg，每日1次口服，缬沙坦80mg，每日1次口服。此外，常用钙通道阻滞药氨氯地平5～10mg，每日1次口服。也可选用β受体阻滞药，如阿替洛尔12.5～25mg，每日2次；高血压不易控制者可选用不同类型降压药联合应用。

4. 透析治疗 少数发生急性肾衰竭，有透析指征时，应及时予以透析，帮助肾功能恢复，一般不需长期维持透析，因本病具有自愈倾向。

5. 防治并发症 利尿和降压对心力衰竭有治疗作用，心力衰竭严重者可用降低心脏负荷药，如硝普钠或酚妥拉明，疗效差时可用毛花苷 C 0.2～0.4mg 静脉注射。

【预防】

最根本的是预防链球菌感染，因此，锻炼身体增强体质，注意清洁卫生，避免或减少呼吸道和皮肤感染有可能降低急性链球菌感染肾炎的发病。如一旦发生感染应及时彻底治疗，对链球菌感染者应于 2～3 周内密切观察尿液变化，以及时发现及时治疗。

案例

患者，男，16 岁，因双侧眼睑水肿 3 天就诊。2 周前患上呼吸道感染。体检：血压 140/90mmHg，双侧眼睑水肿。实验室检查：尿常规，尿蛋白 2＋，隐血 5＋。尿相差镜检，尿红细胞 80～100/HPF，异形红细胞占 90%。血补体 C_3 0.35g/L。

问题与思考：

1. 根据临床表现该患者符合哪型肾小球疾病？
2. 血清补体降低在本病的诊断中有什么意义？

思考题

1. 急性肾炎典型的临床表现是什么？
2. 急性肾炎时血清补体 C_3 规律性改变的机制是什么？

第三节 急进性肾小球肾炎

学习目标

【掌握】

急进性肾小球肾炎的定义、病理改变特点及治疗。

【熟悉】

急进性肾小球肾炎的临床表现、实验室检查。

【了解】

急进性肾小球肾炎的病因和发病机制。

急进性肾小球肾炎（rapidly progressive glomerulonephritis，RPGN）是以急性肾炎综合征、肾功能急剧恶化、较早出现少尿性肾衰竭的临床表现，肾活检病理表现为新月体性肾小球肾炎的一组疾病。临床上可分 3 型：Ⅰ型（抗肾小球基底膜型）、Ⅱ型（免疫复合物型)、Ⅲ型(无免疫复合物)。多见于青壮年男性。

【病因和发病机制】

本病是由多种病因所致的一组疾病，可分为原发性与继发性两大类。原发性急进性肾小球肾炎常与病毒感染或细菌感染有关，少数有烃化物密切接触史。另自身免疫也可能与急进性肾小球肾炎的发病有关，继发性见于以下 3 种情况：①继发于原发性肾小球疾病的基础上形成广泛新月体，如在系膜毛细血管性肾炎的基础上形成新月体；②继发于全身性疾病，如继发于系统性红斑狼疮、过敏性紫癜等疾病。本文着重讨论原发性急进性肾小球肾炎。

原发性急进性肾小球肾炎按免疫病理分 3 型，其病因和发病机制各不相同：①Ⅰ型，抗肾小球基底膜抗体型，此型占本病的 10%～30%，由于抗肾小球基底膜抗体与肾小球基底膜(GBM)抗原相结合激活补体而致病。②Ⅱ型又称免疫复合物型，约占本病的 30%。因肾小球内循环免疫复合物(CIC)沉积或原位免疫复合物形成激活补体而致病。③Ⅲ型为非免疫复合物型，50%～80%的该型患者为肾微血管炎，肾可为首发、甚至是唯一受累器官或与其他系统损害并存，血清中免疫复合物及抗肾小球基底膜抗体均阴性，而血清中抗中性粒细胞胞浆抗体(ANCA)80%以上阳性，认为该型可能是小血管炎肾损害。近年来，根据 ANCA 检测的结果，进一步将本病分为 5 型，约 30%原Ⅰ型中 ANCA 阳性者被归为Ⅳ型，20%～50%的原Ⅲ型中 ANCA 阴性者归为Ⅴ型。

【病理】

肾体积较正常增大，色苍白，可见出血。切面可见肾皮质增厚。髓质淤血，其病理类型为新月体性肾小球肾炎，光镜下通常有广泛(50%以上)的肾小球囊腔内大新月体形成，且新月体占据 50%以上的肾小球囊腔。病变早期为细胞性新月体，后期为纤维性新月体。新月体不断增长，充塞肾小球囊腔，压迫毛细血管袢，使血管腔变窄、阻塞、缺血及灶性坏死，数周后可出现肾小球纤维化或硬化。另外，Ⅱ型常伴有肾小球内皮细胞和系膜细胞增生，Ⅲ型常见肾小球节段性纤维素样坏死。免疫病理检查是分型的主要依据，Ⅰ型可见肾小球基底膜上 IgG、C_3 呈光滑线条状沉积，Ⅱ型为 IgG、IgM 及 C_3 呈颗粒状沉积于系膜区及毛细血管壁，Ⅲ型肾小球内无或仅有微量免疫复合物沉积。电镜可见Ⅱ型电子致密物在系膜区和内皮下沉积，Ⅰ和Ⅲ型无电子致密物(图 5-2-2)。

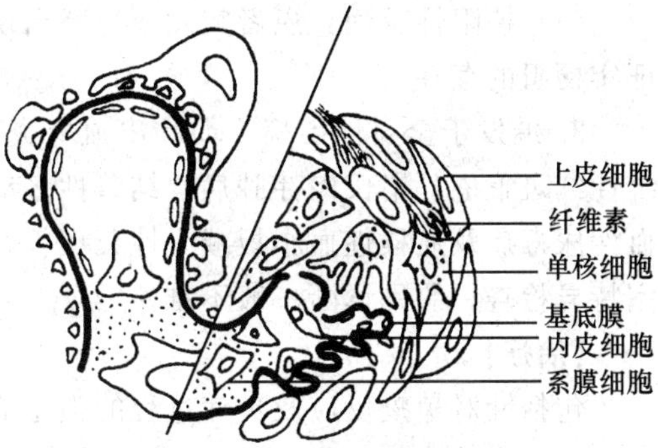

图 5-2-2 新月体性肾小球肾炎

左：正常肾小球；右：病变肾小球

【临床表现】

我国以Ⅱ型多见，Ⅰ型好发于青、中年，Ⅱ型和Ⅲ型常见于中老年患者，男性居多。

患者起病多较急，可有呼吸道的前驱感染，病情急骤进展。以急性肾炎综合征起病，多早期出现少尿或无尿，肾功能常于数周内进行性恶化并发展至尿毒症，常伴中度贫血。少数患者可有疲乏无力、发热、关节与肌肉疼痛，特别见于Ⅲ型患者。Ⅱ型患者常伴大量蛋白尿，血清蛋白下降呈肾病综合征表现。尿毒症严重者可发生急性肺水肿、上消化道出血和脑水肿等致命性并发症。

【实验室检查】

1. 免疫学检查　主要有抗肾小球基底膜抗体(抗 GBM 抗体)阳性(Ⅰ型)，ANCA 阳性

(Ⅲ型)，此外，Ⅱ型患者血循环免疫复合物及冷球蛋白可呈阳性，并可伴血清补体 C_3 降低。

2. 尿液检查　尿外观多呈肉眼血尿，沉渣镜检见大量变形红细胞和白细胞及各种管型，尿蛋白常为中度，仅少数患者有大量蛋白尿，尿纤维蛋白降解产物（FDP）增加。

3. 肾功能检查　内生肌酐清除率下降，血肌酐和尿素氮升高，可有代谢性酸中毒及电解质紊乱。

4. B 超检查　显示双肾体积增大，轮廓整齐。

【诊断和鉴别诊断】

凡急性肾炎综合征伴肾功能急剧恶化者，无论是否已达到少尿性急性肾衰竭，均应及时进行肾活检。若病理证实为新月体性肾小球肾炎，结合临床及实验室检查排除系统性疾病方可确诊。

原发性急进性肾小球肾炎应与下列疾病鉴别：

1. 链球菌感染后急性肾炎　病初和急进性肾炎临床表现相似。但急性肾炎多见于儿童，发病前常有链球菌感染史，血清抗“O”滴度升高，补体 C_3 降低，少尿持续时间短，病理以肾小球系膜细胞及内皮细胞弥漫增生为特点，预后良好。

2. 引起少尿性急性肾衰竭的非肾小球病

（1）急性肾小管坏死：常有明确的肾缺血（如休克、脱水）、肾中毒（如药物、重金属、鱼胆）或肾小管堵塞（如异型输血）等病史，肾小管损害为主（尿比重＜1.010，尿钠增加），救治及时可治愈。

（2）急性间质性肾炎：急性肾衰竭起病，尤其是伴血尿时出现的肾功能不全易与急进性肾炎混淆。常有明确的用药史或过敏史，血和尿中嗜酸性粒细胞增加，多数可查出药物过敏的原因，如诊断困难可行肾活检鉴别。

（3）梗阻性肾病：患者突发或急骤出现无尿，但无肾炎综合征表现。B 超或尿路造影可证实梗阻的存在。

3. 继发于全身性疾病　如肺出血肾炎综合征（Goodpasture 综合征）、过敏性紫癜、系统性红斑狼疮、韦氏肉芽肿病、结节性多动脉炎、硬皮病、恶性高血压、过敏性血管炎、溶血性尿毒症及血栓性血小板减少性紫癜等，均可继发本病，根据系统受累的临床表现和实验室特异检查，鉴别诊断一般不难。

【治疗】

包括针对免疫反应及炎症过程的强化治疗及针对肾病变后果（如钠水潴留、高血压、尿毒症及感染等）的对症治疗两方面，尤其在作出病因和病理分型的基础上强化治疗。

（一）强化疗法

血浆置换是应用血浆置换机分离患者的血浆和血细胞，弃去血浆，以等量正常人的血浆（或血浆白蛋白）和患者血细胞重新输入体内。通常每日或隔日 1 次，每次置换血浆量 2～4L，一般需 10 次左右或直至患者体内抗体（ANCA、抗 GBM 抗体或免疫复合物）阴性。应用此法同时配合应用糖皮质激素［泼尼松 1mg/（kg·d）口服］和细胞毒类药物［环磷酰胺 2～3mg/（kg·d）口服，累积量不超过 6～8g］。该疗法主要适用Ⅰ型，对于 Goodpasture 综合征和原发性小血管炎所致急进性肾小球肾炎（Ⅲ型）伴有威胁生命的肺出血作用较为肯定、迅速，应首选。对其他两个类型也有效。

（二）肾上腺糖皮质激素与免疫抑制剂

为强化治疗之一。多采用甲基泼尼松龙 0.5～1g 溶于 5% 葡萄糖溶液中静脉滴注，每日或隔日 1 次，3 次为一疗程。必要时隔 3～5 天进行下一疗程，一般不超过 3 个疗程。后改泼尼松 1mg/（kg·d）口服，并且加环磷酰胺 2～3mg/（kg·d），直至累积量达 6～8g 停药。也可环磷酰胺 0.5～1g 静脉滴注，每月 1 次，共 6 次。该疗法主要适用于Ⅱ、Ⅲ型，Ⅰ型疗效较差。甲基泼尼松龙冲击治疗后，继续泼尼松口服，3 个月后减为 30mg/d，总疗程需 1 年左右。用甲基泼尼松龙冲击治疗时应注意继发感染和钠水潴留。应用环磷酰胺时应注意骨髓抑制与肝功能损害等副作用。

（三）替代治疗

对急性肾衰竭已达透析指征者，宜早期透析。对强化疗法无效患者或肾功能无法逆转者，则有赖于长期维持透析治疗。病情稳定半年以上Ⅰ、Ⅲ型患者血中抗基底膜抗体、ANCA 转阴方可考虑行肾移植治疗，Ⅱ、Ⅲ型移植后较Ⅰ型复发率低。

对钠水潴留、高血压及感染等需积极采取相应的治疗措施。

案例

患者，男，30 岁，水肿、少尿 5 天。既往体健。查体：BP160/100mmHg，全身中重度水肿，轻度贫血貌。实验室检查：血常规示红细胞 3.34×10^{12}/L，血红蛋白 100g/L。尿常规示尿蛋白 4＋，尿红细胞满视野。24h 尿蛋白定量 7.8g。血浆白蛋白 25g/L，血尿素氮 23.4mmol/L，血肌酐 530μmol/L。

问题与思考：

1. 急骤起病，水肿伴进行性少尿及肾衰竭符合哪种肾小球疾病？
2. 本病及时肾活检的临床意义是什么？

思考题

1. 急进性肾小球肾炎的病理特征是什么？
2. 急进性肾小球肾炎的治疗原则是什么？

第四节 慢性肾小球肾炎

学习目标

【掌握】

慢性肾小球肾炎的临床特点、诊断和治疗原则。

【熟悉】

慢性肾小球肾炎的病因、发病机制和病理变化。

【了解】

慢性肾小球肾炎的鉴别诊断。

慢性肾小球肾炎（chronic glomerulonephritis，简称慢性肾炎）是一组由多种病因引起的多种病理类型的肾小球疾病，以血尿、蛋白尿、水肿、高血压为主要临床表现，起病方式各有不同，病情迁延，缓慢进展，终至尿毒症，多数预后较差。

【病因和发病机制】

慢性肾炎多数原因不明，仅有少数是由急性肾炎发展所致（15%～20%），绝大多数起病即属慢性。慢性肾炎虽然病因及病理类型不尽相同，但起始发病机制多为免疫介导性炎症。在慢性病程中非免疫非炎症因素也参与其中，并起到重要作用。

【病理】

慢性肾炎可由多种病理类型引起，如系膜增生性肾小球肾炎（包括 IgA 肾病）、系膜毛细血管性肾小球肾炎、膜性肾病、局灶性节段性肾小球硬化，少数可由毛细血管内增生性肾小球肾炎（临床上急性肾炎）转化为非 IgA 系膜增生性肾小球肾炎。病变进展至后期，相应的肾单位萎缩，肾间质纤维化。晚期肾体积缩小，肾皮质变薄，呈“固缩肾”，病理类型转化为硬化性肾小球肾炎（图 5-2-3）。

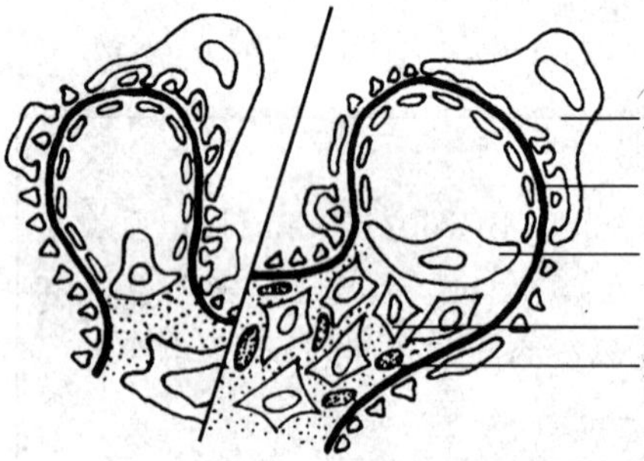

图 5-2-3 系膜增生性肾小球肾炎

左：正常肾小球；右：病变肾小球

【临床表现】

慢性肾炎可发生于任何年龄，但以青中年为主，男性多见，多数起病缓慢、隐匿。由于病因病理类型不一，临床可有较大差异，但有以下共同表现：

1. 全身症状　早期患者可有乏力、疲倦、腰部疼痛、水肿等症状，有的患者可无明显临床症状。

2. 水肿　主要由于低蛋白血症，球管失衡所致，晚期可以肾小球滤过率下降为主要原因。水肿程度不一，缓解期可完全消失。

3. 高血压　部分患者高血压为首发或突出表现，多为持续性中等以上程度升高，血压在（160～180）/（90～110）mmHg。可有眼底出血、渗血，甚至视盘水肿。如血压控制不佳，可使肾功能较快恶化。

4. 肾功能不全　多数慢性肾炎患者肾功能呈慢性渐进性损害，早期肾功能可正常或轻度受损（内生肌酐清除率下降或轻度氮质血症）。这种情况可持续数年、甚至数十年，肾功能逐渐恶化，并出现相应的临床表现。病理类型是决定肾功能进展快慢的重要因素。

5. 尿检异常　为慢性肾炎必备的表现，多为轻度尿异常，尿蛋白常在 1～3g/d，尿沉渣镜检红细胞可增多，可见管型。部分患者因感染，劳累呈急性发作，或用肾毒性药物后，病情急骤恶化，经及时去除诱因和适当治疗后病情可有一定程度缓解，但也可因此进入不可逆的慢性肾衰竭病程。

【诊断和鉴别诊断】

凡临床上发现尿检异常（蛋白尿、血尿、管型尿）、水肿、高血压病史达 1 年以上，无论有无肾功能损害均应考虑本病；但需在除外遗传性和继发性肾小球肾炎后，方可诊为慢性肾炎。临床上应与下列疾病鉴别：

1. 感染后急性肾炎　有前驱感染并以急性发作起病的慢性肾炎需与此病相鉴别。二者的潜伏期不同，此病常在感染后 1～3 周发病，血清 C_3 的动态变化有助鉴别。此外，疾病的转归不同，慢性肾炎无自愈倾向，呈慢性进展，可资鉴别。

2. 原发性高血压肾损害　本病多发生在40岁以上者，先有较长期高血压，其后再出现肾损害，临床上远端肾小管功能损伤（如尿浓缩功能减退、夜尿增多）较肾小球功能损伤早，尿改变轻微（微量至轻度蛋白尿），常伴有高血压的其他靶器官（心、脑）并发症。

3. Alport综合征　常于青少年起病（多在10岁前），患者有眼、耳、肾异常，阳性家族史可资鉴别。

4. 继发性肾小球肾炎　有肾小球肾炎的临床症状，再依据相应的系统受损表现、典型的病史及特异性实验室检查，一般诊断不难。

【治疗】

慢性肾炎治疗原则应以防止或延缓肾功能进行性恶化，改善或缓解临床症状，防治合并症为目的，而不以消除尿中红细胞及蛋白质为目标。

（一）一般治疗

有水肿、高血压或血尿、蛋白尿严重者，应卧床休息，避免受寒、劳累及感冒，限制盐的摄入（1～3g/d）。肾功能不全氮质血症患者应限制蛋白质［0.6～0.8g/（kg·d)］的入量，以优质蛋白质为主，如牛奶、鸡蛋、瘦肉等，同时应限制磷的入量，保证机体能量，以免负氮平衡的产生。

（二）对症治疗

1. 水肿的治疗　水肿时可采用限盐、利尿疗法，血浆蛋白低者可适当补充。

2. 积极控制高血压　高血压是促进肾小球硬化的独立危险因素，故应积极控制。近年来MDRD（modification of diet in renal disease）研究结果认定，治疗肾实质性高血压降压靶目标值为：尿蛋白≥1g/d时，血压应控制在125/75mmHg以下，平均动脉压（MAP）应控制达92mmHg；尿蛋白＜1g/d时，血压应控制在130/80mmHg以下，MAP应达97mmHg；只有达此目标值，才能有效延缓肾损害的进展，其中有效降低收缩压更重要。有水钠潴留的高血压患者，可选用限盐利尿的方法：噻嗪类利尿药，如氢氯噻嗪12.5～50mg/d，1次或分次口服。近年来研究证实，ACEI不但有直接（扩张出球小动脉＞扩张出球小动脉，直接降低球内压）和间接肾保护（通过系统降压）作用，还有减少尿蛋白和延缓肾功能恶化的肾保护作用，故肾性高血压应首选ACEI或ARB类药物，如贝那普利10～20mg/d，缬沙坦80～160mg/d。此外，还可用β受体阻滞药，如阿替洛尔25mg每日2次；钙通道阻滞药，如硝苯地平10mg，每日3次。顽固性高血压可选用不同类型降压药物联合应用。

（三）糖皮质激素和细胞毒药物

慢性肾炎因其病因、病理类型及病变程度、临床表现不同，应用此类药物时应有所区别。如应根据病理类型、肾功能情况（肾功能正常或轻度受损）、肾体积大小、尿蛋白多少等予以选用。

（四）抗血小板聚集药

大剂量双嘧达莫（300～400mg/d），小剂量阿司匹林有抗血小板聚集作用，其对系膜毛细血管性肾小球肾炎有一定疗效。

（五）避免加重肾损害的因素

如劳累、感染、妊娠、尿路梗阻及肾毒性药物（如氨基糖苷类抗生素）均可能损伤肾，致肾功能恶化，应予以避免。

案例

患者，男，40岁，间断双下肢水肿7年。患者7年前发现双下肢指凹性水肿，实验室检查尿蛋白、尿红细胞阳性，间断给予口服中药治疗，尿蛋白波动在＋～3＋。查体：血压150/90mmHg，双下肢轻度指凹性水肿。辅助检查：尿常规：尿蛋白3＋，尿红细胞20～30/HFP，异形红细胞占80%。血尿素氮6.5mmol/L，血肌酐97μmol/L。B超：双肾大小及形态未见异常。

问题与思考：

1. 患者的临床表现符合哪种肾小球疾病？
2. 肾活检对此患者有何等重要的临床意义？

思考题

1. 慢性肾炎如果条件许应马上行肾活检对吗？
2. 治疗肾性高血压首选哪一类降压药物？
3. 肾性高血压降压靶目标值是多少？

第五节 肾病综合征

学习目标

【掌握】
肾病综合征的诊断标准、并发症及治疗原则。
【熟悉】
肾病综合征常见病理类型的主要特点。
【了解】
肾病综合征的病因和病理生理。

肾病综合征（nephrotic syndrome，NS）是多种肾小球疾病不同的病理类型引起的一组临床症候群。其临床特点表现为：①大量蛋白尿（＞3.5g/d）；②低白蛋白血症（血浆白蛋白＜30g/L）；③水肿；④高脂血症。其中①、②两项为诊断必备条件。

【病因】

肾病综合征可分为原发性和继发性两大类：

1. 原发性肾病综合征　指由原发于肾本身的疾病引起，包括微小病变肾病、系膜增生性肾小球肾炎、膜性肾病、系膜毛细血管性肾炎及局灶节段性肾小球硬化等。

2. 继发性肾病综合征　即指全身系统性疾病导致的肾损害，包括儿童常见的过敏性紫癜肾炎，好发于中青年女性的系统性红斑狼疮性肾炎，中老年多发的糖尿病肾病、肾淀粉样变及多发性骨髓瘤；另老年人淋巴瘤或实体肿瘤损害肾均可引起肾病综合征。

【病理生理】

（一）大量蛋白尿

大量蛋白尿是导致NS各种表现的基础。其产生是由于肾小球滤过屏障发生异常所致。肾小球滤过膜包括分子屏障和电荷屏障，当电荷屏障受损，分子屏障被破坏后，滤过至原尿中的白蛋白大量增加，超过了肾小管的重吸收能力，形成大量蛋白尿。在此基础上，任何能增加肾小球内压力，致高灌注及高滤过的因素如高血压、高蛋白质饮食等均可增加尿蛋白的排出。

（二）低白蛋白血症

由于白蛋白从尿中丢失，同时部分白蛋白在近曲小管上皮细胞被分解，即刺激肝代偿性增加蛋白合成，当这一代偿合成仍不足以补偿丢失及分解的蛋白质时，就将出现低白蛋白血症。另外，肾病综合征患者因胃肠道黏膜水肿致摄入蛋白质不足，也是加重低白蛋白血症的原因。

（三）水肿

低白蛋白血症时血浆胶体渗透压下降，使水分渗出至皮下形成水肿，甚至渗出至胸、腹腔出现体腔积液。血浆胶体渗透压下降致有效血容量下降，机体在神经体液的调解下，使抗利尿激素分泌增加，肾素-血管紧张素-醛固酮系统（RAAS）活性增强，致肾小管对水钠重吸收增加，加之肾小球滤过率下降，致少尿。以上多重因素导致肾病综合征水肿的发生。

（四）高脂血症

肝代偿合成蛋白质并无选择性，在增加白蛋白合成的同时，脂蛋白的合成也同时增加，脂蛋白分子量大不易从尿中丢失而蓄积体内。另外，脂蛋白降解酶的辅因子从尿中丢失，使酶的活性下降，脂蛋白降解减少导致高脂血症。

原发性肾病综合征病理生理改变可见图5-2-4。

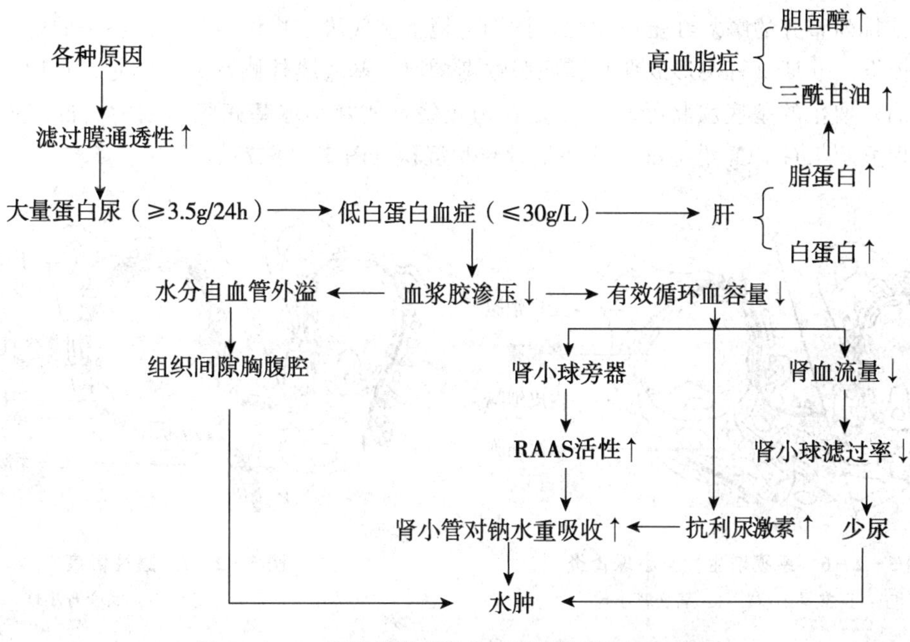

图5-2-4　原发性肾病综合征病理生理改变示意图

【原发肾病综合征的病理类型及临床表现】

（一）微小病变型肾病

光镜下肾小球基本正常，近曲小管上皮细胞可见脂肪变性。免疫病理检查阴性。电镜是诊断本病的主要依据，电镜下可见多数肾小球脏层上皮细胞足突融合，可有上皮细胞空泡变性，基底膜正常（图5-2-5）。

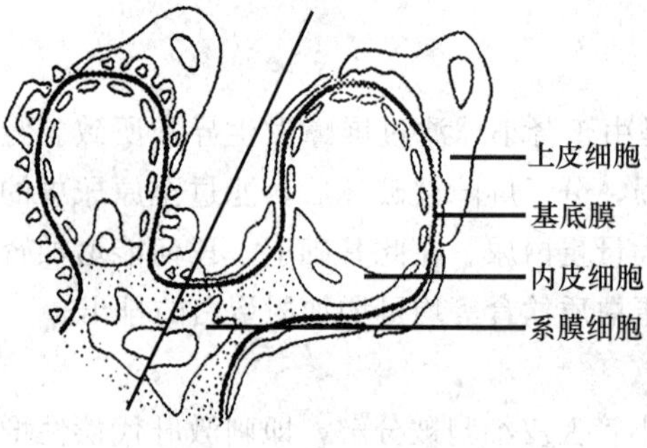

图5-2-5 微小病变型肾病

左：正常肾小球；右：病变肾小球

此种类型最常见于儿童原发性NS，占80%～90%；成人发病率较低，占20%～25%，但老年人发病率又有增高趋势。典型临床表现为NS，镜下血尿仅占15%，一般无持续性高血压及肾功能减退。90%病例对糖皮质激素治疗敏感，但本病复发率高达60%。成人的治疗缓解率和缓解后复发率均较儿童低。

（二）系膜增生性肾小球肾炎

光镜下系膜细胞及系膜基质弥漫增生，依其增生的程度分轻、中、重三种类型。轻度仅少数系膜细胞和（或）基质增多，重度增生可致毛细血管袢广泛受压。免疫病理检查将其分为IgA肾病及非IgA系膜增生性肾炎，前者以IgA沉积为主，后者以IgG、IgM沉积为主。常伴C_3于系膜区及毛细血管壁沉积，电镜下在系膜区可见电子致密物沉积（图5-2-6）。此型占原发性肾病综合征的30%，好发于青少年，约50%患者可于上呼吸道感染后急性起病，表现为急性肾炎综合征。部分患者呈隐匿起病。IgA肾病患者几乎均有血尿，约15%表现NS；而非IgA系膜增生性肾炎患者约70%伴有血尿，50%患者表现NS。对糖皮质激素及细胞毒药物治疗反应与其病理改变轻重相关，轻者疗效好，重者疗效差。

（三）膜性肾病

光镜下，以肾小球基底膜弥漫性增厚为特点。Ⅰ期基底膜尚无明显增厚，仅在基底膜上皮侧可见排列整齐的嗜复红蛋白颗粒，此期电镜下基底膜上皮侧可见排列整齐的电子致密物为诊断依据。Ⅱ期（钉突形成期）基底膜逐渐增厚，基底膜外侧钉突状突起。Ⅲ期（基底膜内沉积期）增生的基底膜将循环免疫复合物包绕，使肾小球基底膜形成中空的“链环状”。免疫病理显示IgG、C_3沿毛细血管壁呈颗粒状沉积（图5-2-7）。

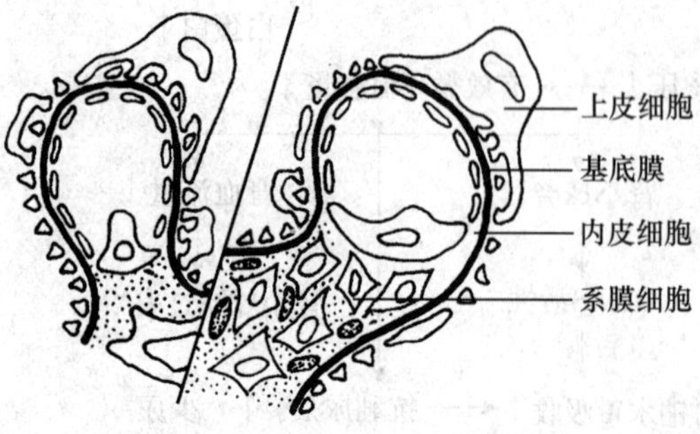

图5-2-6 系膜增生性肾小球肾炎

左：正常肾小球；右：病变肾小球

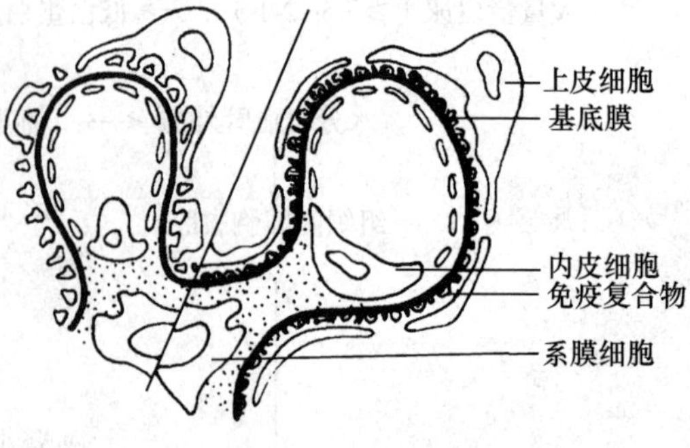

图5-2-7 膜性肾病

左：正常肾小球；右：病变肾小球

本病始发于中老年男性，起病隐匿，80%表现为NS，30%尚有镜下血尿，一般无肉眼血尿。20%～35%患者可自发缓解。常在发病5～10年后渐出现肾损害，极易合并血栓栓塞。Ⅰ期膜性肾病60%～70%经糖皮质激素和细胞毒药物治疗后，可达临床缓解。但Ⅱ、Ⅲ期膜性肾病对激素敏感性差，常难以减少尿蛋白，逐渐发展致慢性肾衰竭。

（四）系膜毛细血管性肾小球肾炎

又称膜增生性肾小球肾炎，光镜下系膜细胞和系膜基质重度增生，并可插入到肾小球基底膜和内皮细胞之间，使毛细血管袢呈现“双轨征”。免疫荧光检查可见IgG、C_3呈颗粒状在系膜区及毛细血管壁沉积。电镜下可见系膜区及内皮下电子致密物沉积（图5-2-8）。

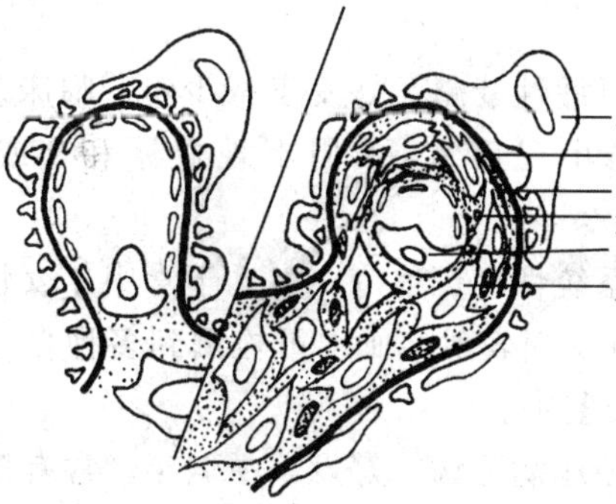

图5-2-8 系膜毛细血管性肾小球肾炎

左：正常肾小球；右：病变肾小球

本病好发于青壮年男性，25%～30%患者在上呼吸道感染后急性起病，表现急性肾炎综合征，几乎均伴有血尿，少数可见肉眼血尿。50%～60%患者表现为NS，高血压、肾功能损害及贫血等出现早，病情多呈持续进展，对激素及细胞毒药物疗效差。50%～70%患者可有持续低补体C_3血症，此为本病的一个重要特征。

（五）局灶节段性肾小球硬化

光镜下可见肾小球呈局灶（部分肾小球）节段（每个肾小球中部分毛细血管袢）性硬化，玻璃样变性物质特征性地在毛细血管袢的内皮下沉积，常有局灶性上皮细胞肥大和增生。免疫荧光检查IgM、C_3在肾小球受累节段呈团块状沉积。电镜可见肾小球上皮细胞足突广泛融合。此型占我国原发肾病综合征的5%～10%，好发于青少年，男性多见。隐匿起病，临床上以NS为主要表现（占50%～75%），高血压常见，血尿发生率约占75%，肉眼血尿约占20%，多伴有近曲小管功能障碍，如肾性糖尿、氨基酸尿等。本病对激素及细胞毒药物疗效差，逐渐发展至肾衰竭。

【并发症】

（一）感染

感染是NS常见并发症，又是导致NS复发和疗效不佳的主要原因之一。肾病综合征患者由于尿中丢失大量的IgG，加之营养不良时机体非特异性免疫应答能力减弱，以及应用激素和免疫抑制剂治疗等原因，使患者易患感染。以呼吸系统、泌尿系统及皮肤多见。

（二）血栓-栓塞并发症

由于纤维蛋白原、凝血因子Ⅴ、Ⅶ、Ⅹ增加，血小板数目增加，抗凝血酶Ⅲ减少，加之低蛋白血症及应用激素加重患者高凝状态，因此NS患者容易发生血栓-栓塞并发症。其中以肾静脉血栓最常见，其次是下肢静脉血栓、肺血管栓塞、冠状血管及脑血管血栓。

（三）急性肾衰竭

NS患者可由有效血容量不足而致肾血流量下降，诱发肾前性氮质血症，经扩容利尿可恢复。也可发生急性肾实质性肾衰竭，可能是因为肾间质高度水肿压迫肾小管以及大量蛋白管型阻塞肾小管所致。表现为少尿或无尿，扩容利尿无效。多发生于微小病变型肾病。

发生多无明显诱因，多数患者经非透析治疗肾功能改善，少数需透析治疗。

【诊断和鉴别诊断】

凡具备①大量蛋白尿（>3.5g/d）；②低白蛋白血症（血浆白蛋白<30g/L）；③水肿；④高脂血症患者，能除外继发性和遗传病，才能诊断为原发性 NS。其中①、②两项为诊断必备条件。最好行肾活检作出病理诊断，并判定有无并发症，需和以下继发性 NS 鉴别。

1. 过敏性紫癜　好发于青少年，临床表现有典型皮肤紫癜、关节疼痛、腹痛或黑便，多在皮疹出现后 1～4 周出现血尿和（或）蛋白尿。注意询问病史及典型皮疹。鉴别不难。

2. 系统性红斑狼疮　多见于青中年女性，除肾受损外，还可出现发热、皮疹、关节痛等多系统受损表现，血中可检测到多种自身抗体（如 ANA、抗 Sm 抗体、抗 dsDNA 抗体等）可资鉴别。

3. 糖尿病肾病　好发于中老年，常有糖尿病史多年（一般 10 年以上），早期可有微量蛋白尿，病变发展渐至 NS。根据病史、血糖及眼底特征性改变鉴别不难。

4. 肾淀粉样变性　好发于中老年，包括原发与继发两类。原发性淀粉样变性原因不清，继发性多继发于慢性化脓性感染、类风湿关节炎及恶性肿瘤等。主要累及肾、肝和脾等器官，肾淀粉样变性是全身系统受累的一部分，肾受累时体积增大，常表现 NS，确诊需靠肾活检。

5. 多发性骨髓瘤肾病　好发于中老年，男性多见。临床可有骨痛，单克隆免疫球蛋白增高，尿本周蛋白阳性，扁骨 X 线检查可见圆形边缘清楚如凿孔样的多个大小不等溶骨性损害，骨髓象显示浆细胞异常增生可确诊。多发性骨髓瘤累及肾小球时可表现为 NS。

【治疗】

（一）一般治疗

包括休息及饮食。水肿明显及高血压者需卧床休息，待水肿消失，一般情况好转可下床活动。饮食蛋白质的摄入 1.0g/(kg·d)，水肿及高血压时要限盐（<3g/d)，能量补充不应少于 30～35kcal/(kg·d)。为减轻高脂血症，应少进富含饱和脂肪酸的饮食（如动物油脂）而多食富含不饱和脂肪酸的饮食（植物油、鱼油）。由于高蛋白质饮食可增加肾小球高灌注、高滤过，故目前不主张高蛋白质饮食。患者需避免感冒和劳累。

（二）对症治疗

包括水肿、高血压、高凝状态及高脂血症的治疗。

1. 水肿的治疗　方法包括限制钠的摄入，使用利尿药可增加尿钠的排出，为获较好的利尿效果，常先用胶体液提高血浆胶体渗透压，再用利尿药。

(1) 提高血浆胶体渗透压，血浆或血浆白蛋白静脉输注均可提高血浆胶体渗透压，促进组织中水分回吸收并利尿，但由于输注的白蛋白均于 24～48h 内由尿中排出，同时又可引起肾小球内“三高”损害肾功能，故应严格掌握适应证。低分子右旋糖酐和羟乙基淀粉也有扩容和暂时性提高血浆胶体渗透压的作用，可使组织中水分回吸收入血，同时造成肾小管内的高渗状态减少水、钠的重吸收起到利尿作用。随后加用袢利尿药可增强利尿效果。

(2) 利尿药的应用，轻度水肿可口服，氢氯噻嗪 25～50mg；或加用保钾利尿药，如氨苯蝶啶 50mg 每日 3 次，也可联合应用呋塞米和螺内酯各 20～40mg，每日 2～3 次口服。重度水肿或少尿时应静脉注射袢利尿药（如呋塞米或依他尼酸钠等）。

2. 高血压的治疗　卧床休息和限制水盐摄入等均可使血压下降，降压效果差时可加用β受体阻滞药、血管扩张药及血管紧张素转化酶抑制药等。

3. 高凝状态及血栓栓塞并发症的治疗　当血浆白蛋白＜20g/L 时提示存在高凝状态，即应开始预防性抗凝治疗。常选用肝素或华法林配合用抗血小板聚集药，双嘧达莫（300～400mg/d），应用肝素或华法林时维持凝血酶原时间于正常水平的一倍。对已发生血栓、栓塞者应尽早在 6h 之内溶栓，效果更好，抗凝及溶栓治疗时均应避免药物过量导致出血。

4. 调脂治疗　血脂异常加重血液高黏滞状态，应积极治疗，可选择降胆固醇为主的羟甲戊二酸单酰辅酶 A 还原酶抑制剂，如洛伐他汀、辛伐他汀等药；降三酰甘油可选用氯贝丁酯类，如非诺贝特、苯扎贝特等。

5. 减少尿蛋白治疗　持续大量蛋白尿是促进肾小球硬化、影响肾小球疾病预后的重要因素，已证实减少尿蛋白可以延缓肾功能的恶化。ACEI 及 ARB 类药物、长效二氢吡啶类钙通道阻滞药等均可通过有效控制血压而显示不同程度的减少蛋白尿的作用。

（三）主要治疗——肾上腺糖皮质激素（简称激素）与免疫抑制剂的应用

1. 激素疗法　激素目前仍作为治疗 NS 的首选药物，但应根据肾活检病理类型实施个体化治疗方案，选择药物及疗程。激素通过其抗炎、抗免疫作用，抑制醛固酮和抗利尿激素分泌，发挥利尿作用和改善肾小球滤过膜的通透性，减少或消除尿蛋白。其应用一般应遵循“足量、慢减、长期维持”的用药原则：①起始量足，常用泼尼松 1mg/(kg·d)，口服 8～12 周；②撤减要慢，足量治疗有效后每 2～3 周减原量的 10%，当减至 20～30mg/d 时，易出现反跳，更应谨慎减量；③长期维持，常以每日 10mg 或隔日 20mg 顿服作为维持量，维持半年至一年或更长。水肿严重，有肝功能损害者可改用泼尼松龙口服或静脉滴注。根据对激素的治疗反应分为“激素敏感型”（用药 8 周内 NS 缓解）、“激素依赖型”（减到一定量即复发）及“激素无效型”。应注意激素治疗的副作用，如感染、骨质疏松、药物性糖尿等。

2. 免疫抑制剂　这类药可用于“激素依赖型”或“激素无效型”NS，协同激素治疗。免疫抑制剂一般不作为首选或单独用药。

（1）环磷酰胺：临床最常用，与氮芥同属烷化剂，在体内被肝细胞线粒体羟化，产生有烷化作用的代谢产物而具有较强的免疫抑制作用。用量 2mg/(kg·d) 分 1～2 次口服，或 200mg 加生理盐水每日或隔日静脉注射，总量 6～8g。副作用有胃肠道反应、肝损害、骨髓抑制、出血性膀胱炎、短暂脱发及性腺抑制（主要为男性）等。

（2）盐酸氮芥：为最早用于治疗 NS 的药物，但局部组织刺激、胃肠道反应及骨髓抑制作用强，临床应用受限。

（3）其他：苯丁酸氮芥、硫唑嘌呤、长春新碱等也有报道使用，但疗效较弱而少用。

（4）环孢素 A：用于治疗难治性 NS。常用量 3～5mg/(kg·d)，服药 3～6 个月后，缓慢减量。服药期间应定期监测血药浓度，以保持其谷值在 100～200mg/ml。该药不良反应大，注意肝、肾毒性，高尿酸血症、高血压、多毛症等副作用，而停药后易复发且费用昂贵，使其应用受限制。

（5）霉酚酸酯（mycophenolate mofetil，MMF）：MMF 是一种新型有效的免疫抑制剂，用于激素抵抗及细胞毒药物治疗无效的 NS 患者。常用剂量为 1.5～2.0g/d，分 2 次口服，共用 3～6 个月，减量维持半年。副作用相对较少，无性腺抑制作用适用于未婚及生育期人群。偶有骨髓抑制及胃肠道反应。

【预后】

NS预后与病理类型密切相关，微小病变及轻度系膜增生性肾炎，缓解率80%以上，早期膜性肾病仍有较高的治疗缓解率。系膜毛细血管性肾炎、局灶节段性肾小球硬化及重度系膜增生性肾炎预后差，较快进展为慢性肾衰竭。患者存在反复感染、血栓栓塞并发症，常影响预后。

案例

患者，男，28岁，双下肢水肿10天。未予在意，逐渐加重蔓延至全身，尿量减少。查体：血压120/80mmHg，全身重度水肿，双下肢重度指凹性水肿。腹部移动性浊音阳性。实验室检查：血浆白蛋白17.8g/L，血尿素氮16.5mmol/L，血肌酐80μmol/L。尿常规示尿蛋白4+，尿红细胞8～10/HFP。24h尿蛋白定量14.6g。

问题讨论

1. 患者符合肾病综合征的诊断吗？其诊断依据依据是什么？
2. 患者下一步还应做哪一项必要的检查，为什么？

思考题

1. 肾病综合征临床表现特点是什么？激素治疗肾病综合征应遵循的用药原则是什么？
2. 微小病变型肾病的临床特点有哪些？
3. 膜性肾病临床特点及光镜特点是什么？

第六节 隐匿性肾小球肾炎

学习目标

【掌握】
隐匿性肾小球肾炎的临床特点及诊断。
【熟悉】
隐匿性肾小球肾炎的鉴别诊断及治疗。
【了解】
隐匿性肾小球肾炎的病因、发病机制和病理变化。

隐匿性肾小球肾炎又称为无症状血尿和（或）蛋白尿（asymptomatic hematuria and/or proteinuria），患者常仅有尿检异常，无水肿、高血压及肾功能损害。多数患者预后良好，仅少数患者后期可有高血压及肾功能减退。

【病因和发病机制】

本病患者经肾活检显示，肾小球系膜或基底膜上有不同程度的免疫复合物沉积，故认为本病仍属免疫性肾小球疾病。本病致病因子与链球菌及其他细菌或病毒感染有关。

【病理】

患者病理改变较轻，可由多种原发性肾小球疾病所致，如轻微性肾小球病变、轻度系膜增生性肾小球肾炎、局灶节段性增生性肾炎三种病理类型；根据免疫病理，又将其分为 IgA 肾病及非 IgA 肾病。

【临床表现】

起病隐匿，多无任何临床表现，无水肿、高血压及肾功能损害，尿异常可表现为以下几种形式：

1. 持续性蛋白尿　需做尿蛋白定量和尿蛋白定性，只有确定为肾小球性蛋白尿，又无水肿、高血压及肾功能损害时，应考虑本病。尿蛋白+～++，24h 尿蛋白定量多在 1g/d 以下，无血尿者称单纯性蛋白尿，一般预后好。但尿蛋白在 1.0～3.5g/d 之间者，无临床症状、病理改变尚不清，呈慢性肾炎转归。

2. 单纯性血尿　需做相差镜尿红细胞形态检查，以除外尿路疾病（肿瘤、炎症及尿路结石）所致血尿。确为肾小球性血尿，又不伴有水肿、高血压、肾功能损害者即应考虑本病。如以反复发作性肉眼血尿为表现者多为 IgA 肾病。还应依据临床表现、家族史和辅助检查结果排除继发性（狼疮性肾炎、过敏性紫癜性肾炎）和遗传性肾病（Alport 综合征、薄基底膜肾病）。

3. 持续性蛋白尿和血尿　可见于多种肾小球疾病、病变不断进展直至发展为慢性肾炎。

【诊断和鉴别诊断】

对既往无急、慢性肾炎病史，以尿检异常为主，无水肿、高血压及肾功能减退，不伴有肾炎综合征表现患者，临床上除外功能性蛋白尿后，可诊为隐匿性肾小球肾炎。

主要与以下疾病鉴别：

1. 功能性蛋白尿　发热、受冻、高温作业及剧烈运动后，由于肾血流动力学改变可引起少量蛋白尿，但尿蛋白呈短暂性，去除诱因后尿蛋白可转为阴性。

2. 体位性蛋白尿　多见儿童长期站立后出现蛋白尿，特征是晨起前尿蛋白检查阴性，起床活动后逐渐出现蛋白尿，平卧休息后又转为阴性，尿蛋白常＜1g/d。发生机制可能是站立时下腔静脉受肝后缘和脊椎压迫，导致暂时性肾淤血或淋巴回流受阻。体位性蛋白尿追踪观察，肾活检 30%～40%为局灶或弥漫性肾小球肾炎，故诊断时应慎重。

【治疗】

无特殊疗法。主要包括以下措施：生活中要避免过劳、受冻，预防感染，积极治疗体内慢性感染灶。保护肾功能避免应用肾毒性药物。对反复发作的慢性扁桃体炎，如与血尿、蛋白尿密切相关，可待病情稳定时行扁桃体切除。中药雷公藤多甙有减轻蛋白尿、血尿的作用，但停药易复发，可酌情应用。病程中要定期监测尿沉渣、血压及肾功能的变化，出现肾炎表现即按慢性肾炎处理。

案例

患者，男，30岁，尿检查异常2个月。患者2个月前体检时化验尿常规：尿蛋白2+，隐血4+。无水肿、少尿，口服中药治疗，复查尿蛋白波动在+～2+。查体：血压110/75mmHg，双眼睑及双下肢无水肿。辅助检查：尿常规示尿蛋白2+，尿红细胞10～20/HFP，异形红细胞占85%。血尿素氮4.8mmol/L，血肌酐76μmol/L。B超：双肾大小及形态未见异常。

问题与思考：

1. 本病例特点符合哪种肾小球疾病的临床诊断？
2. 本病的治疗原则是什么？

思考题

1. 隐匿性肾小球肾炎的临床特点是什么？
2. 如何与慢性肾小球肾炎鉴别？

第七节　IgA肾病

学习目标

【掌握】
IgA肾病的临床特点、诊断及治疗原则。
【熟悉】
IgA肾病病理特征分型。
【了解】
IgA肾病的病因、发病机制及鉴别诊断。

IgA肾病（IgA nephropathy）是指在肾小球系膜区以IgA沉积为主的原发性肾小球疾病，是一免疫病理学诊断名称。尽管过去曾认为IgA肾病是“反复发作且临床经过良性的血尿，预后良好”，近年来研究证实，IgA肾病是肾小球性血尿最常见的病因，占原发性肾小球疾病肾活检的20%～40%。临床主要表现为与感染有关的反复发作性血尿，可伴或不伴蛋白尿。IgA肾病是终末期肾病的主要原因之一（25%～40%发展为肾衰竭）。

【病因和发病机制】

IgA肾病患者，常在呼吸道或消化道感染后发病或短时间出现肉眼血尿，故推测黏膜免疫与发病有关。近年来研究证实，IgA肾病患者血清中IgAⅠ较正常人显著增高。沉积于肾小球系膜区的IgA免疫复合物（IgAIC）或多聚IgA均为IgAⅠ。相似于血清型IgA，IgA肾病患者血清中IgAⅠ的铰链区糖基化缺乏，这种结构异常的IgAⅠ不易被清除，致血中浓度增高，易沉积于肾小球系膜区。IgA肾病患者血清中IgAⅠ与系膜细胞IgAⅠ结合蛋白受体有高度亲和力，两者结合后激活补体、诱导系膜细胞分泌炎症因子导致IgA肾病。

【病理】

IgA肾病的病理类型主要为系膜增生性肾小球肾炎，免疫病理示肾小球系膜区以IgA沉积为主，呈颗粒样或团块样在系膜区或毛细血管壁沉积，常伴有C_3沉积，一般无CIq、C_4沉积。病变程度轻重不一。类型多样化，可呈现所有病理类型。

【临床表现】

本病几乎所有患者均有血尿，可呈现原发性肾小球疾病的各种临床表现。任何年龄均可发生IgA肾病，但以青壮年多见，男性为主。起病前多有上呼吸道或消化道感染，常在感染后1～3天或更短时间出现血尿，以肉眼血尿多见，亦可转为镜下血尿，持续数小时到数日。肉眼血尿的特点是反复发作，发作时可伴有全身不适、腰痛、低热等，有时出现尿频和尿痛，也有患者表现为无症状尿异常，常在体检时偶然发现。可呈持续性或间断发作性镜下血尿，可伴或不伴蛋白尿。据国内报道，IgA肾病呈大量蛋白尿甚至肾病综合征者占10%～24%，呈现急性肾炎综合征表现者占10%～15%。治疗反应及预后与病理类型密切相关。少数IgA肾病患者（<10%）可合并急性肾衰竭，一般多可逆转。但也有少数肾功能进行性恶化进展致慢性肾衰竭。10年内有10%～20%IgA肾病患者发展为慢性肾衰竭。

【实验室检查】

尿沉渣检查红细胞增多，且为变形红细胞，提示肾小球源性血尿，有时可见混合性血尿，多数IgA肾病患者尿蛋白较少（24h尿蛋白定量<1.0g），偶有大量蛋白尿。30%～50%患者可有一过性血IgA升高，60%左右的患者可见血清IgA纤维连接蛋白聚合物。10%患者血肌酐缓慢升高，渐出现肾功能减退。

【诊断和鉴别诊断】

临床诊断IgA肾病的线索为：青少年起病，上呼吸道或胃肠道感染后，短时间（1～3天）出现肉眼或镜下血尿（新鲜晨尿沉渣检查，为变形红细胞或有红细胞管型）伴或不伴蛋白尿应疑及本病。确诊需靠肾活检免疫病理检查，肾小球系膜区以IgA免疫蛋白为主的颗粒状沉积。需和以下疾病鉴别：

1. 链球菌感染后肾炎　患者常在链球菌感染后1～3周出现症状，实验室检查抗链“O”可增高，补体C_3有动态改变可资鉴别。

2. 薄基底膜肾病　多有阳性血尿家族史，常为持续性镜下血尿，肾活检显示电镜下弥漫性肾小球基底膜变薄。

3. 继发性IgA沉积为主的肾小球病　如系统性红斑狼疮、过敏性紫癜等，除肾损害外，常有全身多系统受损表现，特别是狼疮患者可有多种自身抗体阳性，可以此鉴别。

【治疗】

对于IgA肾病应根据患者病理改变程度及临床表现制订治疗方案。目前认为，肾功能正常、尿蛋白<0.5g/d、血压正常且病理改变轻微者可进行随访观察。当出现高血压，尿蛋白水平升高，肾功能水平下降或病理改变加重时，推荐治疗方案见图5-2-9。

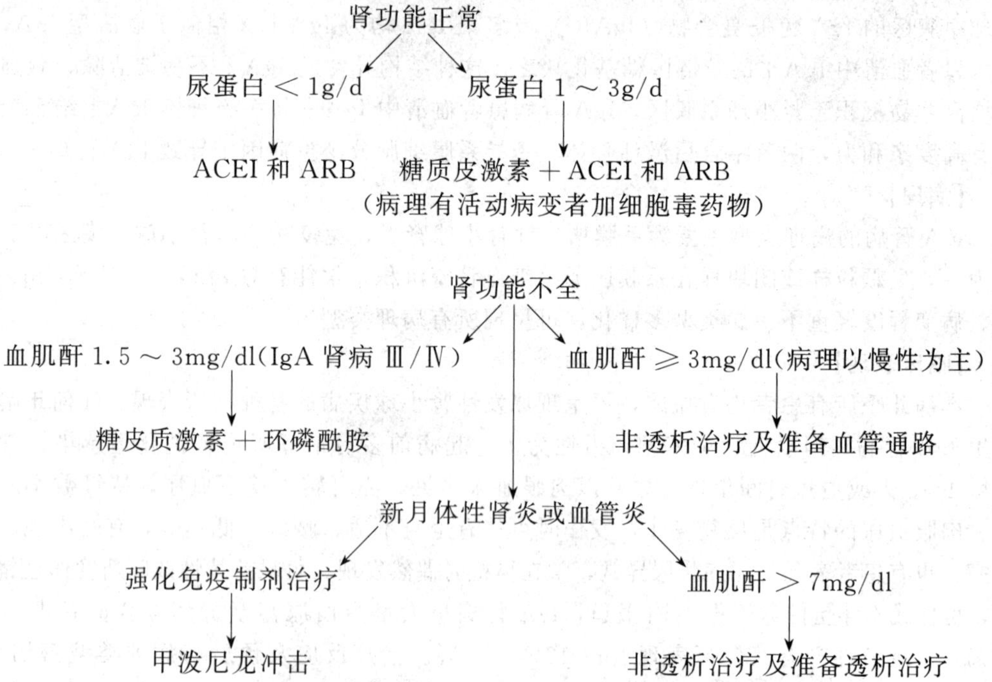

图5-2-9 推荐IgA肾病的治疗方案

ACEI：血管紧张素转化酶抑制药；ARB：血管紧张素Ⅱ受体拮抗药

控制高血压，首选ACEI和ARB，血压应控制到125/75mmHg（尿蛋白≥1g）、130/80mmHg（尿蛋白＜1g）。现已证实ACEI和ARB类药物不但可以通过间接和直接降低血压保护肾，同时尚可降低IgA肾病患者的蛋白尿水平保护肾功能，其肾保护作用与蛋白尿减少的程度有关。用ACEI和ARB降低蛋白尿往往需用较大剂量，最大降尿蛋白剂量往往是常用剂量的4倍。单用ACEI和（或）ARB有效的患者，尿蛋白排泄量可较治疗前减少30%～40%，在上述剂量下也很少出现临床不良反应。

另外，需避免感冒、劳累和使用肾毒性的中西药物并定期随诊观察。注意呼吸道感染的预防和控制，对反复发作扁桃体炎的患者进行扁桃体切除有助于减轻血尿、蛋白尿的发作，对肾功能可能具有长期保护作用。

【预后】

多数预后良好，自然缓解的可能性仅4%，原发性IgA肾病以病程发展高度变异为特征，从完全良性的病变直到快速进展的肾衰竭。15%～40%的患者最终发展为终末期肾病。发病年龄大，持续性镜下血尿伴蛋白尿、高血压等症状者预后较差。

案例

患者，女，35岁，咽痛伴血尿2天。患者2天前咽痛伴低热及肉眼血尿，当天尿常规示尿蛋白2+，红细胞满视野。查体：血压140/75mmHg，双眼睑轻度水肿，双下肢可见中度指凹性水肿。辅助检查：尿常规示尿蛋白3+，尿红细胞满视野，异形红细胞占90%。24h尿蛋白定量3.0g，血尿素氮4.8mmol/L，血肌酐76μmol/L。B超：双肾大小及形态未见异常。

问题与思考：

1. 本病例特点符合哪种肾小球疾病的诊断？
2. IgA肾病是临床诊断还是病理诊断？其临床特点有哪些？
3. 本病还需做哪项必要的检查？

思考题

1. IgA肾病的临床特点是什么？
2. IgA肾病的治疗方案应根据什么来制订？

（朱菊平）

第三章

尿路感染

学习目标

【掌握】

1. 尿路感染的病因、感染途径、易感因素 。
2. 尿路感染的临床表现、诊断依据和治疗原则。

【熟悉】

1. 反复感染的有关因素及复发和再感染的区别。
2. 尿路感染的重要实验室诊断方法。

【了解】

尿路感染的流行病学、鉴别诊断，并发症、预后和预防。

尿路感染（urinary tract infection，UTI）简称尿感，是由各种病原微生物直接侵犯尿路引起的非特异性感染。好发于育龄妇女、老年人及尿路畸形者，女∶男比为 10∶1。根据感染发生的部位分为上尿路感染（主要是肾盂肾炎）和下尿路感染（主要是膀胱炎）。有时根据有无尿路结构或功能的异常，又可分为复杂性和非复杂性尿感。而复杂性尿感是指伴有尿路引流不畅、结石、畸形等异常。一般来说，下尿路感染可单独存在，而肾盂肾炎常合并下尿路感染。本章主要叙述由细菌感染所引起的尿感。

【病因和发病机制】

（一）致病菌

革兰阴性杆菌是尿路感染最常见的致病菌，其中以大肠埃希菌最多见，占全部尿路感染的 85%，其他依次为克雷白杆菌、变形杆菌、柠檬酸杆菌、绿脓杆菌属等。其余的尿路感染由革兰阳性细菌引起，主要是肠球菌和葡萄球菌。其中，大肠埃希菌最常见于无症状性细菌尿，绿脓杆菌多见于尿路器械检查后，变形杆菌常见于尿路结石患者，金黄色葡萄球菌常见于血源性尿感。真菌感染见于糖尿病及长期应用广谱抗生素或糖皮质激素的患者，以白色念珠菌常见。通常致病菌为一种，极少数为两种以上的混合感染。

（二）感染途径

1. 上行感染　上行感染为最常见的感染途径，病原菌由尿道上行至膀胱，后沿输尿管进入肾盂、肾，引起肾盂肾炎。约占尿路感染的 95%。正常情况下前尿道和尿道口周围定居着少量细菌，一般并不致病。而容易发生尿感的患者，如性生活、尿路梗阻、尿路的器械检查、肠道及生殖器感染等可导致上行感染而发生。

上行感染的证据是：①女性因其尿道口接近肛门，且尿道短而宽，同时常见的致病菌是肠道内平时存在的菌群。②尿感再发者，尿道口周围的细菌较对照组多，其菌株与引起尿路感染者相同。③女性性交后，如即行膀胱穿刺尿细菌培养，多能培养出与尿道口寄生菌相同的菌种。细菌一旦进入膀胱，就会经过输尿管上行，引起肾盂肾炎。

2. 血行感染　病原菌通过血运到达肾和尿路其他部位引起的感染。血行感染少见，占2%。如果发生，绝大多数见于已有严重的尿路梗阻以及机体抵抗力低下者，或接受免疫抑制剂治疗的患者，多为金黄色葡萄球菌和白色念珠菌等感染。

3. 淋巴道感染　极少见，发生的原因是盆腔和下腹部的器官感染时，因为升结肠肝曲与右肾之间有淋巴道相通，下腹部、盆腔器官的淋巴管和肾周围淋巴管有交通支等，病原菌可从淋巴道感染泌尿系统。

4. 直接感染　泌尿系统周围器官、组织发生感染时，病原菌可直接侵入到泌尿系统导致感染。

（三）发病机制

1. 细菌的致病力　病原菌进入尿路以后，能否引起尿路感染和细菌的致病力有极大的关系。以大肠埃希菌为例，并不是所有的大肠埃希菌菌株都能引起症状性尿感，而能引起症状性尿感的为其抗原性具备 O、K 和 H 血清型的菌株，它们具有特殊的致病力。大肠埃希菌通过菌毛将细菌菌体附于特殊的含糖基团脂类上皮细胞受体上，导致尿感的发生。另外，这些菌株还能产生溶血素等毒素，对尿路黏膜的杀菌能力有抵抗性。目前认为只有少数致病能力强的细菌才能引起急性非复杂性尿路感染。

2. 机体的抗病能力　正常情况下，进入膀胱的细菌很快被清除，是否发生尿感除了与细菌的数量和毒力有关，还要取决于人体对细菌入侵的防御能力。机体的防御机制包括：①尿道口、外阴分布的正常菌群，可抑制病原菌生长；②在尿流通畅时，尿流的机械性冲洗可冲走绝大多数细菌；③男性在排尿终末时，前列腺收缩，排泄前列腺液于后尿道有杀菌作用；④尿路黏膜有杀菌能力，可分泌有机酸和 IgA、IgG 及通过吞噬细胞的作用而杀菌；⑤尿液的 pH 低、尿素浓度高、有机酸含量多、尿渗透压高，均不利于细菌生长。

3. 易感因素

（1）尿路梗阻：任何妨碍尿液自由流出的因素都会导致尿路梗阻，是目前最主要的易感因素。尿路感染在尿路梗阻者中的发生率比正常者高 12 倍，这种情况引起的尿感为复杂性尿感，常见于尿路有器质性梗阻（结石、肿瘤、狭窄、前列腺肥大）或功能性梗阻（神经源性膀胱、膀胱-输尿管反流），尿路有异物（导尿管的结石停留），肾实质有病变（多囊肾、糖尿病、肾移植）等，导致尿液积聚，细菌不易被清除，而在局部繁殖引起感染。

（2）泌尿系统畸形及结构异常：如肾发育不良的马蹄肾、海绵肾及输尿管、肾盂畸形等。

（3）医源性因素：导尿或留置导尿管、膀胱镜和输尿管镜检查、逆行尿路造影等可使尿道黏膜受损而发生尿感。据统计，在严格无菌操作后的下一次导尿，尿感的发生率达 1%～3%，留置导尿 3 天以上尿感的发生率可达 90%以上。

（4）尿道内或尿道口周围有炎性病灶：如细菌性前列腺炎和妇科炎症等。而细菌性前列腺炎是青年男性尿感最常见的易感因素。

（5）机体抵抗力低下：如糖尿病、艾滋病、长期卧床的严重慢性病、长期使用激素及免疫抑制剂（如肿瘤化疗、肾移植后）等患者都易发生尿感；尤其女性糖尿病患者尿路感染及无症状性细菌尿的发生率较非糖尿病者增加 2～3 倍。

(6) 性别和性活动：避孕药的主要成分可破坏阴道正常微生物环境而使细菌尿的发生增加。局部使用杀精化合物避孕，使阴道菌群改变，易发生尿感。女性本身的生理结构也是易发生尿感的重要因素，性生活时可将尿道周围的细菌挤入膀胱引起尿感。中老年男性的尿路感染一个重要因素是前列腺增生。包茎及包皮过长是男性尿路感染的诱发因素。

(7) 妊娠：2%～8%的妊娠妇女可发生尿路感染，与孕期输尿管蠕动功能减弱，暂时性膀胱-输尿管活瓣关闭不全以及妊娠后期子宫增大致尿流引流不畅相关。

(8) 遗传因素：反复发生尿感的女性，其尿感的家族史多于对照组，因遗传因素而致尿路黏膜局部防御能力缺陷（如尿路上皮细胞 P 菌毛受体的数量增加），易发生尿感。

【流行病学】

本病以女性居多，其中未婚女性发生率 1%～3%，已婚妇女发生率为 5%，特别是孕妇增加 2%～8%，60 岁以上女性高达 10%，但多为无症状性菌尿。青年男性极少发生尿感，50 岁以后男性因前列腺肥大导致尿感发生率增高。

【病理解剖】

急性膀胱炎的病理改变常是黏膜充血、潮红、上皮细胞肿胀，黏膜下组织充血、水肿及白细胞浸润。严重者可有点状或片状充血，可出现黏膜溃疡。急性肾盂肾炎在严重时，可见肾外形增大，单侧或双侧肾受侵，肾盂、肾盏黏膜充血水肿、表面有脓性分泌物，其黏膜下可见大小、数量不等的小脓肿，病灶内的肾小管腔中有脓性分泌物，肾小管上皮细胞肿胀、坏死、脱落。间质内有白细胞浸润和小脓肿形成。病变间的肾组织形态多正常，有尿路梗阻者炎症范围常很广泛，当病灶愈合后有瘢痕形成。肾小球一般无形态学改变。慢性肾盂肾炎双侧肾的病变不一致，肾体积缩小，表面不光滑，有肾盂肾盏粘连变形及瘢痕形成，肾小管萎缩及肾间质细胞浸润。

【临床表现】

(一) 膀胱炎

占尿路感染的 60%以上，主要表现为尿频、尿急、尿痛、排尿不适、下腹部疼痛，个别患者可出现排尿困难。常有尿液混浊，约 30%有血尿。全身感染症状不明显，致病菌多为大肠埃希菌，占 75%以上。

(二) 急性肾盂肾炎

1. 全身表现　多数起病急骤，数小时至 1～2 天发展为本病。突发寒战高热，体温 39℃以上，多为弛张热，伴头痛、全身酸痛和疲乏无力，可有食欲不振、恶心、呕吐、腹痛、腹胀和腹泻，部分患者出现革兰阴性杆菌败血症。

2. 泌尿系统表现　可有尿频、尿急、尿痛、排尿困难、下腹部疼痛，常有腰痛，腰痛程度不一，多为酸痛及钝痛。部分膀胱刺激征不明显或缺如，极易误诊。

3. 体格检查　发热、心动过速及全身肌肉压痛，并且沿输尿管走行的部位及膀胱区常有压痛，肾区叩击痛阳性。

(三) 慢性肾盂肾炎

大多数由急性肾盂肾炎治疗不彻底或反复发作所致，当急性肾盂肾炎病程超过半年，出现肾小管损害或肾功能损害时，应考虑慢性肾盂肾炎。一般分为四种非典型表现形式：

1. 复发型　常反复发作，发病时临床表现与急性肾盂肾炎相似。

易复发是肾盂肾炎的特点，再次发作可以是复发或是重新感染。复发是肾盂肾炎未治愈只是病情缓解，在某些因素作用下，潜在的细菌又引起炎症而发病；而重新感染是发生的尿路感染已经治愈，致病菌消灭，又有新的致病菌入侵所致。导致易复发的因素有：①存在易感染因素；②致病菌产生耐药菌株或变异型细菌，如原浆型（L型）菌株，在肾髓质高渗环境下重新生长而致病；③长期的慢性病变导致肾盂肾盏黏膜及肾乳头瘢痕形成，使细菌不易被清除。

2. 长期低热型 肾实质有活动性感染病灶，出现长期低热，乏力、腰酸、食欲不振、体重减轻，有脓尿、细菌尿，而缺乏尿路刺激征。

3. 发作性血尿型 以反复发作性的肉眼或镜下血尿为主要表现，可伴腰痛、腰酸和尿路刺激征。血尿有时可缓解，但菌尿长期存在。

4. 继发性高血压型 在病程中出现高血压症状，一般为中度，偶尔发展为急进性高血压，可伴贫血、尿检异常，且细菌学阳性。

（四）无症状细菌尿

患者有真性细菌尿，而无尿路感染症状，常因其他原因或健康体检时发现菌尿，尿沉渣改变较轻。随着年龄的增长，发病率逐渐增加，20～40岁女性发生率低于5%，超过60岁以上的女性及男性发生率明显增高，致病菌大多为大肠埃希菌。目前认为菌尿不会影响老年人寿命。

（五）导管相关性尿路感染

是指留置导尿管或先前48h内留置导尿管者发生的感染，发病率近年来在增加，导管上生物被膜的形成为细菌定植提供了条件。全身使用抗生素，膀胱冲洗，局部应用消毒剂均不能清除，最好的预防是避免不必要的导尿管留置及尽早拔出导尿管。

【并发症】

尿路感染并发症较少，而肾周围脓肿及肾乳头坏死是急性重症肾盂肾炎的并发症。在糖尿病、尿路梗阻等情况下未及时治疗或治疗不当可出现下列并发症：

1. 肾乳头坏死 常发生于并发糖尿病或尿路梗阻的重症肾盂肾炎，主要表现为寒战、高热、剧烈腰痛或腹痛、血尿等，可致革兰阴性杆菌败血症和（或）急性肾衰竭。要积极治疗原发病，加强抗生素使用。

2. 肾周围脓肿 由重症肾盂肾炎直接扩展而来，常合并糖尿病及尿路结石等复杂因素，致病菌常为革兰阴性杆菌，尤其是大肠埃希菌。原发症状加剧，同时出现明显单侧腰痛及触痛，超声、CT有助于诊断。治疗主要是加强抗感染治疗和（或）局部切开引流。

3. 其他 有肾盂积水或积脓及慢性肾衰竭。

【实验室检查及其他检查】

1. 尿常规 外观一般无异常，有时尿液混浊，尿蛋白常为阴性或微量，偶有一过性尿蛋白升高。尿沉渣白细胞显著增加，大于5/HPF为白细胞尿，如出现白细胞管型则有助于肾盂肾炎的诊断。尿红细胞轻度升高，为均一性红细胞尿，仅<5%的患者有肉眼血尿。

2. 尿细菌检查 尿感诊断的确立，主要依靠尿细菌检查。

（1）尿沉渣涂片：新鲜中段尿离心或不离心，尿沉渣涂片直接找细菌，1/HPF以上为阳性，阳性率为90%。此法可以迅速获得结果，染色可区别球菌或杆菌，以及革兰阴性还是阳性，为选择有效的抗生素提供参考价值。

（2）尿细菌培养和菌落计数：留取清洁中段尿（一般要求在膀胱内存留4～6h），细菌计数$\geqslant 10^5$/ml，即为真性菌尿，可以确诊尿感；小于10^4/ml为阴性，可能是污染；在10^5～

10^4/ml之间为可疑，需复查，但球菌计数 10^5～10^4/ml 即有诊断意义。做尿培养时注意：①最好在应用抗生素之前或停用抗生素 5 天后留取标本；②留标本前清洗外阴，消毒尿道口，取中段尿；③尿液在膀胱内停留 4～6h 以上，以提高检出率，故应以晨尿为好。

尿细菌定量培养可出现假阳性或假阴性结果。假阳性见于：①中段尿收集不规范，标本被污染；②尿标本在室温下存放超过 1h 才检验；③存在技术因素。假阴性：①近 7 天有抗生素使用；②尿液在膀胱停留时间不足 6h；③收集尿时抗感染药混入标本中；④饮水过多，尿液稀释；⑤感染灶排菌呈间歇性。

3. 尿化学检查　目前常用的是尿亚硝酸盐还原试验，其诊断尿路感染的敏感性为 70%以上，特异性是 90%以上，其原理是基于细菌消耗尿中的硝酸盐产生亚硝酸盐，使本试验阳性。假阴性常是由于球菌感染。可作为尿路感染的筛选试验。

4. 其他检查　血常规，急性肾盂肾炎时血白细胞上升，中性粒细胞升高，可以出现核左移，红细胞沉降率增快，重症患者血培养可阳性，肾浓缩功能一过性下降。慢性肾盂肾炎时肾浓缩功能障碍，尿比重及尿渗透压下降，甚至有肾性糖尿及肾小管酸中毒等。

5. 影像学检查　尿路感染急性期不宜进行静脉肾盂造影（IVP），可进行 B 超及 X 线检查，了解有无结石、梗阻、膀胱-输尿管反流、肾盂积水或变形等。

在尿感的女性患者中 IVP 适应证主要有：①再发尿感；②疑为复杂性尿感；③拟诊为肾盂肾炎；④尿感持续存在。男性患者无论首次发作还是复发，在排除前列腺炎及前列腺肥大之后均应行尿路 X 线检查以排除尿路结构和功能上的异常。小儿有尿感反复者，除 IVP 外，还应做排尿期膀胱造影以除外膀胱-输尿管反流。而逆行肾盂造影只用于少数患者。

【尿路感染的诊断】

典型的尿感有尿路刺激征、感染中毒症状、腰部不适等，再结合尿液改变及尿液细菌学检查，诊断不难。凡有真性细菌尿者，均可诊断为尿感。真性细菌尿是指在排除假阳性的前提下：①膀胱穿刺定性培养有细菌生长；②清洁中段尿细菌培养≥10^5/ml。无症状细菌尿的诊断主要依靠尿细菌学检查，要求两次细菌培养均为同一菌种的真性菌尿。对伴有典型症状的女性诊断尿路感染时，菌落计数≥10^2/ml 比≥10^5/ml 更具有敏感性和特殊性，但在男性的尿感则≥10^3/ml。

【尿路感染的定位诊断】

真性菌尿仅表明有尿路感染的存在，但应进一步区分感染在上尿路和下尿路，即定位诊断。出现下列情况提示上尿路感染：①用膀胱冲洗后尿培养阳性。②尿沉渣镜检有白细胞管型，并排除间质性肾炎及狼疮性肾炎；③尿酶测定，尿β2 微球蛋白（β2MG）增高，如同时测定尿 N-乙酰-β-氨基葡萄糖苷酶（NAG）、溶菌酶和尿 Tamm-Horsfall 蛋白（THP）均增高；④根据疗效和追踪结果定位，单剂抗生素治疗尿感追踪 6 周，膀胱炎可治愈，失败者为肾盂肾炎。

【鉴别诊断】

1. 全身性感染性疾病　部分患者的全身症状突出而尿路刺激征不明显，易误诊为全身性疾病，如流行性感冒、伤寒、败血症、疟疾等，如能详细问病史，结合尿常规及尿细菌学检查可鉴别。

2. 肾结核　本病常以持续不缓解的尿路刺激征为突出表现，一般抗生素治疗无效，尿沉渣可找到抗酸杆菌，但一般细菌阴性，结核菌素试验阳性，静脉肾盂造影可发现肾盂肾盏破坏灶，部分患者可找到肾外结核，抗结核治疗有效帮助鉴别。但要注意肾结核常可能与尿路感染合并存在，尿路感染经抗生素治疗后，仍然有尿路感染的症状或尿沉渣的异常，应高度怀疑肾结核的可能。

3. 尿道综合征 常见于女性，患者尿急、尿频、尿痛等尿路刺激征，但多次细菌培养均无真性细菌尿。可以分为两种：①感染性尿道综合征，占75%，患者有白细胞尿，但致病微生物常为衣原体、支原体；②非感染性尿道综合征，占25%，无白细胞尿，病因不明；可能由于逼尿肌与膀胱括约肌功能不协调，妇科或肛周疾病，精神神经焦虑所致。

4. 慢性肾小球肾炎 慢性肾盂肾炎当出现肾功能减退、高血压时应与鉴别。肾小球肾炎一般双侧肾受累，较早出现小球功能损害，常有明显的蛋白尿、血尿和水肿病史。而肾盂肾炎有尿路刺激征，尿细菌学阳性，影像学双肾不对称性缩小。

【治疗】

治疗的目的：消灭病原体，控制临床症状，去除诱发因素，及防止复发。

治疗的原则：尽可能在治疗前做细菌培养或尿革兰染色检查，以便针对性的使用抗生素。而且对于膀胱炎仅要求尿浓度高的药物即可，而肾盂肾炎是肾实质性疾病，除尿浓度高外，还需血药浓度及肾内浓度高，最好能用杀菌药。选用肾毒性小，副作用少的抗生素。应积极去除易感因素，对不同类型的尿路感染给予不同疗程，对复杂性尿感要采取针对性的治疗方案。

尿感疗效的评定标准为：①见效：治疗后复查尿细菌转阴；②治愈：症状消失，尿细菌阴转，疗程结束后2周和6周追踪复查无细菌尿，或虽有细菌尿，但仅为重新感染，则认为原先的尿感已治愈；③治疗失败：在治疗后仍持续有细菌尿或治疗后尿菌阴性，但2周或6周复查尿菌转为阳性，并且为同一菌株。

（一）急性膀胱炎的治疗

平素健康，仅表现为尿频、尿急、尿痛的妇女，从临床经验出发可不行尿细菌培养，采用单剂量疗法。这种治疗方案不但疗效较理想、医疗费用较低，而且药物不良反应较少，也有助于诊断。这种患者在临床上最为常见。

1. 单剂量短疗程疗法

抗菌药物短期疗程对非复杂性膀胱炎通常能治愈。3天疗法即用药3天，可用阿莫西林0.5g，每日3次，或氧氟沙星0.2g，每日2次，或环丙沙星0.25g，每日2次，或复方磺胺甲噁唑［每片含对氨基苯磺酰胺（SMZ）0.4g，甲氧苄啶（TMP）0.08g］2片，每日2次。为了明确细菌尿是否已被清除，应嘱患者于疗程结束后1周复查尿细菌定量培养。用3天疗法，约90%尿感可治愈。应当指出，在男性患者、孕妇、复杂性尿感，或拟诊为肾盂肾炎者均不宜用3天疗法。

2. 复诊时处理

停服抗生素药物7天后，复诊的患者可能出现以下两种情况：

（1）尿频、尿痛、尿急的症状已经消失：①尿细菌定量培养为阴性，表示患者是急性细菌性膀胱炎，并已治愈，如有可能，应嘱咐患者于1个月后复诊。一般复发大多数发生在停药7天后，但有很少病例在停药后7天～1个月才复发。②清洁中段尿细菌定量培养的结果是$\geq 10^5$/ml，并且是同样的致病菌，则提示为尿感复发，或者是肾盂肾炎，应给14天抗菌疗程，按致病菌的药敏选用抗菌药物。

（2）尿急、尿频、尿痛的症状继续存在，做清洁中段尿细菌定量培养及尿常规：①有细菌尿和白细胞尿，可诊为症状性肾盂肾炎。经过14天抗菌药物治疗，仍不能使尿细菌转阴，必须按照药敏选用强有效的抗生素，在允许范围内的最大剂量，口服治疗 6 周；同时行 IVP，了解尿路有无解剖上的复杂情况，如果存在（如尿路结石），应该设法解除，否则肾盂肾炎难以治愈。②如无细菌尿，但患者尿中仍有白细胞，很可能是感染性尿道综合征。③如既没有细菌尿，尿中也没有白细胞，但尿频和排尿不适存在，很可能是非感染性尿道综合征。

（二）急性肾盂肾炎

1. 一般治疗

发热等中毒症状明显、血尿较重或尿路刺激症状也明显者要卧床休息，并进食高能量、易消化且富含维生素的食品，同时多饮水以保证 24h 尿量＞2000ml，这样既保证尿路的冲洗作用，又不降低抗生素浓度。症状重者口服碳酸氢钠片 1g，每日 3 次，以碱化尿液、缓解症状、抑制细菌生长、避免形成血凝块。对使用磺胺者要注意尿路结晶形成。对多次反复者应积极寻找病因，并且及时、尽可能去除。

2. 抗菌药物的应用

抗生素在肾盂肾炎的治疗中占非常重要的地位，首选对革兰阴性杆菌有效的药物，待药敏回报后调整抗生素。一般轻型患者口服抗生素，较严重者可用肌内注射或静脉滴注，重症者可采用两种抗生素联合。肾功能不全者应选择无肾毒性的药物，临床上常用的有：

（1）喹诺酮类：一般为首选，代表有环丙沙星、氧氟沙星、诺氟沙星、左氧氟沙星、洛美沙星等。如用氧氟沙星 0.2～0.4g 静脉滴注等。

（2）氨基糖苷类：肾毒性较大，应慎用。使用时要注意肾功能变化。①阿米卡星 0.2g，每日 2 次肌内注射（肌注），或 0.4～0.6g 加液体每日 1 次静脉注射；②庆大霉素 8×10^4U，每日 2 次肌注，或 24×10^4U 加液体每日 1 次静脉滴注。

（3）半合成青霉素类：①哌拉西林，每日 1g 分 2 次肌注，或 5～8g 加液体每日静脉滴注；②氨苄西林 0.5～1.0g 每日 2 次肌注，或 4～6g 加入液体静脉滴注，每日 1 次；③阿莫西林，每日 1～3g，分 3～4 次口服。

（4）头孢菌素类：近年用得较多，可用二、三代头孢菌素类，如头孢氨苄 2g/d 分 2 次口服；头孢唑林 4～6g，每日静脉滴注；头孢哌酮钠 2g，每 8～12h 静滴 1 次；头孢曲松钠静脉注射每次 1g，每 12h 1 次等。

如药物选择得当，通常治疗后 24h 内症状即可好转，72h 之内即可显效；如 72h 仍无效，应根据药敏试验结果更换抗生素，最好参照药敏试验选择药物。肾盂肾炎是实质性感染，抗菌药物不应短于 2 周。对存在复杂情况（如败血症、糖尿病或尿路异常等）者，以及女性短期内复发者，男性反复发作者，抗生素疗程延长至 4 周为宜。较严重的或重型肾盂肾炎，感染已基本控制，全身症状好转，部分患者可能为复杂性尿感，因此病情允许时尽快行影像学检查（B 超或 IVP），以便确定是否有尿路梗阻并且给予相应治疗。经过治疗仍有持续发热者，应注意肾盂肾炎并发症，如肾盂积脓、肾周脓肿、感染中毒症等。

（三）慢性肾盂肾炎

慢性肾盂肾炎治疗的关键是积极寻找并去除易感因素。急性发作时与急性肾盂肾炎治疗相同，但强调肾功能的保护。在稳定期要加强全身支持疗法，提高抵抗力，维持水、电解质和酸碱平衡，同时要治疗存在的并发症，必要时可采用中药治疗。

（四）再发性尿路感染的处理

再发性尿感包括重新感染和复发。

(1) 重新感染：是一种新的致病菌侵入尿路所致的尿感，通常在停药1个月以后发病，占尿感再发的80%。如重新感染是膀胱炎者，按膀胱炎治疗，如仍失败则为复发，是肾盂肾炎。再发尿感可能与尿路抵抗力下降有关，而非治疗不当所致。对于经常再发（每年发作超过3次）者应使用长疗程低剂量抑菌疗法，以预防再发。可选用复方磺胺甲噁唑0.5g，或氧氟沙星0.1g等，方法是每晚睡前排空膀胱后口服1次，每7～10天更换药物1次，通常使用半年，必要时可达1～2年或更长。

(2) 复发：是原有的致病菌再次引起尿感，通常在停药后1个月内发生，且致病菌与上次感染致病菌为同一菌株。复发多为肾盂肾炎，此时应按药敏试验选用足量的、强力杀菌性抗生素治疗6周，必要时可进一步延长疗程。应做IVP等检查尿路有无异常。

（五）妊娠期尿路感染

应充分考虑母婴安全。选用毒性小的抗生素，如部分对革兰阴性杆菌有效的半合成广谱青霉素类或头孢菌素类。膀胱炎治疗时间为3～7天。急性肾盂肾炎应静脉使用抗生素，疗程2周。而喹诺酮类、复方磺胺甲噁唑、氨基糖苷类则尽量不用。

（六）男性尿路感染

50岁以前男性尿路感染少见，常伴有慢性细菌性前列腺炎。可用环丙沙星0.25g，每日2次，疗程要长（12～14周）。50岁以后由于前列腺增生，易发生尿路感染，可用氧氟沙星0.2g，每日2次，疗程为14天。

（七）留置导尿的尿路感染

使用导尿管引起的尿感是院内获得性感染的最常见原因，故只有绝对需要时才使用，并尽快拔除。如患者没有尿路感染症状，而仅有无症状细菌尿，可暂不治疗，等到导尿管拔除后再治疗。因此刻治疗不但疗效差，且易招致耐药菌株感染。

（八）无症状性细菌尿

无症状性细菌尿是否需要治疗存在争议，妇女无症状性细菌尿不予治疗，因长期观察未见不良后果；老年人无症状性细菌尿也可不予治疗，因治疗与否与寿命无关。而下述情况应该治疗：①妊娠妇女的无症状性细菌尿，因治疗对于保护母亲（后期会发生急性肾盂肾炎，且发生子痫的危险性增加）和胎儿（出生后体重不足或早产）都有好处。其治疗与上述妊娠期尿路感染相同，如治疗后仍有细菌尿，要进行长疗程低剂量抑菌疗法。②曾出现有症状的感染者。③学龄前儿童的无症状性细菌尿。④肾移植、尿路梗阻及其他尿路有复杂情况者。一般根据药敏结果选择有效抗生素，主张短疗程用药，如治疗后有反复，可选长程低剂量抑菌疗法。

（九）并发症的治疗

肾乳头坏死是肾盂肾炎的严重并发症，应加强抗生素治疗和解除尿路梗阻。肾周围脓肿多由重症肾盂肾炎直接扩展而来，常合并某些复杂因素，治疗采用强有力抗生素治疗加支持疗法，必要时切开引流。

【预后】

非复杂性急性尿感治疗后，90%以上可治愈，但易复发。复杂性急性尿感治愈率低，除非纠正了易感因素，不然很难治愈，最终成为慢性肾盂肾炎。

【预防】

多饮水、勤排尿是最实用也最有效的预防方法。加强卫生宣教，妇女在月经期、妊娠期、产褥期要注意外阴清洁。尽量避免尿路器械的使用，如必须使用时要严格执行无菌技术及操作规范。与性生活有关的尿感，要养成性交后排尿的习惯，必要时可服用抗生素。对膀胱-输尿管反流患者要养成“二次排尿”的习惯，即每一次排尿后数分钟再重复排尿一次。

案例

患者，女，53岁，反复尿频尿急3年，加重半月，畏寒，发热2天入院。无明显尿痛，但伴有腰酸乏力。3年来经常发生泌尿系感染，消炎治疗可以好转。体格检查：BP 164/104mmHg，T38.3℃，P92次/分，双肺（—），双肾区叩痛阳性。辅助检查：血常规WBC12.7×10^{9}/L，N 88.38%，尿常规白细胞20～30/HPF，肝肾功能正常，血糖15mmol/L，糖化血红蛋白7.5%，红细胞沉降率（ESR）32mm/h，清洁中段尿培养为大肠埃希菌，B超双肾大小基本正常。既往糖尿病史8年，口服诺和龙及拜糖平控制。入院后停用口服降糖药改用胰岛素皮下注射，同时进行抗菌治疗，3天后体温正常，坚持用药2周，再次尿培养阴性，但尿检仍有白细胞。

问题与思考：

1. 患者为什么反复发生尿路感染？
2. 如何才能防止尿路感染再次发生？

思考题

1. 尿路感染的致病菌及途径是什么？
2. 尿路感染的易感因素有哪些？
3. 泌尿系感染常见并发症有哪些？

（智淑清）

第四章

间质性肾炎

学习目标

【掌握】

急、慢性间质性肾炎的诊断要点、治疗原则。

【熟悉】

间质性肾炎的病因及发病机制。

【了解】

间质性肾炎的病理及健康指导。

第一节 概 述

间质性肾炎是由各种原因引起，主要累及肾间质和肾小管，而无或仅有轻微肾小球损害的疾病。肾间质是指分布在肾小球和肾小管之间的组织，包括纤维结缔组织、血管、淋巴管及神经纤维。肾间质是肾的支持组织。在具有丰富肾小球的肾皮质内分布的间质少而疏松，而在主要是肾小管的肾髓质多而致密，尤其在肾锥体尖端乳头部。当肾间质发生炎症时，肾间质有炎症细胞浸润和水肿或纤维化，因常伴有不同程度的肾小管损伤，故称肾小管-间质性肾炎。近年来是仅次于肾小球肾炎的常见肾病，10%～15%的急性肾衰竭和25%的慢性肾衰竭是由本病引起，因此日益受到广泛注意。其病因繁多，主要包括多种病毒或细菌感染，多种药物或毒物中毒，以及免疫性疾病。故应早期诊断，针对病因治疗，因为部分病例肾功能可完全恢复正常，预后较好。

第二节 急性间质性肾炎

急性间质性肾炎（acute interstitial nephritis，AIN），又称急性肾小管-间质性肾炎，是一组以肾间质炎症细胞浸润及肾小管变性为主要病理表现的急性肾疾病，肾间质病变以炎症细胞浸润为特征，肾小管病变为退行性变，甚至坏死。据病因可分为药物过敏性AIN、感染相关性AIN及病因不明的特发性AIN。本章重点讲述药物过敏性急性间质性肾炎。

【发病率】

药物过敏所致急性间质性肾炎占病因不明的急性肾衰竭的8%～13%。

【病因】

临床上引起急性间质性肾炎的常见药物种类较多，有青霉素类（特别是甲氧西林、氨苄西林等半合成青霉素）、头孢菌素类、β内酰胺类衍生物、磺胺类、苯妥英钠（大仑丁）、利尿药、利福平、乙胺丁醇、非甾体抗炎药、抗肿瘤药、免疫抑制剂以及别嘌呤醇、西咪替丁、金制剂等。近年来，中草药所致急性过敏性间质性肾炎报道增多，更要引起注意。

【发病机制】

药物作为半抗原与机体组织蛋白作为载体结合，诱发机体超敏反应（包括细胞及体液免疫反应），导致肾小管间质炎症。而由非甾体抗炎药引起者，还可能同时导致肾小球微小病变型肾病。

【病理】

光镜检查肾体积增大，间质充血、水肿及淋巴、单核细胞浸润，散在嗜酸性粒细胞和中性粒细胞浸润，肾小管上皮细胞呈严重颗粒变性，管腔扩张，甚至坏死。肾小球及肾血管正常。免疫荧光检查多阴性。免疫反应引起者可在肾小管基底膜、肾间质中有免疫球蛋白和补体沉积。电镜除进一步证实光镜结果外，在非甾体抗炎药引起肾小球轻微病变时，可见肾小球脏层上皮细胞足突广泛融合。

【临床表现】

（一）全身性表现

药物过敏性急性间质性肾炎常有比较典型的病程，在使用致敏药物数日或数周后出现药疹、药物热及外周血嗜酸性粒细胞增多，有时可有腰痛，关节痛或淋巴结肿大，尿量可减少或无变化，高血压和水肿一般不出现。但非甾体抗炎药引起者全身过敏表现常不明显。

（二）尿实验室检查异常

出现无菌性白细胞尿、血尿及蛋白尿，蛋白尿多为轻中度，但非甾体抗炎药引起肾小球轻微病变者，可出现大量蛋白尿。肾小管功能异常由于累及肾小管的部位及程度不同而不同，可出现肾性糖尿、低比重尿、低渗透压尿。

（三）肾功能损害

常出现少尿或非少尿性急性肾衰竭，并常有肾小管功能损害的表现。

【诊断】

典型病例可表现为：①有近期药物使用史；②全身药物过敏表现；③尿实验室检查异常；④短期内出现进行性肾功能减退。凡具备以上①、②及③或④者，临床诊断可以成立。对非典型病例，必须依靠肾穿刺病理检查确诊。

【治疗】

1. 去除病因　去除过敏原后，多数轻症病例可自行缓解。

2. 免疫抑制治疗　重症病例需使用糖皮质激素（如泼尼松每日 30～40mg，病情好转后逐渐减量，共服 2～3 个月），很少需要并用细胞毒药物。

3. 透析治疗　急性肾衰竭血肌酐明显升高合并高血钾、心力衰竭、肺水肿等情况应及时进行透析治疗。

第三节　慢性间质性肾炎

慢性间质性肾炎（chronic interstitial nephritis，CIN），又称慢性肾小管-间质性肾炎，

是一组以肾间质纤维化及肾小管萎缩为主要病理表现的慢性肾疾病。

【病因】

CIN 的病因多种多样，常见有：①感染（慢性肾盂肾炎、肾结核）；②药物或毒物所致，包括镇痛药及某些肾毒性的抗生素；③中药：含马兜铃酸的中药，如关木通、防己等；④重金属：如镉、锂、铝、金、铍等；⑤化学毒物：如甲醇、乙二醇、顺铂、氨甲蝶呤、亚硝基脲等；⑥生物性毒素（蛇毒、鱼胆毒、蜂毒、蕈毒）；⑦免疫性疾病如干燥综合征、系统性红斑狼疮、血管炎等；⑧其他：如巴尔干肾病、放射性肾炎。

【发病机制】

CIN 的发病机制并非单一，除免疫反应外，毒性反应可能更为常见。镇痛药代谢产物在肾髓质中高度浓缩，直接损害肾小管上皮细胞膜，引起肾小管间质慢性炎症。毒物刺激肾小管上皮细胞和（或）肾间质成纤维细胞释放炎症介质及促纤维化物质导致 CIN。

【病理】

肉眼观察，肾萎缩。因为毒素、代谢性疾病和遗传病导致的慢性肾小管间质性肾炎为对称性双侧疾病；其他病因时肾瘢痕可不均等和仅累及一侧肾，除了肾盂肾炎或梗阻性尿路病变外，肾盂结构可不受影响。

光镜下肾小球表现多样，可从正常至完全损坏，肾小管可能消失或萎缩，小管腔直径各异，可显示明显的扩张伴均一性管型，间质中含不同程度的炎症细胞浸润和广泛纤维化，免疫荧光检查多阴性。电镜检查在肾间质中可见大量胶原纤维束。

【临床表现】

本病多缓慢隐袭进展，首先出现肾小管功能损害表现。远端肾小管浓缩功能下降表现为多尿、夜尿、低比重尿和低渗透压尿，甚至出现尿崩症；近端肾小管重吸收功能障碍可出现肾性糖尿，氨基酸尿；远端或近端肾小管尿酸化功能障碍出现肾小管性酸中毒，易引起低钾血症、低钠血症、低钙血症，肢体乏力、瘫痪，搐搦等。后期逐渐出现肾小球功能进行性下降最终可以进入终末期肾病，出现慢性肾衰竭的症状。表现为高血压和肾性贫血，尿常规改变轻微。B 超及影像学检查可以出现双肾不对称性缩小，并因瘢痕形成致表面凸凹不平。

【诊断】

根据临床表现可以高度疑诊，但确诊需要肾活检病理检查，有时需要病史及临床病理特点进一步明确病因。

【急慢性间质性肾炎的区别】 见表 5－4－1。

表 5－4－1 急慢性间质性肾炎的区别

特点	AIN	CIN
间质细胞浸润	＋＋＋＋	＋
水肿	＋＋＋＋	＋
纤维化	—	＋＋＋＋
肾小管上皮	损伤，坏死	萎缩
基底膜	损伤断裂	增厚
肾形态	完整	萎缩
肾小球	无变化/轻微变化	小球周围纤维化或硬化
肾血管	轻微，可逆	硬化

【治疗】

对慢性间质性肾炎早期病例，应积极去除致病因素，控制感染，及时停用致敏药物，处理原发病。当出现慢性肾衰竭，先给予非透析保守治疗，以延缓肾损害进展。进入终末期应给予透析或肾移植治疗。纠正肾小管性酸中毒，治疗合并的高血压及肾性贫血。

案例

患者，男，45岁，咳嗽、咳痰1周，加重3天。既往无疾病记载。查体：血压120/75mmHg，心率88次/分，双下肺呼吸音粗糙，可闻及散在干、湿啰音，血常规WBC 12.9×10^9/L，N 90%，血肌酐86μmol/L，尿常规基本正常，胸部X片示双下肺炎性改变。予青霉素800万U，1天后出现发热、皮疹、关节疼痛，并出现尿量进行性减少。复查尿常规蛋白+，WBC 15～20/HPF，RBC 10～15/HPF，血肌酐218μmol/L。

问题与思考：

1. 患者出现急性肾功能损害最主要的病因是什么？
2. 为进一步明确诊断，临床上有意义的检查是什么？

思考题

1. 药物过敏性间质性肾炎的诊断依据。
2. 慢性间质性肾炎的常见病因包括哪些？
3. 急性过敏性间质性肾炎的治疗。

（智淑清）

第五章

肾小管性酸中毒

学习目标

【掌握】

肾小管疾病的临床表现、治疗原则。

【熟悉】

肾小管性酸中毒的四型及特点。

【了解】

导致肾小管疾病的病因。

肾小管性酸中毒（renal tubular acidosis，RTA）是由于各种原因导致的肾酸化功能障碍而产生的一种临床综合征。正常情况下肾通过肾小球滤过酸性代谢产物，肾小管排出氢离子（H^+）和保留重碳酸盐（HCO_3^-），以维持人体酸碱平衡。因各种原因导致远端肾小管管腔与肾周液间 H^+ 梯度建立障碍，和（或）近端肾小管对 HCO_3^- 重吸收障碍而产生的酸中毒称肾小管性酸中毒。主要表现为：①代谢性高氯性酸中毒；②电解质紊乱；③骨病；④泌尿系统症状。按病变部位及发病机制分为四型：Ⅰ型远端肾小管性酸中毒；Ⅱ型近端肾小管性酸中毒；Ⅲ型混合型肾小管性酸中毒；Ⅳ型高血钾型肾小管性酸中毒。

第一节　低血钾型远端肾小管性酸中毒

此型 RTA 最常见，又称典型远端肾小管性酸中毒或Ⅰ型 RTA。

【病因和发病机制】

引起远端肾小管性酸中毒的病因很多，可分为原发性及继发性两大类。原发性者多系肾小管有先天性功能缺陷，属常染色体显性遗传病，继发性者见于自身免疫病（干燥综合征、系统性红斑狼疮、慢性活动性肝炎、原发性胆汁性肝硬化），药物或毒物中毒及肾小管-间质疾病。

此型 RTA 是由远端肾小管酸化功能障碍引起，主要表现为管腔与管周液间无法形成高 H^+ 梯度。造成此障碍的主要机制有：①肾小管上皮细胞 H^+ 泵衰竭，主动泌 H^+ 入管腔减少（分泌缺陷型）；②肾小管上皮细胞膜通透性变化，泌入腔内的 H^+ 又被动扩散至管周液，使 H^+ 梯度无法维持（梯度缺陷型）；③基底膜侧膜上的 $Cl^- - HCO_3^-$ 交换障碍；④肾小管管腔负电位下降，泌 H^+ 入管腔速度减慢，泌入管腔的 H^+ 减少或减慢均使 H^+ 梯度难以建立。

【临床表现】

（一）高血氯性代谢性酸中毒

由于肾小管上皮细胞泌 H^+ 入管腔障碍或 H^+ 梯度形成障碍，尿的可滴定酸及 NH_4^+ 排出减少，尿不能被酸化，故尿 pH＞6，血 pH 下降，血清氯离子（Cl^-）增高。但是，阴离子间隙（AG）正常，这与其他代谢性酸中毒不同。

（二）低钾血症

管腔内 H^+ 减少，从而钾离子（K^+）替代 H^+ 与钠离子（Na^+）交换，使 K^+ 从尿中大量排出，形成低钾血症。重者可引起低钾性麻痹，心律失常，以及低钾性肾病等。

（三）钙磷代谢障碍

酸中毒能抑制肾小管对钙的再吸收，并且使 1，25-$(OH)_2D_3$ 生成减少，从而引起高尿钙与低血钙，最终导致继发甲状旁腺功能亢进，这时患者又出现低血磷及骨病（骨痛、骨质疏松、骨畸形）。由于大量排出 Ca^{2+}，尿枸橼酸减少与尿偏碱，极易使钙盐沉着而形成肾结石和肾钙化，继发感染及梗阻性肾病。

【诊断】

当出现 AG 正常的高血氯及代谢性酸中毒，合并低钾血症，实验室检查尿中可滴定酸和（或）NH_4^+ 减少，尿 pH＞6.0，远端肾小管酸中毒的诊断即可确立，如出现低血钙、低血磷、骨病、肾结石或肾钙化则更支持诊断。

对不典型病例或不完全型 RTA，有赖于一些实验诊断方法，如尿 pH 及 NH_4^+-Cl^- 负荷试验。如尿 pH 不能降至 5.5 以下，则为阳性。

【治疗】病因明确的继发性远端 RTA 应设法祛除病因。主要治疗包括：

（一）纠正代谢性酸中毒

应补充碱剂，常用枸橼酸钠合剂（枸橼酸 100g、枸橼酸钠 100g 加水至 1000ml，日服 50～100ml 分 3 次）。此合剂不仅补碱，还能减少肾结石及钙化形成。也可服用碳酸氢钠。

（二）补充钾盐

在纠正酸中毒的开始，有严重失钾或低钾危象者，常需补充钾盐。通常用枸橼酸钾或枸橼酸合剂（由枸橼酸钾 98g、枸橼酸 140g 加入蒸馏水 1000ml 中），每日 60～100ml 分次口服；也可用枸橼酸钾合剂（每 1000ml 蒸馏水中加枸橼酸 140g，枸橼酸钠和枸橼酸钾各 98g），但不能给氯化钾，以免加重高血氯性酸中毒。

（三）防治肾结石、肾钙化及骨病

服枸橼酸合剂后，尿钙主要以枸橼酸钙的形式排出，其溶解度高，可预防肾结石及钙化。对已发生严重骨病而无肾钙化的患者，可小心应用钙剂与骨化三醇［1，25-$(OH)_2D_3$］，以免发生高血钙与维生素 D 中毒。也可给苯丙酸诺龙治疗骨质疏松，促进骨质生长。

第二节 近端肾小管性酸中毒

此型 RTA 也较常见，又称Ⅱ型 RTA。

【病因与发病机制】

近端肾小管性酸中毒的病因也可分为原发性及继发性两大类，前者与遗传有关，后者致病的疾病很多，它们能通过损害肾小管-间质诱发本病。近端 RTA 虽可单独存在，但是更常为复合性近端肾小管功能缺陷（Fanconi 综合征）的一个组成。

近端肾小管性酸中毒的发病机制主要是由于近端肾小管重吸收 HCO_3^- 障碍，而过多丢失 HCO_3^- 引起。重吸收障碍的主要机制有：①近端肾小管上皮细胞管腔侧 Na^+-H^+ 交换障碍（近端肾小管 HCO_3^- 重吸收要依靠此 Na^+-H^+ 交换）；②肾小管上皮细胞基底侧 $Na^+-HCO_3^-$ 协同转运（从细胞内转运入血）障碍；③碳酸酐酶活性异常。

【临床表现】

常发病于幼儿期，少数患者随年龄增长可自行缓解，较多见于男性，有如下特点：①虽均为 AG 正常的高血氯性代谢性酸中毒，但患者尿液可滴定酸及 NH_4^+ 正常，HCO_3^- 增多。而且，由于尿仍能在远端肾小管酸化，故尿 pH 常在 5.5 以下。②低钾表现较明显，由于患者的尿枸橼酸排出正常，低钙血症及低磷血症比远端 RTA 轻，肾结石、肾钙化亦较少见。在儿童病例可见以生长迟缓为仅有表现。③同时可有其他近曲小管功能障碍，出现糖尿、氨基酸尿等。④少数病例也可呈不完全型，即只有尿中表现，而无酸中毒。

【诊断】

出现 AG 正常的高血氯性代谢性酸中毒，低钾血症，实验室检查尿中 HCO_3^- 增多，近端肾小管性酸中毒诊断可成立。对疑诊病例可做碳酸氢盐重吸收试验，患者口服或静脉滴注碳酸氢钠后，HCO_3^- 排泄分数＞15％即可确诊。

【治疗】

首先应针对病因给予积极治疗。

应用碳酸氢钠纠正酸中毒及补充钾盐与远端 RTA 相似，因服药后血 HCO_3^- 浓度提高，尿中 HCO_3^- 排量亦增加，故需要剂量较大，一般为每日 5～10mmol/kg，有时可达每日 15mmol/kg 或以上；重症病例可配合服用氢氯噻嗪，进低钠饮食，以减少细胞外容积，增强近端肾小管对 HCO_3^- 的重吸收。严重骨病试用活性维生素 D 制剂，但要注意监测。

第三节　混合型肾小管性酸中毒

本型是远端和近端肾小管性酸中毒混合型，即远端肾小管泌 H^+ 障碍或 H^+ 反漏，不能建立血液和小管液之间的 H^+ 梯度差，H^+ 不能排出，而近端肾小管重吸收 HCO_3^- 不足，使肾小管滤液中的 HCO_3^- 3％～10％不能重吸收而从尿中丢失，故又称为远端肾小管性酸中毒伴碳酸氢盐丢失症。

第四节　高钾血症型远端肾小管性酸中毒

以高血氯性酸中毒及持续性高血钾为其特点，多数患者伴有慢性肾小管间质疾病，如肾盂肾炎、糖尿病等，并已发生轻、中度肾功能不全，但肾功能不全与酸中毒及高血钾严重程度不成比例。尿酸化功能障碍，类似Ⅱ型 RTA，但尿中碳酸氢根排量＜10％，常仅有 2％～3％，也无糖尿、高氨基酸尿、高磷酸盐尿等近曲小管其他功能异常。

【发病机制】

本病发病机制尚未完全清楚，醛固酮分泌减少或远端肾小管对醛固酮反应减弱，可能起重要致病作用。因此，肾小管重吸收 Na^+ 及 H^+，K^+ 排泄受阻，而造成酸中毒及高钾血症。本型主要由后天获得性疾病导致，包括肾上腺皮质疾病和（或）肾小管-间质疾病及一些药物作用。

【诊断】

轻中度肾功能不全患者出现 AG 正常的高血氯性代谢性酸中毒及持续性高钾血症，实验室检查尿 NH_4^+ 减少，诊断即可成立，血醛固酮水平降低或正常。

【治疗】

除病因治疗外，针对此型 RTA 应予如下处理措施：①口服碳酸氢钠，纠正酸中毒，同时亦有助与降低高血钾；②降低高血钾：应限制钾摄入，口服离子交换树脂及袢利尿药，以促进尿钾排出；出现严重高血钾时（>6.5mmol/L），应及时进行透析治疗；③肾上腺盐皮质激素治疗：口服氟氢可的松，低醛固酮血症患者每日服 0.1mg，而肾小管抗醛固酮患者每日口服 0.3～0.5mg。

案例

患者，女，29 岁，多尿、骨痛、双下肢无力 1 年，加重 10 天。一年来经常发生肢体突然无力，有时骨痛会明显影响关节功能。查体：血压 160/118mmHg，心律不齐，心率 107 次/分，可闻及早搏 7～9 次/分，血常规 WBC8.7×10^9/L，血红蛋白 10g/L，尿常规晨尿 pH 7.0，蛋白++，WBC 10～15/HPF，RBC 5～10/HPF，血 K^+ 2.97mmol/L，血 Cl^- 131mmol/L，血 Na^+ 129mmol/L，血钙 0.59mmol/L，血糖 6.2mmol/L，血 pH7.25，血肌酐 206μmol/L，二氧化碳结合力 18mmol/L。B 超双肾大小正常，可见结石。心电图示窦性心律，频发室性期前收缩，ST－T 改变。

问题与思考：

1. 为什么会出现如下异常：血 K^+ 2.97mmol/L，血 Cl^- 131mmol/L，血 Na^+ 129mmol/L，血钙 0.59mmol/L，尿 pH 7.0？

2. 下一步的治疗应用氯化钾还是枸橼酸钾？为什么？

思考题

1. 诊断经典远端肾小管性酸中毒的依据有哪些？
2. 肾小管性酸中毒的分型有哪些？
3. 肾小管性酸中毒的定义是什么？

（智淑清）

第六章

肾衰竭

学习目标

【掌握】

1. 急性肾损伤、慢性肾衰竭的临床表现。
2. 急性肾损伤、慢性肾衰竭的诊断、鉴别诊断。
3. 急性肾损伤、慢性肾衰竭的治疗措施。

【熟悉】

1. 急性肾损伤、慢性肾衰竭的病因。
2. 急性肾损伤、慢性肾衰竭的实验室及其他辅助检查。

【了解】

急性肾损伤、慢性肾衰竭的发病机制。

第一节　急性肾损伤

急性肾损伤（acute kidney injury，AKI）以往称为急性肾衰竭。AKI 指由多种病因引起的肾功能快速下降而出现的临床综合征。既可发生在以往无肾疾病者，也可发生在原有慢性肾病的基础上。AKI 的提出更强调早期诊断、早期治疗的重要性，但目前仍无特异治疗，死亡率高，是肾疾病中的急危重症。

【病因和分类】

根据病因发生的解剖部位不同，可将 AKI 分为肾前性、肾性、肾后性三大类。

1. 肾前性　由于肾血流灌注不足，导致肾血流量减少，肾小球滤过率（GFR）降低。常见于各种原因引起的液体丢失、心功能不全、休克。

2. 肾后性　急性尿路梗阻致梗阻上方压力增高及肾盂积水，肾实质受压而致肾功能减退，常见于结石、肿瘤、血块或坏死肾组织梗阻、前列腺肥大等。

3. 肾性　肾实质病变所致的肾功能损害。按照损伤的部位，可分为小管性（最常见）、间质性、血管性和小球性。

肾前性和肾后性 AKI，若能明确病因并尽早去除，肾功能常可自行恢复。

本章叙述的主要是急性肾小管坏死（acute tubular necrosis，ATN）。ATN 是各种原因所致的肾缺血和（或）肾毒性物质引起肾小管上皮细胞坏死，不伴肾小球器质性损害。它是

AKI最常见的类型，占AKI患者的75%～80%。肾缺血由部分肾前性因素、大出血、各种原因的休克所致；肾毒性物质分为内源性和外源性两类，前者如血红蛋白、肌红蛋白等，后者如生物毒素、化学毒素、抗生素、对比剂等。

【发病机制】

ATN的发病机制目前尚未完全明了，认为以肾血流动力学改变、急性肾小管损害等为主要因素。

（一）肾血流动力学改变

由于肾血流量下降，血管缺血时内皮损伤，血管收缩因子内皮素分泌增多，舒张因子一氧化氮分泌减少；交感神经兴奋；肾缺血释放肾素，血管紧张素产生增加；舒血管性前列腺素（PGI_2、PGE_2）合成减少，缩血管性前列腺素（血栓素 A_2）合成过多；这些因素使肾血管收缩，肾内血流重新分布表现为肾皮质缺血，GFR急剧下降，肾髓质充血，导致ATN。

（二）急性肾小管损害

1. 肾小管阻塞　坏死脱落的肾小管上皮细胞、炎症渗出物、管型、血红蛋白、肌红蛋白阻塞肾小管，使小管内压、囊内压增高，导致GFR下降。

2. 肾间质水肿　一旦肾小管管壁破坏，失去完整性，小管液扩散到肾间质，使肾间质水肿，压迫肾单位，加重肾缺血。

【临床表现】

由原发病、AKI与合并症三者组成。AKI根据尿量有少尿型与非少尿型，无尿（尿量＜100ml/d）罕见。少尿型尿量＜400ml/d，主要由肾缺血如血容量不足、大手术等原因引起；非少尿型尿量＞400ml/d，常见病因为肾毒性药物。后者比前者临床表现轻，预后较好。依据机体代谢状况有高分解型与普通型，高分解型常由于严重感染、败血症、严重创伤、服用激素等所致，病情严重。临床病程典型分为三期：

（一）起始期

患者受到肾缺血和肾毒性物质的损伤，尚未发生明显的肾实质损害，持续数小时至数天，此阶段ATN尚可预防。临床表现以原发病表现为主，随着肾实质损伤的形成，GFR下降，进入维持期。

（二）维持期

少尿型又称少尿期。典型的为1～2周，也可短至数天，长至4～6周，若少尿持续4～6周以上，可能存在肾皮质坏死或肾乳头坏死等。GFR保持在低水平。持续期临床表现如下：

1. 水、电解质和酸碱平衡紊乱

(1) 代谢性酸中毒：正常情况下体内80%的酸需经肾排出，AKI时主要因为肾排酸能力减低，同时又因合并高分解代谢状态，使酸性代谢产物明显增多。

(2) 高钾血症：是起病一周内最常见的死因。尿钾排出障碍，酸中毒，合并感染、溶血及大量组织破坏，使钾由细胞内释放到细胞外，引起高钾血症。摄入高钾食物或输注陈旧血亦可引起高钾血症。其ECG改变可先于临床表现。一般血钾＞6mmol/L时，ECG有高尖T波，P波消失，QRS波变宽，ST段不能辨认、最后与T波融合，继之出现严重心律失常(包括心脏传导阻滞)，直至心室颤动。有烦躁、嗜睡、恶心、呕吐、四肢麻木、胸闷不适等症状及上述ECG表现者，应立即检测血钾。高钾血症同时存在低钠、低钙血症或酸中毒时，其临床症状更严重，易诱发各种心律失常。非少尿型与少尿型高钾血症发生率相近。

（3）其他：因水潴留可引起稀释性低钠血症。此外，还有低钙、高磷血症，远不如慢性肾衰竭时明显。代谢性酸中毒时血中游离钙浓度相对增高，低钙抽搐并不多见，但在补碱时如不注意补钙可引起症状如手足抽搐等。高镁血症表现与高钾血症相似，ATN 时血钾与血镁浓度常平行升高，合并肌肉损伤时高镁血症更突出。低钠血症、高钾血症或酸中毒均可加重镁离子对心肌的毒性。

2. AKI 的并发症：

（1）消化系统：是 ATN 最早表现。食欲减退、恶心、呕吐、腹胀及腹泻等，严重者可发生消化道出血。

（2）呼吸系统：除感染外，主要是容量负荷过重引起的肺水肿表现，如呼吸困难、咳嗽、憋气等。

（3）循环系统：因尿少、体液过多导致高血压、心力衰竭，因毒素滞留、贫血、酸中毒、电解质紊乱引起心律失常和心肌病变。急性左心衰竭是持续期 ATN 患者常见的死亡原因。

（4）神经系统：出现意识障碍、嗜睡、躁动、谵妄、抽搐、昏迷等。

（5）血液系统：可有轻度贫血，白细胞增多，血小板减少。

（6）感染：是 ATN 最常见并发症，是 AKI 的主要死亡原因。主要感染部位包括肺部、尿路、腹腔及手术部位。

高分解型 ATN 的主要死因是高钾血症及严重的代谢性酸中毒，合并严重感染者常伴多器官功能衰竭。

（三）恢复期

肾小管上皮细胞再生、修复，肾小管完整性恢复。少尿或无尿患者尿量增加，尿量大于 500ml/d 即进入多尿期，可达 3000～5000ml/d 或更多（可能是 GFR 上升滤液增多、再生肾小管上皮细胞功能不足、少尿期潴留体内溶质排出引起利尿），通常持续 1～3 周，尿量渐恢复正常。随尿量增加（非少尿型可无明显尿量改变），血肌酐（SCr）和尿素氮（BUN）逐渐下降，GFR 渐恢复至正常范围；部分患者 GFR 增加，但在数日内 SCr 及 BUN 无明显下降反而升高，多半是 SCr 及 BUN 产生过多所致。肾小球滤过功能多在 3～6 个月内恢复正常，部分病例肾小管浓缩功能不全可持续 1 年以上，少数遗留不同程度的肾结构和功能损害。

【实验室检查和其他辅助检查】

（一）血液检查

轻、中度贫血。血钾升高，血 pH 下降。维持期氮质血症进行性加重，血清钠浓度正常或偏低，血钙降低，血磷升高。

（二）尿液检查

尿量少；尿常规示色深、混浊，尿蛋白多为＋～＋＋，以中、小分子蛋白质为主；尿沉渣有少许 RBC、WBC，可见肾小管上皮细胞及其管型、颗粒管型等；尿比重＜1.015，有时也表现高比重尿；尿渗透压＜350mOsm/kg・H_2O，尿/血渗透压＜1.1；尿钠含量多在 20～60mmol/L；尿肌酐/血肌酐＜20；肾衰指数（RFI）＝尿钠浓度（mmol/L）/（尿肌酐浓度/血肌酐浓度）。滤过钠排泄分数（FENa）＝［（尿钠浓度/血钠浓度）/（尿肌酐浓度/血肌酐浓度）］×100％（单位为 mmol/L）。尿液检查应在输液、使用利尿药、高渗药物治疗前进行，否则影响结果。

（三）B 超检查

可了解肾大小及结构，有助于鉴别 AKI、慢性肾衰竭和肾后性肾衰竭。

（四）肾活检

对病因不明，临床表现不典型的肾性 AKI，应行肾活检，有利于诊断治疗和判断预后。

【诊断】

有引起 ATN 的病因，急骤进行性氮质血症，结合相应临床表现和实验室检查，一般不难作出诊断。

AKI 诊断标准：肾功能在 48h 内突然减退，SCr 绝对值升高≥0.3mg/dl（26.5μmol/L），或 7 天内 SCr 增至≥1.5 倍基础值，或尿量<0.5ml/(kg·h)，持续时间>6h。根据 SCr 和尿量进一步分期见表 5-6-1。

表 5-6-1 AKI 的分期标准

分期	SCr	尿量
1 期	升至基础值 1.5～1.9 倍 或升高≥0.3mg/dl（26.5μmol/L）	<0.5ml/(kg·h)，持续 6～12h
2 期	升至基础值 2.0～2.9 倍	<0.5ml/(kg·h)，时间≥12h
3 期	升至基础值 3 倍 或升高≥4.0mg/dl（353.6μmol/L） 或开始肾替代治疗 或<18 岁患者 eGFR<35ml/(min·1.73m^2)	<0.3ml/(kg·h)，时间≥24h 或无尿≥12h

eGFR：估计的肾小球滤过率

由于影响 SCr 和尿量的因素较多，因此二者不是 AKI 最佳诊断标记物。目前一些新型肾小管上皮细胞损伤标记物试用于 AKI 早期诊断，如肾损伤分子-1（KIM-1）、中性粒细胞明胶酶相关脂质运载蛋白（NGAL）及白细胞介素-18（IL-18）等。

【鉴别诊断】

（一）急性肾小管坏死与肾前性少尿的鉴别（表 5-6-2）

表 5-6-2 肾前性氮质血症与急性肾小管坏死鉴别的尿指标

	肾前性氮质血症	急性肾小管坏死
尿沉渣	透明管型	棕色颗粒管型
尿比重	>1.020	<1.015
尿渗透压	>500mOsm/kg·H_2O	<350mOsm/kg·H_2O
尿钠	<20mmol/L	>40mmol/L
尿肌酐/血肌酐	>40	<20
肾衰指数	<1	>1
FENa	<1	>1

（二）与肾后性梗阻鉴别

肾后性梗阻特点：①有致尿路梗阻的因素存在；②突发完全无尿或间歇性无尿；③肾绞痛或肾区叩痛；④同位素肾图、B 超、尿路 X 线检查有助于诊断。

（三）与肾性肾衰竭的鉴别（表5-6-3）

表5-6-3 急性肾小管坏死与肾性肾衰竭的鉴别

	ATN	急性间质性肾炎（AIN）	肾小球性	肾血管性
病因	肾缺血、中毒	药物过敏、感染	多难找到病因	同左
肾衰竭发生速度	迅速，数小时至数日	同左	较慢，数周	同左
尿蛋白	+～++	+～++	++～++++	++～++++
尿沉渣	上皮细胞管型 少量RBC	WBC增多及菌尿 嗜酸性粒细胞增多	RBC及其管型 WBC可存在	阴性（肾小球前性） 或同左
FENa	＞3	＞3	＜1	＜1
其他		发热、皮疹、关节痛	肾病或肾炎综合征	系统性损害及肺损害，ANCA可阳性

【治疗】

（一）尽早纠正可逆病因

对于各种严重外伤、心力衰竭、急性失血等应进行相关治疗，如积极处理血容量不足、休克和感染等，并停用影响肾灌注和肾毒性的药物；有尿路梗阻时，应及时去除梗阻。

（二）饮食和营养

AKI患者每日所需能量为每千克体重147kJ（35kcal），主要由碳水化合物和脂肪供给。蛋白质的摄入量为0.8g/(kg·d)，高分解代谢或营养不良以及接受透析的患者，可放宽蛋白质的摄入量。若蛋白质不能从胃肠道给予，可静脉输入。中度肾衰竭每天静脉滴入白蛋白10g，重度20～40g，除静脉输入白蛋白外，可输入肾衰竭氨基酸注射液。

（三）维持体液平衡

每天补液量＝显性失液量＋不显性失液量（每日约500ml）－内生水量，后两者估计常有困难。每天补液量为前一天尿量＋500ml。发热患者只要体重不增加即可增加进液量。

在容量控制治疗中用袢利尿药可增加尿量，有助于清除体内过多的液体。若使用后尿量不增加，应停止使用以防不良反应的发生，如大剂量呋塞米的积蓄会引起耳聋和间质性肾炎。

（四）纠正电解质失衡

1. 高血钾：应紧急处理。

（1）对抗K^+对心肌的作用：10％葡萄糖酸钙10～20ml稀释后缓慢静脉注射（5min）。若有房室传导阻滞，可用阿托品0.5～1mg，肌内注射。

（2）降低血钾促进血钾重分布：①5％碳酸氢钠或11.2％乳酸钠100～200ml静脉滴注；②50％葡萄糖溶液50～100ml加胰岛素6～12U缓慢静脉注射，每4g糖加1U常规胰岛素；③应用排钾利尿药；④阳离子交换树脂15～20g口服，每日3次，作用较慢，对轻度高钾血症有效。此外，还可限制含高钾食物，不输库存血，清除体内坏死组织。以上治疗措施无效时，透析是最有效的治疗。

2. 纠正高血镁：同治疗高血钾。

（五）纠正代谢性酸中毒

应及时治疗。如HCO_3^-＜15mmol/L，可用5％碳酸氢钠100～250ml静脉滴注。对于严重酸中毒者，应立即开始透析治疗。

(六) 预防及控制感染

(七) 肾替代治疗

1. 肾替代治疗：包括间歇性肾替代治疗（IRRT）和持续性肾替代治疗（CRRT）。IRRT 如血液透析（IHD）、腹膜透析（IPD）等；CRRT 如连续性动静脉血液滤过（CAVH）、连续性静-静脉血液滤过（CVVH）等。方法选择：①IHD 效率高，起效快，但血流动力学影响大；②IPD 起效慢，效率低，但安全简易，适用于血流动力学不稳定者，近期腹部手术或腹壁感染者禁忌；③CRRT 血流动力学稳定，适用于多器官功能衰竭者。

2. 透析治疗的指征：血钾＞6.5mmol/L，代谢性酸中毒（pH＜7.15），容量负荷过重对利尿药治疗无效，心包炎和严重脑病等。

(八) 多尿期的治疗

初期 SCr 及 BUN 可继续上升，1 周左右渐降至正常范围。多尿期易发生脱水、低血钠及低血钾，应按“缺什么补什么”的原则防治，避免造成严重紊乱。

1. 补液　每日尿量少于 3000～4000ml 时，补给的入量应相当于尿量；当尿量大于此数时，补液量应仅为尿量的 2/3，过多的补液常使多尿期延长。

2. 补钠　多尿期尿钠浓度相对固定，在 50～80mmol/L，按尿量 1/3～1/2 补等渗盐水常可预防低钠血症发生（1/3L 等渗盐水含氯化钠近 3g，按 1g 氯化钠含钠 17mmol 计算）。

【预后】

取决于原发病和并发症。原发病轻，无并发症的 ATN 者死亡率为 7%～23%；原发病重，如严重创伤、大面积烧伤、大手术、严重感染等合并多器官功能衰竭者死亡率可达 30%～80%，衰竭器官数量增加，死亡率亦增加。目前 AKI 的平均病死率为 50%左右，ATN 发展为慢性肾衰竭者不足 3%。

第二节　慢性肾衰竭

慢性肾衰竭（chronic renal failure，CRF）是指慢性肾疾病引起的肾小球滤过率（GFR）下降，因而产生代谢产物的潴留，水、电解质及酸碱平衡失调和全身各系统症状的临床综合征。为各种慢性肾病持续进展的共同结局。我国男女发病率分别占 55%和 45%，高发年龄为 40～50 岁。

各种原因引起的肾结构和功能障碍≥3 个月，包括 GFR 正常和不正常的病理损伤、血液或尿液成分异常以及影像学检查异常；或不明原因的 GFR 下降（3 个月），GFR＜60ml/min，称为慢性肾疾病（chronic kidney disease，CKD）。目前国际公认的 CKD 分期依据美国肾脏基金会制定的指南分为 1～5 期（表 5-6-4）。应当指出，单纯 GFR 轻度下降（60～89ml/min）而无肾损害其他表现者，不能认为存在 CKD；只有当 GFR＜60ml/min 时，才可按 CKD 3 期对待。CKD 在疾病进展过程中 GFR 可逐渐下降进展至 CRF，CRF 主要为 CKD 4～5 期。

表 5-6-4 CKD 分期及建议

分期	特征	GFR [ml/(min·1.73m²)]	防治目标及措施
1	GFR 正常或升高	≥90	CKD 诊治；缓解症状；保护肾功能
2	GFR 轻度降低	60～89	评估、延缓 CKD 进展；降低心血管病（CVD）风险
3a	GFR 轻-中度降低	45～59	
3b	GFR 中-重度降低	30～44	延缓 CKD 进展；评估、治疗并发症
4	GFR 重度降低	15～29	综合治疗；透析前准备
5	终末期肾病（ESRD）	<15 或透析	若出现尿毒症，需及时替代治疗

【病因和危险因素】

（一）病因

CKD 与 CRF 病因主要有糖尿病肾病，高血压肾小动脉硬化，肾小球肾炎，肾小管间质疾病（慢性肾盂肾炎、慢性间质性肾炎、尿酸性肾病、梗阻性肾病等），肾血管疾病，遗传性肾病（遗传性肾炎、多囊肾病）等。在发达国家，糖尿病肾病、高血压肾小动脉硬化是主要病因，在我国，这两种病因仍位居原发性肾小球肾炎之后。

（二）危险因素

CRF 通常进展缓慢，但在某些诱因下短期内可急剧加重。CRF 渐进性发展的危险因素包括高血糖、高血压、蛋白尿、低蛋白血症、吸烟等。此外，如贫血、高脂血症、高同型半胱氨酸血症、老年、营养不良、尿毒症毒素蓄积等，在 CRF 进展中也起一定作用。

CRF 急性加重的危险因素主要有：①有效血容量不足（低血压、脱水、大出血或休克等）；②肾局部血供急剧减少（如肾动脉狭窄患者应用 ACEI、ARB 等药物）；③肾毒性药物；④累及肾的疾病（肾小球肾炎、高血压、糖尿病、缺血性肾病等）复发或加重；⑤严重高血压未控制；⑥泌尿道梗阻；⑦其他：严重感染、高钙血症、肝衰竭、心力衰竭等。在上述因素中，有效血容量不足或肾局部血供急剧减少引起残余肾单位低灌注、低滤过，是导致肾功能急剧恶化的主要原因之一；肾毒性药物尤其是非甾体抗炎药、氨基糖苷类抗生素、造影剂等的不当使用，也是导致肾功能恶化的常见原因。

因此，临床上一方面需要积极控制渐进性发展的危险因素，延缓病情进展；另一方面需注意短期内是否存在急性加重的诱因，在 CRF 病程中出现肾功能急剧恶化，如处理及时得当，可使病情有一定程度的逆转；但这种急剧恶化极为严重或诊治延误，病情呈不可逆性进展。

【发病机制】

（一）CRF 进展的机制 尚未完全阐明，目前认为可能与以下因素有关。

1. 肾单位高滤过 CRF 时残余肾单位肾小球出现高灌注和高滤过状态，刺激肾小球系膜细胞增殖和基质增加；损伤内皮细胞和血小板集聚增加；导致微动脉瘤形成；引起炎症细胞浸润、系膜细胞凋亡增加等，因而肾小球硬化不断进展，肾单位进行性丧失。

2. 肾单位高代谢 CRF 时残余肾单位肾小管高代谢状况，引起肾小管氧消耗增加和氧自由基生成增多以及代谢性酸中毒，均可造成肾小管-间质损伤，引起肾小管萎缩、间质纤维化和肾单位进行性损害。

3. 其他 CRF 肾组织内一些细胞因子和生长因子（如 TGF-β_1、白细胞介素-1、单个核细胞趋化蛋白-1、血管紧张素Ⅱ、内皮素-1等）参与了肾小球和肾小管间质的损伤过程，并对细胞外基质的产生起重要的促进作用。此外，在慢性肾病动物模型中，发现肾固有细胞凋亡增多与肾小球硬化、小管萎缩、间质纤维化有密切关系；醛固酮增多也参与肾小球硬化和间质纤维化的过程。

（二）尿毒症症状的发生机制

尿毒症症状的产生主要与毒素、水电解质和酸碱平衡失调及内分泌、代谢异常等有关。毒素包括小分子物质如尿素氮（BUN，最多）、胍类、酚类、胺类，某些中分子（其蓄积与CRF远期并发症相关如尿毒症脑病、内分泌紊乱、细胞免疫功能低下等），以及大分子物质（主要是内分泌激素，如胰岛素，胃泌素、肾素等）。

【临床表现】

在CKD和CRF的不同阶段，其临床表现各异。CKD 1～3期患者可以无症状，或仅有乏力、腰酸、夜尿多等轻度不适，少数患者有食欲减退、代谢性酸中毒、轻度贫血。进入CKD 4期以后，上述症状明显。到CKD 5期，可有急性左心衰竭、严重高钾血症、中枢神经系统障碍、消化道出血等，甚至有生命危险。

（一）各系统症状

1. 心血管系统　心血管病变是CRF常见的并发症和最主要死因。

（1）高血压：多数有不同程度的高血压，少数为恶性高血压，多由于水钠潴留、肾素-血管紧张素增高和（或）某些舒张血管的因子产生不足所致。高血压可引起动脉硬化、左心室肥大和心力衰竭。贫血和血液透析内瘘的使用，可引起心脏高排血量状态，加重左心室负荷和左心室肥大。

（2）心力衰竭：是尿毒症患者最常见死因。其原因多与水钠潴留、高血压及尿毒症性心肌病有关，表现为心脏扩大、心力衰竭及各种心律失常等。

（3）心包炎：分为尿毒症性或透析相关性心包炎，前者已少见，后者主要见于透析不充分者。临床表现与一般心包炎相同。若伴毛细血管破裂可出现血性心包积液。严重者出现心脏压塞征。心包积液在CRF患者中常见，多与尿毒症毒素蓄积、低蛋白血症、心力衰竭等有关，少数与感染、出血等有关。

（4）血管钙化和动脉粥样硬化：高磷血症、钙分布异常和“血管保护性蛋白”（如胎球蛋白A）缺乏可引起血管钙化。动脉粥样硬化进展快，血透患者更甚于未透析者。除冠状动脉外，脑动脉和全身周围动脉同样发生动脉粥样硬化，主要由高脂血症和高血压所致。

2. 呼吸系统　酸中毒时呼吸深大。体液过多、心功能不全可引起肺水肿或胸腔积液。由尿毒症毒素诱发的肺泡毛细血管渗透性增加和肺充血引起的“尿毒症肺水肿”，典型胸部X片呈两侧肺门对称性蝴蝶形阴影。后期可出现尿毒症性支气管炎、肺炎、胸膜炎等。

3. 消化系统　主要为食欲不振、厌食，继之恶心、呕吐等。口中常有尿味，可伴舌、口腔黏膜溃疡，食管、胃、十二指肠可发生炎症。消化道出血也很常见，主要与胃黏膜糜烂和消化性溃疡有关，以前者为最常见。

4. 血液系统　主要为肾性贫血和出血倾向。CRF早期多为轻～中度贫血，晚期为重度贫血。多呈正细胞、正色素性贫血，主要原因为促红细胞生成素（EPO）减少，同时伴缺铁和叶酸、营养不良、失血（如频繁的抽血化验和血透时失血等）、毒素对骨髓的抑制等。出血倾向多与血小板功能降低有关，部分与凝血因子Ⅷ缺乏有关。

5. 神经、肌肉系统症状　早期可表现为疲乏、失眠、头晕、注意力不集中等；其后可出现性格改变、记忆力减退、判断力降低，可有神经肌肉兴奋性增加，如肌颤、痉挛和呃逆等。尿毒症时常有精神异常、淡漠、谵妄、幻觉、抽搐甚至昏迷等。脑电图基本节律紊乱，与尿毒症毒素引起的脑代谢减低、酸中毒及 PTH 升高有关。

周围神经受损主要表现为感觉异常，如下肢远端麻木，有时伴烧灼或痛感，可有不宁腿综合征，最常见的是手套、袜套样分布的感觉缺失，深反射迟钝或消失。肌肉主要表现为肌无力和肌萎缩，以近端肌受累较常见。

长期血透患者可发生透析性痴呆，与透析液铝含量过多导致铝中毒有关。初透析患者可发生失衡综合征，主要由于血尿素氮等物质降低过快，导致细胞内、外液间渗透压失衡，引起颅内压增高和脑水肿，患者有恶心、呕吐、头痛，严重者可出现惊厥。

6. 皮肤症状　皮肤瘙痒是常见症状，与代谢产物潴留、PTH 过高有关。尿毒症患者面色较深且萎黄，轻度水肿感，称尿毒症面容。由于贫血、尿色素沉着于皮肤所致。

7. 肾性骨营养不良症（简称肾性骨病）　依常见顺序可出现纤维囊性骨炎，骨软化症，骨质疏松症和骨硬化症。肾性骨病可引起骨痛、行走不便和自发性骨折，但有症状者少见。其发生与继发性甲状旁腺功能亢进（甲旁亢）、活性维生素 D_3 缺乏和铝中毒、代谢性酸中毒、营养不良等有关。在透析前患者中骨 X 线片约 35%可发现异常，骨活检约 90%发现异常，故早期诊断依靠骨活检。

8. 内分泌代谢异常　一些由肾产生或经肾代谢的内分泌激素发生紊乱，如 PTH、胰岛素、胰高血糖素、泌乳素水平升高，EPO、性激素水平降低从而产生贫血、肾性骨病、性功能减退。代谢失调表现为：①糖代谢紊乱，如空腹血糖或餐后血糖升高，糖耐量减退，也可出现低血糖反应。②低蛋白血症。③脂代谢异常：尿毒症时常有轻中度高三酰甘油血症，少数有高胆固醇血症，或两者兼有；高密度脂蛋白降低，极低和低密度脂蛋白升高。其原因未明，透析不能纠正脂代谢异常。④体温过低。⑤高尿酸血症。⑥维生素 A 水平增高等。

9. 免疫功能降低　细胞免疫和体液免疫功能均下降，前者更明显，可能为营养不良的后果，由于免疫功能下降易发生感染，以肺部感染为最常见。感染后全身反应及局部反应差。

（二）水、电解质和酸碱平衡失调

以代谢性酸中毒和水、钠平衡失调最常见。

1. 代谢性酸中毒　体内酸性代谢产物排泄障碍，肾小管泌氢功能缺陷，氨产生减少及肾小管对碳酸氢盐的重吸收减少，均可引起代谢性酸中毒，如动脉血 HCO_3^- <15mmol/L，症状明显，表现为呼吸深大、食欲不振、呕吐、头痛、烦躁，以致昏迷、心力衰竭及血压下降等。

2. 水、钠平衡失调　主要为水、钠潴留，表现为水肿、高血压、心力衰竭等。水肿时常出现稀释性低钠血症。肾衰竭很少发生高钠血症。少数长期低盐饮食、呕吐、腹泻、不适当的利尿可致低钠血症；体液丧失而又补液不足时，可引起脱水。

3. 钾平衡失调　当 GFR 降至 20～25ml/min 或更低时，肾排钾减少，易出现高钾血症，如果尿量>500ml，一般不会发生。高钾血症主要见于摄钾增加、输库存血、代谢性酸中毒、使用抑制肾排钾的药物、高分解代谢等。肾衰竭时低钾血症罕见。

4. 钙、磷、镁平衡失调　低钙、高磷刺激 PTH 分泌，因高浓度 PTH 减少肾小管对磷的重吸收，尿磷排出增加，故在肾衰竭早期，血磷维持在正常范围，但 PTH 已升高。当 GFR<20ml/min 时，才出现低钙血症、高磷血症、轻度高镁血症，通常不会引起临床症状。

钙、磷沉积增加时可致软组织钙化和肾性骨病。

【诊断】

1. 慢性肾衰竭 依据病史、临床表现、肾功能检查等诊断为CRF并不难，但其临床表现复杂，各系统表现均可成为首发症状，因此临床医师应熟悉CRF的病史特点。贫血、低钙血症、高磷血症、血PTH浓度升高、双肾缩小，支持本病诊断。必要时尽量明确导致CRF的基础疾病。

2. 原发病诊断 多有明确的肾病史，结合临床特点诊断较易。

3. 寻找促使肾衰竭加重的诱因 常见为：①感染；②有效血容量不足；③应用肾毒性药物；④尿路梗阻；⑤心力衰竭和严重心律失常；⑥高血压；⑦高蛋白质饮食；⑧急性应激状态等。

【鉴别诊断】

CRF有时可发生急性加重或伴发CKD。如CRF本身已相对较重，或其病程加重过程未能反映CKD的演变特点，称之为CRF急性加重；如CRF较轻而CKD相对突出，且其病程发展符合CKD演变过程，则称为CRF基础上CKD，其处理原则基本与CKD相同。

【预防与治疗】

（一）早期防治对策和措施

早期诊断、有效治疗原发病和去除引起肾功能恶化的因素是保护肾功能和延缓CKD进展的关键，并且是CRF防治的基础。

对正常人群需每年筛查一次，询问病史、查体和检查肾功能，努力做到早期诊断；对已有肾疾病或可能引起肾损害的疾病（如糖尿病、高血压等），需每年定期检查尿常规、肾功能等至少2次或2次以上，以早期发现CKD。

对诊断为CKD者，要采取措施延缓、停止或逆转CRF发生，防止进展至终末期肾病，基本对策是：①坚持病因治疗；②避免和消除肾功能急剧恶化的危险因素；③保护健存肾单位，阻断或抑制肾单位损害渐进性发展的各种途径。对患者血压、血糖、HbAlc、尿蛋白定量、血肌酐（SCr）上升速度、GFR下降速度等指标，都应控制在“理想范围”（表5－6－5），具体防治措施主要有：

表5－6－5 CKD－CRF患者血压、蛋白尿、血糖、HbAlc、GFR或SCr变化的治疗目标

项目	目标
血压	
CKD 1～4期	<130/80mmHg
CKD 5期	<140/90mmHg
血糖（糖尿病患者，mmol/L）	空腹5.0～7.2，睡前6.1～8.3
HbAlc（糖尿病患者）	<7%
蛋白尿	<0.5g/24h
SCr上升速度（每年）	<50μmol/L
GFR下降速度（每年）	<4ml/min

降压治疗需注意个体化，24h有效、持续地控制高血压，对保护靶器官具有重要作用。

ACEI和ARB除有降压作用外，还有独特的减轻尿蛋白（扩张出球小动脉强于入球小动脉）的作用，并且减轻肾小球基底膜损害、减少系膜基质沉积，减少心肌重塑，降低心血管事件的发生率。应严格控制尿蛋白、血糖、HbAlc等，延缓CKD的进展，提高生存率。

（二）纠正水、电解质、酸碱平衡失调

1. 代谢性酸中毒　主要为口服碳酸氢钠，轻度为1.5～3.0g/d，中、重度者为3～15g/d，每日分3～6次口服，在48～72h或更长时间后基本纠正酸中毒；若HCO_3^-<13.5mmol/L，且有酸中毒症状时，应静脉补碱，一般先将HCO_3^-提高到17.1mmol/L。每提高HCO_3^- 1mmol/L，需5%碳酸氢钠0.5ml/kg。纠正酸中毒引起低钙搐搦时，可予10%葡萄糖酸钙10ml稀释后缓慢注射。

2. 水、钠平衡失调　水肿者应限制水、钠入量，补液量以前一日尿量加500～1000ml为宜，一般氯化钠摄入量不应超过6～8g/d，有明显水肿、高血压者，钠摄入量2～3g/d（氯化钠5～7g/d），个别严重病例限制为1～2g/d（氯化钠2.5～5g/d）；轻度脱水口服补液，重度脱水静脉补液，注意不要过量；高钠血症多系脱水引起，宜主要补充水分，如生理盐水等；当血钠<120mmol/L，可给3%的氯化钠200ml静脉滴注，以后视血钠浓度调整补钠量。

3. 钾平衡失调　轻度低钾，口服钾盐或含钾丰富的食物；严重低钾需静脉补充，补钾浓度勿超过0.3%。高血钾时除限制钾摄入外，采用利尿、导泻加速钾排泄，血钾>6.5mmol/L时，需紧急处理，首先用10%葡萄糖酸钙20ml稀释后缓慢静脉注射；继之静脉推注5%碳酸氢钠100ml，5min注射完；然后用50%葡萄糖50～100ml+胰岛素6～12U静脉注射。上述方法，只能暂时将血钾转移入细胞内，维持6～8h，应准备透析治疗。

4. 磷钙平衡失调和肾性骨病　防治继发性甲旁亢和肾性骨病的最好方法是肾衰竭早期防治高血磷。除限磷饮食外，可用磷结合剂口服，如碳酸钙（含钙40%）、醋酸钙（含钙20%）、司维拉姆、碳酸镧等。口服碳酸钙0.5～2g，3次/日，餐中服用效果好。司维拉姆和碳酸镧是新型不含钙的磷结合剂，可有效降低血磷水平而不增加血钙水平。骨化三醇可有效提高血钙和防治肾性骨病，主要用于明显低钙血症者及长期透析者。

（三）低蛋白质饮食和必需氨基酸（EAA）疗法

低蛋白质饮食能使BUN水平下降，尿毒症症状减轻，有利于降低血磷和减轻酸中毒。非糖尿病肾病患者在CKD1～2期推荐蛋白质入量0.8g/(kg·d)，从CKD 3期应低蛋白质饮食治疗，入量0.6g/(kg·d)；糖尿病肾病患者出现显性蛋白尿时应限制蛋白质摄入，推荐蛋白质入量0.8g/(kg·d)，一旦GFR下降应低蛋白质饮食。在低蛋白质饮食中，约50%的蛋白质为高生物价蛋白质（富含EAA），如鸡蛋、牛奶、瘦肉及鱼等，如有条件，可同时补充适量EAA和（或）*α*-酮酸。每天供给能量126～146.7kJ/(kg·d)。此外，需注意补充维生素及叶酸等营养素，控制钾、磷等的摄入，磷的摄入量一般应<600～800mg/d。

（四）对症治疗

1. 高血压　高血压多数是容量依赖性，清除钠水潴留后，血压多可恢复正常。务必使血压控制在130/80mmHg以下，如尿蛋白>1g/d，应降至125/75mmHg以下。降压不宜太快，以免降低肾血流量和GFR。降压方法和药物同一般高血压治疗，以ACEI、ARB、钙通道阻滞药应用较为广泛。ACEI和ARB可引起高血钾、SCr升高，当SCr>354μmol/L时，不宜使用。

2. 利尿　利尿能减轻水肿，增加毒素排泄，改善功能。GFR>25ml/min，噻嗪类利尿药有效；＜25ml/min 时，呋塞米等利尿药才有利尿作用，宜从小量开始，最大量可达 600mg/d，注意耳聋、血尿酸升高等副作用；GFR＜5ml/min，利尿药常无效，可用 20%甘露醇 100ml 口服，2～4 次/日，同时准备透析治疗。

3. 贫血的治疗 透析能改善肾衰竭贫血。轻度贫血可补充铁剂、叶酸等造血原料，重度贫血可输少量新鲜血或红细胞，但无持久性作用。重组人促红细胞生成素（rHuEPO）治疗肾衰竭贫血，疗效显著，血红蛋白（Hb）＜100g/L 可考虑开始应用。一般开始用量为每周 80～120U/kg，分 2～3 次，或每次 2000～3000U，每周 2～3 次，皮下或静脉注射（皮下注射既有较好疗效，又可节约用量 1/4～1/3），并每月查一次 Hb，如每月增加少于 10g/L，则须增加 rHuEPO 的剂量，根据患者 Hb 水平及 Hb 升高速率等调整剂量；对透析前患者，趋向于小剂量 rHuEPO 疗法，2000～3000U/次，每周 1～2 次，疗效佳，副作用小。Hb 上升至 110～120g/L 即达标，不建议维持 Hb＞130g/L，在维持达标的前提下，rHuEPO 剂量适当减少，每月调整一次。个别透析患者 rHuEPO 剂量需要有所增加（每次 3000～4000U，每周 3 次），但不应盲目加大剂量。如果不用维持量 rHuEPO，停药后不久，患者又会发生贫血。rHuEPO 的副作用主要是高血压、头痛和偶有癫痫发作，严格控制 Hb 上升速度和水平，可减少 EPO 的副作用。

4. 其他 充分透析可改善神经精神和肌肉系统症状，肾移植后周围神经病变可明显改善。心衰时同一般心衰治疗，但疗效常不佳，必要时透析。感染时选用无肾毒性的抗生素。

透析前高血脂治疗与一般高脂血症治疗原则相同，对维持透析患者，高脂血症的标准宜放宽，血三酰甘油水平保持在 1.7～2.3mmol/L（150～200mg/dl），血胆固醇在 6.5～7.8mmol/L（250～300mg/dl）为宜。

（五）透析疗法

透析疗法可替代肾的排泄功能，但不能代替内分泌和代谢功能。血液透析和腹膜透析的疗效相近，各有优缺点。CRF 者当 GFR＜10ml/min 并有明显尿毒症症状时，便应透析治疗。糖尿病肾病患者 GFR10～15ml/min 时安排透析治疗。

1. 血液透析 血透前至少 1～3 个月做动静脉内瘘，包括自体血管和人造血管内瘘。常用自体血管内瘘，选择桡动脉或肱动脉与头静脉或贵要静脉吻合，使前臂静脉"动脉化"，血流速度可达 400ml/min，且易于穿刺。一般每周血透 3 次，每次 4～6h。每次透析时间长短，视透析膜性能及临床病情综合决定。在开始血透 6 周内，尿毒症症状逐渐好转，然而，SCr 和 BUN 不会下降到正常水平。贫血虽有好转，但依然存在。肾性骨病可能在透析后仍会有所发展。许多血透患者能过着比较正常的生活。

2. 腹膜透析 持续性不卧床腹膜透析法（CAPD）设备简单，操作易掌握，安全有效，可在家中自行操作。方法：用医用硅胶透析管永久地植入腹腔内，透析液通过它输入腹腔，每天 6～10L，每次约 2L，白天交换 3～4 次，每次留腹 4～6h；夜间交换 1 次，留腹 10～12h，可在休息时进行，不会影响工作。CAPD 是持续地进行透析，对中分子物质及磷清除更佳，且尿毒症毒素持续地被清除，不似血透那么波动，患者感觉比较舒服，其疗效与血透相同。CAPD 的装置和操作常用 O 型或 Y 型管道，腹膜炎等并发症已大为减少。CAPD 特别适用于儿童、心血管情况不稳定的老年人、糖尿病肾病患者或做动静脉内瘘有困难者。

【肾移植】

成功的肾移植会恢复正常的肾功能。移植肾可由尸体或亲属供肾，肾移植后长期需用免疫抑制剂，以防排斥反应。选择供肾者要在ABO血型配型和HLA配型合适的基础上进行。移植肾的1年存活率约为95%以上，5年约为80%以上，10年约为60%以上。其主要死因为心血管并发症、感染、肿瘤等。

案例

患者，男，48岁。于10年前无明显诱因间断晨起眼睑水肿和双下肢水肿，尿量正常，无肉眼血尿。当时就诊血压高，尿有蛋白，诊为“慢性肾炎”，经治疗症状好转。此后间断水肿，劳累及感冒后加重。2年前乏力，夜尿多，3～4次/夜，有时恶心，诊为“慢性肾衰竭”。近1周来发热、咳嗽、咳痰入院。查体：T 38.5°C，P100次/分，R22次/分，BP160/100mmHg。慢性病容，贫血貌，眼睑水肿，口有尿臭味，双肺呼吸音粗，可闻干湿性啰音，心、腹未见异常，双下肢水肿。实验室检查：Hb80g/L，WBC11.2×10^9/L，尿蛋白++，尿RBC++，BUN30mmol/L，SCr900μmol/L，GFR8ml/min，HCO_3^- 15mmol/L，血钙1.95mmol/L，血磷2.14mmol/L，血钾5.3mmol/L。B超：双肾缩小，双肾皮质回声增强，皮髓质分界不清。

初步诊断：肺部感染；慢性肾小球肾炎，慢性肾衰竭。

问题与思考：

1. 患者被诊断为慢性肾衰竭，其诊断依据有哪些？
2. 如何对患者进行治疗？

思考题

1. AKI及CRF的概念是什么？
2. CRF渐进性进展和急性加重的危险因素有哪些？
3. CRF的临床表现有哪些？CKD患者的具体防治措施的指标及其治疗目标是什么？

（崔文君）

第六篇　血液系统疾病

分篇主编　郝长来（承德医学院）
分篇编委　高　大（内蒙古医科大学）
　　　　　肖　镇（内蒙古医科大学）
　　　　　邢志华（山西医科大学汾阳学院）
　　　　　张志华（承德医学院）

第一章

总　论

学习目标

【掌握】

造血干细胞的定义及特性。

【熟悉】

血液系统疾病的分类和常见临床表现。

【了解】

血细胞的生成过程。

血液系统由血液和造血器官组成。血液成分包括红细胞、白细胞、血小板及血浆。出生后，主要造血器官包括骨髓、脾、淋巴结、胸腺。

血液系统疾病亦称为血液病，包括原发于造血系统的疾病（如白血病等）或主要累及血液及造血器官的疾病（如缺铁性贫血等）。

【血细胞生成】

从受精卵开始就孕育造血。在胎儿，血细胞生成开始于卵黄囊，此即为第一代造血期。大约在妊娠的第 5 周肝开始造血，15 周之前为造血上升期，15～23 周为造血旺盛期，24 周后逐渐减退，至出生时停止，为第二代造血期。骨髓造血始于妊娠 10～11 周，一直维持到出生后，并且是造血的主要场所。此外，脾、胸腺、肾、淋巴组织等也参与胚胎造血，与骨髓一起均是第三代造血期。在成人，造血的主要场所有肱骨及股骨的骨骺端、脊椎、肋骨、骨盆、颅骨、肩胛骨；肝、脾和淋巴结造血停止，仅在病理情况下可部分恢复造血功能，称为髓外造血。

造血细胞和支持造血细胞生长发育的造血微环境是构成骨髓的两大基本成分。造血细胞包括红系细胞、粒系细胞、巨核系细胞；血窦系统是造血微环境的结构基础，与间质细胞产生的细胞外间质共同形成网架结构，为造血细胞提供物理支撑，并与脂肪细胞、成纤维细胞、巨噬细胞及血管神经共同组成造血微环境。造血微环境是造血细胞赖以生存的场所，为造血细胞的生长提供营养物质，分泌造血细胞生长及分化调控因子，有序调控造血细胞的增生、分化、成熟。

【造血干细胞】

造血干细胞（hemopoietic stem cell，HSC）是各种血细胞与免疫细胞的起始细胞。造血干细胞具有自我更新及多向分化增殖两个基本特性，是各种血细胞与免疫细胞的起源细胞。HSC数量少，约占骨髓有核细胞总数的0.5%；多数存在于造血组织中，少量循环于外周血。经过一个细胞周期活动后，干细胞一分为二，一方面保持干细胞的全部特性，另一方面能够向各系细胞分化。因此，HSC数量是稳定的，并且保持了机体的正常造血；HSC进入分化增殖时，其自我更新能力下降，而多向分化能力向定向分化发展，此时HSC过渡成为定向干细胞，即祖细胞。祖细胞可定向分化成各种血细胞，如髓系祖细胞可分化为粒系、红系、单核-巨噬细胞系和巨核细胞系，淋巴系祖细胞可分化为B淋巴细胞及T淋巴细胞。祖细胞自我更新能力弱，只能维持短期造血功能，长期造血只能依赖多能HSC，也是HSC移植的理论基础。HSC表面有CD34抗原，而属于各系细胞特有的抗原（Lin抗原）均缺乏，故HSC应为$CD34^{+}$、$CD33^{-}$、HLA－DR^{-}、Lin^{-}。

造血微环境为HSC的自我更新、增殖、分化提供营养及场所，而且与细胞调控因子密切相关。如粒系集落刺激因子（G－CSF）促进中性粒细胞分化、成熟；粒-单系集落刺激因子（GM－CSF）促进粒-单系祖细胞分化成熟为粒细胞及单核细胞；促红细胞生成素（EPO）促使幼红细胞发育成红细胞；血小板生成素（TPO）促使巨核细胞产生血小板；淋巴细胞分化成熟与白细胞介素（IL）有关。各种细胞因子的相互作用也影响分化与增殖，如大剂量使用EPO，使较多的HSC向红系分化而导致白细胞减少即与此有关。HSC受到损害时即可发生造血系统疾病。

【淋巴系统和单核-巨噬细胞系统】

淋巴系统是免疫系统的一部分，包括中枢淋巴器官及周围淋巴器官：①中枢淋巴器官包括胸腺、胚胎肝及出生后骨髓，干细胞进入胸腺后分化成T淋巴细胞，主要与细胞免疫有关；②周围淋巴器官包括淋巴结、脾、扁桃体及胃肠道、支气管黏膜和皮肤的相关淋巴组织。骨髓内干细胞分化成B淋巴细胞，先进入血流，再进入周围淋巴器官的B细胞区，主要与体液免疫有关。

单核-巨噬细胞系统来源于骨髓中的HSC及定向干细胞，在血液中为单核细胞，最终进入组织中成为巨噬细胞，如吞噬异物则成为吞噬细胞。本系统有趋化、运动及附着、吞噬作用，细胞膜上有免疫球蛋白及补体受体，并参与免疫反应及铁、脂肪、蛋白质的代谢，激活凝血因子，直接杀灭靶细胞等。

【血液系统疾病分类】

血液病可以是原发性的，也可以是继发性的，不管是数量的改变或是质量的异常或两者均有改变均属血液病的范畴。分类如下：

（一）红细胞疾病

1. 各种类型的贫血　如缺铁性贫血、巨幼细胞贫血、再生障碍性贫血、溶血性贫血、失血性贫血、继发性贫血（如结缔组织病、肾疾病、肝疾病、恶性肿瘤、内分泌疾病、慢性感染等导致的贫血）、其他如高铁血红蛋白血症、卟啉病、骨髓增生异常综合征（MDS）等。

2. 红细胞增多症　如真性红细胞增多症、继发性红细胞增多症（如高原性红细胞增多症、慢性肺疾病、先天性心脏病、阵发性睡眠呼吸暂停综合征等）。

（二）白细胞疾病

1. 数量减少　先天性、药物性、感染、免疫因素、物理化学因素等引起。

2. 数量增多　感染、过敏、炎症、肿瘤等引起。

3. 数量改变伴质量改变　急慢性白血病、淋巴瘤、骨髓瘤、恶性组织细胞病、中性粒细胞形态异常等。

（三）出血性疾病

血管壁异常导致的出血，如过敏性紫癜、遗传性毛细血管扩张症等；血小板数量异常或功能缺陷导致的出血，如特发性血小板减少性紫癜、血小板增多症、巨大血小板综合征、血小板无力症等；凝血功能障碍导致的出血，如血友病、凝血因子缺乏症、DIC 等。

（四）其他血液病

如脾功能亢进、骨髓纤维化、血栓性疾病等。

造血干细胞疾病包括：急性髓细胞性白血病、再生障碍性贫血、骨髓增生异常综合征、骨髓增殖性疾病、阵发性睡眠性血红蛋白尿等。

【血液病的常见表现】

不同血液病有不同表现，有些临床表现常见于多种血液病。

（一）乏力、面色苍白

常是贫血的表现，也是血液病最多见的临床症状。注意对皮肤、口唇、甲床、眼睑等多部位观察判断。苍白伴有黄疸是红细胞破坏的表现。

（二）出血倾向

血液病患者出血的特点：多部位、经常性、自发性出血；比较严重、持续时间较长的出血；非寻常部位的出血，如关节、肌肉；超出创伤所能解释的出血。女性患者月经增多往往是血液病的表现，也可以是贫血的原因。

（三）反复感染

反复或连续发生多部位感染、非致病菌感染、难以控制的感染等，往往与粒细胞数量和质量异常有关，提示血液病可能。

（四）淋巴结及肝脾大

多部位、无痛性、融合成块、增长迅速的淋巴结肿大应疑为血液病，若同时有肝脾大更应怀疑血液病。胸骨压痛是白血病的临床表现。

【血液学进展】

血液学是一门年轻而进展较快的医学学科，血液学的发展促进了整个医学科学的进步。近 20 年来，医学分子生物学的进展全面推动了血液分子生物学的发展，使认识疾病和诊断疾病从原来的细胞水平发展到现在的分子水平：①应用聚合酶链反应（PCR）和荧光原位杂交（FISH）方法检测染色体易位形成的特殊融合基因，已用于白血病的诊断和疾病监测。②对于人类的白细胞抗原（HLA）系统的发现和研究，为移植配型提供理论依据，而造血干细胞移植技术的开展，使恶性血液病的治愈成为可能，并且极大地促进了器官移植工作的开展。③应用 DNA 重组技术，使 EPO、G－CSF、GM－CSF、IFN 大量生产并广泛用于血液病临床治疗，提高了治疗效果。④随着一些血液病发病机制研究的深入，分子靶向治疗药物取得突破性进展。1986 年我国首先应用全反式维甲酸（ATRA）治疗急性早幼粒细胞白血病，取得了很高的缓解率，1992 年又应用三氧化二砷治疗急性早幼粒细胞白血病，靶向治疗成为恶性血液病的新的治疗模式，在国际上产生了很大影响。接着出现了酪氨酸激酶抑制剂（如甲磺酸伊马替尼）治疗慢性粒细胞白血病，CD20 单抗（利妥昔单抗）治疗 B 细胞淋巴瘤，蛋白酶体抑制剂（硼替佐米）和免疫调节剂（沙利度胺、来那度胺）治疗多发性骨髓瘤，这些药物的开发利用均得益于疾病的发病机制的研究。⑤对于再生障碍性贫血的治疗，我国采用中西医结合的手段，总有效率达到并超过了国际先进水平，很多患者已完全治愈。现代血液学的发展有赖于基础学科的发展，两者的关系越来越密切，我们应该不断努力，继续向前迈进，为人类的健康作出贡献。

（郝长来）

第二章

贫　血

学习目标

【掌握】

1. 贫血的概念。
2. 缺铁性贫血的病因及铁剂补充的治疗原则。
3. 巨幼细胞贫血的诊断。
4. 再生障碍性贫血的诊断和治疗原则。

【熟悉】

1. 贫血的分类。
2. 铁代谢。
3. 巨幼细胞贫血的病因。
4. 再生障碍性贫血的临床表现和实验室检查。
5. 溶血性贫血的诊断步骤。

【了解】

1. 贫血的诊断要点、治疗原则。
2. 溶血性贫血的分类和实验室检查。

第一节　概　述

贫血（anemia）是临床上常见的症状，可由不同原因或疾病引起，而不是一种疾病的名称。贫血可以原发于造血器官疾病，也可能是某些系统疾病的伴发症状。贫血是指外周血中单位容积内血红蛋白（Hb）浓度、红细胞（RBC）计数和（或）血细胞比容（HCT）低于同年龄、同性别、同地区的正常标准。一般认为在平原地区，成年男性 Hb$<$120g/L、RBC$<4.5\times10^{12}$/L、HCT$<$0.42，女性 Hb$<$110g/L、RBC$<4.0\times10^{12}$/L、HCT$<$0.37，孕妇 Hb$<$100g/L 就可诊断贫血。应注意婴儿、儿童的 Hb 浓度较成人低，高原地区居民 Hb 较海平面居民为高。同时需要注意的是某些生理或病理因素可能影响 Hb 含量的测定值，如妊娠、脱水、充血性心力衰竭或水肿等情况下，可因血浆容量的增加或减少而引起 Hb 浓度相对减少或增加，诊断时应具体分析。

【分类】

贫血的分类有多种，常用的是根据红细胞形态、发生贫血的病因和病理生理以及骨髓增生与否分类。

（一）按红细胞形态分类

主要根据患者的红细胞平均体积（MCV）及红细胞平均血红蛋白浓度（MCHC）将贫血分为三类（表 6－2－1）。

表 6－2－1　贫血的细胞学分类

类型	MCV（fl）	MCHC（%）	常见疾病
小细胞低色素性贫血	＜80	＜32	缺铁性贫血 铁粒幼细胞贫血 珠蛋白生成障碍性贫血
正常细胞性贫血	80～100	32～36	再生障碍性贫血 溶血性贫血 急性失血性贫血
大细胞性贫血	＞100	32～36	巨幼细胞贫血
单纯小细胞性贫血	＜80	32～36	骨髓增生异常综合征

（二）病因和发病机制分类

根据贫血的病因和发病机制可将贫血分为三类：①红细胞生成减少：包括缺乏造血原料（铁、叶酸及维生素 B_{12} 等）及骨髓疾病影响红细胞的生成；②红细胞破坏过多：由于过度的红细胞破坏，体内的代偿能力不足以弥补和维持红细胞生成与破坏之间的平衡；③失血性贫血（表 6－2－2）。

表 6－2－2　贫血的病因及发病机制分类

病因及发病机制	临床疾病
1. 红细胞生成减少	
（1）造血干细胞损伤或异常	再生障碍性贫血、纯红细胞再生障碍性贫血、骨髓增生异常综合征
（2）造血调节因子水平异常	肾性贫血、甲状腺功能减退、慢性病贫血
（3）骨髓被异常组织浸润	白血病、骨髓瘤、转移癌、骨髓纤维化、恶性组织细胞病
（4）细胞合成障碍	
DNA 合成障碍	巨幼细胞贫血
Hb 合成障碍	缺铁性贫血、铁粒幼细胞贫血、慢性病贫血
2. 红细胞破坏过多	
（1）红细胞内在缺陷	红细胞膜异常（遗传性球形细胞增多症、遗传性椭圆形细胞增多症、阵发性睡眠性血红蛋白尿症） 红细胞酶缺陷（葡萄糖-6-磷酸脱氢酶缺乏、丙酮酸激酶缺乏） 血红蛋白异常（血红蛋白病、珠蛋白生成障碍性贫血） 卟啉代谢异常（遗传性红细胞生成型卟啉病、红细胞生成型原卟啉病）
（2）红细胞外因素	免疫性溶血性贫血（自身免疫性、新生儿免疫性、血型不合输血、药物性） 机械性溶血性贫血（人工心脏瓣膜、微血管病性、行军性血红蛋白尿症） 其他（化学、物理、生物因素及脾功能亢进等）
3. 失血	急性失血性贫血、慢性失血性贫血

（三）按贫血程度分类（表 6－2－3）

表 6－2－3 贫血严重程度划分标准

贫血程度	极重度	重度	中度	轻度
Hb 浓度	＜30g/L	30～59g/L	60～90g/L	＞90g/L

（四）按骨髓增生情况分类

根据骨髓增生情况可将贫血分为：①增生性贫血：包括缺铁性贫血、失血性贫血及溶血性贫血等；②增生不良性贫血：如再生障碍性贫血。

【临床表现】

贫血的病理生理学基础是血液携氧能力的降低；贫血的临床表现是由器官组织缺氧、机体代偿和导致贫血的原发疾病所组成。临床症状的轻重取决于：①贫血的程度；②贫血发生的速度；③有无循环血量的改变；④患者体力活动程度；⑤年龄及心血管代偿功能等多种因素。血红蛋白含量与临床症状有较大关系，但非绝对关系。

（一）一般表现

乏力、困倦是贫血最常见和最早出现的症状，但并非特异性症状。皮肤黏膜苍白是最常见的具有特异性的体征，须注意环境温度、个人皮肤色素及水肿等因素会影响皮肤颜色，一般以观察甲床、口腔黏膜、睑结膜和舌质较为可靠。发生机制主要是贫血时人体通过神经体液调节引起有效血容量重新分布，重要器官（如脑、心、肾、肝、肺等）供血相对增多，次要器官（如皮肤、黏膜）供血减少；另外由于单位体积内红细胞及血红蛋白减少，也会引起皮肤黏膜颜色变淡。贫血时皮肤黏膜亦可粗糙、缺少光泽，甚至形成溃疡，除与贫血的原发病有关外，还与贫血导致皮肤、黏膜供血减少和营养不足有关。

（二）中枢神经系统

常见症状为头晕、头痛、耳鸣、眼花、嗜睡、注意力不集中、意识模糊等，与贫血导致脑组织缺氧有关。但这些症状并非贫血的特异性表现。

（三）呼吸系统

由于人体有一定的代偿适应能力，轻度贫血时在平静状态下呼吸次数可能不增加，活动后机体处于低氧及高二氧化碳状态，刺激呼吸中枢，引起呼吸加深加快。重度贫血，即使平静状态也可能有气短、呼吸加快。

（四）循环系统

最常见症状为体力活动后心悸、气短，检查可发现脉搏加快、脉压增宽，随着时间及贫血程度的加重，心脏超负荷工作且供血不足可导致贫血性心脏病，体检于心尖部或心底可闻及收缩期杂音，重者可有心脏扩大、心力衰竭，心电图可显示低电压、ST 段下降、T 波低平或倒置。这些表现受心脏原有情况的影响，贫血性心脏病本身引起的表现多为可逆性改变，贫血纠正后单纯由贫血所致的心脏扩大、心脏杂音、心电图改变以及心力衰竭等，大多可消失。

（五）消化系统

常见症状为食欲减退、恶心、腹部胀满和便秘等，为消化功能减低、消化不良所致。贫血严重时可有轻度肝大，溶血性贫血时可有黄疸及脾大，缺铁性贫血可有吞咽异物感、异食癖，巨幼细胞贫血可引起牛肉舌、镜面舌、舌乳头萎缩、舌炎等。

（六）泌尿生殖系统

严重贫血患者有多尿、尿比重降低和微量蛋白尿，贫血尚可加重患者原有肾功能损害而诱发氮质血症，贫血纠正后可得以改善。贫血引起闭经和月经过少者较多见，男性患者偶有性功能减退。

【实验室检查】

实验室检查在贫血的诊断中占相当重要的地位，可借此评价贫血的程度和确定贫血的性质。

1. 常规检查　包括血红蛋白浓度、红细胞计数、血细胞比容、网织红细胞计数、血液涂片、骨髓象。最好在输血和药物治疗前进行骨髓检查。

2. 特殊检查　用以确定贫血类型，可根据情况选用，如血清铁、铁蛋白测定、血红蛋白电泳、抗人球蛋白试验、酸溶血试验等。

3. 其他检查　根据患者的不同情况选择检查项目，包括尿常规、肝肾功能、有关生化、免疫学等检查；必要时需采用组织学检查、大便潜血试验、肺部或骨骼的影像学检查、纤维内镜检查等以确定贫血的病因。

【诊断】

贫血的诊断包括了解贫血的程度、类型及查明贫血的原因，贫血的病因诊断最为重要。对于贫血的诊断必须详细地询问病史，包括现病史、既往史、家族史、营养史、月经史、生育史及危险因素暴露史，仔细进行体格检查及必要的实验室检查。

【治疗】

1. 病因治疗　消除贫血的病因是治疗贫血的首要原则。贫血病因的性质决定了贫血的治疗效果。

2. 药物治疗　病因不明时不要急于投药，否则反而会使情况复杂化，造成诊断上的困难。常用治疗贫血的药物有铁剂、叶酸和维生素 B_{12}、糖皮质激素、雄激素、环孢素 A、促红细胞生成素（EPO）等。

3. 输血　输血能迅速减轻或纠正贫血，是对症治疗的主要措施。由于输血可能引起的各种不良反应及传播疾病的危险，必须严格掌握输血的适应证。在急性大量失血时，输全血或红细胞及血浆可迅速恢复血容量及纠正贫血。对慢性贫血有明显症状者，输血可减轻症状，由于血容量正常，提倡红细胞成分输血。但是长期大量输血有铁负荷过重出现继发性血色病之虑，故慢性难治性贫血尽量采用少量多次输血。

4. 脾切除　脾是破坏红细胞的主要场所，与抗体的产生也有关系。对于脾功能亢进所致的贫血、遗传性球形红细胞增多症，脾切除有显著疗效，为首选治疗措施。温抗体型自身免疫性溶血性贫血，用肾上腺皮质激素治疗无效，脾切除也有一定疗效。

5. 造血干细胞移植　造血干细胞移植主要用于重型再生障碍性贫血，也用于部分重型珠蛋白生成障碍性贫血和骨髓增生异常综合征患者。由于移植要求技术条件高，患者年龄不超过 45 岁，需要有 HLA 配型相合供髓者，且医药费用昂贵，限制了其广泛应用，目前尚难以普遍开展。

第二节　缺铁性贫血

缺铁性贫血（iron deficiency anemia，IDA）是指体内贮存铁消耗殆尽，不能满足正常红细胞生成的需要而发生的贫血。是最常见的一种贫血，其特点为小细胞低色素性贫血。IDA 是铁缺乏的最终阶段。本病多见于育龄妇女、孕妇、婴幼儿及儿童。

【铁的代谢】

铁是人体必需的微量元素，存在于所有的细胞内，正常人体内铁的总量为 3～5g（成年男性约为 50mg/kg，女性约为 40mg/kg）。铁的来源包括内源性、外源性两种，内源性的铁是自身红细胞破坏后，血红蛋白分解释放出的铁被重新利用，是铁的主要来源；外源性的铁来自食物中的铁，每日由食物提供的铁量 0.5～1.5mg。铁吸收的主要部位是十二指肠和空肠上段，当缺铁时，空肠远端也可以吸收，铁以二价离子形式被吸收；铁被吸收后与血浆转铁蛋白结合被输送到骨髓的幼红细胞，通过细胞膜的转铁蛋白受体将铁转入幼红细胞内，铁被线粒体摄取，并与原卟啉结合成血红素，再与珠蛋白结合成血红蛋白。未被利用的铁以小粒形式贮存于胞浆中，可被亚铁氰化钾染成蓝色，这种幼红细胞称铁粒幼细胞；铁以铁蛋白和含铁血黄素的形式贮存于单核-巨噬细胞系统中，正常男性的贮存铁约为 1000mg，女性仅为 300～400mg，机体对铁的需要增加时或铁丢失时即动用贮存铁；铁主要通过脱落的胃肠道、泌尿道和皮肤上皮细胞排泄，少量通过尿、汗液排泄，哺乳妇女还可通过乳汁排出，每日排泄铁量为 0.5～1mg，与铁的每日吸收量保持平衡。

【病因】

（一）铁丢失过多

慢性失血是缺铁性贫血最主要的原因。尤以胃肠道慢性失血和月经过多多见：①慢性胃肠道失血：如消化性溃疡、痔疮、胃肠道肿瘤、息肉等引起出血；②月经过多：如宫内放置节育环、子宫肌瘤、月经失调等妇产科疾病；③咯血及肺泡出血：肺结核、支气管扩张、肺癌等呼吸道疾病；④尿中丢失：反复血尿、血红蛋白尿（阵发性睡眠性血红蛋白尿症、人工心脏瓣膜、行军性血红蛋白尿症）等；⑤其他：如多次献血、慢性肾衰竭血液透析等。

（二）铁需要量增加而摄入不足

多见于婴幼儿、青少年、妊娠及哺乳期妇女。如婴儿喂养不当，8 个月以上的婴儿未能及时增加辅食；儿童成长迅速，需铁量增加；育龄妇女，由于月经、妊娠、哺乳等生理情况，铁需要量增加；青少年偏食未能及时补充满足需要而导致缺铁性贫血。

（三）铁吸收障碍

胃切除及胃空肠吻合术后，食物不经过十二指肠而影响铁吸收，久之引起缺铁；胃酸缺乏或慢性腹泻使铁吸收不良发生缺铁性贫血。长期进食植物性食物，由于含铁量低且吸收率低而导致缺铁；嗜饮浓茶也影响铁的吸收。

【临床表现】

缺铁性贫血的临床表现是由贫血、组织缺铁及发生缺铁的基础疾病及缺铁引起的特殊表现所组成。

（一）贫血表现

缺铁性贫血一般起病隐匿，症状进展缓慢，早期多无症状，贫血发展到一定程度时才出现贫血症状。常见贫血表现有皮肤及黏膜苍白、疲乏、头晕、心悸、气促、眼花耳鸣等。

（二）缺铁原发病的表现

如消化性溃疡、肿瘤所致的腹痛、黑便、血便和消瘦等，妇女月经过多，血管内溶血的血红蛋白尿。

（三）缺铁的特殊表现

由于缺铁时细胞内含铁酶活性下降，常引起一些特殊表现，包括：①黏膜组织改变：舌炎、口角炎、萎缩性胃炎、胃酸缺乏、吞咽困难等。②皮肤干燥、毛发脱落、指甲扁平、匙状甲等。③神经系统：头痛、精神行为异常，如兴奋、烦躁、易激动、注意力不集中、异食癖等。异食癖是缺铁的特殊表现，也可能是缺铁的原因，其发生机制不清楚。患者常控制不住地进食一种“食物”，如冰块、黏土等，补铁治疗后可消失。

【实验室检查】

1. 血常规　呈小细胞低色素性贫血的特点。MCV＜80fl，平均红细胞血红蛋白量（MCH）＜27pg，MCHC＜32％。血涂片见红细胞大小不等，中心浅染区扩大。网织红细胞计数大多正常或轻度增加。白细胞、血小板计数正常或轻度减少。

2. 骨髓检查　骨髓涂片见增生活跃。幼红细胞数量增多，早幼红细胞和中幼红细胞比例增高，染色质颗粒致密，胞浆少。粒细胞系统和巨核系统常正常。骨髓涂片铁染色示铁粒幼细胞即细胞内铁极少或者消失，细胞外铁也缺少。

3. 生化检查

（1）血清铁及转铁蛋白饱和度测定：血清铁降低（＜8.95μmol/L 或 50μg/dl），总铁结合力增高（＞64.44μmol/L 或 360μg/dl），转铁蛋白饱和度降低（＜15％）。

（2）铁蛋白测定：缺铁时血清铁蛋白降低（＜12μg/L）。

（3）红细胞游离原卟啉（FEP）测定：FEP 的增高表示血红素的合成有障碍。缺铁或铁利用障碍（如慢性疾病）时，FEP 都会增高（FEP/Hb＞4.5μg/gHb）。

【诊断】

应包括缺铁性贫血的诊断及明确缺铁性贫血的病因或原发病。

缺铁性贫血的诊断要点：①有导致缺铁的病因和临床表现；②有小细胞低色素性贫血的特点；③铁缺乏的实验室检查依据，如血清铁、铁蛋白降低，总铁结合力、红细胞内游离原卟啉增高，骨髓细胞内、外铁减少或消失等；④铁剂治疗有效。

在缺铁性贫血明确后，需进一步明确缺铁性贫血的病因或原发病，缺铁性贫血才可能根治。有时缺铁性贫血的病因或原发病比贫血更为严重，如胃肠道肿瘤、慢性消化道失血引起的缺铁性贫血，应行胃肠道 X 线或胃镜检查。月经过多的妇女应检查有无妇科疾病。

【鉴别诊断】

主要与其他小细胞性贫血相鉴别。

1. 慢性病性贫血　慢性感染、慢性炎症或肿瘤等引起的铁代谢异常性贫血。呈小细胞低色素性贫血，由于慢性疾病时单核-巨噬细胞系统对铁的摄取速度增加，而释放到血液循环的铁减少，故表现为血清铁蛋白和骨髓铁染色时的细胞外铁增高，而血清铁减少，总铁结合力降低。

2. 铁粒幼细胞贫血　红细胞利用铁障碍而引起的小细胞低色素性贫血，由于铁不能被利用，血红素合成减少，非血红素铁在环核分布的线粒体内积存，骨髓铁染色铁粒幼细胞增多。出现环状铁粒幼细胞。骨髓小粒含铁血黄素颗粒增多。实验室检查血清铁升高，铁饱和度增高，血清铁蛋白升高。

3. 珠蛋白生成障碍性贫血　珠蛋白合成障碍致使血红蛋白合成减少而出现小细胞低色素性贫血，故没有铁缺乏的实验指标，但常有家族史，血片中可见多数靶形红细胞、血红蛋白电泳常有异常。由于异常血红蛋白引起的溶血，患者表现溶血性贫血的特点。血清铁、铁蛋白和骨髓铁均增高。

【治疗】

治疗原则必须包括病因治疗和补铁治疗两个方面。

（一）病因治疗

缺铁性贫血的治疗只有根治原发病才能取得满意的疗效和防止复发。应尽可能除去导致缺铁的病因。

（二）补铁治疗

在根治原发病的基础上，施以铁剂治疗均可获得满意的效果。铁剂有无机铁和有机铁两类。无机铁如硫酸亚铁，有机铁如右旋糖酐铁、山梨醇铁、琥珀酸亚铁、葡萄糖酸亚铁、富马酸亚铁等。有机铁不良反应较无机铁小且吸收好。

1. 口服铁剂　铁剂的补充以口服铁剂为首选。口服铁剂中亚铁化合物都有效，每天口服元素铁 150～200mg 即可。常用药有硫酸亚铁 0.3g（含元素铁 60mg），富马酸亚铁 0.2g（含元素铁 70mg），琥珀酸亚铁 0.2g（含元素铁 70mg）等。口服铁剂常引起胃灼热、恶心、腹泻等胃肠道症状，可考虑进餐后或进餐时服药。茶水、牛奶、碱性药物如氢氧化铝等均影响铁的吸收，应避免与铁剂同服。维生素 C 与肉类食物可促进铁剂吸收。铁剂治疗后最早发生的治疗反应是自觉症状的迅速改善，实验室检查中最早出现的是网织红细胞升高，常于用药后第 7 天左右达高峰，血红蛋白升高需 2 周，完全正常约需 2 个月。在血红蛋白恢复正常后，应以小剂量铁剂继续治疗 3～6 个月，以便补充足够的贮存铁，防止复发。

2. 注射铁剂　常用的是右旋糖酐铁或山梨醇铁深部肌内注射。用药总剂量的计算方法是：所需补充铁（mg）=［需达到的 Hb－患者 Hb（g/L）］×体重（kg）×3。首次注射量为 50mg，如无不良反应，第 2 次增加到 100mg，以后每周注射 2～3 次，直至总需要量。

由于注射用铁剂可引起局部疼痛、发黑、淋巴结肿痛、头痛、发热、关节疼痛、荨麻疹等过敏反应，甚至偶发过敏性休克等副作用，注射时应有急救设备。应严格掌握适应证。

【预防】

1. 积极防治各种导致慢性失血的原发疾病

2. 合理安排膳食　各种食物中铁的含量及生物利用率不同，肉食中不仅血红素铁含量高，其利用率也高，植物性食物中铁含量低，浓茶能抑制铁的吸收，均应合理安排。

3. 应用铁强化食品　用铁强化面粉、食盐、酱油等主副食，提高食物铁的含量，对大面积预防缺铁性贫血有一定作用。

4. 预防用药　对妊娠后期及哺乳期妇女可给予小量铁剂口服。

第三节　巨幼细胞贫血

巨幼细胞贫血（megaloblastic anemia，MA）是由于叶酸和（或）维生素 B_{12} 缺乏致细胞 DNA 合成障碍而形成的大细胞性贫血。其特点是骨髓造血细胞的细胞核发育障碍，与细胞质成熟不同步，其结果是形成了形态及功能均异常的细胞，即细胞的巨幼变。由于骨髓红细胞、粒细胞和巨核细胞及增殖快的细胞如消化道上皮细胞均可受累，可表现为全血细胞减少及胃肠道症状。维生素 B_{12} 缺乏者还可有各种神经系统和精神方面的异常。在我国，因叶酸缺乏所致的巨幼细胞贫血较为多见；维生素 B_{12} 缺乏者较少，恶性贫血极为罕见。

【病因及发病机制】

（一）病因

巨幼细胞贫血的病因是由于叶酸或（和）维生素 B_{12} 缺乏。

1. 叶酸缺乏的原因　叶酸属维生素 B 族。新鲜蔬菜、水果、肉类食物中含量多。叶酸在人体内存量为 5～20mg，约 1/2 在肝。每日需量 200～400μg。食物中的叶酸烹饪时间过长可损失 50%～90%。叶酸土要随尿及粪便排出，排出量 2～5μg/d。

①摄入不足：食物中叶酸含量太少所致；食物加工不当，如过度加热烹煮或腌制蔬菜均可使叶酸损失；偏食如食蔬菜、肉蛋类少；乙醇可干扰叶酸的代谢，酗酒者常会有叶酸缺乏；②需要量增加：生长发育期的儿童、孕妇、哺乳期妇女，慢性原发溶血及慢性感染、甲状腺功能亢进症、肿瘤等消耗性疾病患者，叶酸需要量都会增加，如补充不足可致叶酸缺乏；③吸收障碍：小肠炎症、乳糜泻、胃切除、小肠切除等均可导致叶酸吸收不良；④利用障碍：叶酸拮抗剂如氨甲蝶呤、苯妥英钠、异烟肼、环丝氨酸等均可能影响叶酸的吸收。

2. 维生素 B_{12} 缺乏的原因　维生素 B_{12} 在人体以甲基钴胺素的形式存在于血浆中。不存在于植物中，动物性食物含量丰富，人体内维生素 B_{12} 的储量为 2～5mg，其中 50%～90% 在肝内储存。每日需要 3μg，维生素 B_{12} 经粪便及尿排出体外。

（1）摄入减少：绝对素食者维生素 B_{12} 摄入减少。常需较长时间（10～15 年）才出现贫血。

（2）吸收障碍：为维生素 B_{12} 缺乏最常见的原因。①内因子缺乏：常见于胃部疾病或手术、胃黏膜萎缩、恶性贫血患者；②回肠疾病如回肠炎及手术均影响维生素 B_{12} 的吸收；③严重的胰腺外分泌不足易导致维生素 B_{12} 吸收不良；④肠道细菌或寄生虫大量繁殖消耗维生素 B_{12}；⑤药物影响：如对氨基水杨酸、二甲双胍等。

（3）利用障碍：先天性钴胺素传递蛋白Ⅱ缺乏引起维生素 B_{12} 输送障碍。

（二）发病机制

叶酸和维生素 B_{12} 都是核酸代谢不可缺少的辅酶。正常情况下细胞分裂时，核的 DNA 必须增加至 2 倍，当叶酸或维生素 B_{12} 缺乏时，幼红细胞内 DNA 的合成速度减慢，但胞浆 RNA 合成不受影响，因此细胞中的 RNA/DNA 比值增加，因而出现细胞核浆发育不平衡，核发育落后，核染色质疏松，胞浆增多而致细胞出现巨大改变。这种改变以红细胞系统最明显，白细胞和血小板也有相应的变化。

在丙酸分解代谢过程中，甲基丙二酰辅酶 A 转化为琥珀酰辅酶 A，需有维生素 B_{12} 参与，当维生素 B_{12} 缺乏时，上述作用受影响，血中甲基丙二酰辅酶 A 增多，这种物质可直接损害神经系统引起相应的临床表现。

【临床表现】

（一）贫血

起病缓慢，特别是维生素 B_{12} 缺乏者，逐渐发生皮肤苍白、疲乏、头晕、劳动后心慌气短等贫血表现。由于叶酸和（或）维生素 B_{12} 缺乏使细胞 DNA 合成障碍，红细胞进入分裂期之前便在骨髓内衰亡，即骨髓内溶血，亦称原位溶血，同时巨型红细胞生存期缩短，故少数患者可有轻度黄疸。

（二）消化系统症状

因胃肠道黏膜萎缩及功能紊乱可致食欲不振、消化不良、大便次数增多、糊状粪便。舌炎较常见且反复发作，舌紫红色，呈“牛肉舌”，伴疼痛、舌上皮脱落，使舌面光滑、舌乳头消失、味觉丧失。

（三）神经系统症状

维生素 B_{12} 缺乏者可出现神经系统症状。主要是脊髓后索、侧索和周围神经受损的表现。常见为手足对称性麻木或蚁走等异常感觉，多以下肢明显。脊髓后索病变时出现下肢无力、共济失调、步态不稳、Romberg 征阳性、肌张力和腱反射减退。脊髓侧索病变时则出现严重下肢无力，甚至瘫痪、腱反射亢进、肌张力增高、锥体束征阳性。尚可有妄想、狂躁、嗜睡、抑郁等精神症状。

【实验室检查】

1. 血常规　呈大细胞性贫血的特点。MCV、MCH 升高，MCHC 正常。血涂片可见红细胞大小不等和大卵圆形红细胞为主。白细胞计数可减少，中性粒细胞分叶过多（5 叶核占 5%以上或出现 6 叶以上核）。血小板计数也可减少并有形态异常。网织红细胞数正常或轻度增多。

2. 骨髓检查　骨髓增生活跃或明显活跃，以红系细胞最为显著。各系细胞均可见到“巨幼变”，细胞体积增大，核发育明显落后于胞浆（即核幼浆老）。巨核细胞亦可见体积增大及分叶过多。骨髓铁染色增多。

3. 生化检查　血清叶酸及维生素 B_{12} 水平可下降，分别低于 6.81nmol/L（3ng/ml）及低于 74pmol/L（100ng/ml）。部分患者血清胆红素轻度增高。

【诊断】

本病的诊断要点：①有造成叶酸和（或）维生素 B_{12} 缺乏的因素；②贫血伴有舌炎、神经系统症状等典型临床表现；③大细胞性贫血伴白细胞和（或）血小板减少，中性粒细胞分叶过多；④骨髓呈现典型的“巨幼变”；⑤血清叶酸和（或）维生素 B_{12} 水平测定减少；⑥无条件测定叶酸、维生素 B_{12} 水平时可予诊断性治疗。叶酸和（或）维生素 B_{12} 治疗一周左右网织红细胞上升应考虑叶酸或维生素 B_{12} 缺乏。

【鉴别诊断】

本病表现轻度黄疸时应与溶血性贫血鉴别，表现全血细胞减少时应与骨髓增生异常综合征及其他大细胞性贫血鉴别。

1. 骨髓增生异常综合征　患者有血细胞减少及相应临床表现，骨髓中两系以上的病态造血，细胞遗传学异常。鉴别困难时可应用试验治疗，巨幼细胞贫血可获得良好疗效。而骨髓增生异常综合征无效。

2. 溶血性贫血　患者表现贫血、黄疸、脾大，可有浓茶色尿及酱油色尿。血常规网织红细胞明显升高，生化检查间接胆红素升高。

【治疗】

（一）原发病的治疗

治疗基础疾病，去除病因，合理膳食，增加营养。

（二）补充缺乏的营养物质

叶酸 5～10mg，口服，每日 3 次。维生素 B_{12} 肌内注射，500μg 每周 2 次或 200μg 隔日 1 次。给药后骨髓巨幼红细胞迅速转变为正常幼红细胞，48～72h 即基本恢复正常。治疗后 5～7 天网织红细胞升高，1 周左右达高峰，随后红细胞、血红蛋白上升，白细胞和血小板也恢复正常。血红蛋白 1～2 个月内恢复正常。待贫血症状完全消失、血红蛋白恢复正常时可停药。

若有神经系统表现，维生素 B_{12} 治疗维持半年至一年。如为恶性贫血，维生素 B_{12} 治疗维持终身。对同时有叶酸、维生素 B_{12} 缺乏者不能单用叶酸治疗，否则会加重神经系统症状。

重症病例可能合并缺铁，应适当补充铁剂。严重病例在治疗后 RBC 恢复迅速，K^+ 进入新形成的细胞，出现低血钾，应警惕其发生并注意补钾。

【预防】

加强营养知识教育，纠正偏食及不恰当的烹调习惯。特别是对需要量增多的生长发育期的儿童、孕妇、哺乳期妇女，以及有慢性溶血疾病、慢性炎症、感染及恶性肿瘤等患者，应予补充叶酸、维生素 B_{12}。

第四节　再生障碍性贫血

再生障碍性贫血（aplastic anemia，AA）简称再障，是多种病因引起的骨髓造血功能衰竭。临床表现为骨髓造血功能低下，外周血全血细胞减少。以进行性贫血、出血及感染为特点。

中国发病率为 0.74/10 万。再障可发生于任何年龄段。呈现两个高峰，分别为中青年和老年。无性别差异。

【病因】

（一）药物与化学物质

药物是最常见的致病因素。能够引起再障的药物种类甚多，有些是与剂量有关的，如氮芥、氨甲蝶呤、柔红霉素、阿霉素等抗肿瘤药在药物达到一定剂量时引起骨髓抑制，一般是可逆性的；有些药物致再障与其剂量关系不大，而与个体敏感性有关，如氯（合）霉素引起的再障（有的与剂量有关，有的是过敏反应，与剂量关系不大）。能引起再障的药物还有磺胺、三甲双酮、甲巯咪唑（他巴唑）、氨基比林、氯丙嗪、异烟肼等。在化学物质中能引起再障的有苯、有机砷、染发剂、有机溶剂等，其中以苯及其衍生物最多见。

（二）物理因素

X 线、放射性核素等，与接触剂量有关。

（三）生物因素

病毒性肝炎、EB 病毒、微小病毒 B_{19} 及各种严重感染等均有可能引起再障。

约半数以上的患者找不到明确的病因。

【发病机制】

再障的发病机制目前尚不完全清楚，目前认为与以下几方面有关。

1. 造血干细胞数量的减少和内在缺陷　大量研究表明再障患者骨髓中造血干细胞数量明显减少，细胞集落形成能力显著降低，而且出现 DNA 修复能力降低，有克隆性细胞遗传性异常等，提示造血干细胞本身可能存在缺陷。

2. 造血微环境支持功能缺陷　造血微环境包括基质细胞及其分泌的细胞因子，起支持造血细胞增殖及促进各种细胞生长发育的作用。研究发现，再障患者骨髓基质细胞萎缩、脂肪化和成纤维细胞集落形成单位（CFU－F）减少，提示造血微环境在再障的发病中起一定作用。

3. 异常免疫反应损伤造血干细胞　再障患者经免疫抑制剂治疗后其自身造血功能可以

得到改善，异基因造血干细胞移植治疗需要免疫抑制剂做预处理才能植活。此为异常免疫反应损伤造血干细胞的直接证据。

4. 遗传倾向　再障患者常有 HLA－DR2 抗原连锁的倾向，患者家属中常有造血祖细胞增殖能力明显降低，并可见家族性再障。

近年来，多数学者认为再障的主要发病机制是免疫异常，造血微环境与造血干祖细胞量的改变是异常免疫损伤所致。

【临床表现】

主要临床表现为贫血、出血和感染。临床表现的轻重取决于血红蛋白、白细胞、血小板减少的程度，也与临床类型有关。贫血往往是首发和主要表现，常表现为乏力、头晕、活动后心悸、面色苍白；出血以皮肤、黏膜为主，女性易有月经过多，严重者出现内脏出血，危及生命；多数患者有感染，以呼吸道感染最多见，其次为消化道、泌尿系统、皮肤黏膜感染，严重时发生败血症。感染和出血是患者死亡的主要原因。

【实验室检查】

1. 血常规　全血细胞减少，呈正细胞正色素性贫血，淋巴细胞比例相对增多，网织红细胞计数降低。重型再障全血细胞降低程度更为严重。

2. 骨髓检查　多部位骨髓穿刺呈增生减低，粒系、红系明显减少，巨核细胞不易找到，淋巴细胞、组织细胞、浆细胞、嗜碱性粒细胞等非造血细胞相对增多，骨髓小粒空虚。可见较多脂肪细胞。重型再障多部位骨髓增生重度减低。

骨髓活检：红骨髓明显减少，被脂肪组织替代，并可见组织细胞、淋巴细胞、浆细胞、嗜碱性粒细胞分布在间质中。

【诊断】

再障的诊断标准：①全血细胞减少，淋巴细胞相对增多，网织红细胞减少；②骨髓至少一部位增生减低或重度减低（如增生活跃，须有巨核细胞明显减少及淋巴细胞相对增多），骨髓小粒非造血细胞增多（有条件者应行骨髓活检，显示造血组织减少，脂肪组织增加）；③能除外引起全血细胞减少的其他疾病。

重型再障的诊断标准：①网织红细胞＜1%，绝对值$<15\times10^9/L$；②中性粒细胞$<0.5\times10^9/L$；③血小板$<20\times10^9/L$；④多部位骨髓（包括胸骨骨髓）增生重度减低。

根据发病情况可以分为急性和慢性型。

【鉴别诊断】

1. 阵发性睡眠性血红蛋白尿症（PNH）　本病因慢性持续性血管内溶血而致慢性贫血，可表现全血细胞减少，如无血红蛋白尿发作应与再障鉴别，尤其是有些病例骨髓增生低下更似再障。但 PNH 时 Ham 试验、糖水试验、尿含铁血黄素试验、微量补体溶血试验阳性可资鉴别。骨髓及外周血可发现 $CD55^-$、$CD59^-$各系细胞。

2. 骨髓增生异常综合征（MDS）　MDS 是一组起源于造血干细胞的血液系统疾病，以骨髓血细胞病态造血、易向急性白血病转化为特征。临床表现以难治性贫血为主，常有全血细胞减少。老年人发病率高。40%～70%的 MDS 有染色体核型异常，骨髓象示增生活跃且两系以上细胞有病态造血现象，可与再障区别。

3. 恶性组织细胞病　本病全血细胞减少，常有高热、出血严重，类似于急性再障，但本病非感染性发热，进行性衰竭，肝、脾淋巴结肿大，黄疸，骨髓中有异常组织细胞可资鉴别。

4. 急性造血功能停滞　本病常发生在感染、溶血性贫血患者中，表现全血细胞，尤其红细胞急剧下降，网织红细胞下降，骨髓三系造血细胞减少，与重型再障Ⅰ型酷似，但骨髓于片尾可见巨大原始红细胞，病情自限性，约 1 个月可自然恢复。

【治疗】

继发性再障尽可能去除病因，脱离危险因素。

治疗原则包括支持治疗及针对性目标治疗两部分。

（一）支持治疗

1. 预防控制感染　血象过低（中性粒细胞$<0.5\times10^9$/L）时，应采取保护隔离，避免出血，避免接触危险因素。针对感染应用广谱抗菌药物治疗；同时取可疑感染部位分泌物或血、尿、便等行细菌培养及药物敏感试验，根据培养结果选用敏感抗菌药物；注意真菌感染。

2. 纠正贫血　在血红蛋白$<$60g/L、患者对贫血耐受差时可输血治疗，最好输去白红细胞治疗。

3. 控制出血　血小板$<10\times10^9$/L，或有脏器出血如颅内、消化道、泌尿系出血等应输注血小板，应用止血药物治疗。

（二）目标治疗

再生障碍性贫血治疗手段主要是异基因造血干细胞移植和免疫抑制治疗。

1. 造血干细胞移植　适用于年龄小于 30 岁，无特殊禁忌证、有合适供者的重型再障，有效率达到 60%～80%。移植排斥和移植物抗宿主病（GVHD）是阻碍造血干细胞疗效进一步提高的最主要因素。

2. 免疫抑制治疗　无 HLA 相合同胞供者，或者年龄偏大的重型再障患者，免疫抑制治疗是一线治疗方案。抗胸腺细胞球蛋白（ATG）联合环孢素 A（CsA）被认为是现今重型再障免疫抑制治疗的标准方案。ATG 用量根据不同动物来源略有不同，来源马者为 10～15mg/(kg·d)，来源于兔者 3～5mg/(kg·d)，静脉注射，疗程 4～5 天。注意事项：用药前应行过敏试验；用药过程中用糖皮质激素预防治疗过敏反应；静脉滴注 ATG 不要过快，每日剂量应维持 12～16h。CsA 的治疗剂量为 3～6mg/（kg·d），疗程一般 1 年以上，注意用药个体化及药物不良反应有主要不良反应有高血压、肝肾功能损害、多毛、齿龈增生、消化道反应等。

3. 促造血治疗　非重型再生障碍性贫血，采用雄激素和（或）环孢素早期治疗干预，可使其病情稳定。雄激素常用制剂有丙酸睾酮，每日 100mg，肌内注射；司坦唑醇（康力龙）2mg，每日 3 次口服；十一酸睾酮（安雄）40～80mg，每日 3 次口服；达那唑 0.2g，每日 3 次口服。这些口服药易发生肝功能损害，使用时应定期检查肝功能。造血细胞因子适用于全部再障患者，包括重组人促粒系集落刺激因子（G－CSF）5μg/(kg·d)、重组人促红细胞生成素（EPO）50～100U/(kg·d)。

4. 中医中药　中医药对治疗慢性再障疗效较好，中西医结合治疗有效率可达 54.3%～85.5%，但远期疗效较差，故主张疗程不应少于 3～6 个月。

【预后】

骨髓衰竭的程度、患者年龄、治疗方法及治疗早晚等均影响预后。重型再障死亡率高，大多数于起病后数月至 1 年内死于颅内出血和（或）严重感染，以往病死率高达 90%，近十年治疗方案改进，预后明显改善，但仍约 1/3 患者死于感染或出血。慢性再障治疗后约 80%的患者病情缓解，少数患者能恢复正常而治愈。

第五节 溶血性贫血

溶血性贫血（hemolytic anemia，HA）是指红细胞破坏加速，超过骨髓造血功能的代偿能力而发生的贫血。特点为贫血、黄疸、脾大、网织红细胞升高、骨髓红系统显著增多。由于正常骨髓代偿能力甚强，可增至正常水平的6～8倍，溶血发生而骨髓能够代偿时可以不出现贫血，称溶血性疾病。

【病因和分类】

根据发病机制、红细胞破坏原因，可将溶血性贫血分为两大类：

（一）红细胞内在缺陷

1. 红细胞膜异常

（1）遗传性红细胞膜异常：如遗传性球形细胞增多症、遗传性椭圆形细胞增多症等。

（2）获得性红细胞膜异常：如阵发性睡眠性血红蛋白尿症。

2. 红细胞酶异常　如葡萄糖-6-磷酸脱氢酶缺乏、丙酮酸激酶缺乏等。

3. 血红蛋白异常

（1）珠蛋白链合成量或质的异常：如海洋性贫血、血红蛋白病等。

（2）血红素异常：如卟啉病、铅中毒。

（二）红细胞外在因素

1. 免疫因素

（1）自身免疫性溶血性贫血：温抗体型或冷抗体型溶血性贫血。

（2）同种免疫性溶血性贫血：新生儿同种免疫性溶血病、血型不合输血后溶血。

（3）药物诱发的免疫性溶血性贫血

2. 机械因素　如人工瓣膜、心脏瓣膜病后溶血性贫血，微血管病性溶血性贫血如DIC、行军性血红蛋白尿症等。

3. 生物因素　如疟原虫、产气荚膜杆菌感染、溶血性蛇毒等。

4. 理化因素　大面积烧伤，苯、苯肼、铅、铜、亚硝酸盐类等中毒。

5. 脾功能亢进

根据红细胞破坏场所可分为血管内溶血和血管外溶血。

【发病机制】

保持红细胞的可变性、柔韧性及稳定性，有赖于红细胞膜的结构和功能、红细胞内酶和能量代谢以及血红蛋白结构正常。三者中任何一方发生异常均可使红细胞的完整性受损而发生溶血。

1. 红细胞膜异常

（1）红细胞膜化学成分改变：红细胞膜功能及可塑性与化学成分有关，红细胞膜由膜蛋白质（包括收缩蛋白、肌动蛋白、锚蛋白及各种酶等）、膜脂质及附在膜上的巯基组成，上述生化物质异常时，可使膜的性能发生变化，致使红细胞易于破坏。

（2）红细胞失去可塑性：红细胞膜缺陷，使红细胞形态发生改变，红细胞表面积/体积之比减少，可塑性差，红细胞易滞留在脾中而被破坏。

（3）红细胞膜通透性改变：红细胞膜如有缺陷，钠离子的通透性增加，钠离子进入红细胞速度加快，量亦增多，引起红细胞渗透性膨胀而致溶血。

（4）红细胞吸附凝集抗体、不完全抗体及补体等，损伤红细胞膜，使红细胞易在血管内发生溶血或易被单核-吞噬细胞系统破坏。

2. 红细胞内酶异常　红细胞为维持正常功能，必须通过糖代谢获取能量。其能量来源主要通过无氧糖酵解和磷酸己糖旁路两种途径产生，主要有6-磷酸葡萄糖脱氢酶、丙酮酸激酶、己糖激酶、谷胱甘肽还原酶等参与。若有关酶缺陷，则引起红细胞能量代谢异常而导致溶血。

3. 血红蛋白异常　由于血红蛋白分子结构的异常（如HbS等），使分子间易发生聚集或形成结晶，导致红细胞硬度增加，变形性差，易发生破坏而溶血。

4. 物理和机械因素　大面积烧伤，可使红细胞变成球形，易被破坏。人工心脏瓣膜安置、人造血管等对红细胞产生机械性损伤。

【临床表现】

溶血性贫血的临床表现可因溶血的原因、程度、部位及发生的急缓，分为急性和慢性两种。

（一）急性溶血

急性溶血性贫血时，可在短期内大量血管内溶血。起病急骤、寒战、高热、气促、恶心、呕吐、腹痛、腰背痛等，苍白和黄疸均较显著，可有血红蛋白尿。贫血严重者可因缺氧引起呼吸急促、心率加快、烦躁不安，甚至心力衰竭、休克、昏迷、急性肾衰竭等。在急性溶血过程中尚可突然发生急性骨髓功能衰竭，表现为网织红细胞极度减少，贫血急剧加重，称再生障碍性危象。

（二）慢性溶血

慢性溶血以血管外溶血多见。起病缓慢，患者常有贫血、黄疸及肝、脾大三大特点。是否出现黄疸与溶血的程度和肝处理胆红素的能力有关，一般可有轻度黄疸。贫血和黄疸常因感染而加重。脾大的发生与溶血部位有关，血管外溶血时均有脾大，且病程长者脾大明显。长期慢性溶血可因高胆红素血症并发胆石症和肝功能损害等。

【实验室检查】

（一）红细胞破坏增多的表现

1. 红细胞数及血红蛋白有不同程度的下降，一般呈正细胞正色素性贫血。

2. 血管内溶血检查

（1）游离血红蛋白可升高。

（2）血清结合珠蛋白降低。

（3）血红蛋白尿：尿常规检查时示潜血阳性，尿蛋白阳性，红细胞阴性。

（4）含铁血黄素尿：慢性血管内溶血，尿沉渣镜检发现脱落上皮细胞内有含铁血黄素。

（5）高铁血红蛋白阳性。

3. 血管外溶血检查

（1）胆红素：血管外溶血时总胆红素增高，以非结合胆红素升高为主。慢性中、重度溶血常合并胆结石。

（2）尿常规示尿胆原升高，而尿胆红素阴性；粪胆原升高。

4. 红细胞生存期缩短　用^{51}Cr标记自体红细胞测定其在自体内的生存期，并可结合体表扫描判断红细胞破坏的部位。正常红细胞半寿期$T_{1/2}$（^{51}Cr）为25～30天。

5. 红细胞破坏增多的其他检查

(1) 因红细胞含乳酸脱氢酶较高，血管内溶血时乳酸脱氢酶升高。

(2) 外周血涂片发现破碎红细胞及红细胞碎片，微血管病性溶血性贫血多见。

(二) 红细胞代偿增生的表现

1. 网织红细胞增多，溶血时可达5%～20%，慢性溶血多在10%以下。

2. 周围血可见幼红细胞，主要是晚幼红细胞。严重溶血时亦可见到幼稚粒细胞。

3. 骨髓幼红细胞增生，以中、晚幼红细胞为主，粒红比例降低甚至倒置。

(三) 判断溶血性贫血原因的实验检查

1. 红细胞形态检查　血涂片中大量球形、椭圆形、口形、靶形红细胞见于遗传性溶血性贫血。盔形或破碎红细胞增多，提示微血管病性溶血性贫血。

2. 红细胞渗透脆性试验　正常红细胞在0.38%～0.46%的盐水中开始溶血，于0.30%～0.34%的盐水中完全溶血。球形细胞于0.51%～0.72%的盐水中开始溶血，于0.36%～0.45%的盐水中完全溶血。渗透脆性增加见于遗传性球形红细胞增多症，也见于自身免疫性溶血性贫血。渗透脆性降低见于海洋性贫血、镰状细胞贫血及其他血红蛋白病。

3. 血红蛋白电泳　用于检测异常血红蛋白区带，如β海洋性贫血时 HbA_2和（或）HbF的百分比增高，α海洋性贫血时可见 HbH 或 Hb Barts。

4. 酸溶血试验（Ham 试验）及蔗糖水溶血试验阳性见于 PNH。PNH 骨髓及外周血可发现 $CD55^-$、$CD59^-$各系细胞。

5. 抗人球蛋白试验（Coombs 试验）直接 Coombs 试验阳性提示红细胞膜结合了自身抗体，间接 Coombs 试验阳性提示血浆有游离的自身抗体，表明病情更重。阳性结果见于自身免疫性溶血性贫血。

6. G－6－PD 缺乏的试验　高铁血红蛋白还原率低于75%，荧光斑点试验30min 内不出现荧光。

【诊断】

根据患者有溶血性贫血的临床表现，实验室检查提示有红细胞破坏增多，红细胞寿命缩短及骨髓代偿增生，可作出诊断。在确定溶血性贫血的诊断后应根据病史、临床表现及进一步实验室检查确定溶血的部位、原因和种类。起病缓慢、病程长、有遗传性、脾大者多属血管外溶血；血管内溶血则大多起病急、病程短、无遗传性、无脾大，且有血红蛋白尿、含铁血黄素尿、血红蛋白血症和高铁血红蛋白血症等表现。辅以特殊检查可确定溶血性贫血的类型。

【鉴别诊断】

1. 与其他类型贫血的鉴别　有贫血及网织红细胞增多者，如失血性、缺铁性或巨幼细胞贫血的恢复期。可根据病史及治疗经过的分析，辅以必要实验室检查鉴别。

2. 与其他类型黄疸的鉴别　急性溶血性贫血应与急性黄疸型肝炎鉴别，后者无严重贫血及网织红细胞增高，血清非结合胆红素与结合胆红素均增高，且尿中胆红素阳性，无血红蛋白尿。慢性黄疸又有家族史的遗传性溶血性贫血应与家族性非溶血性黄疸（Gilbert 综合征）鉴别，后者系先天性肝细胞酶的缺陷或肝细胞对胆红素的摄取、转运及排泄障碍所引起，无贫血，也无红细胞破坏增加及代偿增生的特征。

【治疗】

1. 去除病因　如化学药品或药物引起的溶血应立即停药，感染引起溶血及时控制感染，继发于其他疾病的溶血应积极治疗原发病，误输异型血应立即停输等。

2. 肾上腺皮质激素 肾上腺皮质激素为治疗自身免疫性溶血性贫血的首选药物，剂量按泼尼松 1mg/(kg·d) 计算，溶血缓解后逐渐减量至停药。疗程一般为 6 个月左右，若停药过早或减量太快均易导致复发。

3. 免疫抑制剂 对肾上腺皮质激素疗效不佳或需要较大维持剂量的自身免疫性溶血性贫血者可加用环磷酰胺 50mg，每日 2 次，或硫唑嘌呤 50mg，每日 2 次，疗程不超过 3 个月。

4. 输血 虽可暂时改善一般情况，但对自身免疫性溶血性贫血及 PNH，反可加重溶血反应，故应严格掌握输血指征，最好选择洗涤红细胞。

5. 脾切除 对遗传性球形红细胞增多症最有价值，贫血可能永久消失。需要较大剂量（超过 10mg/d）糖皮质激素维持治疗的自身免疫性贫血、丙酮酸激酶缺乏所致的贫血及部分海洋性贫血，脾切除后红细胞寿命延长，贫血将有所减轻。

案例

王某，男，70 岁，乏力 4 个月，加重伴腹痛半个月。患者 4 个月前出现乏力，伴有头晕、心悸，无食欲减退，无上腹部不适，无腰痛，无尿色的改变，无鼻出血，无牙龈渗血，无皮肤出血点，无骨痛。半个月前乏力加重，出现间断性腹部胀痛，伴有呕吐、腹胀、排便次数减少。查体：贫血面容，睑结膜苍白，舌乳头萎缩，胸骨无压痛，腹饱满，右侧腹压痛，可触及包块，肝脾未触及，双下肢无水肿。实验室检查：血常规示 WBC 8.0×10^9/L，HGB 50g/L，PLT 389×10^9/L，MCV 68fl，MCH 25pg，MCHC 210g/L，RET 2.0%。尿常规示蛋白阴性，隐血阴性。便常规潜血阳性。

初步诊断：缺铁性贫血。

问题与思考：

1. 该患者缺铁性贫血的原因是什么？

2. 为什么出现小细胞低色素性贫血？

思考题

1. 全血细胞减少症的鉴别。

2. 血管内溶血和血管外溶血的鉴别。

（张志华 郝长来）

第三章

白细胞减少和粒细胞缺乏症

学习目标

【掌握】

白细胞减少和粒细胞缺乏症的临床表现和诊断。

【熟悉】

白细胞减少和粒细胞缺乏症的病因和治疗常用药物。

【了解】

白细胞减少和粒细胞缺乏症的发病机制。

外周血白细胞持续低于 $4.0\times10^9/L$ 时，称为白细胞减少症（leukopenia）；粒细胞绝对值低于 $2.0\times10^9/L$ 时称粒细胞减少症（granulocytopenia），中性粒细胞绝对值低于 $0.5\times10^9/L$ 时称粒细胞缺乏症（agranulocytosis）。

【病因和发病机制】

（一）粒细胞生成障碍

主要原因有：①恶性肿瘤细胞浸润骨髓，如急性白血病、淋巴瘤和其他恶性肿瘤的骨髓转移，骨髓纤维化引起的全骨髓衰竭；②药物直接作用于骨髓，抑制骨髓粒系细胞的生成，如细胞毒性药物、氯霉素、磺胺类、硫氧嘧啶等（表 6-3-1）；化学物质（如苯）、X 射线及放射性核素等也是通过骨髓抑制引起粒细胞生成减少；③叶酸和维生素 B_{12} 缺乏、蛋白质缺乏、病毒感染等。

表 6-3-1　可导致中性粒细胞减少的常用药物

类别	药物
细胞毒类药	烷化剂、抗代谢药、蒽环类抗生素、长春属类生物碱、拓扑异构酶抑制剂等
解热镇痛药	阿司匹林、氨基比林、安乃近、吲哚美辛、布洛芬等
抗生素	氯霉素、磺胺类、甲硝唑、青霉素及其他β内酰胺类抗生素等
抗结核药	异烟肼、对氨基水杨酸、氨硫脲、利福平、乙胺丁醇等
抗疟药	氯喹、伯氨喹、乙胺嘧啶等
抗甲状腺药	甲硫氧嘧啶、丙硫氧嘧啶、甲巯咪唑等
降血糖药	甲苯磺丁脲、氯磺丙脲等
抗惊厥/癫痫药	苯妥英钠、苯巴比妥、卡马西平等

续表

类别	药物
降压药	利舍平、肼屈嗪、甲基多巴、卡托普利等
抗心律失常药	普鲁卡因胺、奎尼丁、普萘洛尔、盐酸阿普林定（安博律定）等
免疫调节药	硫唑嘌呤、左旋咪唑、吗替麦考酚酯（麦考芬吗乙酯）等
抗精神病药	氯丙嗪、三环类抗抑郁药等

（二）粒细胞破坏过多

免疫病因见于药物通过免疫机制引起粒细胞破坏、自身免疫病（如系统性红斑狼疮）时引起的免疫性粒细胞减少；非免疫病因见于严重细菌感染或败血症，由于中性粒细胞在血液或炎症部位消耗增多，脾功能亢进等。

（三）粒细胞分布异常

巨脾，中性粒细胞滞留于脾内；血液透析时中性粒细胞滞留于肺血管中；过敏性休克、异性蛋白反应、内毒素血症等使粒细胞移向脾或聚集于内脏毛细血管床，即边缘池，致使循环池粒细胞明显减少。

【临床表现】

症状轻重与粒细胞减少的程度、持续时间以及发病原因有关。轻度减少者感染发生率很低，检查血常规时才被发现。中性粒细胞小于 $1.0\times10^9/L$ 时，容易感染；低于 $0.5\times10^9/L$ 时患者处于感染高危状态。尤其是免疫介导的粒细胞缺乏症（粒缺）起病急，常有突然畏寒、寒战、高热、关节痛、极度乏力等全身症状。最常见的感染部位为口腔和咽部，粒缺时这些部位可出现坏死性溃疡。此外，肺、泌尿系、肝、胆以及肛周皮肤发生炎症或脓肿。粒细胞严重缺乏时炎症反应过程消失，易发生败血症或感染性休克。

【实验室检查】

1. 血常规　红细胞计数、血红蛋白和血小板计数多属正常，但因恶性肿瘤细胞浸润骨髓、药物引起骨髓抑制或伴有自身免疫病等可能有不同程度的血小板减少和（或）红细胞减少。白细胞计数均低于 $4.0\times10^9/L$，粒细胞低于 $2.0\times10^9/L$。粒细胞缺乏症时中性粒细胞均低于 $0.5\times10^9/L$，甚至缺如。淋巴和单核细胞有不同程度增多。

2. 骨髓涂片　骨髓象改变因不同的病因而异，可表现为增生低下或代偿性增生活跃。粒细胞系统可呈“成熟障碍”表现，粒细胞缺乏症时，各阶段的粒细胞几乎消失。

3. 其他

（1）血清溶菌酶测定：粒细胞破坏过多时血清溶菌酶升高。

（2）白细胞聚集反应，免疫荧光粒细胞抗体测定。

（3）肾上腺素试验：肾上腺素可使粒细胞自边缘池进入循环池，鉴别假性粒细胞减少症。

【诊断】

本症诊断主要依据白细胞计数与分类，由于白细胞生理性变异较大，必须反复定期检查方能确定。在确定白细胞减少和粒细胞减少后应根据病史、体检、实验室检查结果尽可能作出病因诊断。

【鉴别诊断】

1. 白细胞不增多性白血病　除白细胞减少外，常有贫血、出血、胸骨压痛和肝、脾大等。骨髓象呈典型白血病改变。

2. 再生障碍性贫血 不仅有白细胞和粒细胞减少，同时红细胞和血小板也明显减少，并有进行性贫血，出血倾向明显。骨髓呈明显增生低下，粒系、红系及巨核系细胞均明显减少。

【治疗】

1. 去除病因 如药物引起者，应立即停止接触一切可疑药物；停止接触可疑毒物；感染所致者应积极控制感染；继发于其他疾病者应积极治疗原发病。

2. 感染防治（粒细胞缺乏者极易发生严重感染） 应采取保护性隔离措施，收住隔离室或层流室，以防交叉感染。加强皮肤和口腔护理，先用广谱抗生素，待细菌培养明确病原菌后根据药敏试验再调整用药。若 3～5 天无效，可加用抗真菌药物治疗。

3. 集落刺激因子治疗 是迄今疗效最为肯定的升粒细胞药物，有重组人粒细胞集落刺激因子（G-CSF）或粒细胞-巨噬细胞集落刺激因子（GM-CSF）。

4. 其他升白细胞药物 疗效多不肯定。有利可君（利血生）、维生素 B_4、鲨肝醇等。

5. 免疫抑制剂治疗 如糖皮质激素、大剂量丙种球蛋白输注等，对发病与免疫因素有关的病例，如抗中性粒细胞胞浆抗体阳性或由细胞毒 T 细胞介导的骨髓衰竭患者等有效。

【预后】

预后与粒细胞减少程度、持续时间、病情进展情况、病因及治疗措施有关。粒细胞缺乏症者病死率较高。

（肖 镇）

第四章

白血病

学习目标

【掌握】

1. 急性白血病的临床表现、诊断标准及治疗原则。
2. 慢性髓系白血病的诊断和分期。

【熟悉】

急性白血病和慢性髓系白血病的实验室检查。

【了解】

急性白血病的分类。

第一节 概 述

白血病（leukemia）是一类造血干细胞的恶性克隆性疾病。其克隆的白血病细胞增殖失控、分化障碍、凋亡受阻，而停滞在细胞发育的不同阶段。特点主要是某一系列的白血病细胞在骨髓和其他造血组织中大量异常增殖，并广泛浸润其他器官和组织，而正常造血功能受抑制。

【发病概况】

我国白血病发病率为 2.76/10 万。在各种恶性肿瘤死亡中白血病的位次为男性占第六位，女性占第八位，儿童及 35 岁以下成人中占第一位。我国发病率与亚洲国家相近，呈散发趋势，低于欧美国家。在成人，急性白血病比慢性白血病多，其中急性髓系白血病多于急性淋巴细胞白血病，慢性粒细胞白血病明显多于慢性淋巴细胞白血病（欧美国家慢性淋巴细胞白血病多见）。儿童以急性淋巴细胞白血病多见。

【病因和发病机制】

病因尚未完全清楚，可能与以下因素有关。

（一）放射因素

据国外早年的资料调查，1929—1942 年放射科医生白血病死亡率为非放射科医生的 10 倍。自从改进防护措施之后，这一危险明显减少。从事放射科学的居里夫人和她的女儿都是由于白血病而死亡。1945 年日本广岛、长崎原子弹爆炸后，受辐射的幸存者中白血病发病率较未受辐射的人群高 30 倍和 17 倍。强直性脊柱炎患者接受放射线治疗后，白血病的发病率较正常人高出 9～10 倍，并与照射剂量成正比。

(二) 病毒感染

人类 T 淋巴细胞病毒-Ⅰ型（HTLV-Ⅰ）是一种 C 型反转录 RNA 病毒，1981 年日本学者已从成人 T 细胞白血病（ATL）的体外细胞培养中分离出来，并在患者血清中检测到相应抗体，首次证实 HTLV-Ⅰ是 ATL 的病因，并可通过哺乳、性生活等传播。EB 病毒、HIV 病毒与淋巴系统肿瘤的关系也已被认识。

(三) 化学因素

长期接触苯及含有苯的有机溶剂与白血病的关系已经明确。如早年制鞋工人（主要接触含苯胶水）白血病的发病率高于正常人群 3～20 倍。某些药物如氯霉素、保泰松可引起染色体断裂，可能有致白血病的作用。乙双吗啉可导致染色体畸形，可导致白血病发生。抗肿瘤药烷化剂可引起继发性白血病。

(四) 遗传因素

同卵孪生子女中，一人患白血病后，另一人患白血病的发病率为 1/5，比双卵孪生者高 12 倍；亲兄弟之间患白血病的机会比正常人群高 4 倍；唐氏综合征（Down 综合征）的白血病发病率比正常人群高 20 倍，先天性再生障碍性贫血（Fanconi 贫血）、Bloom 综合征（先天性血管扩张红斑症）等白血病发病率较高。这些患者多有染色体断裂和非整倍染色体等改变。

综上所述，白血病的致病因素是多方面的，在多种因素的共同作用下，使单个细胞原癌基因突变，致克隆性的异常造血干细胞生成，由于进一步的细胞遗传学改变使抑癌基因失活，克隆性的异常造血干细胞不能被及时消灭，最终导致白血病的发生。

第二节　急性白血病

急性白血病（acute leukemia，AL）是骨髓中原始及幼稚细胞（白血病细胞）大量克隆性增生的恶性疾病。其主要特点是白血病细胞增殖失控，并浸润骨髓及其他器官、组织，正常造血受到抑制。临床表现主要为贫血、出血、感染及组织器官浸润。

【分类】

国际上常用 FAB（French-American-British）分类方法，将急性白血病分为急性淋巴细胞白血病（acute lymphoblastic leukemia，ALL）和急性非淋巴细胞白血病（acute nonlymphoblastic leukemia，ANLL）。

1. 急性淋巴细胞白血病（ALL）又分为 3 型：

ALL-L_1 型：原始和幼稚淋巴细胞以小细胞为主（直径≤12μm），大小较一致。

ALL-L_2 型：原始和幼稚淋巴细胞以大细胞为主（直径＞12μm），大小不一致。

ALL-L_3 型：原始和幼稚淋巴细胞以大细胞为主，胞浆空泡明显，呈蜂窝状。

2. 急性非淋巴细胞白血病（ANLL）又称急性髓系白血病（acute myelogenous leukemia，AML），分 8 型：

AML-M_0（急性髓细胞白血病微分化型）：骨髓中原始细胞≥30%，细胞化学过氧化物酶（POX）染色＜3%阳性，电镜髓过氧化物酶＞3%阳性，免疫学检查表现髓系特征 CD33 和（或）CD13 阳性。

AML－M_1（急性粒细胞白血病未分化型）：骨髓中原始粒细胞（Ⅰ型＋Ⅱ型）≥90%，POX阳性细胞≥3%。

AML－M_2（急性粒细胞白血病部分分化型）：骨髓中原始粒细胞≥30%～<90%，单核细胞<20%，其他各阶段粒细胞>10%。

AML－M_3（急性早幼粒细胞白血病，acute promyelocytic leukemia，APL）：骨髓中以多颗粒的异常早幼粒细胞为主，在骨髓中此类细胞≥30%。

AML－M_4（急性粒-单核细胞白血病）：骨髓中原始细胞≥30%，各阶段粒细胞占30%～80%，各阶段单核细胞≥20%。

AML－M_4E_O（AML with eosinophilia）：除上述M_4型特点外，骨髓中嗜酸性粒细胞≥5%。

AML－M_5（急性单核细胞白血病）：骨髓中原始单核＋幼单核＋单核细胞≥80%。如原始单核细胞≥80%为M_{5a}；如原始单核细胞<80%，但原始单核＋幼单核≥30%为M_{5b}。

AML－M_6型（红白血病）：骨髓中幼红细胞≥50%，非红系（NEC）中原始细胞≥30%。

AML－M_7型（急性巨核细胞白血病）：骨髓中原始巨核细胞≥30%。血小板抗原阳性，血小板过氧化物酶阳性。

注：原始细胞质中无颗粒为Ⅰ型，出现少量颗粒为Ⅱ型。

FAB分型是以细胞形态学和细胞化学为诊断分型的依据，有一定的主观性，并且多数分型与疾病临床特点无关，与细胞遗传性改变无关，不能提示预后。在实际工作越来越认识到白血病形态、免疫表型和遗传特征间的密切关系，1985年和1986年MIC协助组提出了ALL和AML的形态学（morphology）、免疫学（immunology）和细胞遗传学（cytogenetics）的MIC分型，后来又将分子遗传特征纳入，形成了MICM分型标准，该标准只是强调了遗传特征和免疫表型对于急性白血病诊断和分型的重要意义，但是未能包含所有病种，也不能反映病情和临床的转归。2001年世界卫生组织提出了急性白血病新的分型诊断标准，该标准突出了细胞遗传学异常在疾病诊断和分型中的作用，结合病史、形态、细胞化学和免疫分型界定病种，该标准将急性白血病分为AML、前体B和T细胞肿瘤及系列模糊的急性白血病。其中AML又进一步分为四大类：①AML伴有重现性染色体异常；②AML伴有多系增生异常；③治疗相关的AML和MD；④SAML非特指型。其中，第4类包括FAB分型中M_0～M_7型。而ALL中去除了L_1、L_2和L_3的形态学诊断，改为前体T淋巴细胞白血病/淋巴母细胞淋巴瘤，前体B淋巴细胞白血病/淋巴母细胞淋巴瘤，和Burkitt白血病/淋巴瘤。2008年该标准又进行了修订。

【临床表现】

大多数起病急骤，往往以发热、出血为首发症状，其主要表现如下：

（一）贫血

贫血是急性白血病常见的症状，大部分发病早期即可出现贫血，且呈进行性加重，贫血程度与出血量不成比例。表现面色苍白、乏力、头晕、耳鸣、心悸、气促、水肿等。其发生机制与骨髓受到白血病细胞浸润导致正常造血功能受抑、红细胞寿命缩短、出血等因素有关。

（二）出血

几乎所有急性白血病患者都有不同程度的出血，以皮肤、黏膜出血为多见，表现皮肤瘀点、瘀斑，鼻出血，牙龈出血，口腔血泡，月经过多，眼底出血可致视力下降甚至失明，严重者可发生消化道出血、呼吸道出血及颅内出血，危及生命。其中，颅内出血是导致急性白血病患者死亡的主要原因之一。出血的原因主要有：血小板数量减少、血小板功能异常、弥散性血管内凝血（DIC）、凝血因子缺乏、血管壁的损害。

（三）发热

发热是急性白血病的常见症状，其程度、热型不一，主要原因为感染。感染可发生在各个部位，以口腔、牙龈、上呼吸道、肺部、肛周最常见，皮肤、肠道、泌尿系统也较常见。早期有时找不到感染部位。致病微生物以革兰阴性杆菌为多，如肺炎克雷白杆菌、绿脓杆菌、产气杆菌、大肠埃希菌、变形杆菌等；革兰阳性菌如金黄色葡萄球菌、表皮葡萄球菌、粪肠球菌也较常见，也可有真菌、病毒感染等。

（四）浸润

白血病细胞大量增殖，导致全身组织、器官浸润，常见表现如下：

1. 淋巴结和肝、脾大　以急性淋巴细胞白血病多见，肝、脾大约见于半数患者，多为轻度或中度肝、脾大，但肝功能多正常。

2. 骨骼及关节表现　常有胸骨中下段局部压痛，对诊断有意义。由于白血病细胞可浸润关节，致骨骼及关节出现游走性疼痛，容易误诊为风湿病，但表面无红肿，化疗后疼痛消失容易鉴别，以儿童急性淋巴细胞白血病多见。白血病细胞浸润骨皮质、骨膜或白血病合并骨髓坏死均可出现明显骨痛。

3. 口腔黏膜及牙龈　白血病细胞浸润口腔黏膜，出现牙龈增生、肿胀、出血，口腔黏膜糜烂、溃疡，易继发感染。其中以 AML－M_4、AML－M_5多见。

4. 皮肤浸润　可见各种斑丘疹、结节、肿块、溃疡，多无瘙痒，对化疗敏感，容易消失。可见于各型白血病，以 AML－M_4、AML－M_5多见。

5. 绿色瘤　多侵犯骨膜、硬脑膜及韧带组织。好发于眼眶骨膜下，引起眼球突出、视力下降甚至失明等。也可见于颞骨、鼻窦、胸骨、肋骨，局部形成结节或肿块，出现相应临床表现。绿色瘤浸润处呈绿色，是由于含有大量髓过氧化物酶所致。

6. 中枢神经系统白血病（CNS－L）　白血病细胞侵及中枢神经系统，称为中枢神经系统白血病。可见于各种类型白血病，以急性淋巴细胞白血病多见。常发生在治疗后的缓解期。其特征为颅内压增高，表现头痛、恶心呕吐、颈项强直、视盘水肿、脑神经麻痹等。部分患者出现癫痫、意识障碍、偏瘫、截瘫等。

7. 睾丸　多出现一侧睾丸无痛性肿大，常见于急性淋巴细胞白血病化疗缓解后的儿童和青年患者。

8. 其他部位　心脏、肺、肾、胸膜、胃肠道、女性生殖系统等部位均可出现浸润，较上述少见，生前不易作出诊断。

【实验室检查】

（一）血常规

红细胞和血红蛋白可见不同程度的减少，多为正常细胞性贫血。50%以上的患者出现血小板减少，晚期极度减少。网织红细胞计数多减少。大多数患者白细胞计数增高，部分患者正常或低下。白细胞超过 $100\times10^9/L$ 为高白细胞白血病，$<1.0\times10^9/L$ 为白细胞不增多性白血病。血片细胞分类计数常可找到数量不等的原始和（或）幼稚细胞。

（二）骨髓检查

是诊断急性白血病的主要依据。多数病例骨髓增生明显活跃或极度活跃，个别增生低下。某一类型的原始细胞增多，占全部骨髓有核细胞 30%以上为急性白血病的诊断标准。成熟粒细胞少见，中间阶段细胞阙如者，称为“裂孔”现象，同时有形态异常，Auer 小体可见于 ANLL，而不见于 ALL。红细胞系统明显受抑（M_6除外），巨核细胞减少。骨髓增生低下，但原始细胞仍占全部骨髓有核细胞 30%以上者，称为低增生性急性白血病。在原始和幼稚红细胞≥50%时，若 NEC 原始细胞≥30%，即可诊断红白血病。

（三）细胞化学染色

可协助形态学鉴别各类白血病。常用化学染色见表 6－4－1。

表 6－4－1 常用细胞化学染色与急性白血病鉴别

	急性淋巴细胞白血病	急性粒细胞白血病	急性单核细胞白血病
过氧化物酶（POX）	－	＋＋	＋
非特异性酯酶（NSE）	－	＋NaF 不抑制	＋＋＋NaF 能抑制
糖原 PAS	＋＋	－或＋	－或＋
	粗颗粒，块状	弥漫性淡红色	弥漫性淡红色或细小颗粒状

（四）免疫学检查

根据白血病细胞的免疫学标志，几乎可以对所有急性白血病进行分型，当形态学不能确切分型诊断时、区分 T 细胞和（或）B 细胞白血病时、确诊双表性白血病时，免疫学检查就非常必要。各类急性白血病免疫学标志见表 6－4－2。

表 6－4－2 各类急性白血病免疫学标志

B-淋巴细胞系列	早期 B 型 $CD19^+$，$CD10^-$ 普通 B 型 $CD19^+$，$CD10^+$	T-淋巴细胞系列	前 T 型 $CD7^+$，$CD2^-$ T 细胞型 $CD7^+$，$CD2^+$
髓细胞系列	M_0 CD34，CD33，CD13	髓细胞系列	M_4 CD34，CD33，CD15，CD13，CD11b
	M_1 CD34，CD33，CD13，CD15，$Hb^{-/+}$		M_5 CD33，CD15，$CD14^{+/-}$，$CD13^{+/-}$，CD11b
	M_2 CD34，CD33，CD15，CD13，$CD117^{+/-}$		M_6 CD33，CD36，血型糖蛋白 A
	M_3 CD33，CD13，CD15，$CD34^{-/+}$		M_7 CD41，$CD42_a$，$CD42_b$，CD61

（五）细胞遗传学检查

白血病常伴有特异的染色体和基因异常改变，对白血病分型和预后判断有重要意义。常见的染色体和基因异常如表 6－4－3 所示。

表 6－4－3 白血病常见的染色体异常和受累基因

染色体异常	受累基因	常见白血病类型
t（8；21）（q22；q22）	AML1-ETO	AML-M_2
t（15；17）（q22；q21）	PML-RARα	AML-M_3
inv16（p13；q22）	$CBF_β$-MYH11	AML-M_4 Eo
t（variable；11q23）	MLL	AML-M_4、AML-M_5、其他类型
t（8；14）（q24；q32）	MYC-IgH	ALL-L_3
t（9；22）（q34；q11）	BCR-ABL	ALL、CML、AML

（六）其他检查

CNS－L时腰椎穿刺脑脊液压力升高，脑脊液中白细胞数增多或找到白血病细胞、蛋白质增加、糖定量减少等。

【诊断】

根据贫血、出血、发热或组织器官浸润的临床表现，血小板少、血涂片见到原始和（或）幼稚细胞，骨髓涂片可见某一系列原始细胞≥30%就可确定急性白血病的诊断。依靠细胞化学、免疫学、细胞遗传学检查进一步准确分型。

【鉴别诊断】

1. 骨髓增生异常综合征（MDS） 该病的难治性贫血伴原始细胞增多（RAEB）及难治性贫血伴原始细胞增多转换型（RAEB－t）的外周血及骨髓涂片中可见原始或幼稚细胞，容易与白血病混淆。但MDS除了出现全血细胞减少、病态造血外，原始细胞数量＜30%，可资鉴别（注：WHO分类法已将MDS－RAEB－t划归急性白血病）。

2. 类白血病反应 类白血病反应：①多有重症感染等原发病表现，原发病治愈或好转后，类白血病反应迅速消失；②血红蛋白、血小板计数大致正常；③中性粒细胞碱性磷酸酶积分明显增高。

3. 传染性单核细胞增多症 本病是由EB病毒（EBV）感染引起的疾病，表现为发热、咽峡炎、淋巴结肿大、外周血淋巴细胞增多及异常淋巴细胞增多，但形态与原始淋巴细胞不同，呈良性经过，有自限性，嗜异性凝集试验阳性，EBV抗体阳性等容易与白血病鉴别。

【治疗】

AL确诊后，根据年龄特点、疾病分型，进行疾病预后危险分层，结合患者、家属意愿选择最佳的完整、系统的治疗方案。联合化疗是目前主要治疗手段，造血干细胞移植可能是治愈AL的唯一方法，支持治疗是联合化疗和造血干细胞移植成功的关键措施。

（一）支持治疗

1. 感染的防治 感染是AL最常见的并发症，也是导致其死亡的最主要原因。化疗前后成熟粒细胞减少是AL患者感染发生的主要原因。积极防治感染是治疗白血病的关键。化疗后出现粒细胞缺乏者，宜入住层流室或层流床。一旦出现发热或感染的征象，应立即体检寻找感染灶，并在做细菌与真菌的培养后，立即给予抗感染的经验性治疗——足量、联合的广谱抗生素。若致病菌已明确，应立即选用敏感的抗生素。注意AL患者易发生真菌和病毒感染。应用G－CSF、GM－CSF可缩短化疗后粒细胞缺乏的时间。

2. 出血的防治 出血是另一重要的并发症，当血小板$<10\times10^9/L$和（或）有出血倾向时，予以输注单采血小板。有DIC时可根据情况给予凝血因子或新鲜血浆输注。

3. 贫血的防治 贫血严重者，可给予吸氧，输注去白红细胞或全血使血红蛋白维持于80g/L以上。

4. 尿酸肾病的防治 当白血病细胞大量破坏时，血清及尿中尿酸浓度增高，可引起肾小管阻塞，发生尿酸肾病。防治方法是鼓励患者多饮水或静脉补液，使其24h尿量$>3000ml/m^2$；化疗前给予碳酸氢钠口服或静脉滴注以碱化尿液；别嘌醇100mg，每日3次口服，抑制尿酸合成，防止尿酸肾病的发生。如出现少尿或无尿，应按急性肾衰竭处理。

5. 加强营养 白血病本身引起的机体消耗及营养不良，加上化疗导致的消化道反应，使机体状况每况愈下，充分补充营养，维持水、电解质及酸碱平衡极为重要。给予高蛋白、高能量、高维生素、易消化的饮食，必要时可经静脉补充营养物质。

（二）化学治疗

为恢复持久、正常的多克隆造血，运用联合化疗大量杀灭白血病恶性克隆性细胞，造成严重的骨髓抑制是目前必需的、最有效的治疗方法。治疗分诱导缓解及缓解后治疗两个阶段。化疗的基本原则是早期、足量、联合、间歇及个体化治疗。

1. 化疗药物分类

根据化疗药物对肿瘤细胞作用时相的不同，分为几类：

（1）细胞周期非特异性药物：此类药物对处于细胞周期内、外细胞以及周期内各时相肿瘤细胞均有杀灭作用，代表药物包括皮质激素及抗肿瘤抗生素类。

（2）细胞周期特异性时相非特异性药物：药物对处于细胞周期内细胞更为有效且能杀灭所有时相细胞。代表药物包括烷化剂、顺铂及 5 -氟尿嘧啶。

（3）细胞周期特异性时相特异性药物：此类药物仅对处于周期内特定时相细胞有杀灭作用。如多数抗代谢类药物（阿糖胞苷）作用于 DNA 合成期细胞，抗微管药物（长春新碱）作用于 G2M 期细胞。

2. 急性淋巴细胞白血病的治疗

联合化疗仍是主要治疗手段，随着支持治疗的加强、大剂量化疗及造血干细胞移植的开展，完全缓解（complete remission，CR）率已上升至 70%～90%，30%～40%的患者有望治愈。整个治疗过程包括诱导缓解治疗及缓解后治疗两个阶段。

（1）诱导缓解：由长春新碱、柔红霉素、糖皮质激素，加上门冬酰胺酶（ASP）和（或）环磷酰胺组成的 VDLP 或者 VDCLP 方案成为 ALL 治疗公认和广泛使用的诱导缓解治疗方案，具体用法：长春新碱 1.4mg/(m^2·d）第 1、8、15、22 天，柔红霉素 30～45mg/(m^2·d）第 1～3、15～17 天，环磷酰胺 600～800mg/(m^2·d）第 1、15 天，L - ASP6000U/m^2 第 19～28 天，泼尼松 40～60mg/(m^2·d）第 1～28 天。CR 率为 78%～93%。

（2）缓解后治疗：分巩固强化治疗和维持治疗。诱导缓解达到 CR 后，如不进行化疗很快即可复发，故缓解后治疗十分重要。ALL 治疗总疗程需 3 年以上。缓解后如未行 HSCT 治疗，可采用大剂量氨甲蝶呤（MTX）2～3g/(m^2·d）或阿糖胞苷（Ara-C）1～3g/m^2×（4～12）次化疗，也可应用的新化疗方案或与原诱导缓解方案交替巩固强化治疗。巩固强化治疗 8～12 个疗程后改为维持治疗。常用 6-巯基嘌呤（6 - MP）、MTX、环磷酰胺（CTX）等药物，既可单药持续应用，也可多种药物序贯治疗，也可间歇应用联合化疗方案，或单药持续给药与联合化疗间歇序贯应用。

3. 急性髓系白血病的治疗

（1）诱导缓解：柔红霉素与阿糖胞苷联合化疗即 DA 方案，是目前成人 AML 的国际通用标准诱导缓解治疗方案，具体用法为柔红霉素 30～45mg/(m^2·d）第 1～7 天，阿糖胞苷 100～150mg/(m^2·d）第 1～7 天，总的 CR 率为 65%左右。国内采用 HA 方案诱导治疗，具体用法为高三尖杉酯碱 3～4mg/d 第 1～7 天，阿糖胞苷 100～150mg/(m^2·d）第 1～7 天，疗效与 DA 方案相似。

（2）缓解后治疗：主张缓解后早期强化治疗，定期巩固治疗，化疗方案可以选择原始诱导缓解方案，也可以选择含有中剂量、大剂量的阿糖胞苷的方案，或者应用与原诱导缓解方案无交叉耐药的新方案，每 1～2 个月化疗 1 次，共 6～8 个疗程。

4. 急性早幼粒细胞白血病（APL）的治疗

APL 是一特殊类型的白血病，疾病早期容易发生 DIC 而导致患者死亡。使用诱导分化剂等治疗后，死亡率明显下降，长期生存率明显增加。常用靶向治疗药物为全反式维甲酸（ATRA）25～45mg/（m^2·d）每日3次，多在35～45天缓解，CR率高达90%，需要注意维甲酸综合征的发生；三氧化二砷5～10mg/d静脉滴注，多在1个月达CR，疗效与ATRA相似。ATRA与三氧化二砷无交叉耐药，还可以ATRA联合三氧化二砷联合应用。缓解后治疗可使用联合化疗，或与ATRA交替进行。

（三）中枢神经系统白血病的预防及治疗

CNS-L的预防，常用MTX 10mg加地塞米松5mg，鞘内注射，每周2次，共用3周，也可在上述基础上加用Ara-C 50mg进行；以后每6～8周进行1次。如CNS-L诊断明确，可应用上述方法隔日一次鞘内注射治疗，直至脑脊液细胞数、生化指标等恢复正常，再行鞘内注射2次，以后6～8周1次，至全身化疗结束而停用。亦可行头颅放射治疗，3岁以上中枢神经系统白血病患者，可根据情况实施；3岁以下患者多不主张应用此方法。大剂量MTX应用亦可防治中枢神经系统白血病。

（四）造血干细胞移植（HSCT）

包括自体造血干细胞移植及异基因造血干细胞移植，是治疗白血病的另一重要方法，也是使患者长期生存乃至治愈的重要措施，宜在首次缓解后进行。近年来开展了外周血干细胞移植、脐血干细胞移植、非清髓性干细胞移植等，均取得了较好疗效。

【预后】

急性白血病未经治疗者生存期较短，仅3～6个月，经现代治疗方法及强有力的支持治疗，可取得较高的缓解率，部分患者可长期存活，乃至治愈。影响本病的不良预后因素有：①小于1岁的幼儿或老年人；②白血病细胞广泛浸润者；③高白细胞白血病患者；④一般状况差，合并慢性肾病、肝病、糖尿病者；⑤常规化疗1～2个疗程不缓解者；⑥染色体-5、染色体-7的ANLL，t（9；22）的ALL患者。

第三节 慢性髓系白血病

慢性髓系白血病（chronic myelogenous leukemia，CML）是一种起源于骨髓多能干细胞的恶性克隆性骨髓增殖性疾病。其特点为外周血粒细胞总数明显增多，出现各阶段幼稚粒细胞，以中、晚幼粒细胞为主，同时嗜酸、嗜碱性粒细胞增多。临床上表现为脾大。多数患者有Ph标记染色体及特异bcr/abl融合基因的重排。各年龄组均可发病，以中年最多见，中位数发病年龄53岁，男性居多。

【病因和发病机制】

病因尚未完全阐明，可能与电离辐射、化学因素、病毒感染、遗传因素等有关。CML异常增殖的白细胞来自于一个髓性干细胞，这些细胞具有同一染色体异常（Ph染色体），即22号与9号染色体易位t（9；22）（q34；q11），产生bcr/abl融合基因（具有高度酪氨酸激酶活性），该蛋白质在介导细胞间信号传递及干扰正常造血细胞增生调节中起重要作用。使某些细胞恶性增殖、凋亡受抑，导致CML发生。

【临床表现】

1. 起病　起病较缓慢。早期自觉症状不明显，患者可因腹胀或发现腹部肿块而就诊，或因健康检查或其他疾病检验血象而发现。早期可出现代谢率增高的表现，如疲乏、食欲减退、消瘦、盗汗、体重减轻等；后期可表现贫血、发热；出血症状多在急性变时发生。

2. 肝脾大　为 CML 患者最突出的体征，多数患者就诊时有脾大，部分患者为巨脾，巨大的脾占据整个腹腔并伸入盆腔，产生压迫症状，如上腹部不适及闷胀感，双下肢水肿等。脾大与白细胞数成正比。疾病缓解时，脾缩小，复发或急变时再度肿大。肿大的脾可因脾梗死、脾周围炎，出现局部明显疼痛及摩擦音。约半数患者可发生肝大，但不如脾大明显。其次大部分患者存在胸骨中下段压痛，在疾病复发或急性变时更为明显。

3. 其他　①白细胞明显增高时可出现眼底静脉充血、出血；②极度增高时可发生白细胞淤滞症，表现为呼吸窘迫、低氧血症、头晕、言语不清、中枢神经系统出血、阴茎异常勃起等；③部分患者出现淋巴结肿大，皮肤浸润；④晚期可发生多部位出血。

【实验室检查】

1. 血常规　外周血白细胞总数显著增高，常在 $20\times10^9/L$ 以上。甚至高达 $1000\times10^9/L$ 以上。可见各阶段粒细胞，以中性中幼、晚幼、杆状粒居多，慢性期原始粒细胞＜10％，急性变时＞20％，嗜酸、嗜碱性粒细胞增多，有助于本病诊断。血小板早期正常或增多，晚期减少。血红蛋白早期正常或轻度减少，晚期减少。

2. 骨髓检查　骨髓增生明显至极度活跃，以粒细胞为主，粒红之比明显升高，以中性中幼粒、晚幼粒、杆状核粒细胞居多，原粒＜10％。嗜酸、嗜碱性粒细胞增多。红系晚期受抑。巨核系早期正常或增多，晚期减少。

3. 中性粒细胞碱性磷酸酶（NAP）　NAP 活性减低或呈阴性反应，治疗有效可恢复，疾病复发又降低，合并感染时可升高。

4. 细胞遗传学及分子生物学检查　90％以上的 CML 细胞中可检出 Ph 染色体，典型的核型为 t（9；22）（q34；q11）。基因分析发现，其 9 号染色体 3 区 4 带的癌基因 c－abl 易位至 22 号染色体的断裂点集簇区（breakpoint cluster region，bcr）组成 bcr/abl 融合基因，是 CML 的发病基础。少数患者 Ph 染色体阴性，但仍存在 bcr/abl 融合基因。Ph 染色体和（或）bcr/abl 融合基因是诊断 CML 极为重要的依据。

【诊断】

典型 CML 的诊断并不困难，临床表现典型合并 Ph 染色体阳性或 bcr/abl 融合基因，诊断即可确立。确诊后应予准确分期，分期是指导治疗的主要依据，也是预后判断的参考标准。CML 分为慢性期、加速期和急变期。

1. 慢性期（chronic phase，CP）①外周血或者骨髓中原始细胞＜0.10；②未达到诊断加速期或急变期的标准。

2. 加速期（accelerated phase，AP）　符合下列任何一项：①外周血或骨髓中原始细胞占 0.10～0.19；②外周血嗜碱性粒细胞≥0.20；③与治疗无关的持续血小板减少（PLT＜$100\times10^9/L$）或增高（PLT＞$1000\times10^9/L$）；④克隆演变；⑤进行性脾增大或白细胞计数增高。

3. 急变期　具有任何一项：①外周血中原粒＋早幼粒细胞≥0.20；②骨髓活检原始细胞聚集；③髓外原始细胞浸润。

【鉴别诊断】

（一）类白血病反应

类白血病反应：①常有严重感染、恶性肿瘤等原发病表现；②白细胞数可达 $50\times10^9/L$，以中性粒细胞的成熟阶段为主，可见中毒颗粒、空泡改变；③血小板、血红蛋白多正常；

④嗜酸、嗜碱性粒细胞不增多；⑤碱性磷酸酶活性增高；⑥无 Ph 染色体；⑦原发病治愈后血象恢复正常。

（二）骨髓纤维化

骨髓纤维化：①可出现明显的脾大，外周血白细胞增高但一般比 CML 少，多不超过 $30\times10^9/L$，并见幼稚粒细胞、有核红细胞、泪滴状红细胞；②NAP 阳性；③多部位骨穿常呈干抽现象；④骨髓活检网状纤维染色阳性；⑤Ph 染色体阴性等。鉴别较容易。

（三）其他

很多原因均可引起脾大，如慢性疟疾、肝硬化、慢性严重心力衰竭、血吸虫病等，这些病均有各自的临床特点，血象、骨髓象无 CML 的表现，Ph 染色体阴性，较易鉴别。

【治疗】

CML 患者的治疗包括化疗、干扰素治疗、分子靶向治疗、造血干细胞移植等。

（一）慢性期的治疗

1. 酪氨酸激酶抑制剂（TKI） 甲磺酸伊马替尼商品名格列卫，通过抑制 bcr/abl 融合基因的产物 P210 和 P190，抑制 bcr/abl 阳性细胞的增殖。2001 年开始的 IRIS 临床试验结果表明 CML 患者应用 7 年格列卫治疗血液学缓解率为 97%，完全细胞遗传学缓解为 82%，疗效持久确切，目前是 CML 患者慢性期推荐的一线治疗药物，治疗剂量为 400mg/d，顿服。不良反应包括恶心、呕吐、腹泻、肌肉痉挛、皮疹、水肿、粒细胞缺乏、血小板减少和贫血。对于格列卫不耐受或者耐药患者建议给予达沙替尼或者尼洛替尼治疗。

2. 造血干细胞移植 异基因造血干细胞移植（Allo－BMT）是目前唯一可使 CML 患者达到治愈的方法，但是受到年龄、供者和费用的限制，还有移植相关死亡和远期并发症的风险。目前移植主要用于格列卫治疗无效慢性期患者、bcr/abl 点突变的慢性期患者或者加速期和急变期患者，但是对于年轻的第一次慢性期患者有配型相合的亲缘供者仍可首先移植治疗。

3. 干扰素（interferon，IFN） 主要作用机制是抑制造血干细胞增殖，治疗 CML 慢性期患者血液学缓解率为 61%～80%，主要细胞遗传学缓解率 15%～30%，只有极少数患者可以消除恶性克隆。剂量为 300 万～500 万 U，3～7 次/周，皮下注射。常见副作用有流感样症状、寒战、发热、肌肉关节酸痛等。

4. 羟基脲（hydroxyurea，HU） 是周期特异性药物，主要作用是降低白细胞数。用法为 1～4g/d，分 2～3 次服用，根据白细胞数调整用量，副作用少，偶可引起皮肤潮红、黏膜炎或腹泻等。

（二）加速期和急变期治疗

CML 患者进展至加速期、急变期后预后极差，髓系急变的中位生存期约 5 个月，淋系急变的中位生存期约 12 个月。急髓变患者采用类似急性髓系白血病的治疗方案，急淋变患者采用急性淋巴细胞白血病的治疗方案，约有 1/3 患者达到血液学缓解回到慢性期。TKI 对于部分加速急变期患者有效，血液学缓解为 40%，分子学缓解为 20%，但是持续时间短，容易复发，应尽快选择异基因造血干细胞移植。

【预后】

多数 CML 患者病情逐渐演变，进展为加速期，终于急变期，自然病程 3～4 年。加速期患者存活期 3～18 个月，部分患者经治疗后再次回至慢性期。急变后存活期仅 3～6 个月，甚少超过 1 年。慢性期患者中约有 1/3 可突发急变。影响预后的因素：①有 Ph 染色体、缺失Y染色体的CML患者，预后较好；②无Ph染色体的CML患者预后差；③有脾大、嗜碱性粒细胞增多、原早幼粒增多者、明显骨髓纤维化者预后差；④经治疗后有细胞遗传学缓解者预后较好。死亡原因多为急性变、感染、出血、浸润及全身衰竭等。

案例

患者，男，26岁，主因乏力1个月，发热、鼻出血7天入院。患者于1个月前无明显诱因出现乏力，面色苍白，伴有心悸、头晕，症状逐渐加重，7天前出现发热，伴有咳嗽、咳痰，同时出现鼻出血，量较多，可自止。查体：贫血面容，全身皮肤可见出血点、瘀斑，未触及肿大淋巴结，口腔黏膜可见血泡，胸骨中下段压痛，双肺呼吸音粗，可闻及干湿性啰音，腹软，肝肋下未触及。血常规：WBC 80.0×10^9/L，Hb 70g/L，PLT 10×10^9/L；手工分类异常早幼粒细胞90%，中性粒细胞10%；骨髓象取材良好，油滴(—)，小粒(—)，增生极度活跃，粒系比例增高，异常早幼粒细胞占95%，红系比例减低，淋巴细胞比例减低，血小板少见。细胞化学染色：POX强阳性，NSE阳性，NaF不抑制，PAS阴性。凝血四项：PT 30s，APTT 60s，纤维蛋白原(FIB) 0.8g/L。

初步诊断：急性早幼粒细胞白血病。

问题与思考：

1. 该患者为什么出现凝血异常？
2. 全反式维甲酸治疗急性早幼粒细胞白血病的作用机制是什么？

思考题

1. 急性白血病诊断和分型的步骤。
2. 慢性粒细胞白血病治疗方案的选择。

（张志华　郝长来）

第五章

淋巴瘤

学习目标

【掌握】

淋巴瘤的临床表现和诊断要点。

【熟悉】

淋巴瘤的常见类型和其治疗方案。

【了解】

淋巴瘤的鉴别诊断及预后。

淋巴瘤（lymphoma）是起源于淋巴结和结外淋巴组织的恶性肿瘤。有淋巴细胞和（或）组织细胞的肿瘤性增生，恶性程度不一。

组织病理学上淋巴瘤分成霍奇金淋巴瘤（Hodgkin lymphoma，HL）和非霍奇金淋巴瘤（non－Hodgkin lymphoma，NHL）。总发病率男性为 1.39/10 万，女性为 0.84/10 万，明显低于欧美及日本，死亡率为 1.5/10 万，排在恶性肿瘤死亡原因第 11～13 位。

【病因和发病机制】

淋巴瘤的病因和发病机制不完全清楚，病毒学说颇受重视。研究发现与 EB 病毒关系极为密切。人类 T 细胞白血病/淋巴瘤病毒（HTLV1）被证明是这类 T 细胞淋巴瘤的病因。另一反转录病毒 HTLVⅡ近来被认为与 T 细胞皮肤淋巴瘤（蕈样肉芽肿病）的发病有关。Kaposi 肉瘤病毒也被认为是原发于体腔的淋巴瘤（primary body cavity lymphoma）的病因。

胃黏膜边缘区淋巴瘤是一种 B 细胞黏膜相关的淋巴样组织淋巴瘤，幽门螺杆菌的存在与其发病有密切的关系，现考虑幽门螺杆菌是该淋巴瘤的病因。

免疫功能也与淋巴瘤的发病有关。发现遗传性或获得性免疫缺陷患者伴发淋巴瘤者较正常人为多；器官移植后长期应用免疫抑制剂而发生恶性肿瘤者，其中 1/3 为淋巴瘤；干燥综合征患者中淋巴瘤发病数比一般人为高。

【病理和分类】

（一）霍奇金淋巴瘤（HL）

特点是在淋巴组织中见到 Reed－Sternberg 细胞（R－S 细胞），伴有淋巴细胞、浆细胞、中性及嗜酸性粒细胞浸润、毛细血管增生和不同程度的纤维化。典型的 R－S 细胞包括呈现双核的镜影细胞以及多核或分叶核的 R－S 细胞。这些细胞体积巨大，有丰富的嗜酸性胞浆、核周多有空晕，最突出的特点是核内有巨大的嗜酸性核仁。此外，核膜较厚、边缘清楚、核染色质淡染。目前对 HL 的分型仍多采用 1965 年 Rye 会议的分类方法（表 6-5-1）。

表 6-5-1 HL 分型（Rye 会议，1965 年）

分型	病理组织学特点	临床特点
淋巴细胞为主型	结节性浸润，主要为中小淋巴细胞，R-S 细胞少见	病变局限，预后较好
结节硬化型	交织的胶原纤维，将浸润细胞分隔成明显结节，R-S 细胞较大，呈腔隙型。淋巴、浆、中性及嗜酸性粒细胞多见	年轻患者多，诊断时多为Ⅰ、Ⅱ期，预后尚可
混合细胞型	纤维化伴局限坏死，浸润细胞显多形性，伴血管增生和纤维化。淋巴、浆、中性及嗜酸性粒细胞与较多的 R-S 细胞混同存在	有播散倾向，预后相对较差
淋巴细胞减少型	主要为组织细胞浸润、弥漫性纤维化及坏死，R-S 细胞数量不等，多形性	老年患者多，诊断时多Ⅲ、Ⅳ期，预后极差

HL 的组织分型与预后有密切的关系。预后以淋巴细胞为主型最好，其次是结节硬化型，混合细胞型较差，淋巴细胞减少型预后最差。

HL 转移时，通常从原发部位向邻近淋巴结依次转移，有时也可以有淋巴结区间的跳跃。

（二）非霍奇金淋巴瘤

NHL 是一组具有不同的组织学特点和起病部位的淋巴瘤，一般发展迅速，易发生早期远处扩散。2008 年 WHO 提出了淋巴组织肿瘤分型新方案（表 6-5-2），该方案考虑了形态学特点，反映了应用单克隆抗体、细胞遗传学和分子生物学等新技术对淋巴瘤的新认识，使得淋巴瘤的分类和诊断趋于统一。

表 6-5-2 淋巴组织肿瘤 WHO（2008 年）分型

前驱肿瘤	成熟 B 细胞肿瘤	成熟 T/NK 细胞淋巴瘤
母细胞性浆细胞样树突状细胞肿瘤 谱系未定的急性白血病 急性未分化白血病 混合表型急性白血病，有/无重现性遗传学异常 前驱淋巴性肿瘤 　B 淋巴母细胞白血病/淋巴瘤，非特殊类型 　B 淋巴母细胞白血病/淋巴瘤伴重现性细胞遗传学异常 　T 淋巴母细胞白血病/淋巴瘤	慢性淋巴细胞性白血病/小淋巴细胞淋巴瘤 B 前淋巴细胞白血病 脾边缘带淋巴瘤 毛细胞白血病 脾淋巴瘤/白血病，不能分类 淋巴浆细胞性淋巴瘤 重链病 浆细胞骨髓瘤/浆细胞瘤 结外黏膜相关淋巴组织边缘带 B 细胞淋巴瘤（MALT 淋巴瘤） 原发皮肤滤泡中心淋巴瘤 滤泡性淋巴瘤 结内边缘带 B 细胞淋巴瘤 套细胞淋巴瘤	T 前淋巴细胞白血病 T 大颗粒淋巴细胞白血病 慢性 NK 细胞淋巴增殖性疾病 侵袭性 NK 细胞白血病 成人 T 细胞白血病/淋巴瘤 EBV 相关的克隆性淋巴组织增殖性疾病（儿童） 结外 NK/T 细胞淋巴瘤，鼻型 肠病相关 T 细胞淋巴瘤 肝脾 T 细胞淋巴瘤 皮下脂膜炎样 T 细胞淋巴瘤 蕈样肉芽肿 Sézary 综合征 原发性皮肤间变性大细胞淋巴瘤

续表

前驱肿瘤	成熟 B 细胞肿瘤	成熟 T/NK 细胞淋巴瘤
	弥漫大 B 细胞淋巴瘤（DLBCL），非特殊类型 细胞/组织细胞丰富的大 B 细胞淋巴瘤 原发皮肤 DLBCL，腿型 老年人 EBV 阳性 DLBCL Burkitt 淋巴瘤 介于 DLBCL 和 Burkitt 淋巴瘤之间不能分类的 B 细胞淋巴瘤 介于 DLBCL 和经典霍奇金淋巴瘤之间不能分类的 B 细胞淋巴瘤	外周 T 细胞淋巴瘤，非特殊类型 血管免疫母细胞 T 细胞淋巴瘤 ALK 阳性间变性大细胞淋巴瘤 ALK 阴性间变性大细胞淋巴瘤

ALK：间变性淋巴瘤激酶

【临床表现】

（一）淋巴结肿大

淋巴结肿大是本病最常见的表现，60%～70%的患者以淋巴结肿大为首发症状。以颈部淋巴结肿大最多见，其次为腋窝、腹股沟、锁骨上等部位。淋巴结常呈无痛性、进行性肿大，质韧富有弹性，早期无粘连，以后可融合成块。肿大的淋巴结可压迫邻近的淋巴管、血管、气管等引起肢体水肿、上腔静脉压迫综合征等。

（二）结外淋巴组织受累的表现

病变还可能累及结外淋巴组织，如鼻咽部病变表现咽部异物感、咽痛、鼻塞、鼻出血和声音嘶哑等；胸部以肺门及纵隔受累最多，可致咳嗽、胸闷、气促、肺不张等；胃肠病变引起腹痛、腹泻和腹部肿块等。疾病晚期病变可由局限发展为扩散而累及其他器官和组织，如骨髓受累。病变浸润皮肤时可能引起皮内结节、各种皮疹、红斑等。部分 HL 患者可能出现特异性的全身皮肤瘙痒。

（三）全身症状

以发热最为常见，特别是 HL 患者。发热呈不规则、持续性或周期性，并早期出现，少数 HL 患者表现为典型回归热型，大多为不规则持续性发热。对抗生素治疗无效。此外，有的患者以盗汗、消瘦为主要表现，并可有乏力、食欲减退、苍白等症状。全身症状严重者多为疾病晚期和病变弥散者。

【实验室检查】

1. 血常规和骨髓检查　早期患者血象多正常，若肿瘤累及骨髓可发生贫血、血小板减少及出血。骨髓涂片找到 R－S 细胞对诊断 HL 骨髓浸润有帮助。晚期的患者可出现白血病样血象和骨髓象。

2. 影像学检查　胸部 X 线照片、腹部超声检查应列为常规，以查明病变范围，必要时应采用消化道造影、CT（MRI 及 PET）等检查。

3. 病理学检查　淋巴结的组织病理学检查是本病必不可少的诊断和确定治疗的依据，应尽早施行。除颈、腋、滑车等浅表淋巴结外，必要时还应考虑腹腔镜或开腹探查摘取病变淋巴结以明确诊断。免疫组织染色、免疫酶标和流式细胞仪测定技术可为淋巴瘤进一步分型诊断提供依据。

4. 其他检查 可有红细胞沉降率加快、血清乳酸脱氢酶、$β_2$微球蛋白、血清碱性磷酸酶升高，单克隆或多克隆免疫球蛋白升高，以上改变可作为肿瘤负荷及病情监测指标。

【诊断】

无痛性、进行性淋巴结肿大，伴有发热、盗汗、消瘦等全身症状者，经淋巴结病理组织学证实即可确诊。采用单克隆抗体、细胞遗传学和分子生物学技术，按 WHO（2008）的淋巴组织肿瘤分型标准分型。

【临床分期】

淋巴瘤除了要求诊断、分类分型和鉴别诊断外，还需要进行临床分期和分组。

Ⅰ期 病变仅限于一个淋巴结区（Ⅰ）或单个结外器官局限受累（ⅠE）。

Ⅱ期 病变涉及膈肌一侧的两个或更多的淋巴结区（Ⅱ）或一个以上的淋巴结区伴发一个结外器官或组织的局部侵犯（ⅡE）。

Ⅲ期 病变涉及膈肌两侧的淋巴结区（Ⅲ）或伴发结外器官或组织的局部侵犯（ⅢE）或脾的侵犯（Ⅲ S）或两者都侵犯（ⅢSE）。

Ⅳ期 在淋巴结、脾、咽淋巴环外，一个或多个结外器官或组织的广泛侵犯，如骨髓（M）、肺实质（L）、胸膜（P）、肝（H）、骨（O）、皮肤（D）等，分别以相应字母注明。如骨髓或肝受侵犯，即便局限性也属Ⅳ期。

各期按全身症状有无分为 A、B 两组。无症状者为 A，有症状为 B。全身症状包括三个方面：①发热 38℃以上，连续 3 天以上，且无感染原因；②6 个月内体重减轻 10%以上；③盗汗。

【鉴别诊断】

淋巴瘤需与其他淋巴结肿大疾病相区别。结核性淋巴结炎多局限于颈两侧，可彼此融合，与周围组织粘连，晚期由于软化、溃破而形成窦道。以发热为主要表现的淋巴瘤，需和结核病、败血症、传染性单核细胞增多症、局部感染引起的淋巴结炎、淋巴结转移癌、结节病、结缔组织病和恶性组织细胞病等鉴别。胃肠道淋巴瘤应注意与胃肠道癌鉴别；累及纵隔淋巴结应注意与肺癌及胸腺瘤鉴别。

【治疗】

（一）霍奇金淋巴瘤的治疗

HL 是一种相对少见但治愈率较高的恶性肿瘤，治疗上主要采用化疗加放疗的综合治疗方法。放疗区域除累及的淋巴结和组织以外，还应包括附近可能侵及的淋巴结和组织，实施所谓的扩大照射。3～4周为一疗程。如 HL 有 B 组症状，分期Ⅲ～Ⅳ，纵隔大肿块或属淋巴细胞消减型者均应以化疗为主，必要时局部放疗。

1963 年 DeVita 提出 MOPP 方案，初治者的完全缓解（CR）率达 80%，5 年生存率达 75%，长期无病生存率（DFS）达 50%。70 年代提出了 ABVD 方案（表 6-5-3），对比研究表明其缓解率和 5 年无病生存率均优于 MOPP 方案。ABVD 方案对生育功能影响小，不引起继发性肿瘤。现在，ABVD 是 HL 首选方案。巨大肿块可加用局部放疗。如 ABVD 方案失败，可考虑大剂量化疗或自体造血干细胞移植。

表 6-5-3 霍奇金淋巴瘤的主要化疗方案

方案	药物		用法	备注
MOPP	(M) 氮芥	$4mg/m^2$	静注第 1 天及第 8 天	如氮芥改用环磷酰胺 $600mg/m^2$ 静注，即为 COPP 方案。两疗程间可间歇 2 周
	(O) 长春新碱	1～2mg	静注第 1 天及第 8 天	
	(P) 丙卡巴肼	$70mg/(m^2 \cdot d)$	口服第 1～14 天	
	(P) 泼尼松	40mg/d	口服第 1～14 天	
ABVD	(A) 阿霉素	$25mg/m^2$	(4 种药) 均在第 1 天及第 15 天静脉注射 (静注) 1 次	两疗程间可间歇 2 周
	(B) 博来霉素	$10mg/m^2$		
	(V) 长春碱	$6mg/m^2$		
	(D) 达卡巴嗪	$375mg/m^2$		

(二) 非霍奇金淋巴瘤的治疗

NHL 的多中心发生的倾向决定其治疗策略应以化疗为主（表 6-5-4）。化疗的疗效取决于 NHL 病理组织类型。

1. 低度恶性组　低度 NHL 又称惰性淋巴瘤。该组Ⅰ期及Ⅱ期放疗后存活可达 10 年。化疗疗效较好，Ⅲ及Ⅳ期患者化疗后，虽会多次复发，但中位数生存时间也可达 10 年。部分早期患者有自发性肿瘤消退，所以主张尽可能推迟化疗，定期密切观察。如有病情发展，可单独给予苯丁酸氮芥或环磷酰胺或 COP 方案，治疗不宜太积极。进展不能控制者可试用 CHOP 方案或 FC 方案。

2. 侵袭性淋巴瘤　不论分期均应以化疗为主，对化疗残留肿块、局部巨大肿块或中枢神经系统累及者可行局部放疗作为化疗的补充。

CHOP 方案的疗效与其他治疗 NHL 的化疗方案相比，疗效类似而毒性较低。因此，该方案为中、高度恶性 NHL 的标准治疗方案。CHOP 方案每 2～3 周一疗程，4 个疗程不能缓解，应该改变化疗方案。完全缓解后巩固 2 个疗程，但化疗不应少于 6 个疗程。长期维持治疗并无好处。本方案 5 年无病生存率达 41%～80%。R-CHOP 方案可获得更好的疗效，是 DLBCL 治疗的经典方案。

高度恶性组的淋巴母细胞型及 Burkitt 淋巴瘤进展较快，如不积极治疗，几周或几个月内即会死亡。应采用强烈的化疗方案予以治疗。

表 6-5-4 非霍奇金淋巴瘤常用联合化疗方案

方案及药物	剂量和用法
CHOP 方案	(每 2～3 周为一周期)
环磷酰胺	$750mg/m^2$，静注，第 1 天
多柔比星 (阿霉素)	$50mg/m^2$，静注，第 1 天
长春新碱	$1.4mg/m^2$，静注，第 1 天
泼尼松	$100mg/m^2$，口服，第 1～5 天
R-CHOP 方案	(每 2 周或 3 周为一周期)
利妥昔单抗	$375mg/m^2$，静注，第 1 天
环磷酰胺	$750mg/m^2$，静注，第 2 天
阿霉素	$50mg/m^2$，静注，第 2 天
长春新碱	$1.4mg/m^2$，静注，第 2 天
泼尼松	$100mg/m^2$，口服，第 2～6 天

续表

方案及药物	剂量和用法
m-BACOB 方案	（每 3 周为一周期）
博来霉素	4mg/m²，静注，第 1 天
阿霉素	45mg/m²，静注，第 1 天
环磷酰胺	600mg/m²，静注，第 1 天
长春新碱	1mg/m²，静注，第 1 大
地塞米松	6mg/m²，口服，第 1～5 天
氨甲蝶呤	200mg/m²，静注，第 8、15 天
四氢叶酸	10mg/m²，口服，每 6h×6，（氨甲蝶呤注射后 24h 开始）
EPOCH 方案	（每 2～3 周为一周期）
依托泊苷	50mg/m²，静注，第 1～4 天
阿霉素	10mg/m²，静注，第 1～4 天
长春新碱	0.4mg/m²，静注，第 1～4 天
泼尼松	60mg/m²，每日 2 次，口服，第 1～5 天
环磷酰胺	750mg/m²，静注，第 5 天

注：药物的剂量仅供参考，需按具体情况酌情增减

（三）造血干细胞移植

55 岁以下，重要器官功能正常的患者，如属中、高度恶性或缓解期短、难治易复发的淋巴瘤，4 个疗程的 CHOP 能使淋巴结缩小大于四分之三者，可考虑全淋巴结放疗及大剂量联合化疗后进行异基因或自身骨髓（异基因造血干细胞）移植，以期最大限度杀灭肿瘤细胞，取得较长期缓解和无病存活。

自体外周血干细胞移植用于淋巴瘤治疗时，移植物受淋巴瘤细胞污染机会小，造血功能恢复快，并适用于骨髓受累或经过盆腔照射的患者。

（四）手术治疗

合并脾功能亢进者如有切脾指征，可行切脾术以提高血象，为以后化疗创造有利条件。

（五）生物治疗

1. 单克隆抗体　NHL 大部分为 B 细胞性，90%表达 CD20，凡 CD20 阳性的 B 细胞淋巴瘤均可用 CD20 单抗（利妥昔单抗）治疗。

2. 干扰素　对蕈样肉芽肿和滤泡性小裂细胞型有部分缓解作用。

3. 抗幽门螺杆菌的药物　胃 MALT 淋巴瘤经抗幽门螺杆菌治疗后部分患者症状改善，淋巴瘤消失。

【预后】

HL 正成为化疗可治愈的肿瘤之一。HL Ⅰ期与Ⅱ期 5 年生存率在 90%以上，Ⅳ期在 31.9%；有全身症状者的预后较无全身症状者差；儿童及老年人的预后比中青年差；女性治疗的预后较男性好。

NHL 根据国际预后指数（international prognostic index，IPI），将预后分为低危、低中危、高中危及高危四类（表 6-5-5）。年龄大于 60 岁，分期为Ⅲ或Ⅳ期，结外病变 1 处以上，需要卧床或生活需要别人照顾，血清 LDH 升高是 5 个预后不良的 IPI。

表 6-5-5 非霍奇金淋巴瘤国际预后指标

预后分级	不良因素数	CR 率（%）	2 年存活率（%）	5 年存活率（%）
低危	0，1	87	84	73
低中危	2	67	66	50
高中危	3	55	54	43
高危	4，5	44	34	26

案例

患者，男，49 岁。因右颈部淋巴结无痛性肿大 2 个月伴发热、盗汗来诊。体格检查：体温 38.1℃，脉搏 110 次/分，呼吸 20 次/分，血压 140/80mmHg。右颈部、左锁骨上、腹股沟可触及多个淋巴结，小者 1cm×1.5cm，大者 1.5cm×2cm，质硬，无压痛，有的可活动，有的有粘连。巩膜无黄染，睑结膜无苍白。胸骨无压痛。右锁中线第 4 肋以下叩诊呈浊音，呼吸音清晰。心脏未见异常。肝大肋下 5cm，脾大肋下 3cm。辅助检查：WBC 6.9×10^9/L，分类正常，Hb 120g/L，PLT 135×10^9/L。彩超淋巴结及肝脾大。

初步诊断：淋巴结肿大原因待查。

问题与思考：

1. 分析患者淋巴结肿大的可能病因。
2. 为了确定诊断，应进行何种检查，需注意哪些问题？
3. 请为该患者进行分期并作出治疗方案。

（肖 镇）

第六章

多发性骨髓瘤

学习目标

【掌握】

1. 多发性骨髓瘤的概念、临床表现。
2. 多发性骨髓瘤的实验室及辅助检查。
3. 多发性骨髓瘤的诊断、临床分期、分组。

【熟悉】

1. 多发性骨髓瘤的病因、发病机制。
2. 多发性骨髓瘤的鉴别诊断、治疗原则。

【了解】

1. 多发性骨髓瘤的措施。
2. 多发性骨髓瘤的预后。

多发性骨髓瘤（multiple myeloma，MM）是浆细胞恶性克隆增殖性疾病。骨髓中大量克隆性浆细胞异常增殖和聚积，并分泌大量单克隆免疫球蛋白（monoclonal immunog - lobulin，M蛋白）或其片段，同时伴有骨痛、反复感染、贫血、高钙血症、高黏滞综合征、肾功能损害等。MM是中老年疾病，50～60岁多见，男女之比为3∶2。

【病因和发病机制】

病因尚不明确。目前认为骨髓瘤细胞起源于B记忆细胞或幼浆细胞。淋巴因子中白细胞介素-6（IL-6）是促进B细胞分化为浆细胞的调节因子，IL-6及其受体系统的异常表达是骨髓瘤细胞异常增殖以及导致溶骨病变和体液免疫抑制的最主要的原因之一。研究还发现所有的多发性骨髓瘤均有染色体数目和结构的异常，而且新生血管形成是MM的重要特征，新生血管生成与疾病活动、骨髓浆细胞浸润和浆细胞增殖活性相关。还有学者认为，人类8型疱疹病毒（human herpes virus-8，HHV-8）参与了MM的发生。

【临床表现】

（一）骨痛及骨骼破坏

骨痛是本病的主要症状之一。早期较轻而短暂，随病情进展变得持续而严重。活动或扭伤后疼痛剧烈，常提示发生了病理性骨折。骨痛部位以腰骶部最常见，其次为胸肋骨，少数出现肩关节、四肢骨及关节疼痛。骨质破坏以颅骨、下部胸椎、腰椎、肋骨、锁骨多见，早期为弥漫性骨质疏松，典型者表现为穿凿样溶骨性损害，其原因可能是骨髓瘤细胞分泌破骨细胞活化因子 IL－6，激活破骨细胞，导致骨质疏松，溶骨性破坏。另外，骨髓瘤细胞浸润骨皮质、骨膜、邻近组织，形成骨骼串珠样结节，多见于肋骨、锁骨、胸骨、颅骨等。

（二）贫血及出血倾向

贫血是另一常见表现，约 90％患者可出现。其中 10％左右的患者以贫血症状为主诉而就诊，其原因主要是骨髓瘤细胞的过度增生、浸润，排挤造血组织，影响造血功能。另外，肾功能损害、反复感染、营养不良等因素也会造成或加重贫血。出血程度一般不严重，常见鼻出血、牙龈渗血、皮肤紫癜，严重者发生内脏出血。出血的主要原因是血小板数量减少和凝血障碍。血小板减少是因为骨髓造血功能受抑制；凝血障碍则因大量单克隆免疫球蛋白（M 蛋白）覆盖于血小板表面及凝血因子表面，影响其功能。免疫球蛋白异常增多使血液黏滞性增加，血流缓慢不畅，损害毛细血管，也造成或加重出血。

（三）反复感染

本病容易发生感染，以肺部感染多见，其次为尿路感染和败血症。病毒感染以带状疱疹多见。其原因主要是正常多克隆免疫球蛋白减少，大量异常单克隆免疫球蛋白无免疫活性，导致机体抵抗力降低。而化疗、肾上腺皮质激素等的应用，增加了发生感染的机会。感染是导致死亡的第一位原因。

（四）肾功能损害

肾损害是本病比较常见而又具有特征性的临床表现。发生原因有：①骨髓瘤细胞合成的异常免疫球蛋白的重链与轻链比例失调，过多的轻链生成，重吸收造成肾小管损伤；②高钙血症、高黏滞综合征、淀粉样变性、肿瘤细胞浸润导致肾损伤；③高尿酸血症等。临床表现为蛋白尿、本-周蛋白尿、管型尿、肾衰竭等。肾衰竭为仅次于感染的死亡原因。

（五）高黏滞综合征

血清中 M 蛋白增多，一则包裹红细胞，减低红细胞表面负电荷之间的排斥力而导致红细胞发生聚集，二则血黏滞性过高，血流缓慢，造成微循环障碍，引起的一系列临床表现称为高黏滞综合征。表现为组织淤血缺氧，在视网膜、中枢神经系统及心血管系统尤为显著。常见症状有头晕、眼花、耳鸣、视力障碍、肢体麻木、肾功能不全，严重者出现意识障碍、昏迷、冠状动脉供血不足、慢性心力衰竭等，另外高黏滞综合征还可以引起雷诺现象。

（六）高钙血症和高尿酸血症

由于骨质破坏，血钙逸向血中，肾小管对钙外分泌减少及单克隆球蛋白与钙结合等原因，使血钙增高。表现为头痛、呕吐、便秘、多尿、嗜睡、昏迷、心律失常等，需要紧急处理。由于骨髓瘤细胞的分解，产生尿酸增多和肾排泄尿酸减少，可引起血尿酸增高。

（七）淀粉样变性

是由于免疫球蛋白轻链与多糖的复合物沉积于组织器官中所致。常见舌肥大、腮腺肥大、皮肤肿块或苔藓病、腹泻、便秘、外周神经病、肝脾大、心脏扩大、肾功能损害等。

（八）髓外浸润

骨髓瘤细胞浸润和淀粉样变性导致肝脾淋巴结肿大；瘤细胞还可浸润神经系统，破坏椎骨、压迫脊髓，产生截瘫、神经根损害等；孤立性病变仅见于软组织，称髓外骨髓瘤。

【实验室检查】

（一）血常规

血象改变有：①不同程度的正常细胞正常色素性贫血；②血涂片见红细胞呈缗钱状排列，白细胞分类计数见淋巴细胞增多，不同程度的浆细胞增多，晚期骨髓瘤细胞＞20％时为浆细胞白血病；③红细胞沉降率增快；④晚期为全血细胞减少。

（二）骨髓检查

原、幼浆细胞（骨髓瘤细胞）达10%～95%，当浆细胞在10%左右伴形态异常时应疑为本病。骨髓瘤细胞外形不规则、成堆出现，可见双核、多核，核仁1～4个核旁淡染区消失。胞浆呈灰蓝色，胞浆内可见空泡改变，少数嗜苯胺蓝颗粒，偶见嗜酸性球状包涵体（Russel小体）。红细胞呈缗钱状排列。

在部分患者或病程早期，骨髓瘤细胞可呈灶性分布，单部位穿刺有时不易成功，此时应选骨压痛处或多部位穿刺、骨髓活检等，瘤细胞易位于涂片尾部，应注意检查。

（三）尿本-周蛋白（Bence-Jones蛋白，BJP，凝溶蛋白）

尿本-周蛋白对诊断本病有重要参考意义，还可见于慢性淋巴细胞白血病、恶性淋巴瘤、淀粉样变性、巨球蛋白血症等。加热法阳性率为30%～60%，且有假阳性；尿液轻链定量法阳性率100%，且无假阳性。

（四）异常单克隆免疫球蛋白

由于血清异常球蛋白增多，白蛋白减少，出现白蛋白/球蛋白倒置，血清蛋白电泳出现单峰突起的M蛋白成分。固定免疫电泳可确定M蛋白的性质，根据M蛋白性质不同，将骨髓瘤分为不同类型：IgG型最多见占52%，IgA型次之占21%，轻链型再次之占15%，IgD型少见，IgE型罕见，IgM型更罕见。约1%患者血清中不能检出M蛋白，称为非分泌型。

（五）其他

血清β_2-微球蛋白、血清乳酸脱氢酶、血清IL-6等均可增高，对判断病情及治疗效果、预测预后有一定的帮助。可有血清钙升高，血磷一般正常。肾功能异常，血清尿素氮和肌酐可增高。

（六）X线检查

对诊断有一定意义，常见改变有：①弥漫性骨质疏松，多在脊柱、肋骨、盆骨；②典型的溶骨改变，呈圆形、边缘清楚、大小不等的穿凿样溶骨改变，多见于颅骨、盆骨、肱骨等；③骨质疏松合并病理性骨折，多见于肋骨、胸腰椎等。

【诊断】

多发性骨髓瘤诊断依据有：①血清中出现大量单克隆免疫球蛋白即M蛋白（IgG＞35g/L、IgA＞20g/L）和（或）尿中出现大量单一轻链（本-周蛋白＞1g/24h）；②骨髓中浆细胞＞10%，且有形态异常，或组织活检证实为MM；③无其他原因的广泛性骨质疏松和（或）溶骨性改变。凡具有上述3项中的2项即可诊断本病。仅有②、③两项属不分泌型，仅有①、②两项需除外反应性浆细胞增多及意义未明的单克隆免疫球蛋白血症。

【鉴别诊断】

（一）反应性浆细胞增多

反应性浆细胞增多经检查可发现原发疾病，如慢性炎症、伤寒、慢性肝病、系统性红斑狼疮、病毒感染、恶性肿瘤等；一般浆细胞数量＜15%，且无形态异常；无单克隆性免疫球蛋白增高，无骨质破坏等，较易鉴别。

（二）原发性巨球蛋白血症

原发性巨球蛋白血症好发于老年人，本病系骨髓中淋巴样浆细胞大量克隆性增生所致，M蛋白为IgM，无骨质破坏是与IgM型多发性骨髓瘤鉴别的关键。

（三）意义未明的单克隆免疫球蛋白血症

本病无骨质破坏，浆细胞数量及形态正常，单克隆免疫球蛋白多＜10g/L，病情多年稳定。血清 β_2-微球蛋白正常。

（四）骨转移瘤

骨转移瘤所致的溶骨损害：①多见于乳腺癌、肺癌、前列腺癌导致的骨转移；②具有相应部位肿瘤的症状、体征；③血清中无 M 蛋白；④骨髓检查浆细胞正常，有时可见转移瘤细胞等。

多发性骨髓瘤的骨病变还需与老年性骨质疏松症、肾小管性酸中毒及甲状旁腺功能亢进症相鉴别。

临床分期反映病程的早晚，而多发性骨髓瘤病程的早晚主要取决于患者体内骨髓瘤细胞的总数量。Durie 和 Salmon 于 1975 年提出了多发性骨髓瘤的临床分期标准，见表6-6-1。国际分期体系（ISS）见于表 6-6-2。

表 6-6-1 多发性骨髓瘤的临床分期标准（DS 分期标准）

分期	分期标准	瘤细胞数（$\times 10^{12}/m^2$）
Ⅰ期	符合下述 4 项	＜0.6
	1. 血红蛋白＞100g/L	
	2. 血清钙≤3.0mmol/L	
	3. 无骨质破坏	
	4. M 成分水平：IgG＜50g/L，IgA＜30g/L，尿轻链＜4g/24h	
Ⅱ期	既不符合Ⅰ期又不到Ⅲ期	0.6～1.2
Ⅲ期	符合下述 1 项或 1 项以上	＞1.2
	1. 血红蛋白＜85g/L	
	2. 高钙血症，血清钙＞3.0mmol/L	
	3. 进展性溶骨性病变：溶骨病损＞3 处	
	4. M 成分水平：IgG＞70g/L，IgA＞50g/L，尿轻链＞12g/24h	

注：每期又分为 A 组和 B 组。A 组：肾功能正常（血肌酐＜2.0mg/dl）；B 组：肾功能不正常（血肌酐≥2.0mg/dl）

表 6-6-2 国际分期体系（ISS）

分期	分期标准	中位生存期
Ⅰ期	血清 β_2-微球蛋白＜3.5mg/L，白蛋白＞3.5g/L	62 个月
Ⅱ期	介于Ⅰ期和Ⅲ期之间	44 个月
Ⅲ期	血清 β_2-微球蛋白≥5.5mg/L，白蛋白＜3.5g/L	29 个月

【治疗】

对于无症状或无进展的骨髓瘤患者，可以不治疗，但如果疾病进展及有症状，则需要积极治疗。

（一）支持治疗

应注意以下几个问题：①无骨折者需适当活动，防止骨质进一步疏松；②血红蛋白应维持在80g/L以上，可以改善症状，更好地耐受化疗；③严重出血者可给予血小板输注；④多饮水；⑤防治感染，抵抗力低下者可给予丙种球蛋白。

（二）化学治疗

应根据病情分期、患者的具体情况选用治疗方案。目前多采用联合化疗，常用药物有美法仑（马法兰）、环磷酰胺、卡莫司汀（BCNU）、多柔比星（阿霉素）、依托泊苷（VP-16）、长春新碱、肾上腺皮质激素等。常用方案如下：①MP方案，即马法兰6～8mg/d，口服，第1～7天；泼尼松1mg/（kg·d），口服，第1～7天，4周为一疗程。有效率50%以上，至少使用1年以上。②M_2方案，即CTX 10mg/kg静注，第1天；BCNU 1mg/kg静注，第1天；马法兰0.1mg/（kg·d）口服，第1～7天；泼尼松1mg/（kg·d）口服，第1～7天，0.5mg/（kg·d）第8～14天；长春新碱0.03mg/kg静注，第21天；疗程结束后休息2周再开始下一疗程，有效率80%左右，共用6个疗程。③VAD方案，即长春新碱0.4mg/d静脉滴注，连用4天；阿霉素10mg/d静脉滴注，连用4天；地塞米松40mg/d口服，第1～4天、第9～12天、第17～20天，25天为一疗程。

（三）靶向治疗

1. 沙利度胺　作用于骨髓微环境的药物，抗骨髓瘤机制包括抑制血管新生，抑制骨髓瘤细胞黏附于骨髓基质细胞，阻断骨髓瘤细胞与细胞因子之间的恶性循环，从而有效地克服耐药。此外，还可以直接诱导骨髓瘤细胞凋亡。目前多联合传统的化疗药物来治疗难治/复发性骨髓瘤，剂量为100～200mg/d，不良反应包括嗜睡、便秘、神经毒性。

2. 蛋白酶体抑制剂　作用靶点为泛素-蛋白酶体通路，主要是通过选择性地与蛋白酶体活性位点的苏氨酸结合，抑制蛋白酶体26S亚单位的活性，从而下调核因子Kb的活性，抑制骨髓瘤细胞增生，促进骨髓瘤细胞凋亡。目前主要应用的是硼替佐米（bortezomib），常见的毒副作用有乏力、胃肠道反应、一过性的血小板缺乏症。

（四）造血干细胞移植治疗

化疗诱导缓解后进行移植，效果较好。对无绝对禁忌证的骨髓瘤患者行造血干细胞移植，其完全缓解和疾病无进展生存明显提高。包括大剂量化疗加自体造血干细胞移植、非清髓性的异基因造血干细胞移植。

（五）并发症及对症治疗

1. 高钙血症　①多饮水，增加钙的排泄；②呋塞米静注，保证每日尿量至少在2000ml以上；③泼尼松40～60mg/（m^2·d）口服；④新诊断的或复发后并发者应立即给予化疗；⑤双膦酸盐类药物——帕米磷酸钠每次30～90mg静脉滴注，可抑制破骨细胞活动及活性，有效抑制骨质中晶体溶解，70%～100%患者血钙可恢复正常；⑥降钙素：5～10IU/kg溶于500ml生理盐水中，维持6h静滴。

2. 高尿酸血症　①水化，补液；②碱化尿液，口服碳酸氢钠；③别嘌醇100mg，每日3次口服。

3. 高黏滞综合征　化疗及血浆置换疗法。

4. 肾衰竭　①有效处理上述并发症；②避免应用肾毒性药物；③已发生肾衰竭者可采用透析疗法。

【预后】

MM自然病程具有高度异质性，中位生存期3～4年，有的患者可存活10年以上。与本病预后有关的因素较多，包括临床分期、免疫球蛋白分型、浆细胞分化程度、β_2-微球蛋白、血清乳酸脱氢酶、血清 IL－6 等，要综合分析多种因素进行判断。

案例

患者，男，58 岁，主因头晕、乏力、腰背痛 3 个月，加重伴食欲不振、腹胀 6 天入院。查体：血压 145/90mmHg。神清，贫血貌，皮肤黏膜苍白，无皮疹、出血点、瘀点、瘀斑，全身浅表淋巴结未触及肿大。睑结膜苍白，巩膜无黄染，牙龈无渗血，咽无充血，双侧扁桃体无肿大。心肺腹未见异常。双下肢轻度水肿。腰椎 2、3 压痛阳性。实验室检查：血常规 WBC 5.69×10^9/L，Hb 85g/L，PLT 152×10^9/L。肌酐 182μmol/L，尿素氮 10.8mmol/L。IgG57.80g/L，IgA＜0.255g/L，IgM＜0.17g/L。血 β_2-微球蛋白 9.53mg/L，尿本周蛋白测定阴性。血清钙 3.15mmol/L。尿常规潜血 2＋，蛋白质 2＋。骨髓检查原、幼浆细胞比例 32%伴形态异常。扁骨 X 线示颅骨多发小囊状密度减低。

问题与思考：

1. 写出该病例的诊断及诊断依据。
2. 为什么该病例诊断多发性骨髓瘤，而尿本周蛋白测定阴性？

思考题

1. 多发性骨髓瘤的完整诊断包括哪些内容？
2. 多发性骨髓瘤为什么引起肾功能损害？

（邢志华）

第七章

出凝血性疾病

学习目标

【掌握】

1. 出血性疾病的概念。
2. 出血性疾病的分类。
3. 特发性血小板减少性紫癜的临床表现、诊断要点及治疗方法。

【熟悉】

1. 出血性疾病常用实验室检查。
2. 出血性疾病诊断步骤及治疗。
3. DIC 的病因和发病机制。
4. DIC 的临床表现、实验室检查和诊断标准。

【了解】

1. 过敏性紫癜的常见原因。
2. DIC 的治疗原则。

第一节　概　述

凝血系统与抗凝血系统两者间的动态平衡是维持正常机体内血液的流动状态，并防止血液丢失的关键。血液在体内由液体流动状态转为凝胶状态称为血液凝固，简称凝血。出血是因遗传因素或后天因素引起的凝血、止血、纤维蛋白溶解机制缺陷或抗凝血机制异常所导致的一组疾病的临床表现，实际上是机体内止血机制发生障碍所引起的异常情况。因止血功能缺陷而引起的以自发性出血或血管损伤后出血不止为特征的疾病，称为出血性疾病。常见的原因有：①血管壁异常；②血小板数量和（或）功能改变；③止凝血功能障碍等。

【正常止血机制】

（一）血管因素

当血管壁损伤时机体可出现以下反应：①最早作出的反应是局部血管收缩，管腔变窄，伤口缩小或闭合。这一反应是在神经反射及释放的儿茶酚胺、血管紧张素等调控下完成的。②随后血小板在损伤部位黏附、聚集并释放肾上腺素、5-羟色胺（5-HT）、血栓素 A_2

（TXA_2）及内皮素-1（ET-1）等进一步促使血管收缩及血小板聚集，有利于止血。③血管损伤后基底胶原暴露激活凝血因子Ⅻ，启动内源性凝血途径。④表达并释放组织因子（TF）启动外源性凝血途径。⑤血管内皮细胞合成分泌 PAI-1 抑制纤溶系统。⑥通过激活凝血因子Ⅻ及激肽释放酶原生成激肽，激活血小板释放血管通透性因子而促使血管通透性增加、血浆外渗、血液浓缩、血黏度增加、血流缓慢等而有利于止血。

（二）血小板因素

通过以下机制完成：①血小板填充血管内皮细胞脱落形成的孔隙，参与血管内皮细胞的再生与修复，增加血管壁的抗力，保持血管内皮层的完整性，减少血管通透性与脆性；②黏附功能：血小板黏附于损伤的血管内皮处，是止血的第一步；③聚集功能：在胶原、凝血酶的作用下血小板膜糖蛋白Ⅱb、Ⅲa（GPⅡb、Ⅲa）形成复合物（GPⅡb/Ⅲa），血小板以其为受体，通过纤维蛋白原互相连接而聚集，形成团块增强止血作用；④促凝功能：血小板释放的多种介质具有不同的功能，如 TXA_2 有强烈收缩血管、产生诱导血小板聚集的介质；血小板第 3 因子（PF_3）直接参与凝血反应；活化的血小板在前激肽释放酶及高分子量激肽原存在的条件下，直接激活因子Ⅻ及因子Ⅺ，激活内源性凝血途径；⑤形成血小板血栓直接修复受损血管等。

（三）凝血机制

血管内皮损伤后，启动内、外源凝血过程，在 PF_3 等物质的参与下，经过一系列酶反应形成纤维蛋白血栓，血栓堵塞于血管损伤部位，使出血停止。

1. 凝血因子　已知的凝血因子有 14 个，根据其特性分为 3 组：①对凝血酶敏感的凝血因子（FⅠ、FⅤ、FⅧ、FⅩⅢ），在凝血过程中均消耗较多；②依赖维生素 K 的凝血因子（FⅡ、FⅦ、FⅨ、FⅩ），其在肝合成时需要维生素 K 的参与，其凝血作用需要钙离子，凝血过程中只有凝血酶原消耗较多；③接触因子（FⅪ、FⅫ、高分子量激肽原即 HMWK 或 HK、前激肽释放酶即 PK），经过接触相激活，FⅫ、FⅪ相继被激活，启动了内源性凝血过程。凝血因子命名及作用见表6-7-1。

表 6-7-1　凝血因子命名及作用

凝血因子编号	名称	生成部位	功能	参与凝血途径
Ⅰ	纤维蛋白原	肝细胞	凝块结构	共同
Ⅱ	凝血酶原	肝细胞	酶原	共同
Ⅲ	组织因子	内皮、巨核细胞等	细胞辅因子	外源
Ⅴ	前加速因子	肝、巨核细胞	血浆辅因子	共同
Ⅶ	稳定因子	肝细胞	酶原	外源
Ⅷ	抗血友病甲因子	肝细胞	血浆辅因子	内源
Ⅸ	抗血友病乙因子	肝细胞	酶原	内源
Ⅹ	Stuart 因子	肝细胞	酶原	共同
Ⅺ	抗血友病丙因子	肝细胞	酶原	内源
Ⅻ	Hageman 因子	肝细胞	酶原	内源
ⅩⅢ	纤维蛋白稳定因子	肝、单核细胞、血小板	酰胺基转移	共同
PK	前激肽释放酶	肝细胞	酶原	内源
HK	高分子量激肽原	肝、内皮细胞	血浆辅因子	内源

2. 凝血过程　凝血过程分为三个阶段：第一阶段为凝血活酶生成过程；第二阶段为凝血酶生成过程；第三阶段为纤维蛋白生成。由内源性凝血途径（接触激活凝血因子Ⅻ）及外源性凝血途径（组织因子启动）共同激活凝血因子Ⅹ，形成共同通路，完成凝血过程（两条途径的主要区别是启动方式及参与的凝血因子不同）。凝血途径见图6-7-1。

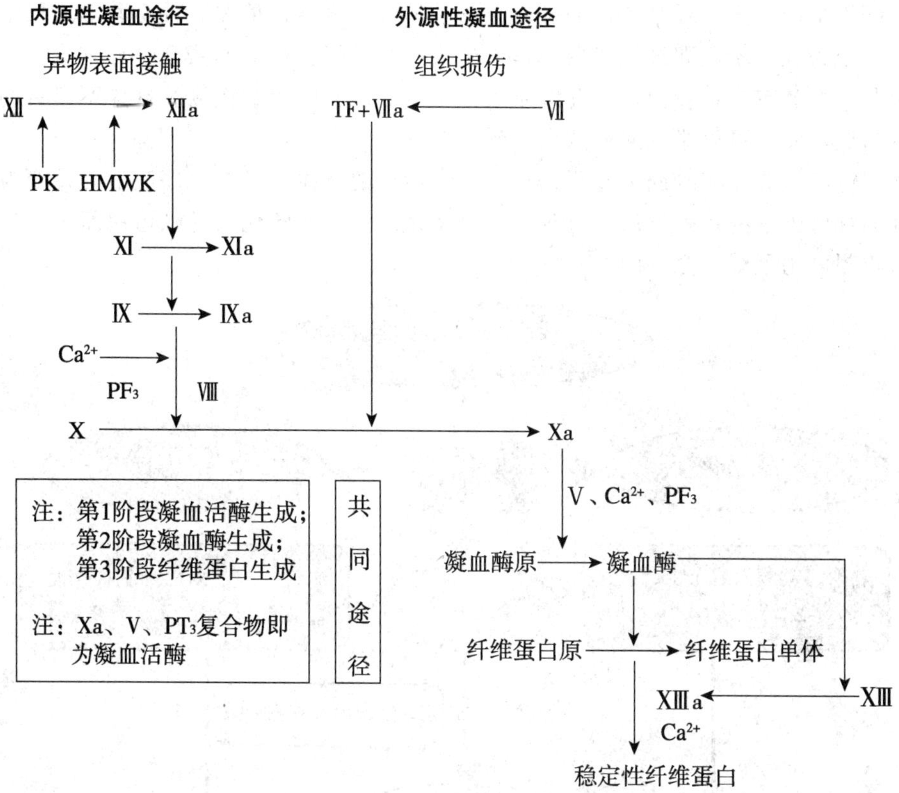

图6-7-1　凝血过程及途径

（1）凝血活酶生成：内源性凝血途径和外源性凝血途径的主要区别在于启动方式和参加的凝血因子不同，所谓内源性或外源性凝血并非绝对独立的，而是互相密切联系，在整个凝血过程中发挥不同的作用。经过近年来研究，更加强调外源性凝血途径在整个病理生理过程中的重要作用。认为在病理性止血过程中，由于内皮细胞或单核细胞在损伤、感染、内毒素、细胞因子、缺氧等因素的作用下表达产生TF而启动的凝血途径。所以组织因子在凝血过程中占有更加重要的地位。

1）外源性凝血途径：多种因素导致血管损伤，促使血管内皮细胞表达产生TF并释放入血，TF+FⅦa在钙离子存在的条件下，形成TF/FⅦa复合物并可激活FⅩ，启动共同凝血过程。

2）内源性凝血途经：指从FⅫ激活，到FX激活的过程。当血管壁发生损伤，内皮下组织暴露，带负电荷的内皮下胶原纤维与凝血因子接触，FⅫ即与之结合，在HK和PK的参与下被活化为FⅫa。在不依赖钙离子的条件下，FⅫa将FⅪ激活。在钙离子的存在下，活化的FⅪa又激活了FⅨ。FⅨa与PF_3、FⅧ在钙离子作用下形成复合物并可激活FⅩ。

上述途径激活FⅩ后进入共同凝血途径。在钙离子存在的条件下FⅩa、FⅤ与PF_3复合物即为凝血活酶。

(2) 凝血酶生成：从FⅩ被激活至纤维蛋白形成，是内源性、外源性凝血的共同凝血途径。主要包括凝血酶的生成和纤维蛋白的形成两个阶段。凝血酶原在凝血活酶的作用下转变为凝血酶。凝血酶的主要作用是诱导血小板不可逆聚集，加速血小板的活化及释放反应，激活纤溶酶原，增强纤维蛋白溶解活性。

(3) 纤维蛋白生成：纤维蛋白原被凝血酶酶解为纤维蛋白单体，并交联形成稳定的纤维蛋白凝块（分为三个阶段即纤维蛋白单体的生成、纤维蛋白单体的聚合、纤维蛋白的交联）。纤维蛋白与凝血酶有高亲和力，因此纤维蛋白生成后即能吸附凝血酶，这样不仅有助于局部血凝块的形成，而且可以避免凝血酶向循环中扩散。

至此，可以认为血液凝固的过程是机体内无活性的凝血因子被有序激活并转变为有蛋白降解活性的凝血因子的系列酶反应过程。最终将纤维蛋白原转化为纤维蛋白而止血。整个止血、凝血机制可用下图示之（图6-7-2）。

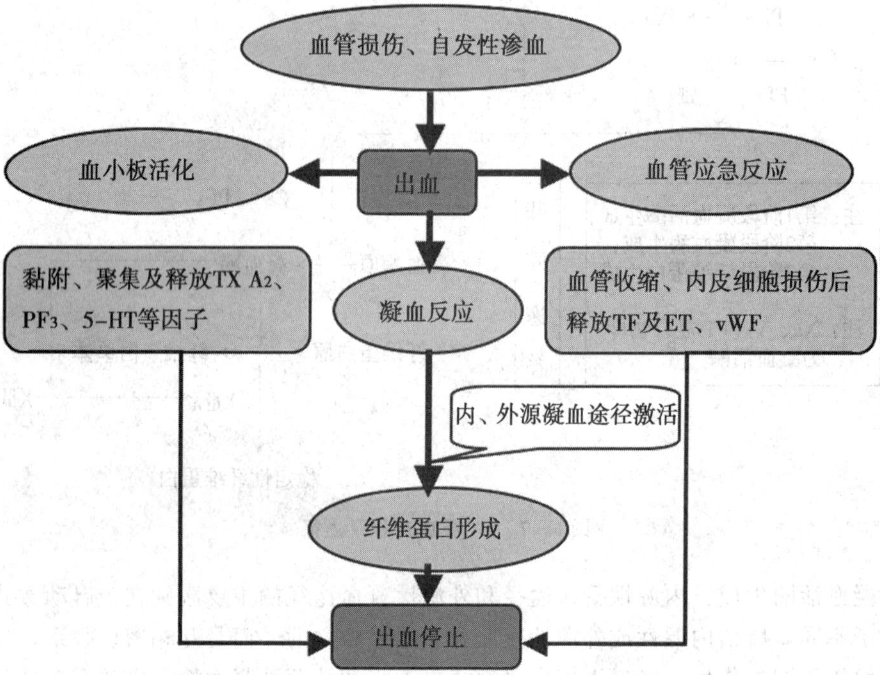

图6-7-2 止血机制

【抗凝与纤维蛋白溶解机制】

人体内凝血与抗凝血、纤维蛋白形成与纤维蛋白溶解保持着动态平衡，以保证血液流动的通畅。单核-巨噬细胞系统通过吞噬清除某些促凝物质及激活的凝血因子起到抗凝作用，抗凝系统主要包括以下方面：

(一) 抗凝系统

1. 抗凝血酶-Ⅲ（AT-Ⅲ） AT-Ⅲ主要由肝合成，是人体内最重要的抗凝血物质，约占血浆生理性抗凝活性的75%。其主要功能是灭活FⅩa及凝血酶，对丝氨酸蛋白酶如FⅨa、Ⅺa、Ⅻa等也有灭活作用，其抗凝活性和肝素密切有关。

2. 蛋白-C（PC）系统 此系统由蛋白C、蛋白S（PS）、血栓调节蛋白（TM）、蛋白C抑制物组成。PC、PS均为维生素K依赖因子，在肝内合成。通过灭活FⅤa、FⅧa，抑制FⅩa与PF_3结合而发挥抗凝作用。TM主要存在于血管内皮细胞表面，是内皮细胞表面的凝血酶受体，与凝血酶按 1∶1 结合形成复合物，裂解 PC，形成活化的 PC，通过灭活 FⅤ及 FⅧa 起抗凝作用。

3. 组织因子途径抑制物（TFPI） TFPI 主要是直接抑制 FⅩa 及 TF/FⅦa 复合物的活性而起抗凝作用。因而 TFPI 对由 TF 启动的凝血过程有重要的调节作用。

4. 肝素 是硫酸黏多糖类物质，由肺或肠黏膜的肥大细胞合成。主要是抗 FⅩa 及凝血酶，还可促进内皮细胞释放组织型纤溶酶原激活剂（t-PA），增强纤溶活性。其抗凝作用与 AT-Ⅲ密切相关。而低分子肝素的抗 FⅩa 的作用明显强于肝素钠。

（二）纤维蛋白溶解系统

纤维蛋白溶解系统，简称纤溶系统，主要作用是将沉积在血管内外的纤维蛋白溶解，以保证血管通畅，防止血栓形成和促进伤口愈合等。纤溶系统包括：纤溶酶原、纤溶酶原激活剂、纤溶酶、纤溶酶抑制物，对保持血液通畅流动具有重要意义。

纤溶酶原激活因子大多存在于血液、尿液、唾液、泪液、精液、乳汁、血管内皮及各种组织内，如 FⅫa、FⅪa、PK、HMWK、链激酶（SK）、t-PA、尿激酶型纤溶酶原激活剂（u-PA）等。

纤溶酶原是一单链糖蛋白，由肝合成并分泌入血液，分别由内源性途径（激活剂有 FⅫa、FⅪa、PK、HMWK 等）及外源性途径（激活剂有 SK、t-PA、u-PA 等）激活转化为纤溶酶，导致纤溶系统激活。

纤溶酶是一种肽链内切酶，也是丝氨酸蛋白酶，具有胰蛋白酶样的作用，对纤维蛋白（原）有降解作用，使之降解为小分子多肽 A、B、C、D 及一系列碎片，统称为纤维蛋白（原）降解产物（FDP）。纤溶系统的组成成分详见表 6-7-2。

表 6-7-2 纤溶系统的组成成分

成分	产生部位	主要性质或作用
纤溶酶原	肝	可被活化为纤溶酶
纤溶酶		丝氨酸蛋白酶
t-PA	血管内皮细胞	活化纤溶酶原
u-PA	单核细胞、成纤维细胞、上皮细胞	活化纤溶酶原
纤溶酶原激活抑制物（PAI）	血管内皮细胞或胎盘	抑制纤溶活化剂
α_2-抗纤溶酶抑制物（α_2-PI）	肝	
α_2-巨球蛋白（α_2-M）	肝、巨噬细胞	蛋白酶抑制物
C_1-抑制物	内皮细胞	蛋白酶抑制物
因子Ⅻ、激肽释放酶原（PK）、HMWK		内激活途径的有关因子
玻璃连接蛋白（VN）		纤溶系统辅因子

为维持血凝及纤溶的平衡，保持血液的流动性，血液中还有大量相应的纤溶抑制物，以保证这种平衡。包括：①纤溶酶原激活物抑制因子（PAI），如 PAI-1、PAI-2，补体 C_1 抑制因子（C_1-INA），α_2-巨球蛋白（α_2-GM）等，可阻断纤溶酶原的激活；②α_1-纤溶酶抑制

因子如纤溶酶抑制物（α_1－PI），α_2－GM，α_1－抗胰蛋白酶（α_1－AT）等，可直接抑制纤溶酶的活性。

纤溶酶的激活又包括内激活和外激活两种途径。在内激活途径中，激活的FⅫa与HMWK可使PK转变为激肽释放酶，后者可激活纤溶酶原为纤溶酶。在外激活途径中，t－PA、u－PA和SK也可使纤溶酶原转变为纤溶酶。纤溶激活及抑制系统见图6－7－3。

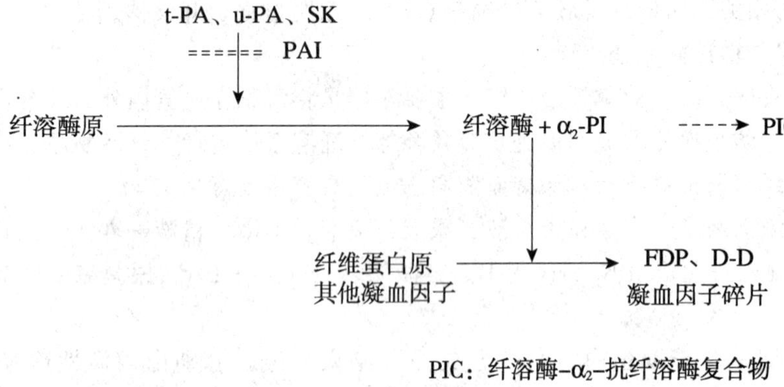

图6－7－3 纤溶激活及抑制系统

【出血性疾病的分类】

根据病因及发病机制分为以下几类：

（一）血管壁异常

1. 遗传性或先天性 如遗传性毛细血管扩张症、先天性结缔组织病、家族性单纯性紫癜等。

2. 获得性（又称血管性紫癜） 免疫因素（如过敏性紫癜），感染因素（病毒、细菌感染、败血症），化学性及药物性紫癜（如磺胺类药物，青、链霉素等），机械性紫癜，维生素C或PP缺乏症，老年性紫癜，皮肤病伴发的紫癜，结缔组织病（如SLE等），代谢及内分泌疾病（如糖尿病、Cushing病等），原因不明（如单纯紫癜、特发色素性紫癜）等。

（二）血小板异常

1. 数量异常引起

（1）生成减少：如再生障碍性贫血、白血病、肿瘤浸润、药物、放疗及化疗后骨髓抑制等。

（2）破坏增多：特发性血小板减少性紫癜（ITP）、药物、结缔组织病等。

（3）消耗过多：弥散性血管内凝血（DIC）、血栓性血小板减少性紫癜（TTP）、溶血尿毒综合征等。

（4）分布异常：脾功能亢进、低温麻醉等。

（5）血小板增多：原发性出血性血小板增多症、脾切除术后等。

2. 功能异常引起

（1）遗传性或先天性：巨大血小板综合征、血小板无力症、血小板病等。

（2）获得性：尿毒症、抗血小板药物、骨髓增殖性疾病、肝疾病、异常蛋白血症等。

（三）凝血异常

1. 遗传性或先天性 血友病A、B及遗传性FⅪ缺乏症、遗传性凝血酶原缺乏症、血管性血友病（vWD）、其他凝血因子缺乏症（如FⅤ、FⅦ、FⅩ缺乏等）。

2. 获得性　肝源性凝血障碍、尿毒症性凝血障碍、维生素K缺乏症、大量输注库存血、DIC等。

（四）病理性循环抗凝物质增多

抗因子Ⅷ、Ⅸ等抗体形成、狼疮抗凝物质、肝素样抗凝物质、肝素使用过量、敌鼠钠中毒、蛇咬伤、水蛭咬伤、溶栓药物过量等。

（五）纤溶亢进

1. 原发性　原发性纤溶亢进症等。

2. 继发性　DIC、血栓形成后等。

（六）综合因素

DIC、血管性血友病（vWD）等。

【出血性疾病的诊断】

病史、体征对诊断可提供线索，确诊需要实验室检查。

（一）病史

了解出血史对于诊断非常重要，须注意：①出血类型：以皮肤及黏膜瘀点、瘀斑为主时多提示血小板性或血管性出血；瘀斑隆起者多提示为血管性；以深部组织（肌肉关节腔）出血为主时则提示凝血因子缺乏。此外，前两者往往于外伤后可即刻出血，持续时间短；后者发生缓慢，持续时间长。②出血诱因：有药物接触史，多提示血小板性；如轻伤后出血不止多为凝血因子障碍。③有无其他基础疾病：如肝疾病、肾疾病、免疫性疾病或感染情况等。④家族史：因遗传性出血疾病常有一定遗传方式，应询问祖父母、父母、兄弟姐妹以及外祖父母、舅父有无类似病史及出血史等。

（二）体征

应注意观察：①出血的形态与分布：是否对称、平坦或高出皮表，有无肌肉或关节腔出血、伤口渗血等；②有无其他伴随体征：如贫血、黄疸、蜘蛛痣、淋巴结肿大、肝脾大、腹水、关节畸形等；③注意生命体征及一般状况的变化；④有无全身性疾病表现，如发热、血尿、水肿等。常见出血性疾病的临床表现见表6-7-3和表6-7-4。

表6-7-3　常见出血性疾病的临床特征

特征	血管性疾病	血小板性疾病	凝血障碍性疾病
性别	女性多见	女性多见	男性多见（血友病）
家族史	较少见	少见	多见
皮肤紫癜	极常见	多见	少见
皮肤大瘀斑	罕见	多见	可见
皮下血肿	罕见	可见	多见
关节腔出血	罕见	罕见	多见
内脏出血	偶见	可见	常见
眼底出血	罕见	常见	少见
月经过多	少见	多见	少见
外伤后出血	少见	可见	多见

表 6-7-4 不同因素所致出血的临床特点

病因	出血点	瘀斑	血肿	关节出血	眼底出血	咯血	呕血	尿血	阴道出血	颅内出血	外伤手术后出血
血管因素	有	有	无	无	可见	可见	可见	有	无	可见	有
血小板因素	有	有	无	无	有	有	有	有	有	有	有
凝血障碍	无	无	有	有	可见	无	无	有	可见	可见	有
纤溶亢进	无	无	有	无	有	无	无	无	有	有	有
抗凝物质增多	无	无	有	无	有	无	无	无	有	有	有
复合因素	有	有	有	无	有	有	有	有	有	有	有

（三）实验室检查

应根据病史、体格检查情况有顺序地进行相关检查。

1. 筛选试验　如出血时间（BT）、凝血时间（CT）、毛细血管脆性试验、血小板计数、活化部分凝血活酶时间（APTT）、凝血酶原时间（PT）、凝血酶时间（TT）、凝血酶原消耗时间（PCT）等。对这些结果，要结合临床综合判断，仍不能确诊时可采取特殊检查。常用筛选试验及意义见表 6-7-5。

表 6-7-5 常用筛选试验及意义

检查项目	血管因素	血小板因素	凝血机制障碍		
			凝血活酶形成障碍	凝血酶形成障碍	纤维蛋白形成障碍
毛细血管脆性试验	（+）	（+）	（-）	（-）	（-）
出血时间	延长	延长	正常	正常	正常或延长
血小板计数	正常	正常、减少或增多	正常	正常	正常
血块退缩	正常	不良	正常	正常	不良
凝血时间（试管法）	正常	正常	延长	延长	延长或不凝
活化部分凝血活酶时间	正常	正常	延长	正常	延长或不凝
凝血酶原时间	正常	正常	正常	延长	延长或不凝

2. 确诊试验

（1）血管异常：BT、内皮素-1、血 vWF（von Willebrand 因子）、毛细血管镜检查等。

（2）血小板因素：血小板形态、体积检查，黏附、聚集功能，PF_3 测定，血小板相关抗体（PAIg）、骨髓检查等。

（3）凝血异常：①凝血因子Ⅴ、Ⅶ、Ⅷ、Ⅸ、Ⅹ、Ⅺ、Ⅻ等抗原及活性测定，凝血酶原抗原及活性测定；②纤维蛋白原、FDP 测定、因子ⅩⅢ抗原及活性测定。

（4）抗凝异常：AT-Ⅲ抗原及活性测定、PC 及相关因子测定、狼疮抗凝物或心磷脂类抗凝因子测定等。

(5) 纤溶异常：血、尿 FDP 测定，鱼精蛋白副凝（3P）试验，纤维蛋白原及 t-PA、PAI、D-二聚体测定等。

【出血疾病的防治】

（一）根据病因和发病机制治疗

1. 防治引起出血的基础疾病

2. 避免诱发出血的因素 如抗凝药物、解热镇痛药、抗血小板药等的使用。

3. 血管因素 对于获得性血管壁受损出血者，采取病因治疗（如调节免疫、避免用损伤血管壁的化学药物、加强抗感染等）+改善血管壁功能的药物[如复方芦丁片、肾上腺色腙（安络血）、酚磺乙胺（止血敏）等]。

4. 血小板因素处理 ①使用促血小板生成药如 IL-11、TPO 等；②增强血小板功能的药物，如立芷雪，可促进血小板活化，诱导血小板聚集，止血效果明显，可用于各种原因所致的临床出血；③肾上腺皮质激素和免疫抑制剂，通过抑制抗血小板抗体及巨噬细胞对血小板的破坏作用，从而升高血小板数量，促进止血；④血小板输注等。

5. 治疗凝血障碍 对于因子Ⅱ、Ⅶ、Ⅸ、Ⅹ的缺乏，可补充维生素 K。血友病 A 输注因子Ⅷ浓缩物。其他凝血因子缺乏可输注相应的凝血因子或新鲜血浆补充缺乏的凝血因子促进止血。

6. 控制纤溶亢进 主要用纤溶抑制剂治疗+原发病治疗，如氨甲苯酸（止血芳酸）、氨甲环酸（止血环酸）、氨基己酸等。

7. 其他 如鱼精蛋白可对抗肝素及类肝素样抗凝物质；血浆置换疗法可分离血小板抗体及血液中的有害成分；基因疗法可治疗遗传性凝血因子缺乏；手术治疗可探明出血原因，去除血肿，修复血管，切除破坏血小板的脾等。

（二）止血治疗

1. 补充血小板和（或）相关凝血因子 血小板悬液、冷沉淀物、纤维蛋白原、凝血酶原复合物、相关因子、新鲜血浆、新鲜冷冻血浆等输注。

2. 止血药物使用 根据不同病因应用：①血管因素可使用安络血、芦丁、垂体后叶素、糖皮质激素、维生素 C 等；②抗纤溶药物如氨基己酸、止血芳酸、止血环酸等可抑制纤溶酶形成，用于纤溶亢进；③合成凝血因子需要的药物如维生素 K 类，常用于严重肝疾病、阻塞性黄疸等所致的出血；④局部出血可使用凝血酶、立芷雪、加压包扎等；⑤促进凝血因子释放的药物如 1-脱氨基-8-右旋-精氨酸加压素（dDAVP）等可促使 vWF、FⅧ释放，用于血友病 A 的治疗；⑥中医中药治疗等。

第二节 特发性血小板减少性紫癜

特发性血小板减少性紫癜（idiopathic thrombocytopenic purpura，ITP）是一种多种机制共同参与的获得性自身免疫病。2007 年 ITP 工作组将本病更名为原发免疫性血小板减少症（primary immune thrombocytopenia，ITP）。临床以皮肤黏膜出血为主，严重者可有内脏甚至颅内出血。出血风险随年龄增高而增加。约占出血性疾病总数的 1/3，成人发病率为 5/10 万～10/10 万，育龄期女性发病率高于男性，60 岁以上老年人是该病的高发群体。

【病因及发病机制】

1. 体液和细胞免疫介导的血小板过度破坏。ITP 患者血浆输给健康受试者可造成后者血小板一过性减少。多数患者检测到血小板膜糖蛋白特异性抗体，自身抗体致敏的血小板被单核巨噬细胞系统过度破坏。细胞毒 T 细胞也可以直接破坏血小板。

2. 体液和细胞免疫介导的巨核细胞数量和质量异常，导致血小板生成不足。自身抗体可损伤巨核细胞或抑制巨核细胞释放血小板，造成 ITP 患者血小板生成不足；另外细胞毒 T 细胞可通过抑制巨核细胞凋亡，使血小板生成障碍。

【临床表现】

急性起病以儿童多见，发病前有上呼吸道感染病史或其他病毒感染史。成人 ITP 一般起病隐匿。表现为出血倾向，多数较轻而局限，表现为皮肤黏膜出血，如瘀点、紫癜、瘀斑，可发生在任何部位，但以四肢远端多见。还有外伤后止血不易、鼻出血、牙龈出血和月经过多，严重的内脏出血少见。出血程度和血小板数有关。部分患者通过体检发现血小板减少而无出血症状。病情可因感染等突然加重，出现广泛、严重的皮肤黏膜和内脏出血。其他表现还有乏力、血栓以及月经过多导致的失血性贫血。

【实验室检查】

（一）血常规

①血小板计数减少；②血小板形态可发生改变，如巨大、异常小、碎片等异常，且以慢性型多见；③出血时间延长，血块收缩不良。

（二）骨髓检查

①急性型骨髓巨核细胞数量正常或轻度增加，但有明显成熟障碍，以原始巨核细胞或幼巨核细胞多见；②慢性型骨髓巨核细胞明显增加，以颗粒型巨核细胞多见；③巨核细胞表现为幼稚巨核增多、体积变小、颗粒减少；④产生血小板形成的巨核细胞均明显减少（<30%）；⑤粒、红系细胞多正常，急性出血或慢性反复出血者红系可增多。

（三）血小板相关抗体（PAIg）及血小板相关补体（PAC_3）

80%以上的患者 PAIgG 及 PAC_3 阳性，主要为 PAIgG，也可出现 PAIgM 或 PAIgA，对诊断及疗效观察有一定的价值。

（四）其他检查

出血时间延长、血块退缩不佳、束臂试验阳性等。

【诊断】

1. ITP 的诊断是临床排除性诊断，其诊断要点如下：

（1）至少 2 次实验室检查血小板计数减少，血细胞形态无异常。

（2）脾一般不增大。

（3）骨髓检查：巨核细胞数量增多或正常、有成熟障碍。

（4）必须排除其他继发性血小板减少症，如自身免疫病、恶性血液病、慢性肝病、脾功能亢进、血小板消耗性减少等。

2. 疾病的分期

（1）新诊断的 ITP：确诊后 3 个月以内的 ITP 患者。

（2）持续性 ITP：确诊后 3～12 个月血小板持续减少的 ITP 患者，包括没有自发缓解和停止治疗后不能维持完全缓解的患者。

（3）慢性 ITP：血小板减少持续超过 12 个月的 ITP 患者。

(4) 重症 ITP：PLT＜10×10^9/L，且就诊时存在需要治疗的出血症状或常规治疗中发生了新的出血而需要加用其他升高血小板药物治疗或增加现有治疗药物剂量。

(5) 难治性 ITP：指满足以下所有 3 个条件的患者：①脾切除后无效或者复发；②仍需要治疗以降低出血的危险；③排除其他原因引起的血小板减少症，确诊为 ITP。

【鉴别诊断】

（一）生成障碍性血小板减少症

包括再生障碍性贫血、药物引起的血小板生成障碍、造血原料不足导致的贫血（巨幼贫、缺铁贫）、无巨核细胞性血小板减少性紫癜、MDS 等均可出现血小板减少，并且巨核细胞也减少，血小板寿命正常，并有相应疾病的临床表现。鉴别并不困难。

（二）脾功能亢进

有原发疾病的表现，脾增大明显，同时伴血小板、白细胞减少及贫血等。

（三）Evans 综合征

这是 ITP 伴自身免疫性溶血性贫血的一种综合征，除有血小板减少外还有黄疸、贫血、自身抗体可阳性、网织红细胞增高等，不难鉴别。

（四）血栓性血小板减少性紫癜（TTP）

本病较少见，除有出血表现及血小板减少外，还有肾损害、精神症状、发热、微血管病性溶血等表现。

（五）继发性血小板减少

多种疾病均可出现血小板减少，如系统性红斑狼疮、干燥综合征等自身免疫病，急性白血病、DIC、MM 等也可出现血小板减少。这些疾病均有相应的临床症状、体征和相关实验室检查的阳性发现，较易鉴别。

【治疗】

（一）一般支持治疗

应注意以下几个方面：①血小板计数＜20×10^9/L 或出血严重者应严格卧床休息，防止外伤及颅内出血；②避免应用抑制血小板功能的药物，如阿司匹林等；③出血严重者可输注新鲜血、浓聚血小板等作为应急措施，但不作为常规治疗措施；④止血药可使用安络血、止血环酸、立芷雪等。

（二）治疗原则 诊断及治疗流程见图 6－7－4。

(1) PLT＞30×10^9/L、无出血表现且不从事增加出血危险的工作或活动的成人 ITP 患者发生出血的危险性比较小，可予观察和随访。

(2) 下列因素增加出血风险：①随着患者年龄增加和患病时间延长，出血风险加大；②血小板功能缺陷；③凝血因子缺陷；④未被控制的高血压；⑤外科手术或外伤；⑥感染；⑦必须服用阿司匹林、非甾体抗炎药、华法林等抗凝药物。

(3) 若患者有出血症状，无论此时血小板减少程度如何，都应该积极治疗。

（三）新诊断 ITP 的一线治疗

1. 肾上腺糖皮质激素　为首选治疗，近期有效率约为 80％。

(1) 作用机制：减少自身抗体生成及减轻抗原抗体反应；移植单核巨噬细胞系统对血小板的破坏；改善毛细血管的通透性；刺激骨髓造血及血小板向外周血的释放。

(2) 计量与用法：泼尼松剂量从 1.0mg/（kg・d）开始，分次或顿服，病情严重的患者用等效剂量的地塞米松、甲泼尼龙等非胃肠道给药，待病情好转时改为口服。稳定后剂量快速减

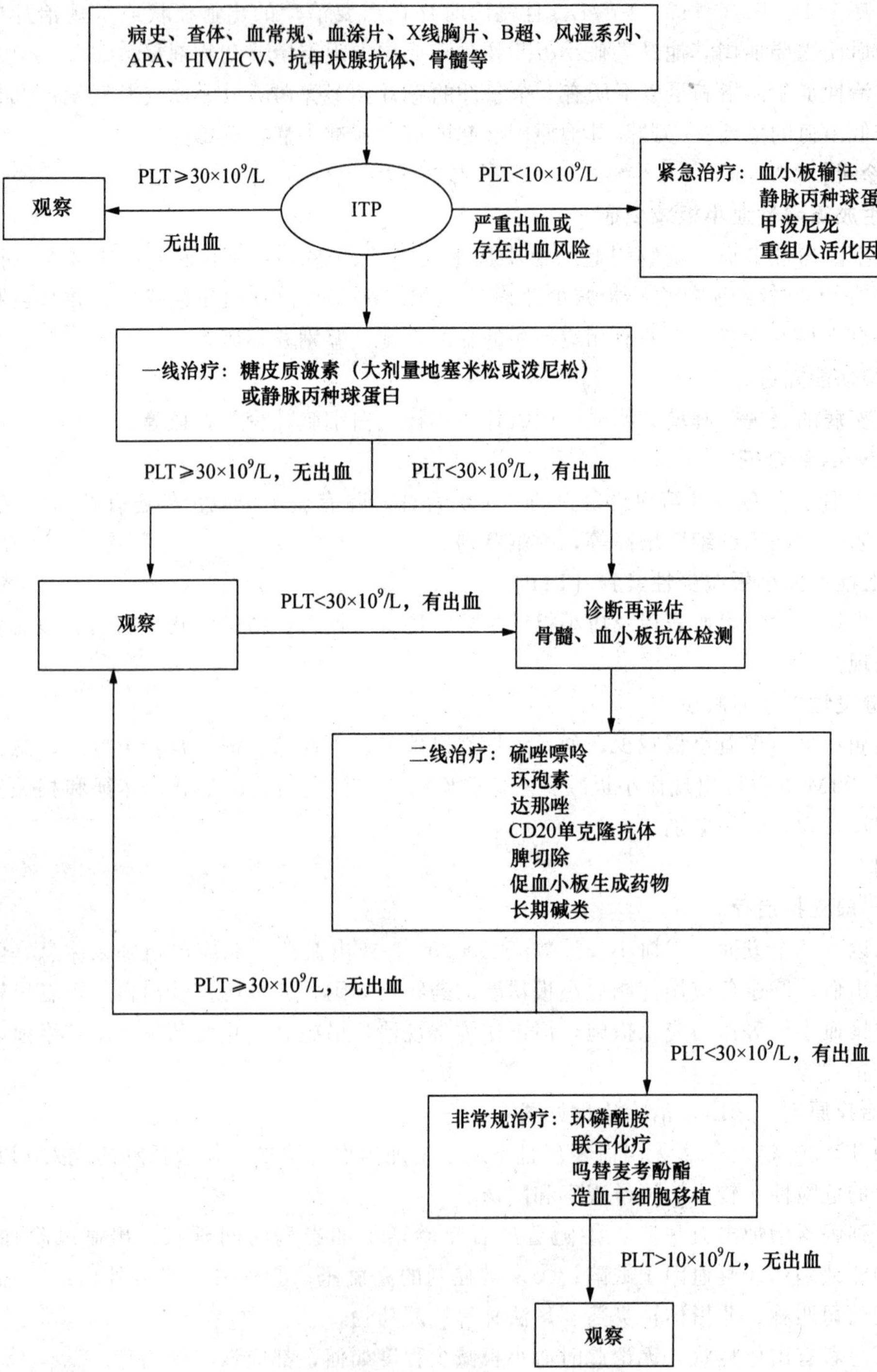

图 6-7-4 ITP 的诊断及治疗流程示意图

APA：抗血小板抗体

少至最小维持量（<15mg/d），如不能维持应考虑二线治疗。泼尼松治疗 4 周无效，应迅速减量至停用。除泼尼松外，也可使用大剂量地塞米松，建议口服用药，剂量为 40mg/d×4 天，无效患者可在半个月后重复 1 次。应用时，注意监测血压、血糖的变化，预防感染，保护胃

黏膜。

2. 静脉输注丙种球蛋白治疗　主要用于：①ITP 的紧急治疗；②不能耐受肾上腺糖皮质激素或者拟行脾切除前准备；③合并妊娠或分娩前；④部分慢作用药物（如达那唑或硫唑嘌呤）发挥疗效之前。常用剂量 400mg/（kg·d）×5 天或 1.0g/（kg·d）×2 天。静脉输注丙种球蛋白慎用于 IgA 缺乏、糖尿病和肾功能不全患者。

（四）成人 ITP 的二线治疗

1. 脾切除　在脾切除前，必须对 ITP 的诊断作出重新评估。脾切除指征：①正规糖皮质激素治疗无效、病程迁延 6 个月以上；②泼尼松治疗有效，但维持量大于 30mg/d；③有使用糖皮质激素的禁忌证。脾切除禁忌证：①年龄小于 2 岁；②妊娠期；③因其他疾病不能手术。对于切脾治疗无效或最初有效随后复发的患者应进一步检查是否存在副脾。

2. 药物治疗

（1）CD20 单克隆抗体（利妥昔单抗）：推荐剂量 375mg/m^2，静脉滴注，每周 1 次，共 4 次。一般在首次应用 4～8 周内起效。最近也有报道利妥昔单抗 100mg 静脉滴注，每周 1 次，共 4 次。

（2）血小板生成药物：血小板生成素（TPO）和 TPO 受体激动剂。国内应用重组 TPO 治疗难治性 ITP 患者，不良反应轻微，患者可耐受。

（3）长春碱类：长春新碱（VCR）1.4mg/m^2（最大剂量为 2mg），每周 1 次，缓慢静滴，共 3～6 次；长春地辛（长春花碱酰胺，VDS）4mg，每周 1 次，缓慢静滴，共 3～6 次。主要不良反应包括周围神经炎、脱发、便秘和白细胞减少等。

（4）环孢素（CsA）：常用剂量为 5mg/（kg·d），分 2 次口服，根据血药浓度调整剂量。不良反应包括肝肾功能损害、牙龈增生、毛发增多、高血压、癫痫等，用药期间应监测肝、肾功能。

（5）其他：硫唑嘌呤（azathioprine），常用剂量为 100～150mg/d，分 2～3 次口服，根据患者白细胞计数调整剂量；不良反应为骨髓抑制和肝、肾毒性。达那唑（danazol），常用剂量为 400～800mg/d，分 2～3 次口服。该药起效慢，需持续使用 3～6 个月。与糖皮质激素联合，可减少糖皮质激素用量。主要不良反应为肝功能损害、月经减少，偶有毛发增多，停药后可恢复。对月经过多者尤为适用。

（五）急症治疗

适用于：①血小板$<20\times10^9$/L 伴出血广泛而严重者；②可能发生颅内出血或已发生者；③需要手术或分娩者。可采取紧急治疗措施，包括：①血小板悬液反复输注；②大剂量丙种球蛋白静脉注射；③大剂量甲泼尼龙冲击；④血浆置换等。好转后改为上述口服治疗方法。

第三节　过敏性紫癜

过敏性紫癜（allergic purpura）又称为 Schönlein－Henoch 综合征，是一种血管变态反应性出血性疾病，主要是机体对某些致敏物质发生变态反应，引起毛细血管壁脆性及通透性增加，导致出血。以皮肤紫癜常见，还可累及某些内脏及关节。好发于儿童及青少年。男性略多于女性。春、秋季节发病率较高。

【病因和发病机制】

（一）病因

本病病因较多，直接致病因素较难确定。可能的致病因素有：①感染：细菌感染以β-溶血性链球菌引起的呼吸道感染、扁桃体炎、猩红热等多见，其次为金黄色葡萄球菌、结核分枝杆菌、伤寒杆菌、肺炎球菌等导致的疾患；病毒感染，如麻疹、水痘、风疹病毒等；寄生虫感染约占23%，以蛔虫多见；②食物：主要是动物异体蛋白质引起机体过敏所致，有鱼、虾、蟹、牛奶、蛋类、鸡及其他食物类；③药物：常用的抗生素、解热镇痛药、镇静药、抗结核药等；④其他：虫咬、疫苗接种、花粉、尘埃、寒冷刺激、精神因素等也可致病。

（二）发病机制

致敏原进入机体后通过与体内蛋白质结合形成抗原，刺激机体产生抗体，当相同抗原再次进入机体后，通过速发型变态反应，致肥大细胞释放一系列的炎性介质，导致血管炎性反应。致敏原也可与抗体形成抗原-抗体复合物，沉积于血管内膜，激活补体引起血管炎症变化及血管损伤，通透性增加，发生水肿及血性渗出。病变主要累及皮肤、肾、浆膜、滑膜等。

【临床表现】

起病可急可缓，但多于发病前1～3周有上呼吸道感染史。可出现低热、咽痛、乏力、食欲不振、全身不适等前驱表现。本病症状、体征多变，临床上一般分为以下类型：

（一）单纯皮肤型（紫癜型）

最常见。以皮肤紫癜为主要表现。其特点有：①分布对称、分批出现、反复发作；②部位以四肢、臀部常见，尤以下肢伸侧多见，躯干较少累及；③皮疹出现前可有皮肤瘙痒、感觉异常，也可伴发皮肤水肿、荨麻疹等；④皮疹为紫红色斑丘疹，大小不一、高出皮肤、单个散在，也可融合成片形成血泡，中心呈出血性坏死；⑤数日内紫癜变成紫色、黄褐色、淡黄色而逐渐消退。

（二）关节型（Schönlein型、许兰型）

除皮肤紫癜外，因关节血管受累可出现关节发红、疼痛、肿胀、压痛及功能障碍等表现。多发于膝、踝、肘、腕等大关节，呈游走性，反复发作，经数日后而愈，不留后遗症。关节表现多发生于皮肤紫癜之后，也可之前或同时发生。容易被误诊为风湿性关节炎。

（三）腹型（Henoch型、亨诺型）

除皮肤紫癜外，主要表现为腹痛、呕吐、便血、腹泻等。腹痛的特点是突然发作的阵发性绞痛，可位于脐周、下腹部或全腹部，腹痛较重而腹膜刺激征少见或较轻微（症状与体征分离现象），多与紫癜同时出现。幼儿患者因肠蠕动紊乱、肠壁水肿而导致肠套叠。本型易误诊为急腹症，临床上应注意鉴别。

（四）肾型

多见于儿童，病情最重。发生率在12%～40%，多发生于紫癜出现之后1～8周内。常出现血尿、蛋白尿、管型尿、水肿、高血压。轻者数周内恢复，但可反复发作转为慢性肾炎或肾病综合征而迁延不愈。

（五）混合型

皮肤紫癜合并上述两种以上临床表现。

（六）少见类型

少数患者在紫癜发生后累及中枢神经系统、呼吸系统、眼部等，出现相应的症状、体征。

【实验室检查】

实验室检查无特异性。①血常规检查白细胞、血小板、血红蛋白多正常；②出血时间少数可延长，凝血时间多正常；③累及肾时可出现血尿、蛋白尿、管型尿，严重者可出现肾功能损害表现，如血肌酐及尿素氮增高、内生肌酐清除率下降等；④腹型可出现大便潜血阳性；⑤50%以上的患者毛细血管脆性试验阳性；⑥皮肤划痕试验阳性。

【诊断】

本病的诊断依据有：①发病前 1～3 周有低热、咽痛、全身乏力或上呼吸道感染史；②出现典型的皮肤紫癜伴或不伴腹痛、关节肿痛、血尿等；③血小板检查及凝血检查正常，毛细血管脆性试验可阳性；④能够排除其他疾病所导致的血管炎、紫癜。

【鉴别诊断】

1. 血小板减少性紫癜　根据发病特点，紫癜不高出皮肤呈暗红色，血小板计数减少，骨髓巨核细胞数量增多而产生血小板数量减少，血小板相关抗体阳性等较易鉴别。

2. 风湿性关节炎　本病关节肿痛多不伴紫癜，白细胞计数增高，红细胞沉降率增快，抗链球菌溶血素“O”试验增高等可以鉴别。

3. 急性肾炎　本病多无紫癜，抗链球菌溶血素“O”增高，血清补体 C_3 降低，而过敏性紫癜这些检查则正常。

4. 外科急腹症　外科急腹症多有特异的体征，腹膜刺激征较常见，相关检查有阳性发现等不难鉴别。

【治疗】

（一）去除病因

应及早检查发现病因并加以去除，如：①防治感染，去除慢性感染灶（扁桃体炎等）；②驱除肠道寄生虫；③避免接触可能致敏的食物、药物及其他致敏物质；④致敏原明确时可采取脱敏疗法等。

（二）一般治疗

①抗组织胺类药物如盐酸异丙嗪、马来酸氯苯那敏、阿司咪唑、氯雷他定等；②改善血管通透性药物如维生素 C、安络血等；③腹痛发作时可用阿托品、山莨菪碱（654－2）等解痉剂；④水肿、少尿可用利尿药；⑤呕血、便血者可使用 H_2 受体拮抗剂或质子泵抑制剂。

（三）糖皮质激素

有抑制抗原抗体反应，减轻炎症渗出，改善血管通透性等作用。可用泼尼松 30mg/d 口服或氢化可的松 100～200mg/d 或地塞米松 5～20mg/d 静脉滴注，稳定后改口服。疗程一般不超过 30 天。

（四）免疫抑制剂

对肾型或并发肾炎者可采用。常用环磷酰胺 2～3mg/（kg·d），连用数周或数月。也可使用硫唑嘌呤、CsA 等。

（五）其他

①抗凝疗法；②中医中药以凉血解毒、活血化瘀为主。

本病常在 6 周内自愈，但可复发；一般预后良好；少数肾型患者可转为慢性肾炎或肾病综合征。

第四节 凝血功能障碍性疾病

凝血功能障碍性疾病是因凝血因子缺乏或功能异常所导致的出血性疾病。可分为先天性（多与遗传因素有关，且多为单一凝血因子缺损所致，如血友病）及获得性（多发生于出生后，且多有明显的基础疾病，多为复合性凝血因子减少所致，如维生素 K 缺乏、肝疾病所致的多种凝血因子缺乏等）两类。

血 友 病

血友病（hemophilia）是先天性凝血因子缺乏所引起的出血性疾病。包括血友病 A、血友病 B 及凝血因子Ⅺ缺乏症（曾称为血友病 C）。其中以血友病 A 最为常见，占 80%～85%，血友病 B 占 15%～20%，国人发病率为（2.27～2.84)/10 万。以阳性家族史、自幼发病、自发性或轻度外伤后出血不止、血肿形成、关节腔出血为特征。

血友病 A 是 FⅧ缺乏所引起的出血性疾病。其主要表现为出血倾向，其特点是延迟、持续而缓慢的渗血，急性大出血少见。自发性出血者约占 1/3。出血症状可早在出生时即可出现，也可延迟到成年后发病。出血部位以皮肤、肌肉出血最为常见，关节腔出血次之，内脏出血不常见但较为严重。其出血特征有：①多自幼发病伴随终身；②软组织及肌肉内血肿是本病的特有症状之一；③负重关节如膝关节、踝关节等反复出血是本病的特有症状之一，最终可导致关节肿胀、畸形、僵硬、关节破坏、骨质疏松、肌肉挛缩、肢体瘫痪等；④重症患者可出现消化道、呼吸道、泌尿道、腹膜后出血，甚至颅内出血，但皮肤紫癜少见；⑤但有表现不典型者，可出现拔牙、轻微外伤或小手术后出血不止等；⑥由出血引起的压迫症状及其并发症：血肿压迫神经可导致神经支配区域的感觉、运动障碍，剧烈疼痛，肌肉萎缩等，甚至可导致受压组织的坏死等。

血友病 B 是凝血因子Ⅸ缺乏所引起的出血性疾病。其遗传规律、临床表现与血友病 A 相似，但发病率较低。

凝血因子Ⅺ缺乏症属常染色体不完全隐性遗传性出血性疾病，临床出血类似血友病，发病率远低于血友病 A、B。

血友病的诊断主要依靠病史、临床表现及实验室检查。血友病 A 的诊断：①临床表现特征；②实验室检查，CT 正常或延长、APTT 延长、FⅧ：C 水平明显降低、TGT 试验（凝血活酶生成试验）时患者血浆＋正常血清不能纠正，但患者血浆＋钡吸附正常血浆可纠正。血友病 B 的诊断：①临床表现特征；②实验室检查，APTT 延长，TGT 延长但能被正常血清纠正，患者血浆＋钡吸附正常血浆不能纠正；FⅨ抗原及活性明显降低。随着分子生物学技术的发展，为血友病的发病机制、携带者和产前诊断提供了一条新的途径。

治疗的重要措施是补充有关的凝血因子。①出血明显者可使用新鲜全血、新鲜血浆及冷沉淀物、克隆纯化的 FⅧ制剂输注等。正常人每毫升新鲜血浆中所含 FⅧ或 FⅨ为 1 个国际单位（IU），每输入 1ml/kg 正常人血浆，估计可提高 FⅧ：C 或 FⅨ水平 2%，最低止血水平应达到 20%以上，出血严重或需要手术者应提高到 40%以上。补充凝血因子的计算公式为：首次输入 FⅧ：C 剂量（IU）＝体重×所需提高的活性（%）÷2。FⅨ补充参照此公式进行。②轻症患者可用 dDAVP 0.4μg/kg＋生理盐水 30ml 快速滴入，每 12h 1 次，也可皮下注射或鼻腔滴入。本药可促进内皮细胞等释放 FⅧ：C 或促进 vWF 释放而增加 FⅧ：C 稳定性使其活性增高。③达那唑 200mg，每天 2 次，对轻、中型患者疗效较好。④糖皮质激素有一定疗效。⑤抗纤溶止血药物可用于止血治疗，但有泌尿系统出血时应禁用。⑥出血局部冷敷、压迫止血、禁忌肌内注射、避免外伤及血肿穿刺等均为必要。⑦抗 FⅧ抗体产生时的处理：抗 FⅧ抗体在血友病 A 的发生率为 4%～20%。一旦发生可使用抗血友病球蛋白（AHG），使用过程中发生出血倾向时可加用凝血酶原复合物，其他处理措施包括静脉输注免疫球蛋白、糖皮质激素、体外去除抗体等。⑧对疑有血友病或血友病传递者应做好遗传咨询及加强产前诊断。

第五节　弥散性血管内凝血

弥散性血管内凝血（disseminated intravascular coagulation，DIC）是一种发生在许多严重疾病基础上出现弥散性血管内微血栓形成，并由致病因素激活凝血系统，导致继发性纤溶亢进为特征的，表现为全身出血及微循环衰竭的临床综合征。

【病因】

（一）感染性疾病

占 31%～43%。①革兰阴性菌感染如脑膜炎球菌、大肠埃希菌、绿脓杆菌等，革兰阳性菌如金黄色葡萄球菌等；②病毒感染如流行性出血热、重症肝炎、严重急性呼吸窘迫综合征（SARDS）等；③其他感染如斑疹伤寒、恙虫病、钩端螺旋体病等。

（二）恶性肿瘤

占 24%～34%。以急性白血病（尤其是急性早幼粒细胞白血病）、淋巴瘤、前列腺癌、胰腺癌、肝癌、肾癌、肺癌、脑肿瘤等常见。尤其是并发广泛转移者更易发生。

（三）病理产科

占 4%～12%。以羊水栓塞、胎盘早剥、死胎滞留、感染性流产、前置胎盘等常见。

（四）手术及创伤

占 1%～5%。脑、肺、前列腺、胰腺、子宫及胎盘、器官移植等手术及创伤、严重挤压伤、烧伤、骨折、蛇咬伤等。

（五）其他

可累及全身各系统。常见原因有药物、血管病变、ARDS、肝坏死、溶血性贫血、血型不合输血、SLE、中暑、移植物抗宿主病（GVHD）、急进性肾炎等。

休克、酸中毒、缺氧、单核-巨噬细胞系统受抑、妊娠等均可为促发因素。

【发病机制】

①组织损伤如恶性肿瘤、病理产科、手术创伤、蛇咬伤、急性血管内溶血、大量血小板破坏及肝坏死等，使组织因子释放入血激活外源性凝血途径；②多种原因如严重感染、血管病变、缺氧、酸中毒及高温等导致血管内皮损伤，激活Ⅻ因子，启动内源性凝血途径；③血小板活化，促进凝血反应，凝血酶形成；④纤溶酶被激活，导致凝血-抗凝血进一步失调。其中凝血酶及纤溶酶形成是两大关键因素，是导致凝血因子及血小板减少、血管内微血栓形

成、纤溶亢进等变化的重要机制。凝血系统被激活后促使血液呈高凝状态，导致血小板聚集及纤维蛋白沉着、大量微血栓形成，从而消耗了大量凝血因子及血小板，并通过反馈导致继发性纤维蛋白溶解亢进，最后发生明显的出血、器官微循环障碍，终致器官功能衰竭及休克。微循环中形成的纤维蛋白索状物可使红细胞通过时受到机械性损伤而破碎，导致微血管病性溶血的发生。

【病理生理】

1. 微血栓形成　是DIC的最基本病理变化。早期成分为血小板血栓，后期为纤维蛋白血栓及纤维蛋白-血小板血栓。分布广泛，除皮肤黏膜外，以肺、心、脑、肾最为多见，并导致相应的功能改变。

2. 凝血功能障碍　①高凝状态：为DIC的早期变化；②消耗性低凝状态：表现为出血倾向明显、PT显著延长、血小板及凝血因子减少，构成其主要表现特点及实验室检查异常；③继发性纤溶亢进状态：为DIC的后期变化，由于血管内凝血，纤溶系统被激活，造成继发性纤维蛋白溶解，出血症状更明显。

3. 微循环衰竭　主要表现为毛细血管微血栓形成、血容量减少、血管舒张、通透性增高、血浆外渗及休克发生。

4. 微血管病性溶血　缺氧及酸中毒导致红细胞可塑性降低，在通过纤维蛋白网时受压而破碎，加之原发病的影响使红细胞的代谢及结构发生改变而出现溶血。

【临床表现】

根据基础疾病的症状、体征的不同，临床表现各异。

（一）出血倾向

出血是最常见的表现之一。其特点有：①出血发生突然，呈自发性出血，不能用原发病及其当时的症状解释；②出血部位广泛，可遍及全身；③皮肤黏膜形成瘀点、大片瘀斑或伴发中心性栓塞性坏死；④伤口及穿刺部位渗血或出血不止，也可出现试管血不凝固；⑤严重者可发生多器官自发性出血。

（二）休克或微循环衰竭

其特点有：①休克突然发生，早期找不到明确的原因；②常与出血倾向同时发生，但休克程度与出血症状不一致；③多器官功能衰竭发生早，与一般休克在病情末期出现迥然不同；④休克属难治性，常规治疗无效，甚至加重病情，也是DIC病情严重、预后不良的征兆。

（三）微血管栓塞

其特点有：①分布广泛而弥散，多无血栓形成或栓塞的局部定位症状及体征；②皮肤黏膜微血栓表现为血栓性坏死，主要特点是全身出血性皮肤瘀斑，逐渐进展为界限清晰的紫黑色皮肤坏死、溃疡（病灶中心高出皮肤呈暗红色的小血栓，出血灶周围的颜色稍淡），也可发生脱落；③栓塞也可发生于深部器官如肾、脑、肺等，出现相应器官功能衰竭的表现，如急性呼吸窘迫综合征、急性呼吸衰竭、急性肾衰竭、急性心力衰竭、意识障碍等。

（四）微血管病性溶血

表现为进行性贫血，与出血量不成比例，偶见皮肤、巩膜黄染。

【实验室检查及诊断】

国内诊断标准如下：

1. 临床表现　存在易导致 DIC 的基础疾病，并有下列 2 项以上的临床表现：①严重或多发性出血倾向；②不易用原发病解释的微循环障碍或休克；③广泛性皮肤、黏膜栓塞、灶性缺血性坏死、脱落及溃疡形成或不明原因的肺、肾、脑等器官功能衰竭；④抗凝血治疗有效。

2. 实验室检查指标　需要同时有下列 3 项以上的异常：①血小板＜100×10^9/L 或呈进行性下降（肝病、白血病则要求血小板＜50×10^9/L）；②血浆纤维蛋白原含量＜1.5g/L 或进行性下降或＞4g/L（白血病或其他恶性肿瘤＜1.8g/L、肝病＜1.0g/L）；③ 3P 试验阳性或血浆 FDP＞20mg/L（肝病时 FDP＞60mg/L）或 D-二聚体升高或阳性；④ PT 缩短或延长 3s 以上或呈动态性变化（肝病时延长 5s 以上）或 APTT 缩短或延长 10s 以上。

【鉴别诊断】

应注意与严重肝病、原发性纤溶亢进、TTP 等鉴别。①肝病时红细胞破坏罕见，血小板计数轻度降低或正常，凝血因子Ⅷ正常，血浆 FⅧ：C 活性＜50%以上或呈动态性下降，无纤溶亢进的指标异常等，输血治疗有效；②原发性纤溶亢进时血小板计数正常，3P 试验阴性，D-二聚体正常或阴性，纤溶抑制剂治疗效果好；③TTP 时有微血管性溶血、黄疸、肾功能变化等应与之鉴别，但 TTP 时黄疸较重，FⅧ：C、FDP、D-二聚体等均正常，休克及呼吸衰竭少见，无凝血及纤溶系统的激活等不难鉴别。DIC 与原发性纤溶亢进、肝病性出血等鉴别见表 6-7-6。

表 6-7-6　DIC、原发性纤溶亢进（原纤）、肝病性出血鉴别表

鉴别点	原纤	DIC	不伴有 DIC 的肝病全身性出血
血栓形成	少见	常见	无
休克	少见	常见	较少见
血小板计数	正常	减少	正常或减少
出血时间	正常	延长	正常或延长
红细胞形态异常	无改变	常见改变	无改变
3P 试验	（－）	（＋）	（－）
FDP 定量	明显增加	增加	一般正常
FDP/FgDP 比值	无	升高	（－）
D-二聚体	降低	增加	无
优球蛋白溶解时间	明显缩短	正常或缩短	一般正常
纤维蛋白原定量	减低	正常或减低	正常或增加
因子Ⅴ	减少	减少	正常或减少
因子Ⅷ	正常或稍降低	降低	正常或增加
治疗	纤溶抑制剂有效	肝素有效	补充凝血因子有暂效

FgDP：纤维蛋白质降解产物

【治疗】

治疗包括去除病因、抗凝治疗、抗纤溶治疗、补充凝血因子、对症处理等。

（一）去除病因及诱因

根据不同疾病采取相应措施，如控制感染、治疗肿瘤、处理外伤、纠正缺氧、补充血容量、纠正酸中毒等。病因治疗是DIC治疗的首要原则，只有去除诱发因素，才有可能治愈DIC。

（二）改善微循环（早期）

DIC在处于高凝期时，应积极改善微循环，解除血管痉挛，可在早期预防DIC的发生。右旋糖酐可降低红细胞和血小板的黏附性，减少血小板聚集，有利于受损内皮的修复。右旋糖酐还有抗凝血酶作用。用右旋糖酐500ml＋丹参输注，可有效降低血黏度，促进血液循环，改善组织血供，从而达到预防、治疗DIC的目的。

（三）抗凝治疗

其目的是终止DIC的病理过程，减轻器官功能损伤，重建凝血-抗凝血平衡。抗凝治疗对急性DIC高凝期和消耗性低凝期有效，创伤或手术导致DIC时慎用。

1. 肝素治疗　肝素可抑制凝血活酶和凝血酶的形成，是DIC时常用的一种抗凝剂。过去认为只有用大剂量肝素才能起效，目前认为肝素治疗应个体化。首次剂量可予3000～6000U滴注（每6h用量不超过5000U），观察渗血状况，一般用6000～12000U/d，出血改善、血压稳定、实验室指标好转，肝素减至3000～6000U，连用2～3天。

使用过程中应注意监护，最常用指标是APTT，正常值是（40±5）s，肝素治疗时使其延长60%～100%为最佳剂量。不能监测APTT时，可根据CT结果判断，以CT值不超过30min为宜；若凝血时间超过30min，一般情况恶化，出血加重，则提示肝素过量，应立即停用肝素，用鱼精蛋白中和过量肝素（鱼精蛋白1mg可中和肝素100U）。目前多趋向于小剂量用药，有人推荐的方法是肝素用量每日以5～15U/（kg·h），持续静滴或皮下注射（每6h一次），安全而有效，既可发挥有效的抗凝作用，又可避免肝素导致的出血。

低分子量肝素有作用较强、较少依赖AT、较少导致血小板减少、出血并发症少、半衰期长等优点，近年来得到广泛应用。常用量为75～150IUAⅩa（抗活化因子Ⅹ国际单位）/(kg·d)，一次或分两次皮下注射，连用3～5天。

肝素的禁忌证有：①DIC晚期有明显纤溶亢进者；②手术及创伤24h内，伤口未经良好止血者；③肺结核、溃疡病或颅脑损伤伴活动性出血者；④毒蛇咬伤所致者。

2. 其他抗凝及抗血小板药物　①复方丹参注射液20～40ml＋5%葡萄糖250ml静脉滴注，每天2次，连用3～5天，可单用也可与肝素联合应用；②低分子右旋糖酐500ml静脉滴注，每日不超过1000ml，连用3～5天；③AT-Ⅲ 1500～3000U/d，静脉滴注，连用5～7天，与肝素合用，可减少肝素用量，增强疗效；④阿司匹林50～250mg/d；⑤双嘧达莫（潘生丁）500mg＋5%葡萄糖（GS）200～250ml静脉滴注，每天1次，连用3～5天。

（四）补充血小板及凝血因子

占有重要地位，补充凝血因子及血小板，尤其是与肝素合用是安全的。包括新鲜全血、新鲜血浆、血小板悬液、纤维蛋白原等。新鲜血浆不但含所有丰富的凝血因子，亦可补充AT-Ⅲ等天然抗凝物质，还可补充血容量等。纤维蛋白原首剂2.0～4.0g静脉滴注，24h内给予8.0～12.0g可使血浆纤维蛋白原升至1.0g/L，每3天用药一次。

（五）抗纤溶药治疗

只适用于纤溶亢进期，宜与抗凝药同时应用。进展中的DIC、有肉眼血尿者应慎用。高凝期、消耗性低凝期禁用。主要有氨甲苯酸、氨甲环酸、氨基己酸和抑肽酶，前三者只能抑制纤溶酶的生成，对纤溶酶的活性无影响，而抑肽酶则对纤溶酶的活性也有抑制作用。

（六）其他治疗

感染性休克已经抗感染治疗有效者或基础疾病需要时，可短期使用糖皮质激素治疗；早、中期 DIC 患者使用 654－2 有助于改善微循环、纠正休克。

案例

患者，女，29 岁，产后 3 天，高热、血压下降，80/40mmHg，恶露奇臭，四肢及躯干皮肤呈大片状瘀斑。既往无肝炎及出血病史。实验室检查示 Hb 80g/L，WBC 4×10^9/L，血小板进行性下降，最低 30×10^9/L，PT 20s（正常对照 13s）。APTT 70s（正常对照 45s）。3P（＋），血 FDP190mg/L，纤维蛋白原测定 0.3g/L，D－二聚体（＋＋），外周血涂片中盔形及三角形红细胞占 3%。

初步诊断：DIC。

问题与思考：

1. 为什么外周血涂片中能见到盔形和三角形红细胞？
2. 哪些疾病可以同时导致 PT 和 APTT 延长？

思考题

1. 参与正常止血的机制有哪些？
2. 常见出血性疾病的临床表现有何异同？
3. 重症 ITP 患者急症处理的适应证和措施有哪些？
4. 引起弥散性血管内凝血的常见病因有哪些？

（高　大）

第七篇　内分泌系统疾病

分篇主　编　刘晓燕（承德医学院）
分篇编　委　郝凤杰（承德医学院）
皇甫建（内蒙古医科大学）

第一章

总　论

学习目标

【掌握】

1. 内分泌系统的反馈调节。
2. 内分泌疾病的诊治原则。

【熟悉】

1. 激素的分泌方式。
2. 内分泌疾病的分类。

【了解】

内分泌学的发展简史。

为适应外环境的变化并保持内环境的稳定，人体必须依赖于神经系统、内分泌系统和免疫系统的相互配合和调控，使全身各器官系统的活动协调一致。内分泌系统是散在分布于人体的内分泌腺及内分泌组织和细胞的总称，在神经支配和物质代谢反馈调节的基础上释放具有化学活性的物质——激素（hormone），从而调节人体的代谢过程、器官功能、生长发育、生殖与衰老以及病理生理过程，维持人体内环境的相对稳定并适应复杂多变的外环境变化。人体固有的内分泌腺有垂体、甲状腺、甲状旁腺、肾上腺、性腺和胰腺，下丘脑、心、肺、肝、胃肠、肾、皮肤、胎盘等组织均有内分泌功能。激素主要通过血液传递（内分泌）、细胞外液局部或邻近传递（旁分泌）、直接作用于自身的细胞（自分泌）、细胞内的化学物质直接作用在自身细胞（胞内分泌）四种方式传递，到达靶器官或组织，作用于相应受体（receptor），发挥其生物学活性。研究内分泌系统疾病的科学被称为内分泌学，内分泌学研究经历了腺体内分泌学、组织内分泌学和分子内分泌学三个阶段。

第一节　内分泌系统分泌的主要激素及功能

（一）下丘脑

1. 下丘脑释放激素　主要有促甲状腺激素释放激素（thyrotropin-releasing hormone，TRH），促性腺激素释放激素（gonadotropin-releasing hormone，GnRH，LRH，LHRH），促肾上腺皮质激素释放激素（corticotropin-releasing hormone，CRH），生长激素释放激素

（growth hormone releasing hormone，GHRH），泌乳素释放因子（prolactin-releasing factor，PRL－RF或PRF）。

2. 下丘脑释放抑制激素 主要有生长激素释放抑制激素（growth hormone release-inhibiting hormone，GHRIH），又称生长抑素（somatostatin，SS）；泌乳素释放抑制因子（prolactin release-inhibiting factor，PIF）。

以上两组激素或因子调节垂体相应促激素的分泌及释放。下丘脑视上核分泌精氨酸加压素（arginine-vasopressin，AVP），室旁核分泌催产素（oxytocin，OXT）沿神经纤维（视上-垂体束）输送到神经垂体并储存于此，当机体需要时再释放入血。AVP对正常血压调节无重要意义，在失血情况下才起一定作用，但抗利尿作用明显，故又称抗利尿激素（antidiuretic hormone，ADH）。

（二）垂体

垂体分为前叶（腺垂体）和后叶（神经垂体）。腺垂体分泌如下激素：促甲状腺激素（thyroid stimulating hormone，TSH），促肾上腺皮质激素（adrenocorticotropic hormone，ACTH），黄体生成激素（luteinizing hormone，LH），促卵泡激素（follicle-stimulating hormone，FSH），生长激素（growth hormone，GH），泌乳素（prolactin，PRL），促黑素细胞激素（melanocyte-stimulating hormone，MSH）。其中，FSH和LH又称促性腺激素（gonadotropin hormone，GTH）。以上激素促进相应靶腺的生长及激素的分泌，GH可间接作用于有关组织起促进蛋白质合成、脂肪分解、骨骼成长等作用；MSH则作用于皮肤内黑色素细胞促进黑色素沉着；PRL作用于乳腺起刺激泌乳、维持黄体分泌作用。

神经垂体内储藏的ADH受血浆渗透压增高或血容量不足等刺激后分泌入血循环，主要作用于肾集合管及远曲小管增加水分回吸收，从而调节体内有效血容量、渗透压及血压。OXT的作用主要是刺激分娩时的子宫收缩，促进分娩后泌乳，具有轻度抗利尿作用。

（三）甲状腺

甲状腺滤泡上皮细胞分泌大量甲状腺素（T_4）及少量三碘甲状腺原氨酸（T_3），合称为甲状腺激素（TH）。甲状腺素能促进机体新陈代谢，提高神经兴奋性，促进生长发育。

甲状腺滤泡旁细胞分泌降钙素（calcitonin，CT），能促进成骨细胞的活动，使骨盐沉着于类骨质，抑制肠道和肾小管吸收钙，从而降低血钙水平，与甲状旁腺激素刺激骨质脱钙相拮抗。

（四）甲状旁腺

甲状旁腺主细胞分泌的甲状旁腺激素（parathyroid hormone，PTH）主要作用于骨细胞和破骨细胞，使骨盐溶解，并促进肠及肾小管吸收钙，抑制其对磷的再吸收，使血钙升高、血磷下降。

（五）肾上腺

肾上腺分为皮质及髓质两部分。

1. 皮质部 由外到内依次为球状带、束状带、网状带。

（1）球状带细胞：分泌盐皮质激素，以醛固酮（aldosterone，ALD）为代表。主要作用于肾远曲小管，加强钠、水重吸收和钾、氨及氢离子排出。

（2）束状带细胞：分泌糖皮质激素，以皮质醇（cortisol）为代表。主要调节糖代谢，促进蛋白质及脂肪分解，加强肝糖原异生，使血糖升高；促进脂肪重新分布；促进淋巴细胞、嗜酸性粒细胞崩解；刺激胃酸及胃蛋白酶分泌。并有抗过敏、抗炎症、抗细菌毒素反应等作用。

（3）网状带细胞：主要分泌雄激素、少量雌激素和糖皮质激素。有促进氮潴留、蛋白质合成等作用。

2. 髓质部 肾上腺髓质分泌肾上腺素和去甲肾上腺素。

（1）肾上腺素：作用于α和β受体，能使α受体占优势的皮肤、黏膜、肾血管收缩；使β受体占优势的骨骼肌动脉和冠状动脉扩张，改善心肌供血，提高心肌兴奋性，增加心肌耗氧量；对脑及肺血管收缩作用较弱，同时对胰岛素的分泌产生影响。

（2）去甲肾上腺素：主要由交感神经末梢释放，由肾上腺髓质分泌入血循环者仅占小部分，由中枢神经分泌者则不入血液循环，起神经递质的作用，对神经内分泌的调节有重要作用。去甲肾上腺素主要作用于α受体，具有强烈的收缩血管作用，特别是使皮肤、黏膜、肾血管强烈收缩，引起血压升高，对冠状动脉有微弱舒张作用。

（六）卵巢

卵巢产生卵细胞，分泌女性激素，包括雌激素和孕激素两类：①雌激素在FSH及LH刺激下由卵泡成熟滤泡分泌，主要为雌二醇，促进女性生殖器官发育，维持第二性征。②孕激素主要为黄体酮，由黄体分泌。主要促进子宫内膜在增生期基础上进入分泌期；促进乳腺发育，以备产后泌乳。黄体酮还有致热作用，可使排卵后体温上升。

（七）睾丸

睾丸间质细胞分泌睾酮，能刺激男性性器官及男性第二性征生长发育而维持其成熟状态，促进蛋白质合成。

（八）胰岛

是散在分布于胰腺组织中的细胞团。

1. 胰岛β细胞 分泌胰岛素，促进葡萄糖由细胞外进入脂肪及肌肉组织而被利用，促进肝糖原合成，使血糖下降，促进脂肪及蛋白质的合成，抑制脂肪、糖原及蛋白质分解。

2. 胰岛α细胞 分泌胰高血糖素，能促进肝糖原分解，增加糖原异生，使血糖升高，与胰岛素相拮抗。

3. 胰岛D细胞 分泌生长激素释放抑制激素，与胰高血糖素或胰岛素呈相互调节、相互制约的作用，称为旁分泌系统，共同维持血糖稳定。

（九）胃肠系统

有胃泌素、胰酶泌素、胰液泌素、肠高血糖素、P物质、铃蟾肽（蛙皮素）等。前三种作用主要是促进消化酶分泌，调节消化道平滑肌运动，其他激素作用尚未明了。

（十）肾

肾为排泄器官，但能分泌多种内分泌激素，主要如下：

1. 肾素 由球旁细胞所分泌，参与肾素-血管紧张素-醛固酮系统的作用，调节血压、血容量及钾钠代谢。

2. 促红细胞生成素 肾球旁细胞分泌的促红细胞生成素因子与血浆中来自肝的红细胞生成素原结合，生成促红细胞生成素以促进骨髓中红细胞的生成。

3. 前列腺素 参与调节肾血流量及滤过率。

4. $1,25-(OH)_2-D_3$ 是维生素D的活化形式，为调节钙、磷代谢的重要激素。

5. 血管舒缓素 主要存在于肾皮质，可扩张血管，其作用与血管紧张素Ⅱ拮抗，与前列腺素协同。

第二节 内分泌的调节

（一）内分泌系统与神经系统的相互调节

内分泌系统直接由下丘脑所调控，下丘脑含有重要的神经核，具有神经内分泌细胞的功能，合成释放激素和抑制激素，通过垂体门脉系统进入腺垂体，调节垂体细胞功能。下丘脑视上核和室旁核能分泌 ADH 和 OXT，沿神经纤维输送到垂体后叶并储藏于此，需要时释放入血。下丘脑是联系神经系统和内分泌系统的枢纽，也受中枢神经系统其他各部位的调控。当下丘脑各种激素分泌受抑制时，垂体前叶相应促激素分泌功能减退。下丘脑后部肿瘤可通过刺激 LRH 分泌，引起性早熟；前部肿瘤可抑制 LRH 分泌，引起性功能低下和肥胖症。下丘脑还存在自主神经中枢，调节周围腺体或组织。刺激下丘脑腹侧核时，胰岛 β 细胞分泌胰岛素增多，食欲增加；刺激下丘脑腹中核时，胰高血糖素分泌增多，胰岛素分泌受抑制，食欲减低。

内分泌系统对中枢神经系统功能也有直接调节作用。一种激素可作用于多个部位，而多种激素也可作用在同一个器官组织，包括神经组织，发挥不同的作用。应激情况下，CRH-ACTH-皮质醇分泌增加，使肝糖原输出增加，血糖升高，提高血管对去甲肾上腺素的反应性，限制血容量丢失，减少组织损伤和炎症反应。CRH 和皮质醇还可直接作用于中枢神经系统和交感神经系统。例如甲状腺功能亢进时神经系统兴奋性增强，甲状腺功能减退时神经系统兴奋性减弱，皮质醇增多症时出现欣快感等精神异常都是内分泌系统对神经系统的作用引起的。

（二）内分泌系统的反馈调节

下丘脑、垂体与靶腺（甲状腺、肾上腺皮质、性腺）之间存在反馈调节，腺垂体在下丘脑释放或抑制激素的调节下分泌相应垂体激素，刺激相应周围靶腺腺体增生肥大、分泌激素，而各种靶腺激素反作用于下丘脑及垂体，对其相应的释放激素及垂体激素起抑制或兴奋作用，称反馈作用。生理状态下，释放激素或抑制激素的调节和垂体激素对靶腺激素的调节与靶腺激素对下丘脑-垂体的反馈作用处于相对的平衡状态，形成下丘脑-垂体-靶腺轴（图 7-1-1）。例如，TRH 通过垂体门脉而刺激 TSH 分泌细胞分泌增多，而 TSH 又刺激甲状腺腺体增大、激素分泌增多；反过来，甲状腺激素的增多又抑制 TSH、TRH 的分泌，维持三者间的动态平衡。这种通过先兴奋后抑制达到相互制约保持平衡的机制，称为负反馈。下丘脑-垂体-肾上腺轴，下丘脑-垂体-性腺轴功能调节同下丘脑-垂体-甲状腺轴。当靶腺本身因炎症、肿瘤、结核、自身免疫等因素发生功能减退时，分泌激素减少，对下丘脑-垂体的反馈抑制作

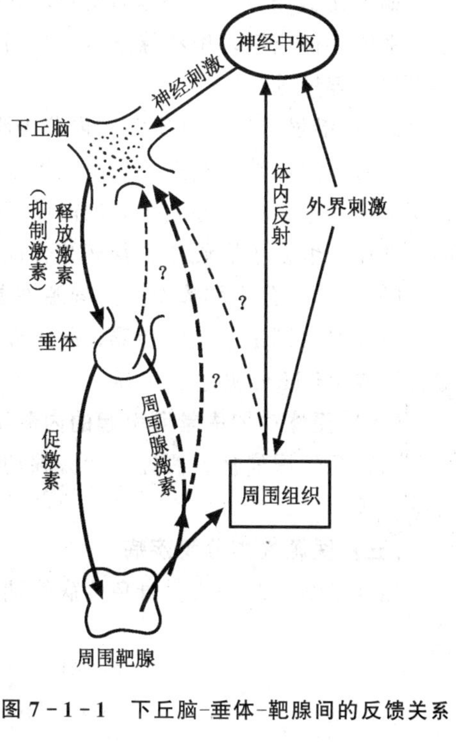

图 7-1-1 下丘脑-垂体-靶腺间的反馈关系

用减弱，引起下丘脑、垂体促激素或促激素释放激素增多。当靶腺功能亢进或长期给予大量外源性激素治疗时，使相应下丘脑、垂体功能受抑制，促激素释放激素或促激素分泌减少。如因系统性红斑狼疮而长期使用泼尼松治疗时，长期大量外源性糖皮质激素抑制 CRH、ACTH 分泌，可导致自身肾上腺皮质发生萎缩。

（三）免疫系统和内分泌功能

神经、内分泌和免疫三个系统之间可通过相同的肽类激素和共有的受体相互作用，形成一个完整的调节环路。神经内分泌系统通过其递质或激素与淋巴细胞膜表面相应受体结合介导免疫系统的调节。如糖皮质激素、性激素等可抑制免疫应答；生长激素、甲状腺激素等能促进免疫应答。乙酰胆碱、肾上腺素、多巴胺、内啡肽等神经递质对免疫应答的影响因免疫细胞的种类不同而作用各异。ACTH 既可刺激肾上腺皮质合成和释放糖皮质激素，又可作用于免疫系统抑制抗体的生成。免疫系统在接受神经内分泌系统调节的同时，也可通过细胞因子与神经内分泌细胞膜上相应受体结合对神经内分泌系统的功能发生影响。如白细胞介素（IL-1、IL-2 等）与下丘脑相应受体结合，通过受体作用于下丘脑的 CRH 合成神经元，促进 CRH 分泌。

第三节 内分泌系统疾病分类

内分泌系统疾病可因多种原因引起病理和病理生理改变，发生功能亢进、功能减退甚至功能正常的腺体肥大。根据病变发生在下丘脑、垂体或靶腺而分为原发性和继发性：发生于靶腺本身异常引起的内分泌病称为原发性；由于下丘脑或垂体疾病导致靶腺疾病时，靶腺疾病为继发性。激素抵抗、作用缺陷、代谢异常、异位分泌均可发生内分泌疾病。

（一）原发于内分泌腺或组织的疾病

如下丘脑综合征，垂体瘤所致巨人症、肢端肥大症，皮质醇增多症，垂体生长激素不足导致垂体性侏儒症，甲状腺激素不足引起黏液性水肿等。还有腺体功能正常但组织异常者，如甲状腺腺瘤等。

（二）继发于非内分泌病的内分泌腺或组织功能异常

如血吸虫病性侏儒症，是由于慢性血吸虫病引起肝硬化及营养障碍等因素，影响腺垂体分泌生长激素、促性腺激素等功能或其中间代谢而发生。如继发于慢性肾衰竭的甲状旁腺功能亢进症，继发于肝硬化、肾病综合征及慢性充血性心力衰竭等所致的醛固酮增多症等。

（三）非内分泌肿瘤引起的异源性激素综合征

如肺癌特别是小细胞肺癌、胸腺癌、胰腺癌等多种肿瘤引起的异源性 ACTH 分泌增多综合征或 ADH 分泌过多症等。

（四）受体功能失常所引起的内分泌病

如肾源性尿崩症、假性甲状旁腺功能减退症、Laron 侏儒症（即肝细胞生长激素受体不敏感）等。

（五）医源性内分泌疾病

如因结缔组织病或自身免疫病长期大量应用泼尼松而引起垂体-肾上腺皮质功能减退及萎缩。

第四节 内分泌系统疾病诊断方法

内分泌病诊断应包括以下三方面：功能诊断、病理诊断（包括病变性质及部位）、病因诊断。

典型内分泌疾病，具有功能亢进或减退的症状、体征，根据病史、体格检查可以作出临床诊断，如肢端肥大症、巨人症、侏儒症、呆小症、甲状腺功能亢进症（甲亢）等，结合相应激素测定，不难诊断。不典型病例，需要实验室检查协助确诊。

（一）内分泌功能的判断

1. 激素水平及相关生化产物的测定

当代标记免疫技术可测出血液中微量的激素浓度，近年来使用高敏度与高特异性技术可相当精确地测出激素的含量，一般功能亢进者激素水平增高，功能减退者激素水平降低。但是，临床上有些疾病激素水平正常但出现相应促激素的增多或减少，如亚临床甲状腺功能减退症（甲减）或甲亢。因此，除了测定靶腺激素水平外，还要加测 TSH、ACTH、FSH 等。查空腹 8～12h 后血中激素水平，如总 T_3（TT_3）、总 T_4（TT_4）、游离 T_3（FT_3）、游离 T_4（FT_4）、反转 T_3（rT_3）、TSH、PTH、胰岛素、皮质醇、醛固酮等，注意激素分泌的昼夜节律、脉冲式分泌方式。测定 24h 尿中激素及其代谢产物，如 17-羟皮质类固醇、17-酮皮质类固醇、游离皮质醇、醛固酮、雌二醇、香草基杏仁酸（VMA）等，还应同时测定肌酐量，使测定结果具有可比性。

激素相关代谢产物的测定是内分泌功能判断的另一种重要手段，如血糖、尿糖反映胰岛素分泌情况，血钙反映 PTH 水平，血钾反映醛固酮水平。

2. 兴奋与抑制试验

（1）兴奋试验：适用于分泌功能减退的情况，可估计内分泌腺的储备功能。应用促激素试验探测靶腺的反应，如 ACTH、TSH 兴奋试验，胰岛素低血糖兴奋试验，左旋多巴、精氨酸兴奋试验等。

（2）抑制试验：适用于内分泌功能亢进的情况，观察反馈调节情况，判断有无自主性激素分泌过多，如地塞米松抑制试验。葡萄糖耐量试验可作为兴奋（胰岛素、C 肽）试验，又可作为抑制试验（GH）。

（二）病理诊断（病变内分泌腺的定位）

1. 放射学检查　蝶鞍平片、分层摄影、CT、MRI 属于非侵袭性内分泌腺检查法，有助于鉴定下丘脑、垂体、肾上腺、胰腺肿瘤等。肾上腺 CT 检查可发现无症状的肾上腺意外瘤，直径<3.5cm 者，可随访；较大肿块可在超声引导下进行穿刺活检或做探查手术。

2. 放射性核素检查　甲状腺扫描（^{131}I、^{125}I），肾上腺皮质扫描（^{131}I-胆固醇），肾上腺髓质扫描（^{131}I 间碘苄胍），一般不常用。

3. 超声检查　适用于甲状腺、肾上腺、胰腺、性腺等疾病的诊断，无创性，易于接受，但灵敏度低。

（三）病因学诊断

1. 自身抗体检测　如甲状腺刺激性免疫球蛋白（TSI）、甲状腺过氧化物酶抗体（TPOAb）、促甲状腺激素受体抗体（TRAb）、抗胰岛细胞抗体（ICAb）、抗肾上腺抗体等的测定有助于明确各种内分泌腺自身免疫性病变。

2. 放射性受体分析法、重组 DNA 技术等 用于受体遗传性缺陷的检测。

3. HLA 鉴定 HLA 的异常表达与某些内分泌疾病如 1 型糖尿病的易感性有密切关系。

4. 细胞学和免疫细胞（组织）化学技术 用于垂体瘤、肾上腺肿瘤的手术标本、甲状腺细针穿刺吸取标本和手术标本，可进一步明确病变的良恶性以及分泌的激素种类。

第五节 内分泌系统疾病防治原则

许多内分泌病是有可能防治的，如缺碘性甲状腺肿可用碘化食盐达到防治目的；产后腺垂体功能减退症即希恩综合征（Sheehan syndrome）可通过加强围生期医疗保健来防治；各种内分泌腺危象可通过加强对患者及其家属的教育，尽早诊断，遵循治疗，避免应激因素等，防治其发生、发展。

（一）病因治疗

凡病因已明确者，应积极治疗病因，如垂体瘤引起的肾上腺皮质功能亢进症，可通过垂体瘤切除术治愈；肾上腺皮质腺瘤引起的皮质醇增多症，可手术切除腺瘤获得根治；结核性慢性肾上腺皮质功能减退症，应积极抗结核治疗，同时给予肾上腺糖皮质激素替代治疗。但不少内分泌病的病因目前尚未完全明确，因而不易完全消除，故主要治疗措施在于纠正功能异常。

（二）纠正内分泌功能紊乱的治疗

1. 功能减退的治疗 ①有关缺乏激素的替代治疗：如甲状腺功能低下者补充甲状腺激素（左甲状腺素、甲状腺片）；腺垂体功能低下者补充靶腺激素，包括肾上腺皮质激素、甲状腺激素和性腺激素；②人工内分泌腺：如应用闭环型和开环型胰岛素泵治疗糖尿病；③内分泌腺或组织移植：如胰岛细胞或胰腺移植、甲状旁腺组织移植等。

2. 功能亢进的治疗 ①手术切除导致功能亢进的肿瘤或增生组织。②放射治疗毁损肿瘤或增生组织。③药物治疗抑制激素的合成和（或）释放、阻断激素与受体的结合。如硫脲类和咪唑类抑制甲状腺素的合成，治疗甲状腺功能亢进症；溴隐亭抑制 PRL、GH 的分泌并可缩小肿瘤；奥曲肽（生长抑素类似物）抑制多种激素（GH、PRL、TSH、胰岛素等）的分泌。采用化疗方法治疗恶性内分泌肿瘤。手术、放射治疗、药物治疗可相互配合，提高疗效。

案例

患者，男，18 岁，体重增加半年。查体：血压 160/100mmHg，皮肤菲薄，散在痤疮，颜面红润呈满月状，颈部及锁骨上窝皮下脂肪增厚，腹部膨隆，下腹部及大腿可见宽大畸形紫纹，最宽处可达 1.5cm，右小腿处有皮下瘀斑。

问题与思考：

1. 该患者血压升高的原因可能有哪些？

2. 针对本病例，应进行的下一步检查有哪些？

思考题

1. 内分泌系统是如何调节机体的生长发育的？
2. 腺垂体分泌的激素有哪些？影响因素如何？
3. 功能亢进的内分泌疾病的治疗原则有哪些？

（刘晓燕）

第二章

腺垂体功能减退症

学习目标

【掌握】

1. 腺垂体功能减退症的临床表现。
2. 垂体危象的抢救措施。

【熟悉】

1. 垂体激素及靶腺激素的测定结果判断。
2. 激素替代治疗的方法。

【了解】

引起腺垂体功能减退症的病因。

腺垂体功能减退症（hypopituitarism）亦称垂体前叶功能减退症。垂体或下丘脑的多种病损可累及垂体的内分泌功能，当垂体全部或绝大部分破坏后，可产生一系列的内分泌功能减退的表现，主要累及的腺体为性腺、甲状腺及肾上腺皮质，临床称为腺垂体功能减退症。可以是单个激素减少，也可以是多种激素缺乏。最常见的病因为垂体腺瘤及产后垂体缺血性坏死。

【病因及发病机制】

（一）基本病因

分为两部分，一组由垂体本身病变所致，另一组由下丘脑以上的神经病变所致（见表7-2-1）。

表7-2-1　腺垂体功能减退症的病因

原发性	继发性
垂体肿瘤	垂体柄损伤
原发性鞍内肿瘤（如嫌色细胞瘤、颅咽管瘤等）	创伤
鞍旁（如脑膜瘤、视神经胶质瘤等）	肿瘤压迫、手术等
垂体缺血性坏死	下丘脑及其他中枢神经系统病变
产后（Sheehan 综合征）	感染性病变
糖尿病	浸润性病变（脂质沉积病、结节病）
其他（如颞动脉炎、动脉硬化）	创伤
垂体卒中	中毒（长春新碱等）

续表

原发性	继发性
海绵窦血栓	特发性
感染性疾病（如结核、梅毒、脑膜炎）	激素（糖皮质激素、性激素）
医源性疾病（如鼻咽部或蝶鞍区放疗、手术损伤等）	心理社会性侏儒
原发性空泡蝶鞍综合征	神经性厌食
原因不明性	

（二）常见病因

1. 垂体瘤　为成人最为常见的原因，腺瘤按大小可分为微腺瘤（直径小于10mm）、大腺瘤（直径大于10mm）和巨大腺瘤（直径大于30mm）。巨大腺瘤按功能可分为功能性(PRL瘤、GH瘤、ACTH瘤）和无功能性（无生物学活性，可有激素产生前体）。腺瘤增大压迫正常垂体组织，使其功能减退，或功能亢进与减退同时存在。颅咽管瘤可压迫邻近组织，导致多尿、视力及视野改变和生长迟缓。

2. 垂体缺血性坏死　妊娠期垂体生理性增生肥大，血供丰富，在围生期因前置胎盘、胎盘滞留、胎盘早剥、子宫收缩无力等因素导致产后大出血、休克、血栓形成等，使腺垂体缺血坏死，后期坏死区机化，垂体纤维性萎缩，导致腺垂体机能低下，继发不同程度的靶腺功能减退，临床称为Sheehan综合征。糖尿病血管病变使垂体供血障碍也可导致垂体缺血性坏死。

3. 下丘脑病变　如肿瘤、炎症、浸润性病变（淋巴瘤、白血病）、肉芽肿等，直接破坏下丘脑神经分泌细胞，使释放激素分泌减少，从而减少腺垂体分泌各种靶腺激素、生长激素和催乳素。外伤导致的颅底骨折、垂体柄损伤、手术切除垂体瘤、鼻咽癌放疗损伤等也可引起下丘脑病变。

4. 其他　如长期使用糖皮质激素抑制下丘脑促肾上腺皮质激素释放激素（CRF）及促肾上腺皮质激素（ACTH），当突然停用后可出现肾上腺皮质功能减退的表现；垂体卒中可损伤下丘脑或垂体；自身免疫性垂体炎、动脉硬化、颞动脉炎、海绵窦处颈内动脉瘤也可引起垂体缺血，导致垂体前叶功能减退。

【临床表现】

据估计，大约50%以上患者腺垂体组织损伤后才出现症状，75%破坏时才有明显临床症状，破坏达95%时出现严重垂体功能减退。Sheehan综合征受累最早的激素是促性腺激素及催乳素，促甲状腺激素次之，促肾上腺皮质激素最晚受累。由下丘脑垂体占位性病变引起者，既可有垂体功能减退的表现，又可出现占位性体征如头痛、喷射性呕吐、嗜睡、视力及视野改变以及多饮多尿等下丘脑综合征。

1. 性腺功能减退　女性产后有大出血、休克、昏迷等病史，产后无乳汁分泌，乳房不胀，月经不再来潮，性欲减退，外阴及生殖器官萎缩，阴道炎，毛发脱落尤以阴毛、腋毛为著。成年男性可出现性功能减退，阳痿，睾丸松软缩小、缺乏弹性，毛发脱落尤以胡须、阴毛、腋毛为著，肌力减弱，皮脂腺分泌减少，骨质疏松。

2. 甲状腺功能减退　患者出现怕冷、少汗或无汗、精神淡漠、嗜睡、思维迟钝、皮肤干燥变粗、食欲减退、大便秘结、心动过缓，心电图提示窦性心动过缓、低电压、T波平坦。严重者有黏液性水肿面容、贫血、精神失常等。

3. 肾上腺皮质功能减退　患者常有明显疲乏、软弱无力、体重减轻、食欲缺乏、恶心、呕吐、血压偏低、对胰岛素敏感发生低血糖，合并生长激素不足可加重低血糖。由于缺乏MSH刺激，皮肤色素减退、面色苍白、乳晕浅淡。抵抗力减低容易发生感染等。

4. 垂体功能减退性危象（简称垂体危象） 全垂体功能减退症的患者，在各种应激情况如感染、败血症、呕吐、腹泻、脱水、饥饿、寒冷、急性心肌梗死、脑血管意外、手术、外伤、麻醉、使用安眠药、镇静药、降糖药及中暑、酗酒等情况下可诱发垂体危象。根据临床表现的不同分为：①高热型（体温＞40℃）；②低温型（体温＜30℃）；③低血糖型；④低血压、循环虚脱型；⑤水中毒型；⑥呼吸衰竭型；⑦混合型。各种类型可伴有相应的症状，突出表现为严重的虚弱无力、高热、循环衰竭、休克、恶心、呕吐、谵妄、嗜睡、抽搐、昏迷等垂危状态。

【实验室检查】

（一）腺垂体功能测定

因为垂体激素如促卵泡激素（FSH）、黄体生成激素（LH）、促甲状腺激素（TSH）、泌乳素（PRL）、促肾上腺皮质激素（ACTH）及生长激素（GH）的减低常与其正常值低限分界不清，所以垂体激素基础值的测定对了解垂体储备功能意义不大。如果要了解腺垂体储备功能，可采用相关的兴奋试验。例如注射TRH后，正常人TSH及PRL升高3～5倍以上，本病低于2倍以下；注射LRH（黄体生成激素释放激素）后正常人LH升高3倍以上，本病低于2倍；注射CRH后，正常人ACTH升高3.6倍，本病不增高；注射生长激素释放激素（GRH）后，本病峰值低于或等于5μg/L。以上兴奋试验如呈现延迟反应，说明病变在下丘脑；如兴奋试验呈现缺乏，说明病变在垂体。

（二）靶腺功能测定

1. 甲状腺功能测定 血T_3、T_4低于正常，TSH兴奋试验呈延迟反应，为继发性甲状腺功能减退，若不能兴奋为原发性甲状腺功能低下。

2. 性腺功能测定 男女性腺激素低于正常，如男性的睾酮、女性的雌二醇。卵巢及睾丸功能减退，表现为阴道涂片呈角化细胞减少，基础体温测量呈不排卵曲线，精液检查异常等。

3. 肾上腺皮质功能测定 血皮质醇水平明显降低，24h尿17-羟皮质类固醇及游离皮质醇均减低，ACTH兴奋试验呈延迟反应。

（三）定位诊断

采用X线、CT、MRI等手段可对病变部位的大小、性质及邻近组织的受累情况进行判断，目前临床常用MRI检查。

【诊断与鉴别诊断】

根据病史、症状、体征、实验室检查及影像学资料不难作出诊断。但应与下列疾病相鉴别：

1. 多发内分泌腺功能减退（Schmidt综合征） 腺垂体功能减退患者不但有靶腺激素减低，其促激素也减低；多靶腺功能减低的患者，靶腺激素减低而促激素升高，可鉴别。

2. 神经性厌食 可有食欲缺乏、怕冷、闭经，但无阴毛、腋毛脱落，一般有精神刺激因素，可与神经性贪食交替出现，血中生长激素及泌乳素水平可升高。

【治疗】

（一）病因治疗

针对腺垂体功能减退的不同病因采取不同的治疗措施，如由肿瘤所致者可采用手术、放化疗等措施；因出血、休克导致的缺血性垂体坏死，应加强围生期保健，减少分娩大出血等。

（二）一般治疗

加强营养，给予高能量、高蛋白质、高碳水化合物、高维生素的饮食，适当补充钠盐，限水可纠正低钠血症；劳逸结合，讲究卫生，防止各种感染。

（三）激素替代治疗

1. 原则 ①垂体功能减退症采用相应激素替代治疗能取得满意的效果，但需要长期、甚至终身维持治疗；②治疗时应先补给糖皮质激素，然后再补充甲状腺激素，以防肾上腺危象的发生，应激情况下要适当增加糖皮质激素的剂量；③对于年老、冠心病、骨密度低的患者，甲状腺激素应从小剂量开始，缓慢递增剂量；④盐皮质激素、生长激素（儿童垂体性侏儒症除外）一般不必补充；⑤性激素可以根据患者年龄决定是否补充，近年研究认为补充性激素对提高患者生活质量，防止骨质疏松有益；⑥所有替代激素治疗以口服给药为宜。

2. 使用方法 根据生理需要量，针对不同病例，治疗时注意个体化原则：①糖皮质激素——泼尼松龙 20～30mg/d；泼尼松 5～7.5mg/d，一般上午 8 时给一天总量的 2/3 剂量，下午 2 时给一天总量的 1/3 剂量；②甲状腺粉（片）一般生理需要量 40～120 mg/d，自 10～20mg/d 开始，每周增加一次剂量，每次增加 20～40mg，最大维持量在 60～180mg/d；左甲状腺素片 50～150μg/d，自 12.5～25μg /d 开始应用，每周增加一次，每次增加 12.5～25μg /d，直至维持甲状腺激素水平正常量；③性激素不必常规使用，中年以上不用或小剂量使用，年轻女性可采用人工周期疗法，即每日口服己烯雌酚 0.5～1mg，连用 20 天，于用药第 16 天开始，每日肌内注射黄体酮 10mg，共 5 天，停药后 2～3 天可出现撤退性阴道出血，可维持第二性征及性功能；④男性可给予丙酸睾酮每次 25～50mg，肌内注射，每周 2 次，可改善性功能及促进蛋白质正平衡。

（四）垂体危象的处理

立即给予 50%葡萄糖 40～60ml 静脉推注，继而给予 5%葡萄糖及生理盐水，每 500～1000ml 液体中加入 50～100mg 氢化可的松，以解除急性肾上腺功能减退危象。氢化可的松日剂量 200～300mg。积极抗休克、抗感染治疗。体温低者给予保温及小剂量甲状腺激素。水中毒者使用利尿药。禁用或慎用麻醉药、镇静药、降糖药物等。

案例

患者，女，51 岁，16 年前产后大出血，以后闭经、无泌乳、周身无力、怕冷，血糖降低。15 年前于我院门诊查甲状腺功能、性激素及促性腺激素，确诊为腺垂体功能减退症，给予泼尼松早 5mg，下午 2.5mg 日二次口服，甲状腺片 40mg 日一次口服。1 周后血糖正常，无力减轻，以后每年均有复查，逐渐改为泼尼松 2.5mg 日一次，左甲状腺素钠 12.5mg 日一次口服。近半年患者自行改为间断服药，5 天前咳嗽、咳痰，发热，周身无力加重，间断意识模糊，急诊就医，查体血压 110/80mmHg，体温 35.6℃，脉搏 56 次/分，呼吸 20 次/分。神志清，懒言语，面色恍白，周身非指凹性水肿，右下肺可闻及细湿啰音。

问题与思考：

1. 该患者最可能的诊断是什么？
2. 患者低血糖、低血压的原因是什么？
3. 针对本病例，谈谈如何进行腺垂体功能减退症患者的健康教育？

思考题

1. 腺垂体功能减退症最先受累的是哪个轴系？
2. 垂体危象有哪些类型？
3. 引起腺垂体功能减退症的因素有哪些？

（刘晓燕）

第三章

单纯性甲状腺肿

学习目标

【掌握】

1. 单纯性甲状腺肿的临床表现。
2. 甲状腺肿五度分级。

【熟悉】

单纯性甲状腺肿的预防。

【了解】

单纯性甲状腺肿的治疗。

单纯性甲状腺肿（simple goiter），又称非毒性甲状腺肿（nontoxic goiter），是由于甲状腺非炎性或肿瘤性原因阻碍 TH 合成所致的甲状腺代偿性肿大，一般患者无甲状腺功能异常。可分地方性或散发性。地方性常为缺碘所致，多见于山区、高原和内陆，流行于世界各地，是一种地方性多发病；散发性者由致甲状腺肿物质或酶缺陷等所致，发病无地区限制，多发生于青春期、妊娠期、哺乳期或绝经期。

【病因和发病机制】

1. 碘摄入不足　是引起地方性甲状腺肿的主要原因。正常人每天需碘量为 150μg，若每日摄入碘量少于 50μg 就可能发生甲状腺肿。地方性甲状腺肿多见于离海远、地势高的地区，流行区的土壤、水和食物中含碘量低，故碘摄入不足。机体缺碘时不能合成足够的 TH，反馈引起垂体 TSH 分泌增加，刺激甲状腺增生肥大。

2. 碘需要量增加　在生长发育期、妊娠期、授乳期、感染、寒冷、创伤和精神刺激时，由于机体对 TH 的需要量增加，引起碘的相对不足，可加重或诱发甲状腺肿。

3. 致甲状腺肿物质　某些物质可阻碍 TH 的合成，引起甲状腺肿，称为致甲状腺肿物质。常见的致甲状腺肿食物，如卷心菜、黄豆、白菜、萝卜、坚果、木薯、小米及牛奶等；某些药物如硫脲类、对氨基水杨酸、磺胺类、保泰松、硫氰酸钠、咪唑类等可影响甲状腺吸碘及 TH 的合成；土壤或饮水中过多的钙、镁、锌等金属离子也可抑制碘吸收，而致甲状腺肿。

4. 先天性甲状腺激素合成障碍　如家族性甲状腺肿，由于先天性某些酶的缺陷，造成 TH 合成或释放障碍，如缺乏过氧化酶（TPO）、脱碘酶，TH 合成障碍；缺乏水解酶时，使 TH 与甲状腺球蛋白分离和释放入血发生困难，可导致甲状腺肿。这种先天性缺陷属于隐性遗传，是儿童期散发性甲状腺肿的原因之一，极少见。

5. 高碘 是少见的引起甲状腺肿的原因，亦可呈地方性或散发性分布。我国河北及山东部分沿海地区发现，长期饮高碘水可致甲状腺肿；食用高碘食物和长期服用含碘药物（如胺碘酮），可使碘摄入过多，竞争 TPO 的活性基团，使 TH 的合成和释放减少，从而引起甲状腺肿。

【病理】

早期甲状腺呈弥漫性肿大，血管增多，腺体细胞肥大。其形状可有明显变化，重量可达 60～1000g 以上。当病灶持续存在或反复恶化及缓解时，甲状腺因不规则增生或再生，体积增大，逐渐出现形状不一的多个结节（结节性甲状腺肿），滤泡充满胶质（胶质性甲状腺肿），上皮细胞受压呈扁平，可出现自主性分泌功能。后期部分腺泡可发生坏死、出血、囊性变、纤维化或钙化。

【临床表现】

地方性甲状腺肿多开始于青春期，但在严重流行区，儿童发病也不少见。甲状腺肿大为其共同特点，肿大程度大小不一，可分五度：①Ⅰ度甲状腺肿大，可扪及，直径在 3cm 以内；②Ⅱ度肿大，在吞咽时扪诊和视诊均可发现，直径在 3～5cm；③Ⅲ度肿大，不做吞咽动作也能发现，直径在 5～7cm；④Ⅳ度肿大，颈部外形已有改变，直径在 7～9cm；⑤Ⅴ度肿大，极明显，直径超过 9cm，多数伴有结节。

甲状腺肿大可致颈部压迫、影响美容。早期无明显不适感，随着腺体增大，可出现对周围组织的压迫症状：①气管受压。甲状腺在解剖上包绕气管的前面和两个侧面，当气管直径缩小到正常的 1/3 时，可出现呼吸困难；巨大的甲状腺肿长期压迫可引起气管狭窄、弯曲、变形、移位或软化。②食管受压。女性比男性多见。散发性者常在青春期、妊娠期、授乳期及绝经期发生。腺体多呈轻度肿大，巨大甲状腺可将气管推向一侧而压迫食管或者肿大腺体伸向气管与食管之间而压迫食管，引起吞咽困难。③喉返神经受累与声音嘶哑。肿大甲状腺压迫喉返神经，早期为嘶哑、痉挛性咳嗽，晚期可失声。另一种原因是由于静脉受压引起喉黏膜水肿，使声音沙哑。④交感神经节压迫综合征（霍纳综合征）。⑤胸骨后或胸腔内甲状腺肿可引起上腔静脉压迫综合征。在严重流行区可呈巨大甲状腺肿，如婴儿头下垂于胸骨前，腺外可见静脉曲张，有多发结节，质坚硬。甲状腺结节内可突然出血，引起疼痛与甲状腺体急骤增大，甚至加重压迫症状。有时候多结节性甲状腺肿摄入碘过多，诱发甲状腺功能亢进（称为 iod-Basedow 病，碘甲状腺功能亢进）。在严重流行区，小儿甲状腺肿常伴有呆小病。

【实验室检查】

1. 基础代谢率（basal metabolic rate） 基础代谢率是指基础状态下的能量代谢。基础状态是满足以下条件的一种状态：清晨、清醒、静卧，未做肌肉活动，前夜睡眠良好，测定时无精神紧张，测定前至少禁食 12h，室温保持在 20～25℃，体温正常。

基础代谢率(%)＝脉率(次/分)＋脉压(mmHg)－111，－10%～＋10% 为正常。单纯性甲状腺肿一般正常或稍低。

2. 血清 T_4 和 T_3 单纯性甲状腺肿患者血清 T_4 和 T_3 基本正常，T_3/T_4 的比值常增高。大多数单纯性甲状腺肿患者血清甲状腺球蛋白（Tg）的浓度增高，放射性碘摄取率一般正常。血清 TSH 浓度和 sTSH 测定是评价甲状腺功能的最佳指标。

地方性甲状腺肿患者碘摄入不足，血浆中无机碘浓度降低，甲状腺对血中碘化物的廓清率增加以提高对碘的摄取量。血清 T_3 正常或稍代偿性增高，T_4 下降，特别是 FT_4 下降，TSH 正常或略增高。Tg 测定是衡量碘缺乏的敏感指标，因缺碘时甲状腺功能及组织发生改变的同时导致细胞转换率升高而使 Tg 入血，Tg 改变发生于 TSH 之前，故认为 Tg 测定是衡量碘缺乏的敏感指标。

3. 甲状腺摄 ^{131}I 率测定　地方性甲状腺肿者多增高，但高峰不提前，且可被甲状腺激素或 T_3 所抑制；如甲状腺结节有自主性功能，可不被 T_3 所抑制，尿 ^{131}I 排泄率低于正常。散发性甲状腺肿摄 ^{131}I 率和尿 ^{131}I 排泄率均正常。

4. 甲状腺扫描　弥漫性甲状腺肿常呈均匀性分布，结节性甲状腺肿可呈“冷结节”或“热结节”，结节囊性变时表现为“冷结节”。

【诊断】

本病的诊断要点是甲状腺肿大而甲状腺功能基本正常。甲状腺肿的地区流行病史有助于地方性甲状腺肿的诊断。

【鉴别诊断】

1. 单纯性甲状腺肿如同时伴神经官能症，应和甲状腺功能亢进症鉴别，后者血清 TSH 很低。

2. 单纯性甲状腺肿与慢性淋巴细胞性甲状腺炎的鉴别，后者甲状腺球蛋白抗体（TgAb）与甲状腺过氧化物酶抗体（TPOAb）明显增高。

3. 单纯性甲状腺肿出现结节时，特别当结节出血迅速增大，扫描示冷结节时，应与甲状腺癌鉴别。甲状腺癌单结节多见，质硬、不规则、固定、不痛，有时伴颈部淋巴结肿大。必要时可做甲状腺针吸细胞学检查。

【防治】

（一）预防

1979 年起，国家立法在碘缺乏地区推行食盐加碘，使地方性甲状腺肿得到控制。对流行区的居民，采取集体性预防措施，不仅可减少发病率，而且对预防地方性呆小病、甲状腺腺瘤、腺癌及腺体功能失常有更大的意义。常用预防方法有：①碘化食盐。国内碘盐中加碘化钾或碘化钠的浓度一般为 1/10000（0.01%），正常人每日合成甲状腺激素需碘 100～300μg，所以每日摄入碘盐 5g，可得碘化钾或碘化钠 500μg，足以达到预防的目的。②碘化饮水。一般每 100 000L 水中加碘化钾或碘化钠 1g。③碘茶一包，每日 3 次。④碘油肌内注射也是一种效果良好的措施，对婴幼儿效果优于碘盐。成人一次肌注碘含量 1000mg（即 40%的碘油 2.5ml），1 岁以下 125mg，1～4 岁 250mg，5～9 岁 750mg，10 岁以上 1000mg。注射部位成人取三角肌，小儿取臀大肌。由于碘吸收极慢，在体内形成碘库，成人一次肌注后，可以保证 5 年内碘供应正常，但结节性甲状腺肿患者，剂量应减半，以免发生碘甲亢。儿童应于 3.5 年后再注射一次。对碘化物过敏者不宜使用。生理性（如青春期、妊娠期或哺乳期）甲状腺肿大可自行消退。致甲状腺肿物质引起的病例，停用这些物质甲状腺肿也常可消退。对缺碘所致的甲状腺肿，碘化物现已少用；成年人，特别是结节性甲状腺肿患者，应避免大剂量碘治疗，以免诱发碘甲亢；代之以适量甲状腺激素制剂，以补充内生甲状腺激素的不足，抑制过多的内源性 TSH 分泌，达到缓解甲状腺增生的目的。

（二）甲状腺肿的治疗

一般不需要治疗。对甲状腺肿大明显者可试用甲状腺制剂，如左甲状腺素（$L-T_4$）25～50μg/d，每隔 2～3 周增加 25μg/d，维持量 75～150μg/d；或甲状腺片由 15～30mg/d 逐渐增至 60～120mg/d，分 2～3 次口服，疗程 3～6 个月，可使甲状腺明显缩小或正常，但停药易复发，应长期使用。病程长的多结节性甲状腺肿患者，应做 TRH 兴奋试验，如 TSH 反应降低或无反应，提示结节已有自主功能，不宜用甲状腺激素治疗。老年患者和心血管疾病患者剂量酌减，以免加重心脏负荷。流行区患者妊娠时，必须及早给予甲状腺片治疗，剂量为每日 90～180mg，以防胎儿患呆小病。巨大甲状腺肿引起压迫症状，如妨碍工作与生活，内科治疗无效者及腺体内有结节，疑有癌变者可手术治疗。术后为防止再形成腺肿或功能低下，宜长期服用甲状腺制剂。

（三）多结节性甲状腺肿的治疗

治疗困难，尤其对老年患者，可给予 L－T_4，但疗效不明显。TSH 减低或处于正常下限时，不用甲状腺制剂。

案例

患者，女，81 岁，颈部增粗 60 余年，2012 年 7 月陪其孙女就医时医生发现甲状腺肿大，直径约 15cm，质中等，表面光滑，无压痛，无结节。无呼吸困难。查甲状腺功能正常。2013 年 10 月患者自觉呼吸困难，仰卧位加重，复查甲状腺功能提示 TSH 稍增高，TH 正常。

问题与思考：

1. 该患者最可能的诊断是什么？
2. 对该患者采取怎样的治疗措施？

思考题

1. 单纯性甲状腺肿在何种情况下干预治疗？
2. 何时补充碘剂可以预防单纯性甲状腺肿？

（刘晓燕）

第四章

甲状腺功能亢进症

学习目标

【掌握】

1. 甲状腺毒症的概念。
2. Graves 病的临床表现。
3. Graves 病的诊断及治疗原则。

【熟悉】

1. 甲状腺毒症的常见原因。
2. Graves 病的药物治疗原理、方法、注意事项。

【了解】

1. 甲亢性心脏病的特点。
2. 甲亢合并妊娠的处理。

甲状腺功能亢进症（hyperthyroidism，简称甲亢）指由多种病因导致甲状腺激素（TH）分泌过多引起的临床综合征。其中以 Graves 病（简称 GD）最多见。Graves 病，又称毒性弥漫性甲状腺肿或 Basedow 病，是一种伴 TH 分泌增多的器官特异性自身免疫病。TH 过多引起的临床综合征称为甲状腺毒症（thyrotoxicosis）。甲状腺毒症是指组织暴露于过量的甲状腺激素条件下发生的神经、循环、消化等系统兴奋性增高和代谢亢进为主要表现的一组临床综合征。引起甲状腺毒症的原因有两大类，见表 7－4－1，本章重点阐述 GD。

表 7－4－1　甲状腺毒症的常见原因

甲状腺功能亢进症类型	非甲状腺功能亢进症类型
1. 毒性弥漫性甲状腺肿（Graves disease）	1. 亚急性肉芽肿性甲状腺炎
2. 桥本甲状腺毒症	2. 亚急性淋巴细胞性甲状腺炎
3. 新生儿甲亢	3. 慢性淋巴细胞性甲状腺炎（桥本甲状腺炎）
4. 多结节性甲状腺肿伴甲亢	4. 产后甲状腺炎
5. 甲状腺自主性高功能腺瘤（Plummer 病）	5. 外源性甲状腺激素替代
6. 滤泡状甲状腺癌	6. 异位甲状腺激素产生（卵巢甲状腺肿）
7. 碘致甲状腺功能亢进症	
8. hCG 相关性甲亢（绒毛膜癌、葡萄胎伴甲亢等）	
9. 垂体性甲亢	

GD为特异性器官免疫性疾病，典型病例主要表现为甲状腺肿大、甲状腺毒症、眼征和胫前黏液性水肿。普通人群患病率在1%～2%，发病率在15/10万～50/10万，女性显著高发于男性，女：男为（4～6）：1，高发年龄为20～50岁。

【病因和发病机制】

GD发病机制和病因未明，近年研究发现与以下因素有关：

1. 免疫功能异常　其特征是血清中存在能与甲状腺组织反应的自身抗体，例如甲状腺刺激性抗体（thyroid - stimulating antibody，TSAb）或TSH受体抗体（thyrotropin receptor antibody，TRAb）。TRAb是淋巴细胞分泌的一种IgG，其对应的抗原为TSH受体或邻近甲状腺细胞浆膜面的抗原物质，当TSAb与甲状腺细胞结合时，激活甲状腺功能，引起甲亢和甲状腺肿。目前认为IgG的产生主要与存在功能缺陷的抑制性T淋巴细胞功能降低有关。

2. 遗传因素　临床发现，同胞兄妹发病风险为11.6%，部分患者家属常同时或先后发生GD或其他甲状腺自身免疫性疾病，如桥本甲状腺炎等。GD患者亲属中TSAb检出率比一般人群高。

3. 环境因素　感染可诱导T淋巴细胞对自身组织起反应；部分GD患者临床症状出现前有明显的精神刺激史。

一般认为，本病是以遗传易感为背景，在感染、精神创伤等环境因素作用下，诱发自身免疫系统功能紊乱，在抑制性T淋巴细胞（T_S）的免疫监护和调节功能遗传性缺陷的基础上，免疫稳定性被破坏，“禁株”细胞失去控制，使B淋巴细胞增生，在辅助性T淋巴细胞（T_h）的作用下分泌大量自身TSI（又称甲状腺刺激性抗体TSAb）。TSI与垂体分泌的TSH有部分相同的化学结构，竞争性抑制TSH，与甲状腺滤泡细胞膜上的TSH受体结合，从而激活腺苷酸环化酶，致使环磷酸腺苷（cAMP）增多，使TH合成和分泌病理性增加，而又不受TH反馈抑制，造成甲状腺细胞功能亢进。甲亢治疗停药后如TSI持续阳性可导致复发，此种抗体能通过胎盘引起新生儿甲亢。

【临床表现】

GD的临床表现与患者的发病年龄、病程和甲状腺素分泌过多的程度有关，轻重不一，甲状腺素过多引起的甲状腺毒症、弥漫性甲状腺肿、眼征三者出现的先后、程度可不平行，甚至仅有一或两项改变。早期或轻症患者，症状多不明显，可有神经过敏、易激动、失眠心悸，类似神经官能症；还有些患者出现某些特殊表现，如腹泻、心律失常、肌病、恶病质等症候群。老年患者的表现常不典型，容易漏诊。典型病例常有以下表现：

（一）甲状腺激素过多所致的临床表现

1. 高代谢症候群　由于TH分泌过多和交感神经兴奋性增高，促进物质代谢，氧化加速使产热、散热明显增多。患者常有疲乏无力、怕热多汗、皮肤温暖潮湿、体重锐减和低热，危象时可有高热。TH促进肠道糖吸收，加速糖的氧化利用和肝糖原分解，可致糖耐量减低或使糖尿病加重。TH促进脂肪合成、分解与氧化，胆固醇合成、转化及排泄均加速，常致血总胆固醇降低。蛋白质分解增强致负氮平衡，体重下降，尿肌酸排出增多。

2. 神经精神系统　TH与神经系统的功能活动、生长发育有密切关系。当TH分泌过多时，可使中枢神经系统兴奋性增高，患者出现神经精神过敏、易于激动、烦躁多虑、失眠紧张、多言多动、注意力不集中、记忆力减退，有时有幻觉，甚至发生亚躁狂症。偶有寡言忧郁、神志淡漠。由于神经-肌肉兴奋性增高，当伸舌或双手向前平行伸展时出现细震颤、腱反射亢进、反射时间缩短。

3. 心血管系统 由于甲状腺激素直接作用于心肌和周围血管系统，增强交感神经兴奋性，可使患者出现心悸、气促，稍活动后加重；重者可有心律失常、心脏扩大、心功能不全等严重表现。

(1) 心动过速：是心血管系统最早、最突出的表现，绝大多数为窦性，心率一般为90～120次/分。心动过速为持续性，休息和睡眠时可降低，但仍高于正常，与基础代谢率增高成正相关，是本病特征之一，在诊断和疗效观察方面是一个重要参数；偶有阵发性心动过速。

(2) 心律失常：房性期前收缩最常见，其次为阵发性或持久性心房颤动，也可见室性和交界性期前收缩，偶有房室传导阻滞。有些患者仅表现为原因不明的阵发性或持续性心房颤动，尤其见于老年人。

(3) 心音改变：由于心肌收缩力增强，使心搏增强，心尖部第一心音亢进，常有收缩期杂音。心尖部偶可闻及舒张期杂音。

(4) 血压变化：收缩压升高、舒张压降低、脉压增大为本病特征。由于心排血量增加，使收缩压增高，舒张压正常或稍低，因而脉压增大。物理检查有时出现“水冲脉”“枪击音”及毛细血管搏动征。

(5) 心脏扩大：多见于久病及老年患者；可能由于长期高心排血量使左心室流出道扩张，心脏并无明显解剖学异常。当合并感染、心房颤动或应用β受体阻滞剂时容易诱发心力衰竭。

4. 消化系统 食欲亢进而体重明显下降为本病患者的突出表现。个别老年患者出现厌食、恶心、消瘦甚至呈恶病质状态。过多TH可使胃肠蠕动增快，消化吸收不良而大便次数增多或呈慢性腹泻；大便呈糊状，含较多不消化食物。有时脂肪消化吸收不良而呈脂肪泻。由于营养障碍和TH对肝的直接作用，致使肝大，肝功能异常，偶见黄疸。少数可有B族维生素缺乏症。

5. 运动系统 主要表现为肌肉软弱无力、骨密度降低。患者可有甲亢性肌病、肌无力及萎缩，多见于近心端肌群如肩胛及骨盆带肌群，表现为蹲起及上下楼梯困难。周期性瘫痪多见于青壮年男性，原因不明，发作时血清钾低，饱餐、饮酒及精神因素可诱发。重症肌无力可与GD同时或先后发生，二者均为自身免疫病。患者可有骨质疏松，尿钙、磷及羟脯氨酸增多，血钙、磷一般正常。

6. 生殖系统 女性月经量减少，甚至闭经；男性阳痿，偶有乳腺增生。两性生殖能力均下降，但多数仍能受孕，可发生新生儿甲亢。

7. 皮肤及肢端表现 极少数患者伴有典型对称性或非对称性黏液性水肿，以胫前下段多见，足背、膝部、面部、上肢，甚至头部偶见。皮肤增厚，呈片状或结节状叠起，最后呈树皮状，可伴继发感染和色素沉着；个别可有指端软组织肿胀，掌指骨骨膜下新骨形成，指(趾)甲邻近边缘部分和甲床分离现象，称为指端肥厚(acropachy)。

8. 血液及造血系统 由于消耗增加，营养不良和铁的利用障碍偶可引起贫血。周围血淋巴细胞绝对值及百分比和单核细胞增多，白细胞总数偏低，血小板寿命缩短，有时出现血小板减少性紫癜。

（二）甲状腺肿

正常人甲状腺在物理检查时看不见、触不到；看不见、触得到为Ⅰ度肿大；看得见、触得到，而未超过胸锁乳突肌前缘为Ⅱ度肿大；看得见、触得到，又超过胸锁乳突肌前缘为Ⅲ度肿大。GD呈程度不同的弥漫性对称性肿大，峡部也肿大呈蝶形，随吞咽动作上下移动，表面光滑、质软，久病者较韧。部分患者以甲状腺肿大或颈部增粗为主诉，压迫症状少见。少数也可不对称或有结节，极个别无肿大。由于甲状腺血流量增多，在左、右叶上、下极常可闻及血管杂音和扪及震颤，以右上极明显。个别患者有胸骨后甲状腺肿，需用同位素和（或）X线查明。

（三）眼征

突眼是GD患者重要而较特异的体征之一，25%～50%的GD患者伴有突眼，可分为浸润性和非浸润性突眼。

1. 非浸润性突眼　又称良性突眼或单纯性突眼。用突眼计测量突眼程度在16～18mm（正常不超过16mm）。有以下几种表现：①眼裂增宽（Dalrymple征）；②少瞬目和凝视（Stellwag征）；③两眼看近物时，辐辏反射不良（Mobius征）；④向下看时，上睑因后缩而不能跟随眼球下垂（Von Graefe征）；⑤向上看时，前额皮肤不能皱起（Joffroy征）。此组眼征主要是由于交感神经兴奋眼外肌群和上睑肌（Müller肌），肌张力增高，球后眶内软组织改变不大，病情控制后常可自行恢复，预后良好。

2. 浸润性突眼　又称恶性突眼、眼肌麻痹性突眼。发病率占甲亢的5%～10%，男多于女，40岁以上多见。患者有畏光、流泪、眼部胀痛、刺痛、异物感、视野缩小、复视、视力减退。突眼度一般在19mm以上，有时可达30mm，左右突眼度常不相等，相差可达2～5mm，有时仅有一侧突眼。由于眼睑不能闭合，球结膜和角膜暴露而易受外界刺激引起结膜充血水肿、角膜炎或角膜溃疡。严重者引起全眼球炎以致失明。突眼是体液免疫和细胞免疫联合作用，引起眼外肌和球后组织体积增加，淋巴细胞浸润和水肿所致。

（四）特殊临床表现

1. 甲亢危象（thyroid storm）　是甲状腺毒症急性加重的一个综合征，发生原因可能与循环血中游离T_3水平升高，心脏和神经系统的儿茶酚胺受体数目升高有关。主要诱因包括强烈的精神刺激、感染、手术、放射性碘治疗、创伤、严重的药物反应、心肌梗死等。临床表现为原有甲亢症状加重，包括高热（体温39℃以上）、心动过速（心率在140～240次/分）、烦躁不安、呼吸急促、大汗淋漓、呕吐、腹痛、腹泻、谵妄、昏迷等。严重者心力衰竭、肺水肿、水电解质紊乱而死亡。临床上有时将有甲亢未控制、有诱发危象因素、体温及心率升高而未达到上述水平者称为危象前期。

2. 甲亢性心脏病　是甲亢常见且严重的并发症之一，绝大多数是成年人，50～70岁更多见。主要表现为心房颤动和心力衰竭。严重心律失常（主要为心房颤动）、心脏扩大、心力衰竭、心绞痛或显著心电图改变，而且能除外风心病、冠心病、高血压心脏病等其他原因的心脏病变时，可考虑为甲亢性心脏病。在甲亢控制后，心脏病变有明显好转或消失者可确立诊断。心力衰竭的发生可能与慢性持续性心动过速损伤左心室心肌细胞调节胞浆内钙含量的能力有关，称为心率相关性心力衰竭（rate-related heart failure），所以甲亢控制后心脏症状明显缓解。

3. 三碘甲状腺原氨酸（T_3）型和甲状腺素（T_4）型甲亢　仅有血清T_3升高称为T_3型甲亢。T_3型甲亢常见于碘缺乏地区的弥漫性、结节性或混合性甲状腺肿患者的早期、治疗中或治疗后复发的早期。高功能腺瘤多属此型。发病原因可能因碘不足，致使代偿性合成的甲状腺激素以含碘少的 T_3 为主，或甲亢病情在发展中 T_3 上升得较多较快所致。其特征为血清 TT_4、FT_4 正常甚至偏低，吸 ^{131}I 率正常或偏高，而且不受外源性 T_3 抑制，但血清 TT_3、FT_3 均增高。

仅有血清 T_4 升高称为 T_4 型甲亢，主要发生在碘致甲亢和伴全身性严重疾病的患者，T_4 在外周组织转换 T_3 减少，所以 T_3 没有升高。

4. 淡漠型甲亢（apathetic thyrotoxicosis） 老年患者多见。发病可能由于甲亢长期未得到治疗，机体严重消耗所致，或由于交感神经对甲状腺激素不敏感，以及儿茶酚胺耗竭；也有认为与缺镁有关。临床特点表现为起病隐袭、明显消瘦、心悸、乏力、头晕、昏厥、神经质或神志淡漠、腹泻、厌食。可伴有心律失常（主要为阵发性或持续性心房颤动）、心力衰竭等。眼征、甲状腺肿与高代谢症候群不明显，但甲状腺结节的发生率较高，尤其是女性患者。血清 TT_4 可正常，但吸 ^{131}I 增多；T_3 抑制试验呈不抑制反应。易发生危象，发生危象时与典型甲亢危象不同，如体温不高、心率不快、无烦躁多汗，可呈木僵或昏迷状态，甚至安静地死亡。

5. 亚临床型甲亢 特征为 FT_3、FT_4 正常，TSH 降低。本症可能是 GD 早期或 GD 经药物、手术等治疗后的暂时性临床现象；也可持续存在（如甲状腺功能“正常”的 GD 眼病）。患者无症状或仅有甲亢的一些表现，一般不需治疗，但应定期追踪。症状较明显时给予治疗。

6. 妊娠期甲状腺功能亢进症 妊娠期甲状腺激素结合球蛋白增高，引起血清总甲状腺激素增高，诊断时要以 FT_3、FT_4 为准。新生儿由于母体 TRAb 可以透过胎盘，刺激胎儿的甲状腺引起新生儿甲亢。

【实验室和其他检查】

主要包括甲状腺激素测定、甲状腺自身抗体测定、甲状腺的影像学检查。

1. 血清总甲状腺素（TT_4） T_4 全部由甲状腺产生，每天产生 80～100μg。血清中 99.6% 的 T_4 以与蛋白质结合的形式存在，其中 80%～90% 与甲状腺激素结合球蛋白（TBG）结合。TT_4 测定的是结合于蛋白质的激素，所以血清 TBG 的量和蛋白质与激素结合力的变化都会影响测定结果。妊娠、口服避孕药、急性病毒性肝炎、先天因素引起 TBG 升高，导致 TT_4 升高。雄激素、糖皮质激素、低蛋白血症、先天性 TBG 下降，可导致测定结果降低。免疫化学发光法（ICMA）测定的正常值为 58.1～154.8nmol/L。甲亢时 TT_4 升高（T_3 型甲亢除外）。

2. 血清总三碘甲状腺原氨酸（TT_3） 人体每天产生 TT_3 20～30μg，20% 由甲状腺产生，80% 在外周组织由 T_4 转换而来。99.6% 的 T_3 以与蛋白质结合的形式存在，同样受到 TBG 的影响。ICMA 法测定成人正常值在 0.7～2.1 nmol/L。甲亢患者增高。

3. 血清游离甲状腺素（FT_4）与游离三碘甲状腺原氨酸（FT_3） FT_4 与 FT_3 是甲状腺激素的生物活性部分，能直接反映甲状腺功能；不受 TBG 的影响。正常值：ICMA 法 FT_4 为 9.0～23.9pmol/L，FT_3 为 2.1～5.4pmol/L。以上正常值仅作为参考，因为不同的检验条件有不同的正常参考范围，读检验报告时要看所在实验室的正常值。

4. 促甲状腺激素（TSH）测定 根据下丘脑-垂体-甲状腺轴的反馈机制，血清 TSH 的变化是反应甲状腺功能的最敏感的指标。ICMA 测定 TSH 灵敏度达到 0.001mU/L，成人正常值为 0.3～4.8 mU/L。可诊断亚临床型甲亢或甲减。

5. 甲状腺吸^{131}I试验　本法的诊断价值已较前明显减低。正常人甲状腺吸碘率为3h<25%，24h<45%，24h达高峰（γ计数管近距离法）。甲亢患者高于正常，3h>25%，24h>45%，高峰前移，本法诊断甲亢的符合率达90%。但是妊娠和哺乳期禁用，各种含碘食物及药物、抗甲状腺药、利血平等可使吸^{131}I率降低，长期服女性避孕药可使之升高，测定前应停用此类药物1～2个月以上。

6. T_3抑制试验　用于鉴别甲亢和单纯性甲状腺肿。年老、冠心病或甲亢性心脏病患者禁用，以免诱发心律失常、心绞痛等。目前临床很少应用。

7. 甲状腺自身抗体测定　促甲状腺受体抗体（TRAb）是鉴别甲亢病因、诊断GD的重要指标之一，未经治疗的GD患者75%～96% TRAb阳性。甲状腺刺激抗体（TSAb）不但与TSH受体结合，而且对甲状腺细胞有刺激功能。新诊断GD患者血TSAb阳性率可达80%～100%。一般来说，测定TSAb对GD的早期诊断、指导用药、预示复发均有意义，可作为停药的重要指标；TSAb对诊断甲状腺功能正常的浸润性突眼有重要意义。

8. 影像学检查　B超、核素扫描、CT或MRI等有助于甲状腺、异位甲状腺肿及球后病变性质的诊断。

【诊断】

根据心悸、怕热、多汗、消瘦、多食、易怒以及大便次数增多等典型症状，体检甲状腺弥漫性对称性肿大、眼球突出、心率增快、神经反射亢进，血清TH水平增高、TSH降低，可以作出GD诊断，GD患者未治疗时80%以上的患者血TSAb阳性。对于症状不典型者或早期、轻症患者，确诊常需借助更多的实验室检查。注意其他原因引起甲状腺毒症的特点，对其他原因所致的甲亢要注意与GD的鉴别。

【鉴别诊断】

1. 单纯性甲状腺肿　两者均有甲状腺肿大，而单纯性甲状腺肿无甲状腺毒症，甲状腺局部无震颤及血管杂音，无眼球突出，吸^{131}I率高峰不前移，T_4、T_3正常，TSH正常。GD甲状腺呈弥漫性肿大，T_4正常或升高，T_3正常或偏高，TSH降低。

2. 神经症　无高代谢症候群，无食欲亢进，双手呈不规则的粗大震颤，睡眠时心率正常，无甲状腺肿大，无突眼，有神经、精神症候群，甲状腺功能试验正常。

3. 其他　以低热、多汗、乏力、消瘦表现为主时，注意与结核病鉴别；以腹泻为主时，应与慢性肠炎鉴别；以淡漠、厌食为主的老年性甲亢，注意与恶性肿瘤鉴别；甲亢伴肌病者需与周期性瘫痪和重症肌无力鉴别。

【治疗】

（一）一般治疗

消除患者紧张心理，避免精神刺激，注意充分休息。给予足够的蛋白质、糖、脂肪和维生素等，以补充高代谢的消耗，患者肠蠕动快，尽量提供少渣饮食。对精神紧张、容易激动、烦躁不安或伴失眠者，可给予各种安定及镇静剂。

（二）甲亢的治疗

目前尚不能对GD进行对因治疗。抗甲状腺药物（antithyroid drug，ATD）治疗、放射性碘治疗和手术治疗三种方法被普遍采用，各有利弊。

1. 抗甲状腺药物（ATD）治疗　ATD治疗是甲亢的基础治疗，治愈率为40%～60%，复发率达50%～60%。也可用于放射性碘治疗和手术治疗的准备阶段。常用药物为硫脲类和咪唑类，硫脲类包括甲硫氧嘧啶（MTU）和丙硫氧嘧啶（PTU）；咪唑类包括甲巯咪唑

（MMI，他巴唑）和卡比马唑（CMZ，甲亢平）。

（1）作用机制：ATD 抑制 TH 合成，如抑制甲状腺过氧化物酶活性，抑制碘化物形成活性碘，影响酪氨酸残基碘化，抑制单碘化酪氨酸碘化为双碘酪氨酸及碘化酪氨酸偶联形成各种碘甲状腺原氨酸。ATD 对已合成的 TH 无作用，故在用药后 2 周左右才逐渐见效。近年发现 ATD 能降低甲状腺兴奋性抗体的作用，如长期服用可影响甲亢的自然病程。PTU 还可抑制 T_4 在周围组织中脱碘转化为 T_3。

（2）适应证：①症状较轻，甲状腺轻、中度肿大者；②年龄＜20 岁；③孕妇、年老体弱或合并严重肝、肾疾病或心脏病而不宜手术者；④术前准备；⑤甲状腺次全切除术后复发，不适于 ^{131}I 治疗者；⑥作为 ^{131}I 治疗的辅助治疗。

（3）剂量与疗程：为提高远期缓解率，应连续服药 1.5 年以上，以 TSAb 转阴来确定疗程更可靠。可分为三个阶段，以甲巯咪唑（MMI）为例，如果用 PTU，则为 MMI 的 10 倍。①初治期：MMI 30～45 mg/ d，可分 3 次口服或分早晚服药。持续 6～8 周，每 4 周复查血清 TH 水平一次。由于 T_4 的血浆半衰期在 1 周左右，甲状腺内储存的 TH 释放约需 2 周时间，所以 ATD 发挥作用多在 4 周左右。用药 4 周后，症状无明显改善者应加大剂量。临床症状缓解后开始减药。临床症状缓解可能要滞后于激素水平的改善。对突眼明显或合并妊娠者剂量宜小。②减量期：每 2～4 周递减一次，每次递减量为 5～10mg/d。在减量过程中每 2～4 周复查血 T_3、T_4，如病情稳定，可继续减量，症状完全消除，心率等体征明显好转，一般需 3～6 个月。③维持期：MMI 5～10mg/d，如此维持 1.5～2 年，停药前 3 个月还可减半。在治疗过程中如症状虽缓解但甲状腺肿与突眼反而恶化时，可能由于 ATD 使 TH 减少后对 TSH 反馈抑制减弱，以致分泌 TSH 偏多所致，因此可酌减 ATD 剂量，并酌情加用甲状腺片每日 10～40mg，或 L－T_4 12.5～50μg/d，但年老、高血压和冠心病者慎用。此外，在疗程中应规则用药，不可随意间断；由于碘是甲状腺激素的合成原料，所以治疗期和停药后均不能摄入含碘多的食物，以免影响药效。

（4）副作用及处理：白细胞减少或粒细胞缺乏症是最严重的副作用，ATD 中以 MTU 最多，MMI 次之，PTU 最少，故临床大多应用 MMI、PTU。常发生于开始用药 2～3 个月内或再次用药后 1～2 个月，由于 TH 增高与 ATD 均可引起白细胞计数及中性粒细胞降低，故 ATD 治疗前应查白细胞及分类。初治期每周查血常规一次，减量及维持阶段每 2～4 周查一次白细胞计数及分类，如白细胞＜3×10^9/L 或粒细胞＜1.5×10^9/L 时，应暂时停药；待白细胞计数回升后，在密切观察下可调换另一种 ATD，同时加用维生素 B_4、利血生等升白细胞药；必要时给予泼尼松 10mg，每日 3 次口服，密切观察白细胞变化。皮疹是最常见副作用，一般不必停药，加用抗组胺药后消失，但须警惕剥脱性皮炎。胆汁淤积性黄疸、血管神经性水肿、中毒性肝炎、急性关节痛等不良反应罕见，如发现应立即停药，并积极治疗。

（5）停药与复发问题：停药主要依据临床症状和体征。目前认为 ATD 维持治疗 18 个月可以停药。一般儿童及青少年可维持 24 个月。复发系指甲亢完全缓解，停药半年以后又有反复者。为减少复发，停药时除临床表现、TH 和 TSH 正常外，血 TSAb 阴性是减少复发的关键。

2. β受体阻滞剂的应用　主要在治疗开始阶段配合应用，作用机制是：①阻滞β受体以减慢心率，改善震颤等症状；②抑制 T_4 转化为 T_3。常用普萘洛尔 10～40mg，每日 3～4 次，对于有支气管疾病者可选用 β_1 受体阻滞剂，如阿替洛尔、美托洛尔等。β受体阻滞剂还可与碘剂合用于术前准备，也可用于^{131}I治疗前后及甲亢危象时。

3. 放射性^{131}I（radioactive iodine，RAI）治疗 其机制是甲状腺有高度选择性浓聚碘的能力，放射性^{131}I在组织内能放出的β射线的射程仅为2mm，电离辐射仅限于甲状腺局部而不影响其邻近组织，使腺泡上皮破坏萎缩，从而使甲状腺素合成和分泌减少，同时减少腺内淋巴细胞而使抗体产生减少。

（1）适应证：①中度甲亢；②对ATD过敏；③经ATD长期治疗无效；④合并有心、肝、肾疾病或糖尿病不宜手术或不愿手术者。

（2）禁忌证：①妊娠和哺乳期妇女；②有严重或活动性肝、肾疾病；③活动性肺结核者；④重度浸润性突眼；⑤重症甲亢危象。

（3）剂量、疗法与疗效：根据甲状腺吸^{131}I率和甲状腺的重量计算剂量，一般采用每克甲状腺组织给80（70～100）μCi［2.16（1.89～2.70）$\times10^5$Bq］一次口服。对病情较重，甲状腺肿大（>100g）或患心脏病者，应先用MMI治疗，待症状减轻，停药3～5天后服^{131}I。一般在服^{131}I后3～4周症状逐渐减轻，甲状腺缩小，体重增加，3～4个月后约60%完全缓解，其余仅部分缓解。如半年后仍未缓解，可考虑第二次治疗或辅以抗甲状腺药物治疗。一般要重复疗程，至少要间隔6个月以上甚或更长。

（4）并发症：①甲状腺功能减退，呈逐年增加，分暂时性和永久性，前者一般2～6个月内恢复；后者早期由于腺体破坏，后期由于自身免疫反应所致，一旦发生均需甲状腺激素替代治疗；②放射性甲状腺炎，个别可诱发危象；③突眼加重，见于极少数患者；多数改善，部分无明显变化。

4. 手术治疗

（1）适应证：①巨大甲状腺肿压迫邻近器官者；②胸骨后甲状腺肿伴甲亢者；③结节性甲状腺肿伴甲亢者；④中、重度甲亢长期服药无效或停药后复发；⑤不能坚持长期服药而又想迅速控制病情者。

（2）禁忌证：①恶性突眼；②第二次甲状腺手术，粘连较多者；③妊娠第3个月前和第6个月后；④有严重心、肝、肾疾病或全身情况差不能耐受手术者；⑤轻症可做药物治疗者。

（3）术前准备：术前一般先用抗甲状腺药治疗做充分准备，当症状得到控制，心率在80次/分左右，BMR、T_4、T_3在正常范围内时，于术前2周加服复方碘溶液每次3～5滴，每日3次，数日内渐增至每日30滴，维持2周，以减少出血和术后危象。近年有用普萘洛尔或普萘洛尔与碘化物联合做术前准备，2～3日后心率降至正常，1周后即可手术，术后尚需巩固治疗1周。

（4）并发症：①局部出血，需警惕引起窒息；②局部伤口感染；③甲状旁腺损伤或切除；④喉上或喉返神经损伤；⑤甲亢危象；⑥甲状腺功能减退；⑦突眼加重。

（三）甲亢危象治疗

本症一旦发生应立即抢救。

1. 迅速减少甲状腺激素释放与合成

（1）大剂量抗甲状腺药物：PTU在周围组织中可减少T_4转化为T_3，故为首选药物，首剂为600mg，口服或经胃管灌入，以后200mg每日3～4次。MTU用法同PTU。MMI或CMZ，则首剂60mg，以后20mg，每日3～4次。服药后1h开始起作用，待症状缓解后减量治疗。

(2) 碘剂：抗甲状腺药治疗后1～2h，口服或静脉给大量碘剂，以阻断TH释放。复方碘溶液首剂30～60滴，以后每6～8h 5～10滴。或用碘化钠0.5～1.0g加入葡萄糖溶液500ml中静滴，每12～24h 1次，症状缓解后逐渐减量，病情稳定后停用。

2. 降低周围组织对甲状腺激素的反应　普萘洛尔10～40mg，每4～6h口服1次，注意心功能，老年患者伴哮喘者禁用，可选择利血平。

3. 肾上腺皮质激素的应用　主要是纠正在危象时相对肾上腺皮质功能的减退，提高机体的应激能力，减少甲状腺激素的释放和抑制T_4转化为T_3，一般泼尼松龙100mg稀释后静脉滴注，每6～8h 1次。

4. 血液透析、腹膜透析或血浆置换　必要时可进行，以降低血清甲状腺激素水平。

5. 对症治疗　吸氧，防治感染，物理或药物降温，可试用异丙嗪、哌替啶各50mg静滴。阿司匹林能与TBG结合，使FT_3、FT_4升高，同时增加代谢率，应避免使用。纠正水和电解质紊乱及心力衰竭等。

(四) 恶性突眼的治疗

严重突眼者不宜行甲状腺手术治疗，^{131}I治疗必须慎重。具体治疗措施包括：

1. 保护眼睛　戴黑色或茶色眼镜避免各种外来刺激，睡眠时用抗生素眼膏、纱布或眼罩，避免角膜暴露部位受刺激而发生炎症。0.5%甲基纤维素或0.5%泼尼松龙眼药水滴眼，对减轻刺激症状效果较好，如有结膜水泡样膨出，可暂时缝合上、下睑，保护角膜。

2. 全身治疗

(1) 泼尼松：每日30～40mg，无效可短期内加至60～120mg/d，对早期患者效果较好，一般于1个月后症状好转而渐减为维持量，每日5～15mg，也可隔日给最小维持量后渐停药，疗程一般需3个月以上，个别达1～2年者，服药期间应注意电解质紊乱等副作用，本药的作用为消炎及抑制免疫反应。

(2) 其他免疫抑制剂：如环磷酰胺，每日200mg静脉注射，见效递减，可改口服，每日50～100mg，或用苯丁酸氮芥、6-MP等，也可与泼尼松交替或同时使用。

(3) 甲状腺片：每日20～40mg，与抗甲状腺药合用，以调整垂体-甲状腺轴功能，直至见效，再剂量递减，维持1～3年。

(4) 生长抑素类似物：奥曲肽（octreotide），有抑制眼球后组织增生作用。

3. 特殊疗法　球后或垂体放射治疗可抑制敏感性淋巴细胞，减少眶内球后浸润，如上述诸法无效，可在手术前一试。

(五) 妊娠期甲状腺功能亢进症的治疗

1. ATD治疗　妊娠全程应用，因ATD可通过胎盘影响胎儿甲状腺功能，所以要密切监测孕妇的TH水平。首选PTU，因该药不易通过胎盘。初始剂量300mg/d，维持剂量50～150 mg/d对胎儿安全。血清FT_4维持在正常上限水平。由于妊娠的免疫抑制作用，妊娠后6个月ATD可减少；分娩后，ATD需要加量。

2. 手术治疗　妊娠中期可选择。

3. 放射治疗　绝对禁忌。

4. 哺乳期的ATD治疗　慎用ATD。

5. 母体TSAb通过胎盘引起的新生儿甲亢　轻症不需治疗，严重者给予PTU10～25mg，每8h 1次。

案例

患者，女，24岁。已婚。心悸、怕热、多汗、易怒1年，加重伴多食、消瘦1个月。闭经2个月。查体：T37.5℃，P110次/分，R22次/分，BP120/60mmHg，神志清，皮肤潮湿，突眼，甲状腺Ⅲ度肿大，质软，可闻及血管杂音。心率110次/分，律齐；腹软，肠鸣音8次/分；双手平伸有细震颤，有水冲脉，枪击音；双膝腱反射亢进。

问题与思考：

1. 本病例最可能的诊断是什么？
2. 本病例有哪些代谢异常改变？
3. 本病例明确诊断时必须进行哪些检查？

思考题

1. 甲状腺激素增高，对物质代谢、能量代谢的影响如何？
2. 口服抗甲状腺药物的主要副作用是什么？如何尽早发现？
3. 甲状腺危象的诱因有哪些？一旦发生甲亢危象，给予哪些抢救措施？

（刘晓燕）

第五章

甲状腺炎

学习目标

【掌握】

1. 亚急性甲状腺炎的诊断。
2. 桥本甲状腺炎的治疗。

【熟悉】

1. 甲状腺炎的常见原因。
2. 自身免疫性甲状腺病的概念。

【了解】

自身免疫性甲状腺病的转归。

甲状腺炎（thyroiditis）由于病因不同，其临床表现各异，临床上主要分为以下几种：①急性化脓性甲状腺炎；②亚急性甲状腺炎；③亚急性无痛性甲状腺炎；④慢性淋巴细胞性甲状腺炎；⑤产后甲状腺炎。本章重点介绍亚急性甲状腺炎和慢性淋巴细胞性甲状腺炎。

第一节　亚急性甲状腺炎

亚急性甲状腺炎（subacute thyroiditis）又称 de Quervain 甲状腺炎、肉芽肿性甲状腺炎或巨细胞性甲状腺炎。

【病因】

本病多见于 HLA-B35 的妇女，以 40～50 岁的女性最为多见。一般认为与病毒感染有关，如麻疹病毒、流感病毒、柯萨奇病毒、腮腺炎病毒等。病毒感染的证据有：①发病前数周常有病毒性上呼吸道感染；②患者甲状腺组织中曾培养出腮腺炎病毒；③患者血中可检出病毒抗体，最常见的是柯萨奇病毒抗体。

【病理】

甲状腺多呈弥漫性肿大，质地较实。早期受累滤泡有淋巴细胞和多形核白细胞浸润，滤泡结构被破坏，胶质逐渐减少或消失，并有多核巨细胞浸润和肉芽组织形成，故有巨细胞性或肉芽肿性甲状腺炎之称，随后出现纤维化。恢复期滤泡细胞开始再生，一般均能恢复为正常甲状腺结构。

【临床表现】

起病前 1～3 周往往有上呼吸道感染，典型者可分为三期：

1. 早期　起病多急骤，畏寒、发热、乏力、厌食。甲状腺部位的疼痛和压痛，常向颌下、耳后或颈部等放射，咀嚼和吞咽时疼痛加重，但有时也可没有疼痛。病变广泛时，还可出现心悸、神经过敏等甲状腺功能轻度亢进症候群，但持续时间较短，一般不超过两周。体格检查：甲状腺轻度肿大，常有结节，质坚硬，压痛明显，病变可先位于一侧，以后扩大或转移到另一侧，或始终限于一侧。

2. 中期　甲状腺滤泡内甲状腺激素由于感染破坏而发生耗竭，甲状腺实质细胞尚未修复前，约 25％的患者可转为甲状腺功能减退症的表现，症状一般较轻。

3. 恢复期　症状逐渐好转，甲状腺肿和（或）结节逐渐消失。

【实验室检查】

1. ^{131}I 摄取率与 T_3、T_4 水平　典型患者两者呈分离现象。

（1）早期：^{131}I 摄取率明显降低，但血清 T_3、T_4 水平增高。原因是甲状腺细胞损伤致摄碘功能降低，滤泡结构被破坏致使甲状腺激素外溢。

（2）中期：随病情进展，^{131}I 摄取率逐渐回升，血清 T_3、T_4 水平逐渐降低。

（3）恢复期：随着疾病的好转，^{131}I 摄取率与血清 T_3、T_4 水平均可恢复正常。

2. 红细胞沉降率　明显增快。

【诊断】

有发热等感染表现，短期内出现甲状腺肿大伴单个或多个结节，疼痛显著，^{131}I 摄取率与血清 T_3、T_4 水平呈分离现象，诊断即可确立。

【鉴别诊断】

1. 上呼吸道感染、咽炎　亚急性甲状腺炎早期以“咽部”疼痛为主要表现时易被误诊，当甲状腺局部症状出现时，即可明确诊断。

2. 甲状腺腺瘤伴出血　也可出现甲状腺部位的疼痛，但常迅速减轻，^{131}I 摄取率不降低，红细胞沉降率无明显增快，可与本病鉴别。

3. 慢性淋巴细胞性甲状腺炎　其甲状腺球蛋白抗体与微粒体抗体明显增高，可与本病鉴别。

【治疗】

1. 非甾体抗炎药　单独应用对轻症病例可控制症状。用法：阿司匹林 0.5～1.0g 或吲哚美辛 25mg，每日 3 次口服，疗程一般在 2 周左右。

2. 肾上腺皮质激素　用于发热、颈部疼痛患者，用药 1～2 天内发热和甲状腺疼痛常迅速缓解，一周后甲状腺多明显缩小。用法：泼尼松 10mg，每日 3～4 次，1～2 周后每周递减 5mg，全程 1～2 个月。停药后可复发，再次治疗仍有效。

3. 对症治疗

（1）甲状腺功能减退症：如甲减症状明显，可给予左甲状腺素替代。

（2）甲状腺功能亢进症候群：可给普萘洛尔控制症状，而不用抗甲状腺药物。

【预后】

本病可自行缓解，但可复发，如治疗及时，大多数可完全恢复，发生永久性甲状腺功能减退症者很少见。整个病程一般为 2～3 个月，少数可迁延至 1～2 年。

第二节 慢性淋巴细胞性甲状腺炎

慢性淋巴细胞性甲状腺炎（chronic lymphocytic thyroiditis）包括两种类型：甲状腺肿型，即桥本甲状腺炎（Hashimoto thyroiditis，HT）；甲状腺萎缩型，即萎缩性甲状腺炎（atrophic thyroiditis，AT）。好发于30～50岁，女性发病率是男性的3～4倍。

【病因和发病机制】

本病为自身免疫病，具有一定的遗传倾向。其佐证有：①患者血清中可查出高效价抗甲状腺抗体，其亲属中抗甲状腺抗体50%为阳性，但效价较低；②甲状腺组织中可见大量淋巴细胞和浆细胞浸润及淋巴滤泡形成；③甲状腺球蛋白皮肤试验阳性；④患者常伴其他自身免疫病，如恶性贫血、类风湿关节炎、Graves病等。

发病机制尚未阐明。可能由于T淋巴细胞，尤其是抑制性T淋巴细胞的遗传缺陷，通过B淋巴细胞产生针对甲状腺自身抗原的自杀抗体和多种细胞因子，造成甲状腺内一系列免疫损伤。细胞介导的免疫在本病发病中也具有重要作用。

【病理】

HT患者甲状腺呈轻、中度弥漫性肿大，可有结节，质韧如橡皮，切开呈分叶状。腺体内大量淋巴细胞和浆细胞浸润及淋巴滤泡形成。AT患者甲状腺明显萎缩、广泛纤维化和淋巴细胞浸润。

【临床表现】

起病缓慢，常在无意中发现甲状腺肿大，一般不痛，但部分患者因甲状腺肿大较快，可有局部疼痛与压痛，易误诊为亚急性甲状腺炎。甲状腺一般呈中度弥漫性肿大，两侧可不对称，质韧如橡皮，表面光滑，但有时也可呈结节状，质较硬，易与甲状腺癌相混淆。

50%的HT患者可出现甲减，少数HT可伴甲亢症候群，称桥本甲状腺毒症（Hashitoxicosis）。AT患者的首发症状是甲减。偶有出现轻度局部压迫症状，如呼吸或吞咽困难。

【实验室检查和其他辅助检查】

1. 实验室检查

(1) 甲状腺球蛋白抗体（TgAb）和甲状腺过氧化物酶抗体（TPOAb）：是最有意义的诊断指标，甲状腺功能正常时其滴度显著升高。

(2) FT_4、TT_4和TSH测定：发生甲减时，FT_4、TT_4降低，TSH显著升高；亚临床型甲减时，FT_4、TT_4正常，TSH轻度升高。

(3) ^{131}I摄取率：疾病晚期降低。

2. 甲状腺扫描　常显示摄碘减少、分布不匀或表现为“冷结节”。

3. 甲状腺细针穿刺活检　对疑难病例的诊断有帮助。

【诊断】

凡中年妇女，如出现较硬的弥漫性甲状腺肿，不论其甲状腺功能如何，均应考虑本病。如血清TgAb和TPOAb明显增高，则基本可确诊。可疑病例可做甲状腺细针穿刺活检，以明确诊断。

【鉴别诊断】

1. 甲状腺癌　本病患者的甲状腺有时可出现多个结节，质较硬，应与甲状腺癌鉴别。

后者血清 TgAb 及 TPOAb 阴性可与之鉴别，必要时可行甲状腺细针穿刺活检进行鉴别。

2. 还应注意与结节性甲状腺肿、亚急性甲状腺炎等鉴别

【治疗】

视病情而定，仅有甲状腺肿大者可暂不治疗，随访观察。

1. 替代疗法　出现甲减或亚临床型甲减时，给予左甲状腺素或甲状腺片治疗。一般宜从小剂量开始，以后逐渐增加，疗程视病情而定，有时需终身服用。

2. 糖皮质激素治疗　甲状腺迅速、明显肿大或伴有疼痛、压迫症状者，可短期应用肾上腺糖皮质激素，可使甲状腺缩小，抗甲状腺抗体滴度降低。用法为泼尼松 10mg，每日 3 次口服，症状缓解后递减，可用 1～2 个月。

3. 手术治疗　压迫症状明显、经药物治疗 2 个月以上无效者，可考虑手术治疗。

4. 抗甲状腺药物治疗　出现桥本甲状腺毒症者，可采用小剂量抗甲状腺药物治疗，并密切观察甲状腺功能状态。

案例

患者，男，54 岁。咽痛 1 个月，颈前及耳后疼痛 7 天，伴发热、甲状腺肿大，拒按压 2 天。查体：体温 38.5℃，脉搏 110 次/分，呼吸 24 次/分，血压 120/760mmHg。神志清，皮肤潮湿，无突眼。耳郭无牵拉痛，乳突无压痛，甲状腺Ⅱ度肿大，质中等，拒触，未闻及血管杂音。心率 122 次/分，律齐；腹软，肠鸣音 4 次/分。

问题与思考：

1. 本病例最可能的诊断是什么？
2. 本病例有哪些代谢异常改变？

思考题

1. 亚急性甲状腺炎与桥本甲状腺炎有何区别？
2. 亚急性甲状腺炎临床分期如何？
3. 桥本甲状腺炎甲状腺功能可正常吗？

（刘晓燕）

第六章

原发性慢性肾上腺皮质功能减退症

学习目标

【掌握】
原发性慢性肾上腺皮质功能减退症的概念。
【熟悉】
1. 艾迪生病的临床表现。
2. 艾迪生病的诊断与鉴别诊断。
【了解】
艾迪生病的治疗。

慢性肾上腺皮质功能减退症（chronic adrenocortical insufficiency）分为原发性与继发性两类，继发性者是因下丘脑-垂体病变导致促肾上腺皮质激素（ACTH）分泌不足所致；原发性者又称为艾迪生病（Addison disease），是因自身免疫、感染及肿瘤等因素，使双侧肾上腺皮质的大部分遭到破坏，导致肾上腺皮质激素分泌不足，从而出现衰弱无力、色素加深、血压下降、水盐代谢紊乱等临床表现。本章重点叙述艾迪生病。

【病因及发病机制】

1. 自身免疫　本病由自身免疫引起者约占8%，且常伴有淋巴细胞性甲状腺炎、糖尿病、恶性贫血等其他自身免疫病。

2. 感染　以往结核是本病的主要病因，但近年来尤其是发达国家肾上腺结核的发病率已明显下降，细菌、病毒、真菌感染也可引起肾上腺皮质功能减退症。

3. 其他病因　恶性肿瘤转移、淋巴瘤、白血病浸润、淀粉样变性、双侧肾上腺切除、长期应用肾上腺酶系抑制药，先天性或后天性皮质激素合成代谢酶缺乏均可引起本病。

以上病因均可引起肾上腺皮质大部分破坏、萎缩，或由于酶缺乏致使皮质激素合成减少，不能供给机体生理需要量，从而出现一系列功能减退的表现。

【临床表现】

多缓慢起病，症状在数月或数年中逐渐发生。

（一）特征性表现

全身皮肤黏膜色素加深是本病的特征性表现，可早于其他症状数月或数年，几乎可见于所有患者，但色素深浅与病情轻重不成正比。色素加深比较明显的部位有：

1. 暴露部位　如面部、四肢，但面部色素常不均匀，成片状或块状，前额及眼角常较深。

2. 摩擦或受压部位　如关节伸屈面、乳头、乳晕、腋下、掌纹指纹、腰臀皱襞、下腹中线、外生殖器、肛周等。

3. 黏膜　唇、舌、龈、颊、上腭等处黏膜色素加深更具特征性。

4. 瘢痕部位。

（二）其他表现

1. 肌肉神经精神系统　乏力、易疲劳是主要症状之一。还可出现淡漠、嗜睡、精神失常等。

2. 消化系统　食欲缺乏是早期症状之一，少数患者嗜咸食，较重时伴恶心、呕吐、腹泻等。

3. 循环系统　主要表现为血压降低、心界缩小、心音低钝、直立性低血压、眩晕、晕厥等。

4. 低血糖　多发生在空腹或运动后，表现为饥饿、心慌、出冷汗、软弱无力等。

（三）肾上腺危象

是病情急剧加重的表现，表现为高热恶心、呕吐、腹痛或腹泻、严重脱水、血压降低、心率加快、脉搏细弱、精神失常、高热、低血糖、低钠血症等。若抢救不及时，可发展至休克、昏迷、死亡。其发生原因有感染、创伤、手术、分娩、过劳、大量出汗、呕吐、腹泻、失水、突然中断治疗等。

【实验室检查及其他辅助检查】

1. 血常规检查　常有正细胞、正色素性贫血，少数合并恶性贫血。白细胞分类示中性粒细胞减少，淋巴细胞相对增多，嗜酸性粒细胞明显增多是本病特征。

2. 血液生化检查　可有低血钠、高血钾，少数患者可有轻度或中度高血钙；可出现空腹低血糖，糖耐量试验呈低平曲线。

3. 激素检查

（1）血、尿皮质醇、醛固酮及尿17-羟皮质类固醇测定：常降低，也可接近正常。

（2）血ACTH测定：原发性肾上腺皮质功能减退者明显升高，继发性肾上腺皮质功能减退者降低。

（3）ACTH兴奋试验：静脉滴注ACTH 25U，历时8h，连用3天，观察尿皮质醇和（或）尿17-羟皮质类固醇的变化。本试验可检测肾上腺皮质储备功能，最具有诊断价值，并可鉴别原发性及继发性肾上腺皮质功能不全：原发性者无反应或低反应，继发性者呈延迟反应。

4. 影像学检查　肾上腺的X线、B超、CT、MRI检查常可发现以下变化。

（1）肾上腺增大：提示感染、出血、转移性病变，合并有钙化阴影者提示结核。

（2）肾上腺不增大：提示自身免疫病。

（3）脑垂体增大：与ACTH细胞增生有关，激素替代治疗后可恢复正常。

【诊断与鉴别诊断】

根据全身皮肤黏膜色素加深、乏力、消瘦、血压降低、心脏缩小、胃肠功能紊乱等临床表现，结合低血钠、血和尿中皮质醇及17-羟皮质类固醇降低、必要时结合ACTH兴奋试验呈低反应或无反应等检查结果，可作出诊断。

本病需与继发性肾上腺皮质功能减退鉴别：后者无色素加深、常合并有其他靶腺功能减退，血皮质醇及ACTH均降低，ACTH兴奋试验呈延迟反应。本病早期可仅有乏力、消瘦、厌食、失眠等表现需与自主神经功能紊乱、结核病及恶性肿瘤早期鉴别。皮肤色素加深需与长期日晒或慢性肝病鉴别。

【治疗】

（一）一般治疗

1. 健康教育　教育患者认识本病的性质，需要终生使用激素替代补充的重要性，遇到应激情况时注意增加剂量。

2. 饮食　给予高糖、高蛋白、高维生素、高盐（每日10～15g）、低钾饮食。

（二）激素替代治疗

以糖皮质激素为主，辅以盐皮质激素，终生替代。

1. 糖皮质激素　根据身高、体重、性别、年龄、体力劳动强度等，确定一个合适的基础量，模仿激素分泌周期在清晨服用氢化可的松20mg（或泼尼松5mg），下午4时服氢化可的松10mg（或泼尼松2.5mg）。在有发热、劳累、创伤等应激情况时适当加量。临床反应是对补偿是否适量的最佳监测方法：乏力、食欲缺乏、体重减轻和血钠减低提示补偿不足；体重增加，多血质和锁骨上脂肪沉积则提示补偿过度。

2. 盐皮质激素　经糖皮质激素治疗及补充食盐后症状无明显改善且血压、血钠偏低者，需补充盐皮质激素。可用9α-氟氢可的松0.05～0.1mg，上午8时一次顿服。如有水肿、高血压、低血钾则减量，如有低血压、高血钾则适当加量。有肾炎、肝硬化及心力衰竭者慎用。

（三）病因治疗

如有活动性肺结核者，应给予有效抗结核治疗，补充替代用的肾上腺皮质激素并不影响对结核病的控制。如由自身免疫病引起，则检查是否累及其他内分泌腺，并给予相应治疗。

（四）危象抢救

肾上腺危象一旦发生应立即抢救，主要措施是静脉滴注糖皮质激素，纠正低血容量和电解质紊乱、全身支持疗法及处理病因。

1. 补充糖、盐皮质激素　立即静脉滴注氢化可的松或琥珀酸氢化可的松100～200mg。以后每6h用100mg，加入补液中静脉滴注，第一天总量约400mg，第2、3天减至300mg，分次静脉滴注。如病情好转，继续减至每日200mg，继而100mg，呕吐停止可进食后，改为口服。当口服剂量减至每日50mg以下时，应加用9α-氟氢可的松（剂量如前）。

2. 补充液体　典型肾上腺危象患者总脱水量很少超过总体液量的10%，故于初治的1～2天可给予葡萄糖生理盐水2000～3000ml/d。

3. 处理诱因和支持治疗　应积极控制感染、去除诱因，并加强支持治疗。

案例

男性，53岁，主因乏力、食欲缺乏8年，加重4天入院。查体：BP 80/50mmHg，BMI（体重指数）18.1kg/m^2，皮肤黏膜色素明显加深，口周、掌纹、乳头、腹正中线明显，甲状腺Ⅱ度肿大，质韧，心界缩小，心音低钝。实验室检查：血糖3.2mmol/L，血常规查血红蛋白91g/L，血钠122mmol/L，血钾4.3mmol/L，8:00AM血皮质醇86nmol/L（171.0～536.0nmol/L），血促肾上腺皮质激素（ACTH）202.8pg/ml（7.2～63.3pg/ml），血抗甲状腺过氧化物酶抗体1800IU/ml，抗甲状腺球蛋白抗体602IU/ml。FT_3、FT_4、TSH正常。肾上腺CT提示肾上腺缩小。

诊断：

1. 艾迪生病

2. 桥本甲状腺炎

问题与思考：

1. 该患者病因如何考虑？为什么？

2. 患者低钠血症的原因？

思考题

1. 简述艾迪生病最具特征性的皮肤表现、部位及原因。
2. 简述艾迪生病治疗措施。
3. 简述肾上腺危象的表现及治疗措施

（郝凤杰）

第七章

库欣综合征

学习目标

【掌握】

1. 库欣综合征的定义。
2. 库欣综合征的病因分类。

【熟悉】

1. 库欣综合征的临床表现。
2. 库欣综合征的定性及定位诊断。

【了解】

库欣病的治疗。

库欣综合征（Cushing syndrome）又称皮质醇增多症，是由于肾上腺皮质长期分泌过量皮质醇引起的一个综合征，由多种病因引起。长期应用外源性糖皮质激素或饮用酒精饮料也可引起类似库欣综合征的临床表现，称为类库欣综合征。

【病因及发病机制】

库欣综合征按病因可分为促肾上腺皮质激素（ACTH）依赖性和ACTH非依赖性两大类。ACTH依赖性是指垂体或垂体以外的某些肿瘤组织分泌过量的ACTH，使双侧肾上腺皮质增生并分泌过量皮质醇，皮质醇分泌过多是继发的。ACTH非依赖性是指由于肾上腺皮质的肿瘤性生长（腺瘤或腺癌）而自主地分泌过量皮质醇。

（一）ACTH依赖性库欣综合征

包括垂体性库欣综合征和异位ACTH综合征。

1. 垂体性库欣综合征　垂体性库欣综合征称为库欣病（Cushing disease），是垂体分泌过量ACTH所引起的临床类型，库欣病患者约占库欣综合征患者总数的70%，男女性别之比为1∶(3～8)，男女差别极为显著，原因尚不明。库欣病可发生在任何年龄，以25～45岁多见。垂体病变最多见者为ACTH微腺瘤（直径<10mm），约见于80%的库欣病患者。其发病环节，大部分病例在垂体，切除微腺瘤可治愈；其余为下丘脑功能失调，切除微腺瘤后仍可复发。ACTH微腺瘤并非完全自主性，仍可被大剂量外源性糖皮质激素抑制，也可被促肾上腺皮质素释放素（CRH）和（或）血管升压素兴奋。约10%患者为ACTH大腺瘤，临床上出现垂体瘤占位的症状及视交叉受压迫的表现，蝶鞍受侵蚀，并可向蝶鞍外伸展；其中一部分为侵袭性，侵犯邻近组织，极个别为恶性的腺癌，可向颅内其他部位及远处转移。少数患者垂体无腺瘤，

而呈 ACTH 细胞增生。

2. 异位 ACTH 综合征　异位 ACTH 综合征是由于垂体以外的恶性肿瘤产生 ACTH，刺激肾上腺皮质增生，分泌过量的皮质类固醇所致。异位分泌 ACTH 的肿瘤可分为显性和隐性两种。显性肿瘤瘤体大，恶性程度高，发展快，肿瘤较易发现，但常因病程太短，典型的库欣综合征临床表现尚未显现，患者就已死亡。隐性肿瘤瘤体小，恶性程度低，发展慢，在影像检查时不易发现，这类患者有足够的时间显现出典型的库欣综合征临床表现，临床上难以和垂体性库欣综合征鉴别。引起异位 ACTH 综合征的肿瘤，按发病率的顺序为：小细胞性肺癌、支气管类癌、胸腺癌、胰腺癌（胰岛细胞瘤、类癌）、嗜铬细胞瘤、神经母细胞瘤、神经节细胞瘤、甲状腺髓样癌及其他较少见的肿瘤（如卵巢、睾丸、前列腺、乳腺、甲状腺、肾、胆囊、食管、胃、阑尾、肛管等）。肿瘤异位分泌 ACTH 一般是自主性的，不受 CRH 兴奋，也不被糖皮质激素抑制。但支气管类癌分泌 ACTH 与众不同，多数可被大剂量地塞米松抑制。

（二）ACTH 非依赖性库欣综合征

包括肾上腺皮质肿瘤（腺瘤或癌）和几种少见的肾上腺疾病。

1. 肾上腺皮质肿瘤　分泌皮质醇的肾上腺皮质肿瘤有良性的腺瘤和恶性的腺癌之分。国外腺瘤和腺癌的比例相仿。在中国，腺瘤的比例显著高于腺癌。不论是肾上腺皮质腺瘤还是腺癌，其皮质醇的分泌都是自主性的，因而下丘脑 CRH 及垂体 ACTH 细胞都处于抑制状态。肿瘤以外的肾上腺组织，包括同侧和对侧，都呈萎缩状态。肾上腺皮质腺瘤细胞种类单一，主要分泌皮质醇。腺癌组织除分泌大量皮质醇外，还分泌一定数量雄激素，如脱氢表雄酮及雄烯二酮等。

（1）肾上腺皮质腺瘤：约占库欣综合征患者的 15%～20%。多见于成人，男性相对较多见。腺瘤呈圆形或椭圆形，直径大多 3～4cm，一般重 40g 左右，包膜完整，切面呈黄色或褐黄色，含透明细胞和颗粒细胞。起病较缓慢，病情中度，多毛及雄激素增多表现少见。

（2）肾上腺皮质癌：占库欣综合征患者的 5%以下，病情重，进展快。瘤体积大，多在 100g 以上，直径 5～6cm 或更大，切面常见出血、坏死，有异型细胞和核分裂，肿瘤浸润可穿过包膜，晚期可转移至淋巴结、肝、肺等处。临床上有重度库欣综合征表现，伴显著高血压、低血钾（与去氧皮质酮增多有关），可同时产生雄激素，女性多毛、痤疮、阴蒂肥大，可有腹痛、背痛、侧腹痛，体检有时可触及肿块，左侧者可使肾向下移位，转移至肝者伴肝大。

2. 其他　少见的病因还有不依赖 ACTH 的双侧小结节性增生和不依赖 ACTH 的肾上腺大结节性增生。

【临床表现】

典型的库欣综合征临床表现主要是由于皮质醇长期分泌过多引起蛋白质、脂肪、糖、电解质代谢的严重紊乱，并干扰了其他多种激素的分泌。此外，ACTH 及其他肾上腺皮质激素的过量分泌也会引起相应的临床表现。

1. 向心性肥胖、多血质　典型的向心性肥胖指脸部及躯干部肥胖，但四肢包括臀部不胖。满月脸、水牛背、悬垂腹和锁骨上窝脂肪垫是库欣综合征的特征性临床表现。少数患者为均匀性肥胖。

2. 糖尿病和糖耐量低减　库欣综合征约有半数患者有糖耐量减低，约 20%有显性糖尿病。高皮质醇血症使糖原异生作用加强，还可对抗胰岛素的作用，使细胞对葡萄糖的利用减少，于是血糖上升，糖耐量低减，以致出现糖尿病。

3. 负氮平衡引起的临床表现　库欣综合征患者蛋白质分解加速，合成减少，因而机体长期处于负氮平衡状态，其后果为：肌肉萎缩无力；皮肤菲薄、宽大紫纹（典型者呈火焰状）、皮肤毛细血管脆性增加而易有瘀斑；严重时出现骨质疏松，表现为腰背痛，易有病理性骨折；伤口不易愈合。不是每例库欣综合征患者都有典型的宽大呈火焰状的紫纹。单纯性肥胖患者常有细小紫纹，在鉴别时应予以注意。

4. 高血压和低血钾　皮质醇本身有潴钠排钾作用。库欣综合征时高水平的皮质醇是高血压、低血钾的主要原因，机体总钠量显著增加，血容量扩大，血压上升并有轻度水肿。尿钾排量增加，致低血钾和高尿钾，同时因氢离子的排泄增加致碱中毒。库欣综合征的高血压一般为轻至中度，低血钾碱中毒的程度也较轻，但异位 ACTH 综合征及肾上腺皮质癌患者皮质醇分泌量大幅上升，同时盐皮质激素分泌也增加，因而低血钾碱中毒的程度常常比较严重。

5. 生长发育障碍　由于过量皮质醇会抑制生长激素的分泌及其作用，抑制性腺发育，因而对生长发育会有严重影响。少年儿童时期发病者，生长停滞，青春期迟延。

6. 性腺功能紊乱　高皮质醇血症不仅直接影响性腺，还可对下丘脑-腺垂体的促性腺激素分泌有抑制作用，因而库欣综合征患者性腺功能均明显减退。女性表现为月经紊乱，继发闭经，极少有正常排卵。男性表现为性功能减退、阳痿。除肾上腺皮质腺瘤外，其他原因的库欣综合征均有不同程度的肾上腺雄激素分泌增加，可在外周组织转化为睾酮。其结果是库欣综合征患者常有痤疮，女性多毛，甚至女性男性化的表现。

7. 精神症状　多数患者有精神症状，但一般较轻，表现为欣快感、失眠、注意力不集中、情绪不稳定等。少数患者会出现类似躁狂、忧郁或精神分裂症样的表现。

8. 易感染　库欣综合征患者免疫功能减退，易有各种感染，如毛囊炎、牙周病、泌尿系统感染、甲癣及体癣等。

9. 高尿钙和肾结石　高皮质醇血症时小肠对钙的吸收受影响，但骨钙被动员，大量钙离子进入血液后从尿中排出。因而，血钙虽在正常低限或低于正常，但尿钙排量增加，易出现泌尿系结石。

10. 眼部表现　库欣综合征患者常有结合膜水肿，有的还可能有轻度突眼。

【诊断与鉴别诊断】

患者若有向心性肥胖、宽大紫纹、多血质、皮肤菲薄等典型临床表现，则可为库欣综合征的诊断提供重要线索。有典型表现的患者约占 80%，但也可只有其中的一两项。

库欣综合征的诊断一般分两步：①确定是否为库欣综合征（定性诊断）；②明确库欣综合征的病因（定位诊断）。这两步可穿插进行。

（一）定性诊断

确定库欣综合征必须有高皮质醇血症的实验室依据，即皮质醇分泌增多，失去昼夜分泌节律，且不能被小剂量地塞米松所抑制。①血皮质醇测定：单次血皮质醇测定对本病诊断的价值不大。血皮质醇昼夜节律的消失比早上单次测定有意义。下午 4 点血皮质醇测定也有一定价值，但不如半夜 0 点。②24h 尿游离皮质醇（UFC）测定：可以避免血皮质醇的瞬时变化，对库欣综合征的诊断有较大的价值，其诊断符合率约为 98%。24h 尿 17-羟皮质类固醇（17-OHCS）测定具有和 UFC 相似的意义。③小剂量地塞米松抑制试验是确定是否为库欣综合征的必需实验。小剂量地塞米松抑制试验方法（2 天法）：留取对照日 24h 尿（7AM-7AM）查 UFC，然后每 6h 口服地塞米松 0.5mg，连服 2 天，服药第二日再留 24h 尿测定 UFC。正常人或单纯性肥胖者服药第二日 UFC 小于正常参考值最低值，即可被抑制。库欣综合征患者服药后第二日 UFC 不能降至正常参考值下限以下，即不被抑制。

（二）定位诊断（病因诊断）

库欣综合征的病因诊断对于治疗方法的选择是必不可少的，而病因鉴别有时是极为困难的。

1. 实验室检查

（1）大剂量地塞米松抑制试验：这是目前最常用的方法，试验方法（2天法）：留取对照日24h尿查UFC（或17-OHCS），然后每6h口服地塞米松2mg，连服2天，服药第二日再留24h尿查UFC（或17-OHCS）。服药日UFC（或17-OHCS）较对照日下降50%以上为可被抑制。库欣病患者大剂量地塞米松抑制试验可被抑制，符合率约为80%。肾上腺腺瘤或腺癌患者一般不能被抑制到50%以下。异位ACTH综合征患者大多不被抑制，但某些支气管类癌患者例外。

（2）血ACTH测定：肾上腺皮质肿瘤，不论良性还是恶性，其血ACTH水平均低于正常低限，因肾上腺皮质肿瘤自主分泌大量皮质醇，严重抑制了垂体ACTH的分泌。ACTH依赖性库欣综合征及异位ACTH综合征患者血ACTH水平均有不同程度的升高。因而，血ACTH测定对鉴别ACTH依赖性和非依赖性库欣综合征有重要的意义。

2. 影像检查　影像检查对库欣综合征的病因鉴别及肿瘤定位是必不可缺的。首先应确定肾上腺是否有肿瘤。目前，肾上腺CT及B超检查已为首选项。CT的灵敏度很高，要用CT薄层扫描，直径1cm以上的肿瘤不会漏诊。肾上腺瘤直径多数在2cm以上，圆形或椭圆形。腺癌要大得多，形态不规则，分叶状，中间密度不均。肾上腺B超可以发现大多数肾上腺肿瘤，在无条件做CT的地区很有用处。

80%～90%的垂体ACTH瘤为微腺瘤，目前分辨率最好的CT对微腺瘤的发现率为60%。对于垂体ACTH瘤，蝶鞍磁共振（MRI）检查优于CT。

位于胸部的异位ACTH分泌瘤约占异位ACTH综合征的60%，为发现异位ACTH分泌瘤，胸部X线片应列入常规。如有可疑，应进一步做胸部CT薄层扫描（5mm）检查。

（三）鉴别诊断

1. 单纯性肥胖　虽然部分患者可有类似皮质醇增多症的一些表现，但据以下几点可予以鉴别：①腹部条纹多为白色，有时淡红色，但较细；②尿游离皮质醇不高；③血皮质醇昼夜节律正常。

2. 酗酒兼有肝损害　此类患者可出现类库欣综合征表现，包括临床症状、血和尿中的皮质醇增高且不能被小剂量地塞米松所抑制，但戒酒一周后，生化异常即消失。

【治疗】

应根据不同的病因做相应的治疗。

1. 库欣病　经蝶窦切除垂体微腺瘤为治疗本病的首选疗法。大部分患者可找到微腺瘤，摘除瘤后可治愈，少数患者手术后复发。此种方法最大限度地保留垂体的分泌功能，手术创伤小，并发症较少，术后可发生暂时性垂体-肾上腺皮质功能不足，需补充糖皮质激素，直至垂体-肾上腺功能恢复正常。如经蝶窦手术未能发现并摘除垂体微腺瘤，或某种原因不能做垂体手术，对病情严重者，宜做一侧肾上腺全切，另一侧肾上腺大部分或全切除术，术后进行激素替代治疗。术后应进行垂体放疗，如不进行垂体放疗，术后发生纳尔逊综合征的可能性较大，表现为皮肤黏膜色素沉着加深，血浆ACTH明显升高，并可出现垂体瘤或原有垂体瘤增大。对垂体大腺瘤患者，需做开颅手术治疗，尽可能切除肿瘤，但往往不能完全切除，为避免复发，可在术后辅以放射治疗。

影响神经递质的药物可作为辅助治疗，对于催乳素升高者，可试用溴隐亭治疗。

此外，还可用血清素拮抗药赛庚啶，γ-氨基丁酸促效剂丙戊酸钠治疗本病以及 Nelson 综合征，可取得一些效果。

经上述治疗仍未满意奏效者可用阻滞肾上腺皮质激素合成的药物（o，p-DDD、米托坦），必要时做双侧肾上腺切除术，术后进行激素替代治疗。

2. 肾上腺腺瘤　手术切除可获根治。腺瘤大多为单侧性，术后需较长期使用氢化可的松（每日 20～30mg）或可的松（每日 25.0～37.5 mg）进行替代治疗。在肾上腺功能逐渐恢复时，可的松的剂量也随之递减，大多数患者于 6 个月至 1 年或更久可逐渐停用替代治疗。

3. 肾上腺腺癌　应尽可能早期做手术治疗。未能根治或已有转移者用药物治疗，减少肾上腺皮质激素的产生量。

4. 异位 ACTH 综合征　应治疗原发性恶性肿瘤，视具体病情做手术、放疗和化疗。如能根治，库欣综合征可以缓解；如不能根治，则需要用阻滞肾上腺皮质激素合成的药物。

【预后】

库欣综合征很少有报告能自发缓解的，经有效治疗后，病情可望在数月后逐渐好转，向心性肥胖等症状减轻，尿糖消失，月经恢复，甚至可受孕。精神状态也有好转，血压下降。如果治疗不够及时，即使后来经治疗皮质醇分泌降至正常，有些临床表现也不能逆转，严重心脑血管并发症常常是致死的直接原因。库欣病患者治疗后的疗效不一，应定期观察有无复发或有无肾上腺皮质功能不足。癌的疗效取决于是否早期发现及能否完全切除。腺瘤如早期切除，预后良好。

案例

患者，女性，26 岁，脸变圆红，肥胖 2 年，闭经 1 年，乏力、头昏半年，口渴、多饮 2 月。查体：血压 170/110mmHg，心率 108 次/分，脸圆红，面部毳毛增多。眼球结膜水肿，皮肤菲薄，乳晕及指关节伸侧色较深，腹壁、腋窝可见皮肤紫纹，双下肢有可凹形水肿。辅助检查提示血皮质醇节律消失。

初步诊断：库欣综合征

问题与思考：

1. 该患者患有 ACTH 依赖性库欣综合征可能性大，还是非 ACTH 依赖性库欣综合征可能性大？

2. 明确库欣综合征诊断应做什么实验室检查？

思考题

1. 库欣综合征的临床表现有哪些？

2. 库欣综合征的诊断要点有哪些？

（皇甫建）

第八篇　代谢和营养疾病

分篇主　编　王丽红（漳州卫生职业学院）
分篇编　委　皇甫建（内蒙古医科大学）
　　　　　　王立东（承德市中心医院）

第一章

糖尿病

学习目标

【掌握】

1. 糖尿病的分型。
2. 糖尿病的临床表现。
3. 糖尿病的诊断。

【熟悉】

1. 糖尿病的综合治疗措施。
2. 降糖药物分类及使用原则。
3. 糖尿病酮症酸中毒的诊断依据和治疗原则。

【了解】

1. 糖尿病流行情况。
2. 血糖长期良好控制的重要意义。

糖尿病（diabetes mellitus）是由多种病因引起的以慢性高血糖为特征的代谢紊乱。由于胰岛素分泌和（或）作用缺陷，引起血糖升高，蛋白质、脂肪代谢紊乱，久病患者可引起多系统损害，导致眼、肾、神经、心脏、血管等组织的慢性进行性病变，严重或应激时可发生急性代谢紊乱，如酮症酸中毒等。

糖尿病是常见病、多发病，其患病率正随着人民生活水平的提高、人口老龄化及生活方式的改变而迅速增加。据国际糖尿病联盟（IDF）统计：2011 年全世界糖尿病患者数已达 3.66 亿，较 2010 年的 2.85 亿增加近 30%。我国糖尿病患病率也呈快速增长趋势，成年人糖尿病患病率达 9.7%，而糖尿病前期的比例高达 15.5%。另外，儿童和青少年 2 型糖尿病的患病率显著增加，目前已成为超重儿童的关键健康问题。

【糖尿病分型】

目前国际上通用 WHO 糖尿病专家委员会提出的分型标准（1990）。见表 8-1-1。

表 8-1-1　糖尿病的病因学分型（WHO 咨询报告，1999 年）

一、1 型糖尿病（β细胞破坏，常引起胰岛素绝对不足） ①免疫介导　②特发性
二、2 型糖尿病（其不同程度可从显著的胰岛素抵抗伴相对胰岛素不足到显著的胰岛素分泌不足伴胰岛素抵抗）

续表

三、其他特殊类型糖尿病
（一）β细胞功能遗传缺陷
①12号染色体，HNF-1α突变成年型糖尿病（MOD_3）；②7号染色体，葡萄糖激酶突变成年型糖尿病（MOD_2）；③20号染色体，HNF-4α突变成年型糖尿病（MOD_1）；④线粒体DNA突变；⑤其他
（二）胰岛素作用遗传性缺陷
①A型胰岛素抵抗；②矮妖精貌综合征；③Rabson-Mendenhall综合征；④脂肪萎缩型糖尿病；⑤其他
（三）胰腺外分泌疾病
①胰腺炎；②创伤/胰腺切除术；③肿瘤；④囊性纤维化胰腺病；⑤血色病；⑥纤维钙化性胰腺病；⑦其他
（四）内分泌病
①肢端肥大症；②库欣综合征；③胰高血糖素瘤；④嗜铬细胞瘤；⑤甲状腺功能亢进症；⑥生长抑素瘤；⑦醛固酮瘤；⑧其他
（五）药物或化学品所致糖尿病
①vacor（吡甲硝苯脲，一种毒鼠药）；②羟乙磺酸戊氧苯咪；③烟酸；④糖皮质激素；⑤甲状腺激素；⑥二氮嗪；⑦β受体激动剂；⑧噻嗪类利尿剂；⑨苯妥英钠；⑩α干扰素；⑪其他
（六）感染
①先天性风疹；②巨细胞病毒；③其他
（七）不常见的免疫介导糖尿病
①僵人综合征（stiffman syndrome）；②抗胰岛素受体抗体；③其他
（八）其他可能与糖尿病相关的遗传性综合征
①Down综合征；②Klinefelter综合征；③先天性卵巢发育不全（Turner syndrome）；④Wolfram综合征；⑤Friedreich共济失调；⑥Huntington舞蹈病；⑦Laurence-Moon-Biedie综合征（劳-蒙-必综合征）；⑧强直性肌营养不良症；⑨卟啉病；⑩Prader-Willi综合征；⑪其他
四、妊娠期糖尿病（GDM）

（一）1型糖尿病（T_1DM）

这一类型的患者有胰岛β细胞破坏，引起胰岛素绝对缺乏，有酮症酸中毒倾向，有两种亚型。

1. 免疫介导1型糖尿病　这一类型包含了以前所称胰岛素依赖性糖尿病（IDDM）、Ⅰ型或青少年发病糖尿病。是由于胰腺β细胞发生细胞介导的自身免疫反应性损伤而引起。自身免疫反应的标志有：①HLA基因——DQA、DQB、DR位点的某些等位基因出现的概率增高或减少；②体液中存在针对胰岛β细胞的抗体，如谷氨酸脱羧酶自身抗体（GAD_{65}）、酪氨酸磷酸酶样蛋白抗体IA-2和IA-2β、胰岛细胞自身抗体（ICAs）和胰岛素自身抗体（IAA）；③伴随其他自身免疫病，如格雷夫斯病（Graves disease）、桥本甲状腺炎和艾迪生病。胰岛细胞自身抗体检测可预测1型糖尿病的发病及确定高危人群，并可协助糖尿病分型及指导治疗。98%新诊断的1型糖尿病患者至少一种抗体阳性，80%存在两种以上抗体，而对照人群无一人存在两种以上抗体。

1型糖尿病β细胞破坏的程度和速度在不同个体差异很大，起病缓急不一，青少年患者起病较急，症状明显，有酮症酸中毒（DKA）倾向，且可以此为疾病的首发症状。成年人发病较缓，临床症状不明显，有些患者仅有轻度高血糖，在感染或其他应激情况下迅速恶化，发展为严重高血糖，甚至发生DKA。另有一些患者病情进展相对慢，可保留残存的β细胞功能，足以在多年内不发生DKA，可被误认为2型糖尿病，这部分人即所谓成人隐匿性自身免疫性糖尿病（latent autoimmune diabetes in adults，LADA）。患者最终需依赖胰岛素治疗才能生存，这类患者很少肥胖，但肥胖的存在不能排除其可能性。

2. 特发性1型糖尿病　这一类型是在某些人种（如美国黑人和南亚印度人）所见的特殊类型。这些患者始终没有自身免疫反应的证据，各种胰岛β细胞的自身抗体检测始终为阴性。患者常有明显家族史，起病早。初发时可有酮症，需胰岛素治疗，在病程中胰岛β细胞功能不一定呈进行性减退，在起病后数月至数年期间不需要胰岛素治疗。

（二）2型糖尿病（T_2DM）

T_2DM包括了以前称为非胰岛素依赖性糖尿病（NIDDM）、2型或成年发病糖尿病，占本病患病群体的大多数（95%），主要病理生理改变为从以胰岛素抵抗为主伴胰岛素分泌不足到以胰岛素分泌不足为主伴胰岛素抵抗，可能包含许多不同病因者。此型可发生于任何年龄，但多见于成人，多数发病缓慢，症状相对较轻，半数以上无任何症状，一些患者是因慢性并发症、伴发病或健康体检时发现，很少自发性发生DKA，但在应激情况下（如感染）也可发生DKA。多数患者不需要依赖胰岛素治疗来维持生命，但在疾病的某些阶段可能需要胰岛素控制代谢紊乱。多数患者为肥胖者，肥胖本身可引起不同程度的胰岛素抵抗。2型糖尿病常有家族史，但遗传因素参与的方式及性质复杂，其机制目前尚未完全清楚。

（三）其他特殊类型的糖尿病

这一类别按病因及发病机制分为8个类型，数十种疾病，包括WHO1985年分类标准中所有继发性糖尿病，同时也包括已经明确病因的类型，见表8-1-1。

目前已知一些类型的糖尿病与β细胞功能中的单基因缺陷相关联，有代表性的是青年人中的成年型糖尿病（MOD）。MOD的特点是：①有三代或三代以上的家族发病史，且符合常染色体显性遗传规律；②诊断糖尿病时年龄小于25岁；③无酮症倾向，至少5年内不需用胰岛素控制血糖。

遗传因素也可引起胰岛素作用异常而导致糖尿病的发生；其他还有胰腺外分泌疾病、内分泌病及药物或化学品所致的糖尿病；一些感染可引起T_1DM，如先天性风疹、巨细胞病毒及柯萨奇病毒（其中只有柯萨奇病毒B能够导致β细胞功能明显减退）；免疫介导的不常见类型的糖尿病是一些罕见病因导致的糖尿病，目前已明确的有僵人综合征和抗胰岛素受体自身抗体征；其他有一些遗传性综合征可能与糖尿病相关，如Down综合征等。

（四）妊娠期糖尿病（GDM）

GOM指妊娠期间发生的不同程度的糖代谢异常。不包括孕前已诊断或已患糖尿病的患者，后者称为糖尿病合并妊娠。GDM通常是在妊娠中、末期出现，妇女分娩后血糖一般可恢复正常，但未来发生T_2DM的风险显著增加，故GDM患者应在产后6～12周筛查糖尿病，并长期追踪观察。

【病因及发病机制】

糖尿病的病因和发病机制较为复杂，至今未完全明了。一般认为，遗传因素及环境因素共同参与其发病过程。

（一）1型糖尿病（T_1DM）

目前普遍认为1型糖尿病的发生、发展可分为6个阶段。

1. 第1期——遗传学易感性　人类HLA位于第6对染色体短臂上，是一组密切联系的基因群，HLA系统呈高度多态性，有多个位点，每个位点又有多等位基因，这些基因可分三类。Ⅰ类基因包括A、B、C；Ⅱ类基因包括DR、DQ和DP；Ⅲ类基因主要编码补体、肿瘤坏死因子（TNF）等。研究发现1型糖尿病与某些特殊HLA类型有关，目前大多数文献认为与DQ基因关系最密切。易感基因的研究发现只能解释部分1型糖尿病家族的聚集性，在不同种族或不同研究人群中，1型糖尿病易感基因相关位点间的相互作用不尽相同。此外，作为多基因病（又称复杂病，complex disease），易感基因只能赋予个体对该病的易感性，但其发病常依赖于多个易感基因的共同参与及环境因素的作用。

2. 第2期——启动自身免疫反应 目前认为某些环境因素可启动胰岛β细胞的自身免疫反应，而病毒感染是最重要的环境因素之一。已知与1型糖尿病有关的病毒有柯萨奇B_4病毒、腮腺炎病毒、风疹病毒、巨细胞病毒和心肌炎病毒等。人类对病毒诱发糖尿病的易感性受遗传控制，1型易感基因对糖尿病的发生是必需的，病毒感染可直接损伤胰岛组织引起糖尿病，也可能损伤胰岛组织后，诱发自身免疫反应，进一步损伤胰岛组织引起糖尿病。

还有报告发现由于新生儿胃肠道屏障功能尚未完善，出生后用牛奶或牛奶的配方制品喂养的儿童长大后发生1型糖尿病的危险性增加。研究表明牛奶中的牛白蛋白与胰岛细胞中的ICA_{69}有同源性，通过分子模拟作用发现牛奶中的牛白蛋白使胰岛细胞失去免疫耐受。

3. 第3期——免疫学异常 目前认为1型糖尿病在发病之前常经历一段糖尿病前期，这时患者的胰岛素分泌功能尚维持正常，但由于处在自身免疫反应活动期，循环中会出现一组自身抗体，主要有三种：①胰岛细胞自身抗体（ICAs）：新诊断的1型糖尿病患者中80％ICAs阳性，在发病后6个月至3年，其滴定度逐渐降低或消失；新诊断为2型患者中，ICAs阳性率仅1.5％～8.3％；在这些抗体阳性患者中，半数以上逐渐发展为需要胰岛素治疗，实际上可能也是1型糖尿病；②胰岛素自身抗体（IAA）：新诊断的1型糖尿病患者在胰岛素治疗前，IAA阳性率为40％～50％，在ICAs阳性的患者中，IAA的阳性率也高，IAA的测定不能确定注射胰岛素后是否产生了胰岛素抗体，IAA也不是糖尿病患者体内的特异性抗体，它还可出现于胰岛素自身免疫综合征和自身免疫性甲状腺疾病的患者中；③谷氨酸脱羧酶自身抗体（GAD_{65}）：新诊断的1型糖尿病患者，GAD_{65}阳性率为60％～96％，更具敏感性且特异性强、持续时间长，有助于区分1型和2型患者，并提示应及早应用胰岛素治疗。

4. 第4期——进行性胰岛β细胞功能丧失 这一期的长短不同，病例差异较大，通常先有胰岛素分泌降低，以后随着β细胞群减少，胰岛分泌功能下降，血糖逐渐升高，最终发展为临床糖尿病。

5. 第5期——临床糖尿病 此期患者有明显高血糖，出现糖尿病的部分或典型症状，在胰岛的病理学改变上，胰岛细胞主要剩下分泌胰高血糖素的A细胞，分泌生长抑素的D细胞和分泌胰多肽的PP细胞，只有残存少量β细胞（约剩10％）分泌少量胰岛素。

6. 第6期——在1型糖尿病发病后数年，多数患者胰岛β细胞完全破坏，胰岛素水平极低，失去对刺激物的反应，糖尿病临床表现明显。

（二）2型糖尿病（T_2DM）

2型糖尿病有更强的遗传基础，在发病年龄（多见于成年人而非青少年）、发病机制（胰岛素抵抗和胰岛素分泌缺陷而非胰岛β细胞自身免疫破坏）和治疗上均有不同。其危险因素包括老龄、现代社会西方生活方式（体力活动减少、超市高热量方便食品、可口可乐等）以及肥胖。目前认为2型糖尿病的发生、发展可分为4个阶段。

1. 遗传易感性 多年来，通过一系列研究，一致认为T_2DM有较强的遗传倾向，但细节不明，现在一致认为2型糖尿病不是一个单一疾病，而是多基因病，具有广泛的遗传异质性，临床表现差别也很大。目前除MOD和线粒体基因突变糖尿病可作出基因诊断外，大量常见的2型糖尿病的病因学方面，还有许多问题仍未明了，有待进一步研究。除遗传易感性外，糖尿病的发病也与环境因素有关，包括人口老龄化、营养因素、中央型肥胖（又称腹内型或内脏型肥胖）、体力活动不足、都市化程度、子宫内环境以及应激、化学毒物等。

2. 高胰岛素血症和（或）胰岛素抵抗　胰岛素抵抗（IR）是指机体对一定量胰岛素的生物学反应低于正常预计水平的一种现象。IR 和胰岛素分泌缺陷（包括两者的相互作用）是普通 T_2DM 发病机制的两个要素。IR 可引起一系列后果，这个阶段患者的血胰岛素水平可正常或高于正常，但它与胰岛素受体的结合能力以及结合后的效应均减弱，胰岛素介导下肌肉和脂肪组织摄取、利用葡萄糖的能力降低，同时对肝葡萄糖排出量（HGO）的抑制作用减弱，HGO 增加，为了克服这种情况，胰岛 β 细胞代偿性分泌更多胰岛素（高胰岛素血症）以维持正常糖代谢，但随着病情进展，高胰岛素血症仍然不能使血糖恢复至正常的基础水平，最终会导致高血糖。另一变化是胰岛素分泌异常。目前大多数人认为 IR 早已存在，但只有胰岛 β 细胞缺陷不能代偿时才出现 T_2DM。

3. 糖耐量减低（impaired glucose tolerance，IGT）和（或）空腹血糖调节受损（impaired fasting glycemia，IFG）　IGT 和 IFG 均代表了正常葡萄糖稳态和糖尿病高血糖之间的中间代谢状态，表明糖调节（或稳态）受损。

4. 临床糖尿病　此期可无明显症状，或逐渐出现代谢紊乱症候群，或出现糖尿病并发症的表现，此时血糖肯定升高，并达到糖尿病的诊断标准。

另外，胰岛 α 细胞功能异常和胰高血糖素样肽-1（GLP-1）分泌缺陷可能在 T_2DM 发病中起重要作用。

T_2DM 患者由于胰岛 α 细胞数量明显减少，胰岛 α/β 细胞比例显著增加；同时，胰岛 α 细胞对葡萄糖敏感性下降，从而导致胰高血糖素水平升高，肝糖输出增加。

GLP-1 是由肠道 L 细胞分泌，主要生物作用包括刺激 β 细胞葡萄糖介导的胰岛素合成和分泌、抑制胰高血糖素分泌。其他生物学效应包括延缓胃内容物排空、抑制食欲等。已证实，T_2DM 患者负荷后 GLP-1 的释放曲线低于正常个体，提高 T_2DM 患者 GLP-1 水平后，可观察到葡萄糖依赖性的促胰岛素分泌和抑制胰高血糖素分泌，并可恢复胰岛 α 细胞对葡萄糖的敏感性。

【病理生理】

糖尿病的代谢紊乱主要是由胰岛素生物活性或其效应绝对或相对不足引起。糖尿病患者的肝、肌肉和脂肪组织对葡萄糖利用减少以及肝糖输出增多是发生高血糖的主要原因。脂肪代谢方面，脂肪合成减少，血游离脂肪酸和三酰甘油浓度升高，在胰岛素极度缺乏时，脂肪组织大量动员分解，产生大量酮体，堆积形成酮症或发展为酮症酸中毒。蛋白质合成减弱，分解代谢加速，导致负氮平衡。

【临床表现】

糖尿病的各种临床表现可归纳为以下几方面。

1. 代谢紊乱症候群　血糖升高后因渗透性利尿引起多尿，继而因口渴而多饮水。患者体内葡萄糖不能被利用，脂肪分解增多，蛋白质代谢呈负氮平衡，肌肉组织逐渐减少，疲乏无力，体重减轻，儿童期生长发育受阻。为了维持机体活动，患者常易饥饿、多食，故糖尿病患者的表现常被描述为“三多一少”，即多尿、多饮、多食和体重减轻。1 型糖尿病患者大多起病较快，病情较重，症状明显且严重。2 型糖尿病患者多数起病缓慢，病情相对较轻，肥胖患者起病后体重也会减轻。部分患者可有皮肤瘙痒，尤其外阴瘙痒。高血糖可使眼房水及晶体渗透压改变而引起屈光改变致视力模糊。

2. 并发症和（或）伴发病 一部分患者并无明显“三多一少”症状，仅因各种并发症或伴发病而就诊，化验后发现高血糖。

3. 反应性低血糖 有些2型糖尿病患者进食后胰岛素分泌高峰延迟，餐后3～5h血浆胰岛素水平不适当地升高，其引起的反应性低血糖可成为这些患者的首发表现。

4. 因各种疾病需手术治疗，在围术期发现高血糖。

5. 患者并无明显症状，仅于健康检查时发现高血糖。

【并发症】

（一）急性并发症

1. 糖尿病酮症酸中毒（DKA）和高渗性非酮症糖尿病昏迷（简称高渗性昏迷）是糖尿病的急性并发症，一些患者可以此为首发表现（详见后文）。

2. 感染 糖尿病患者常发生疖、痈等皮肤化脓性感染，皮肤真菌感染如足癣、体癣也常见。糖尿病合并肺结核的发生率较非糖尿病者高。尿路感染患者中以肾盂肾炎和膀胱炎最常见。

3. 糖尿病乳酸性酸中毒 糖尿病患者可因血糖升高，乳酸代谢缺陷导致血乳酸升高；也可因感染、DKA等急性并发症及脑血管意外等慢性并发症造成乳酸堆积或乳酸生成增加，诱发乳酸性酸中毒；还可因大量服用双胍类降糖药及酗酒等因素引起乳酸生成增多，导致乳酸性酸中毒。

（二）慢性并发症

糖尿病的慢性并发症可遍及全身各重要器官，主要有下列几种。

1. 大血管病变 与非糖尿病患者相比较，糖尿病患者中动脉粥样硬化的患病率较高，发病年龄较轻，病情进展也较快。糖尿病性大血管病变的发病机制及其与糖尿病代谢紊乱之间的关系未完全明了，大血管病变的危险性与血清低密度脂蛋白（LDL）和极低密度脂蛋白（VLDL）水平呈正相关，与血清高密度脂蛋白胆固醇（HDL－C，主要是HDL_2－C）水平呈负相关。此外，胰岛素、性激素等激素水平异常、高血糖、血管内皮功能紊乱、血小板功能异常等亦直接或间接参与动脉粥样硬化的发生发展。大、中动脉粥样硬化主要侵犯主动脉、冠状动脉、脑动脉、肾动脉和肢体外周动脉等，引起冠状动脉性心脏病（冠心病）、缺血性或出血性脑血管病、肾动脉硬化、肢体动脉硬化等。肢体外周动脉粥样硬化以下肢动脉病变为主，可表现为下肢疼痛、感觉异常和间歇性跛行，严重供血不足可导致肢体坏疽。

2. 微血管病变 微血管是指微小动脉和微小静脉之间，管腔直径在100μm以下的毛细血管及微血管网。微循环障碍、微血管瘤形成和微血管基底膜增厚，是糖尿病微血管病变的典型改变。微血管病变主要表现在视网膜、肾、神经、心肌组织，其中尤以糖尿病肾病和糖尿病性视网膜病变为重要。

（1）糖尿病肾病（diabetic nephropathy，DN）：毛细血管间肾小球硬化症是糖尿病主要的微血管病变之一，常见于病史超过10年的患者，是1型糖尿病患者的主要死亡原因。对于2型糖尿病患者，其严重性次于冠状动脉和脑动脉粥样硬化病变。糖尿病肾病的发生发展可分为5期。Ⅰ期：糖尿病初期，肾体积增大，肾小球滤过率增高。Ⅱ期：肾小球毛细血管基底膜增厚，尿白蛋白排泄率（UAER）多数在正常范围或呈间歇性增高（如运动后）。Ⅲ期：早期肾病，出现微量白蛋白尿，即UAER持续在20～199μg/min（正常人＜10μg/min）。Ⅳ期：临床肾病，尿蛋白逐渐增多，UAER＞200μg/min，即尿白蛋白排出量＞300mg/d，相当于尿蛋白总量＞0.5g/d，肾小球滤过率下降，可伴有水肿和高血压，肾功能逐渐减退。Ⅴ期：尿毒症期。美国糖尿病学会（ADA）（2012）推荐筛查和诊断微量白蛋白尿采用测定即时尿标本的白蛋白/肌酐比率，＜30μg/mg、30～299μg/mg和≥300μg/mg分别定义为正常、微量白蛋白尿和大量白蛋白尿。早期肾病应用血管紧张素转化酶抑制剂（ACEI）或血管紧张素Ⅱ受体阻滞剂（ARB）除可降低血压外，还可减轻微量白蛋白尿（机制为相对优势地扩张肾小球出球小动脉，降低肾小球内高压，减小肾小球滤过膜孔径，减少血浆大分子物质滤出）。

（2）糖尿病性视网膜病变（diabetic retinopathy，DR）：糖尿病病程超过10年，大部分患者合并视网膜病变，这是失明的主要原因之一。按眼底改变可分6期。Ⅰ期：微血管瘤，出血；Ⅱ期：微血管瘤，出血并有硬性渗出；Ⅲ期：出现棉絮状软性渗出。以上3期为背景性视网膜病变。Ⅳ期：新生血管形成，玻璃体积血；Ⅴ期：机化物增生；Ⅵ期：继发性视网膜脱离，失明。后3期为增殖性视网膜病变，常伴有糖尿病肾病及神经病变。严格控制糖尿病是防止视网膜病变的基本措施。有视网膜血管渗漏及视盘新生血管者，应尽早应用激光治疗，争取保存视力。

（3）糖尿病心肌病：心脏微血管病变和心肌代谢紊乱可引起心肌广泛灶性坏死等损害称为糖尿病心肌病，可诱发心律失常、心力衰竭、心源性休克和猝死。

3. 神经病变（diabetic neuropathy） 糖尿病性神经病变以周围神经病变最为常见，通常为对称性，下肢较上肢严重，病情进展缓慢。临床上先出现肢端感觉异常，分布如袜子或手套状，随后有肢痛，呈隐痛、刺痛或烧灼样痛，夜间或寒冷季节加重。后期有运动神经受累，出现肌张力、肌力减弱，以至肌萎缩和瘫痪。单一周围神经损害不常见，主要累及脑神经，其中以动眼神经麻痹较常见，其次为展神经麻痹，有自发缓解趋向。自主神经病变也较常见，可较早出现，影响消化、心血管、泌尿系统和生殖器官功能。

4. 眼的其他病变 除视网膜病变外，糖尿病还可引起黄斑病变、白内障、青光眼、屈光改变、虹膜睫状体病变等。

5. 糖尿病足（diabetic foot） 糖尿病足是导致糖尿病患者足或下肢组织破坏的一种病理状态。WHO将糖尿病足定义为与下肢远端神经异常和不同程度的周围血管病变相关的足部（踝关节或踝关节以下的部分）感染、溃疡和（或）深层组织破坏。糖尿病足是糖尿病患者截肢、致残的主要原因。

【实验室检查】

1. 尿糖测定 尿糖阳性是诊断糖尿病的重要线索，但尿糖阴性不能排除糖尿病的可能。

2. 血葡萄糖测定 血糖升高是诊断糖尿病的主要依据。常用葡萄糖氧化酶法测定。可用血浆、血清或全血。做诊断时主张用静脉血浆测定，正常范围为3.9～6.0mmol/L（70～108mg/dl）。如红细胞比容正常，血浆、血清血糖比全血血糖高15%。血糖测定也是判断糖尿病病情控制情况的主要指标。

3. 葡萄糖耐量试验 有口服和静脉两种。对血糖高于正常范围而又未达到糖尿病诊断标准者，需做口服葡萄糖耐量试验（OGTT）。OGTT应在清晨进行。WHO推荐成人口服75g无水葡萄糖或82.5g含一分子水的葡萄糖，溶于250～300ml水中，5min内饮完，2h后再测静脉血浆葡萄糖量。儿童按每公斤体重1.75g计算，总量不超过75g。静脉葡萄糖耐量试验只适用于胃切除术后、胃空肠吻合术后、吸收不良综合征或作为评价葡萄糖利用的临床研究手段。

正常OGTT时血糖变化特点：正常人服葡萄糖后，血糖迅速上升。30～60min内血糖上升达到最高峰，高峰血糖水平比空腹值超过50%。血糖达到峰值后浓度迅速下降，在1.5～2h下降到正常水平。血糖继续下降，当低于空腹时血糖水平10%～15%时称为低血糖期，这是由于调节机制的惰性所致。但低血糖的程度很轻微，很快可被自行纠正。

4. 糖化血红蛋白A_1（$GHbA_1$）及糖化血浆白蛋白 糖化血红蛋白A_1是血红蛋白A组分的某些特殊分子部位和葡萄糖经过缓慢而不可逆的非酶促反应结合而形成的，其量与血糖浓度呈正相关。红细胞在血液循环中的寿命约为 120 天，因此 $GHbA_1$ 测定可反映取血前 8～12周血糖的总水平，为糖尿病控制情况的监测指标之一。$GHbA_1$ 有 a、b、c 三种，以 $GHbA_1c$ 为主，正常人 $GHbA_1c$ 为 3%～6%。同理，果糖胺（FA）为糖化血浆白蛋白，是人血浆蛋白（主要是白蛋白）与葡萄糖发生反应而形成，因白蛋白在血中半衰期为 19 天，故 FA 测定可反映近 2～3 周内血糖总体水平，也为糖尿病患者近期病情监测的指标。

5. 血浆胰岛素和 C 肽测定　血胰岛素水平测定对评价胰岛 β 细胞功能有重要意义。试验方法同 OGTT，正常人空腹胰岛素水平为 35～145pmol/L（5～20mU/ml），糖刺激后胰岛素分泌增多，其高峰与血糖高峰一致，一般在服糖后 30～60min，为基础值的 5～10 倍，180min 后恢复到基础水平。1 型糖尿病患者血基础胰岛素水平降低，糖刺激后胰岛素水平不增加或增加甚微，呈低平曲线。2 型糖尿病患者可呈现与正常人相似的反应，但呈延迟曲线，胰岛素分泌高峰与血糖高峰不平行，其高峰时间可延至 120～180min。C 肽的分泌反应与胰岛素分泌反应相同。C 肽与胰岛素以等分子数从胰岛 β 细胞生成和释放。由于 C 肽清除率慢，肝对 C 肽摄取率低，不受外源性胰岛素影响，故能较准确反映胰岛 β 细胞功能。正常人基础血浆 C 肽水平约为 400pmol/L，口服葡萄糖后 C 肽水平升高 5～6 倍。血浆胰岛素和 C 肽水平测定有助于了解 β 细胞功能（包括储备功能）和指导治疗，但不作为诊断糖尿病的依据。

6. 其他　糖尿病控制不良者可有不同程度的高甘油三酯血症和（或）高胆固醇血症，高密度脂蛋白胆固醇常降低。

【诊断与鉴别诊断】

（一）诊断标准

我国目前采用国际通用的 WHO 糖尿病专家委员会（1991）提出的诊断和分类标准，要点如下：

1. 糖尿病的诊断基于空腹血糖（FPG）、任意时间或 OGTT 中 2h 血糖值（2hPG）。空腹是指 8～10h 内无任何热量摄入。任意时间是指一天中的任何时间，不管上次进餐的时间及食物摄入量。FPG 3.9～6.0mmol/L 为正常；6.1～6.9mmol/L 为空腹血糖受损（未达糖尿病，简称 IFG）（2003 年 11 月国际糖尿病专家委员会建议将 IFG 界限修订为 5.6～6.9mmol/L）；≥7.0mmol/L（126mg/dl）应考虑为糖尿病。OGTT 2h 血浆葡萄糖（2hPG）＜7.7mmol/L 为正常糖耐量；7.8～11.1mmol/L 为糖耐量受损（IGT）；≥11.1mmol/L（200mg/dl）考虑为糖尿病。

2. 糖尿病的诊断标准为：糖尿病症状＋任意时间血浆葡萄糖≥11.1mmol/L（200mg/dl），或 FPG≥7.0mmol/L（126mg/dl），或 OGTT 中 2hPG≥11.1mmol/L（200mg/dl）。1999 年 10 月我国糖尿病学会采纳此诊断标准（见表 8-1-2）。

表 8-1-2　糖尿病诊断新标准

1. 糖尿病症状＋任意时间血浆葡萄糖水平≥11.1mmol/L（200mg/dl）
或
2. 空腹血浆葡萄糖水平≥7.0mmol/L（126mg/dl）
或
3. OGTT 试验中，2hPG≥11.1mmol/L（200mg/dl）

注：需再测一次，予以证实，诊断才能成立。

3. IFG 或 IGT 的诊断应根据 3 个月内的两次 OGTT 结果，用其平均值来判断；儿童糖尿病诊断标准与成人相同。

4. 妊娠糖尿病（GDM）的诊断　对具有高危因素的孕妇（即 GDM 个人史、肥胖、尿糖阳性或有糖尿病家族史者），孕期首次产检时，使用普通糖尿病诊断标准筛查孕前未诊断的 T_2DM，如达到糖尿病诊断标准即可判断孕前就患有糖尿病。如初次检查结果正常，则在孕 24～28周采用 75g 葡萄糖粉进行 OGTT，筛查有无 GDM。GDM 的诊断标准为达到或超过下列至少一项指标：FPG≥5.1mmol/L，1hPG≥10.0mmol/L 和（或）2hPG≥8.5mmol/L。

5. 以上均为静脉血浆葡萄糖值。如用静脉全血或毛细血管血测定，其诊断切点有变动（见表 8－1－3）。

表 8－1－3　糖尿病及其他类型高血糖的诊断标准（WHO 专家委员会报告，1999 年）

	血糖浓度（mmol/L）		
	静脉血浆	静脉全血	毛细血管全血
糖尿病			
空腹	≥7.0	≥6.1	≥6.1
和（或）			
糖负荷后 2h	≥11.1	≥10.0	≥11.1
糖耐量减低（IGT）			
空腹（如有检测）	<7.0	<6.1	<6.1
和			
糖负荷后 2h	7.8～11.0	6.7～9.9	7.8～11.0
空腹血糖调节受损（IFG）			
空腹	6.1～6.9	5.6～6.0	5.6～6.0
糖负荷后 2h（如有检测）	<7.8	<6.7	<7.8

注：2003 年 11 月国际糖尿病专家委员会建议将 IFG 的界限值修订为 5.6～6.9mmol/L

（二）鉴别诊断

1. 其他原因所致尿糖阳性　见表 8－1－4。

表 8－1－4　几种非糖尿病性葡萄糖尿鉴别

病因	尿糖	空腹血糖	OGTT	病史	机制	其他
饥饿性糖尿	（+）	正常或偏低	减低	有相当时日的饥饿史	当饥饿时间过长，突然进食大量糖，胰岛素分泌不能立即适应	
食后糖尿	（+）	正常	正常	摄食大量糖类食物	血糖浓度升高暂时超过肾糖阈	
肾性糖尿	（+）	正常	正常	肾炎、肾疾病、肾小管酶系缺陷	肾小管再吸收能力下降，肾糖阈低下	
神经性糖尿	（+）	暂时升高		脑出血、脑瘤、颅骨骨折、窒息、麻醉等，病前无糖尿病史		随访中鉴别
妊娠性糖尿	（+）	正常	正常	妊娠妇女	肾糖阈降低	

2. 药物对糖耐量的影响　噻嗪类利尿剂、呋塞米、糖皮质激素、口服避孕药、阿司匹林、吲哚美辛、三环类抗抑郁药等均可抑制胰岛素释放或对抗胰岛素的作用，引起糖耐量减低，血糖升高，尿糖阳性。

3. 继发性糖尿病　肢端肥大症（或巨人症）、库欣综合征、嗜铬细胞瘤均可引起继发性糖尿病或糖耐量异常。此外，长期服用大量糖皮质激素可引起类固醇糖尿病。

【治疗】

由于对糖尿病的病因和发病机制未充分了解，尚缺乏针对病因的有效治疗手段。目前强调早期治疗、长期治疗、综合治疗、治疗措施个体化的原则。国际糖尿病联盟（IDF）提出了糖尿病现代治疗的5个要点：饮食控制、运动疗法、血糖监测、药物治疗和糖尿病教育。治疗的目标是使血糖达到或接近正常水平，纠正代谢紊乱，消除糖尿病症状，防止或延缓并发症，维持良好健康和劳动（学习）能力，保障儿童生长发育，延长寿命，降低病死率。具体措施以饮食治疗和合适的体育锻炼为基础，根据不同病情予以药物（口服降糖药、胰岛素）治疗。

（一）糖尿病健康教育

对糖尿病患者进行教育是重要的基本治疗措施之一。应对患者和家属耐心宣教，让患者了解糖尿病的基础知识和治疗控制要求，学会测定尿糖和血糖，掌握饮食治疗的具体方法，使用降糖药物的注意事项，学会胰岛素注射技术，从而在医务人员指导下长期坚持合理治疗。

（二）糖尿病饮食治疗

是重要的基础治疗措施，应严格和长期执行。

1. 饮食治疗的原则

（1）控制每日摄入总热量，达到或维持理想体重；

（2）平衡膳食，以达到足够的营养；

（3）食物选择多样化，糖类（碳水化合物）比例适当，占总热量的50%～60%，提倡用粗制米面和一定量杂粮；

（4）限制脂肪摄入量，脂肪约占总热量的30%；

（5）选择适量优质蛋白质；

（6）减少或禁忌单糖及双糖类食物；

（7）高膳食纤维膳食；

（8）减少食盐摄入，每日不超过6g；

（9）坚持定时、定量进餐；

（10）多饮水，限制饮酒，不宜抽烟。

2. 饮食治疗的方法

（1）制订总热量：首先按患者性别、年龄和身高查表或用简易公式算出理想体重［理想体重(kg)＝身高(cm)－105］，然后根据理想体重和工作性质，参照原来的生活习惯等因素，计算每日所需总热量。成年人休息状态下，每日每公斤理想体重需要热量105～125.5kJ（25～30kcal），轻体力劳动需要125.5～146kJ（30～35kcal），中度体力劳动需要146～167kJ（35～40kcal），重体力劳动需要167kJ（40kcal）以上。儿童、孕妇、乳母、营养不良和消瘦，以及伴有消耗性疾病者应酌情增加，肥胖者酌减，使患者体重恢复至理想体重的±5%左右。

（2）碳水化合物含量：占饮食总热量的50%～60%，提倡用粗制米、面和一定量杂粮，忌食葡萄糖、蔗糖、蜜糖及其制品（各种糖果、甜糕点饼干、冰淇淋、含糖软饮料等）。

（3）蛋白质和脂肪比例：饮食中蛋白质含量一般不超过总热量的15%，成人每日每公斤体重含 0.8～1.2g，儿童、孕妇、乳母、营养不良或伴有消耗性疾病者宜增至 1.5～2.0g，伴有糖尿病肾病而肾功能正常者应限制至 0.8g，血尿素氮升高者应限制在 0.6g。蛋白质来源应至少有 1/3 来自动物蛋白质，以保证必需氨基酸的供给。脂肪约占总热量 30%。

(4) 合理分配：按上述方法确定每日饮食总热量和碳水化合物、蛋白质、脂肪的组成后，将热量换算为食物重量。每克碳水化合物、蛋白质均产热 16.7kJ (4kcal)，每克脂肪产热 37.7kJ (9kcal)，将其换算为食品后制订食谱，并根据生活习惯、病情和配合药物治疗的需要进行安排。可按每日三餐分配为 1/5、2/5、2/5 或 1/3、1/3、1/3；也可按 4 餐分为 1/7、2/7、2/7、2/7。在使用降糖药过程中，按血糖变化再作调整，但不能因降糖药物剂量过大，为防止发生低血糖而增加饮食的总热量。

(三) 糖尿病运动治疗

合理的运动有利于降低血糖，提高胰岛素的敏感性，减轻体重，改善血脂代谢，有利于改善血液循环，减少和延缓糖尿病并发症的发生和发展。适用于轻、中度 2 型糖尿病患者、体重超重的 2 型糖尿病患者及病情稳定的 1 型糖尿病患者；但禁用于有严重慢性并发症的患者（如心肌梗死、心力衰竭、肾衰竭、糖尿病性坏疽、糖尿病性肾病、严重视网膜病变、重度高血压等）、血糖很高或血糖波动大的患者、有低血糖危险者及有明显酮症或酮症酸中毒、急性感染的患者。

对 1 型糖尿病患者，体育锻炼宜在餐后进行，运动量不宜过大，持续时间不宜过长，并于餐前腹壁皮下注射胰岛素，使运动时不会过多增加胰岛素吸收速度，以避免运动后的低血糖反应。

(四) 糖尿病血糖及其他指标监测

经常观察和记录患者血糖水平，为调整药物剂量提供依据；每 2～3 月定期复查 $GHbA_1C$，了解糖尿病病情控制程度；每年 1～2 次全面检查，重点了解血脂水平及心脏、肾、神经功能和眼底情况，以便及早发现并发症并给予相应治疗。

(五) 口服药物治疗

治疗糖尿病的口服药主要有 5 类。

1. 促进胰岛素分泌的药物

(1) 磺脲类 (sulfonylureas，SUs)：SUs 作用的主要靶部位是胰岛 β 细胞膜上 ATP 敏感型 K^+ 通道 (K_{ATP})。SUs 具有促进体内胰岛素的分泌，提高血浆胰岛素浓度的作用。这种作用不被外周血糖调控，只与药物的剂量有关，故有发生低血糖的可能性。SUs 只对在胰岛 β 细胞中储存的胰岛素的分泌有促进作用，而不能增加胰岛素的合成。其降血糖作用有赖于尚存在相当数量（30%以上）的有功能的胰岛 β 细胞组织。此外，研究表明 SUs 治疗 2 型糖尿病时有可能改善胰岛素敏感性，故认为可能有胰腺外作用。

SUs 作为单药治疗主要应用于新诊断的 T_2DM 非肥胖患者用饮食和运动治疗控制血糖不理想时。随着疾病进展，SUs 需与其他作用机制不同的口服降糖药或胰岛素联合应用。本类药物不适用于 1 型糖尿病患者、有严重并发症的 2 型糖尿病患者、孕妇、哺乳期妇女、大手术围术期患者和全胰切除术后患者等。

SUs 有多种，应根据病情轻重、年龄等因素选择药物，年老患者宜尽量用短、中效药物，以减少低血糖的发生。格列喹酮的代谢产物很少经过肾排泄，因而对合并肾功能不全的患者较为安全。治疗应从小剂量开始，第二代药物于早餐前 1/2h 口服一次，根据尿糖和血糖测定结果，每数天增加剂量 1 次，或改为早、晚餐前两次服药，直至病情取得良好控制。各种 SUs 的作用特点见表8－1－5。

表 8-1-5 磺脲类药剂量和作用时间

名称	片剂量（mg）	剂量范围（mg/d）	每日服药次数	作用时间（h）	肾脏排泄（%）
第一代					
甲苯磺丁脲	500	500～3000	2～3	6～12	
氯磺丙脲	250	100～500	1	60	
第二代					
格列本脲	2.5	2.5～15	1～2	16～24	50
格列吡嗪	5	2.5～30	1～2	8～12	89
格列齐特	80	40～240	1～2	12～24	80
格列喹酮	30	30～180	1～2	8	5
格列苯脲	1，2	1～8	1	24	60

SUs的副作用主要是低血糖，尤其多见于肝、肾功能不全和老年患者，并有可能在停药后反复发作低血糖。严重低血糖或反复发作可引起中枢神经系统不可逆损害或致死。其他副作用有恶心、呕吐、消化不良、胆汁淤积性黄疸、皮肤瘙痒、皮疹和光敏性皮炎等。这些副作用虽少见，但一旦出现，应立即停药，并积极给予相应治疗。

使用SUs治疗时可能与其他药物发生相互作用。一些药物如水杨酸类、磺胺药、保泰松、氯霉素、胍乙啶、利舍平、β受体阻滞剂等，可增强SUs的降血糖效应。而另一些药物如噻嗪类利尿剂、呋塞米、依他尼酸（利尿酸）、糖皮质激素等，可降低SUs的降血糖作用。

（2）非磺脲类：与SUs受体相同，但作用位点不同。作用机制及副作用与磺脲药相似，作用较快，刺激胰岛素快速分泌相，主要用于控制餐后高血糖。目前临床上已广泛使用有两种制剂①瑞格列奈（repaglinide），为苯甲酸衍生物，于餐前或进餐时口服，每次0.5～4mg，一日3次，从小剂量开始，逐渐调整剂量。②那格列奈（nateglinide），为D-苯丙氨酸衍生物，其刺激胰岛素分泌的作用有赖于血糖水平，故低血糖发生率低。常用剂量为60～120mg，一日3次，餐前口服。

2. 双胍类（biguanides） 此类药可增加外周组织（如肌肉）对葡萄糖的摄取和利用；通过抑制糖原异生及糖原分解，降低糖尿病时过高的肝葡萄糖输出（HGO）；双胍类药物可改善胰岛素敏感性，减轻胰岛素抵抗。双胍类药改善糖代谢、降低体重，但不影响血清胰岛素水平，对血糖在正常范围者无降血糖作用，单独应用不引起低血糖，与SUs合用则可增强其降糖作用。

双胍类是肥胖或超重的2型糖尿病患者第一线药物。可单用或联合其他药物。1型糖尿病患者在应用胰岛素治疗过程中，如血糖波动较大，加用双胍类有利于稳定病情，主要有二甲双胍（metformin，甲福明），通常500～1500mg/d，分2～3次口服，最大剂量不超过2g/d。苯乙双胍（phenformin，降糖灵）现少用，在有些国家已禁用，剂量50～150mg/d，分2～3次服用。

常见副作用是胃肠道反应，表现为口干苦、金属味、厌食、恶心、呕吐、腹泻等。进餐中服药，从小剂量开始可减轻副作用。偶有过敏反应，表现为皮肤红斑、荨麻疹等。由于双胍类药物促进无氧糖酵解，产生乳酸，在肝肾功能不全、低血容量性休克或心力衰竭等缺氧情况下，易诱发乳酸性酸中毒，因此对有上述情况的患者忌用，对年老患者小心使用，行静脉注射碘造影剂检查的前、后需停用双胍类药物至少 48h。

3. α 葡萄糖苷酶抑制剂　这类药物有阿卡波糖（acarbose），通过抑制小肠黏膜上皮细胞表面的 α 葡萄糖苷酶（如麦芽糖酶、淀粉酶、蔗糖酶）而延缓碳水化合物的吸收，降低餐后高血糖。可作为 2 型糖尿病的第一线药物，尤其适用于空腹血糖正常而餐后血糖明显升高者。此药可单独用药，也可与 SUs 或双胍类合用，还可与胰岛素合用。阿卡波糖开始剂量 25mg，每日 3 次，在进食第一口饭时服药，若无副作用，可增至 50mg，每日 3 次。最大剂量可用至 100mg，每日 3 次。常见副作用为胃肠反应，如腹胀、腹泻、肠鸣音亢进、排气增多。单用本药不引起低血糖，但如与 SUs 或胰岛素合用，仍可发生低血糖，且一旦发生，应直接应用葡萄糖处理，进食二糖（双糖）或淀粉类食物无效。肝功能不正常者慎用。忌用于胃肠功能障碍者，也不宜用于孕妇、哺乳期妇女及 18 岁以下儿童。

4. 胰岛素增敏剂　噻唑烷二酮（thiazolidinedione，TZD）类化合物（又称格列酮类）是这类药物的代表药物。此类药可增强外周组织对胰岛素的反应性，降低胰岛素的抵抗，可单独或联合其他口服降糖药物治疗 2 型糖尿病，尤其胰岛素抵抗明显者，可以增强降糖作用。与胰岛素合用可改善血糖控制不稳定的状态，还可降低胰岛素的用量。但不宜用于治疗 T_1DM、孕妇、哺乳期妇女和儿童。噻唑烷二酮类药物中首个制剂曲格列酮（troglitazone）因有肝损害已停止使用，现有两种制剂：罗格列酮（rosiglitazone）和吡格列酮（pioglitazone）。本类药主要不良反应为水肿，有心力衰竭倾向或肝病者不用或慎用。近年因发现罗格列酮可增加糖尿病患者心血管事件，其使用在我国受到较严格的限制，应权衡用药利弊后再决定是否使用。

5. 肽酰基肽酶 Ⅳ（DPP－Ⅳ）抑制剂　为口服的以肠促胰素（GLP－1）为治疗靶点的药物。

（六）胰岛素治疗

1. 适应证　①1 型糖尿病；②各种严重的糖尿病急性或慢性并发症；③手术、妊娠和分娩；④新发病且与 T_1DM 鉴别困难的消瘦糖尿病患者；⑤新诊断的 T_2DM 伴有明显高血糖或在糖尿病病程中无明显诱因出现体重显著下降者；⑥2 型糖尿病 β 细胞功能明显减退者；⑦某些特殊类型糖尿病（如全胰切除引起的继发糖尿病等）。

2. 制剂类型　按作用时间分为短效、中效及长效胰岛素。按分子结构分为牛、猪、人胰岛素。按纯度分为普通、单峰、单组分胰岛素。按酸碱度分为酸性胰岛素和中性胰岛素。几种制剂的特点见表 8－1－6。

表 8－1－6　各种胰岛素特点

类型	组成	用法	皮下注射作用时间		
			起效时间	高峰时间	持续时间
短效类	不含鱼精蛋白	皮下注射、肌内、静脉注射	20～30min	1～3h	5～7h
中效类	含鱼精蛋白，二者比例为 1∶1，不含过量鱼精蛋白	皮下注射、肌内注射	1～1.5h	6～12h	18～24h
长效类	含过量鱼精蛋白，胰岛素∶鱼精蛋白＝1∶2	皮下注射、肌内注射	2～3h	10～16h	28～36h

短效类制剂有：①普通（正规）胰岛素（regular insulin，RI）：猪胰岛素，酸性。②徐州中性胰岛素：单峰猪胰岛素，万苏林。③单组分人胰岛素：如诺和灵 R（Novolin R）、优泌林 R（Humulin R）、甘舒霖 R（中性）。中效类制剂有：①低精蛋白胰岛素（neutral protamine Hagedorn，NPH，中性精蛋白锌胰岛素）；②慢胰岛素锌混悬液（lente insulin zinc suspension）；③诺和灵 N、优泌林 N 和甘舒霖 N。长效类制剂产品名为鱼精蛋白锌胰岛素（protamine zinc insulin，PZI）。

人胰岛素类似物制剂是将基因重组人胰岛素分子的氨基酸序列进行修改而成的。（超）短效胰岛素类似物吸收快，10～20min 起效，餐前 10～15min 注射，亦可餐后即刻注射，作用持续时间约 3h，可有效控制餐后高血糖。长效胰岛素类似物有甘精胰岛素 Glargine（Lantus，来得时），皮下注射后起效慢，作用持续时间长，约 24h，不出现吸收高峰。

上述各型胰岛素的起效时间、作用高峰时间及最长有效时间，与注射剂量、注射部位及患者个体状态有关。短效胰岛素主要控制一餐饭后高血糖；中效制剂主要控制两餐饭后高血糖；长效制剂无明显作用高峰，主要提供基础水平胰岛素。

3. 治疗原则和方法　无论哪一种类型糖尿病，胰岛素治疗应在一般治疗和饮食治疗的基础上进行，并按反应情况和治疗需要做适当调整。

生理状态下，胰岛素分泌有两种形式，即 8～13min 释放一次的基础性分泌和进餐刺激性增高分泌。胰岛素治疗剂量的个体差异很大，故确定治疗剂量及剂量的调整均应遵循个体化原则。患者全天的胰岛素剂量可分 2～4 次注射，初始剂量为 0.3～0.8U/kg（体重）可作为临床参考。剂量调整应根据患者的血糖水平、活动量及进食量来调整。1 型糖尿病患者对胰岛素比较敏感，每次调整剂量幅度宜小，如 2～4U，儿童 1 型糖尿病患者每次调整剂量以 0.5～1.0U 为宜。2 型糖尿病患者因胰岛素抵抗，剂量调整幅度可大些，如 4～8U，但都应因人而异。患者在胰岛素剂量调整阶段须密切监测血糖，以防发生严重低血糖与高血糖。

对于反复出现空腹血糖增高的患者，在未发现各种影响血糖水平因素的情况下（除外 Somogyi 效应），可增加晚餐前的长效胰岛素剂量或增加睡前中效胰岛素剂量。持续早餐后高血糖，应增加早餐前短效胰岛素剂量。持续午餐后高血糖，应增加午餐前短效胰岛素剂量；若使用的是短效和中效混合制剂每日早、晚餐前两次注射的方法，则应增加早餐前中效胰岛素的剂量。持续晚餐后高血糖，应增加晚餐前短效胰岛素的剂量。

采用强化胰岛素治疗方案后，有时空腹血糖仍然较高，其可能的原因有：①夜间胰岛素作用不足；②“黎明现象”，即夜间血糖控制良好，也无低血糖发生，仅于黎明一段时间出现高血糖，其机制可能为皮质醇、生长激素等对抗激素分泌过多；③Somogyi 现象，即在夜间曾有低血糖，因在睡眠中未被察觉，继而发生低血糖后的反应性高血糖。夜间多次（0、2、4、6、8 时）测定血糖，有助于鉴别早晨高血糖的原因。部分 1 型糖尿病患者，在胰岛素治疗后一段时间内病情部分或完全缓解，胰岛素剂量减少或可完全停用，称为糖尿病蜜月期，但缓解是暂时的，其持续时间自数周至数月不等，一般不超过一年。机制未明，可能与残存胰岛功能自发性恢复有关。

无论哪一种类型糖尿病患者在急性应激时，均应使用胰岛素度过急性期。糖尿病患者如需施行大型择期手术时，应至少在术前三天开始使用胰岛素治疗，术后恢复期再调整糖尿病治疗方案。

4. 胰岛素的抗药性和副作用　在无酮症酸中毒也无拮抗胰岛素因素存在的情况下，胰岛素一日需要量超过 100U 或 200U，持续 48～72h 称胰岛素抗药性。临床上仅有极少数患者表现为胰岛素抗药性，与胰岛素的抗原性有关，抗原性与胰岛素制剂的种属有关，牛胰岛素的抗原性最强，其次为猪胰岛素，人胰岛素最弱。出现抗药性时应改为单组分人胰岛素速效制剂。

胰岛素的主要副作用是低血糖反应，多见于1型糖尿病患者，尤其接受强化胰岛素治疗者。注意识别Somogyi现象，以避免发生胰岛素剂量调节上的错误。胰岛素过敏反应由IgE引起，通常表现为局部过敏反应，先出现注射部位瘙痒，继而出现荨麻疹样皮疹，全身性荨麻疹少见，严重过敏反应（如血清病、过敏性休克）罕见。处理措施包括更换胰岛素种类，使用抗组胺药和糖皮质激素，以及脱敏疗法等，严重过敏反应者须停止或暂时中断胰岛素治疗。

（七）GLP-1受体激动剂和DPP-Ⅳ抑制剂

目前已开发出两类以肠促胰素（GLP-1）为治疗靶点的降糖药物。

1. GLP-1受体激动剂：通过激动GLP-1受体而发挥降糖作用的药物均需皮下注射。可单独或与其他降糖药物合用治疗T_2DM，尤其是肥胖、胰岛素抵抗明显者。有胰腺炎病史者禁用，也不用于1型糖尿病或糖尿病酮症酸中毒的治疗。目前国内上市的制剂有艾塞那肽（exenatide）和利拉糖肽（liraglutide）。两者在降糖同时均有显著的降低体重作用。艾塞那肽禁用于肾小球滤过率（GFR）＜30ml/min的患者，利拉糖肽不用于既往有甲状腺髓样癌史或家族史患者。不良反应常见胃肠道不良反应（如恶心，呕吐等），多为轻到中度，主要见于初始治疗时，多随治疗时间延长逐渐减轻。此类药物的长期安全性有待进一步观察。

临床应用：①艾塞那肽起始剂量为5ug，每日2次，于早餐和晚餐前60min内给药。治疗1个月后，可根据临床反应将剂量增加至10ug，每日2次。②利拉糖肽的起始剂量为每天0.6mg。至少1周后，剂量应增加至每天1.2mg，部分患者可能需要增加至每天1.8mg。每日注射1次，可在任意时间注射，推荐每天同一时间使用。

2. DPP-Ⅳ抑制剂：GLP-1在体内迅速被DPP-Ⅳ降解而失去生物活性，DPP-Ⅳ抑制剂通过抑制DPP-Ⅳ活性而减少GLP-1的失活，提高内源性GLP-1水平。单独使用不增加低血糖发生的风险，也不增加体重。可单药使用，也可与二甲双胍联合用药用于治疗T_2DM。禁用于孕妇、儿童和对DPP-Ⅳ抑制剂有超敏反应的患者。不推荐用于重度肝肾功能不全、1型糖尿病或糖尿病酮症酸中毒患者的治疗。不良反应包括头痛、超敏反应、肝酶升高、上呼吸道感染、胰腺炎等，多可耐受。长期安全性未知。

目前国内上市的有：①西格列汀（sitagliptin）100mg，每日1次；②沙格列汀（saxagliptin）5mg，每日1次；③维格列汀（vildagliptin）50mg，每日1～2次。在肾功能不全的患者中使用时，应注意按照药物说明书减少药物剂量。

（八）糖尿病合并妊娠的治疗

胎儿靠母体葡萄糖供给能量，使孕妇的空腹血糖低于妊娠前水平。胎盘胰岛素酶增加胰岛素的降解，胎盘催乳素（HPL）和雌激素可拮抗胰岛素的作用，使患者对胰岛素的敏感性降低，在妊娠中、后期这种状况尤为明显，使胰岛素需要量增加。分娩后胰岛素敏感性恢复，胰岛素需要量骤减，应及时调整剂量，避免发生低血糖。

受孕时及整个妊娠期，糖尿病病情应保持良好，控制并达到满意标准，饮食治疗原则与非妊娠者相同，总热量约为每日每公斤体重38kcal，每日每公斤体重需蛋白质1.5～2.0g，碳水化合物约250g，以允许孕妇体重正常增长。在整个妊娠期应密切监护孕妇血糖水平和胎儿的生长、发育、成熟情况。选用速效和中效胰岛素，忌用口服降糖药。

【预防】

随着社会的发展，糖尿病已成为日益严重危害人民健康的疾病。因此，应发动社会支持，共同参与糖尿病的预防、治疗、教育、保健计划。通常预防工作分为三级：一级预防是避免糖尿病发病，二级预防是及早发现并有效治疗糖尿病，三级预防是延缓和（或）防止糖尿病并发症。提倡不吸烟，少饮酒，少吃盐，合理膳食，经常运动，防止肥胖。

糖尿病酮症酸中毒

糖尿病酮症酸中毒（diabetic ketoacidosis，DKA）是糖尿病患者由于胰岛素绝对或相对缺乏所引起的酮体生成过多和酸中毒，是糖尿病急性并发症，也是内科常见急症之一，一旦发生，应积极治疗。

【诱因】

1 型糖尿病患者有自发 DKA 倾向，2 型患者在一定诱因作用下也可发生 DKA，常见的诱因有感染、胰岛素治疗中断或不适当减量、饮食不当、创伤、手术、妊娠和分娩，有时可无明显诱因。

【病理生理】

1. 酸中毒　糖尿病代谢紊乱加重时，脂肪动员和分解加速，大量脂肪酸在肝经氧化产生大量乙酰乙酸、β-羟丁酸和丙酮，三者统称为酮体。当酮体生成量剧增，超过肝外组织的氧化能力时，血酮体升高称为酮血症，尿酮体排出增多称为酮尿，临床上统称为酮症。乙酰乙酸和β-羟丁酸均为较强的有机酸，大量消耗体内储备碱，若代谢紊乱进一步加剧，血酮体继续升高，超过机体的处理能力，便发生代谢性酸中毒。

2. 严重失水　可由下列原因综合引起：①进一步升高的血糖加重渗透性利尿，大量酮体从肾、肺排出又带走大量水分；②蛋白质和脂肪分解加速，大量酸性代谢产物排出，加重水分丢失；③厌食、恶心、呕吐等胃肠道症状，体液丢失，使水分入量减少。

3. 电解质平衡紊乱　渗透性利尿的同时使钠、钾、氯、磷酸根等离子大量丢失；酸中毒使钾离子从细胞内释出至细胞外，经肾小管与氢离子竞争排出使失钾更为明显，但由于失水甚于失盐，血液浓缩，故治疗前血钾浓度可正常或偏高，而随着治疗的进程，补充血容量、注射胰岛素、纠正酸中毒后，可发生严重低血钾，有引起心律失常、心脏骤停的危险。

4. 携带氧系统失常　红细胞向组织供氧的能力与血红蛋白和氧的亲和力有关。可由血氧解离曲线来反映。血氧解离曲线受血 pH 值、二氧化碳分压等因素影响。酸中毒时，低 pH 值使血红蛋白和氧的亲和力降低，血氧解离曲线右移，以利于向组织供氧（直接作用）。另一方面，酸中毒时 2，3-二磷酸甘油酸（2，3-DPG）降低，使血红蛋白与氧的亲和力增加，血氧解离曲线左移（间接作用）。通常直接作用大于间接作用，但间接作用较慢而持久。

5. 周围循环衰竭和肾衰竭　严重失水，血容量减少，加以酸中毒引起的微循环障碍，若未能及时纠正，最终可导致低血容量性休克、血压下降。肾灌注量减少，引起少尿或无尿，严重者发生肾衰竭。

6. 中枢神经系统功能障碍　在严重失水、循环障碍、渗透压升高、脑细胞缺氧等多种因素综合作用下，引起中枢神经系统功能障碍，出现不同程度的意识障碍、嗜睡、反应迟钝，以致昏迷，后期发生脑水肿。

【临床表现】

多数患者在发生意识障碍前数天有多尿、烦渴、多饮和乏力，随后出现食欲减退、恶心、呕吐，常伴头痛、嗜睡、烦躁、呼吸深快，呼气中有烂苹果味（酮臭味，丙酮所致）。随着病情进一步发展，出现严重失水，尿量减少，皮肤弹性差，眼球下陷，脉搏细速，血压下降，至晚期时各种反射迟钝甚至消失，嗜睡以至昏迷。感染等诱因引起的临床表现可被DKA的表现所掩盖。少数患者表现为腹痛，类似急腹症，临床中应加以注意。部分患者以DKA为首发表现。

【实验室检查】

1. 尿糖、尿酮体　呈强阳性，当肾功能严重损害而阈值增高时，尿糖、尿酮体阳性程度与血糖、血酮体数值不相称。可有蛋白尿和管型尿。

2. 血糖、血酮体　血糖多数为16.7～33.3mmol/L（300～600mg/dl），有时可达55.5mmol/L（1000mg/dl）以上。血酮体升高，多在4.8mmol/L（50mg/dl）以上。

3. 血气分析及CO_2结合力　CO_2结合力降低，轻者为13.5～18.0mmol/L，重者在9.0mmol/L以下，$PaCO_2$降低，pH＜7.35。碱剩余负值增大（＞－2.3mmol/L）。阴离子间隙增大，与碳酸氢盐降低水平大致相等。

4. 电解质、肾功能　血钾正常或偏低，尿量减少后可偏高，治疗后可出现低钾血症。血钠、氯降低，血尿素氮和肌酐常偏高。

5. 其他　血清淀粉酶升高可见于40%～75%的患者，治疗后2～6天降至正常。血浆渗透压轻度上升，白细胞数升高，即使没有合并感染，也可达10×10^9/升，中性粒细胞比例升高。

【诊断与鉴别诊断】

对昏迷、酸中毒、失水、休克的患者均应考虑DKA发生的可能性，尤其对原因不明的意识障碍、呼气有酮臭味、血压低而尿量仍多者，应及时做有关化验以争取早期诊断、早期治疗。应重视与低血糖昏迷、高渗性非酮症糖尿病昏迷及糖尿病乳酸性酸中毒之间的鉴别。

1. 低血糖昏迷　可有进食少、运动过多、胰岛素用量过大或服降糖药过多史。发病急，出汗，心悸，烦躁，血压升高，部分可表现意识或辨认能力障碍。患者皮肤湿冷，与高渗昏迷及DKA皮肤干燥不一样。实验室检查见尿糖阴性，尿酮体阴性（偶见阳性），血糖低于3.0mmol/L（54mg/dl）。注入50%葡萄糖治疗有效，可用于抢救，也可鉴别是否为本病。

2. 糖尿病乳酸性酸中毒　常见于大量服用双胍类降糖药（尤其是苯乙双胍）、感染、酗酒及合并有肝、肾功能障碍时。起病较急，有深大呼吸（不伴酮臭味）、神志模糊、嗜睡、木僵、昏迷等症状。主要诊断标准为：①血乳酸≥5mmol/L；②动脉血pH≤7.35；③阴离子间隙＞18mmol/L；④HCO_3^-＜10mmol/L；⑤CO_2结合力降低；⑥乳酸∶丙酮酸≥30∶1；⑦血酮体一般不升高。

3. 高渗性非酮症糖尿病昏迷　详见下文。

此外，尚需与感染性休克、糖尿病肾病尿毒症、脑血管意外、各种急腹症鉴别。

【防治】

治疗糖尿病，使病情得到良好控制，及时防治感染等并发症和其他诱因，是主要预防措施。对单纯酮症，需密切观察病情，按血糖、尿糖测定结果，调整胰岛素剂量，给予输液，并持续至酮症消失。对DKA应立即进行抢救，充分补液，静脉或肌内注射胰岛素，补钾、纠正酸中毒和处理并发症。

1. 补液 补液是抢救DKA首要的措施，患者要有足够量的灌注，才能使胰岛素发挥生理效应。通常使用生理盐水，补液总量可按原体重的10%估计。如无心力衰竭，开始时补液速度应较快，在2h内输入1000～2000ml，以便较快补充血容量，改善周围循环和肾功能。以后根据血压、心率、每小时尿量、末梢循环情况以及必要时根据中心静脉压，决定输液量和速度。从第2至第6h输入1000～2000ml。第1个24h输液总量为4000～5000ml，严重失水者可达6000～8000ml。如治疗前已有低血压或休克，快速输液不能有效升高血压，应输入胶体溶液并采用其他抗休克措施。对年老或伴有心脏病、心力衰竭患者，应在中心静脉压监护下调节输液速度及输液量。开始治疗时因血糖已高，不能给予葡萄糖液，当血糖降至13.9mmol/L（250mg/dl）左右时方改输5%葡萄糖液，并在葡萄糖液内加入普通胰岛素（按每3～4g葡萄糖加1U胰岛素）。如患者清醒，可鼓励饮水，胃肠道补液量可占总输入量的1/3～1/2。

2. 胰岛素治疗 大量基础研究和临床实践证明，小剂量（速效）胰岛素治疗（每小时每公斤体重0.1U）简便、有效、安全，较少引起脑水肿、低血糖和低血钾，且血清胰岛素浓度可恒定达到100～200μU/ml，这一血清胰岛素浓度已有抑制脂肪分解和酮体生成的最大效应，并有相当强的降低血糖效应，而促进钾离子运转的作用较弱。通常将普通胰岛素加入生理盐水持续静脉滴注（应另建输液途径）。亦有采用间歇静脉注射或间歇肌肉注射，剂量仍为每小时每公斤体重0.1U。以上方案均可加用首次负荷量，静脉注射普通胰岛素10～20U。血糖下降速度一般为每小时降低3.9～6.1mmol/L（70～110mg/dl）。如开始治疗后2h血糖无肯定下降，提示患者对胰岛素敏感性较低，胰岛素剂量应加倍。在输液及胰岛素治疗过程中，需每1～2h检测血糖、酮体、钾、钠、CO_2结合力等。当血糖降至13.9mmol/L（250mg/dl）时，改输5%葡萄糖并加入普通胰岛素。血糖下降速度不宜过快，以每小时6.1mmol/L为宜。尿酮体消失后，根据患者尿糖、血糖及进食情况调节胰岛素剂量或改为每4～6h皮下注射一次胰岛素。然后逐渐恢复平时的治疗。

3. 纠正电解质及酸碱平衡失调

（1）补钾：DKA的患者血钾可增高、正常或降低，但实际上，所有的患者细胞内均缺钾，一旦治疗开始，所有患者的血钾必然下降。如治疗前血钾低于正常，开始治疗时即应补钾，前2～4h每小时静脉补钾13～20mmol/L（相当于氯化钾1.0～1.5g）；如治疗前血钾正常，每小时尿量在40ml以上，可在输液和胰岛素治疗的同时即开始补钾；若每小时尿量少于30ml，宜暂缓补钾，待尿量增加后再补；若治疗前血钾高于正常，暂不应补钾。补钾后需复查血钾，如已正常可改口服补钾，需继续5～7日。

（2）补碱：轻者经补液及胰岛素治疗后，酸中毒可逐渐纠正，不必补碱。严重酸中毒有抑制呼吸中枢、诱发心律失常的危险，应给予相应治疗。因补碱过快有诱发或加重脑水肿的危险，还有促进钾离子进入细胞内和反跳性碱中毒等作用，故补碱应慎重。如血pH降至7.1，或CO_2结合力降至4.5～6.7mmol/L（血碳酸氢根5mmol/L），可给予5%$NaHCO_3$ 84ml，用注射用水稀释为1.25%溶液，静脉滴注；如血pH＞7.1或CO_2结合力在11.2～13.5mmol/L（血碳酸氢根＞10mmol/L），无明显酸中毒大呼吸者可暂不予补碱。

4. 诱因及并发症治疗

DKA患者发生脑水肿不多见，但它有致命危险，死亡率达90%，应注意预防，早期发现和治疗。脑水肿常与脑缺氧，补碱过早、过多、过快，血糖下降过快等因素有关。在治疗后，血糖有所下降，酸中毒改善，昏迷反而加重，或患者一度清醒，但烦躁、心率快、血压偏高、肌张力增高，应警惕脑水肿可能，可使用脱水药甘露醇、速尿（呋塞米）及地塞米松等。

如休克严重且经快速补液后仍不能纠正，需分析原因，确定是否有感染或急性心肌梗死等存在，进而给予相应处理；年老或合并冠状动脉病变，尤其合并急性心肌梗死者，补液过多可导致心力衰竭和肺水肿，应注意预防，根据血压、心率、中心静脉压及尿量等情况调整输液量和速度，并视病情给予利尿药和正性肌力药。

严重感染是本症的常见诱因，也可继发于本症之后，应积极处理。

5. 护理　应按时清洁口腔、皮肤，预防褥疮和继发性感染。细致观察病情，准确记录神志状态、生命体征和出入量等。

高渗性非酮症糖尿病昏迷

高渗性非酮症糖尿病昏迷（hyperosmolar nonketotic diabetic coma，简称高渗性昏迷）是糖尿病急性代谢紊乱的另一临床类型。多见于老年人，好发年龄为50～70岁，男女发病率大致相同。约2/3患者于发病前无糖尿病史或仅有轻度症状。

常见诱因有：感染、急性胃肠炎、胰腺炎、脑血管意外、严重肾疾病、血液或腹膜透析、静脉内高营养、不合理限制水分，以及某些药物如糖皮质激素、免疫抑制剂、噻嗪类利尿剂和β受体阻滞剂等。有时在病程早期因误诊而输入葡萄糖液，或因口渴而大量饮用含糖软饮料等诱发或促使病情发展恶化。

本症发病机制复杂，未完全阐明。患者年老、脑血管功能差、极度高血糖、失水严重、血液浓缩、继发性醛固酮分泌增均可多加重高血钠，使血浆渗透压增高，脑细胞脱水，从而导致本症突出的神经系统症状。缺乏酮症的原因尚无满意解释，推测患者体内尚有一定量的胰岛素抑制脂肪分解。此外，高血糖和高渗透压本身也可能抑制酮体生成。

起病时常先有多尿、多饮，但多食不明显，或反而食欲减退，以致常被忽视。失水随病程进展逐渐加重，出现神经系统症状，表现为嗜睡、幻觉、定向障碍、偏盲、上肢拍击样粗震颤、癫痫样抽搐（多为局限性发作或单瘫、偏瘫）等，最后陷入昏迷。来诊时常已有显著失水甚至休克，无酸中毒样大呼吸。实验室检查尿糖强阳性，但无酮症或较轻，血尿素氮及肌酐升高，突出的表现为血糖常高于33.3mmol/L（600mg/dl）以上，一般为33.3～66.6mmol/L（600～1200mg/dl）；血钠升高可达155mmol/L；血浆渗透压显著增高达330～460mmol/L，一般在350mmol/L以上。

本症病情危重，并发症多，病死率可达40%，故强调早期诊断和治疗。治疗大致与酮症酸中毒相近，因患者严重失水甚至休克，可超过体重的12%，应积极补液，补液本身就可通过增加尿糖排出和减少拮抗激素的水平而降低血糖。有人认为患者血钠增高明显，应先给予0.45%低渗氯化钠溶液，但低渗溶液可导致血浆渗透压下降较快，可能诱发脑水肿，并有可能引起溶血反应，故目前更多的专家主张一般情况，首选补充等渗氯化钠溶液。可先给予生理盐水1000～2000ml，根据血钠和血浆渗透压结果再做决定。有专家主张对于低血容量者，开始时选用生理盐水直至血容量恢复正常，足以维持组织灌注和肾小球滤过率，一旦血压和尿量恢复正常，改用低张溶液（0.45%氯化钠溶液）来补充游离水的丢失，丢失水分的一半应在治疗的头12h内补足，根据病情可考虑同时给予胃肠道补液。

高渗性昏迷治疗中需要补钾，无论血钾正常或降低，只要有足够的尿量，应尽快补充钾盐，并进行血钾和心电图监测，以免发生意外。

开始胰岛素治疗的剂量与抢救 DKA 相似，先用 10U 的短效胰岛素作为冲击量，以后以每小时每公斤体重 0.1U 的速率静脉滴注胰岛素。治疗中每 2～4h 测血糖，当下降至 16.7mmol/L（300mg/dl）时，可开始输入 5％葡萄糖溶液并加入普通胰岛素（每 3～4g 葡萄糖加 1U 胰岛素）。

应加强护理，密切观察病情变化，保持呼吸道通畅，预防尿路和肺部感染。病情改善，神志清醒后，根据血糖、尿糖及进食情况给予皮下注射胰岛素，然后再转为常规治疗。

（皇甫建）

附 代谢综合征

代谢综合征（metabolic syndrome，MS）是指人体的蛋白质、脂肪、碳水化合物等物质发生代谢紊乱的病理状态，是一组复杂的代谢紊乱症候群。MS 的中心环节是肥胖和胰岛素抵抗，其主要组成成分为肥胖症尤其是中心性肥胖。

目前我国主要采用的是中华医学会糖尿病学分会（CDS，2004）建议的 MS 诊断标准，即具备以下 4 项组成成分中的 3 项或全部者可诊断 MS。①超重和（或）肥胖：BMI ≥25.0（kg/m^2）；②高血糖：空腹血糖（FPG）≥6.1mmol/L（110mg/dl）及（或）口服葡萄糖耐量试验（OGTT）中 2h 血糖（PG）≥7.8mmol/L（140mg/dl）和（或）已确诊为糖尿病并接受治疗者；③高血压：收缩压/舒张压≥140/90mmHg 和（或）已确认为高血压并接受治疗者；④血脂紊乱：空腹血 TG≥1.7mmol/L（150mg/dl）和（或）空腹血高密度脂蛋白胆固醇（HDL－C）＜0.9mmol/L（35mg/dl）（男）或＜1.0mmol/L（39mg/dl）（女）。

2007 年《中国成人血脂异常防治指南》在 2004 年 CDS 建议基础上，根据我国近来的调查研究和资料分析，对 MS 的组分量化指标进行修订如下。①腹部肥胖：腰围男性＞90cm，女性＞85cm；②血三酰甘油（TG）≥1.7mmol/L（150mg/dl）；③血 HDL－C＜1.04mmol/L（40mg/dl）；④血压≥130/85mmHg；⑤空腹血糖≥6.1mmol/L（110mg/dl）或糖负荷后 2h 血糖≥7.8mmol/L（140mg/dl）或有糖尿病史。具有以上三项或三项以上者可诊断为 MS。

MS 的基本病因和发病机制尚未完全阐明。MS 的发生是复杂的遗传因素和环境因素互相作用的结果。不良的生活方式，如高热量、高脂饮食、体力活动减少等，是主要的环境因素。流行病学和临床研究表明：MS 的每一种成分都是发生心血管疾病的危险因素，同时合并多种异常时发生心血管疾病的危险性更大，将严重影响人们的健康和生活质量。

MS 的防治措施应以全面防治心血管疾病的危险因素为重点。大力开展健康教育，倡导健康的生活方式，坚持科学饮食和运动；积极治疗高血糖、高血压、血脂紊乱并达标；视具体情况应用减重药物、阿司匹林、胰岛素增敏剂等药物治疗，改善 MS 中的成分，减少发生心血管疾病的危险。

案例

患者，男性，45岁，口渴、多饮、多尿3月，3个月后体重下降2kg，伴有视物模糊，乏力。有糖尿病家族史。查体：身高170cm，体重80kg，血压150/90mmHg。空腹血糖6.8mmol/L。

初步诊断：糖代谢异常

问题与思考：

1. 为明确诊断，下一步应做什么检查？

2. 患者如诊断为糖尿病，哪型糖尿病可能性大？

思考题

1. 糖尿病的慢性并发症有哪些？
2. 口服降糖药物的分类及机制是什么？

（皇甫建）

第二章

血脂异常与脂蛋白异常血症

学习目标

【掌握】

1. 血脂异常血症的诊断和治疗。
2. 脂蛋白异常血症的诊断和治疗。

【熟悉】

血脂异常与脂蛋白异常血症的预防。

【了解】

血脂、脂蛋白和载脂蛋白的构成和代谢。

血脂异常（dyslipidemia）指血浆中脂质量和质的异常。脂质不溶或微溶于水，必须与蛋白质结合以脂蛋白形式存在，血脂异常实际上表现为脂蛋白异常血症（dyslipoproteinemia）。

【血脂、脂蛋白和载脂蛋白】

（一）血脂 脂质是人体内中性脂肪［三酰甘油（甘油三酯）和胆固醇］和类脂（磷脂、糖脂、固醇、类固醇）的统称。血脂主要是指血浆中的甘油三酯和胆固醇。

1. 甘油三酯

（1）来源：外源性甘油三酯来自食物，消化、吸收后成为乳糜微粒的主要成分；内源性甘油三酯主要由小肠（利用吸收的脂肪酸）和肝（利用乙酸和脂肪酸）合成，构成脂蛋白后（主要是极低密度脂蛋白）进入血浆。

（2）代谢：血浆中的甘油三酯是机体恒定的能量来源，甘油三酯在脂蛋白酯酶（LPL）作用下分解为游离脂肪酸，供肌肉细胞氧化或储存于脂肪组织。在脂肪动员过程中，脂肪被组织细胞内的组织脂肪酶水解为游离脂肪酸和甘油，进入循环后供其他组织利用。组织脂肪酶受激素调节，故又称为激素敏感性酯酶。

（3）影响因素：甘油三酯来源过多和（或）分解代谢障碍均可引起高甘油三酯血症。

2. 胆固醇

（1）来源：外源性胆固醇来源于食物，在小肠腔内与磷脂、胆酸结合成微粒，在肠黏膜吸收后与长链脂肪酸结合形成胆固醇酯，其中大部分形成乳糜微粒，少量组成 VLDL，经淋巴系统进入体循环；内源性胆固醇在肝和小肠黏膜由乙酸合成而来，碳水化合物、氨基酸、脂肪酸代谢产生的乙酰辅酶 A 是合成胆固醇的基质，合成过程由羟甲基戊二酰辅酶 A（HMG－CoA）还原酶催化。生成的胆固醇亦以脂蛋白形式输入体循环。

(2) 代谢：胆固醇的去路包括构成细胞膜，生成类固醇激素、维生素 D、胆酸盐，储存于组织等。

(3) 影响因素：血浆胆固醇浓度受多种因素调节。高热量、高脂、高饱和脂肪酸饮食促进胆固醇合成，使其血浓度升高。饥饿、低热量饮食或肝吸收胆固醇较多时，可抑制 HMG-CoA 还原酶活性从而减少胆固醇合成。饮食中含丰富不饱和脂肪酸，食物中的纤维素和某些药物均可降低血浆胆固醇。

3. 磷脂

(1) 来源：血浆中磷脂主要由肝及小肠黏膜合成，部分来自其他组织。食物中的磷脂，需经磷脂酶水解形成溶磷脂、含磷胺、脂肪酸和甘油后才能吸收。

(2) 代谢：磷脂是生物膜的重要组成部分，对脂肪的吸收、运转、储存也起重要作用，是维持乳糜微粒结构稳定的因素，磷脂随所构成的脂蛋白解体而分解，然后又在脂蛋白与细胞膜之间进行交换。血浆磷脂的半衰期约为 7.5h。

4. 游离脂肪酸

(1) 来源：游离脂肪酸（free fatty acids，FFA）由长链脂肪酸与白蛋白结合而成，储存于脂肪细胞中的三酰甘油（甘油三酯）经脂肪分解可提供大量 FFA。

(2) 代谢：FFA 也是机体的一个主要供能来源，半衰期为 4～8min。其代谢途径一是供肌肉细胞利用；二是被肝摄取，再合成为甘油三酯，组成 VLDL 或氧化为乙酰辅酶 A。血浆 FFA 上升表示脂肪动员加强。

（二）脂蛋白

1. 分类　脂蛋白是蛋白质、胆固醇、甘油三酯和磷脂所组成的球形大分子复合体。目前常用的脂蛋白分类法有两种。

(1) 超速离心法：可将血浆脂蛋白分为 5 大类，即乳糜微粒（CM）、极低密度脂蛋白（VLDL）、中间密度脂蛋白（IDL）、低密度脂蛋白（LDL）和高密度脂蛋白（HDL）。这 5 种脂蛋白的密度依次增加，而颗粒则依次变小，此外，还有脂蛋白（a）[Lp（a）]，其密度较 LDL 大，其颗粒也较 LDL 大。

(2) 电泳法：可分为乳糜微粒、前β、β和α，4 条脂蛋白区带，分别相当于超速离心法中分出的 CM、VLDL、IDL 和 LDL 以及 HDL。由于 CM 和 VLDL 均以甘油三酯为主，故被称为富含甘油三酯的脂蛋白。

2. 脂蛋白的构成和代谢　血浆中的脂蛋白呈微粒状，核心主要为甘油三酯和胆固醇酯，外层由磷脂、胆固醇、载脂蛋白构成。脂蛋白的代谢有两条途径：外源性代谢途径是指饮食摄入的胆固醇和甘油三酯在小肠中合成 CM 及其代谢过程；内源性代谢途径是指由肝合成的 VLDL 转变为 IDL 和 LDL，以及 LDL 被肝或其他器官代谢的过程。不同脂蛋白理化性质、代谢途径、生理功能各有差异。（表 8-2-1）

表 8-2-1　脂蛋白的主要特性

脂蛋白	主要来源	主要脂质	主要 Apo	主要功能
CM	食物	甘油三酯	B48，C，E	运送外源性甘油三酯到外周组织
VLDL	肝	甘油三酯	B100，C，E	运送内源性甘油三酯到外周组织
LDL VLDL	分解代谢	胆固醇酯	B100	运送内源性胆固醇到外周组织
HDL	肝、肠道	胆固醇酯	A，C	逆向转运胆固醇

(1) 乳糜微粒（chylomicron，CM）：CM 颗粒最大，80～500nm，密度低，富含甘油三酯。CM 进入体循环后迅速被代谢，半衰期约 5～15min，其主要作用是将外源性甘油三酯（来源于饮食）运送到肝外组织，在运送过程中被脂蛋白酯酶（LPL）水解，含胆固醇丰富的乳糜微粒残体被肝摄取、代谢，使肝的胆固醇含量增加，并抑制新的胆固醇合成。通常禁食 12～14h 后血浆中无乳糜微粒，由于 CM 颗粒大，不能进入动脉壁内，一般不导致动脉粥样硬化，但易诱发胰腺炎。

(2) 极低密度脂蛋白（very low density lipoprotein，VLDL）：VLDL 颗粒较 CM 小，30～80nm，密度较 CM 高。VLDL 主要在肝合成，其次是小肠。主要功能是将内源性甘油三酯运送至肝外组织。当血浆中 VLDL 含量增高时，其分子不能上浮，表面无奶油层，但因分子较大，使血浆呈均匀混浊。血浆 VLDL 水平升高是冠状动脉性心脏病（冠心病）的危险因素。

(3) 低密度脂蛋白（low density lipoprotein，LDL）：LDL 是 VLDL 的降解产物，其颗粒较 VLDL 更小，20～30nm，密度较 VLDL 为高。主要含内源性胆固醇，ApoB 占蛋白质部分的 95%。LDL 的半衰期为 3～4 天，其主要作用是将胆固醇从肝内运送到肝外组织。LDL 又可分为 LDL_1、LDL_2 和 LDL_3 三个亚型，其中 LDL_1 又称中密度脂蛋白（IDL）。LDL 含量升高不引起血浆混浊，但有强的致动脉粥样硬化作用。

(4) 高密度脂蛋白（high density lipoprotein，HDL）：HDL 颗粒最小，9～12nm，密度最高，蛋白质和脂肪含量约各占一半。HDL 主要在肝合成，部分来自小肠乳糜微粒的代谢。HDL 的主要作用是在血浆中促进乳糜微粒和 VLDL 分解并合成胆固醇酯，血浆中的游离胆固醇在 HDL 中转化为胆固醇酯，可阻止游离胆固醇在动脉壁和其他组织积聚。HDL 将肝外组织细胞中的胆固醇转运出来，然后被肝分解代谢，这一过程称为胆固醇的逆转运。HDL 最终在肝内分解，半衰期为 4～6 天。HDL 水平升高有利于促进外周组织（包括动脉壁）移除胆固醇，从而防止动脉粥样硬化发生，因此被认为是抗动脉粥样硬化因子。

(5) 脂蛋白（a）[Lp（a）]：研究表明血浆 Lp（a）浓度升高与动脉粥样硬化的发生相关，并可能是独立的危险因素。

（三）载脂蛋白 脂蛋白的蛋白部分有一种特殊蛋白，因与脂质结合担负在血浆运转脂类的功能，故称为载脂蛋白（apoprotein）。已发现有 20 多种。常用的分类法是 Alaupovic 提出的 ABC 分类法，按载脂蛋白的组成分为 ApoA、B、C、D、E。由于氨基酸组成的差异，每一型又可分为若干亚型。

【高脂血症的分类】 主要有三种分类方法。

1. 高脂蛋白血症表型分类 主要根据各种血浆脂蛋白升高的程度不同而进行分型，因不包括病因学，故称为表型分类。高脂蛋白血症可分为 5 型，连亚型在内，可分为 6 型。（表 8-2-2）

表 8-2-2 脂蛋白异常血症表型

分型	脂蛋白变化	血脂变化	
		TG	TC
Ⅰ型	CM 增加	↑↑↑	↑
Ⅱa 型	LDL 增加		↑↑
Ⅱb 型	LDL 和 VLDL 同时增加	↑↑	↑↑
Ⅲ型	CM 残粒和 VLDL 残粒增加	↑↑	↑↑
Ⅳ型	VLDL 增加	↑↑	↑
Ⅴ型	VLDL 和 CM 同时增加	↑↑↑	↑

表型分类法有助于高脂血症的诊断和治疗，但较繁琐。简易分型法将高脂血症分为高胆固醇血症、高甘油三酯血症、混合型高脂血症（TC和TG均升高）和低高密度脂蛋白胆固醇血症。（表8－2－3）

表8－2－3 血脂异常的临床分型

分型	TC	TG	HDL－C	相当于WHO表型
高胆固醇血症	↑↑			Ⅱa
高甘油三酯血症		↑↑		Ⅳ（Ⅰ）
混合性高脂血症代谢	↑↑	↑↑		Ⅱb（Ⅲ，Ⅳ，Ⅴ）
低高密度脂蛋白胆固醇血症			↓	

2. 按是否继发于全身性疾病分类　分为原发性和继发性两类：部分原发性高脂蛋白血症属遗传性脂代谢紊乱疾病，如LDL受体基因缺陷引起的家族性高胆固醇血症，部分病因未明；继发性者由一些全身性疾病引起血脂异常，常见于控制不良的糖尿病、饮酒、甲状腺功能减退症、肾病综合征、透析、肾移植、胆道阻塞、口服避孕药等。

3. 基因分类　随着分子生物学技术的发展，发现一部分高脂血症患者存在单一或多个遗传基因的缺陷，多具有家族聚集性，有明显的遗传倾向，临床上称之为家族性高脂血症，例如家族性高胆固醇血症、家族性高甘油三酯血症、家族性异常β脂蛋白血症。

【实验室检查】

1. 血脂　常规检查血浆TC和TG水平，推荐用酶法测定TC和TG。目前认为中国人血清TC的合适范围为＜5.20mmol/L（200mg/dl），5.23～5.69mmol/L（201～219mg/dl）为边缘升高，＞5.72mmol/L（220mg/dl）为升高。TG的合适范围为＜1.70mmol/L（150mg/dl），＞1.70mmol/L（150mg/dl）为升高。

2. 脂蛋白　禁食12～24h后抽血，将血浆放置4℃过夜，然后观察其分层现象及混浊度，可初步估计血浆中各种脂蛋白变化情况。如标本表面有乳白奶油状层，示高乳糜微粒血症；如有前β脂蛋白增高，则无上浮的奶油层，但血浆呈普遍混浊；单纯高β脂蛋白血症血浆澄清。高密度脂蛋白胆固醇（HDL－C）和低密度脂蛋白胆固醇（LDL－C）的检查结果分析如下：HDL－C＞1.04mmol/L（40mg/dl）为合适范围，＜0.91mmol/L（35mg/dl）为减低。LDL－C的合适范围是＜3.12mmol/L（200mg/dl），3.15～3.61mmol/L（121～139mg/dl）为边缘升高，＞3.64mmol/L（140mg/dl）为升高。

【诊断】

详细询问病史，是否有血脂异常的临床表现：①脂质在真皮内沉积所引起的黄色瘤；②脂质在血管内皮沉积所引起的动脉粥样硬化，产生冠心病和周围血管病等。由于血脂异常时黄色瘤的发生率并不十分高，动脉粥样硬化的发生和发展则需要相当长的时间，所以多数血脂异常患者并无任何症状和异常体征发现，常常是在进行血液生化检验（测定血胆固醇和甘油三酯）时被发现的。

诊断标准根据《中国成人血脂异常防治指南（2007年）》，中国人血清TC＜5.18mmol/L（200mg/dl）为合适范围；5.18～6.1mmol/L（200～239mg/dl）为边缘升高；≥6.22mmol/L（240mg/dl）为升高。LDL－C＜3.37mmol/L（130mg/dl）为合适范围；LDL－C3.37～4.12mmol/L（130～159mg/dl）为边缘升高；LDL－C≥4.14mmol/L（160mg/dl）为升高。

HDL - C≥1.04mmol/L（40mg/dl）为合适范围；<1.04mmol/L（40mg/dl）为减低；HDL - C≥1.55mmol/L（60mg/dl）为升高。TG：<1.70mmol/L（150mg/dl）以下为合适范围，1.70～2.25mmol/L（150～199mg/dl）为边缘升高，≥2.26mmol/L（200mg/dl）为升高。

【治疗】

（一）治疗原则

以饮食、运动锻炼为基础，根据病情、危险因素、血脂水平决定是否开始，或何时开始药物治疗。对继发性高脂血症应积极治疗原发病。

（二）防治目标水平

1996 年全国血脂异常防治对策研究组制订了血脂异常防治建议（简称《建议》），提出如下防治目标：

1. 无动脉粥样硬化，也无冠状动脉粥样硬化性心脏病危险因子者　TC<5.72mmol/L（220mg/dl），TG<1.70mmol/L（150mg/dl），LDL - C<3.64mmol/L（140mg/dl）。

2. 无动脉粥样硬化，但有冠状动脉粥样硬化性心脏病危险因子者　TC<5.20mmol/L（200mg/dl），TG<1.70mmol/L（150mg/dl），LDL - C<3.12mmol/L（120mg/dl）。

3. 有动脉粥样硬化者　TC<4.68mmol/L（180mg/dl），TG<1.70mmol/L（150mg/dl）LDL - C<2.60mmol/L（100mg/dl）（表 8 - 2 - 4）。

（三）饮食治疗

饮食治疗的目的是降低血浆胆固醇，保持均衡营养。无论哪一型高脂蛋白血症，饮食治疗是首要的基本治疗措施，应长期坚持。

1. 超重者　应减除过多的总热量，脂肪入量<30%总热量，饱和脂肪酸占 8%～10%，每日胆固醇入量<300mg。如果效果不佳，应进一步将饱和脂肪酸入量限至 7%以下，胆固醇入量<200mg。此外，积极的体育活动非常重要，体重减轻后可加强降低 LDL - C 的作用。运动和降低体重除有利于降低胆固醇外，还可使甘油三酯降低，HDL - C 升高。

表 8 - 2 - 4　高脂血症患者的开始治疗标准值及治疗目标值［mmol/L（mg/dl）］

		饮食疗法 开始标准	药物疗法 开始标准	治疗 目标值
动脉粥样硬化（－） 其他危险因子（－）	TC LDL - C	>5.72（220） >3.64（140）	>6.24（240） >4.16（160）	<5.72（220） <3.64（140）
动脉粥样硬化（－） 其他危险因子（＋）	TC LDL - C	>5.20（200） >3.12（120）	>5.72（220） >3.64（140）	<5.20（200） <3.12（120）
动脉粥样硬化（＋）	TC LDL - C	>4.68（180） >2.60（100）	>5.20（200） >3.12（120）	<4.68（180） <2.60（100）

2. Ⅰ型高脂蛋白血症者　可按需要加用中链脂肪酸（MCT，即脂肪酸链中的碳在 12 个以下），因可直接经门静脉吸收而不形成乳糜微粒，但不宜用于糖尿病或肝硬化患者。

3. 内源性高甘油三酯血症（Ⅲ、Ⅳ、Ⅴ型）　应限制总热量和糖类入量。

（四）药物治疗

1. 用药指征　根据《建议》的意见，高脂血症治疗用于冠心病的预防时，若对象为临床上未发现冠心病或其他部位动脉粥样硬化者，属一级预防。若对象为已发生冠心病或其他部位动脉粥样硬化者属二级预防。调脂药物治疗开始标准见表8-2-4。

2. 调节血脂药　有多种，主要有以下几类。

（1）羟甲基戊二酸单酰辅酶A（HMG-CoA）还原酶抑制剂：又称他汀类药。此类药通过对HMG-CoA还原酶的特异性竞争性抑制作用，阻碍胆固醇的合成，降低血胆固醇水平。可明显降低TC、LDL-C，主要适用于高胆固醇血症，不宜用于儿童、孕妇、哺乳期妇女。常用制剂及剂量为：洛伐他汀（lovastatin）20～80mg（常用20mg），辛伐他汀（simvastatin）10～80mg（常用20mg），普伐他汀（pravastatin）10～40mg（常用20mg），氟伐他汀（fluvastatin）20～40mg，均为每晚一次口服，可根据实际情况选用。主要副作用为转氨酶升高、胃肠道功能紊乱、肌肉痛。用药期间应定期测肝功能。

（2）氯贝丁酯类和苯氧乙酸类：又称纤维酸类或贝特类。此类药通过增强脂蛋白脂肪酶（LPL）活性，加速VLDL、CM、IDL中甘油三酯的分解，并减少肝合成及分泌VLDL，因而可降低血中VLDL、TG、LDL-C、TC。常用制剂及剂量为：氯贝丁酯（clofibrate）每次0.25～0.5g，3次/日；苯扎贝特（benzafibrate）每次0.2g，3次/日；非诺贝特（fenofibrate）每次0.1g，3次/日；吉非贝齐（gemfibrozil，吉非罗奇）每次0.6g，2次/日。此类药物的副作用一般轻微，主要是恶心、腹胀、腹泻等胃肠道症状，有时有一过性血清转氨酶升高。肝肾功能不全者、孕妇、哺乳期妇女忌用。这类药物可加强抗凝药的作用，两药合用时，抗凝药剂量宜减少1/3～1/2。

（3）胆酸螯合树脂类：此类药物阻止胆酸或胆固醇从肠道吸收，使其随粪便排出。适用于纯合子家族性高胆固醇血症以外的任何类型的高胆固醇血症，对任何类型的高甘油三酯血症无效，对混合型高脂血症需合用其他类型调节血脂药。常用制剂及剂量为：考来烯胺（cholestyramine，消胆胺），是季胺阴离子交换树脂，每次4～5g，3～4次/日，总量不超过24g/d，服药时从小剂量开始。该药的副作用有胀气、恶心、呕吐、便秘，注意可干扰叶酸、地高辛、华法林、甲状腺素、贝特类及脂溶性维生素的吸收。

（4）烟酸及其衍生物：烟酸（nicotinic acid，niacin）通过抑制脂肪组织分解，减少肝VLDL的合成分泌，可降低TC、TG、LDL-C，还可升高血HDL-C水平。开始口服每次0.1g，3次/日，以后酌情渐增至每次1～2g，3次/日。主要副作用有面部潮红、瘙痒、胃肠道症状，严重的副作用是使消化性溃疡恶化，偶见肝功能损害。阿昔莫司（acipimox，吡莫酸）为烟酸衍生物，适用于血TG水平明显升高、HDL-C水平明显低者，副作用较烟酸少，饭后服，每次0.25g，3次/日。

（5）其他：亚油酸及其复方制剂，如含红花油的制剂（含多双键的不饱和脂酸）、含20碳5烯酸的鱼油制剂等均有不同程度的降胆固醇和降甘油三酯作用。我国医药在降血脂作用方面的研究也取得一定效果，如从泽泻提取有效成分三萜类、从虎杖中提取单体白黎芦醇、从水飞蓟中提取水飞蓟宾以及首乌、山楂、桑寄生、毛冬青、决明子、灵芝、海藻、昆布等均有一定的降血脂作用。

3. 调血脂药的选择　可按高脂血症简易分型选药。

（1）以TC增高为主者：按其增高程度，轻者选用烟酸类，重者选用HMG-CoA还原酶抑制剂。

（2）以 TG 增高为主者：可选用氯贝丁酯类，也可选用盐酸、阿昔莫司等制剂。

（3）混合型高脂血症：如以 TC 和 LDL－C 增高为主，可用 HMG－CoA 还原酶抑制剂；如以 TG 增高为主则用氯贝丁酯类；如 TC、LDL－C、TG 均显著增高，可考虑联合治疗，可选择氯贝丁酯类加胆酸螯合树脂类，或盐酸加胆酸螯合树脂类。谨慎采用 HMG－CoA 还原酶抑制剂加氯贝丁酯类或加烟酸的联合用药，应注意毒性副作用增强和可能出现严重的毒性反应，如横纹肌溶解症。

4. 具他　包括外科治疗、血浆净化疗法、基因治疗等。

【预防】

普及健康教育，提倡科学膳食、均衡膳食、规律的体育锻炼，防止肥胖，戒烟、酒，并与心血管疾病、肥胖症、糖尿病等慢性病防治的卫生宣教相结合，使人群血脂水平保持在适当水平。此外，定期健康检查有助于血脂异常者的早期发现、及时治疗。

案例

患者，男性，56 岁，退休干部。父亲 20 年前死于“急性心肌梗死”。因反复于爬坡、上楼梯后感胸闷半个月就诊。体检：身高 170cm，体重 75kg，体温 36.5℃，双肺呼吸音清，心率 82 次/分，律齐。双下肢无水肿。实验室检查：血清 TC 6.5mmol/L，LDL－C 5.1mmol/L。

初步诊断：冠心病心绞痛，高脂血症。

问题与思考：

1. 该患者高脂血症是否开始饮食及药物治疗？

2. 若需治疗，治疗目标值是多少？

思考题

1. 简述 1996 年全国血脂异常防治对策研究组制定的我国血脂异常防治建议中的防治目标。

2. 举例说明降血脂药的主要种类及作用机制。

（王丽红）

第三章

肥胖症

学习目标

【掌握】

1. 肥胖症的定义。
2. 肥胖症的诊断。

【熟悉】

肥胖症的临床表现。

【了解】

肥胖症的病因。

肥胖症（obesity）是指体内脂肪堆积过多和（或）分布异常，体重增加，是遗传因素和环境因素共同作用引起的慢性代谢性疾病。肥胖症已逐渐成为重要的世界性健康问题之一，在美国每 4 个成年人中就有一个肥胖者。我国肥胖症的患病率较欧美国家低，程度也较轻，但有逐渐增多的倾向（尤其在儿童），应引起注意。一般无明确病因可查者为单纯性肥胖，有明确病因者为继发性肥胖。

【病因及发病机制】

肥胖症的病因未完全明了，与遗传因素和环境因素的共同作用有关。

（一）遗传因素

目前已发现以肥胖为主要表现的遗传病中常染色体显性遗传 9 种、隐性遗传 10 种、X 性染色体遗传 5 种，已发现 6 种单基因突变肥胖症。近来报道的一种人类极其罕见的单基因突变肥胖症，是由消脂素（leptin）基因和消脂素受体基因突变引起的。

（二）环境因素

1. 生活方式　肥胖与营养因素及体力活动有关，如高热量、高脂肪饮食，多食，进食次数增加，体力活动减少（坐位生活方式）等可引起肥胖。

2. 药物　因病长期使用某些药物，如抗精神病药、糖皮质激素等药物可引起肥胖。

3. 社会环境　城市化、移民、身心问题对进食有影响。

【临床表现】

（一）肥胖

1. 体型　脂肪组织的分布有性别差异，通常男性型脂肪主要分布在腹腔和腰部，又称苹果型；女性型脂肪主要分布在腰以下，如下腹部、臀部、大腿，又称梨型。苹果型者发生代谢综合征的危险性大于梨型者。

2. 肥胖相关表现 肥胖症患者可因体型而有自卑感、焦虑、抑郁等身心相关问题，体重增加则可引起气急、关节痛、腰背痛、体力活动减少等症状。

（二）并发症

与肥胖症密切相关的一些疾病的患病率和病死率也比正常体重者高，如心血管疾病、高血压、糖尿病等。

1. 心血管疾病 肥胖者高血压患病率比正常体重者高3倍，明显肥胖者高血压发生率比正常体重者高10倍。肥胖者心排血量增加，引起左心室肥厚、扩大，心肌脂肪沉积致心肌劳损，易发生充血性心力衰竭。由于静脉循环障碍，易发生下肢静脉曲张、栓塞性静脉炎和静脉血栓形成，肺栓塞发生率也较非肥胖者高。

2. 内分泌、代谢紊乱 常有高胰岛素血症、胰岛素抵抗、葡萄糖利用障碍，糖尿病发生率明显高于非肥胖者。此外，肥胖者血清总胆固醇、三酰甘油（甘油三酯）、低密度脂蛋白升高，高密度脂蛋白降低，使心血管风险增高。肥胖能引起内分泌系统的某些异常。最常见的是多囊卵巢综合征（polycystic ovarian syndrome，PCOS），表现为轻度多毛征，月经不调或闭经及不排卵周期。

3. 消化系统疾病 胃食管反流病和胆石症发生较多，脂肪肝和非酒精性脂肪肝也较多。

4. 呼吸系统疾病 睡眠呼吸暂停（sleep apnea）在高度肥胖症患者中极为常见，发生睡眠呼吸困难的最可能的原因是上气道软组织增生，使得上气道在睡眠期间随着呼吸而塌陷，阻塞导致呼吸暂停，引起低氧血症、碳酸过多。严重时引起右心衰竭甚至猝死。

5. 感染 皮肤皱褶易发生皮炎、擦烂，并容易合并化脓性或真菌感染。

6. 其他 肥胖妇女发生乳腺癌和子宫内膜癌的风险增加。男子肥胖，死于前列腺癌和结肠癌的风险也增加。

【诊断与鉴别诊断】

（一）诊断标准

确定肥胖症的常用指标有下列几种：

1. 体质指数（BMI） BMI＝体重（kg）/身高（m^2），反映全身性超重和肥胖，不受性别影响，是较常用的指标。2000年国际肥胖特别工作组提出了亚洲成年人BMI正常范围为18.5～22.9；＜18.5为体重过低；≥23为超重；23～24.9为肥胖前期；25～29.9为Ⅰ度肥胖；≥30为Ⅱ度肥胖。2003年4月卫生部疾病控制司公布，中国成人超重的BMI界限为24，肥胖的BMI界限为28。应注意肥胖症并非单纯体重增加，若体重增加仅仅是肌肉发达，则不应认为是肥胖。

2. 腰围（WC） 第12肋骨下缘连线至髂前上棘连线之间的中点的水平周径线为腰围，是反映脂肪总量和脂肪分布结构的综合指标。2003年4月卫生部疾病控制司公布，中国成人腹部脂肪蓄积的界限为男性腰围≥85cm，女性腰围≥80cm。

3. 腰臀比（WHR） 分别测量腰围与臀围（臀部最突出点的水平周径线），再算出其比值，也是测量腹部脂肪的方法，但腰围更适于检测腹型肥胖。白种人WHR男性＞1.0，女性＞0.85，为腹部脂肪蓄积。中国人中虽然高BMI者的数量不多，但实际上可能是脂肪堆积和（或）分布异常，值得进一步调查研究。

4. 理想体重 理想体重（kg）＝身高（cm）－105，或等于身高（cm）减100后再乘以0.9（男性）或0.85（女性）。实际体重超过理想体重的20%者为肥胖，超过理想体重

10%又不到20%者为超重。

5. 其他　CT和MRI是诊断内脏型肥胖最精确的方法，一般采用脐孔或第4～5腰椎间水平扫描计算内脏脂肪面积，通常≥100cm²为腹内脂肪增多的诊断指标，但价格昂贵且不适于群体调查。

（二）鉴别诊断

应鉴别是单纯性或继发性肥胖症。内分泌病是最常见的继发性肥胖病因，包括库欣综合征，下丘脑损害所致进食过多，胰岛素瘤，甲状腺功能减退等。继发性肥胖往往有原发病的临床表现。

【治疗】

治疗原则　以行为、饮食治疗为主的综合治疗，以达到控制体重的目标；不应依赖药物，以避免发生不良反应。

1. 行为治疗　应取得患者的信任、理解、合作，并使其坚持行为治疗。其内容包括食物行为（选购、贮存、烹饪），摄食行为（时间、地点、陪伴、环境、用具、菜单）和自尊。从饮食处方开始，逐步建立咨询、定期随访和制定行为干预治疗计划。

2. 饮食治疗　在满足人体对营养素需要的基础上，使总热量的摄入低于机体消耗量，使体内部分脂肪氧化分解提供能量，使体重减轻。患者的体重每周下降0.5～1.0kg是适当的，短期内大量减重对健康不利，热量过低可引起衰弱、脱发、抑郁，甚至心律失常，应严密观察并处理。减重膳食主要是指低热量、低脂肪、适量优质蛋白、充足的新鲜蔬菜和水果，避免油煎食品、快餐、零食、巧克力等食物，少吃甜食和盐。

3. 运动治疗　与饮食治疗配合，运动量和时间视个人情况而定，应安排合理、循序渐进、长期坚持。提倡有大肌群参与的有氧运动，鼓励多步行，减少静坐时间。

4. 药物治疗　药物治疗是饮食、运动治疗的辅助治疗。

（1）中枢性减肥药：常用的药物有西布曲明（sibutramine），剂量10～15mg，每日1次。可降低食欲，增强饱腹感，使摄食减少，体重减轻。副作用有头痛、口干、食欲缺乏、心率加快、便秘和失眠。

（2）非中枢性减肥药：常用的药物有脂肪酶抑制剂奥利司他（orlistat），结构上与甘油三酯相似，通过竞争性抑制作用，服药后可使甘油三酯的吸收减少30%并以原型随粪便排出，减少能量摄取而达到减肥目的。该药对胃肠道的其他酶系（如淀粉酶、胰蛋白酶、糜蛋白酶、磷酸酯酶）无抑制作用，不影响碳水化合物、蛋白质和磷脂的吸收。用量为120mg，每日3次，进餐时服药。主要副作用是由于粪便中含脂肪而呈脂肪便。

5. 其他　高度肥胖者，可选择手术治疗，适用于反复保守治疗无效者。继发性肥胖者针对不同病因进行相应治疗。

【预防】

针对整个群体和高危人群，加强健康教育，并需要公共卫生专家和卫生部门的大力推广。肥胖症的预防应从幼年开始，正确理解现代化健康概念应包括身、心、社会适应上的完好状态，坚持体力劳动和运动锻炼，合理安排饮食，减少体重相关性疾病。

案例

患者，女性，23岁，主因体重增加3年，闭经6个月就诊。既往体健。足月出生，出生时体重3.6kg。其母体型肥胖。体检，身高：160cm，体重：86kg，腰围：102cm 臀围：125cm。实验室检查，血糖：5.4mmol/L，血总胆固醇：6.8mmol/L，甘油三酯：11.3mmol/L，消化系统超声示：重度脂肪肝。

初步诊断：肥胖症

高脂血症

脂肪肝（重度）

问题与思考：

1. 请根据体检结果计算该患者体重指数（BMI），腰臀比（WHR）。

2. 该患者需要进一步做哪些检查除外继发性肥胖？

思考题

1. 简述肥胖症的诊断标准。
2. 简述肥胖症的治疗原则。

（王立东）

第四章

痛　风

学习目标

【掌握】

痛风的临床表现及诊断。

【熟悉】

痛风急性关节炎期的治疗。

【了解】

痛风的发病机制。

痛风（gout）是嘌呤代谢紊乱和（或）尿酸排泄障碍引起血尿酸增高的一组异质性疾病。临床上主要表现为高尿酸血症、急性关节炎反复发作、痛风石形成及间质性肾炎、尿酸结石，严重者呈关节畸形及功能障碍。痛风分为原发性和继发性两类，原发性痛风男性多见，与遗传有关，与原发性高血压、肥胖症、糖尿病等关系密切。继发性痛风可因肾疾病、血液病等疾病或药物、高嘌呤饮食等引起。本章只讨论原发性痛风。

【病因及发病机制】

1. 尿酸生成增多　在痛风患者中所占比例不足10%。尿酸是嘌呤代谢的最终产物，主要由细胞代谢分解的核酸、其他嘌呤类化合物、食物中的嘌呤经酶的作用分解而来。酶的缺陷是导致尿酸生成增多的原因，经家系调查为性连锁遗传。

2. 尿酸排泄减少　是导致高尿酸血症的重要因素，80%～90%的痛风患者有尿酸排泄障碍，如肾小球滤过减少、肾小管重吸收增高、肾小管尿酸的分泌减少。原发性痛风属多基因遗传缺陷。

3. 其他　高嘌呤食物是痛风素质者发病的促发因素。其他如雌激素、温度及H^+浓度等可影响尿酸的溶解度，也与发病有关。

【临床表现】

多见于体型肥胖的中老年男性及绝经期后的妇女，男性占95%以上。高尿酸血症持续时间和程度，与发生痛风的风险直接相关。但是血尿酸（寒冷）持续增高，终致发生痛风症状的，只是少数，因此没有痛风的无症状高尿酸血症不能算是疾病。

1. 急性关节炎　反复发生的急性关节炎是痛风的典型表现，是尿酸盐结晶、沉积引起的炎症反应。饮酒、高蛋白、高嘌呤饮食、过度疲劳、关节局部损伤、应用利尿剂、化疗等为常见诱因；起病急骤，夜间尤甚；多为下肢远端单关节受累，表现为红、肿、热、痛和功能障碍，最易受累的关节是拇趾、第一跖趾关节，其他依次为踝、膝、腕、指、肘等关节；可伴发热、白细胞增高等全身症状；发作常呈自限性，短至数小时，长至数周而自然缓解，缓解期无症状，多在一年内复发。

2. 痛风石　痛风石是痛风的特征性损害，是尿酸盐结晶沉积于皮下组织而形成局部结节的一种慢性异物样反应。常见于耳郭、跖趾、指间、掌指等处，呈黄白色大小不等的隆起，初期质软，后期坚硬如石，严重时可发生破溃，有白色糊状的尿酸盐漏出，且溃疡不易愈合，但继发感染少见。

3. 慢性关节炎　常为多关节受累，多见于关节远端，表现为以骨质缺损为中心的关节肿胀、僵硬、畸形，病情发展伤及皮下组织、滑膜囊、软骨、骨，造成组织断裂及纤维变性，导致骨质侵蚀乃至骨折，最后关节僵硬、畸形。

4. 肾病变

(1) 痛风肾病：90%～100%的患者可出现肾损害。早期表现为间歇性蛋白尿，以后随病情进展出现持续性蛋白尿、夜尿增多、等渗尿，后期出现高血压、氮质血症等肾功能不全的表现，严重可导致尿毒症。

(2) 尿酸性尿路结石：10%～25%的患者可出现肾尿酸结石，常无症状，部分患者可表现为血尿、肾绞痛等。纯尿酸结石，X线不显影。

5. 痛风与代谢综合征　痛风常与代谢综合征伴发，可明显加重动脉粥样硬化的发展，使心肌梗死、脑卒中的发生率显著升高。常与高血压病、糖尿病伴发。

【实验室及其他检查】

1. 血中尿酸测定　血中尿酸增高，男性＞420μmol/L (7.0mg/dl)，女性＞350μmol/L (6.0mg/dl)，可确定为高尿酸血症。

2. 尿中尿酸测定　限制嘌呤饮食5天后，尿酸排出量每日超过3.57mmol/L (600mg/dl)，可确定为尿酸生成增多。

3. 关节滑囊液检查　关节腔穿刺抽取滑囊液检查，在偏振光显微镜下，见白细胞内有双折光现象的针形尿酸盐结晶。

4. 痛风石检查　痛风石活检或穿刺结节内容物检查，证实为针形尿酸盐结晶。

5. X线检查　急性关节炎期可见非特征性软组织肿胀影。慢性期或反复发作后，可见软骨缘破坏，关节面不规则，骨质边缘可见增生反应等非特异表现；典型者因尿酸盐侵蚀骨质，可见圆形或不规则的穿凿样、虫蚀样或圆形透亮缺损，是痛风的X线特征。

6. 超声检查　尿酸性尿路结石可显像。

【诊断与鉴别诊断】

（一）诊断标准

根据患者有急性痛风性关节炎或尿路结石的典型表现，结合过去或当前高尿酸血症证据，即痛风高度确诊的依据有：

1. 血尿酸测定　大部分患者血尿酸增高，但血清尿酸可有波动性，急性痛风发作时常为正常。

2. 关节滑囊液检查　白细胞内有双折光现象的针形尿酸盐结晶。

3. 痛风石检查　证实为针形尿酸盐结晶。

4. 其他　X线检查、关节腔镜检查等可协助诊断。

5. 诊断性治疗　用秋水仙碱治疗常迅速缓解，有特征性诊断价值。

（二）鉴别诊断

1. 丹毒与蜂窝织炎　需与急性痛风鉴别，但本病有畏寒、发热等全身中毒症状，血白细胞升高更明显，局部主要是软组织肿胀，关节痛不明显，也无血尿酸升高。

2. 急性风湿性关节炎　有A族溶血性链球菌感染史，起病前有咽炎或扁桃体炎，青少年多见。病变主要侵犯大关节，表现为对称性、游走性关节炎，常伴有心脏瓣膜疾病、心肌炎、环形红斑、皮下结节等表现。抗链球菌溶血素O试验（ASO）升高，而血尿酸正常，水杨酸制剂治疗有效。

3. 类风湿关节炎　主要与慢性期的痛风鉴别。患者都为中老年女性，手关节病变为主，对称分布。血尿酸通常不高，大多数患者类风湿因子阳性。关节液中无尿酸盐结晶。X线摄片示骨质普遍疏松，关节间隙变窄，有骨侵蚀表现，与痛风的穿凿样缺损有明显区别。

【预防及治疗】

（一）防治目标

原发性痛风是一种终身疾病，目前不能根治，只能根据疾病的不同阶段采取不同的治疗措施，其目的是：控制高尿酸血症，预防尿酸盐沉积；迅速终止急性关节炎发作；防止尿酸结石和肾功能损害，提高生活及生命质量。

（二）预防血尿酸升高及尿酸盐沉积

1. 减少外源性嘌呤的摄入　避免摄入嘌呤含量高的食物，如动物器官、鱼虾类、蛤蟹类、肉类、豌豆、菠菜、香菇、菜花等。

2. 控制体重　调整饮食，尽量食用三低一高饮食，即低或无嘌呤饮食、低热量低脂肪饮食、低盐饮食、高水分饮食，防止超重和肥胖。

3. 增加尿酸排泄　多饮水，保证每日尿量在2000ml以上。避免使用抑制尿酸排泄的药，如噻嗪类利尿剂等。

4. 避免诱因　避免促进尿酸盐形成结晶的诱因，如受凉、过劳、紧张、穿鞋过紧、关节受伤、饮酒等。

5. 防止尿酸结石形成　晚上服用碱性药物，保持尿液碱性，防止尿酸结石形成。

（三）急性发作期治疗

迅速、有效、彻底终止发作，可以减轻痛苦，防止转成慢性。除卧床休息外，应迅速使用药物治疗。

1. 秋水仙碱　为急性期首选药物，应尽早使用。

首次1mg，以后0.5mg/h或1mg/2h，直到症状缓解。第一日最大总量6mg，如使用最大剂量症状无明显改善，应及时停药。不良反应常见的有恶心、呕吐、厌食、腹泻等，此外，还可引起骨髓抑制、脱发。

2. 非甾体类抗炎药　效果不如秋水仙碱，但较温和。常用药有吲哚美辛（消炎痛）50mg，6～8h一次，其他还有布洛芬、双氯芬酸、罗非昔布等。禁止同时使用两种或两种以上非甾体类抗炎药。

3. 糖皮质激素　起效快、缓解率高，无禁忌时可短期使用。泼尼松（0.5～1.0）mg/(kg·d)，3～7天后减量或停用，疗程不超过2周。

4. 促进尿酸排泄及抑制尿酸合成药物暂缓使用。

（四）间歇期或慢性期治疗

目的是控制血尿酸在正常水平，保护已损害的脏器功能。

1. 促进尿酸排泄药　其机制是抑制肾小管对尿酸的再吸收，适用于肾功能尚好的高尿酸血症期、发作间歇期及慢性期患者。当内生肌酐清除率＜30ml/min时无效，有尿路结石及每日尿酸排泄量＞3.57mmol（600mg）以上时不宜使用，用药期间应多饮水，服碳酸氢钠（每日3～6g）等碱性药。

（1）苯溴马隆：25～100mg，每日一次。副作用小，一般不影响肝、肾功能，可出现胃肠道反应、过敏性皮炎、发热等。

（2）丙磺舒：开始剂量0.25g，2次/日，两周后逐渐增加，最大剂量不超过每日2g。副作用有皮疹、发热、胃肠道刺激等。

（3）磺吡酮：开始剂量50mg，2次/日，渐增至100mg，3次/日，最大剂量不超过每日600mg，作用比丙磺舒强。副作用有胃肠道刺激，溃疡病患者慎用。

2. 抑制尿酸合成药　抑制黄嘌呤氧化酶，阻断黄嘌呤转化为尿酸。适用于尿酸生成过多或不适于使用促进尿酸排泄药者，可与促进尿酸排泄药合用，效果更好。如别嘌醇0.1克/次，2～4次/日，逐渐增加剂量，最大剂量每日600mg。副作用可见皮疹、胃肠道刺激、发热、肝损害及骨髓抑制等。肾功能不全者可减半量应用。

3. 其他　保护肾功能、关节体疗、剔除较大痛风石等。已发生肾衰竭者，预后差。

案例

患者，男性，51岁，主因反复双足跖趾关节肿痛3年，再发10h就诊。患者发病前曾进食高脂餐，同时大量饮酒。既往有高血压病史，未规律治疗。有高尿酸血症、高脂血症病史。体检，血压150/100mmHg，超力体型，右足第1跖趾关节处红、肿胀，皮温高，压痛明显，活动明显受限，余正常。实验室检查，血白细胞：13.0×10^9/L，中性粒细胞分类：82%，红细胞沉降率：33mm/h，血尿酸：288mmol/L。

初步诊断：痛风（急性关节炎期）

问题与思考：

1. 该患者诊断依据是什么？
2. 需要与哪些疾病相鉴别？

思考题

1. 痛风的急性关节炎期临床表现特点是什么？
2. 痛风的治疗目标？

（王立东）

第九篇　风湿病

分篇主编　李鸿斌（内蒙古医科大学）

第一章

总　论

学习目标

【掌握】

1. 风湿病的定义。
2. 风湿病史采集的要点。

【熟悉】

1. 风湿病的特点、分类。
2. 常见抗可提取核抗原抗体的临床意义。

【了解】

风湿病的分类。

风湿病（rheumatic diseases）是泛指影响骨、关节及其周围软组织（肌肉、滑囊、肌腱、筋膜、神经等）的一组疾病。

第一节　概　述

风湿病具有以下特点：①高患病率，如类风湿关节炎在我国的患病率为 0.32%～0.36%，患病人数超过 400 万。骨关节炎 40 岁人群的患病率为 10%～17%，60 岁以上 50%，75 岁以上人群中 80%患有骨关节炎。②发病原因大多与感染、免疫、内分泌、环境、遗传等多因素相关。③多器官系统受累是风湿病尤其弥漫性结缔组织病的突出特点。临床上出现其他常见病因如感染、肿瘤、中毒、代谢或内分泌性和变态反应性疾病等所不能解释的多器官系统受累的疾病时，应想到结缔组织病。多器官系统受累决定了风湿病与其他疾病在临床表现上相互重叠，只能通过症状、体征及化验检查相组合，综合判断。临床表现的异质性可以多器官系统性受累，也可以是局限性的；可以是器质性的，也可以是精神性的或功能性的。病程、轻重、类型和治疗反应不尽相同，因此强调个体化用药。④风湿病大多呈慢性、迁延反复发作、进行性加重的病程，有较高致残率和致死率。如未规范治疗的类风湿关节炎 2 年内 50%的患者有骨侵蚀，5 年时达 75%。2 年时 50%患者日常生活活动有轻度困难，6 年时 50%的有较明显困难，13%患者最终不能从事日常生活活动。国外曾以五“D”，即残疾（disability）、痛苦（discomfort）、死亡（death）、经济损失（dollar lost）及药物中毒

(drug toxicity) 来描述风湿病的转归。目前及早、有效的治疗可以显著地改善预后。强调早期诊断、早期治疗。

第二节 风湿病的分类

各种原因所致的关节炎是风湿病的重要组成部分，但风湿病不只限于关节炎。从疾病的病因学、组织病理学、免疫学以及临床学等不同角度进行归纳分类，风湿病可分为 10 类，包括了百余种疾病（表 9-1-1）。

表 9-1-1 风湿病的分类

风湿病
一、弥漫性结缔组织病
主要包括类风湿关节炎、系统性红斑狼疮、干燥综合征、硬皮病、多发性肌炎/皮肌炎、重叠综合征、混合性结缔组织病、坏死性血管炎等
二、血清阴性脊柱关节病
主要包括强直性脊柱炎、赖特（Reiter）综合征、银屑病关节炎、炎性肠病性关节炎等
三、骨性关节炎（退行性关节病）
四、感染所致风湿性综合征
主要包括感染性关节炎、莱姆（Lyme）病等
五、伴有风湿病的代谢或内分泌疾病
主要包括痛风、假性痛风、淀粉样变性等
六、肿瘤相关风湿性综合征
七、神经血管病相关风湿性综合征
主要包括神经性关节病（Charcot 关节炎）、反射性交感神经营养不良和雷诺病等
八、骨及软骨疾病
主要包括骨质疏松、骨软化、增生性骨关节病、特发性弥漫性骨肥厚、畸形性骨炎（Paget 病）、骨或软骨溶解、致密性骨炎、肋软骨炎、缺血性骨坏死等
九、关节外疾病
主要包括滑囊炎、腱鞘炎、附着点炎、肌腱炎等
十、其他
主要包括复发性风湿症、多中心网状组织细胞增多症、绒毛结节性滑膜炎等

第三节 风湿病的诊断

风湿病大多多器官系统受累，临床表现多样，诊断依赖于病史、体征和辅助检查的综合判断。诊断内容应包括疾病诊断、病情的活动性判断和受累器官功能性诊断三部分，以便个体化治疗。

一、病史采集

1. 一般情况　①年龄：以关节炎为例，类风湿关节炎发病高峰年龄多见于 20～40 岁，骨关节炎发病多见于老年人（女性>55 岁，男性>60 岁），强直性脊柱炎发病罕见于 45 岁以上者。②性别：系统性红斑狼疮多见于生育期女性，大动脉炎 90%发病于 30 岁以下年轻女性。强直性脊柱炎、赖特（Reiter）综合征则多见于年轻男性患者，痛风性关节炎多见于老年男性。③家族史：类风湿关节炎、系统性红斑狼疮、强直性脊柱炎等发病均与遗传背景相关。大动脉炎多见于东南亚年轻女性，白塞病在东亚、中东和地中海地区等沿古丝绸之路地区发病率较高。

2. 关节炎的病史采集　应从以下几方面询问：①起病年龄。②发病诱因：饮酒或高嘌呤饮食后突发下肢单关节炎考虑痛风性关节炎。不洁性接触史、肠炎、痢疾后出现结膜炎、尿道炎和关节炎可确诊 Reiter 综合征。③起病方式和受累关节：数见表 9-1-2。④前驱症状：风湿热发病前 1～2 周有发热和咽痛。银屑病关节炎患者中约 1/3 皮肤银屑疹先于关节炎数月到数年。⑤受累部位：呈对称性，以大关节抑或小关节为主，以外周关节抑或以中轴关节为主。类风湿关节炎以对称性双手近端和掌指关节受累多见，并可累及腕肘膝等大关节；骨关节炎单侧或双侧膝髋等负重关节受累为主，强直性脊柱炎主要侵犯脊柱等中轴关节。⑥关节症状：关节部位红肿热痛见于痛风性关节炎和感染性关节炎；晨僵多见于类风湿关节炎和骨关节炎，但前者时间>1h，而后者多半小时内即可缓解。远端指间关节骨性膨大（Heberden 结节）见于骨关节炎。⑦加重缓解因素：休息后骨关节炎患者关节痛缓解而类风湿关节炎加重，相反类风湿关节炎活动后关节痛可缓解。急性痛风性关节炎可在 1 周左右自行缓解。⑧伴随着症状如皮疹、口腔溃疡、皮肤硬化等可为系统性疾病并发关节炎提供线索。

表 9-1-2　关节炎的鉴别诊断

	急性（数分钟～1 周）	慢性（>1 月）
单或少关节炎（≤4 个）	晶体性关节炎、感染性关节炎、外伤、肿瘤、骨坏死	结核性关节炎、强直性脊柱炎、银屑病关节炎、色素绒毛结节性滑膜炎
多关节炎（≥5 个）	风湿热、败血症性关节炎、病毒感染关节炎、幼年特发性关节炎多关节炎型	类风湿关节炎、银屑病性关节炎、慢性痛风性关节炎、骨性关节炎

3. 皮肤黏膜表现　①红斑：面部蝶形红斑、颧部水肿性红斑是系统性红斑狼疮的特异性皮疹。环形红斑多见于亚急性皮肤型狼疮。皮肌炎患者有三种红斑疹具有特征性：眶周紫红色斑（向阳征）；指（趾）间关节、肘膝关节伸侧红斑疹伴鳞屑（Gottron 征）以及颈部、前胸 V 区和后背披肩部位的紫红色斑伴毛细血管扩张、色素沉着。②结节：类风湿结节见于鹰嘴、尺骨近端、指间关节、膝关节伸侧等处，是类风湿关节炎活动的标志。③雷诺现象：寒冷或情绪波动后肢端小血管痉挛，导致皮肤依次出现苍白→青紫→潮红，同时伴有疼痛和感觉异常，温暖后可恢复正常。见于系统性红斑狼疮、类风湿关节炎、硬皮病等。④指甲改变：银屑病关节炎患者可出现“顶针样指甲”、甲剥离、甲增厚和甲碎裂。⑤黏膜溃疡：系统性红斑狼疮可有无痛性口腔溃疡；白塞综合征患者多发口腔、外阴部位的阿弗他溃疡，疼痛剧烈，预后留瘢痕；Reiter 综合征患者口腔溃疡小、浅表无痛，外生殖器溃疡多在龟头、冠状沟和包皮。

4. 多器官系统受累　见表 9-1-3

表 9-1-3 风湿病常见器官系统受累表现

系统	系统受累症状
全身症状	发热、体重下降、纳差、乏力
皮肤黏膜及附属器	光敏感、脱发、皮疹、雷诺现象、银屑病、皮肤角化过度、指甲病变
眼	干燥性角结膜炎、葡萄膜炎、视力下降、眼痛
口腔	口干、镜面舌、猖獗龋齿、口腔溃疡
呼吸系统	干咳、胸痛、呼吸困难
消化系统	吞咽困难、反酸、腹痛、腹泻
泌尿生殖系统	水肿、尿中泡沫增多、血尿、夜尿增多、低比重尿
神经系统	各种神经精神异常
血液系统	血细胞减少、出血、血栓形成

二、体格检查

1. 关节检查自上而下，由外周到中轴关节，依次检查关节的外形、结构及功能方面的异常。关节检查按视、触、动和量顺序进行。注意关节有无红、肿、压痛、活动受限、畸形。关节肿胀是关节炎症的标志，以骨性标志为界，以判断轻重（0＝无肿胀；1＝轻度肿胀但未超过骨性标志；2＝中度肿胀，平骨性标志；3＝明显肿胀，超过骨性标志）。对肿胀关节要区分是软组织增生、骨的肥大还是液体渗出。压痛与滑膜炎症的程度成正比，记录压痛程度（0＝无痛，1＝答称有痛，2＝压挤关节时患者皱眉不适，3＝压挤关节时患者很痛将手或肢体抽回）或视力对照尺法，以便随访观察。

2. 关节外检查注意患者有无脱发、口腔溃疡、皮疹、皮下结节、痛风石。各器官有无受累和受累程度。

三、辅助检查

1. 急性时相反应物（acute phase reactants，APR） 红细胞沉降率（ESR）、C 反应蛋白（CRP）是非特异性炎症指标，但对于提示鉴别诊断、病情活动和判断治疗效果有帮助。

2. 自身抗体

①类风湿因子（rheumatoid factor，RF）是一种以变性 IgG 的 Fc 段上抗原决定簇为靶抗原的自身抗体。RF 在类风湿关节炎中阳性率为 60%～80%，但不具有诊断特异性。

②抗核抗体（antinuclear antibody，ANA）是抗核和核成分核酸和核蛋白的一组抗体的总称。免疫荧光法检测的 ANA 是风湿病的筛选实验，需同时进行各种核抗原的检测，才能具体反映是具体哪一种核抗原的抗体存在，对临床诊断有什么意义。ANA 按各靶抗原成分的理化特性和在细胞内分布情况可分成五大类：抗 DNA 抗体、抗组蛋白抗体、抗非组蛋白抗体、抗核仁抗体及抗其他细胞成分抗体。其中抗非组蛋白抗体主要指核内不含组蛋白的核抗原抗体，能被等渗缓冲盐水溶解和提取，这一类抗体又被统称为抗可提取核抗原抗体（anti - extractable nuclear antigenantibodies，抗 ENA 抗体）。ANA 检测的临床意义见表 9-1-4。

表 9-1-4 ANA在各种疾病的阳性率

疾病	阳性率（%）	疾病	阳性率（%）
系统性红斑狼疮		类风湿关节炎	30～50
活动期	95～100	幼年型类风湿关节炎	20～40
非活动期	80～100	非结缔组织病	
药物性狼疮	95～100	慢性活动性肝炎	10～20
混合性结缔组织病	95～100	重症肌无力	10～20
系统性硬化病	70～90	慢性淋巴性甲状腺炎	10～20
干燥综合征	60～80	正常人	5～10
多发性肌炎/皮肌炎	40～60		

③抗可提取核抗原（ENA）抗体是指可溶于盐溶液而被提取的核物质中一类不含组蛋白的蛋白抗原的总称。不同的抗 ENA 抗体在不同的结缔组织病中阳性率有明显差异，有重要的诊断和鉴别诊断意义见表 9-1-5。

表 9-1-5 常见抗 ENA 抗体的临床意义

抗 ENA 抗体	相关疾病
抗 Sm 抗体	系统性红斑狼疮标记性抗体（20%～30%）
抗 U1RNP 抗体	混合性结缔组织病（100%）、系统性红斑狼疮、系统性硬化症等
抗 SSA 抗体	干燥综合征（60%～76%）、系统性红斑狼疮（30%～40%）
抗 SSB 抗体	干燥综合征（50%～60%）、系统性红斑狼疮（10%～15%）
抗 Scl-70 抗体	系统性硬化症标记性抗体（15%～20%）
抗 rRNP 抗体	系统性红斑狼疮（20%～30%）、混合性结缔组织病、系统性硬化症
抗 Jo-1 抗体	多发性肌炎标记性抗体（31%）

3. 关节影像学检查　X 线检查是最常用的影像学诊断方法，有助于关节病变的诊断和鉴别诊断，也便于随访了解关节病变的演变。早期可仅有软组织肿胀，近关节骨质疏松；典型的病变可见：软骨、软组织钙化，关节间隙狭窄，关节侵蚀，新骨形成（硬化、骨赘），软骨下囊肿，纤维性、骨性关节强直等。其他的影像学检查尚有关节 CT，在骶髂关节炎的诊断和分级中应用。MRI 对肌肉、韧带、肌腱、滑膜、软骨、骨的成像有其特点，对软组织损伤、缺血性骨坏死、骨髓炎、脊柱病变，以及早期微小的骨侵蚀是灵敏可靠的方法。反射性核素骨扫描通常可提供炎性关节炎、骨肿瘤的信息，但特异性较差。

4. 组织病理学检查　活组织检查所见的病理改变如狼疮试验对系统性红斑狼疮，肾组织活检对狼疮肾炎的病理分型，肌活检对于多发性肌炎/皮肌炎，唇腺活检对于干燥综合征，关节滑膜病变对揭示不同病因所致的关节炎都有着重要的意义。病理结果需结合临床、有关特异性自身抗体、免疫荧光检查进行综合判断。

第四节 风湿病的治疗原则

多数风湿病不能治愈，治疗的目的有二：抑制炎症反应，缓解症状和控制病情进展，促进组织和功能恢复。治疗药物依据上述目的也分为缓解症状药物和改变病情药物两类。治疗计划可按照诱导缓解和维持缓解两个阶段进行。抗风湿药物都有不同程度的不良反应，因此强调个体化用药，依据每个患者的疾病类型、病情活动性、耐受性和治疗阶段科学选择，并有目的的进行用药不良反应监测。阶段性进行病情评价，适时调整用药。随着对风湿病发病机制认识的深入，大量生物学制剂开始应用于风湿病的治疗，并取得了非常显著的疗效，风湿病学正成为医学治疗进展最为迅速、科研最为活跃的领域。

案例

男性，52 岁，因“突发右侧第 1 跖趾关节红肿痛 1 天”就诊。1 天前，该患者饮啤酒、进食海鲜，当日晚突发右侧第 1 跖趾关节红肿痛 1 天。无发热、畏寒，无关节外症状。既往有高甘油三酯血症。查体：第 1 跖趾关节肿胀 3 级，疼痛拒压，局部皮温增高，不能行走。实验室检查：血常规正常；红细胞沉降率↑60mm/h、C 反应蛋白（CRP）↑67mg/dl；类风湿因子、抗 CCP 抗体阴性；血尿酸↑670μmol/L，甘油三酯 4.2mmol/L。

问题与思考：

1. 该病例关节炎发病特点是什么？
2. 考虑诊断可能是？

思考题

1. 简述风湿病的概念。
2. 试述风湿病病史采集的要点。

（李鸿斌）

第二章

类风湿关节炎

学习目标

【掌握】

1. 类风湿关节炎病理改变。
2. 类风湿关节炎关节表现特点。
3. 类风湿关节炎分类标准。
4. 类风湿关节炎鉴别诊断。

【熟悉】

1. 类风湿关节炎的关节外表现。
2. 类风湿关节炎的特异性自身抗体。
3. 类风湿关节炎X线进展分期。
4. 类风湿关节炎的疾病活动性判断和缓解标准。

【了解】

1. 类风湿关节炎的病因和发病机制。
2. 类风湿关节炎的治疗原则和治疗药物。
3. 类风湿关节炎的预后不良因素。

类风湿关节炎（Rheumatoid arthritis，RA）是一种病因不明的以对称性、慢性、进展性、对称性多关节炎为主要临床表现的自身免疫病，其基本病理改变是滑膜炎。关节滑膜的慢性炎症、增生形成血管翳，侵袭关节软骨、软骨下骨、韧带和肌腱等，造成关节软骨、骨和关节囊破坏，最终导致关节畸形和功能丧失。

多见于中年女性，男女患病比例1∶3。我国的患病率为0.32%～0.36%。患病人数超过400万。

【病因及发病机制】

RA发病与遗传、环境、性激素、免疫等多种因素相关。其中遗传背景和免疫学异常是发病的主要原因，感染、吸烟等环境因素可能是触发RA发病的始动因素，性激素则增加了易感性。

（一）遗传因素

同卵双生共同患病机会为15%～30%，异卵双生仅为5%左右。组织相容性白细胞抗原（HLA）DRB1等位基因型*0401、*0404和0405等在RA患者中阳性率为60%～70%，高于正常人群 20%～30%。而且等位基因的表达与疾病的活动性和骨破坏程度呈正相关。近年来研究发现编码细胞内蛋白酪氨酸磷酸酶 N22（PTPN22）和参与蛋白质转录后瓜氨酸化修饰的肽酰精氨酸脱亚胺基酶（PADI4）基因的多态性也与 RA 发病密切相关。

（二）环境因素

包括感染因素和肺感染因素。外源性微生物感染（EB 病毒、细小病毒、分枝杆菌等）可能通过分子模拟方式引发交叉免疫反应。研究表明 RA 相关 HLA-DRB1 亚型其分子β链第 3 高变区 70～74 位序列含有 QK/RRAA 序列，称其为"共同表位"（shareepitope，SE）。SE 能够和相同或相似序列的病原微生物抗原肽结合，并提呈给自身反应性 T 细胞，引发病理性的自身免疫反应。牙龈卟啉单胞菌还可产生肽酰精氨酸脱亚胺基酯（PAD）和瓜氨酸化抗原，更易化了 SE 与抗原肽的结合。SE 携带者长期吸烟，可使肺泡蛋白瓜氨酸化，激活局部天然免疫应答，产生瓜氨酸化自身抗体，进而诱导 RA 发病。

（三）性激素

75%的 RA 患者在妊娠期间症状减轻；相反，产后 RA 活动性增加。动物试验表明雌激素促进 RA 的发生，孕激素减缓 RA 发生。

（四）免疫病理机制

1. 细胞免疫反应　外来抗原或自身抗原被抗原提呈细胞（antigen presenting cell，APC）吞噬、消化和浓缩后，将以 HLA-DR 限制模式将抗原提呈给 T 淋巴细胞，从而激活 T 细胞。活化的 T 细胞可产生 γ-干扰素（interferon，IFN）、白介素（Interleukin，IL）2、3、4、6，这些细胞因子进一步刺激巨噬细胞及 T 细胞自身产生更多的细胞因子。RA 患者滑膜细胞在细胞因子刺激下大量增殖，滑膜细胞可分为两大类：A 型滑膜细胞，类似巨噬细胞（macrophagocyte，MP），能产生细胞因子如白介素 1、6、8，肿瘤坏死因子（tumor necrosis factor，TNF），转化生长因子（transforming growth factor，TGF-β）和单核细胞趋化蛋白-1。B 型滑膜细胞类似成纤维细胞。B 型滑膜细胞无吞噬功能，在 IL-1 和 TNF 刺激下活化，分泌胶原酶、金属蛋白酶等，造成软骨和骨破坏。

2. 体液免疫反应　B 细胞在 T 细胞辅助下活化，产生自身抗体，其中包括风湿因子（rheumatoid factor，RF）、抗环瓜氨酸肽（cyclic citrullinated peptide）抗体等，他们与相应的抗原结合形成免疫复合物（immune complex，IC），沉积到滑膜和全身其他部位，引起局部的炎症损伤。

【病理】

（一）滑膜炎

是 RA 的基本病理改变。滑膜细胞大量增殖，滑膜肥厚。大量淋巴细胞浸润，有的聚集成滤泡样结构。也可见多核巨细胞、肥大细胞和成纤维细胞。肉芽组织向软骨延伸形成滑膜血管翳，多发生在滑膜和软骨及骨交接处，进而侵蚀和破坏软骨和骨组织，见图 9-2-1。

（二）血管炎

是 RA 关节外表现的主要病理改变。类风湿关节炎关节以外可累及皮肤、周围神经、眼等器官，主要侵犯中小动脉。表现为血管周围炎细胞浸润，血管内皮增生，管壁增厚，管腔狭窄，最后闭塞。

（三）类风湿结节

多出现于关节伸侧的受压部位，中心为纤维素样坏死区，周围为增生的成纤维细胞，外层有栅栏样放射状排列的巨噬细胞。

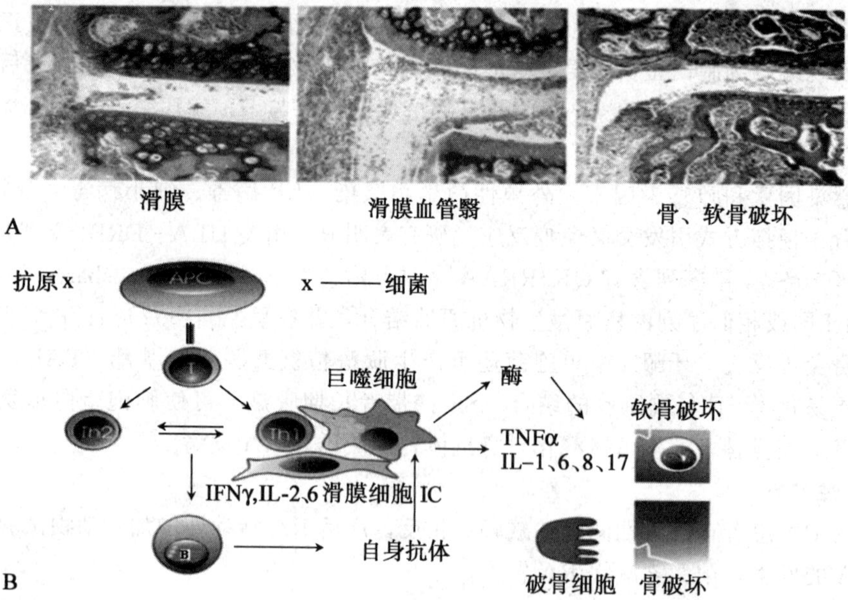

图 9-2-1 RA 病理演变和发病机制

A. 病理演变；B. 发病机制

【临床表现】 数周或数月内缓慢起病，进行性加重。伴有全身不适和乏力。少数病例有急性起病，伴有明显全身症状，甚至高热。首发症状多为对称性双手双足小关节疼痛、肿胀及晨僵，RA 不仅侵犯关节，而且可以侵犯全身各个器官，其临床表现是多种多样的。

（一）关节表现

1. 关节症状体征　受累关节疼痛、肿胀伴有晨僵。滑膜炎严重时关节梭形肿胀、局部皮温略高，但一般无皮肤发红，区分于感染性和晶体性关节炎。晨僵是非常突出和常见的关节表现，持续时间多大于 1h，活动后可缓解。晨僵时间的长短和滑膜炎的程度相关，是反映疾病活动和诊断 RA 的一个重要指标。未治疗患者病情可迁延反复，最终出现关节强直、畸形和功能障碍。典型的畸形有手指在掌指关节水平的“尺侧偏斜”、“天鹅颈样”畸形（近端指间关节过伸，继发远端指间关节屈曲）、“纽扣花”畸形（近端指间关节屈曲位固定，远端指间关节过伸），见图 9-2-2，以及“望远镜样”畸形（指骨可“嵌入”软组织内或被拉出，像“望远镜”样缩短或拉长）等。重症患者关节呈纤维性或骨性强直，并因关节周围肌肉萎缩、痉挛失去关节功能，致使生活不能自理。

2. 常见关节受累部位　以对称性外周关节受累多见（图 9-2-2），最常侵犯的依次为近端指间关节、腕、膝、掌指关节、踝、跖趾关

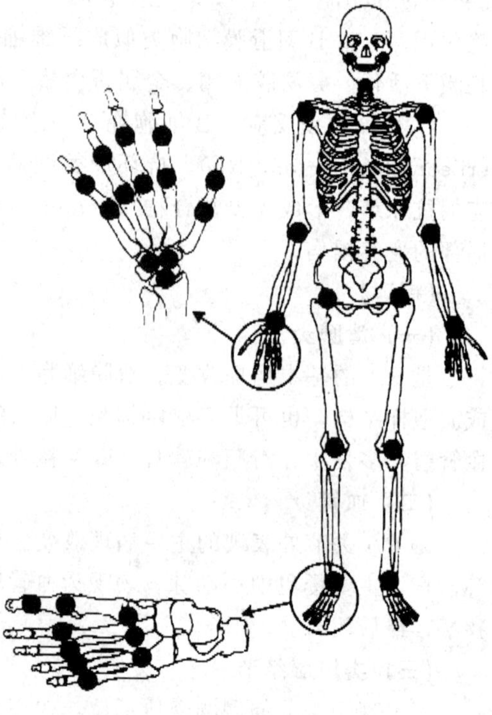

图 9-2-2 RA 常见受累关节部位

节、肘，其次侵犯肩、髋关节等。颞颌关节受累虽不常见，一旦出现对诊断很有帮助。本病很少侵犯远端指间关节，此点往往用于与骨性关节炎相鉴别。

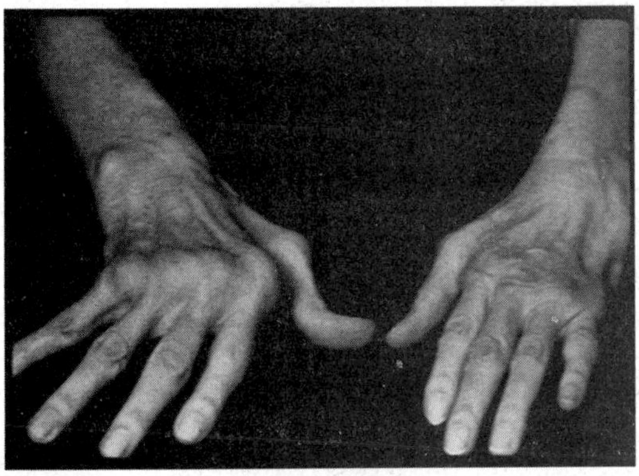

A

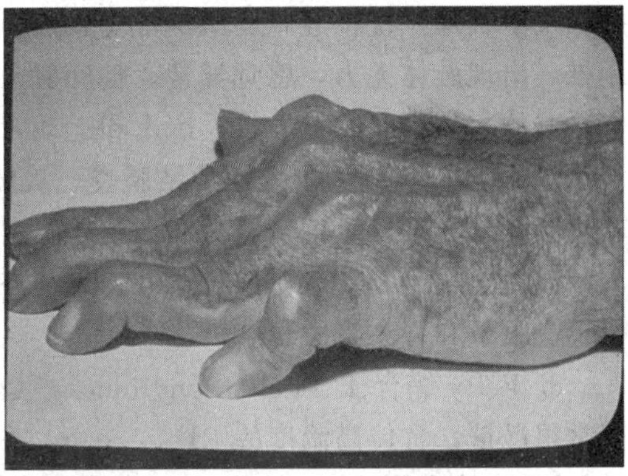

B

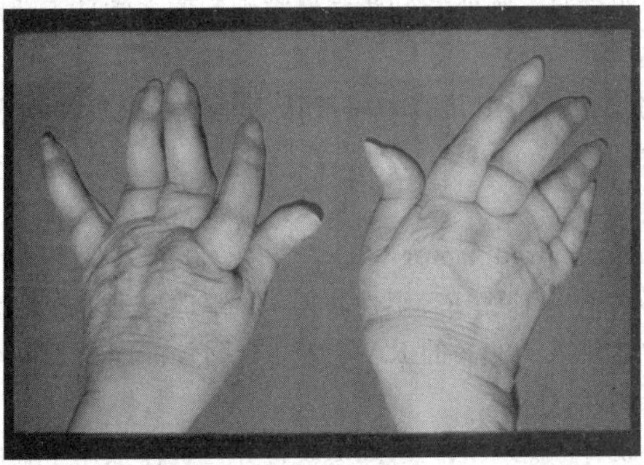

C

图 9-2-3 常见 RA 手部畸形

A. 右手尺侧偏斜畸形；B. 第 2～4 指天鹅颈畸形；第 5 指纽扣花畸形；C. 左手第 3～4 指天鹅颈畸形

(二) 关节外表现

1. 皮肤 皮肤血管炎可表现为指（趾）坏疽、梗死、皮肤溃疡。类风湿结节见于15%～25%的 RA 患者，常发生在如前臂伸侧、跟腱、坐骨结节和手指屈侧等受压部位。是一个反映疾病活动程度的指标。

2. 呼吸系统 RA 呼吸系统表现常见有 5 种：①胸膜炎、胸膜腔积液；②弥漫性肺间质纤维化；③肺内类风湿结节；④肺动脉高压；⑤尘肺和类风湿尘肺患者患 RA 时易出现多发肺结节，可突然出现并伴关节症状的加重，称类风湿尘肺，又称卡普兰综合征。病理上表现为成纤维细胞反应增强和肺内结节性纤维化。

3. 心脏 RA 合并心血管病的危险性较正常人群明显增加。此外可见心包积液，少数患者可出现缩窄性心包炎。心肌可出现结节性肉芽肿和弥漫性纤维化病变，严重的可影响心功能。

4. 肾 5%～15%的 RA 患者可出现血尿、蛋白尿。往往是继发于血管炎、肾淀粉样变和药物性肾损害如非甾体抗炎药等。继发干燥综合征时可以引起肾间质病变。

5. 神经系统　①神经受压迫是引起神经症状最常见的原因，症状与受累关节的位置有关。正中、尺、桡神经骨间肌支常受累，引发腕管综合征样表现。寰枢椎半脱位时，可压迫颈椎，出现肢体无力，感觉异常，腱反射亢进，病理阳性等。②多发性单神经炎是 RA 血管炎造成的，表现有感觉异常、麻木和运动障碍。

6. 眼　可表现为干燥性角结膜炎、巩膜炎、角膜炎和葡萄膜炎。严重者可进展成巩膜软化穿孔，亦可发生葡萄膜炎和巩膜外层结节等。

7. 干燥综合征（Sjögren syndrome，SS）　30%～40%的患者并发干燥综合征，可出现口干、眼干和肾小管中毒。

8. Felty 综合征（Felty syndrome）　是指 RA 患者出现脾大、中性粒细胞减少，关节病变常很严重，常伴高滴度的 RF。

【实验检查】

（一）血液学改变

轻度慢性病性贫血很常见，血小板和嗜酸性粒细胞增多常见于活动期患者。

（二）急性时相反应物

ESR 在疾病活动时增快。CRP 增高，一般认为是反映炎症活动性的指标。血清免疫球蛋白 IgG、IgM、IgA 可升高。

（三）自身抗体

1. 类风湿因子（rheumatoid factor，RF）　RF 是抗人变性 IgG Fc 段的自身抗体。60%～80%的患者有高水平 IgM 型 RF 阳性，但 RF 阳性也见于慢性感染（肝炎、结核等）、其他结缔组织病和正常老年人。30%的 RA 患者 RF 阴性。因此 RF 不是 RA 诊断的高度特异性指标，需综合临床判断。

2. RA 特异性自身抗体　近年来一系列 RA 特异性抗体被用于临床诊断，其敏感性、特异性见表 9－2－1。这些自身抗体对 RA 有较高的诊断特异性，敏感性大多在 30%～40%。抗环瓜氨酸肽（cyclic citrullinated peptide，CCP）抗体联合 RF 检测有早期诊断价值。

表 9－2－1　RA 特异性抗体

自身抗体	敏感性（%）	特异性（%）
抗角质蛋白抗体（AKA）	60～73	87～95
抗核周因子（APF）	48.6～86	72.7～90
抗丝聚蛋白抗体（AFA）	35.9～54.0	85～93.7
抗 Sa 抗体	30～40	92～97
抗环瓜氨酸肽（CCP）抗体	41～70	90～98

3. 影像学检查

（1）X 线检查：RA 的 X 线片早期表现为关节周围软组织肿胀，关节附近轻度骨质疏松，继之出现关节间隙狭窄，关节破坏，关节脱位或融合（图 9－2－3）。根据关节破坏程度将 X 线改变分为Ⅳ期（表 9－2－2）。

表 9-2-2 类风湿关节炎 X 线进展分期

Ⅰ期（早期）
1* X 线检查无破坏性改变
2 可见骨质疏松
Ⅱ期（中期）
1* 骨质疏松，可有轻度的软骨破坏，有或没有轻度的软骨下骨质破坏
2* 可见关节活动受限，但无关节畸形
3 邻近肌肉萎缩
4 有关节外软组织病损，如结节和腱鞘炎
Ⅲ期（严重期）
1* 骨质疏松加上软骨或骨质破坏
2* 关节畸形，如半脱位，尺侧偏斜，无纤维性或骨性强直
3 广泛的肌萎缩
4 有关节外软组织病损，如结节或腱鞘炎
Ⅳ期（末期）
1* 纤维性或骨性强直
2 Ⅲ期标准内各条

标准前冠有 * 号者为病期分类的必备条件。

（2）MRI：目前最有效的影像学方法，对于早期病变敏感，尤其骨髓水肿对早期 RA 的诊断有较高特异性（图 9-2-4）。尤其观察关节腔内的变化非常有效。

（3）超声检查：高频超声能从滑膜炎症、骨侵蚀破坏和关节腔积液等三个方面对 RA 受累关节进行评价。彩色多普勒血流显像（color Doppler flow imaging，CDFI）模式下可以半定量检测滑膜血管翳中血流信号强度（图 9-2-5），为 RA 早期诊断和病情活动性的评价提供重要依据。

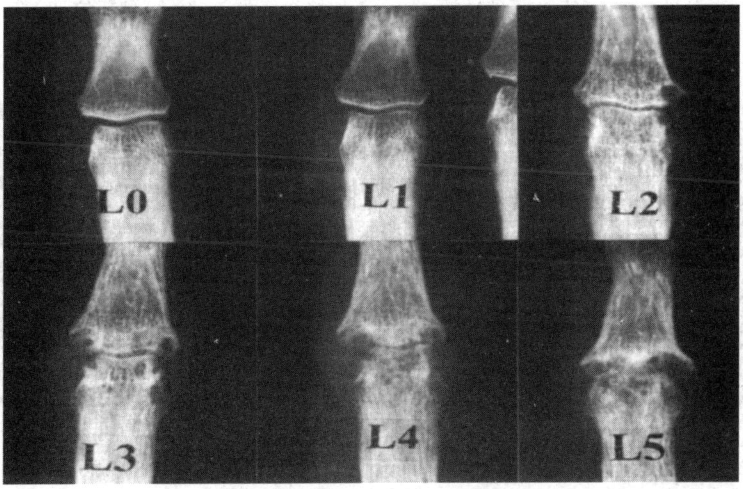

图 9-2-4 RA 同一关节 5 年内的 X 线变化

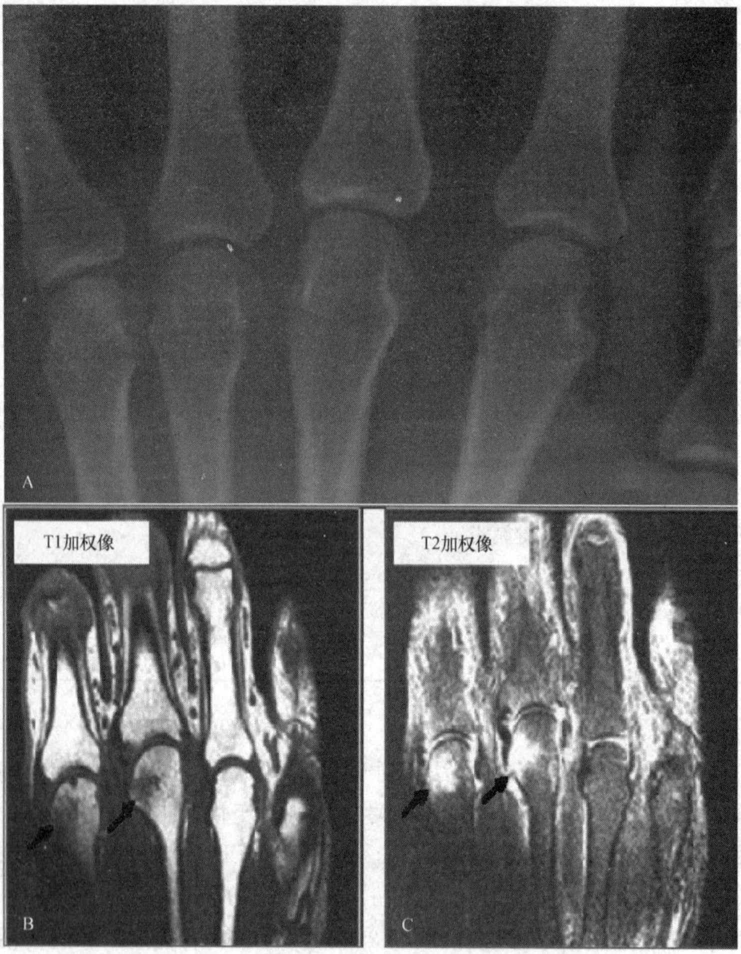

图 9－2－5　RA 患者的 MRI 表现

A. X 线检查未见明显异常；B. T1 加权像箭头所指处可见低信号；

C. T2 加权像可见高信号，提示第 2、3 指骨骨髓水肿

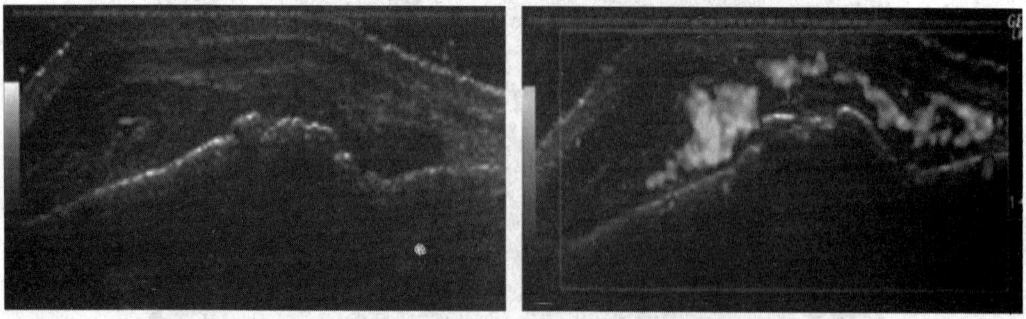

A　　　B

图 9－2－6　RA 患者近端指间关节的高频超声冠状面图像

A. 灰阶超声下可见关节腔积液、滑膜增生、骨皮质连续性中断；

B. CDFI 模式下可见高血流信号滑膜血管翳形成

【诊断】

（一）诊断标准

类风湿关节炎的诊断主要依靠临床表现、自身抗体及影像学改变。典型的较长病程病例按1987年美国风湿病学学会分类标准（表9－2－3）诊断并不困难，但以单或寡关节炎为首发症状的某些不典型、早期类风湿关节炎，常被误诊或漏诊。

表9－2－3 1987年美国风湿病学学会（ACR）类风湿关节炎分类标准

定义	注释
1. 晨僵	关节及其周围僵硬感至少持续1h（病程≥6周）
2. 3个或3个区域以上关节部位的关节炎	医生观察到下列14个区域（左侧或右侧的近端指间关节、掌指关节、腕、肘、膝、踝及跖趾关节）中累及3个，且同时软组织肿胀或积液（不是单纯骨隆起）（病程≥6周）
3. 手关节炎	腕、掌指或近端指间关节炎中，至少有一个关节肿胀（病程≥6周）
4. 对称性关节炎	两侧关节同时受累（双侧近端指间关节、掌指关节及跖趾关节受累时，不一定绝对对称）（病程≥6周）
5. 类风湿结节	医生观察到在骨突部位，伸肌表面或关节周围有皮下结节
6. 类风湿因子阳性	任何检测方法证明血清类风湿因子含量异常，而该方法在正常人群中的阳性率小于5%
7. 放射学改变	在手和腕的后前位相上有典型的类风湿关节炎放射学改变：必须包括骨质侵蚀或受累关节及其邻近部位有明确的骨质脱钙

注：以上7条满足4条或4条以上并排除其他关节炎即可诊断类风湿关节炎。

2010年ACR和欧洲抗风湿病联盟（EULAR）提出了新的RA分类标准，适用于病程短的早期RA的诊断。该标准对关节受累情况、血清学指标、滑膜炎持续时间和急性时相反应物4个部分进行评分，总分得分6分以上也可诊断RA（表9－2－4）。该标准的应用前提是至少1个关节肿痛，并有滑膜炎的证据（临床或超声或MRI）；同时排除了其他疾病引起的关节炎。

表9－2－4 2010年ACR/EULAR RA分类标准

项目	评分
受累关节数	
1个中大关节	0
2～10个中大关节	1
1～3个小关节	2
4～10个小关节	3
＞10个关节，但至少一个为小关节	5
血清学抗体检测	
RF或抗CCP均阴性	0
RF或抗CCP至少一项低滴度阳性	2
RF或抗CCP至少一项高滴度（＞正常值上限3倍）阳性	3

续表

项目	评分
滑膜炎持续时间	
<6 周	0
≥6 周	1
急性期反应物	
CRP 或 ESR 均正常	0
CRP 或 ESR 增高	1

注：受累关节数指评价时压痛和肿胀关节数，但不包括远端指间关节、第一腕掌关节、第一跖趾关节；关节大小定义：中大关节指肩关节、肘关节、髋关节、膝关节、踝关节；小关节指掌指关节、近端指间关节、第一指间关节、跖趾关节 2～5、腕关节。

（二）病情活动性判断和缓解标准

利用压痛关节计数（Tenderness joint count，TJC）、肿胀关节计数（Swollen joint count，SJC）、ESR 或 CRP 的水平以及基于视觉模拟标尺（Visual analogue scale，VAS）模式的医生（PhGA）和（或）患者（PtGA）对整体健康状况的评估等四类项目，形成了对 RA 疾病活动性评估的一系列量化指标。其中最为常用的指标为以 28 个关节（图 9-2-7）为评价对象的疾病活动性评分（disease activity score 28，DAS28）、简化的疾病活动指数（simplified disease activity index，SDAI）、临床的疾病活动指数（clinical disease activity index，CDAI）等。相应的疾病活动度和缓解标准见表 9-2-5。

表 9-2-5　RA 疾病活动性标准和缓解标准

评价标准	计算公式	缓解标准
DAS28 低度活动（2.6～3.2） 中度活动（3.2～5.1） 高度活动（>5.1）	$0.56 \times \sqrt{(TJC28)} + 0.28 \times \sqrt{(SJC28)} + 0.70 \times \ln(ESR) + 0.014 \times PtGA$	≤2.6
CDAI 低度活动（2.8～10） 中度活动（10～22） 高度活动（>22）	SJC28＋TJC28＋PhGA＋PtGA	≤2.8
SDAI 低度活动（3.3～11） 中度活动（11～26） 高度活动（>26）	SJC28＋TJC28＋PhGA＋PtGA＋CRP（mg/dl）	≤3.3
2011 年 ACR/Eular 缓解标准		
Boolean 标准	SJC、TJC、PtGA 均≤1	
或指数标准	SDAI≤3.3 或 CDAI≤2.8	

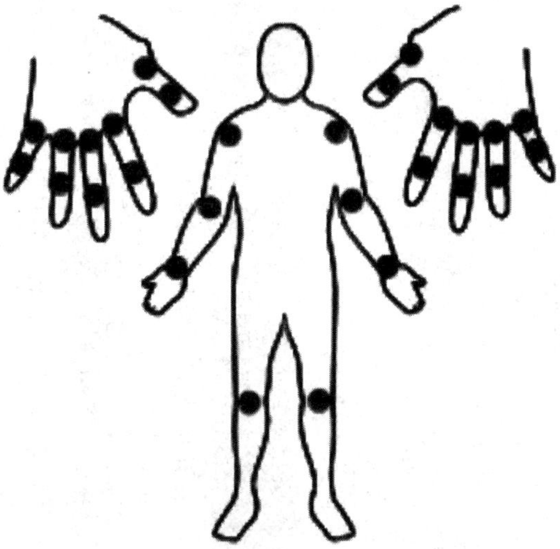

图 9-2-7 DAS28 活动性评分所涉及关节示例

28 个关节包括腕（2）、肘（2）、肩（2）、膝（2）、双手近指关节（10）、掌指关节（10）

（三）鉴别诊断

在类风湿关节炎的诊断过程中，应注意与骨关节炎（osteoarthritis，OA）、痛风（gout）、强直性脊柱炎（ankylosing spondylitis，As）、银屑病关节炎（psoriatic arthritis，PsA）和系统性红斑狼疮（systemic lupus eythematosus，SLE）等其他结缔组织病所致的关节炎相鉴别，见表 9-2-6。

【治疗】 RA 治疗目的是缓解关节症状；控制病情进展；提高生活质量。早期诊断，早期治疗，可以明显地改善预后。RA 的治疗策略是达标治疗（Treat - to - Target），即以降低 RA 患者病情活动度，达到持续临床缓解或低疾病活动度为目标的个体化治疗方案。缩短随访间隔，密切观察病情变化，以病情活动度为依据，及时调整治疗方案，强调早期强化治疗和个体化治疗（图 9-2-8）。

（一）一般治疗

加强患者宣教，树立战胜疾病的信心，积极配合治疗。急性期注意休息，适当减少活动，防止关节进一步损害。缓解期和慢性期鼓励患者进行功能锻炼，防止肌肉萎缩和关节强直。应予以高热量高维生素高蛋白饮食。

（二）药物治疗

目前治疗 RA 药物，均不能完全控制关节破坏，但能够缓解疼痛、减轻或延缓炎症的发展。治疗类风湿关节炎的常用药物分为五大类，即非甾类抗炎药（non - steroidal antiinflammatory drugs，NSAIDs）、改善病情的抗风湿药（disease modifying antirheumatic drugs，DMARDs）、糖皮质激素和生物学制剂。

1. NSAIDs　通过抑制环氧化酶活性，减少前列腺素合成而具有抗炎镇痛作用。由于 NSAIDs 使前列腺素的合成减少，故可出现相应的不良反应。胃肠道不良反应如恶心、呕吐、腹痛、纳差，严重者有消化道溃疡、出血、穿孔等；肾不良反应如肾灌注量减少，出现水钠潴留、高血钾、血尿、蛋白尿、间质性肾炎等，严重者发生肾坏死致肾功能不全。NSAIDs 由于阻止血栓素生成，血小板聚集功能减退，造成凝血障碍。其他不良反应包括肝

表 9-2-6 类风湿关节炎的鉴别诊断

	RA	OA	Gout	As	PsA	SLE
发病年龄	青中年	中老年，随年龄增大而增加	中年	青年	青中年	青年
性别	女＞男	相当	男＞女	男＞女	相当	女＞男
发病特点	缓慢起病，慢性、进展性、对称性多关节炎	缓慢起病，负重关节症状明显	急骤发病，多单关节受累，可自限，但反复发作	隐匿发病，间歇发作，缓慢进展	多隐匿发病，1/3急性发作，70%皮肤表现先于关节，15%同时发生	不定
常见受累关节	PIP、MCP、腕	DIP、膝、腰椎	MTP1、踝、膝	中轴关节±膝、踝	DIP、膝±中轴关节	双手指间关节
关节症状	疼痛、肿胀、晨僵	骨性膨大、疼痛、晨僵、骨摩擦	红、肿、热、痛	炎症性腰背痛伴非对称性下肢滑膜炎	类似RA±As特点、腊肠指（趾）	肿胀、疼痛
关节畸形	天鹅颈、纽扣花、尺侧偏斜等	Heberden结节 Bouchard结节	少见	脊柱后突畸形、中轴关节强直	5%出现毁损性关节炎，呈“望远镜手”	约10%肌腱挛缩，形成Jaccoud关节
关节外表现	见本文	无	痛风石、尿酸性肾病、尿路结石	色素膜炎	银屑病皮损、指甲改变	多器官脏器受累
实验室检查	RF、抗CCP抗体	无	血尿酸升高	HLA-B27（+）	部分HLA-B27（+）	多种自身抗体阳性
放射学检查	骨破坏、骨质疏松	骨赘形成、骨质疏松	软组织肿胀，反复复发可见穿凿样骨破坏	骶髂关节炎、脊柱炎	“铅笔帽”改变、新骨形成	罕见骨破坏

注：PIP：近端指间关节；MCP：掌指关；DIP：远端指间关节；MTP：跖趾关节；RF：类风湿因子；CCP：环瓜氨酸肽；HLA：组织相容性白细胞抗原

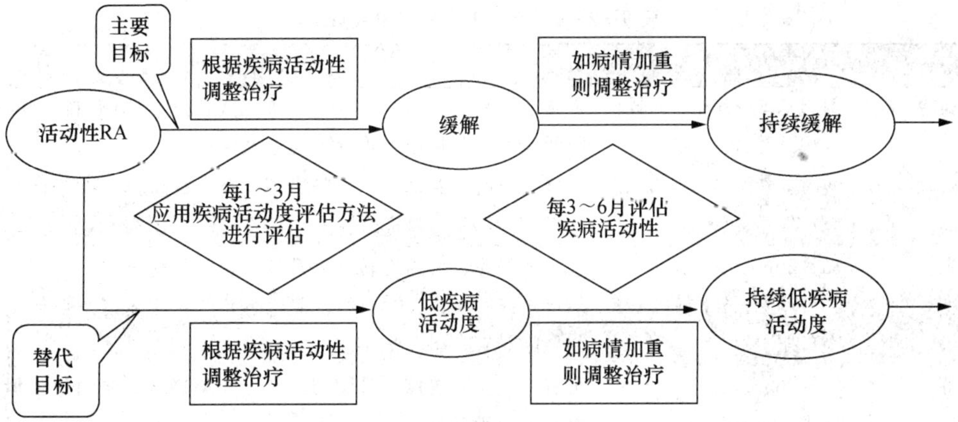

图 9-2-8 RA的达标治疗策略

功损害、过敏反应等。近来研究发现环氧化酶有两种同功异构体，即环氧化酶-1（COX-1）和环氧化酶-2（COX-2）。前者催化合成的前列腺素是生理性的，有保护胃黏膜、增加肾血流、维持血管内皮和血小板正常功能的作用。抑制后可引起胃肠道反应和肾损害等不良反应。后者催化合成的前列腺素与炎症反应有关，抑制后可以控制炎症症状。根据对COX-1/COX-2抑制活性，将 NSAIDs 区分为选择性 COX-2 抑制剂（如昔布类）与非选择性的 NSAIDs。临床试验已经证实前者能明显减少严重胃肠道不良反应。NSAIDs 应用原则：剂量个体化；避免两种或两种以上 NSAIDs 联合使用，其疗效不叠加，而不良反应会增多；老年人宜选用半衰期短的 NSAIDs 药物，对有溃疡病史的老年人，宜服用选择性 COX-2 抑制剂以减少胃肠道的不良反应。NSAIDs 仅能减轻类风湿关节炎的症状，但不能改变病程和预防关节破坏，必须与 DMARDs 联合应用。治疗 RA 常用 NSAIDs 见表 9-2-7。

表 9-2-7 治疗 RA 常用的 NSAIDs 剂量和半衰期

药物	半衰期（h）	每次剂量（mg）	次/日
布洛芬	2	400～600	3
洛索洛芬	1.2	60	3
双氯芬酸	2	25～50	3
吲哚美辛	3～11	25	3
舒林酸	18	200	2
美洛昔康	20	7.5～15	1
尼美舒利	2～5	100～200	2
塞来昔布	11	100～200	1～2

2. DMARDs　该类药物较 NSAIDs 发挥作用慢，有改善和延缓病情进展的作用。临床症状的明显改善需 1～6 个月，故又称慢作用药。早期积极、合理使用 DMARDs 治疗是减少致残的关键。药物选择要符合安全、有效、经济和简便的原则。对单用一种 DMARDs 疗效不好，或进展性、预后不良和难治性类风湿关节炎患者可采用机理不同的 DMARDs 联合治疗。一般首选甲氨蝶呤，并将它作为联合治疗的基本药物。常用于类风湿关节炎的 DMARDs 剂量用法和需监测的不良反应见表 9-2-8。

表 9-2-8 治疗 RA 常用 DMARDs

药物	常用剂量、用法	不良反应
氨甲蝶呤	每周 7.5～20mg 口服、肌注、静注	胃肠道症状、口腔炎、皮疹、脱发，偶有骨髓抑制、肝毒性，肺间质变（罕见但严重，可能危及生命）
柳氮磺吡啶	2～3g/d 分 2～3 次口服（饭中）	皮疹，偶有骨髓抑制、胃肠道不耐受。对磺胺过敏者不宜服用
来氟米特	10～20mg/d 口服	腹泻、瘙痒、可逆性转氨酶升高，脱发、皮疹
羟氯喹	200～400mg/d 分 1～2 次口服	偶有皮疹、腹泻，罕有视网膜毒性，禁用于窦房结功能不全和传导阻滞者。服药半年左右应查眼底
金诺芬	3～9mg/d 分 1～2 次口服	可有口腔炎、皮疹、骨髓抑制、血小板减少、蛋白尿，但发生率低，腹泻常见。
硫唑嘌呤	50～150mg/d 口服	骨髓抑制、胃肠道反应、偶有肝毒性、早期流感样症状（如发热、胃肠道症状、肝功能异常），少数敏感者短期内就可出现严重脱发和造血危象。
青霉胺	125～250mg/d 口服	恶心、呕吐、厌食、皮疹、口腔溃疡、嗅觉丧失、淋巴结肿大、关节痛、偶可引起自身免疫病，如重症肌无力、多发性肌炎、系统性红斑狼疮及天疱疮等
环孢素 A	2.5～4mg/kg·d	高血压、肝肾毒性、神经系统损害、继发感染、肿瘤以及胃肠道反应、齿龈增生、多毛等

3. 糖皮质激素　适应证：①为能迅速减轻关节疼痛、肿胀，小剂量糖皮质激素（每日泼尼松 10～20mg 或等效其他激素）短期治疗，在 DMARDs 发挥作用前的发挥“桥”治疗作用；②伴有重症关节外表现患者如高热、严重皮肤血管炎、心、肺、眼和神经系统等器官受累等，可给予短效激素，其剂量依病情严重程度而调整；③关节腔内注射长效糖皮质激素以减轻关节炎症状，改善关节功能。

4. 生物制剂　肿瘤坏死因子（TNF-α）单克隆抗体已开始广泛用于 RA 临床治疗。目前上市的有三种抗 TNF-α 制剂：英夫利昔单抗（infliximab）、依那西普（etanercept）和阿达木单抗（adalimumab）。英夫利昔是一种抗 TNFa 人鼠嵌合式单克隆抗体，依那西普是一种重组的人可溶性 TNF-α 受体融合蛋白。阿达木单抗是一种完全人源化的重组 TNFα 单克隆抗体。这三种药物治疗类风湿关节炎的总有效率约为 65%。适应证：①传统 DMARDs 单剂或联合治疗（包括氨甲蝶呤）≥3 月无效或不能耐受的 RA 患者；②活动性 RA；③早期 RA：当传统 DMARDs 是相对禁忌的情况，或早期即发生骨关节破坏者。联合氨甲蝶呤的治疗效果要好于单独应用。常见不良反应有静脉输液反应、加重和诱发潜在感染（尤其结核）。因此，应用前常规进行结核感染的筛除检查。其他少见不良反应有肿瘤、淋巴增殖性疾病、神经脱髓鞘病变及狼疮样综合征等。

到目前为止，白介素-1（IL-1）拮抗剂阿那白滞素（anakinra）、完全人化的抗白介素-6 受体的单克隆抗体托珠单抗（tocilizumab）、抗 T 细胞特异性抑制剂阿巴西普（abatacept）等也相继被用于治疗难治性类风湿关节炎。其疗效还有待更多病例的积累和随诊观察。

（三）外科治疗

对于中晚期、关节严重破坏，由于疼痛、畸形、功能障碍不能正常工作和生活的患者，为纠正畸形，改善生活质量可进行人工关节置换术。

【预后】

RA 患者病情慢性迁延，进行性加重。80%患者在发病的头 2 年内出现关节软骨的侵蚀性破坏。5 年内 33%不能继续工作，10 年后近一半患者出现明显功能障碍。积极、正确的治疗可使 80%以上的类风湿关节炎患者病情缓解。近来文献报道，早期治疗有可能终止 RA 免疫病理损伤进程。

以下因素提示 RA 预后不良：男性患者；发病年龄<16 岁；起病时关节受累数多或有跖趾关节受累；病程中肿胀压痛关节数≥20 个；持续高滴度类风湿因子和抗 CCP 抗体阳性、持续 ESR 和 CRP 增高、血中嗜酸性粒细胞增多、HLA－DR4/DR1 阳性均提示预后差；有严重关节外表现；短期激素治疗症状难以控制或激素维持剂量不能减至 10mg/d 以下者预后差。

案例

女性，32 岁，因“双手 PIP2、双腕肘关节肿痛 3 月，加重 2 周”就诊。该患者 3 个月前开始，无明显诱因出现双手 PIP2 肿痛，伴晨僵，活动 30min 后方可缓解。逐渐出现双腕肘关节肿痛伴活动受限。近 2 周，天气变冷后上述症状加重，无关节外症状。既往体健。查体：双手 PIP2、双腕肘关节肿胀 2 度、压痛（＋＋），双肘关节伸直受限。实验室检查：血常规正常；红细胞沉降率↑50mm/h、C 反应蛋白（CRP）↑47.5mg/dl；类风湿因子 345IU/ml、抗 CCP 抗体 1243RU/ml；血尿酸 340μmol/L；HLA－B27 阴性；ANA 阴性，抗 dsDNA 抗体、抗 ENA 抗体均阴性。X 线检查提示上述关节软组织肿胀，未见骨破坏。关节超声检查提示双手 PIP2 关节滑膜增生 2 级、血流信号丰富 3 级，关节腔积液双腕关节 MRI 检查提示，舟状骨骨髓水肿并滑膜炎症。

问题与思考：

1. 该病例关节炎发病特点是什么？诊断是什么？
2. 需要与哪些关节炎相鉴别，鉴别要点？
3. 该患疾病活动性如何，如何选择治疗方案？
4. 治疗中如何监测病情，如何调整治疗？

思考题

1. 简述类风湿关节炎的病理改变和临床表现。
2. 简述类风湿关节炎的分类标准。

（李鸿斌）

第三章

系统性红斑狼疮

学习目标

【掌握】

1. 系统性红斑狼疮的多器官系统受累表现。
2. 系统性红斑狼疮的免疫学和免疫病理学检查。
3. 系统性红斑狼疮 ACR 分类标准。
4. 系统性红斑狼疮病情活动性的评估。

【熟悉】

1. 狼疮肾炎的病理分型，肾穿刺病理的活动性慢性指标。
2. 系统性红斑狼疮的治疗。

【了解】

1. 系统性红斑狼疮的发病机制。
2. 系统性红斑狼疮妊娠的时机。

【概述】系统性红斑狼疮（systemic lupus erythematosus，SLE）是一种病因尚未明确的、自身免疫介导的、以血清中存在多种自身抗体和多器官系统受累为突出表现的弥漫性结缔组织病。SLE 好发于生育年龄女性，多见于 15～45 岁年龄段，女：男为（7～9）：1。SLE 的患病率为（14.6～122）/10 万人。

【病因及发病机理】

SLE 的病因及发病机制尚未明确，目前认为与遗传、环境、性激素、免疫学异常等多因素相关。

（一）遗传素质

基因易感性是 SLE 最重要的危险因素。同卵双生比异卵双生 SLE 同患病率高 10 倍。SLE 患者一级亲属中 SLE 发病率为 1.7%～3%，而正常人群发病率为 0.25%～0.3%。SLE 患者所有亲属中 27%、一级亲属中 15%患有一种自身免疫病。近来研究表明①SLE 与人类组织相容性复合体 HLA-DR 和 DQ 的某些基因位点密切相关。②遗传因素不但与 SLE 易感性有关，还可能与疾病严重程度有关。③SLE 遗传易感性是多基因位点决定的，除 HLAⅡ类基因外，还与调节凋亡基因，编码补体、补体调控蛋白和补体受体基因，编码细胞因子基因等相关。

（二）环境因素

SLE 的发病和病情变化与环境因素相关。这些环境因素包括紫外线、药物或化学试剂、感染、精神压力和饮食等。

1. 紫外线 SLE 患者日光暴晒后不但皮疹加重，而且可以引起疾病复发或加重，即光敏感现象。研究表明紫外线可使上皮细胞核的 DNA 解聚为胸腺嘧啶二聚体，紫外线照射还可以使胞内隐蔽抗原如 SSA 抗原暴露，后两者具有抗原性，刺激机体的免疫系统产生自身抗体。

2. 药物或化学试剂 多种药物如肼苯达嗪、甲基多巴、青霉胺、磺胺、苯巴比妥、异烟肼、普鲁卡因等均可以诱发药物性狼疮。回顾性研究表明芳香族胺基团或联胺基团的染发剂、防腐剂和杀虫剂与 SLE 发病相关。

3. 感染 虽然没有直接证据说明 SLE 与感染的因果关系，但是许多间接的依据表明，SLE 可能与某些感染因素有关，尤其是病毒如 EB 病毒、微小病毒 B19、棒状病毒等感染。感染可以通过分子模拟或超抗原作用，打破自身耐受。临床研究也表明，感染可以诱发和加重 SLE 病情活动。

（三）性激素

SLE 患者中，女性占 90%。生育年龄女性的 SLE 发病率高于同年龄段的男性，也高于青春期以前的儿童和老年女性。已有研究显示，SLE 患者体内雌性激素水平增高、雄性激素降低、泌乳素水平增高均可能对 SLE 的病情有影响。

（四）免疫学异常

遗传背景决定了特定的外来抗原和自身抗原被抗原递呈细胞递呈于 T 淋巴细胞，T 淋巴细胞过度活化，过多地产生对 B 细胞刺激性的细胞因子，而抑制性的细胞因子不足，导致 B 淋巴细胞高度活化，产生大量自身抗体。自身抗体可以与循环中的自身抗原形成免疫复合物（IC），IC 不能被及时清除，沉积在组织中致病；也可直接与靶细胞或组织中的抗原结合形成 IC 而致病。IC 的形成和沉积是 SLE 发病的主要机制，见图 9-3-1。

【病理】光镜下的病理改变：①结缔组织纤维蛋白样变性；②结缔组织基质黏液性水肿；③坏死性血管炎。SLE 特征性的病理表现：①苏木紫小体即由抗核抗体与细胞核结合，使之变性形成嗜酸性团块；②小动脉周围向心性的纤维组织增生，形成“洋葱皮样”病变；③免疫荧光病理可见免疫球蛋白（IgG、IgM、IgA 等）和补体（C_3、C_4、Clq 等）沉积。沉积的量和种类越多，越具有诊断意义。

【临床表现】SLE 临床表现复杂多样。多数呈隐匿起病，表现为关节炎、皮疹、血小板减少性紫癜等。也有一些患者一起病就累及多个系统，并出现受累器官的功能障碍。SLE 的自然病程多表现为病情加重与缓解交替，迁延反复，受累器官逐渐增多。

1. 全身表现 患者常常出现发热，可能是 SLE 活动的表现，但应除外感染因素，尤其是免疫抑制治疗中出现的发热，更需警惕合并感染。疲乏是 SLE 常见但容易被忽视的症状，常是狼疮活动的先兆。

2. 皮肤与黏膜 蝶形红斑是 SLE 特征性的改变。其他皮肤损害尚有光敏感、脱发、手足掌面和甲周红斑、盘状红斑、结节性红斑、脂膜炎、网状青斑、雷诺现象等。SLE 口腔溃疡或黏膜糜烂常见，一般为无痛性。在免疫抑制和（或）抗生素治疗后的口腔糜烂，应注意口腔真菌感染。

3. 关节和肌肉 90%患者出现对称性多关节疼痛、肿胀，但很少发生骨质破坏和关节畸形。10%～20%SLE 患者可出现手部关节“类风湿样”畸形，但不同于 RA 的是这种畸形

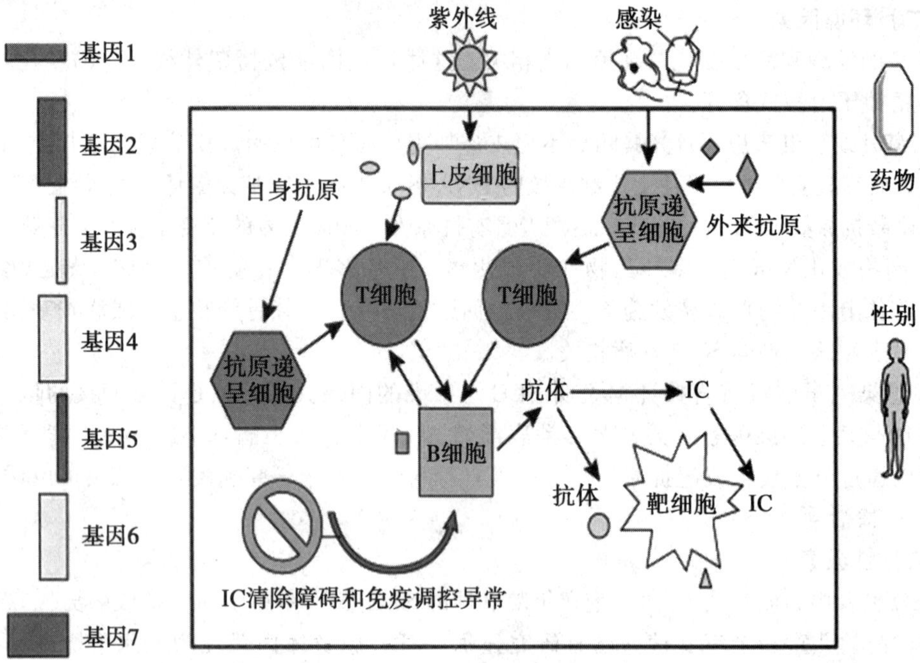

图 9-3-1 SLE 的发病机制

具有可复性，是由于肌腱炎和关节周围软组织炎造成关节半脱位。X 线检查可见软组织肿胀、弥漫性骨质疏松、掌指关节尺侧偏斜和关节半脱位，但并没有关节间隙狭窄和骨质破坏，称之为 Jaccoud 关节病（Jaccoud's arthropathy）。部分患者可有股骨头和肱骨的无菌性股骨头坏死。10％患者可出现肌痛和肌无力，少数可有肌酶谱的增高。

4. 肾损害　又称狼疮性肾炎（Lupus nephritis，LN），表现为蛋白尿、血尿、管型尿、高血压、氮质血症乃至肾衰竭。50％～70％的 SLE 患者会出现临床肾受累，肾活检显示几乎所有 SLE 患者均有肾病理学改变。LN 对 SLE 预后影响甚大，肾衰竭是 SLE 的主要死亡原因之一。2003 年世界卫生组织（WHO）将 LN 病理分型为：Ⅰ型轻微系膜 LN，Ⅱ型系膜增殖性 LN，Ⅲ型局灶性 LN，Ⅳ型弥漫性 LN，Ⅴ型膜性 LN，Ⅵ型严重硬化性 LN。病理分型对于估计预后和指导治疗有积极的意义，通常Ⅰ型和Ⅱ型的预后较好，Ⅳ型和Ⅵ型预后较差。但 LN 的病理类型是可以转换的，Ⅰ型和Ⅱ型者有可能转变为较差的类型，Ⅳ型和Ⅴ型者经过免疫抑制剂的治疗，也可以有良好的预后。肾病理还可提供 LN 活动性的指标，如肾小球细胞增殖性改变、纤维素样坏死、核碎裂、细胞性新月体、透明栓子、金属环、炎细胞浸润，肾小管间质的炎症等均提示 LN 活动；而肾小球硬化、纤维性新月体，肾小管萎缩和间质纤维化则是 LN 慢性指标。活动性指标越高，肾损害进展速度越快，但积极治疗仍可以逆转；慢性指标提示肾不可逆的损害程度，药物治疗只能减缓而不能逆转慢性指数的继续升高。慢性指标越高，治疗反应和预后越差。

5. 神经系统损害　神经精神狼疮（neuropsychiatric lupus erythematosus，NPLE）存在≥1 种以下表现，并除外感染、药物等继发因素，结合影像、脑脊液、脑电图等检查可诊断 NPLE。中枢神经系统表现包括无菌性脑膜炎、脑血管病、脱髓鞘综合征、头痛、运动障碍、脊髓病、癫痫发作、急性精神错乱、焦虑、认知障碍、情绪失调、精神障碍；周围神经系统表现包括格林-巴利综合征、自主神经系统功能紊乱、单神经病变、重症肌无力、脑神经病变、神经丛病变、多发性神经等病变。以弥漫性的高级皮层功能障碍为表现的 NPLE，多与抗核糖体 P 蛋白（rRNP）抗体相关；有局灶性神经定位体征的 NPLE，又可进一步分为两种情况：一种伴有抗磷脂抗体阳性；另一种常有全身血管炎表现和明显病情活动，在治疗上侧重点不同。

6. 血液系统表现　活动期 SLE 的血细胞三系中可有一系或多系减少。贫血可能为慢性病贫血或肾性贫血。短期内出现重度贫血则常是自身免疫性溶血，多有网织红细胞升高，Coomb's 试验阳性。SLE 可出现白细胞减少，需与细胞毒药物的骨髓移植相鉴别。血小板减少与血清中存在抗血小板抗体、抗磷脂抗体以及骨髓巨核细胞成熟障碍有关。部分患者在疾病活动期可伴有淋巴结肿大和（或）脾大。

7. 肺部表现　可出现胸膜炎伴或不伴胸腔积液、肺实质浸润、肺间质性病变、肺动脉高压或血管炎、弥漫性出血性肺泡炎（diffuse alveolar hemorrhage，DAH）、肺梗死和肺萎缩综合征（shrinking - lung syndrome）等。

8. 心脏表现　心包炎伴或不伴心包积液，但心包填塞少见。心肌炎、心律失常，重症者可伴有心功能不全和疣状心内膜炎（Libman - Sack 心内膜炎）。冠状动脉炎，可表现为心绞痛和心电图 ST - T 改变，甚至出现急性心肌梗死。早发动脉粥样硬化和抗磷脂抗体综合征导致动脉血栓形成，可能是冠状动脉病变的另两个主要原因。

9. 消化系统表现　25%～50%可表现为恶心、呕吐、腹痛、腹泻或便秘。以腹泻较常见，可伴有蛋白丢失性肠病，是继狼疮性肾炎之后导致 SLE 低蛋白血症的另一个主要原因。活动期 SLE 可出现肠系膜血管炎，表现为急腹症或假性肠麻痹。50%～60%SLE 可出现腹膜炎，约 10%伴有腹水。SLE 还可并发急性胰腺炎。肝酶增高常见，仅少数出现严重肝损害和黄疸。

10. 眼部受累　包括结膜炎、葡萄膜炎、眼底改变、视神经病变和眼干燥症等。眼底改变包括出血、视盘水肿、视网膜渗出等，眼底出血和视神经病变可以导致突然失明。

【实验室检查】包括免疫学和免疫病理学检查、反映病情活动指标和受累器官功能指标三个方面。

（一）免疫学和免疫病理学检查

1. 抗核抗体（ANA）　免疫荧光法检测的 ANA 是 SLE 的筛选检查。诊断敏感性为 95%，特异性仅 10%～40%。滴度与疾病活动性无关，不能作为监测治疗效果和疾病活动的指标。

2. 抗双链 DNA（ds - DNA）　抗体对 SLE 的特异性为 95%，敏感性为 70%。是 SLE 的标记性和致病性抗体，抗体滴度与疾病活动性及预后相关。可作为监测治疗效果和疾病活动的指标。目前检测常用方法包括放射免疫法（Faar 法）、以短膜虫或马疫锥虫为底物的间接免疫荧光法（IIF）和酶联免疫吸附法（ELISA）。

3. 抗 ENA 抗体谱　SLE 可出现多种 ENA 抗体阳性，不同 ENA 抗体的诊断价值不同，其临床意义也不同，见表 9 - 3 - 1。

表 9 - 3 - 1　SLE 患者常见抗 ENA 抗体的临床意义

抗 ENA 抗体	阳性率	临床意义
抗 Sm 抗体	20%～30%	SLE 标记性抗体，特异性高达 99%
抗 rRNP 抗体	20%～30%	与弥漫性高级皮层功能障碍的 NPLE 相关
抗 U_1RNP 抗体	25%～50%	与雷诺现象、肌炎、肌痛相关
抗 SSA 抗体和抗 SSB 抗体	抗 SSA 抗体：30%～35% 抗 SSB 抗体：10%～15%	与皮疹、光过敏、血细胞减少、新生儿狼疮、血管炎、继发干燥综合征相关

4. 抗核小体抗体（AnuA） SLE标记性抗体，对SLE诊断敏感性72%～85%、特异性94%～97.9%，滴度与SLE的活动性相关。

5. 抗磷脂抗体（aPL） SLE患者中25%～50%阳性，与动静脉血栓、血小板减少、网状青斑、复发性自发性流产以及局灶性NPLE等相关。

6. 其他 SLE患者还可出现血清RF、抗多种血细胞抗体和Coom's试验等多种非特异性自身抗体阳性。

7. 免疫病理学检查 包括皮肤狼疮带试验和肾穿刺病理活检，若免疫荧光检测提示皮肤表真皮交界处和肾活检病理组织有多种免疫球蛋白（IgG、IgM、IgA等）和补体（C_3、C_4、C1q等）沉积，即呈现“满堂亮”现象，对SLE诊断有一定的特异性。

（二）反映病情活动指标

包括急性时相反应物（ESR和CRP）、高γ球蛋白血症和低补体血症。

（三）受累器官功能指标

反映器官系统受累的相应实验室指标同时也可以是反映病情活动指标。

【诊断】

（一）诊断

生育年龄女性出现不明原因的有多系统受累表现（具备上述两个以上系统的症状）和多种自身抗体阳性，应考虑系统性红斑狼疮诊断。目前普遍采用美国风湿病学会（ACR）1997年推荐的SLE分类标准（表9-3-2）。该分类标准的11项中，符合4项或4项以上者，在除外感染、肿瘤和其他结缔组织病后，可诊断SLE。其敏感性和特异性分别为95%和85%。11条分类标准中，免疫学异常和高滴度抗核抗体更具有诊断意义。

早期病例表现往往不典型，应结合实验室检查，尤其血清自身抗体和免疫病理检查来综合判断。一旦患者免疫学异常，即使临床诊断不够条件，也应密切随访，以便尽早作出诊断和及时治疗。1997年ACR分类诊断标准可能将没有任何自身抗体或血清学异常的患者归入SLE。2009年系统性红斑狼疮国际临床协作组（SLICC）对该标准进行了修订，取消了一些特异性和敏感性不高的临床表现，更加重视器官受累，更强调临床和免疫的结合，诊断敏感性为94%，特异性为92%（见表9-3-3）。

表9-3-2 1997年ACR关于SLE的分类诊断标准

1. 颊部红斑	固定红斑，扁平或高起，在两颧突出部位
2. 盘状红斑	片状高起于皮肤的红斑，黏附有角质脱屑和毛囊栓；陈旧病变可发生萎缩性瘢痕
3. 光过敏	对日光有明显的反应，引起皮疹，从病史中得知或医生观察到
4. 口腔溃疡	经医生观察到的口腔或鼻咽部溃疡，一般为无痛性
5. 关节炎	非侵蚀性关节炎，累及2个或更多的外周关节，有压痛，肿胀或积液
6. 浆膜炎	胸膜炎或心包炎
7. 肾病变	24h尿蛋白>0.5g或+++，或管型（红细胞、血红蛋白、颗粒或混合管型）
8. 神经病变	癫痫发作或精神病，除外药物或已知的代谢紊乱
9. 血液学疾病	溶血性贫血、白细胞减少、淋巴细胞减少，或血小板减少
10. 免疫学异常	抗ds-DNA抗体阳性，或抗Sm抗体阳性，或抗磷脂抗体阳性（包括抗心磷脂抗体、狼疮抗凝物、至少持续6个月的梅毒血清试验假阳性，三者中具备一项阳性）
11. 抗核抗体	在任何时候和未用药物诱发“药物性狼疮”的情况下，抗核抗体滴度异常

表 9-3-3 SLICC 关于 SLE 的分类标准

临床标准	免疫学标准
1. 急性或亚急性皮肤型狼疮	1. ANA 阳性
2. 慢性皮肤型狼疮	2. 抗 dsDNA 阳性：（ELISA 法需≥2 次）
3. 口腔或鼻咽部溃疡	3. 抗 Sm 抗体阳性
4. 非瘢痕性脱发	4. 抗磷脂抗体阳性：狼疮抗凝物阳性、梅毒血清学实验假阳性、中高水平阳性的抗心磷脂抗体或抗 β 糖蛋白 I 抗体阳性
5. 关节炎	5. 补体减低：C_3/C_4/CH_{50}
6. 浆膜炎：胸膜炎和心包炎	6. 无溶血性贫血但直接抗人球蛋白实验（Coombs 试验）阳性
7. 肾病变：尿蛋白/肌酐比＞0.5（mg/mg），或 24h 尿蛋白定量＞0.5g 或有红细胞管型	
8. 神经病变：癫痫发作、精神病、多发性单神经炎、脊髓炎、外周或脑神经病变、急性精神混乱状态	
9. 溶血性贫血	
10. 白细胞减少（至少 1 次＜4.0×10^9/L）或淋巴细胞减少（至少 1 次＜1.0×10^9/L）；	
11. 血小板减少症（至少 1 次＜100×10^9/L）	

确定诊断需满足上述 4 项标准，包括至少 1 项临床标准和 1 项免疫学标准，或者肾活检证实狼疮肾炎，同时抗核抗体阳性或抗 dsDNA 抗体阳性。

（二）SLE 病情活动性和病情轻重程度的评估

1. 病情活动性的评估　通常选用 SLE 疾病活动性评分（systemic lupus erythematosus disease activity index，SLEDAI）来判断。内容如下：癫痫发作（8 分）、精神症状（8 分）、器质性脑病（8 分）、视觉受损（8 分）、脑神经受累（8 分）、狼疮性头痛（8 分）、脑血管意外（8 分）、血管炎（8 分）、关节炎（4 分）、肌炎（4 分）、管型尿（4 分）、血尿（4 分）、蛋白尿（4 分）、脓尿（4 分）、新出现皮疹（2 分）、脱发（2 分）、黏膜溃疡（2 分）、胸膜炎（2 分）、发热（1 分）、血小板减少（1 分）、白细胞减少（1 分）。病情活动性评估：0～4 分基本无活动，5～9 分轻度活动，10～14 分中度活动，≥15 分高度活动。

2. 病情轻重程度的评估　轻型 SLE：诊断明确，仅表现为光过敏、皮疹、关节炎或轻度浆膜炎，而无明显器官损害。重型 SLE：指 SLE 患者出现皮肤黏膜和关节肌肉以外的器官受累，所受累靶器官功能出现明显异常，或有进一步恶化趋势。如冠状动脉血管受累、心脏压塞、肺动脉高压、DAH、肺间质纤维化、肠系膜血管炎、溶血性贫血，粒细胞减少（WBC＜1000/mm^3）、血小板减少（＜50 000/mm^3）、动静脉血栓形成、急进性肾小球肾炎、肾病综合征、NPLE 等，其中危及生命的重症 SLE 被称为狼疮危象。

SLE 活动性和病情轻重程度的评估是治疗方案拟订的先决条件。

【治疗】

（一）一般治疗

1. 加强宣教　正确认识疾病，消除恐惧心理，树立信心。学会自我认识疾病活动的征象，配合治疗、遵从医嘱，定期随诊。避免暴晒、过度疲劳和感染。

2. 其他　对症治疗和去除各种影响疾病预后的因素，如注意控制高血压，防治各种感染。

（二）药物治疗

SLE是一种高度异质性的疾病，临床医生应根据病情的活动性和轻重程度，个体化用药，掌握好治疗的风险与效益之比。

1. 轻型SLE

（1）NSAIDs用于控制关节炎和肌痛。

（2）抗疟药用于控制皮疹和减轻光敏感，常用氯喹0.25g每日一次，或羟氯喹200mg，每日1～2次。

（3）可短期局部应用激素治疗皮疹或口服小剂量激素（泼尼松≤10mg/d）减轻症状。必要时可用硫唑嘌呤、甲氨蝶呤或环磷酰胺等免疫抑制剂。

2. 重型SLE

治疗要分诱导缓解和巩固治疗两个阶段进行。诱导缓解目的在于迅速控制病情，阻止或逆转器官损害，力求疾病完全缓解。多数患者的诱导缓解期需要超过半年至1年。

（1）糖皮质激素：具有强大的抗炎作用和免疫抑制作用，是治疗SLE的基础药。剂量是泼尼松1mg/（kg·d），晨起顿服，高热者可分次服用，病情稳定后2周或疗程8周内，开始以每1～2周减10%的速度缓慢减量，减至泼尼松0.5mg/（kg·d）后，减药速度按病情适当调慢。如果病情允许，维持治疗的激素剂量尽量小于泼尼松10mg/d。

对狼疮危象患者，可以使用甲基泼尼松龙（MP）冲击治疗，MP500～1000mg加入5%葡萄糖250ml，每天1次，缓慢静脉滴注≥2h，连续3天为1疗程，必要时5～30天后可以重复一次。冲击后激素用量恢复到泼尼松0.5～1mg/（kg·d），疗程多少和减量速度应视病情因人而异。

减药过程中，如果病情不稳定，可暂时维持原剂量不变或酌情增加剂量或加用免疫抑制剂联合治疗。联合应用以便更快地诱导病情缓解和巩固疗效，并避免长期使用较大剂量激素导致的严重副作用。

激素的副作用包括感染、高血压、高血糖、高血脂、消化性溃疡、低钾血症、骨质疏松、无菌性骨坏死、白内障、青光眼、体重增加、水钠潴留、诱发癫痫大发作、精神症状、心律失常等。应注意监测和对症处理。

（2）免疫抑制剂

1）环磷酰胺（Cyclophosphamide，CYC）：是主要作用于S期的细胞周期特异性烷化剂，通过影响DNA合成发挥细胞毒作用。其对体液免疫的抑制作用较强，能抑制B细胞增殖和抗体生成，是治疗重症SLE的有效的药物之一，尤其是在狼疮性肾炎和血管炎的患者中，环磷酰胺与激素联合治疗能有效地诱导疾病缓解，阻止和逆转病变的发展，改善远期预后。目前普遍采用的标准环磷酰胺冲击疗法是：CYC 0.5～1.0g/m^2加入生理盐水250ml中静脉滴注，每3～4周1次，难治和危重患者可缩短冲击间期。多数患者6～12个月后病情缓解，而在巩固治疗阶段，常需要继续环磷酰胺冲击治疗，逐渐延长用药间歇期，至约三个月一次维持数年。CYC的不良反应包括骨髓抑制、感染、性腺抑制、胃肠道反应、脱发、肝功能损害、出血性膀胱炎和膀胱癌等。

2）硫唑嘌呤为嘌呤类似物，可通过抑制DNA合成发挥淋巴细胞的细胞毒作用。在控制肾和神经系统病变方面疗效不及CYC，而对浆膜炎、血液系统、皮疹等较好。用法1～2.5mg/（kg·d），常用剂量为50～100mg/d。③甲氨蝶呤（MTX）为二氢叶酸还原酶拮抗剂，通过抑制核酸的合成发挥细胞毒作用。疗效不及环磷酰胺冲击疗法，但长期用药耐受性较佳。剂量为10～15mg，每周1次，或依据病情适当加大剂量。主要用于关节炎、肌炎、浆膜炎和皮肤损害为主的SLE。

3）环孢素A可特异性抑制T淋巴细胞IL－2的产生，发挥选择性的细胞免疫抑制作用，是一种非细胞毒免疫抑制剂。对狼疮性肾炎（特别是V型LN）有效，环孢素剂量3～5mg/（kg·d），分两次口服。

4）霉酚酸酯为次黄嘌呤单核苷酸脱氢酶抑制剂，可抑制嘌呤从头合成途径，从而抑制淋巴细胞活化。治疗狼疮性肾炎有效，能够有效的控制IV型LN活动。剂量为10～30mg/（kg·d），分两次口服。

（3）大剂量静脉人体免疫球蛋白（IvIg）：大剂量IvIg一方面对SLE本身具有中和抗体、受体封闭、抑制细胞因子和补体活化、促进IC清除等免疫治疗作用，另一方面具有非特异性的抗感染作用。适用于重症NPLE、溶血性贫血、血小板减少性紫癜、继发性抗磷脂抗体综合征、粒细胞缺乏症等狼疮危象，以及合并重症感染者。常用剂量为350～450mg/（kg·d），静脉滴注，连续3～5天为1个疗程。

（4）其他治疗：血浆置换、自体干细胞移植以及针对SLE发病机制关键环节的靶分子单克隆抗体，如抗CD20、CD4、CD5单抗；阻止T与B细胞活化的第二信号途径的CTAL～Ig融合蛋白等是对SLE治疗新的发展方向，其疗效还有待更多病例的积累和随诊观察。

【SLE与妊娠】SLE患者的生育能力是健全的，但病情活动、大剂量皮质激素治疗者会造成月经周期紊乱和无排卵周期。免疫制剂如环磷酰胺会引起卵巢早衰而闭经，其发生的风险取决于开始治疗年龄、药物累积剂量。合并抗磷脂抗体综合征（antiphospholipid antibody syndrome，APS）患者会有发生习惯性自发性流产和胎盘血栓形成的风险。超过50％的狼疮患者在妊娠期间会出现病情加重。因此孕前病情评估和密切的妊娠期检测是非常重要的。SLE患者妊娠的合适时机应满足以下条件：无重要器官受累；病情稳定至少半年，最好1年以上；泼尼松用量每日小于10mg；免疫抑制药（CYC、MTX、雷公藤等）停用半年以上；肾功能稳定［肌酐清除率正常或估测肾小球滤过率＞60ml/（min·1.73m^2）、24h尿蛋白小于0.5g］；原有aPL阳性者，阴转3个月以上。患SLE的母亲中，其孩子新生儿狼疮发病率约为5％。一旦生出新生儿狼疮的患儿，该产妇下一胎发病的机会增至15％。

【预后】经正规治疗SLE的预后可有显著改善。目前1年存活率为96％，5年存活率为85％，10年存活率已超过75％。急性期患者的死亡原因主要是SLE的多脏器严重损害和感染，尤其是伴有严重神经精神性狼疮和急进性狼疮性肾炎者；慢性肾功能不全、药物（尤其是长期使用大剂量激素）的不良反应和冠状动脉粥样硬化性心脏病等，是SLE远期死亡的主要原因。

案例

女性，29岁，公司文职职员。因“关节肿痛6个月，发热伴面部红斑、双下肢水肿1个月”收住。

6个月前无明显诱因出现双手近端指间肿胀、疼痛，晨僵10～15min，无明显活动受限。1月前出现间断发热，T_{max} 38℃，无畏寒或寒战。伴面部红色斑疹，高出于皮面，跨过鼻梁。暴晒后加重，部分皮疹破溃结痂。伴反复口腔黏膜溃疡，关节肿痛较前加重。双下肢水肿，压之凹陷。实验室检查：WBC 2.1×10^9/L，N 53.1%，Hb 101g/L MCV 84.1fl；MCH 26.3pg，MCHC 313g/L Plt35×10^9/L，尿Pro（3＋）BLD（2＋），尿沉渣显微镜检查提示红细胞45～60/Hp（100%畸形）颗粒管型12～15/Hp，24h尿蛋白定量3.8g，ESR 30mm/h，肝功能正常，血Cr148μmol/L，血Alb 28g/L，血脂正常，ANA（＋）1：1280（斑点型），抗dsDNA抗体免疫印记法（＋），抗ENA抗体免疫印记法检测结果：抗SSA抗体（＋）抗SSB抗体（＋）抗rRNP抗体（＋），入院前3天，突发剧烈头痛，视物模糊，全身抽搐，持续时间2～4min，伴口吐白沫和短暂意识丧失。无呕吐。意识恢复后无肢体感觉异常和运动障碍。行头颅CT检查未见明显异常。查体：体温38.2℃，血压165/105mmHg，神志清，颧部对称红斑疹，跨鼻梁，未累及鼻唇沟，皮疹表面有角质栓和脱屑，部分皮肤破溃并结痂。双侧手指指端皮肤血管炎皮疹并甲周红斑。双下肢胫前和踝部可凹性水肿，心肺腹部查体（—）。神经系统查体（—）。

问题与思考：

1. 该病例病例特点是什么？

2. 诊断思路：①是否明确诊断为SLE？②SLE病情活动性？③病情轻重程度？

思考题

1. 简述系统性红斑狼疮的临床表现。
2. 简述系统性红斑治疗的常用药物。

（李鸿斌）

第四章

血管炎

学习目标

【掌握】

1. 血管炎分类内容。
2. 抗中性粒细胞胞浆抗体相关性血管炎的定义。

【熟悉】

1. 血管炎分类定义。
2. 常见血管炎的病理特点。

【了解】

1. 血管炎的病因和发病机制。
2. 结节性多动脉炎的临床表现和诊断标准。
3. 肉芽肿性多血管炎的临床表现和诊断标准。

血管炎（systemic vasculitis）是一类病因不明、以血管炎症和破坏为基本病理改变，并引起相应的组织器官缺血、炎症、坏死的全身性结缔组织病。临床表现因受累血管的类型、大小、部位，以及病理特点不同而呈现高度异质性。

第一节　概　述

【病因及发病机制】

1. 感染因素　感染原对血管的直接损伤和诱发的免疫炎症损伤是血管炎发病机制中的重要一环。病原体与抗体结合形成免疫复合物（IC），沉积在血管壁引起血管的免疫炎症损伤。动物血清病模型和局部过敏反应（Arthus 反应）是 IC 引发血管炎的最好例证。如结节性多动脉炎的病变血管壁上常有 HBsAg、IgG、IgM 和补体 C_3 的沉积，过敏性紫癜患者皮肤、肾及小肠的血管炎均可以检测到 IgA。

2. 抗中性粒细胞胞浆抗体（antineutrophil cytoplasmic antibody，ANCA）　ANCA 是一种以中性粒细胞和单核细胞胞浆成分为靶抗原的自身抗体。ANCA 通常用免疫荧光法检测，根据荧光染色模型分为：①胞浆型（cytoplasmic pattern，c－ANCA），其靶抗原为蛋白酶-3（PR3）；②核周型（perinuclear pattern，p－ANCA），其靶抗原为髓过氧化物酶

(MPO)。目前认为 c－ANCA 与肉芽肿性多血管炎的发病关系密切。ANCA 参与血管炎发病机制的可能途径：①由中性粒细胞或单核细胞溶酶体释放的 PR3、MPO 和血管壁发生非特异性结合，形成原位 IC 导致血管壁损伤。②体外实验发现 ANCA 通过激活中性粒细胞直接导致血管内皮细胞损伤，出现血管病变。在肿瘤坏死因子存在的情况下，中性粒细胞和 ANCA 相互作用后能在其表面表达 PR－3 和 MPO。ANCA 和中性粒细胞相互作用后导致相应的中性粒细发生呼吸爆发和变性，黏附于血管壁造成内皮细胞损伤而发生血管炎。

3. 抗内皮细胞抗体（antiendothelial cell antibodies，AECA） 在动物模型中，AECA 可诱发鼠血管炎的发生，表现为肺和肾的小动脉和静脉周围有淋巴样细胞浸润，以及部分血管壁外有免疫球蛋白沉积，是 AECA 致病的直接依据。AECA 通过补体介导的细胞毒作用或抗体依赖性细胞介导的细胞毒作用导致内皮细胞的损伤。AECA 见于肉芽肿性多血管炎、显微镜多血管炎、大动脉炎、川崎病等多种血管炎，阳性率 59%～87%，滴度与病情活动相关。

【分类】

血管炎分类的依据是受累血管大小、类型、受累器官、临床表现和免疫病理，目前国际上公认的血管炎的分类方法是 2012 年修订的 Chapel Hill 的血管炎命名和分类，见表 9－4－1、图 9－4－1、图 9－4－2。

表 9－4－1　2012 年修订的 Chapel Hill 血管炎的分类和定义

血管炎	定义
一、大血管的血管炎	
1. 巨细胞动脉炎（giant cell arteritis，GCA）	主动脉及其主要分支的肉芽肿性动脉炎，特别易发于颈动脉和椎动脉的分支。常累及颞动脉，多发于 50 岁以上，多伴有风湿性多肌痛。
2. 大动脉炎（takayasu arteritis，TA）	主动脉及其主要分支的肉芽肿性炎症，多发于 50 岁以下。
二、中等血管的血管炎	
1. 结节性多动脉炎（polyarteritis nodosa，PAN）	中、小动脉的坏死性血管炎，不伴有肾小球肾炎或微小动脉、毛细血管或微小静脉炎症，与 ANCA 无关。
2. 川崎病（Kawasaki disease，KD）	与皮肤黏膜淋巴结综合征相关的累及中、小动脉的血管炎，累及冠状动脉常受累，并可累及主动脉及大血管。多发生于幼儿和儿童。
三、小血管的血管炎	
（一）ANCA 相关性血管炎（antineutrophil cytoplasmic antibody-associated vasculitis，AAV）	坏死性血管炎，无或罕有免疫复合物沉积。主要受累小血管（如小动脉、微小动脉、毛细血管、微小静脉和小静脉）。主要与髓过氧化物酶- ANCA（MPO－ANCA）或蛋白酶 3－ANCA 相关（PR3—ANCA）。
显微镜下多血管炎（microscopic polyangiitis，MPA）	累及小血管（毛细血管、微小静脉或微小动脉）的坏死性血管炎，很少或无免疫物沉积，也可能涉及小及中等的动脉。坏死性肾小球肾炎很多见，肺毛细血管也常发生。没有肉芽肿性炎症。

续表

血管炎	定义
肉芽肿性多血管炎（Granulomatosis with polyangiitis，GPA），即韦格纳肉芽肿	累及上下呼吸道的坏死性肉芽肿性炎症，主要涉及小到中血管（毛细血管、微小静脉、微小动脉、小动脉和小静脉）的坏死性血管炎，坏死性肾小球肾炎多见。
嗜酸性肉芽肿性血管炎（eosinophilic granulomatosis with polyangiitis，EGPA），即 Churg - Strauss 综合征	累及呼吸道的高嗜酸细胞坏死性肉芽肿性炎症，及主要累及小到中等血管的坏死性血管炎，伴有哮喘和高嗜酸细胞增多症。合并肾小球肾炎时 ANCA 阳性率高。
（二）免疫复合物性小血管炎	
抗肾小球基底膜病（anti -glomerularbasement membrane disease）	累计肺、肾毛细血管的血管炎，伴有抗 GBM 抗体沉积。表现为肺出血和坏死性肾小球肾炎伴新月体形成。
冷球蛋白血症性血管炎（cryoglobulinemic Vasculitis，CV）	冷球蛋白免疫复合物在小血管（毛细血管、微小静脉或微小动脉）沉积引发的血管炎，伴冷球蛋白血症。皮肤、肾小球和外周神经常受累。
IgA 血管炎（IgA vasculitis，IgAV），即过敏性紫癜	以 IgA1 为主的免疫复合物沉积于小血管（毛细血管、微小静脉或微小动脉）引发的血管炎，常受累皮肤和胃肠道，并常伴关节炎，可伴有不能与 IgA 肾病相区分的肾小球肾炎。
低补体性荨麻疹性血管炎（hypocomplementemic urticarial vasculitis，HUV），即抗 C1q 血管炎	与抗 C1q 抗体相关的小血管炎（受累毛细血管、微小静脉或微小动脉），伴有荨麻疹和低补体血症。常见肾小球肾炎、关节炎、阻塞性肺病和眼炎。
四、多血管受累血管炎（variable vessel vasculitis，VVV）	可受累各种类型（动脉、静脉和毛细血管）和各种大小（大中小血管）的血管炎
白塞氏病（Behçet's disease，BD）	BD 血管炎可受累各种动脉和静脉。BD 以复发性口腔和（或）生殖器阿弗他溃疡为特点，伴有皮肤、眼、关节、胃肠道和（或）中枢神经系统炎性损伤，也可见小血管炎、血栓性血管炎、血栓形成、动脉炎和动脉瘤形成。
Cogan 综合征（Cogan's syndrome，CS）	Cogan 综合征包括眼炎（基质性角膜炎、葡萄膜炎和巩膜炎）、内耳损伤（感觉神经性失聪、前庭功能障碍）和可累及大中小血管的血管炎（动脉炎、动脉瘤、主动脉瓣、二尖瓣瓣膜炎）。
五、单一器官血管炎 如皮肤白细胞碎裂性血管炎、皮肤动脉炎、原发性中枢性血管炎、孤立性主动脉炎	局限于单一器官的各种大小血管的血管炎，而非系统性血管的某一器官受累。最初诊断为单一器官血管炎者可能会发展为系统性血管炎。
六、系统性疾病相关性血管炎 如狼疮血管炎、类风湿血管炎、结节病血管炎	继发于系统疾病的血管炎
七、可能病因相关性血管炎 如丙肝病毒相关性冷球蛋白性血管炎、丙肝病毒相关性血管炎、梅毒相关性主动脉炎、药物相关性免疫复合物血管炎、药物相关性 ANCA 相关性血管炎、肿瘤相关性血管炎	血管炎可能与某个特定病因相关

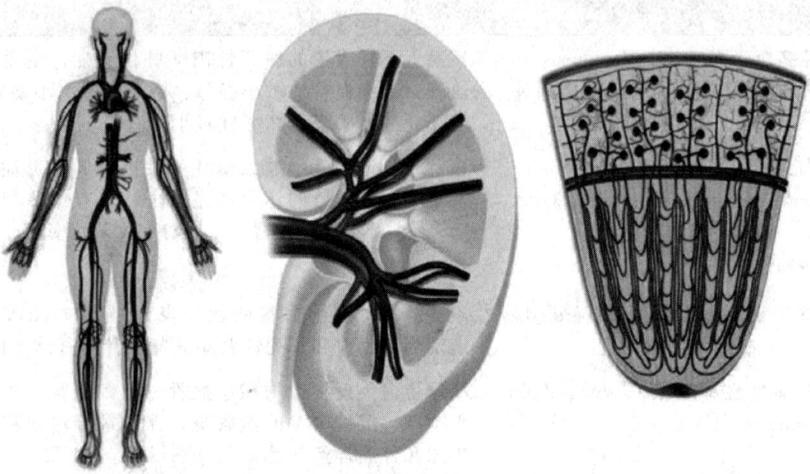

图 9-4-1 分类标准中不同大小血管示意图

. 大血管：大血管指主动脉及其一级分支，及其伴行静脉；B. 中等血管指主要的实质器官动、脉静脉及其一级分支；C. 实质器官内的小动脉、微小动脉、毛细血管、微小静脉和小静脉

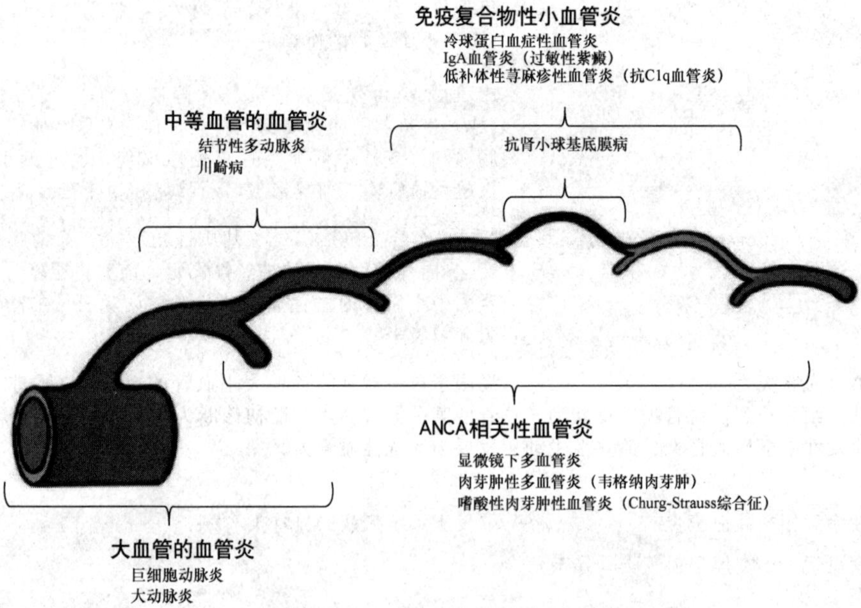

图 9-4-2 血管炎的分类示意图

【病理】见表4－1－2

表9－4－2 常见血管炎的病理特点

血管炎	病理特点	受累组织器官
巨细胞动脉炎	肉芽肿性血管炎，可见巨细胞	常受累颞动脉
大动脉炎	肉芽肿性血管炎，内膜增厚和炎症	主动脉及一级分支、肺动脉
结节性多动脉炎	血管全层纤维素样坏死，可有动脉瘤和血栓形成	广泛，常为节段性，动脉分叉处多见，罕见肺受累
肉芽肿性多血管炎（韦格纳肉芽肿）	坏死、肉芽肿、血管炎三联征	上下呼吸道，坏死性肾小球肾炎
嗜酸性肉芽肿性血管炎	同肉芽肿性多血管炎，但肉芽肿浸润细胞以嗜酸性粒细胞为主	广泛，常累及肺、肾、心脏、皮肤和浆膜
显微镜下多血管炎	坏死性血管炎，无或少见IC沉积	肺、肾多见
IgA血管炎（过敏性紫癜）	白细胞破碎性血管炎，血管壁IgA沉积	皮肤、关节、消化道和肾

【诊断】血管炎的临床表现复杂多样，临床诊断依赖于临床表现、实验室检查、病理活检及影像学检查等综合判断，并确定血管炎的类型和累及范围。临床上如出现以下常见病因（如感染、肿瘤、中毒、代谢性内分泌疾病、变态反应性疾病以及弥漫性结缔组织病等）无法解释的情况时，应考虑血管炎的诊断：①多系统损害；②不明原因的长期发热，抗感染治疗无效；③肺部多变性、多形性阴影，肉芽肿样结节影伴或不伴空洞形成，间质性肺炎；④多发单神经炎或多神经炎；⑤急进性肾小球肾炎、进行性加重的氮质血症和顽固性高血压；⑥皮肤或内脏缺血性或淤血性症状；⑦紫癜、网状青斑、结节红斑、皮肤干性坏疽、甲周红斑等；⑧无脉或肢体间血压压差增大；⑨不明原因的耳鼻喉或眼部病变。

第二节 结节性多动脉炎

【概述】结节性多动脉炎（polyarteritis nodosa，PAN）主要侵犯中小肌性动脉，呈节段性分布，易发生于动脉分叉处，组织学改变血管壁纤维素样坏死，炎性细胞浸润，可伴管腔内血栓形成或血管瘤形成。发病率为1.8/10万人。男性发病为女性的2.5～4.0倍，年龄几乎均在40岁以上。

【临床表现】起病可急骤，也可隐匿。

（一）全身症状

发热、乏力、体重减轻和关节肌肉疼痛等。

（二）系统症状

可累及多个器官系统：肾、骨骼、肌肉、神经系统、胃肠道、皮肤、心脏、生殖系统等，肺部受累少见。

1. 肾受累最多见　以肾血管损害为主，急性肾衰竭多为肾多发梗死的结果，可致肾性恶性高血压。肾血管造影常显示多发性小动脉瘤及梗死，由于输尿管周围血管炎和继发性纤维化可出现单侧或双侧输尿管狭窄。

2. 骨骼、肌肉　约半数患者有关节痛，少数有明显的关节炎改变。约1/3患者骨骼肌血管受累而产生肌痛，以腓肠肌痛多见。

3. 神经 系统60%PAN可出现为多发性单神经炎和（或）多神经炎。

4. 消化系统 约50%患者根据血管炎发生的部位和严重程度不同而出现不同的症状。中、小动脉受累可表现为胃肠道炎症、溃疡、出血，表现为腹部绞痛、恶心、呕吐、肠道出血、腹膜炎，乃至休克。

5. 皮肤 20%～30%的患者出现皮肤损害 表现为痛性红斑性皮下结节，沿血管成群分布，大小约数毫米至数厘米。也可为网状青斑、紫癜、溃疡、远端指（趾）缺血性改变。

6. 心脏 心脏损害发生率36%～65%，是引起死亡的主要原因之一。一般无明显心绞痛症状和心电图典型表现。充血性心力衰竭也是心脏受累的主要表现。心包炎约占4%。

7. 生殖系统 睾丸和附睾受累发生率约30%，以疼痛为主要特征。

【辅助检查】

一般检查

1. 反映急性炎症的指标 白细胞和血小板增多，红细胞沉降率（ESR）和C反应蛋白（CRP）升高。

2. 反应受累器官受累 肾损害者常有显微镜下血尿，蛋白尿和肾功能异常，约1/3患者乙肝表面抗原（HBsAg）阳性，可有肝功能异常。

3. 抗中性粒细胞胞浆抗体（ANCA） 约20%患者ANCA阳性，主要是P-ANCA阳性。

4. 影像学检查 血管造影可见到受累血管呈节段性狭窄、闭塞，动脉瘤和出血征象。

【诊断】目前均采用1990年美国风湿病学学会（ACR）的分类标准作为诊断标准：

1. 体重下降≥4kg（无节食或其他原因所致）；

2. 网状青斑（四肢和躯干）；

3. 睾丸痛和（或）压痛（并非感染、外伤或其他原因引起）；

4. 肌痛、乏力或下肢压痛；

5. 多发性单神经炎或多神经炎；

6. 舒张压≥90mmHg；

7. 血尿素氮>40mg/dl或肌酐>1.5mg/dl（非肾前因素）；

8. 血清HBV标记（HBs抗原或抗体）阳性；

9. 动脉造影见动脉瘤或血管闭塞（除外动脉硬化、纤维肌性发育不良或其他非炎症性病变）；

10. 中小动脉壁活检见有包括中性粒细胞和单核细胞浸润。

上述10条中至少有3条阳性者可诊断为结节性多动脉炎。其诊断的敏感性和特异性分别为82.2%和86.6%。

【治疗】目前该病治疗的主要用药是糖皮质激素联合免疫抑制剂。

1. 糖皮质激素 是治疗本病的首选药物，口服泼尼松每日1mg/kg，3～4周后逐渐减量至原始剂量的半量（减量方法依患者病情而异，可每10～15天减总量的5%～10%），至每日或隔日口服5～10mg时，长期维持一段时间（一般不短于1年）。病情严重如肾损害较重者，可用甲基泼尼松龙1.0g/d静脉滴注3～5日，以后用泼尼松口服。

2. 免疫抑制剂 剂量为每日2～3mg/kg口服，也可用隔日200mg静脉注射或按0.5～1.0mg/m^2静脉冲击治疗，每3～4周一次，连用6～8个月，根据病情。以后每2～3个月一次至病情稳定，1～2年后停药。其他免疫抑制剂还包括硫唑嘌呤、甲氨蝶呤、苯丁酸氮芥、环孢素、霉酚酸酯、来氟米特等。

3. 乙肝病毒感染患者用药 应用小剂量糖皮质激素，尽量不用环磷酰胺，必要时可试用霉酚酸酯，每日1～2g，分两次口服，或者来氟米特每日10～20mg，同时加用抗病毒药物，如干扰素α-2b、拉米夫丁等。

第三节 肉芽肿性多血管炎

【概述】肉芽肿性多血管炎（granulomatosis with polyangiitis，GPA），旧称韦格纳肉芽肿（Wegener's granulomatosis，WG）是一种累及小动脉、静脉及毛细血管的坏死性肉芽肿性血管炎。主要侵犯上、下呼吸道和肾。无肾受累者被称为局限性肉芽肿性多血管炎。男性略多于女性，40～50岁是本病的高发年龄段。发病率为1/（30 000～50 000），病因未明。

【临床表现】

GPA多系统受累，临床表现多样。典型的肉芽肿性多血管炎有三联征：上呼吸道、肺和肾病变。起病可急骤，也可缓慢。病初多有发热、疲劳、乏力、纳差、体重下降、关节肌肉痛等一般症状。

1. 上呼吸道症状 大部分患者以上呼吸道病变为首发症状。通常表现为脓血涕，伴有鼻黏膜溃疡和结痂、鼻窦炎。严重者鼻中隔穿孔，鼻骨破坏，出现鞍鼻。咽鼓管的阻塞能引发中耳炎，导致听力丧失。部分患者可因声门下狭窄出现声音嘶哑及呼吸喘鸣。

2. 下呼吸道症状 约50%患者在起病时即有肺部表现，总计80%以上的患者将在整个病程中出现肺部病变。胸闷、气短、咳嗽、咯血以及胸膜炎是最常见的症状。弥漫性肺泡性出血较少见，一旦出现，则可发生呼吸困难和呼吸衰竭。

3. 肾 大部分病例有肾病变，出现蛋白尿，红、白细胞及管型尿，严重者伴有高血压和肾病综合征，终可导致肾衰竭，是肉芽肿性多血管炎的重要死因之一。

4. 其他

（1）眼 约50%WG有眼受累，其中约15%的患者为首发症状。肉芽肿性多血管炎可累及眼的任何区域，表现为眼球突出、视神经及眼肌损伤、角结膜炎、巩膜炎、虹膜炎、视网膜血管炎等。

（2）皮肤黏膜 表现为下肢可触及的紫癜、多形红斑、斑疹、瘀点（斑）、丘疹、皮下结节、坏死性溃疡形成，以及浅表皮肤糜烂等，其中皮肤紫癜最为常见。

（3）神经系统 约1/3的患者可有外周神经炎。

【诊断】 诊断标准采用1990年美国风湿病学会（ACR）分类标准，见表9-4-3。

表9-4-3 1990年美国风湿病学会（ACR）肉芽肿性多血管炎分类标准

1. 鼻或口腔炎症	痛性或无痛性口腔溃疡、脓性或血性鼻腔分泌物
2. 胸片异常	胸片示结节、固定浸润病灶或空洞
3. 尿沉渣异常	镜下血尿（RBC>5个/高倍视野）或出现红细胞管型
4. 病理性肉芽肿性	动脉壁或动脉周围，或血管（动脉或微动脉）外区域，有中性粒细胞浸润形成肉芽肿性炎性改变

符合两条或两条以上时可诊断为肉芽肿性多血管炎，诊断的敏感性和特异性分别为88.2%和92.0%。

肉芽肿性多血管炎需与以下几种疾病鉴别：

1. 显微镜下多血管炎（microscopic polyangiitis，MPA） 是一种主要累及小血管的系统性坏死性血管炎，可侵犯肾、皮肤和肺等器官的小动脉、微动脉、毛细血管的小静脉。常表现为坏死性肾小球肾炎和肺毛细血管炎。累及肾器官时出现蛋白尿、镜下血尿和红细胞管型。胸部X线检查在早期可发现无特征性肺部浸润影或小泡状浸润影，中晚期可出现肺间质纤维化。与WG临床表现有重叠。鉴别点在于：1. 活检病理WG呈现坏死、血管炎和肉芽肿三联征。而MPA以坏死性血管炎为主，且无或少见免疫复合物沉积；2. ANCA阳性是MPA的重要诊断依据，60%～80%为MPO-ANCA，p-ANCA（荧光检测法）阳性。98%WG患者ANCA阳性，但以c-ANCA，PR3-ANCA多见。

2. 嗜酸性肉芽肿性血管炎，也即变应性肉芽肿性血管炎（Churg-Strauss Syndrome，CSS） 有重度哮喘；肺和肺外器官有中小动脉、静脉炎及坏死性肉芽肿；周围血嗜酸性粒细胞增高。肉芽肿性多血管炎与CSS均可累及上呼吸道，但前者常有上呼吸道溃疡，胸片示肺内有破坏性病变如结节、空洞形成，而在CSS则不多见。

3. 肺出血-肾炎综合征（Goodpasture syndrome） 是以肺出血和急进性肾小球肾炎为特征的综合征，抗肾小球基底膜抗体阳性，由此引致的弥漫性肺泡出血及肾小球肾炎综合征，以发热、咳嗽、咯血及肾炎为突出表现，但一般无其他血管炎征象。本病多缺乏上呼吸道病变，肾病理可见基底膜有免疫复合物沉积。

【治疗】糖皮质激素联合环磷酰胺（CYC）治疗有显著疗效，特别是肾受累以及具有严重呼吸系统疾病的患者，应作为首选治疗方案。

1. 糖皮质激素 活动期用泼尼松1.0～1.5mg/kg/d。用4～6周，病情缓解后减量并以小剂量维持。对严重病可采用冲击疗法；甲基泼尼松龙1.0g/d×3天，第4天改口服泼尼松1.0～1.5mg/kg·d，然后根据病情逐渐减量。

2. 免疫抑制剂 CYC是治疗本病的基本药物，口服CYC1～3mg/kg·d，也可用CYC 200mg，隔日一次。对病情平稳的患者可用1mg/kg·d维持。对严重病例给予CYC 1.0g冲击治疗，每3～4周一次，同时给予每天口服CYC100mg。可使用一年或数年，撤药后患者能长期缓解。其他免疫抑制剂还有硫唑嘌呤、甲氨蝶呤、环孢霉素、霉酚酸酯等。

【预后】

未经治疗的肉芽肿性多血管炎平均生存期是5个月，82%的患者一年内死亡，90%多的患者两年内死亡。目前大部分患者在正确治疗下能维持长期缓解。预后不良的主要因素是难以控制的感染和不可逆的肾损害，年龄57岁以上，血肌酐升高。

案例

男性，45岁，因“脓血涕1年，咯血并尿少1周”就诊。该患1月前始，反复鼻梁疼痛伴脓血涕，鼻腔呼吸不畅，曾就诊于当地行鼻窦CT诊断为“鼻窦炎并鼻中隔偏曲”。口服抗生素疗效不明确。近1周，突发咯血，量50～60ml，为暗红色陈旧血块。伴胸痛，无低热、盗汗。伴尿少，24h尿量约600ml。无血尿，尿中泡沫增多。既往体健，否认结合病史，无吸烟史。查体：鞍鼻，筛窦压痛阳性。双肺查体（—），肾区叩击痛阳性。余阴性。辅助检查：血常规正常；尿常规 Pro（2+），BLD（3+），镜检 RBC 满视野/Hp 100%畸形；24h 尿蛋白定量 1.1g；ESR↑110mm/第一小时、hsCRP↑147.5mg/dl；肝功能、凝血全项检查正常；血肌酐 340μmol/L；ANA 阴性，抗 dsDNA 抗体、抗 ENA 抗体均阴性，C-ANCA1：160（+），PR3-ANCA 650IU/ml。TB-LISPOT 阴性。痰培养×3 次均阴性。双肾及输尿管 B 超未见异常。肺部 HRCT 提示双肺多发结节病灶，最大直径 2cm，部分形成厚壁空洞。无纵隔淋巴结肿大。鼻窦 CT 提示，鼻息肉增生，鼻中隔破，筛窦蝶窦炎。鼻息肉活检提示坏死性肉芽组织增生，大量淋巴细胞浸润，可见坏死性血管炎。

问题与思考：

1. 该病例关节炎发病特点是什么？诊断是什么？
2. 需要与哪些疾病相鉴别，鉴别要点？

思考题

1. 简述血管炎的分类内容。

（李鸿斌）

第五章

强直性脊柱炎

学习目标

【掌握】

1. 强直性脊柱炎病理特点。
2. 强直性脊柱炎的关节表现特点。
3. 强直性脊柱炎常用诊断标准。

【熟悉】

1. 强直性脊柱炎的关节外表现。
2. 强直性脊柱炎影像学检查特点和X线显示骶髂关节炎的病变程度分级。

【了解】

1. 强直性脊柱炎的发病机制。
2. 强直性脊柱炎的治疗。

【概述】 强直性脊柱炎（Ankylosing Spondylitis，AS）是一种主要影响骶髂关节和脊柱等中轴关节的慢性进展性炎性疾病，临床上表现为炎性腰背痛和非对称性下肢大关节炎，严重者可发生脊柱强直畸形。可伴发关节外表现。其基本病理改变是肌腱韧带附着点炎。

我国AS的患病率为0.26%～3%。好发于青少年男性。男女之比为（5～10）∶1。发病年龄通常在10～40岁，45岁以后发病者少见。

【病因及发病机制】 AS的病因尚未明确。遗传和环境因素在本病的发病中发挥重要作用。

1. 遗传因素　①AS有明显家族发病倾向。AS在普通人群的患病率为0.1%，在AS患者的家系中为4%，在HLA-B_{27}阳性的AS患者的一级亲属中高达11%～25%。②AS的发病和HLA-B_{27}密切相关。正常人群的HLA-B_{27}阳性率2%～7%，AS患者的B_{27}的阳性率在我国患者达91%。但是HLA-B_{27}阳性者中10%～15%发生AS，而且约10%的AS患者为B_{27}阴性，这提示HLA不是决定性因素。

2. 环境因素　AS发病与感染有关，肺炎克雷白杆菌、福氏志贺菌及耶尔森杆菌等病原微生物的某种成分与HLA-B_{27}的结构相似，可能通过分子模拟方式，在感染时产生了交叉免疫应答。

【病理】 肌腱附着点炎是AS的基本病理改变。主要发生在骶髂关节、椎体边缘、跟腱骨附着点和耻骨联合等部位。早期炎症局部以淋巴细胞、浆细胞浸润为主，伴少数中性粒细胞。可有局部骨侵蚀破坏。脊柱椎间盘纤维化、附件韧带钙化，形成骨桥和骨性强直，病变由脊柱下端向上发展，最终形成典型的竹节样变。

【临床表现】

（一）关节表现

1. 中轴关节表现　大多起病隐袭，进展缓慢。75%以腰背部或骶髂部疼痛和发僵为首发症状。本病疼痛特点为炎性腰背疼痛。以下5项有助于脊柱炎引起的炎性腰背痛和其他原因引起的机械性、非炎性背痛的鉴别：①发生在40岁以前；②缓慢发病；③症状持续至少3个月；④夜间疼痛明显，翻身困难，伴发晨僵；⑤背部不适在活动后减轻或消失。以上5项有4项符合则支持炎性背痛。疼痛多在双侧呈持续性。随病情进展由腰椎向胸颈部脊椎发展，出现脊柱活动受限，脊柱生理弯曲消失，呈现胸椎后突畸形、代偿性双膝关节屈曲，颈椎活动受限，不能抬头。通过体格检查可以反映骶髂关节炎或脊柱病变进展情况：

（1）枕墙距测定：正常人在立正姿势双足跟紧贴墙根时，后枕部应贴近墙壁而无间隙。而颈僵直和（或）胸椎段畸形后凸者该间隙增大至几厘米以上。

（2）胸廓扩展度测定：在第4肋间隙水平测量深吸气和深呼气时胸廓扩展范围，两者之差的正常值不小于2.5cm，而有肋骨和脊椎广泛受累者则使胸廓扩张减少。（3）Schober试验：于双髂后上棘连线中点上方垂直距离10cm及下方5cm处分别作出标记，然后嘱患者弯腰（保持双膝直立位）测量脊柱最大前屈度，正常移动增加距离在5cm以上，脊柱受累者增加距离少于4cm。

（3）骨盆按压：患者侧卧，从另一侧按压骨盆可引起骶髂关节疼痛。

（4）Patrick试验（“4”字试验）：患者仰卧，一侧膝屈曲并将足跟放置到对侧伸直的膝上。检查者用一只手下压屈曲的膝（此时髋关节在屈曲、外展和外旋位），并用另一只手压对侧骨盆，可引出对侧骶髂关节疼痛则视为阳性，提示骶髂关节炎。

2. 外周关节表现　24%～75%的AS患者在病初或病程中出现外周关节病变，以膝、髋、踝和肩关节居多，肘及手和足小关节偶有受累。非对称性、以下肢大关节为主的少或寡关节炎为本病外周关节炎的特征。髋关节受累占38%～66%，是病变活动和预后不良的标志。

3. 肌腱附着点炎症表现　所有肌腱、韧带的骨附着点均可有疼痛。如胸痛，严重时可引起胸廓扩张受限。臀区痛、足跟痛及足底痛。肋胸骨连接部、肩胛间区、脊椎骨突、髂嵴、大转子、坐骨结节、胫骨结节等部位也可有疼痛或压痛。

4. 关节外表现

（1）全身表现：部分急性起病患者可表现为发热、疲倦、消瘦、贫血等。

（2）眼：约1/4的患者在病程中发生眼色素膜炎，单侧或双侧交替，一般可自行缓解，反复发作可致视力障碍。

（3）心血管表现：3.5%～10%的AS患者可合并主动脉瓣关闭不全及传导障碍见于的患者。偶见扩张性心肌病和心包炎。

（4）肺部表现：病程较长时，病变造成胸廓活动受限，患者表现腹式为主。极少数患者出现肺上叶纤维化。有时伴有空洞形成而被认为结核，也可因并发感染而使病情加剧。

（5）肾损害：少数出现肾淀粉样变，也有合并IgA肾病的报道，患者可出现血尿和蛋白尿。

（6）神经系统：神经系统症状来自压迫性脊神经炎或坐骨神经痛、椎骨骨折或不全脱位以及马尾综合征，后者可引起阳痿、夜间尿失禁、膀胱和直肠感觉迟钝、踝反射消失。

【实验室检查和影像学检查】

1. 实验室检查　①少数出现轻度贫血、白细胞和血小板升高；②红细胞沉降率和C反应蛋白常常升高；③90%以上的患者 HLA－B_{27}阳性；④血 IgA 也常增高。

2. 影像学检查　AS最早的变化发生在骶髂关节。X线片可以显示软骨下骨缘模糊，骨质糜烂，关节间隙模糊，骨密度增高及关节融合。按X线片骶髂关节炎的病变程度分为5级：0级为正常，Ⅰ级可疑，Ⅱ级有轻度骶髂关节炎，Ⅲ级有中度骶髂关节炎，Ⅳ级为关节融合强直。脊柱的X线片表现有椎体骨质疏松和方形变，椎小关节模糊，椎旁韧带钙化以及骨桥形成。晚期广泛而严重的骨化性骨桥表现称为“竹节样脊柱”，见图9－5－1。耻骨联合、坐骨结节和肌腱附着点（如跟骨）的骨质糜烂，伴邻近骨质的反应性硬化及绒毛状改变，出现新骨形成。

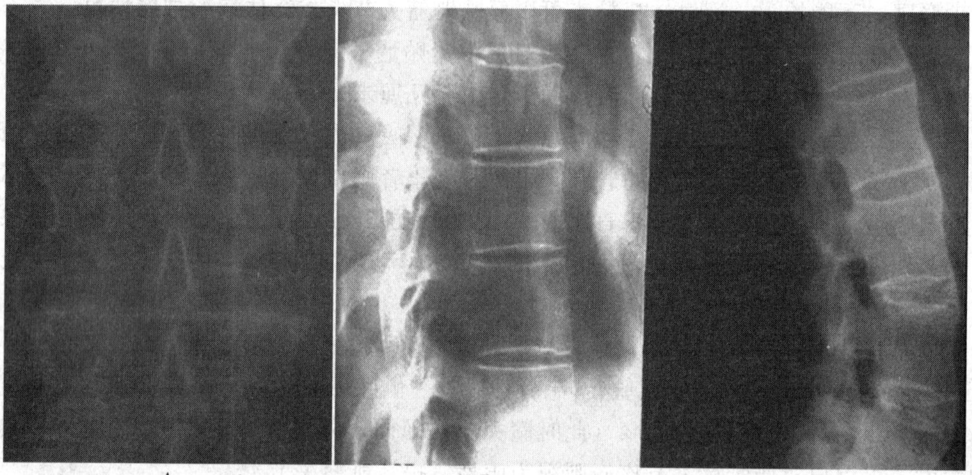

A　　B　　C

图9－5－1　AS患者脊柱X线特点

A. 竹节样脊柱；B. 方形变；C. 椎旁韧带钙化，骨桥形成

CT检查分辨率高，可发现骶髂关节微小的变化，排除腹腔内脏器和结肠积气的干扰，有利于AS的早期诊断。MRI对了解软骨病变优于CT，但在判断骶髂关节炎时易出现假阳性结果，又因价格昂贵，不宜作为常规检查项目。

【诊断】AS诊断依靠典型的临床症状和体征检查，同时结合影像学资料和 HLA－B_{27}检查结果等综合分析、作出诊断。常用诊断标准为1984年修订的纽约标准。对一些暂时不符合上述标准者，可参考欧洲脊柱关节病初步诊断标准，符合者也可列入此类进行诊断和治疗，并随访观察。

1984年修订的纽约标准：①下腰背痛的病程至少持续3个月，疼痛随活动改善，但休息不减轻；②腰椎在前后和侧屈方向活动受限；③胸廓扩展范围小于同年龄和性别的正常值；④双侧骶髂关节炎Ⅱ～Ⅳ级，或单侧骶髂关节炎Ⅲ～Ⅳ级。如果患者具备④并分别附加①～③条中的任何1条可确诊为AS。

欧洲脊柱关节病研究组标准：炎性脊柱痛或非对称性以下肢关节为主的滑膜炎，并附加以下项目中的任何一项，即①阳性家族史；②银屑病；③炎性肠病；④关节炎前1个月内的尿道炎、宫颈炎或急性腹泻；⑤双侧臀部交替疼痛；⑥肌腱末端病；⑦骶髂关节炎。

【鉴别诊断】AS应与下列疾病相鉴别：

1. 椎间盘突出 椎间盘脱出是引起机械性非炎性腰背痛的常见原因之一。急性发作，表现为腰痛伴向下肢的放射痛，休息疼痛缓解，活动时加重。直腿抬高试验多阳性。急性炎症指标如血沉、C反应蛋白正常。HLA－B_{27}阴性。可通过CT、MRI或椎管造影检查得到确诊。

2. AS需与骶髂关节炎相关的其他脊柱关节病如银屑病关节炎、肠病性关节炎或赖特综合征等相鉴别。

【治疗】AS尚无根治方法。治疗目的在于缓解疼痛和发僵，控制或减轻炎症，保持良好的姿势，防止脊柱或关节变形，必要时矫正畸形关节，以达到改善和提高患者生活质量目的。AS的治疗应该包括药物治疗、物理治疗和疾病教育等手段的综合管理见图9－5－2。

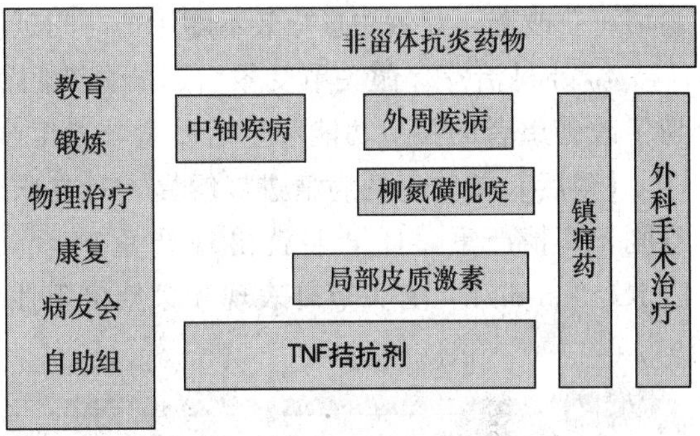

图9－5－2 AS的综合管理和治疗

（一）一般治疗

对患者及其家属进行疾病宣教，让患者了解疾病的病程和预后，了解药物的作用机制及其副作用，配合医生积极开展治疗工作。劝导患者进行体育锻炼，睡硬板床，枕头要矮，以保持脊柱关节的生理弯曲和最佳位置，增强椎旁肌肉和增加肺活量。

（二）药物治疗

1. 非甾类抗炎药（NSAIDs） 这一类药物可迅速改善患者腰背部疼痛和发僵，减轻关节肿胀和疼痛及增加活动范围。其中吲哚美辛对AS的疗效尤为显著，可作为首选药物。方法为：吲哚美辛25mg，每日3次，饭后即服。或吲哚美辛栓剂50mg或100mg，晚睡前塞入肛门内，可获得明显改善。

2. 糖皮质激素 因其副作用大，而且不改变病情进展，所以临床上不作为常规治疗，更不能长期大剂量使用。使用糖皮质激素的适应证是：①全身或关节症状重，如高热、大量关节腔积液；②合并严重关节外损害时如急性虹膜炎；③病情进展快，其他治疗效果欠佳者，少数病例即使用大剂量抗炎药也不能控制症状时，甲基泼尼松龙15mg/(kg·d)冲击治疗，连续3天。一旦病情缓解，尽早减少用量。④关节内用药如长期单关节（如膝）积液，可行长效皮质激素关节腔注射。重复注射应间隔3～4周，一般不超过3次。为控制下背痛，在CT指导下行长效皮质激素骶髂关节注射。

3. 改善病情的抗风湿药（DMARDs）

（1）柳氮磺吡啶：可改善症状和降低血清IgA及其他实验室活动性指标，特别适用于改善AS患者的外周关节炎。对中轴关节病变的治疗作用及改善疾病预后的作用均缺乏证据。通常推荐用量为每日2.0g，分2～3次口服。本品起效较慢，通常在用药后4～6周起效。为了增加患者的耐受性，一般以0.25g，每日3次开始，以后每周递增0.25g，直至1.0g，每日2次，维持1～3年。不良反应包括消化系症状、皮疹、血细胞减少、头痛、头晕以及男性精子减少及形态异常（停药可恢复）。磺胺过敏者禁用。

（2）甲氨蝶呤：仅对外周关节炎、腰背痛和发僵及虹膜炎等有效，以及血沉和C反应蛋白水平有改善作用，而对中轴关节的放射线病变无改善证据。通常以甲氨蝶呤7.5～15mg，口服或注射，每周1次，疗程半年至3年不等。同时，可合用1种抗炎药。

（3）其他DMARDs：雷公藤、硫唑嘌呤及沙利度胺（Thalidomide，反应停）等。

（4）生物制剂：抗肿瘤坏死因子-α已广泛用于治疗活动性或对抗炎药治疗无效的AS，目前上市的有Infliximab和Etanercept两种制剂。Infliximab是抗肿瘤坏死因子的单克隆抗体，其用法为：3～5mg/kg，静脉点滴，4周重复1次。Etanercept是一种重组的人可溶性肿瘤坏死因子受体融合蛋白，能可逆性地与TNFα结合，竞争性抑制TNFα与TNF受体位点的结合。以本品25mg，皮下注射，每周2次，治疗中患者可继续使用原剂量的抗风湿药物。80%的患者病情可获改善，疗效快且疗效不随用药时间延续而降低。本品主要不良反应为感染。

4. 外科治疗　髋关节受累引起的关节间隙狭窄，强直和畸形，是本病致残的主要原因。为了改善患者的关节功能和生活质量，人工全髋关节置换术是最佳选择。

【预后】多数病例病情进展缓慢，有自限性，预后较好，并可胜任日常工作。少数进展急剧，病情严重，且早期就出现严重畸形。男性患者，发病年龄＜16岁，髋关节受累，ESR＞30mm/h，有关节外表现和家族史阳性者预后较差。

案例

男性，22岁，因“下腰背疼痛、活动受限6年，加重伴右膝关节肿痛6个月”就诊。该患6年前始，无明显诱因反复出现下腰背疼痛，夜间尤为明显，伴晨僵，活动后缓解。伴扩胸痛，吸气或咳嗽时可诱发。足跟疼痛。近6个月，上述症状加重，并出现右膝关节间歇性肿痛伴活动受限，曾抽取关节积液一次，量约20ml。服用布洛芬治疗有效。既往反复发作的虹膜睫状体炎2年，父亲驼背，未诊治。查体：脊柱后突畸形，前屈受限，指地距35cm，枕墙距10cm，Schober试验阳性。双侧4字征（＋），腰椎1～5水平、骶髂关节压痛（＋）。辅助检查：血常规正常；ESR↑30mm、CRP↑27.5mg/dl；类风湿因子、抗CCP抗体阴性；血尿酸320μmol/L；$HLA-B_{27}$阳性；ANA阴性，抗dsDNA抗体、抗ENA抗体均阴性。X线检查提示腰椎4～5椎旁骨赘形成。膝关节软组织肿胀，未见骨破坏。骶髂关节CT提示双侧骶髂关节虫蚀样破坏，部分关节间隙骨桥形成。骶髂关节MRI检查提示，双侧髂骨面骨髓水肿并骨质破坏。

问题与思考：

1. 该病例关节炎发病特点是什么？诊断是？
2. 需要与哪些关节炎相鉴别，鉴别要点？

思考题

1. 简述强直性脊柱炎的病理特点和关节表现。

（李鸿斌）

第十篇　神经系统疾病

分篇主　编　赵世刚（内蒙古医科大学）

分篇编　委　崔万森（河北北方学院）

邓海霞（首都医科大学）

石树君（内蒙古医科大学）

薛　茜（河北北方学院）

王郑矜（漳州卫生职业学院）

邹玉安（河北北方学院）

第一章

总　论

学习目标

【掌握】

1. 神经系统疾病的常见症状。
2. 神经系统检查。
3. 神经系统疾病的诊断程序。

【熟悉】

病史采集。

【了解】

辅助检查。

神经系统疾病是指脑、脊髓、周围神经及骨骼肌由于感染、血管病变、外伤、肿瘤、中毒、免疫障碍、变性、遗传、先天发育异常、营养缺陷、代谢障碍等原因引起的疾病。神经系统病变时可出现意识、认知、运动、感觉、反射、自主神经等神经功能异常。

学习神经系统疾病的重点要求是：掌握神经系统疾病的常见症状、病史采集、神经系统检查和神经系统的基本操作技能；学习神经系统疾病的定位和定性诊断，以及常见病、多发病和危重病的防治原则和措施；了解各种先进的辅助检查手段对神经系统疾病的诊断价值。在学习方法上要将神经解剖学、神经生理学、神经病理学等有关基础知识融会贯通，联系临床实际，逐步提高诊治神经系统疾病的理论和技能水平。

第一节　神经系统疾病的常见症状

神经系统结构及功能的损害在临床上会产生相应的症状、体征或综合征，准确识别这些症状和体征有助于推测病变的部位，也有利于确定疾病的性质，是进行临床诊断的基础。

一、意识障碍

意识（consciousness）是机体对自身和周围环境的感知和理解的功能，并通过人们的语言、躯体运动和行为等表达出来；或被认为是中枢神经系统（CNS）对内、外环境的刺激做出应答反应的能力，该能力减退或消失就意味着不同程度的意识障碍（disorders of consciousness）。

意识活动包括觉醒和意识内容两方面：意识内容即高级神经活动，包括定向力、感知力、注意力、记忆力、思维、情感和行为等；觉醒是指与睡眠呈周期性交替的清醒状态。意识的维持是通过脑桥中部以上的脑干上行性网状激活系统（ascending reticular activating system）及其投射至双侧丘脑的纤维，以及双侧大脑半球的正常功能实现的。丘脑的非特异性核团将冲动弥散地投射至整个大脑皮质，使之不断维持觉醒状态。累及网状激活系统或双侧大脑半球的病变均可导致意识障碍。

临床分类

临床上常把意识障碍分为意识的觉醒障碍、意识的内容障碍和特殊类型的意识障碍3类：

1. 意识的觉醒障碍

(1) 嗜睡（somnolence）：是意识障碍的早期表现，处于病理性睡眠状态，给予刺激时能唤醒，醒后定向力基本完整，但注意力不集中，记忆稍差，如不继续对答，又进入睡眠状态。

(2) 昏睡（sopor）：处于较深睡眠状态，较重的疼痛或言语刺激方可唤醒，醒后可做简单模糊而不完全的回答，停止刺激旋即熟睡。

(3) 昏迷（coma）：意识丧失，对言语刺激无应答反应，不能被唤醒，临床上根据昏迷的程度分为浅、中、深昏迷。①浅昏迷：意识完全丧失，可有无意识的自发动作，高声喊叫不能唤醒，对疼痛刺激有痛苦表情及躲避反应，吞咽反射、咳嗽反射、光反射、角膜反射、腱反射等存在，生命体征无明显改变；②中昏迷：对疼痛反应消失，四肢完全处于瘫痪状态，腱反射亢进，病理反射阳性，角膜反射、光反射、咳嗽反射和吞咽反射减弱，呼吸和循环功能尚稳定；③深昏迷：意识完全丧失，患者眼球固定，瞳孔散大，角膜反射、光反射、咳嗽反射和吞咽反射均消失，四肢弛缓性瘫痪，腱反射、病理反射均消失，呼吸、循环和体温调节功能障碍。

2. 意识的内容障碍

(1) 意识模糊（confusione）：或称朦胧状态（twilight state），属于意识内容的缩窄障碍。表现为意识活动范围缩小，患者只注意目前关心的事物，对外界不能引起普遍的关注。常有定向力障碍，突出表现是错觉，幻觉较少见。

(2) 谵妄状态（delirium state）：较意识模糊严重，意识水平有明显的波动，症状昼轻夜重，通常患者的自我定向一般正常，而对周围的地点、人物及时间定向则有明显障碍。有明显的错觉和幻觉。注意力涣散，与外界不能正常接触。

3. 特殊类型的意识障碍 即醒状昏迷（coma vigile）或称睁眼昏迷，包括：

(1) 去皮层综合征（decorticated syndrome）：患者能无意识地睁眼闭眼，光反射、角膜反射存在，对外界刺激无反应，无自发性言语及有目的的动作，呈上肢屈曲、下肢伸直的去皮质强直姿势，可有病理征。可保持觉醒-睡眠周期，可有无意识咀嚼和吞咽动作。见于缺氧性脑病、大脑皮质广泛损害的脑血管疾病以及外伤等。

(2) 无动性缄默症（akinetic mutism）：患者对外界刺激无意识反应，四肢不能活动，也可呈不典型去脑强直状态，可有无目的的睁眼或眼球运动，睡眠-觉醒周期可保留或有改变。伴有自主神经功能紊乱，肌肉松弛，无锥体束征。为脑干上部或丘脑的网状激活系统，及前额叶-边缘系统损害所致。

二、言语障碍

言语障碍是指对口语、文字或手势的应用或理解的各种异常。局限性脑或周围神经病变所致的言语障碍包括构音困难和失语。

（一）构音困难

构音困难（dysphonia）为言语表达阶段所包括的各结构的损害或生理过程的失调所造成的言语表达障碍。如果完全不可能言语就称为构音不能。这组症候的特点是构音运动（即把脑内言语变成声音、组成言语的运动功能）障碍。构音困难是纯口语语音障碍，患者具备语言交流必备的语言形成及接受能力，听力、理解、阅读和书写正常，只是由于发音器官神经肌肉病变导致运动不能或不协调，使言语形成障碍，可由下列主要疾病引起：

1. 肌肉疾病　面肩肱型肌营养不良症是由于口轮匝肌萎缩，舌肌偶有萎缩而影响发音；萎缩性肌强直则由咬肌、颞肌和口轮匝肌萎缩、舌肌强直而影响发音；皮肌炎及重症肌无力侵犯咽喉肌肉时使唇、舌、软腭肌肉无力也可引起构音困难。

2. 下运动神经元病变　这是产生构音困难的常见原因。各种引起舌咽、迷走、舌下神经的周围性或核性麻痹的疾病，均可导致发音不清、声音嘶哑、无力或带鼻音；常见于运动神经元疾病、延髓空洞症、脊髓灰质炎（延髓型）、重型多发性神经病及颅后窝肿瘤、小脑后下动脉血栓形成等。

3. 上运动神经元疾病　一侧锥体束病变只引起暂时的发音困难；两侧锥体束损害使构音肌肉瘫痪、舌较正常小而硬导致构音不清、声音嘶哑、发音困难，常为假性延髓麻痹的临床表现，多见于脑血管意外后、运动神经元病。

4. 锥体外系疾病　由于肌张力增高或肌强直而影响面、舌、软腭、无呼吸肌的不随意运动使构音缓慢而含糊、言语断节、口吃样重复言语等。如震颤麻痹、各种舞蹈症、手足徐动症、肝豆状核变性等疾病。

5. 小脑疾病　小脑疾病时，可引起发音肌肉的共济失调，使言语显著拖长，有不均匀的音强。

（二）失语症

失语症（aphasia）是由于脑损害所致的语言交流能力障碍，即后天获得性的对各种语言符号（口语、文字、手语等）的表达及认识能力的受损或丧失。患者在意识清晰、无精神障碍、无严重智能障碍的前提下，无视觉及听觉缺损，亦无口、咽、喉等发音器官肌肉瘫痪及共济运动障碍，却听不懂别人及自己的讲话，说不出要表达的意思，不理解亦写不出病前会读、会写的字句等。

失语的临床类型如下：

（1）Broca失语：口语表达障碍明显于理解障碍为其突出特点，呈典型非流利型口语，以往称为运动性失语等；表现为语量少，讲话费力，发音、语调障碍，找词困难。口语理解相对好，对有语法词及秩序词的句子理解困难，复述、命名、阅读及书写均有不同程度受损。病变位于优势半球Broca区（额下回后部），还有相应皮层下白质及脑室周围白质。

（2）Wernicke失语：口语理解严重障碍明显于表达障碍为其突出特点，呈流利型口语，以往称为感觉性失语。患者对别人和自己讲的话均不理解，或仅理解个别词或短语；口语表达有适当的语法结构但缺乏实质词，表现为语量多，讲话不费力，发音清晰，语调正常。患者同时表现出与理解障碍，大体一致的复述及听写障碍；以及不同程度的命名、朗读及文字理解障碍。病变位于优势半球Wernicke区（颞上回后部）。

（3）传导性失语：复述不成比例受损为其最大特点。患者口语清晰，能自发讲出语义完整、语法结构正常的句子，且听理解正常，但患者不能复述出在自发谈话时较易说出的词或句子或以错语复述，命名及朗读中出现明显的语音错语，伴不同程度的书写障碍。病变位于优势半球缘上回皮质或深部白质内的弓状纤维。

（4）经皮质性失语：其特点是复述较其他语言功能好，甚至是不成比例地好。因病变位于优势半球的不同部位，临床可分为经皮质运动性失语、经皮质感觉性失语、经皮质混合性失语，临床特点如表 10－1－1 所示。

表 10－1－1 经皮质运动性失语（TCMA）、经皮质感觉性失语（TCSA）、经皮质混合性失语（MTA）的鉴别要点

	经皮质运动性失语（TCMA）	经皮质感觉性失语（TCSA）	经皮质混合性失语（MTA）
口语表达	多为非流利型，语言启动及扩展明显障碍	流利型，有错语及模仿型言语	非流利型，可有模仿型言语
口语理解	相对好	严重障碍	严重障碍
复述	好	好	相对好
命名	不正常（表达性命名障碍）	严重障碍	严重障碍
阅读	不正常	严重障碍	严重障碍
书写	不正常	不正常	严重障碍
病变部位	Broca 区的前上部	颞、顶叶分水岭区	分水岭区大病灶

（5）命名性失语：是以命名不能为突出特点的流利性口语，呈选择性命名障碍，在所给的供选择名称中能选出正确的名词。与 Wernicke 失语不同的是患者言语理解及复述正常或近于正常，病灶多在优势半球颞中回后部或颞枕交界区。

（6）完全性失语：又称混合性失语，其特点为所有语言功能均有明显障碍。口语表达障碍明显，听理解、复述、命名、阅读和书写均严重障碍，预后差。病变为优势侧大脑半球较大范围的病变。

（7）失写（agraphia）：即书写不能，患者无手部肌肉瘫痪但不能书写，抄写能力尚保存。常合并有运动性失语或感觉性失语。多认为系左侧（或主侧）额中回后部病变引起。

（8）失读（alexia）：系左侧（或主侧）顶叶角回附近病变引起。患者无视力丧失但对视觉性符号的认识能力丧失，因此不识字、词、句及图画。

（9）失用症（apraxia）：即运用不能。患者在意识清楚、无感觉和运动功能障碍或不足以影响相关活动的情况下，丧失了完成有目的的复杂活动的能力。对日常用品的正确使用、职业性的工作、乐器的弹奏等均发生障碍。右利手者，左侧大脑半球较广泛的病变如顶叶缘上回、胼胝体及顶叶病变较易产生失用症，局部小病灶一般不引起这些症状。

三、晕厥与癫痫发作

晕厥与癫痫发作是临床常见的发作性疾病，是引起短暂的可逆性意识丧失的主要原因。

（一）晕厥

晕厥（syncope）是较常见的一组临床症候群。是指因全大脑半球及脑干血流量突然减少而致短暂发作性意识丧失，并因姿势性张力丧失而倒地，但可很快恢复。临床上依据病因及发病机制不同可分为四类：

1. 反射性晕厥　包括血管迷走性晕厥（普通晕厥）、直立性低血压性晕厥、颈动脉窦性晕厥、排尿性晕厥、吞咽性晕厥、咳嗽性晕厥、舌咽神经痛性晕厥等。

2. 心源性晕厥　发生迅速，无任何预感，与直立体位无关，运动诱发晕厥提示心脏性原因，由各种心脏疾病引起。包括①心律失常所致：如心动过缓、心动过速或心搏骤停等；②急性心腔排出受阻：如心瓣膜病、冠状动脉性心脏病（冠心病）和心肌梗死、先天性心脏病如法洛四联症、原发性心肌病、心脏压塞等；③肺血流受阻：如原发性肺动脉高压症、肺动脉栓塞等。

3. 脑源性晕厥 包括：①各种严重的脑血管闭塞性疾病引起全脑供血不足；②主动脉弓综合征；③短暂性脑缺血发作；④高血压脑病；⑤基底动脉型偏头痛；⑥脑干病变，如肿瘤、炎症、血管病变、损伤、延髓血管运动中枢病变等。

4. 其他晕厥 包括：①哭泣性晕厥；②严重贫血性晕厥；③低血糖性晕厥；④过度换气综合征等。

5. 临床特点 晕厥发作的临床表现及程度不尽相同，这主要取决于发病机制及发作时的身体状况，晕厥起病突然，持续时间短暂：

（二）癫痫发作

癫痫发作（seizure）也可表现为发作性意识障碍，它是一组由不同病因引起的，脑部神经元高度同步化，且常有自限性的异常放电所导致的短暂性的中枢神经系统功能失常为特征的综合征。癫痫发作的临床表现形式多种多样，可为意识障碍、运动性发作、感觉异常发作器官病变，以及情绪和行为改变。其分类及临床表现详见有关章节。

四、感觉障碍

感觉（sensory）是作用于各感受器的各种形式的刺激在人脑中的直接反映。感觉分为两类：普通感觉和特殊感觉。特殊感觉包括嗅觉、视觉、味觉和听觉，将在有关章节讨论，此处只讨论普通感觉。

普通感觉包括①浅感觉：是皮肤、黏膜感受的外部感觉，如痛觉、温度觉和触觉；②深感觉：是来自肌肉、肌腱、骨膜和关节的本体感觉，如运动觉、位置觉和振动觉；③复合感觉：又称皮质感觉，是大脑顶叶皮质对深浅感觉分析、比较、整合而形成的，包括实体觉、图形觉、两点辨别觉、皮肤定位觉和重量觉。

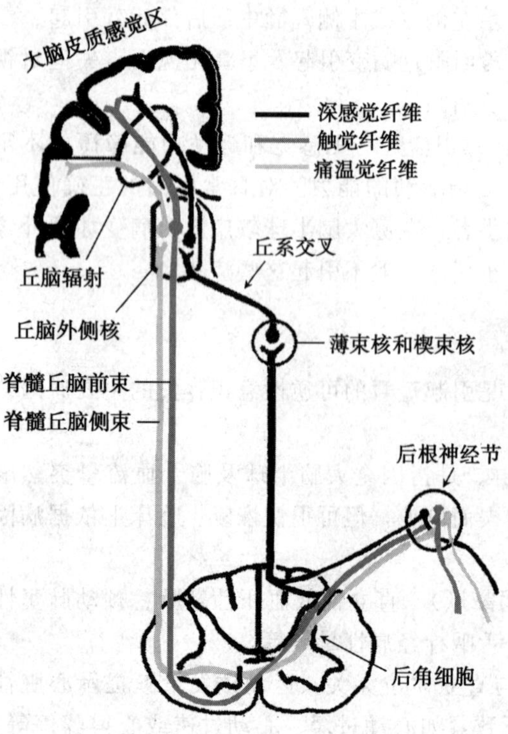

图 10-1-1 感觉传导径路示意图

（一）解剖及生理

1. 感觉传导径路 是由三个向心的感觉神经元相连而成。感觉纤维末梢感受器接受刺激→后根神经节（Ⅰ级神经元）→脊髓后角细胞及延髓薄束核、楔束核（Ⅱ级神经元）→丘脑外侧核（Ⅲ级神经元），由此再发出纤维经内囊后肢丘脑辐射至大脑皮质中央后回感觉中枢。深浅感觉的传导通路均由三级神经元组成，其中二级神经元发出的纤维是相互交叉的。后角细胞司痛、温度觉纤维在白质前连合交叉至对侧，成为脊髓丘脑束上行；而司深感觉、精细触觉的纤维自后根神经节发出后在同侧后索上行至薄束核、楔束核，在此处的二级神经元发出纤维交叉至对侧形成内侧丘系上行，其传导径路的不同正是分离性感觉障碍（痛、温度觉受损而触觉保留）的基础（图 10-1-1）。

2. 节段性感觉支配 每个脊神经后根支配一定的皮肤区域，该区域称为皮节，故皮节数为31，与神经根节段数相同。图10-1-2示颈、胸、腰、骶神经的节段性分布。胸部皮节的节段性分布最明显，其体表标志如乳头平面为T4，脐为T10，腹股沟为T12和L1支配等。尽管二个神经根对应一个皮节，而一个皮节通常却由三个神经根重叠支配，因而确定脊髓损伤的上界应比查体的感觉障碍平面高一个节段。

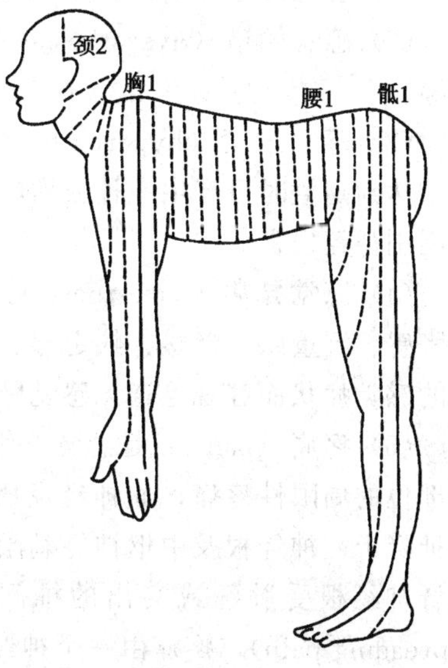

图10-1-2 体表节段性感觉分布图

每一对神经根的纤维在形成神经丛时经过重新组合分配分别进入不同的周围神经，即组成一条周围神经的纤维来自不同的神经根。因此，周围神经的体表分布完全不同于脊髓的节段性感觉分布。一条周围神经损害引起的感觉障碍与脊髓神经根损害引起的完全不同，三叉神经的周围支与核性节段性支配有类似的特点，如图10-1-3所示。但由于三叉神经脊束核仅接受上行的痛、温度觉纤维，从口周来的痛、温度觉纤维止于该核的上部，自耳周来的纤维止于核的下部，因此三叉神经脊束核部分性损害可产生面部洋葱皮样分布的分离性痛、温度觉感觉障碍。正因为支配同一皮节的纤维在不同的周围神经，所以一条周围神经损伤所引起的感觉障碍较易被发现。

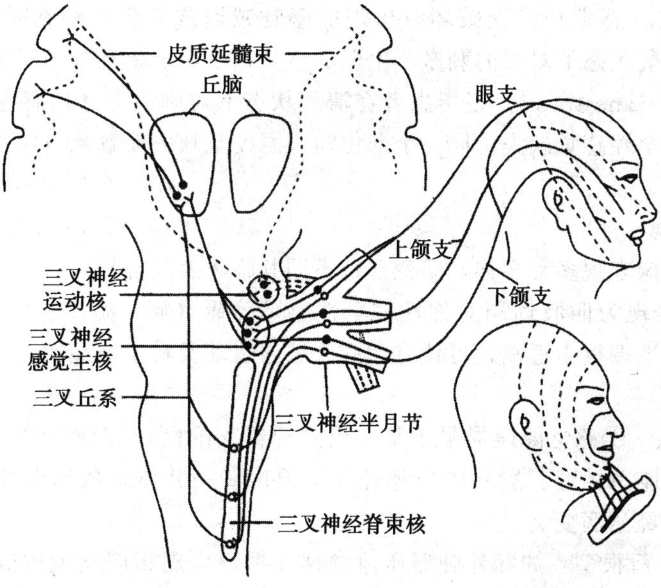

图10-1-3 三叉神经周围性及核性感觉支配分布

(二) 感觉障碍分类

感觉障碍是神经系统疾病常见的症状和体征，并对神经系统损伤的定位诊断具有重要意义。依病变的性质感觉障碍可分为以下两类：

1. 刺激性症状 感觉径路刺激性病变可引起感觉过敏（量变），也可引起感觉障碍如感觉倒错、感觉过度、感觉异常及疼痛等（质变）。

(1) 感觉过敏 (hyperaesthesia)：是指轻微的刺激引起强烈的感觉，如较强的疼痛感。

(2) 感觉倒错 (dysesthesia)：指非疼痛性刺激却诱发疼痛感觉，或冷刺激产生热感觉等。

(3) 感觉过度 (hyperpathia)：在感觉障碍的基础上，感觉刺激阈增高且反应时间延长，达到阈值时可产生一种强烈的定位不明确的不适感，且持续一段时间才消失。见于丘脑和周围神经损害。

(4) 感觉异常 (paresthesia)：在无外界刺激的情况下出现异常的自发性感觉如麻木感、肿胀感、沉重感、痒感、蚁走感、针刺感、电击感、束带感和冷热感等，感觉异常往往为主观的感觉症状而客观检查无感觉障碍。

(5) 疼痛 (pain)：是感觉纤维受刺激的表现，可分为①局部性疼痛 (local pain)，系病变部位的局限性疼痛，如神经炎所致的局部神经痛；②放射性疼痛 (radiating pain)，多见于神经干、神经根及中枢神经刺激性病变时，疼痛可由局部放射到受累感觉神经的支配区，如脊神经根受肿瘤或突出的椎间盘压迫，脊髓空洞症引起的痛性麻木；③扩散性疼痛 (spreading pain)，疼痛由一个神经分支扩散到另一分支的支配区产生的疼痛，如手指远端挫伤，疼痛可扩散到整个上肢；④牵涉性疼痛 (referred pain)，实属一种扩散性疼痛，由于内脏和皮肤的传入纤维都汇聚到脊髓后角神经元，故内脏病变的疼痛冲动可扩散到相应的体表节段，而出现感觉过敏区，如胆囊病变引起右肩痛、心绞痛时引起左胸及左上肢内侧痛；⑤灼性神经痛 (causalgia)，为烧灼样剧烈疼痛，常见于含自主神经纤维较多的周围神经不完全性损伤时，如正中神经损伤等。

2. 抑制性症状　感觉径路受破坏时出现的感觉减退或缺失。感觉减退 (hypesthesia) 是指患者在意识清醒状态下对强的刺激产生弱的感觉，是由于感觉神经纤维遭受不完全性损损所致；感觉缺失 (anesthesia) 是指患者在清醒状态下对刺激无任何感觉。同一部位各种感觉均缺失称为完全性感觉缺失；同一个部位痛、温度觉缺失而触觉 (深感觉) 保存，则称为分离性感觉障碍。

(三) 临床表现

感觉障碍的临床表现多种多样，病变部位不同其临床表现各异。

1. 末梢型　表现为四肢远端对称性完全性感觉障碍 (痛、温度、触、深感觉)，呈手套、袜子形分布，远端重于近端，可伴有相应区域内运动及自主神经功能障碍。见于多发性神经病。

2. 周围神经型　①感觉障碍局限于某一周围神经支配区，各种感觉均减退或消失，如桡神经、尺神经、腓总神经、股外侧皮神经等受损；②一肢体多数周围神经的各种感觉障碍，为神经干或神经丛病变。

3. 节段型　①后根型：如髓外肿瘤压迫脊神经根，出现相应支配区的节段性完全性感觉障碍，可伴有后根放射性疼痛即根性痛；②后角型：一侧后角病变如脊髓空洞症，表现为相应节段内痛、温度觉丧失，而触觉、深感觉保留的节段性分离性感觉障碍；③前连合型：见于脊髓中央部病变如髓内肿瘤早期及脊髓空洞症等使前连合受损，表现双侧对称性节段性分离性感觉障碍。

4. 传导束型　①脊髓半切综合征 (Brown－Sequard syndrome)：表现病变侧损伤平面以下对侧痛、温度觉缺失，同侧深感觉缺失及上运动神经元瘫痪；见于髓外占位性病变、脊髓外伤；②脊髓横贯性损害：病变平面以下传导束性全部感觉障碍，平面上部可能有感觉过敏带，伴有截瘫或四肢瘫、尿便障碍；见于急性脊髓炎、脊髓压迫症后期。

5. 交叉型　延髓外侧和脑桥下部一侧病变，损伤了三叉神经脊束核和来自对侧的三叉丘系，出现同侧面部、对侧偏身痛、温度觉减退或缺失，并伴有其他结构损害的症状和体征。

6. 偏身型　脑桥、中脑、丘脑及内囊等处病变均可导致对侧偏身（包括面部）的感觉减退或缺失，可伴有肢体瘫痪或面舌瘫等。一侧脑桥或中脑病变可出现受损平面同侧脑神经下运动神经元瘫痪；丘脑病变时深感觉重于浅感觉，远端重于近端，常伴有自发性疼痛（丘脑痛）和感觉过度；内囊受损可伴有三偏。

7. 单肢型　因大脑皮质感觉区分布较广，一般病变仅损及部分区域，故常表现为对侧上肢或下肢复合感觉（精细感觉）障碍，而痛、温度觉障碍轻。皮质感觉区刺激性病灶可引起局部性感觉性癫痫发作。

五、瘫痪

瘫痪（paralysis）是指随意运动功能减低或丧失，前者谓之轻瘫或不全瘫，后者谓之全瘫，是神经系统的常见症状之一。支配随意运动的神经元包括上运动神经元（皮质锥体细胞及其轴索组成的锥体束）和下运动神经元（脑神经运动核和脊髓前角细胞的轴索及其所组成的周围运动神经元）。当上、下运动神经元和随意肌病损时，均可影响随意肌收缩能力，导致瘫痪。因此，按病变的解剖部位，可将瘫痪分为上、下运动神经元性瘫痪和肌源性瘫痪。肌源性瘫痪将在以后的有关章节讨论。

（一）下运动神经元瘫痪

下运动神经元（lower motor neuron）是指脊髓前角细胞和脑干脑神经运动核及其发出的神经轴突，是接受锥体束、锥体外系统和小脑系统各种冲动的最后共同通路，是运动冲动到达骨骼肌的唯一途径。下运动神经元瘫痪又称弛缓性瘫痪（flaccid paralysis）或周围性瘫痪。

1. 临床特点　瘫痪肌肉的肌张力降低或消失，腱反射减弱或消失，发生肌肉萎缩（因脊髓前角细胞的肌营养作用发生障碍）；如脊髓前角刺激性病变可伴肌束震颤，肌电图显示神经传导速度异常，并有失神经电位。下运动神经元病变可仅侵犯某个肌群，多由一个或数个相邻脊神经根病变所致；也可引起一个肢体瘫痪或单瘫（monoplegia），是由多根周围神经（神经丛）病变所致；四肢瘫痪如 Guillain - Barre 综合征、多发性神经病等是由多发性神经根或周围神经病变引起的。

2. 定位诊断　不同部位的病变可有不同的临床表现，与感觉神经根类似，邻近的运动神经根（前根）混合在一起构成神经丛，神经根大致按脊髓节段支配肌肉，每块大的肌肉通常接受两根或更多的神经根的支配；与之不同，单独一根周围神经常支配一块肌肉或一组肌群。因此，前角细胞或前根病变所致的麻痹与周围神经阻断导致的麻痹类型不同。

（1）周围神经：瘫痪分布与周围神经的支配一致，并伴有相应区域感觉障碍及自主神经功能障碍或伴有疼痛，如面神经受损出现它支配的面部表情肌瘫痪而表现为患侧额纹变浅或消失、口角低垂、鼻唇沟变浅，以及皱额、闭目、鼓颊、露齿等动作不能（周围性面瘫）；桡神经麻痹时表现伸腕、伸指及拇伸肌瘫痪，手背拇指和第一、二掌骨间隙感觉减退或缺失；多发性神经病变时出现对称性四肢远端弛缓性瘫痪，伴肌萎缩、手套-袜子形感觉障碍及皮肤营养障碍等。

（2）神经丛：神经丛含有运动纤维和感觉纤维，病变时常引起一个肢体的多数周围神经瘫痪、感觉及自主神经功能障碍，如臂丛的上丛损伤，可有三角肌、肱二头肌、肱肌和肱桡肌等瘫痪，手部小肌肉则不受累，感觉障碍分布范围包括三角肌区、手及前臂桡侧。

（3）前根：呈节段性分布的弛缓性瘫痪无感觉障碍，多见于髓外肿瘤压迫、脊髓膜炎症或椎骨病变，因后根常同时受累而常伴有根性疼痛和节段性感觉障碍。

（4）脊髓前角细胞：表现为节段性分布的弛缓性瘫痪，无感觉障碍；如C5前角细胞损伤引起三角肌瘫痪和萎缩，C8～T1损伤引起手部小肌肉瘫痪和萎缩，L3损伤使股四头肌萎缩无力，L5损伤则使踝关节及足趾背屈不能。急性起病者多见于脊髓前角灰质炎，慢性者多因部分性损伤的前角细胞受到病变刺激可出现肉眼可分辨的肌纤维束跳动，称肌束颤动（fasciculation），或肉眼不能识别而仅在肌电图上显示的肌纤维性颤动（fibrillation）。常见于进行性脊肌萎缩症、肌萎缩性侧索硬化症和脊髓空洞症等。

（二）上运动神经元瘫痪

上运动神经元（upper motor neuron）是指中央前回运动区大锥体（Betz）细胞及其下行轴突形成的锥体束（包括皮质脊髓束和皮质延髓束）。上运动神经元瘫痪又称痉挛性瘫痪（spastic paralysis）或中枢性瘫痪。

1. 临床特点　由于皮质运动区及下行的锥体束较集中地支配肌群，故病损常致整肢瘫痪，表现为单瘫（monoplegia），一侧肢体瘫痪即偏瘫（hemiplegia），双侧病变可引起双下肢瘫痪即截瘫（paraplegia），也可出现四肢瘫痪。瘫痪肌肉无肌束颤动，不出现肌萎缩，但长期瘫痪后活动减少，可出现失用性肌萎缩。患肢肌张力增高，腱反射亢进，浅反射减弱或消失，出现病理反射。

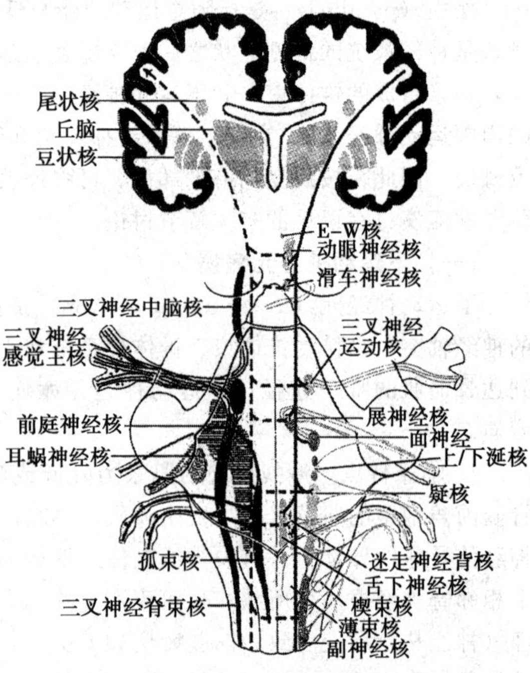

图10-1-4　上、下运动神经元及其传导径路

2. 定位诊断　由于下行的皮质脊髓束在延髓交叉到对侧，并陆续终止于同侧脊髓前角细胞，而皮质延髓束也在各脑神经运动核的平面交叉至对侧，终止于各运动神经核（图10-1-4），因而一侧锥体束损伤出现对侧肢体瘫及脑神经瘫痪；而眼肌、面上部肌肉（额肌、眼轮匝肌、皱眉肌）、咀嚼肌、咽喉声带肌、颈肌及躯干肌等两侧同时运动的肌肉接受双侧锥体束支配，一侧锥体束损伤不会造成这些肌肉的瘫痪。一侧皮质延髓束损伤所致的中枢性面瘫仅表现为眼裂以下面瘫（图10-1-5）；一侧皮质延髓束损伤不引起舌咽、迷走神经麻痹症状，双侧皮质延髓束损伤则出现声音嘶哑、饮水发呛、吞咽困难等，但与由舌咽、迷走神经核及神经病变所致的真性延髓性麻痹不同，患者不出现咽部感觉丧失，咽反射保留，无舌肌萎缩和肌束震颤，而常有强哭、强笑，下颌反射、掌颏反射亢进等，称假性延髓性麻痹（pseudobulbar palsy）。

上运动神经元不同部位病变可引起不同的临床表现（图10-1-6）。

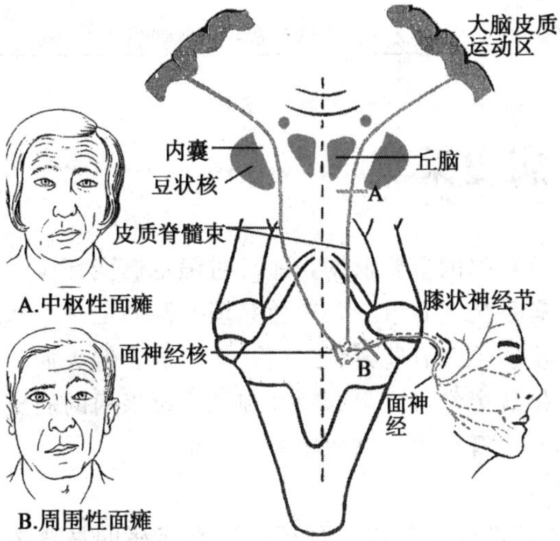

图 10-1-5　中枢性及周围性面瘫示意图

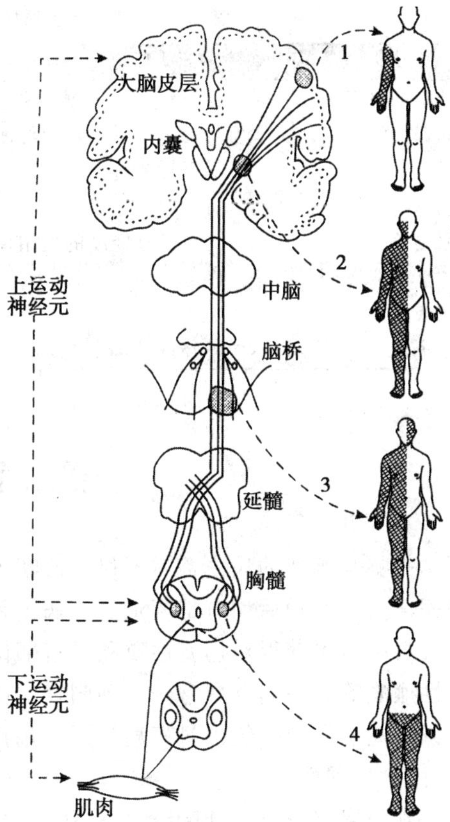

10-1-6　锥体束不同水平病变的瘫痪分布

(1) 皮质 (cortex)：因皮质运动区呈一条长带故局限破坏性病损可引起对侧一个肢体的上运动神经元瘫痪，可为对侧上肢瘫合并对侧中枢性面瘫，大范围病灶可造成偏瘫；当病变为刺激性时，对侧躯体相对应部位出现局限性阵发性抽搐，口角、拇指常为始发部位，因这些部位的皮质代表区范围较大，兴奋阈较低，抽搐若按运动代表区的排列顺序进行扩散，称 Jackson 癫痫。

(2) 皮质下白质 (放射冠区)：为皮质与内囊间的投射纤维形成放射冠，此区的运动神经纤维越接近皮质越分散，该处局灶性病损也可引起类似于皮质病损的对侧单肢瘫；病损部位较深或较大范围时可能导致对侧不均等性偏瘫，如上肢瘫痪重于下肢。

(3) 内囊 (internal capsule)：内囊是感觉、运动、视觉传导束的集中地，即使病灶较小也足以损及整个锥体束，造成对侧较均等性的偏瘫，包括中枢性面瘫、舌下神经瘫；该处损害还可以引起对侧偏身感觉减退及对侧同向性偏盲，称为“三偏”征。

(4) 脑干 (brain stem)：一侧脑干病损产生交叉性瘫痪 (crossed hemiplegia)，表现为病灶水平同侧脑神经下运动神经元性瘫及对侧肢体上运动神经元性瘫，可包括病变水平以下的对侧脑神经的上运动神经元性瘫。

(5) 脊髓 (spinal cord)：脊髓半切损害表现为病变同侧损伤水平以下上运动神经元瘫痪及深感觉障碍、病变对侧损伤水平以下痛、温度觉障碍；由于脊髓面积小，其病变常损伤双侧锥体束，尤其在横贯性损伤时产生受损平面以下两侧肢体上运动神经元瘫痪、完全性感觉障碍及括约肌功能障碍。由于病变部位不同，可表现为截瘫或四肢瘫。

(6) 上运动神经元瘫痪和下运动神经元瘫痪的临床特点可见表 10-1-2。

表 10-1-2 上运动神经元瘫痪和下运动神经元瘫痪的比较

临床特点	上运动神经元瘫痪	下运动神经元瘫痪
瘫痪的分布	范围较广，单瘫、偏瘫和截瘫	范围局限，以肌群为主
肌张力	增高，呈上运动神经元瘫痪	减低，呈下运动神经元瘫痪
腱反射	深反射亢进	深反射减弱或消失
病理反射	有	无
肌萎缩	无，可有轻度的失用性萎缩	明显，且早期出现
皮肤营养障碍	多数无障碍	常有
肌束颤动	无	可有
肌电图	神经传导速度正常，无失神经电位	神经传导速度异常，有失神经电位

第二节 病史采集

完整与确切的病史资料不仅是诊断神经系统疾病的重要依据，而且对确定病变部位、了解病情及判断预后均有重要意义。病史采集应有系统、有重点，避免繁琐零乱的记录。从病史资料中常可获得对病变性质和损害部位的初步印象。有些典型疾病，如癫痫、偏头痛、周期性瘫痪等，在间歇期常查不到阳性体征，根据病史常可决定诊断。神经系统疾病的病史采集方法基本上与一般内科疾病相同，包括现病史、既往史、家族史和个人史。

（一）现病史

现病史（present history）是病史中最重要的部分，是临床分析和诊断疾病的最重要的途径。通常，急骤起病的病因有血循环障碍、急性炎症、急性中毒和外伤等，缓慢起病的病因有肿瘤和变性等。症状发生的先后次序必须系统地按其发展过程记录下来，最早出现的症状常具有定位意义。

神经系统疾病常见症状包括以下几种，应根据患者的具体情况重点地加以询问：

1. 头痛（headache） 应了解 ①部位：全头痛或局部痛（额部、颞部、顶部、枕部、和头皮等）；②性质：如搏动性、胀痛、撕裂痛、紧箍痛、钻痛、隐痛或割痛等；③时间：早晨、午后、夜间；④规律：持续性、发作性、持续时间、发作频率、诱因及缓解因素等；⑤有无先兆，以及伴发症状如头晕、恶心、呕吐、面色苍白、潮红、视物不清、闪光、畏光、复视、耳鸣、失语、偏瘫、晕厥和昏迷等。

2. 疼痛（pain） 与头痛相似，也需问清疼痛部位、发作时间、频度、性质和散布情况、引起疼痛发作和加剧的原因、对各种治疗的效果，特别要注意神经系统的定位关系，如局部性疼痛、放射性疼痛或扩散性疼痛等。

3. 感觉障碍（sensory disorder） 部位和分布、性质（感觉缺失、减退、过敏、热感、冷感、重感、蚁走感、触电感、针刺感等）、传播及进展情况。

4. 痫性发作（seizure） 起病年龄、发作情况（全身性、局限性）、有无先兆、发作时间、频度、发作时意识情况、诱发因素（睡眠、饮食、情绪、疲劳、月经、精神刺激等）、伴发症状（发绀、尖叫一声、咬破舌唇、口吐白沫或血沫、二便失禁、跌倒受伤等）、有关疾病史（有无头颅外伤、发热惊厥、脑炎、脑膜炎、寄生虫病、曾否用过抗癫痫药）、家族史等。

5. 瘫痪（paralysis） 起病缓急、瘫痪类型（单瘫、偏瘫、截瘫、四肢瘫或某些肌群瘫痪）、性质（痉挛性或弛缓性）、进展情况（是否进展、速度及过程）、伴发症状（发热、疼痛、感觉障碍、肌萎缩、失语、癫痫发作或不自主运动）等常可为疾病的定位和定性诊断提供依据。询问有无复视，以及饮水呛咳或吞咽困难等。

6. 视力障碍（vision disorder） 问诊时应注意，视物不清可能是视力减退，也可能是视野缺损、屈光不正、眼肌麻痹而致的复视或眼球震颤。视力减退可能是眼部疾病，也可能是神经系统疾病所致，均需进一步探询。若为复视，则应进一步了解复视出现的方向，实像与虚像的位置关系和两者的距离，以及了解曾否发生过单眼复视。

7. 头晕（dizziness） 应询问和区别患者主诉的头晕的性质，如自身或物体旋转感（眩晕）、“头重脚轻”感或不稳定感（假性眩晕）；另外需询问患者的伴发症状，如耳鸣、呕吐、复视、眼震、饮水呛咳和构音障碍等，以及发作特点、持续时间、与头位和体位变化关系等；还应询问用药、感染及系统疾病史等。

8. 其他症状 包括语言障碍，如构音障碍或言语表达、听理解、复述、阅读和书写能力丧失等；睡眠障碍，如思睡、失眠（入睡困难、易醒、早醒）和梦游等；脑神经障碍，如口眼歪斜等，以及抑郁、焦虑、紧张、惊恐、偏执及其他精神异常等。

（二）既往史

既往史（past history）包括患者既往的健康状况和曾患的疾病、手术、外伤、预防接种及过敏史等，特别是与当前疾病有关的病史，对探究病因和鉴别诊断有重要价值。除与一般内科疾病相同项目外，神经系统疾病应着重询问以下几项：

1. 外伤及手术 有无头部或脊柱外伤、手术史，当时情况是否有骨折、癫痫发作、昏迷或瘫痪等，以及后遗症状等。

2. 感染 是否有脑炎、脑膜炎、脑脓肿和寄生虫病，以及上呼吸道感染、腮腺炎、肠炎、麻疹或水痘等病史。

3. 内科疾病 如高血压、糖尿病、风湿性心脏病、心肌梗死、心律失常、动脉粥样硬化、血液病、癌症、大动脉炎和周围血管栓塞等病史。

4. 过敏及中毒 如食物、药物过敏及中毒史，金属及化学毒物如汞、砷、苯、锰、有机磷等，以及放射性物质、工业粉尘接触和中毒史。

（三）个人史

个人史（personal history）主要了解患者出生、生长发育情况，社会经历、职业及工作性质，生活习惯与嗜好（烟酒及用量、滥用毒麻药等），婚姻史和冶游史，饮食、睡眠规律和质量、利手等。妇女需询问月经史和生育史，以及母亲妊娠时的健康状况。

（四）家族史

家族史（family history）对神经系统遗传性疾病诊断尤为重要。应询问患者家族成员中患同样疾病及分布情况，还应注意家族中与患者疾病有关的癫痫、肿瘤、周期性瘫痪和偏头痛等病史。

第三节 神经系统检查

准确而细致的神经系统检查是定位诊断的重要依据。检查时为了减少对患者的翻动，防止受凉和疲劳，应与全身一般性检查同时进行，并依次自头部及脑神经开始，其后为颈、上肢、胸、腹、下肢及背部。最后观察其站立姿势及步态。检查既需全面，又应根据病史掌握重点。

对于重危急诊患者，应根据病情进行必要的检查，立即抢救，待脱离危险后再进行有关方面的补充检查。检查结果应按意识状态、一般检查、脑神经、运动、感觉、反射等项目依次记录。

一、高级神经活动

（一）意识状态

临床上通常根据患者对言语和疼痛刺激反应程度来判断患者的意识状态，注意患者意识是否清醒及意识障碍程度。如有意识障碍临床上需判明是否存在觉醒障碍、意识内容障碍、特殊类型意识障碍等，详见本章第一节意识障碍。

（二）精神状态和智能

通过与患者接触、交谈、询问病史，可大致了解患者有无情感异常，有无错觉、幻觉、妄想等。智能方面可根据其记忆力、计算力、定向力、判断力，以及对普通常识的理解能力进行综合判断。

（三）言语

言语障碍可分为失语和构音困难（构音障碍）。

关于言语的检查，在患者注意力集中，能合作，视、听功能正常，肢体无瘫痪的情况下才能有可靠的结果。检查前应了解患者的文化程度，是左利手还是右利手。检查患者的表达能力，可根据其自发言语是否减少，能否自述病史，有无讲错词句，讲错后患者是否有自知力，能否回答问题，能否复述别人的言语等进行判断；检查患者的言语理解能力时，可根据自发言语是否增加，所说词句的内容是否有错误，并对此有无自知力，是否能回答问题及执行一些简单动作等进行判断；检查书面文字的理解能力时，可嘱患者读书、报上的文章，执行写在纸上的命令；检查书写能力时，可嘱患者自行书写、听写或抄写；检查失用症时，可根据指令动作是否能够完成进行判断，如令其倒水、系纽扣、用梳子梳头、用牙刷刷牙等，还要观察做模仿动作是否有困难等。

二、头面部、颈部及脊柱

（一）头面部

注意形状、大小及有无发育异常，有无伤痕、肿块、血管痣，有无静脉充盈、颅骨缺损、局部压痛、触痛、头部有无叩击痛，有无血管杂音。对婴儿需查囟门是否饱满、颅缝有无分离。

（二）颈部

观察双侧是否对称，头位有无异常，颈活动是否受限，颈椎有无压痛，颈动脉搏动是否对称，有无血管杂音等，有无脑膜刺激征（颈强直，Kernig 征、Brudzinski 征），其他如颈淋巴结、甲状腺等检查也不可忽略。

（三）脊柱

有无畸形，如脊柱前凸、后凸、侧凸、脊膜膨出、窦道，有无棘突鼓起、压痛及叩击痛等。

三、脑神经检查

脑神经检查对神经系统疾病定位诊断有重要意义。

（一）嗅神经（Ⅰ）

先询问患者有无主观嗅觉障碍如嗅幻觉等，然后让患者闭目，闭塞其一侧鼻孔，用松节油、薄荷水和香水等挥发性物质或香皂、牙膏和香烟等置于患者受检的鼻孔，令其说出嗅到的气味名称，再用同样方法检查对侧。嗅神经和鼻本身病变可出现嗅觉减退或消失，嗅中枢病变不引起嗅觉丧失，但可引起幻嗅。

（二）视神经（Ⅱ）

主要检查视力、视野和眼底。

1. 视力　分为远视力和近视力两种，分别用国际远视力表和近视力表进行检查。当视力减退到不能辨认视力表上的最大字体（视力小于0.1）时，嘱患者在一定距离内辨认手指的数目或移动，记录移动距离以表示视力；视力减退更严重时，可用电筒检查患者有无光感，光感消失则为完全失明。检查时应注意排除影响视力的眼部病变。

2. 视野　是眼球居中、正视前方时所能看到的空间范围，可反映周边视力。检查视野（visual field）时双眼分别测试，常用的视野检查法有手动法、视野计法，后者较为精确。临床上常粗略地用手动法（对向法）测试，患者背光坐于检查者对面，相距60～100cm，测试左眼时，患者以右手遮其右眼，以左眼注视检查者的右眼，检查者以示指在两人中间位置分别从上内、下内、上外和下外向中央移动，直至患者看见为止，并与检查者本人的正常视野比较，然后用相同方法检查右眼。

3. 眼底检查　无需散瞳，否则将影响瞳孔反射的观察。检查时患者背光而坐，眼球正视前方，查右眼时，检查者站在患者右侧，右手持检眼镜，右眼观察眼底；左眼则相反。正常眼底可见视神经乳头呈圆形或椭圆形、边缘清楚、颜色淡红、生理凹陷清晰；动脉色鲜红，静脉色暗红，动、静脉管径比例正常为2∶3。检查时应注意视乳头的形态、大小、色泽、边缘，视网膜血管有无动脉硬化、狭窄、充血、出血以及视网膜有无出血、渗出、色素沉着和剥离等。

（三）动眼、滑车、展神经（Ⅲ、Ⅳ、Ⅵ）

由于同司眼球运动，故合称眼球运动神经，可同时检查。

1. 外观　首先注意眼裂有无增宽或变窄，两侧眼裂是否等大，有无上睑下垂，眼球有无凸出、下陷、斜视、同向偏斜和眼球震颤等。

2. 眼球运动　检查时，嘱患者头部不动，眼球先向各方位转动，然后注视检查者的手指，并随手指向上、下、左、右等方向移动，如有运动受限，注意受限的方向和程度。注意有无眼球震颤及复视。

3. 瞳孔及其反射　检查时嘱患者向前平视，首先观察双侧瞳孔的形状、大小、位置、是否等大。正常瞳孔为圆形，两侧等大，随光线的强弱而收缩、扩大。

对光反射的检查：光线刺激瞳孔引起瞳孔收缩的反应称对光反射。正常时受光刺激一侧的瞳孔缩小，称直接对光反射；未直接受光刺激的另一侧瞳孔也缩小，称间接对光反射。检查时嘱患者注视远处，用电筒光从侧方分别照射瞳孔，观察是否呈活跃或对称收缩，如受检侧视神经损害，直接和间接对光反射均迟钝或消失。

调节反射的检查：嘱受检者先平视远方，然后突然注视一近物，此时出现两眼瞳孔缩小及两眼球内聚。

两侧瞳孔不等、异常扩大或缩小、对光反应迟钝或消失，都是重要的体征，可由动眼神经或视神经受损所致。双侧瞳孔不等大、缩小，边缘不规则，对光反应迟钝或消失，而调节反应存在，称阿-罗（Argyll－Robertson）瞳孔，是由中脑顶盖部的病变所致，是神经梅毒的特征性体征。一侧眼交感神经麻痹，产生霍纳（Horner）综合征，出现一侧瞳孔缩小，眼裂缩小和眼球凹陷，并有同侧眼结膜充血，及面部少汗或无汗。视神经病变而失明时，瞳孔扩大且光反应消失。

（四）三叉神经（Ⅴ）

为混合神经。感觉纤维的分布为面部皮肤及眼、鼻、口腔黏膜，运动纤维支配咀嚼肌、颞肌及翼状内、外肌。

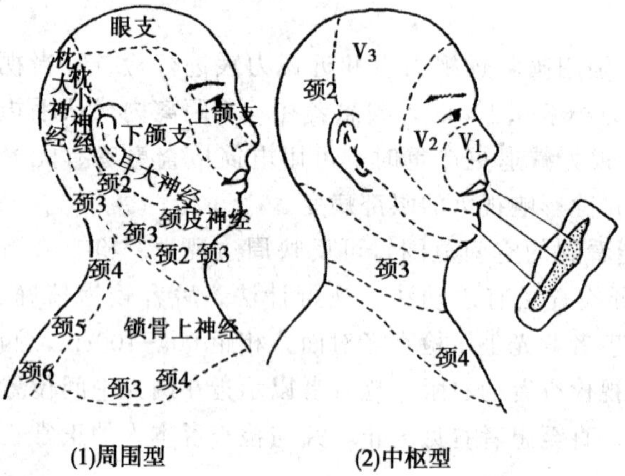

图 10－1－7　面部和头部感觉神经分布图

1. 面部感觉　用针、棉絮和盛冷、热水的试管分别检查面部痛觉、触觉及温度觉，两侧对比及内外对比。检查其有无感觉减退、消失和过敏，并定出感觉障碍区域（属周围型或中枢型），见图 10－1－7。周围型系三叉神经干受损后产生，在其分布范围内一切感觉都发生障碍。中枢型系三叉神经核的胶状质受损时所产生，呈葱皮样分离性感觉障碍。

2. 咀嚼运动　先观察双侧颞肌及咀嚼肌有无萎缩，然后以双手触按患者颞肌、咀嚼肌，嘱患者做咀嚼动作，注意有无肌力减弱，两侧是否对称等。再嘱患者露齿，以上下门齿的中缝线为标准，观察张口时下颌有无偏斜。如下颌偏向一侧，则为该侧翼状肌瘫痪特征。一侧三叉神经运动支受损时，张口可见下颌偏向病侧。

3. 角膜反射（corneal reflex）　嘱患者向一侧注视，检查者用捻成细束的棉絮分别轻触一侧角膜外缘，正常反应为两眼瞬目动作；受视侧瞬目称直接角膜反射，对侧瞬目称间接角膜反射。角膜反射的传入通过三叉神经，至脑桥经面神经传出。故三叉神经第一支或面神经运动支受损，均可致角膜反射消失。

4. 下颌反射　患者轻启下颌，检查者以左手拇指轻置于下颌齿列上，右手执叩诊锤轻叩拇指，观察有无反射及其强弱程度。脑干的上运动神经元病变时，反射增强。

（五）面神经（Ⅶ）

是混合神经，以支配面部表情肌的运动为主，还支配舌前 2/3 味觉纤维。

检查时先观察患者的两侧额纹、眼裂、鼻唇沟和口角是否对称。然后嘱患者作皱额、闭眼、露齿、鼓腮和吹哨动作。一侧面神经周围性（核或核下性）损伤时，病侧额纹变浅，眼裂增宽，鼻唇沟变浅，不能皱额、闭眼，示齿时口角歪向健侧，鼓腮或吹口哨时病变侧露气。中枢性（核上的皮质脑干束或皮质运动区）损伤时，只出现病灶对侧下半部面肌的瘫痪，因上半部面肌受两侧皮质运动区的支配。

检查味觉时可让患者伸舌，用棉签蘸少许有味觉的溶液（糖、醋、盐、奎宁），轻擦于一侧的舌前部，让患者用手指指出某个预定的符号（甜、酸、咸、苦），但不能讲话或缩舌，分别测试两侧。每种味觉试验完毕后，需用水漱口，以免相互干扰。

（六）位听神经（Ⅷ）

分为蜗神经和前庭神经两部分。

1. 蜗神经　是传导听觉的神经，损害时可出现耳聋和耳鸣。常用耳语、表声或音叉进行检查，声音由远及近，测量患者单耳能够听到声音的距离，再同另一侧耳比较，并和检查者比较。如要获得准确的资料尚需使用电测听计进行检测。传导性耳聋听力损害主要是低频音的气导，感音性耳聋是高频音的气导和骨导均下降，可通过音叉试验加以鉴别：①Rinne试验即骨导气导比较试验，将震动音叉柄分别置于患者一侧耳后乳突上（骨导）和该侧耳旁（气导）比较两者之听力。感音性耳聋时，气导长于骨导，即 Rinne 试验阳性；传导性耳聋时，骨导长于气导，即 Rinne 试验阴性；②Weber 试验即双侧骨导比较试验，将震动的音叉柄置于患者的前额或颅顶正中，正常时感觉声音位于正中；传导性耳聋时声响偏于病侧，为 Weber 试验阳性；感音性耳聋时声响偏于健侧，即为 Weber 试验阴性。

2. 前庭神经　其联系广泛，受损时可出现眩晕、呕吐、眼震、平衡障碍等。观察患者有无自发性症状，还可以通过诱发实验观察诱发的眼震情况以判定前庭功能。常用的诱发实验有：①温度刺激（Barany）试验，用冷水或热水进行外耳道灌注观察眼震表现形式；②旋转试验即加速刺激试验，患者闭目坐在旋转椅上，头部前屈 80°，向一侧快速旋转后突然停止观察眼震持续时间。

（七）舌咽神经、迷走神经（Ⅸ、Ⅹ）

二者的解剖和功能关系密切，常同时受累，故常同时检查。

1. 运动功能检查　注意观察患者说话有无鼻音、声音嘶哑，甚至完全失音，询问有无饮水发呛、吞咽困难等；然后嘱患者张口，观察其悬雍垂是否居中，双侧软腭位置是否对称；嘱患者发“啊”音，观察双侧软腭抬举是否一致，悬雍垂是否偏斜等；一侧麻痹时，病侧软腭位置较低，软腭不能上提，悬雍垂偏向健侧；双侧麻痹时，悬雍垂虽仍可居中，但双侧软腭抬举受限甚至完全不能。

2. 感觉功能检查　用棉签或压舌板轻触两侧软腭或咽后壁黏膜，观察有无感觉。

3. 味觉检查　舌咽神经支配舌后 1/3 味觉，同面神经味觉检查法。

4. 咽反射检查　嘱患者张口，用压舌板分别轻触两侧咽后壁，正常时出现咽部肌肉收缩和舌后缩，并有恶心、作呕反应；反射的传入和传出均通过舌咽和迷走神经，中枢在延髓。舌咽和迷走神经周围性病变时患侧咽反射减弱或消失。

（八）副神经（Ⅺ）

检查时让患者向两侧分别做转颈动作并加以阻力，比较两侧胸锁乳突肌收缩时的轮廓和坚实程度。检查时可在耸肩或头部向一侧后仰时加以阻力，一侧副神经损害时可见同侧胸锁乳突肌及斜方肌萎缩、垂肩和斜颈，病侧耸肩及向对侧转颈无力或不能。

（九）舌下神经（Ⅻ）

观察舌在口腔内的位置及形态，然后嘱患者伸舌，观察其是否有偏斜、舌肌萎缩、舌肌颤动。一侧舌下神经麻痹时，伸舌向病侧偏斜；核下性损害可见病侧舌肌萎缩，核性损害可见明显的肌束颤动，核上性损害则仅见伸舌向病灶对侧偏斜；双侧舌下神经麻痹时，伸舌受限或不能。

四、运动系统检查

运动系统检查包括肌营养、肌张力、肌力、不自主运动、共济运动、姿势及步态等。

（一）肌营养

指肌肉体积和外形。观察肌肉有无萎缩和肥大及其分布的范围，也可用尺带测量，对称比较。

1. 肌萎缩（muscular atrophy）　肌萎缩是肌肉营养不良导致骨骼肌容积缩小、肌纤维数目减少，为下运动神经元病变或肌肉疾病所致，是诊断这类疾病的重要体征。

此外，脑卒中长期瘫痪患者可逐渐出现失用性肌萎缩；肌肉血管病变（炎症、血栓或栓塞、损伤等）可导致缺血性肌萎缩。

2. 假性肌肥大（muscular pseudohypertrophy） 常见于进行性肌营养不良。可见肌肉假肥大，表现外观肥大，触之坚硬，但肌力弱，常见于腓肠肌和三角肌。

（二）肌张力

肌张力（muscular tension）指肌肉松弛状态下做被动运动时检查者所遇到的阻力。嘱患者肌肉松弛，用手握其肌肉并体会其紧张程度（静止肌张力），然后持患者的肢体做被动屈伸运动并感受其阻力。①肌张力减低：可见于下运动神经元病变、小脑病变及肌原性病变；②肌张力增高：见于锥体束病变和锥体外系病变，前者表现为痉挛性肌张力增高，即上肢的屈肌及下肢的伸肌肌张力增高明显，开始做被动运动时阻力较大，然后迅速减小，称折刀样肌张力增高；后者表现为强直性肌张力增高，即伸肌和屈肌的肌张力均增高，做被动运动时向各个方向的阻力是均匀一致的，亦称铅管样肌张力增高（不伴震颤），如伴有震颤则出现规律而断续的停顿，称齿轮样肌张力增高。

（三）肌力

肌力（muscle force）指肢体随意运动时肌肉收缩的力量。

1. 肌力分级 肌力采用0～5级的六级记录法。

0级：完全瘫痪。

1级：肌肉可轻微收缩，但不能产生动作。

2级：肢体能在床面上移动，但不能对抗自身重力，即不能抬离床面。

3级：肢体能抵抗重力离开床面，但不能对抗阻力。

4级：肢体能做抗阻力动作，但较正常差。

5级：正常肌力。

2. 肌群肌力检查方法 上运动神经元病变及多发性周围神经损害引起的瘫痪呈肌群性分布，可对肌群进行检查，以关节为中心检查肌群的伸、屈、内收、外展、旋前、旋后等。躯干肌肉的检查可嘱患者仰卧位抬头和肩，并抵抗检查者的阻力，测试腹肌收缩力；或俯卧位抬头和肩，测试脊旁肌收缩力。

3. 主要肌肉肌力检查方法 周围神经损害和脊髓前角病变，瘫痪呈节段性分布，需对相应的单块肌肉分别检查。肌肉作相应的收缩运动，检查者施予阻力，或患者用力维持某一姿势，检查者用力使其改变，以判断肌力，见表10-1-3。

表10-1-3 主要肌肉的肌力检查方法

肌肉	节段	神经	功能	检查方法
三角肌	C5～C6	腋	上臂外展	上臂水平外展位，检查者将肘部向下压
肱二头肌	C5～C6	肌皮	前臂屈曲和外旋	屈肘并使外旋位，检查者将其伸直
肱桡肌	C5～C6	桡	前臂屈曲、旋前	前臂旋前，之后屈肘，检查者加阻力
肱三头肌	C7～C8	桡	前臂伸直	肘部作伸直动作，检查者加阻力
腕伸肌	C6～C8	桡	腕背屈、外展、内收	检查者自手背桡侧或尺侧加阻力
腕屈肌	C7～T1	正中、尺	屈腕、外展、内收	检查者自掌部桡侧或尺侧加阻力

续表

肌肉	节段	神经	功能	检查方法
指总伸肌	C6～C8	桡（骨间）	2～5指掌指关节伸直	屈曲末指节和中指节后，检查者在近端指节处加压
拇伸肌	C7～C8	桡（骨间）	拇指伸直	伸拇指，检查者加阻力
拇屈肌	C7～T1	正中、尺	拇指关节屈曲	屈拇指，检查者加阻力
指屈肌	C7～T1	正中、尺	指关节屈曲	屈指，检查者加阻力
桡侧腕屈肌	C6～C7	正中	腕骨屈曲和外展	指部松弛，腕部屈曲，检查者在手掌桡侧加压
尺侧腕屈肌	C7～T1	尺	腕骨屈曲和内收	指部松弛，腕部屈曲，检查者在手掌尺侧加压
髂腰肌	L1～L3	股	髋部屈曲	仰卧屈髋屈膝，检查者加阻力
股四头肌	L2～L4	股	膝部伸直	仰卧，伸膝，检查者加阻力
股收肌	L2～L5	闭孔、坐骨	主要为股部内收	仰卧，下肢伸直，两膝并拢，检查者分开之
股展肌	L4～S1	臀上	股部外展并内旋	仰卧，下肢伸直，两膝外展，检查者加阻力
股二头肌	L4～S2	坐骨	膝部屈曲	俯卧，维持膝部屈曲，检查者加阻力
臀大肌	L5～S2	臀下	髋部伸直	仰卧，膝部屈曲90°，将膝部抬起，检查者加阻力
胫前肌	L4～L5	腓深	足背屈	足部背屈，检查者加阻力
腓肠肌	L5～S2	胫	足跖屈	膝部伸直，足部跖屈，检查者加阻力
䠀伸肌	L4～S1	腓深	䠀趾伸直和足部背屈	䠀趾背屈，检查者加阻力
䠀屈肌	L5～S2	胫	䠀趾跖屈	䠀趾跖屈，检查者加阻力
趾伸肌	L4～S1	腓深	足2～5趾背屈	伸直足趾，检查者加阻力
趾屈肌	L5～S2	胫	足趾跖屈	足趾跖屈，检查者加阻力

4. 常用的轻瘫检查法 ①上肢平伸试验：患者平伸上肢，手心向下，数分钟后可见轻瘫侧上肢逐渐下垂而低于健侧，同时可见轻瘫侧自然旋前，掌心向外，故亦称手旋前试验；②Barre分指试验：令患者两手五指分开并伸直，两手相对，数秒钟后轻瘫侧手指逐渐并拢和屈曲；③轻偏瘫侧小指征：双上肢平举，手心向下，轻瘫侧小指轻度外展；④Jackson征：令患者仰卧两腿伸直，轻瘫侧下肢呈外展外旋位；⑤下肢轻瘫试验：令患者仰卧，两下肢膝髋关节均屈曲成直角，数秒钟后轻瘫侧下肢逐渐下落。

（四）不自主运动

不自主运动（involuntary movement）是指患者意识清楚的情况下，随意肌不自主收缩所产生的一些无目的的异常动作，多为锥体外系损害的表现。

1. 静止性震颤（static tremor） 是主动肌与拮抗肌交替收缩引起的一种节律性颤动，可出现在四肢、下颌、唇、颈部和手指，手指的震颤状如搓丸，表现为手指有节律的每秒

4～6次的快速抖动，静止时出现，紧张时加重，随意运动时减轻，睡眠时消失，是帕金森病（PD）的特征性体征之一。

2. 舞蹈症（chorea） 是肢体及头面部迅速、不规则、无目的、无节律、粗大、快速多变不能随意控制的动作，表现为挤眉弄眼、伸舌、转颈、耸肩、手指间断性屈伸、摆手和伸臂等舞蹈样动作，上肢较重；步态不稳且不规则，重时可出现从一侧向另一侧快速粗大的跳跃动作（舞蹈样步态）；随意运动或情绪激动时加重，安静时减轻，睡眠时消失。可有扮鬼脸动作，肢体张力低。此症状见于小舞蹈病、Huntington 舞蹈病及药物诱发的舞蹈症如神经安定剂（酚噻嗪类、氟哌啶醇）。

3. 手足徐动症（athetosis） 指肢体远端游走性的肌张力增高或减低的动作，表现缓慢的如蚯蚓爬行样的扭转样蠕动，并伴有肢体远端过度伸张，如腕过屈、手指过伸等，且手指缓慢逐个相继屈曲；随意运动严重扭曲，出现奇怪的姿势和动作，可伴有异常舌运动的怪相、发音不清等。可见于多种神经系统变性疾病，最常见为 Huntington 舞蹈病、Wilson 病，以及 Hallervorden - Spatz 病等，也见于肝性脑病、酚噻嗪类及氟哌啶醇等慢性中毒；偏侧手足徐动症多见于中风患者。

4. 偏身投掷运动（hemiballismus） 因肢体近端受累，其不自主运动更为强烈，而以粗大的无规律的跨越和投掷样运动为特点。是由于对侧丘脑底核及与其联系的苍白球外侧部急性病损如梗死或小量出血所致。

5. 肌张力障碍（dystonia） 是肌肉异常收缩引起的缓慢扭转样不自主运动或姿势异常，表现为躯干和肢体近端扭转痉挛（torsion spasm），又称扭转性肌张力障碍（torsion dystonia），是因身体某一部位主动肌和拮抗肌同时收缩造成的姿势固定，以躯干和肢体近端扭曲为特点，表现手过伸或过屈、足内翻、头侧屈或后伸、躯干屈曲扭转、眼睛紧闭及固定的怪异表情，患者没有支撑则不能站立和行走；见于原发性遗传病如早期 Huntington 舞蹈病、Wilson 病、Hallervorden - Spatz 病等，或继发于产伤、胆红素脑病（核黄疸）、脑炎等。

（五）共济运动

机体任一动作的完成均依赖于某组肌群协调一致的运动，称共济运动（coordination）。这种协调主要靠小脑的功能以协调肌肉活动、维持平衡和帮助控制姿势，也需要运动系统的正常肌力，前庭神经系统的平衡功能，眼睛、头、身体动作的协调，以及感觉系统对位置的感觉共同参与作用。这些部位的任何损伤均可出现共济失调（ataxia）。

1. 指鼻试验（finger - to - nose test） 嘱患者一侧手臂外展伸直，再以食指触自己的鼻尖，由慢到快，先睁眼、后闭眼重复进行。小脑半球病变时同侧指鼻不准；如睁眼时指鼻准确，闭眼时出现障碍则为感觉性共济失调。

2. 跟-膝-胫试验（heel - to - knee - to - shin test） 嘱患者仰卧，上抬一侧下肢，将足跟置于另一下肢膝盖下端，再沿胫骨前缘向下移动，先睁眼、后闭眼重复进行。小脑损害时，动作不稳；感觉性共济失调者则闭眼时出现该动作障碍。

3. 轮替动作（alternating movement） 嘱患者伸直手掌并让前臂做快速旋前旋后动作，共济失调者动作缓慢、不协调。

4. 闭目难立征（Romberg test） 嘱患者足跟并拢站立，闭目，双手向前平伸，若出现身体摇晃或倾斜则为阳性，提示小脑病变。如睁眼时能站稳而闭眼时站立不稳，则为感觉性共济失调。

5. 反跳试验　患者用力屈肘，检查者用力握住患者腕部向反方向拉，随即突然松手，正常者前臂屈曲立即被制止。小脑病变时，回收的前臂可反击到自己的身体。

（六）姿势及步态

首先观察患者卧位、坐位、站立和行走时有无姿势和步态的异常，临床上常见的姿势异常如偏瘫姿势、强迫头位、去大脑强直、去皮层强直等。临床常见的步态异常有：

1. 痉挛性偏瘫步态（spastic hemiplegic gait）　病侧上肢内收、旋前，指、腕、肘关节屈曲，下肢伸直、外旋，足尖下垂，行走时病侧上肢的协同摆动动作消失，病侧骨盆抬高，呈向外的划圈样步态，见于一侧锥体束病变。

2. 痉挛性截瘫步态（spastic paraparetic gait）　双下肢强直内收（内收肌张力增高），行走时一前一后交叉呈剪刀样，足尖拖地。见于双侧锥体束损害和脑性瘫痪等。

3. 慌张步态（festinating gait）　帕金森病或帕金森综合征患者行走时步幅小，双足擦地而行，躯干强硬前倾，常见碎步前冲，起步及止步均困难，双上肢协同摆动动作消失。

4. 小脑性步态（cerebellar gait）　小脑性共济失调患者行走时双腿分开较宽，呈阔基底步态；左右摇晃，常向侧方倾斜，直线行走困难，状如醉汉，易与醉酒步态混淆，常见于多发性硬化、小脑肿瘤、脑卒中及某些遗传病如遗传性小脑性共济失调、橄榄-脑桥-小脑萎缩、迟发性小脑皮质萎缩症等。

5. 醉酒步态（drunken gait）　步态蹒跚、摇晃、前后倾斜，似乎随时都会失去平衡而跌倒，见于酒精中毒或巴比妥类中毒。与小脑性步态不同，醉酒者可在短距离内在窄基底面上行走并保持平衡；严重醉酒者行走时向许多不同方向摇晃，似乎极少或根本不能通过视觉来纠正其蹒跚步态，而小脑性或感觉性共济失调则可通过视觉来纠正。

6. 感觉性共济失调步态（gait of sensory ataxia）　表现为下肢动作粗大沉重，高抬足而后突然抛出，足踵坚实地打在地面上（踵步），可听到踏地声，步伐长短高低不规则，黑夜里行走或闭目时更明显，严重者常靠拐杖支撑体重。见于脊髓结核患者、Friedreich 共济失调、脊髓亚急性联合变性、多发性硬化和感觉神经病等。病变主要累及脊髓后索。

7. 跨阈步态（steppage gait）　表现为患者行走时患肢高抬，如跨越门槛样，常见于腓总神经麻痹而足下垂，也见于慢性获得性轴索神经病、腓骨肌萎缩症（Charcot - Marie - Tooth 病）、进行性脊肌萎缩症和脊髓灰质炎等。

8. 肌病步态（myopathic gait）　进行性肌营养不良患者因骨盆带肌群和腰肌无力而致腰部前挺，行走时臀部左右摇摆，故称摇摆步态（swaying gait）或鸭步（waddling gait）。

9. 癔症步态（hysterical gait）　表现为奇形怪状的步态，下肢肌力虽佳，但不能支撑体重或步态蹒跚，向各个方向摇摆，似欲跌倒而罕有跌倒自伤者。见于心因性疾病如癔症等。

五、感觉系统检查

检查时，患者必须意识清晰，检查前让患者了解检查的目的与方法，以取得充分合作。检查时要注意左、右侧和远、近端部位的差别。感觉功能检查时注意患者需闭目，以避免主观或暗示作用。

（一）浅感觉检查

1. 痛觉　用大头针的针尖均匀地轻刺患者皮肤以检查痛觉，注意两侧对称比较，记录感觉障碍类型（正常、过敏、减退或消失）与范围。痛觉障碍见于脊髓丘脑侧束损伤。

2. 触觉　用棉签轻触患者的皮肤或黏膜。触觉障碍见于后索损伤。

3. 温度觉 用盛有热水（40～50℃）或冷水（5～10℃）的试管交替测试患者皮肤温度觉。温度觉障碍见于脊髓丘脑侧束损害。

（二）深感觉检查

1. 运动觉 检查者轻轻夹住患者的手指或足趾两侧，上或下移动，令患者根据感觉说出“向上”或“向下”。运动觉障碍见于后索损伤。

2. 位置觉 检查者将患者的肢体摆成某一姿势，请患者描述该姿势或用对侧肢体模仿，位置觉障碍见于后索损伤。

3. 震动觉 用震动着的音叉柄置于骨突起处（内、外踝，手指、桡尺骨茎突、胫骨、膝盖等），询问有无震动感觉，判断两侧及上、下有无差别，震动觉障碍见于后索损伤。

（三）复合感觉检查

复合感觉是大脑综合分析的结果，也称皮质感觉。

1. 皮肤定位觉 医生用手指或棉签轻触患者皮肤某处，让患者指出被触部位。该功能障碍见于皮质损伤。

2. 两点辨别觉 用钝脚分规轻轻刺激皮肤上的两点，检测患者辨别两点的能力，再逐渐缩小双脚间距，直到患者感觉为一点时，测其实际间距，两侧比较。当触觉正常而两点辨别觉障碍时则为额叶损伤。

3. 实体觉 嘱患者用单手触摸熟悉的物体，如钢笔、钥匙、硬币等，并说出物体的名称。先测功能差的一侧，再测另一侧。功能障碍见于皮质损伤。

4. 体表图形觉 患者闭目，在其皮肤上画图形（方、圆、三角形等）或写简单的字（一、二、十等），观察其能否识别。如有障碍，常为丘脑水平以上损伤。

六、神经反射检查

神经反射由反射弧的形成而完成，反射弧包括感受器、传入神经元、中枢、传出神经元和效应器等。反射弧中任一环节有损伤都可影响反射，使其减弱或消失；反射又受高级神经中枢控制，如锥体束以上损伤，可使反射活动失去抑制而出现反射亢进。根据刺激的部位不同，可将反射分为浅反射和深反射两部分。

（一）浅反射

浅反射：刺激皮肤或黏膜引起的反应。

1. 角膜反射（corneal reflex） 见脑神经检查。

2. 腹壁反射（abdominal reflex） 患者仰卧，下肢稍屈曲，腹壁自然松弛，然后用钝头竹签分别沿肋缘下（胸髓 7～8 节）、脐平（胸髓 9～10 节）及腹股沟上（胸髓 11～12 节）的方向，由外向内轻划腹壁皮肤，引起局部腹肌收缩。上、中或下部反射消失分别见于上述不同平面的胸髓病损。双侧上、中、下部反射均消失见于昏迷和急性腹膜炎患者。一侧上、中、下部腹壁反射消失见于同侧锥体束病损。应注意肥胖、老年及经产妇由于腹壁过于松弛也会出现腹壁反射减弱或消失。另外腹部手术后患者也影响腹壁反射的检查。

3. 提睾反射（cremasteric reflex） 与检查腹壁反射相同，竹签由下而上轻划股内侧上方皮肤，可引起同侧提睾肌收缩，睾丸上提。双侧反射消失为腰髓 1～2 节损伤。一侧反射减弱或消失见于锥体束损伤。局部病变如腹股沟疝、阴囊水肿等也可影响提睾反射。

4. 跖反射（plantar reflex） 患者仰卧、下肢伸直，检查者手持患者踝部，用钝头竹签划足底外侧，由足跟向前至小趾跖关节处转向踇趾侧，正常反应为足跖屈曲。反射消失为骶髓 1～2 节损伤，见图 10－1－8。

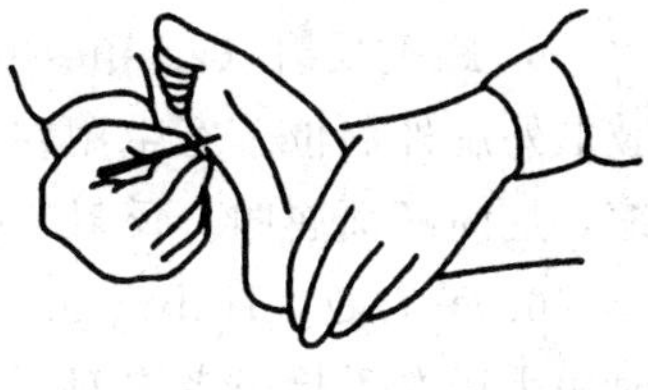

图 10－1－8 跖反射检查示意图

5. 肛门反射（anal reflex） 用钝头竹签轻划肛门周围皮肤，可引起肛门外括约肌收缩。反射障碍为骶髓 4～5 节、肛尾神经病损。

（二）深反射

深反射：刺激骨膜、肌腱后经深部感受器完成的反射称深反射，又称腱反射。检查时患者要配合，肢体应充分放松。检查者叩击力量要均等，两侧进行对比检查。

1. 肱二头肌反射（biceps reflex） 患者肘部屈曲，医生以左拇指置于患者肘部肱二头肌肌腱上，然后右手持叩诊锤叩击左拇指，可使肱二头肌收缩，引起屈肘。反射中枢为颈髓 5～6节，经皮神经传导（图 10－1－9）。

2. 肱三头肌反射（triceps reflex） 患者外展上臂，半屈肘关节，医生用左手托住其上臂，右手用叩诊锤直接叩击鹰嘴上方的肱三头肌肌腱，可使肱三头肌收缩，引起前臂伸展。反射中枢为颈髓 6～7 节，经桡神经传导（图 10－1－10）。

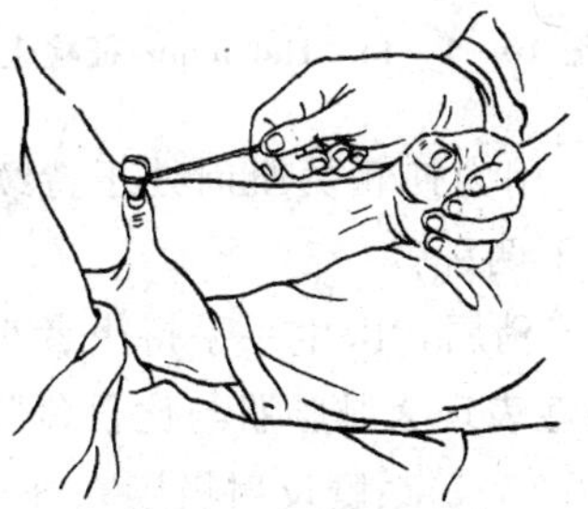

图 10－1－9 肱二头肌反射检查示意图

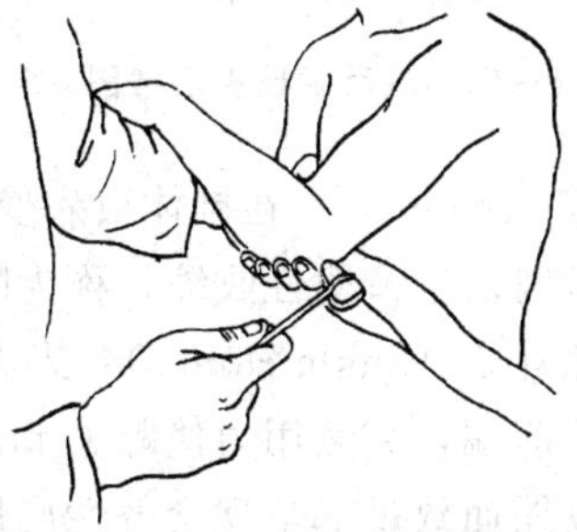

图 10－1－10 肱三头肌反射检查示意图

3. 桡骨骨膜反射（radioperiosteal reflex） 患者前臂置于半屈半旋前位，医生以左手托住其腕部，并使腕关节自然下垂，随即用叩诊锤叩桡骨茎突，使肱桡肌收缩，引起屈肘和前臂旋前动作。反射中枢在颈髓 5～6 节，经桡神经传导（图 10－1－11）。

4. 膝反射（knee reflex） 坐位检查时，患者小腿完全松弛下垂，卧位检查则患者仰卧，医生以左手托起其膝关节使之屈曲约 120°，用右手持叩诊锤叩击膝盖髌骨下方股四头肌肌腱，使股四头肌收缩，可引起小腿伸展。反射中枢在腰髓 2～4 节，经股神经传导（图 10－1－12）。

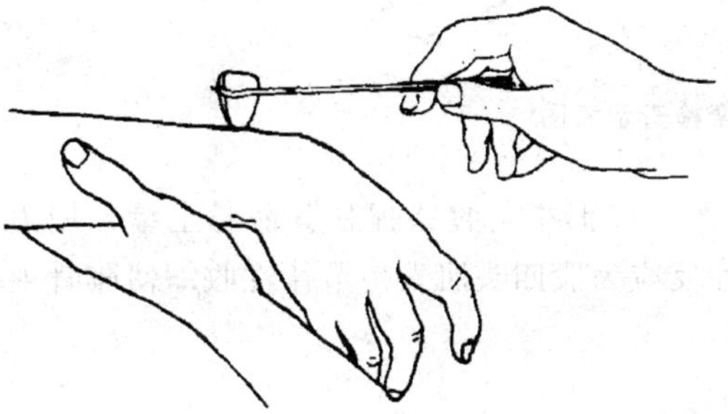

图 10－1－11 桡骨骨膜反射检查示意图

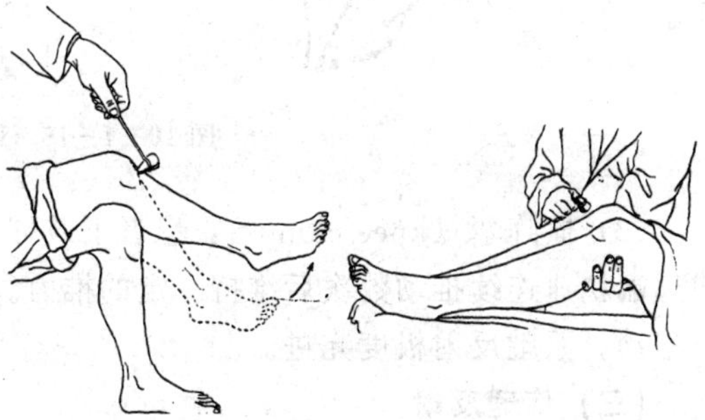

图 10－1－12 膝反射检查示意图

5. 跟腱反射（achilles tendon reflex） 又称踝反射。患者仰卧，髋及膝关节稍屈曲，下肢取外旋外展位。医生用左手将患者足部背屈成直角，以叩诊锤叩击跟腱，引起腓肠肌收缩，足向跖面屈曲。反射中枢为骶髓1～2节，经胫神经传导（图10－1－13）。

6. 霍夫曼（Hoffmann）征 反射中枢为颈髓7节～胸髓1节，经正中神经传导。检查时医生用左手持患者腕部，然后以右手中指与示指夹住患者中指并稍向上提，使腕部处于轻度过伸位。用拇指迅速弹刮患者的中指指甲，引起其余四指轻度掌屈反应则为阳性(图10－1－14)。

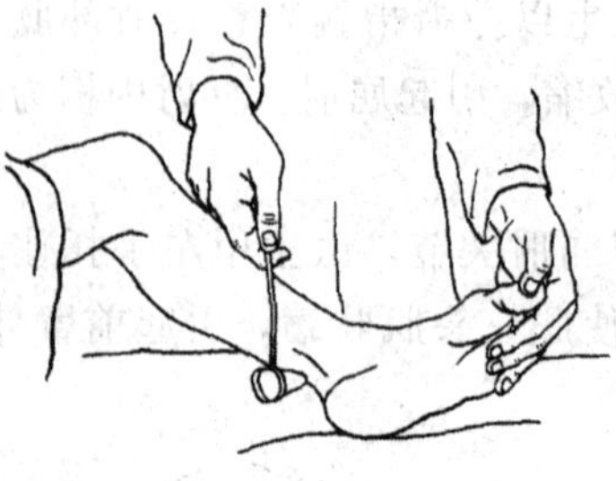

图10－1－13 踝反射检查示意图

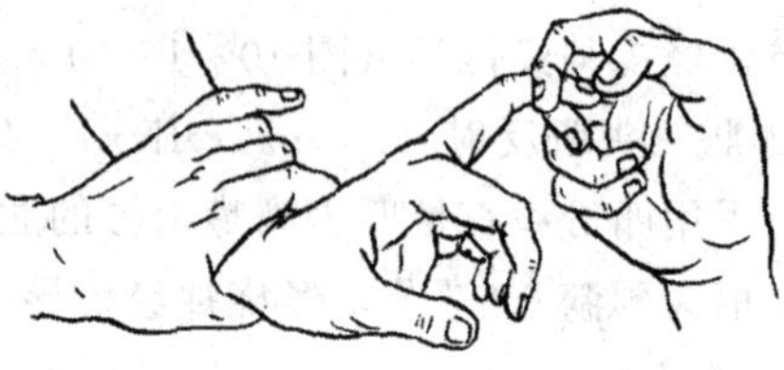

图10－1－14 Hoffmann征检查示意图

7. 阵挛（clonus） 在锥体束病变、深反射亢进时，用力使相关肌肉处于持续性紧张状态，该组肌肉发生节律性收缩，称为阵挛，常见的有以下两种：

（1）踝阵挛（ankle clonus）：患者仰卧，髋与膝关节稍屈，医生一手持患者小腿，一手持患者足掌前端，突然用力使踝关节背屈并维持之。阳性表现为腓肠肌与比目鱼肌发生连续性节律性收缩而致足部呈现交替性屈伸动作（图10－1－15），系腱反射极度亢进。

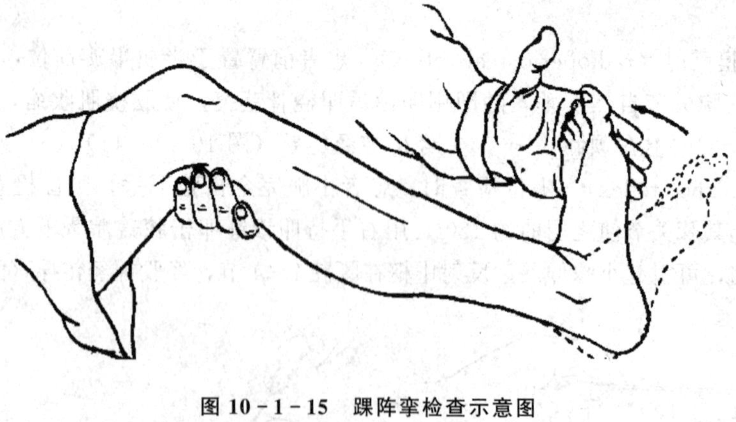

图10－1－15 踝阵挛检查示意图

（2）髌阵挛（knee clonus）：患者下肢伸直，医生以拇指与食指捏住其髌骨上缘，用力向远端快速连续推动数次后维持一定的推力。阳性反应为股四头肌发生节律性收缩使髌骨上下移动，系腱反射极度亢进。

（三）病理反射

病理反射指锥体束受损时，大脑失去了对脑干和脊髓的抑制作用而出现的异常反射。1岁半以内的婴幼儿由于神经系统发育未完善，也可出现这种反射，不属于病理性反射。

1. 巴宾斯基（Babinski）征 是经典的病理反射。检查方法同跖反射一样，阳性反应为

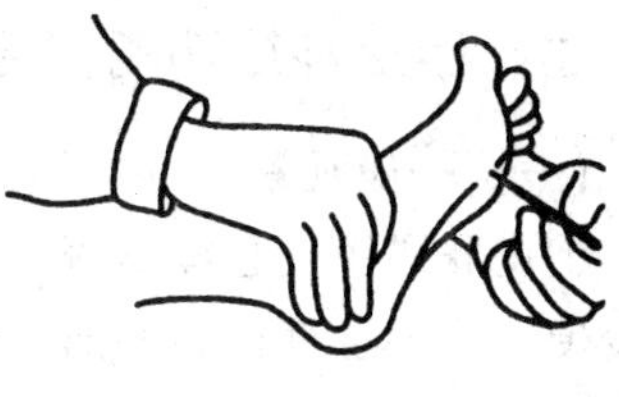

图 10－1－16 Babinski 征检查示意图

踇趾背屈，其他足趾扇形展开（图 10－1－16）。

2. 巴宾斯基（Babinski）等位征 包括①奥本海姆（Oppenheim）征：医生用拇指及示指沿患者胫骨前缘用力由上向下滑压，阳性表现同 Babinski 征；②戈登（Gordon）征：检查时用手以一定力量捏压腓肠肌，阳性表现同 Babinski 征；③查多克（Chaddock）征：患者仰卧、下肢伸直，检查者手持患者踝部，用钝头竹签由外踝下方向前划至足背外侧，阳性表现同 Babinski 征（图 10－1－17）。

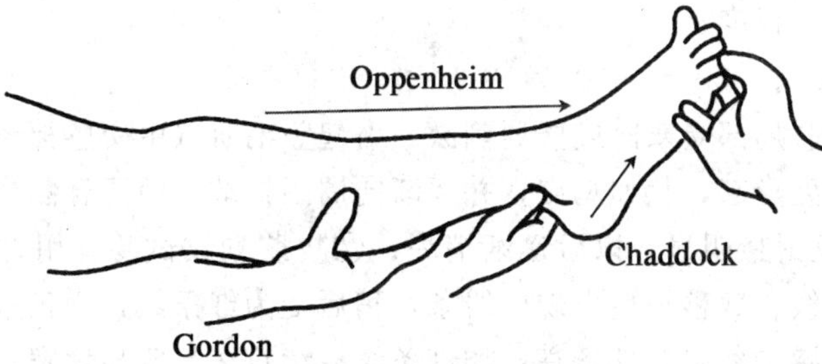

图 10－1－17 各种 Babinski 征等位征检查示意图

（四）脑膜刺激征

脑膜刺激征为脑膜受激惹的体征，见于脑膜炎、蛛网膜下腔出血和颅内压增高等。有以下三种检查方法：

1. 颈强直 患者仰卧，医生以一手托患者枕部，另一只手置于胸前作屈颈动作。如这一被动屈颈检查时感觉到抵抗力增强，即为颈部阻力增高或颈强直。同时应排除颈椎或颈部肌肉局部病变所致颈僵直。

2. 凯尔尼格（Kernig）征 患者仰卧，一侧下肢髋、膝关节屈曲成直角，医生将患者小腿抬高伸膝。正常人膝关节可伸达 135°以上。如伸膝受阻且伴疼痛与屈肌痉挛，则为阳性（图 10－1－18）。

3. 布鲁津斯基（Brudzinski）征 患者仰卧，下肢伸直，检查者一手托起患者枕部，另一手按于其胸前作屈颈动作。当头部前屈时，双髋与膝关节同时屈曲则为阳性（图 10－1－19）。

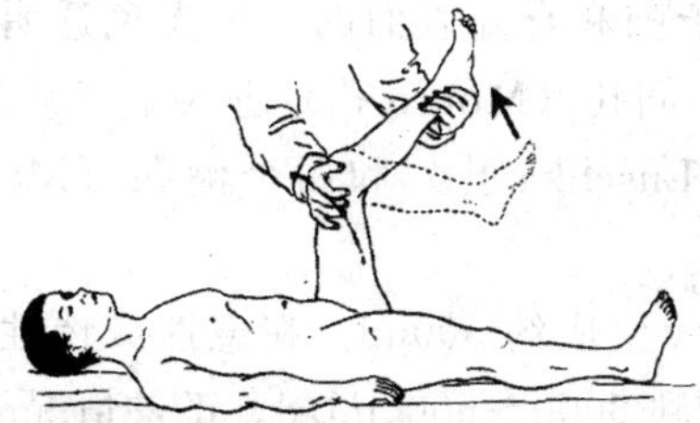

图 10－1－18 Kernig 征检查示意图

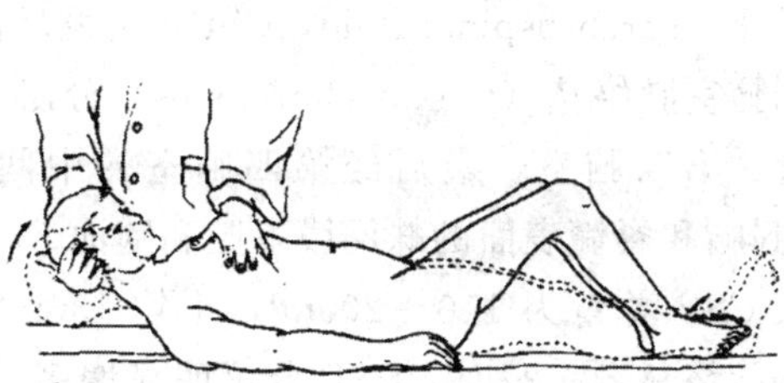

图 10－1－19 Brudzinski 征检查示意图

七、自主神经功能检查

（一）一般观察

①皮肤黏膜：色泽是否苍白，有无潮红、发绀、红斑、色素沉着等，质地是否光滑，有无变硬、增厚、变薄、脱屑、干燥、潮湿等，有无发热或发凉，有无水肿、溃疡和褥疮等；②毛发和指甲：有无多毛、少毛、局部脱毛、指甲和趾甲变形松脆等；③出汗：有无全身或局部出汗过多、过少和无汗等。

（二）器官及括约肌功能

有无胃下垂、腹胀、便秘等；尿急、尿频、排尿困难、尿潴留、尿失禁、自动膀胱等，检查下腹部膀胱区膨胀程度。

（三）自主神经反射

①竖毛试验：皮肤局部受寒冷或搔划刺激，引起竖毛肌（由交感神经支配）收缩，局部出现竖毛反应，毛囊处隆起，状如鸡皮，并逐渐向周围扩散，但至脊髓横贯性损害平面处停止；刺激后7～10s反射最明显，以后逐渐消失；②皮肤划纹试验：用竹签在胸腹壁两侧皮肤上适度加压划一条线，数秒钟后出现白线条，稍后变为红条纹，为正常反应；如划线后白线条持续较久，为交感神经兴奋性增高；如红条纹持续较久且明显增宽，甚至隆起，为副交感神经兴奋性增高或交感神经麻痹；③卧立位实验：平卧和直立位分别数1min脉搏，如平卧至直立位每分钟脉率加快超过10次，或直立变为卧位每分钟脉率减少超过10次，提示自主神经兴奋性增高；④眼心反射（oculocardiac reflex）：检查者用中指和示指对双侧眼球逐渐施加压力，20～30s，正常人脉搏可减少10～12次/分；迷走神经功能亢进者此反射加强（脉搏减少12次以上），迷走神经麻痹者此反射减退或消失，交感神经亢进者脉搏不减慢甚至加快；⑤颈动脉窦反射（carotid sinus reflex）：检查者以示指和中指按压一侧颈总动脉分叉处亦可使心率减慢，部分患者如颈动脉窦过敏者按压时可引起心率过缓、血压降低、晕厥甚至昏迷，需谨慎行之。

第四节　辅助检查

一、脑脊液检查

脑脊液（cerebrospinal fluid，CSF）是循环流动于脑和脊髓表面的一种无色透明液体，主要由侧脑室脉络丛（plexus choroideus）分泌，经室间孔（Monro孔）进入第三脑室、中脑导水管、第四脑室，最后经第四脑室的中间孔（Luschka孔）和两个侧孔（Magendie孔），流到脑和脊髓表面的蛛网膜下腔和脑池。

成人CSF总量为110～200ml，平均130ml，每天生成约500ml。在急性或慢性炎症、脑水肿和脉络丛乳头瘤时，CSF分泌明显增多，可达到5000～6000ml/d。正常情况下血液中的各种化学成分只能选择性地进入CSF中，这种功能称为血脑屏障（blood - brain barrier，BBB）。在病理情况下，BBB破坏和其通透性增高可使CSF成分发生改变。脑脊液标本一般通过腰椎穿刺术获得，特殊情况下也可行小脑延髓池（cerebellomedullar cisterna）穿刺或侧脑室（lateral cerebral ventriculus）穿刺；诊断性穿刺（diagnostic puncture）还可注入显影剂和空气等进行造影，以观察脊髓蛛网膜下腔、脑蛛网膜下腔和脑室系统的情况；

治疗性穿刺（therapeutic puncture）主要是注入药物等。

（一）腰椎穿刺

1. 适应证　腰椎穿刺（lumbar puncture）主要用于中枢神经系统疾病诊断及鉴别诊断，特别是怀疑蛛网膜下腔出血而头颅 CT 尚不能证实时；怀疑颅内压异常者；对脊髓病变和多发性神经根病变的诊断及鉴别诊断也有帮助；另外还用于脊髓造影和鞘内药物治疗等。

2. 禁忌证　包括颅内压升高并有明显的视盘水肿者、怀疑颅后窝肿瘤者、穿刺部位有化脓性感染或脊椎结核者、脊髓压迫症的脊髓功能已处于即将丧失的临界状态者、血液系统疾病出血倾向者、使用肝素等药物导致的出血倾向者、血小板＜50×10^9/L 者及开放性颅脑损伤者。

3. 并发症　最常见为腰穿后低颅压头痛，可持续 2～8 天，以额、枕部为著，咳嗽、喷嚏或站立时症状加重。平卧位可使头痛减轻，应大量饮水，必要时可静脉输入生理盐水。其次是腰穿出血和感染等，较少见。

（二）常规检查

1. 常规压力测定　通常用测压管进行检查。侧卧位的正常压力为 80～180mmH_2O，＞200mmH_2O 提示颅内压增高（极度肥胖者压力＞220mmH_2O 为增高），＜70mmH_2O 为降低。压力高可见于脑水肿、颅内占位性病变、感染、急性脑卒中、静脉窦血栓形成、良性颅内压增高，心力衰竭、肺功能不全及肝性脑病等。压力低主要见于低颅压、脱水、脊髓蛛网膜下腔梗阻、CSF 漏等。CSF 压力测定应包括初压（取 CSF 之前）和终压（取 CSF 之后）。

2. 压颈试验（Queckenstedt test）：是指腰椎穿刺时压迫颈部观察脑脊液的压力变化。正常情况下压颈后 CSF 压力迅速上升 100～200mmH_2O 以上，解除压颈后，压力迅速下降至初压水平。如在穿刺部位以上有椎管梗阻，压颈时压力不上升（完全梗阻），或上升、下降缓慢（部分梗阻），称为压颈试验阳性。如压迫一侧颈静脉，CSF 压力不上升，但压迫对侧上升正常，常提示该梗阻侧的横窦闭塞。有颅内压升高或怀疑后颅窝肿瘤者，禁行压颈试验，以免发生脑疝。压颈试验提示蛛网膜下腔完全梗阻或不完全梗阻，主要见于脊髓肿瘤、脊膜炎和椎管肿瘤等。

3. 性状　正常 CSF 是无色透明的液体。如 CSF 为血性或粉红色，可用三管试验法加以鉴别，用三管连续接取 CSF，前后各管为均匀一致的血色为新鲜出血，可见于蛛网膜下腔出血；前后各管的颜色依次变淡可能为穿刺损伤出血。血性 CSF 离心后颜色变为无色，可能为新鲜出血或副损伤；如液体为黄色提示为陈旧性出血。CSF 如云雾状，通常是由于细菌感染引起细胞数增多所致，见于各种化脓性脑膜炎，严重可如米汤样；CSF 放置后有纤维蛋白膜形成，见于结核性脑膜炎，此现象称为蛛网膜样凝固（cobweb - like coagulation）。CSF 呈黄色，离体后不久自动凝固如胶样（colloid coagulation），称为弗洛因综合征（Froin syndrome），是因 CSF 蛋白质过多所致，常见于椎管梗阻。

4. 细胞数　正常 CSF 白细胞数为（0～5）$\times10^6$/L，多为单核细胞。白细胞增多见于脑脊髓膜和脑实质的炎性病变，涂片检查如发现致病的细菌、真菌及脱落的瘤细胞等，有助于病原体的诊断。

5. 潘迪试验（Pandy test）　利用 CSF 中球蛋白能与饱和苯酚结合形成不溶性蛋白质盐的原理，球蛋白含量越高反应越明显，通常作为蛋白质定性的参考试验，可出现假阳性反应。

（三）生化检查

1. 蛋白质　腰穿正常 CSF 蛋白质含量为 0.15～0.45g/L（150～450mg/L）。蛋白质增高见于中枢神经系统感染、脑肿瘤、脑出血、脊髓压迫症、格林-巴利综合征、听神经瘤、糖尿病性神经根神经病、黏液性水肿和全身性感染等。蛋白质降低（<0.15g/L）见于腰穿或硬膜损伤引起 CSF 丢失、身体极度虚弱和营养不良者。

2. 糖　CSF 糖含量取决于血糖的水平。正常值为 2.5～4.4mmol/L（500～750mg/dL），为血糖的 50%～70%。通常 CSF 糖<2.25mmol/L（45mg/dL）为异常。糖明显减少见于化脓性脑膜炎，轻至中度减少见于结核性或真菌性脑膜炎（特别是隐球菌性脑膜炎）以及脑膜癌病。糖含量增加见于糖尿病。

3. 氯化物　正常 CSF 含氯化物 120～130mmol/L（7.0～7.5mg/dL），较血氯水平为高。细菌性和真菌性脑膜炎均可使氯化物含量减低，尤以结核性脑膜炎最为明显。氯化物降低还可见于全身性疾病引起的电解质紊乱等。

（四）特殊检查

1. 细胞学检查　通常采用玻片离心法。收集 1～2ml 脑脊液，经 Wright－Giemsa（瑞-吉）染色镜检。可进行细胞分类和发现肿瘤细胞、细菌和真菌等。CNS 化脓性感染可见中性粒细胞增多，病毒性感染可见淋巴细胞增多，结核性脑膜炎呈混合性细胞反应。蛛网膜下腔出血呈无菌性炎性反应和红细胞引起的单核吞噬细胞反应，4～5 天后出现含铁血黄素的巨噬细胞，此种巨噬细胞在出血后数周甚至数月仍可能查到。

2. 蛋白质电泳　CSF 蛋白质电泳带的质和量分析对神经系统疾病的诊断有一定帮助。前白蛋白在神经系统炎症时降低，在变性病时升高；白蛋白减少多见于 γ 球蛋白增高；α 球蛋白升高主要见于中枢神经系统感染早期；β 蛋白增高见于肌萎缩侧索硬化和退行性病变等；γ 球蛋白增高见于脱髓鞘疾病和中枢神经系统感染等。

3. 免疫球蛋白（Ig）　正常 CSF－Ig 含量极少，IgG 为 10～40mg/L，IgA 为 1～6mg/L，IgM 含量极微。CSF－Ig 增高见于中枢神经系统炎性反应（细菌、病毒、螺旋体及真菌等感染），对多发性硬化、其他原因所致的脱髓鞘病变和中枢神经系统血管炎等诊断有所帮助；结核性脑膜炎和化脓性脑膜炎时 IgG 和 IgA 均上升，前者更明显，结核性脑膜炎时 IgM 也升高。CSF－IgG 指数及 CNS24 小时 IgG 合成率的测定，以及 CSF 寡克隆 IgG 带检测，作为中枢神经系统内自身合成的免疫球蛋白标志，是多发性硬化重要的辅助诊断指标。

4. 酶　正常 CSF 中谷草转氨酶（GOT）、谷丙转氨酶（GPT）、乳酸脱氢酶（LDH）和肌酸磷酸激酶（CK）明显低于血清中含量。在中枢神经系统疾病中，CSF 酶含量可升高，但尚缺乏诊断的特异性，有待进一步研究。

二、神经系统影像学检查

影像学检查不但可以定位，有时还可定性，因此对神经系统疾病的诊断有十分重要的价值。

（一）头颅平片

检查简便安全，患者无痛苦和任何不适。

一般摄正、侧位片，根据需要还可摄颅底、内听道、视神经孔、舌下神经孔及蝶鞍像等片。主要观察头颅的大小和形状，颅骨的厚度、密度及各部位结构，颅缝状态，颅底的裂和孔，蝶鞍的形状改变，颅板的压迹，颅内钙化斑等。

（二）气脑造影和脑室造影

此两种检查目前已极少应用。

（三）脑血管造影

是应用含碘显影剂如泛影葡胺注入颈动脉或椎动脉内摄片，或经肱动脉或股动脉插管进行全脑血管造影。根据脑血管有无闭塞、移位、管腔结构是否异常等，以确定颅内有无占位性或血管性病变等。脑血管造影显示颅内动脉瘤和血管畸形是其他方法不能代替的。

数字减影血管造影（DSA）是近年来应用的一项新技术，现已广泛用于脑血管疾病的检查，优点在于只需选择性地拍片，血管影像清晰，可经动脉或静脉注入造影剂。

（四）电子计算机体层扫描

1. CT 扫描　CT 诊断的原理是利用各种组织对 X 线的不同吸收系数，通过电子计算机处理，可显示不同平面的脑实质、脑室和脑池的形态和位置等图像。目前快速高分辨率 CT 扫描层厚可以薄至 1mm，可更清楚地显示微小病变。由于 CT 的无创性、简便、迅速，敏感性较常规 X 线检查提高 100 倍以上，可较确切地显示病变，已被广泛地用于各种神经疾病的诊断。目前常规 CT 主要用于颅内血肿、脑外伤、脑出血、蛛网膜下腔出血、脑梗死、脑肿瘤、脑积水、脑萎缩、脑炎症性疾病及脑寄生虫病（脑囊虫）等的诊断，有些病变可通过静脉注射造影剂（甲泛葡胺或泛影葡胺）增强组织密度，提高诊断的阳性率。

2. CT 血管成像　CT 血管成像（computerized tomography angiography，CTA）指静脉注射含碘造影剂后，利用螺旋 CT 或电子束 CT，在造影剂充盈受检血管的高峰期进行连续薄层体积扫描，然后经计算机对图像进行处理后，可以三维显示颅内血管系统，取代部分 DSA 检查。CTA 可清楚显示 Willis 动脉环，以及大脑前、中、后动脉及其主要分支，对闭塞性血管病变可提供重要的诊断依据。

（五）磁共振成像

磁共振成像（magnetic resonance imaging，MRI）利用单数质子原子核自旋运动的特点，使用磁场改变原子核运动的方向，再用射频脉冲激发原子核而产生磁共振现象。在射频停止后被激发的原子核恢复到原来的平衡状态，并将吸收的能量释放出来，这种能量信号由 MRI 探测器所接收，又通过电子计算机处理，最后获得清晰的图像。MRI 较 CT 可提供多方位、多层面解剖学信息，图像清晰度高、对人体无放射性损害、颅后窝没有骨骼伪影干扰，能清楚显示颅后窝和脑干病变。对脑囊虫病、多发性硬化、皮质下动脉硬化性脑病等均较 CT 敏感。MRI 能直接显示脊髓病变和椎间盘病变。然而，MRI 检查急性颅脑损伤、颅骨骨折、急性出血病变和钙化灶等不如 CT。

（六）脊柱平片

包括前后位、侧位和斜位。常能反映脊椎骨质结构上的改变、正常脊柱姿势，以及生理弯曲改变。主要用于诊断脊髓、脊柱和椎管内的病变。

（七）脊髓造影和脊髓血管造影

目前临床上脊髓造影较少应用，已经基本被 MRI 技术取代。脊髓血管造影是将含碘的水溶性造影剂注入脊髓的动脉系统，显示血管分布情况，称为动脉血管造影，有助于诊断脊髓血管畸形和脊髓动静脉瘘等。

三、神经电生理检查

（一）脑电图

脑电图（electroencephalography，EEG）是脑生物电活动的检查技术，通过测定自发的有节律的生物电活动以了解脑功能状态，是证实癫痫和进行分类的最客观的手段。

1. 检测方法　电极安放采用国际10/20系统，参考电极通常置于双耳垂。还可以通过一些特殊的手段诱发不明显的异常电活动，最常用的方法如过度换气、闪光刺激、睡眠等，还有戊四氮或贝美格（美解眠）静脉注射等。

2. 临床应用　脑电图检查主要用于癫痫的诊断、分类和病灶的定位；对区别脑部器质性和功能性病变、弥漫性和局限性损伤，以及诊断脑炎、中毒性和代谢性等各种原因引起脑病等均有辅助价值。

3. 脑电地形图（brain electrical activity mapping，BEAM）　是将脑电信号输入电子计算机进行处理后，将脑电信号转换成一种能够定位和定量分析，并可用不同颜色的图像进行显示的一项较新的检查技术。其优点是能将脑的功能变化与形态定位结合起来，图像直观，定位较准确，但不能反映脑电波形及各种波形出现的方式等；因此，不能将脑电图取而代之，两者结合更有意义。脑电地形图最主要的临床应用价值在于脑血管疾病的早期诊断、疗效及预后评价等。

（二）脑诱发电位

脑诱发电位（cerebral evoked potential，CEP）是中枢神经系统在感受体内、外各种特异性刺激所产生的生物电活动，有体感诱发电位、视觉诱发电位和脑干听觉诱发电位。可用于观察各种感觉（视觉、听觉、皮肤电刺激），传入神经通路的功能状态，并对某些疾病（多发性硬化、视神经炎、脊髓病变）进行客观检查。

（三）肌电图检查

肌电图检查（electromyography，EMG）是肌肉动作电位的记录，用表面电极放置在肌肉表面的皮肤上或将针电极刺入肌肉，通过放大系统及阴极示波器显示波形，在观察的同时进行记录，用以诊断神经或肌肉疾病（神经炎、神经损伤、运动神经元病、肌病等）。

（四）神经传导速度

神经传导速度（nerve conduction velocity，NCV）测定是利用脉冲电流刺激神经干上不同距离的两点，根据两点间的距离及潜伏期以计算兴奋沿神经传导速度的一种诊断技术；有运动神经传导和感觉神经传导两种速度测定。NCV的测定主要用于各种原因的周围神经病的诊断和鉴别诊断。对于病变位于脊髓还是神经根、周围神经还是肌肉、神经末梢还是神经肌肉接头处的确定有一定意义。前角细胞病变传导速度稍减慢，周围神经病变明显减慢，肌肉疾病则正常。

（五）重复电刺激

重复电刺激（repetitive nerve stimulation，RNS）是指超强重复刺激神经干在相应肌肉记录复合肌肉动作电位，是检测神经肌肉接头功能的重要手段。正常情况下神经干连续刺激后，波幅可有轻微的波动。而降低或升高超过一定的范围均提示神经肌肉接头病变。重症肌无力者可有波幅的逐渐减低。

四、脑超声检查

（一）经颅超声血流图检查

电子计算机技术在临床的广泛应用，促进了超声诊断技术的发展，特别是多普勒超声技术在脑血管病诊断方面已经进入了一个新的阶段。1982 年世界第一台经颅多普勒（transcranial doppler，TCD）检测仪的问世，标志着对脑血管的检测技术已经由颅外检测进入对颅内各主要血管的经颅检测。1986 年三维 TCD 的出现，初步解决了颅内血管的显示和定位，并可显示三维血管轨迹分布图，近年又出现了四维超声诊断技术。

1. 检测方法　TCD 最常用的检查部位是颞、枕和眶三个窗口。TCD 检查中对各个有关血管的识别主要是通过探头的位置、超声束的角度、血流方向的变化、血流速度、信号的音频特点、波形变化及压颈试验等。

2. TCD 检测指标和异常所见

（1）血流速度参数：包括收缩期峰流速（Vs）、舒张期末峰流速（Vd）和平均流速（Vm）。Vm 代表搏动性血液的供应强度，很少受心率、心肌收缩力、外周阻力和主动脉顺应性等心血管因素的影响，生理意义最大。

（2）动脉参数：包括收缩/舒张比值（SD）、阻力指数（RI）、脉动指数（PI）和动脉传递指数（PTI）。血流速度和 PI 是 TCD 检测中最常用和最有意义的参数。

（3）异常 TCD 所见主要表现为：①血流信号消失；②血流速度增高或降低；③两侧血流不对称；④PI 增高或降低；⑤杂音；⑥血流方向异常；⑦频谱异常等。

（二）临床应用

在临床上，TCD 主要用于下列疾病的辅助诊断：

1. 颈部血管动脉粥样硬化　表现为内膜增厚、斑块形成、血管狭窄或闭塞等，还可计算血管狭窄的程度。

2. 脑血管畸形　有助于深部脑动静脉畸形（AVM）的定位、供养血管和引流静脉的确定，也可用于术中或术后监测，避免损伤供血动脉，判断有无畸形血管的残留。

3. 脑动脉瘤　TCD 诊断小于 1cm 的动脉瘤比较困难，其检测的意义在于观察和研究动脉瘤破裂出血后脑血管痉挛的发生、发展和转归。

4. 脑血管痉挛　蛛网膜下腔出血是导致脑血管痉挛最常见的原因。TCD 可代替脑血管造影通过对血流速度的变化、动脉参数的变化及血流杂音等检测判断是否存在脑血管痉挛。TCD 的随访观察对评价蛛网膜下腔出血的预后很有意义。

5. 锁骨下动脉盗血综合征　锁骨下动脉起始部有狭窄或闭塞时，此方法可观察到对侧椎动脉血流速度增高、同侧椎动脉血流逆转、基底动脉血流降低等，甚至血流方向也逆转，以上发现有助于该综合征的明确诊断。

（三）放射性同位素诊断

1. 正电子发射脑断层扫描

是一种无创伤性探索人脑生化过程的技术，反映局部放射性活性浓度的体层图像，它可以客观地描绘出人脑生理和病理代谢活动。对于癫痫、脑瘤、脱髓鞘病、变性病、脑血管病的诊断、定位及脑部蛋白合成、神经递质和药物分布的研究都有一定的意义。

2. 单光子发射断层扫描

用单光子发射断层扫描可获得类似正电子发射扫描的结果，但价格较低廉。临床上主要是了解脑血流和脑代谢，对颅内占位性病变诊断阳性率约为80%，对脑膜瘤、血管丰富或恶性程度高的脑瘤阳性率在90%以上，对急性脑血管疾病、癫痫、帕金森病和痴呆的分型及脑生理功能研究均有重要价值。

第五节 神经系统疾病的诊断程序

临床医师通过询问病史和体格检查，了解患者的症状、体征和病情的发展过程之后，结合化验及辅助检查的发现，应用神经解剖学和生理学等基础知识，对患者的临床资料进行综合分析，才能作出正确的临床诊断。神经系统疾病的诊断包括定位诊断和定性诊断两个方面，定位是决定病变部位，即解剖诊断；定性是决定病变的性质，即病理病因诊断。

一、定位诊断

重视体格检查，推测病变部位。经过全面细致的体格检查，如能初步判定患者所诉确系神经病变所致，应根据临床检查所见的症状和体征，进一步分析病变的部位再选用必要的、合适的特殊检查辅助诊断。要避免忽视体格检查，滥用各种特殊辅助检查的倾向。同时应高度重视患者的首发症状，可能提示病变的主要部位，有时还可提示病变的性质。因此，掌握不同部位神经系统病变的临床特点，特别是阳性体征是定位诊断的基础，现将不同部位神经病变的临床特点说明如下：

1. 周围神经病变的临床特点　脊神经是混合神经，受损时在其支配区有运动、感觉和自主神经障碍的症状和体征。运动障碍为下运动神经元瘫痪，无锥体束征。感觉障碍仅限于病变神经所支配的区域，而无脊髓或脑部病变时的传导束型感觉障碍。

2. 脊髓病变的临床特点　横贯性损伤较为多见，症状常为双侧性，表现为运动障碍（截瘫或四肢瘫）、传导束型感觉障碍和自主神经症状（大、小便障碍）。

3. 脑干病变的临床特点　多见一侧的周围性脑神经受损，伴有对侧肢体的中枢性瘫痪，或锥体束征的交叉性瘫痪，或一侧面部和对侧偏身感觉减退的交叉性感觉障碍，或表现为吞咽困难、饮水呛咳、构音障碍、舌肌萎缩、咽反射消失等真性延髓麻痹。双侧性脑神经、锥体束损伤和（或）感觉障碍也不少见。

4. 脑部病变的临床特点　一侧大脑半球病变所致运动障碍常呈中枢性偏瘫，感觉障碍为偏身型。还可见单瘫、失语、局限性癫痫等局灶性症状。也可伴有脑神经受损症状。双侧性，广泛脑部受损常导致意识障碍、智能障碍及双侧肢体瘫痪等锥体束征。小脑病变主要表现为共济失调、眼球震颤、构音障碍等。

最后，要明确病变损害的部位或病灶的多少及分布，大体有以下几种类型：

1. 局限性或局灶性病变　如单神经损害，脊髓某些节段的横贯性损害，脑部的肿瘤、梗死等，临床上常有相应的局灶性症状或体征，可提示病变的部位，故又称为定位体征。

2. 弥散性、多发性损害　如脑炎、脑膜炎、多发性神经炎、多发性硬化等。症状或体征反映出神经系统多处受累而不能归纳为某一局限性病变所致。有的病变可因伴发较重的脑水肿等因素而引起颅内压增高、意识障碍、脑膜刺激征、惊厥等症状，又称全脑症状。在不同病期，可与定位体征并存。

3. 系统性或选择性病变　有些神经疾病的病变呈选择性，病变在某些功能系统或传导束，如运动神经元病、亚急性联合变性等。

分析患者的症状体征和病变类型，不仅有助于定位诊断，还可按照各种病理过程的好发部位结合病史推测病变的性质和病因。

二、定性诊断

定性诊断的目的是确定疾病的病理性质和病因。首先，在已确定病变部位的基础上，依据该部位容易发生的病理损害，结合病史，推测病变性质。下面仅概括介绍神经系统常见的不同性质疾病的一般特征：

1. 感染性疾病　发病多为急性或亚急性，于数日或数周发展到高峰，神经系统症状常较广泛弥散，可伴有发热等全身感染中毒的症状和体征，血液和脑脊液的实验室检查可进一步明确感染的性质和原因。

2. 外伤　多有明显的外伤史，一般急性起病，但亦可经一定时间后发病。如慢性硬膜下血肿、外伤性癫痫等。应密切注意有无胸、腹部处的复合损伤。

3. 血管性疾病　发病多较急骤，症状可在几分钟、几小时或几天内达到高峰，脑血管疾病多与其他器官疾病有关，如高血压、心脏病、动脉硬化、糖尿病等。此类疾病又可分为缺血性与出血性两类。CT、MRI 等检查手段可为病因诊断提供直接证据。

4. 肿瘤　起病缓慢，常伴有神经系统受损的局灶性症状和体征。颅内肿瘤时，常有头痛、呕吐、视盘水肿等颅内压增高的症状和体征。脊髓肿瘤时可有椎管阻塞和脊髓压迫征。应注意有些脑瘤以脑卒中方式起病（瘤卒中），CT 及 MRI 检查对确定诊断和避免误诊是非常重要的。

5. 其他　包括中毒、代谢障碍及营养障碍性疾病、遗传病、先天畸形、变性等。定性诊断时应注意有无中毒史（化学品、食物、药物等中毒）及代谢障碍（糖尿病、尿毒症等）的一般表现和病史。对幼年发病者，要注意观察有无先天异常，要注意其母亲妊娠期患病史、难产或家族遗传史等。神经系统的变性疾病较多见，病因尚未完全明确，可能与遗传、代谢障碍、病毒感染、免疫等有关。起病及进展均缓慢，常重点侵犯神经组织某一系统。

关于定性诊断的详细内容，将结合有关疾病做进一步讲述。

案例

患者，男性，23 岁，因右上肢疼痛半年，右侧肢体麻木伴左侧肢体无力 1 个多月就诊。体检：神志清楚，语言流利，脑神经检查未见异常，左上下肢肌力 3 级，右前臂以下痛觉减退，触觉存在，肌力正常。

问题与思考：

1. 考虑该患者诊断为何种疾病？

2. 若左肱二头肌反射减弱，肱三头肌反射活跃，则病变定位于脊髓哪个节段？

思考题

1. 简述上、下运动神经元瘫痪的鉴别要点。
2. 简述肌力如何分级及各级的表现。

（王郑矜）

第二章

周围神经疾病

学习目标

【掌握】

1. 吉兰-巴雷综合征的临床表现。
2. 特发性面神经麻痹的临床表现。

【熟悉】

1. 吉兰-巴雷综合征的诊断和鉴别诊断。
2. 特发性面神经麻痹的诊断和鉴别诊断。
3. 多发性周围神经病的临床表现和诊断。

【了解】

1. 吉兰-巴雷综合征的治疗。
2. 三叉神经痛、坐骨神经痛、肋间神经痛的临床表现和诊断。

第一节 概 述

【解剖和生理】

周围神经包括除嗅、视神经以外的所有脑神经和脊神经根，它们的神经节、周围神经干、末梢分支，以及周围神经和自主神经。周围神经系统由三部分组成：①与脊髓相连的脊神经，共31对，其中颈神经8对、胸神经12对、腰神经5对、骶神经5对和尾神经1对；②与脑相连的脑神经，共12对，其中嗅神经和视神经是中枢神经系统的延伸，不属于周围神经系统；③与脑和脊髓相连的自主神经。

周围神经由位于中央的轴突及外周的髓鞘和神经外膜组成，根据髓鞘的有无可分为有髓鞘神经纤维和无髓鞘神经纤维。髓鞘由Schwann细胞（Schwann's cell）及其细胞膜组成，相邻两个Schwann细胞之间无髓鞘的部位称为郎飞结（Ranvier's node），其长度在不同类型的神经是不同的。周围神经干由许多神经束集合而成，神经束由神经纤维构成。围绕各束的结缔组织称为神经束膜，神经束膜进入神经纤维之间成为神经内膜。

周围神经的髓鞘不仅对轴突有保护作用而且也起绝缘作用，有髓鞘神经纤维的传导是由一个Ranvier结到另一个Ranvier结的跳跃式传导，其速度明显快于无髓鞘神经纤维。无髓鞘神经纤维通常发自后根神经节和自主神经节。

【病理】

周围神经的病理改变主要有沃勒变性（Wallerian's degeneration）、轴索变性（axonal degeneration）、神经元变性（neuronal degeneration）和节段性脱髓鞘（segmental demyelination）。

【分类】

目前尚无统一的分类，临床上常见的分类包括按病理、病因、起病形式和受累神经的分布，各种分类之间有重叠。

1. 按病理分类　可分为轴索变性和脱髓鞘性周围神经病。

2. 按病因分类　包括感染性多发性周围神经病、外伤性嵌压性周围神经病、中毒性周围神经病、营养缺乏和代谢性周围神经病、遗传性周围神经病、副肿瘤综合征、免疫介导的周围神经病，以及结缔组织病所致的周围神经病等。

3. 按起病方式和演变过程分类　可分为突然起病、急性、亚急性、慢性和复发性。

4. 按受损神经的功能分类　可分为感觉性周围神经病、运动性周围神经病和自主神经病。

5. 按受累神经分布形式或范围分类　可分为单神经病（mononeuropathy）和多发性周围神经病（或末梢神经炎）（polyneuropathy）。

【辅助检查】

肌电图（electromyography，EMG）和神经传导速度（nerve conduction velocity，NCV）测定对诊断周围神经病具有重要的价值。

第二节　特发性面神经麻痹

特发性面神经麻痹（idiopathic facial palsy）又称为面神经炎或贝尔麻痹（Bell's palsy），是茎乳孔内面神经急性非特异性炎症所致的周围性面神经瘫痪。

【病因和病理】

局部营养神经的血管痉挛，导致面神经缺血、水肿，以及在面神经管内受压等。早期病理改变主要为面神经水肿和不同程度的髓鞘脱失，在茎乳孔内和面神经管内最明显，严重者可有轴索变性。

【临床表现】

1. 起病形式　通常为急性起病，数小时达到高峰。任何年龄均可发病，以中年人多见。男性略多于女性。

2. 面部表现　大多数为单侧受累，双侧受累通常是 Guillain - Barré 综合征的表现。大部分患者在起病前几天或病初有同侧耳后、耳内和乳突区疼痛或不适感。患侧表情肌完全瘫痪者可表现为额纹消失，皱额蹙眉困难；眼裂变大，眼闭合不全或闭合不能，闭眼时患侧眼球向外上方转动，显露角膜下缘的白色巩膜，称为 Bell 征；患侧鼻唇沟变浅或消失，口角低，示齿时口角偏向健侧；口轮匝肌瘫痪时鼓气和吹口哨不能或漏气；颊肌受累可导致食物残渣滞留于患侧的齿颊之间。

3. 感觉障碍　面神经在发出鼓索神经支之前受累可出现舌前 2/3 味觉丧失，如在发出镫骨支以上受累可出现味觉障碍和听觉过敏。病变在膝神经节时，除有周围性面瘫、舌前 2/3 味觉丧失、听觉过敏外，还有患侧乳突疼痛、耳郭和外耳道感觉减退或异常，外耳道或鼓膜出现疱疹，称为 Hunt 综合征。

4. 预后　①不完全性面瘫在起病后 1～3 周开始恢复，1～2 个月逐渐恢复正常；②轻度面瘫和年轻患者预后好；③有受凉史，面瘫 1 周后镫骨肌反射仍存在者预后较好；④老年人伴有糖尿病、高血压及动脉硬化者预后较差；⑤完全性面瘫不恢复或不完全恢复时，可产生面肌痉挛和连带运动等并发症。

【诊断和鉴别诊断】

根据起病的特点、周围性面瘫的症状和体征即可确诊。但应与以下几种主要的疾病鉴别。

1. Guillain－Barré 综合征　面瘫多为双侧性，可伴有肢体对称性下运动神经元损害的症状和体征，EMG 和 NCV 可提示周围神经受累的表现及脑脊液蛋白-细胞分离现象。

2. 局部炎症所致的耳源性面神经麻痹　常见的包括中耳炎、乳突炎、迷路炎、腮腺炎或腮腺肿瘤、下颌化脓性淋巴结炎等，原发病的病史和相应的症状及体征有助于诊断。

3. 颅后窝病变　脑桥小脑角肿瘤、转移瘤、颅底脑膜炎等均可引起周围性面瘫，影像学检查和脑脊液的结果有助于诊断。

【治疗】

1. 药物治疗　①泼尼松每日 30～60mg 口服，每日 1 次晨服，急性期应尽早使用，可用 1～2 周；②阿昔洛韦（acyclovir）口服 5mg/kg，每日 4 次，连续服用 3～7 天，适用于带状疱疹感染引起的 Hunt（霍纳）综合征；③维生素 B_1 100mg、维生素 B_{12} 500μg，每日 1 次，肌内注射。

2. 理疗　急性期在茎乳孔附近可行超短波透热疗法、热敷和红外线照射等，有助于水肿减轻和炎症的消退。恢复期做碘离子透入疗法、针灸和电针治疗等。

3. 康复治疗　在康复师指导下，进行自我功能训练，可面对镜子练习皱眉、闭眼、鼓腮、吹口哨和皱额等动作；还可进行自我面部肌肉按摩，每日数次，每次 5～10min。

4. 手术治疗　病后 2 年仍未恢复者，可考虑面神经-副神经、面神经-舌下神经或面神经-膈神经吻合术，但效果难以确定。严重面瘫的患者也可行面部整容手术。

5. 预防眼部并发症　如患者不能闭目和瞬目，可采用眼罩、点眼药水或涂眼药膏等方法预防并发症。

第三节　多发性周围神经病

多发性周围神经病（polyneuropathy）指各种原因所致的临床表现为四肢对称性末梢型感觉障碍、运动障碍和自主神经功能障碍的临床综合征。

【病因】

1. 中毒　①药物：呋喃类、异烟肼、乙胺丁醇、磺胺类、氨基糖苷类抗生素、苯妥英钠、甲巯咪唑、两性霉素 B 及长春新碱等化疗药物；②化学品：二硫化碳、苯胺、二硝基苯、甲醇、溴甲烷、三氯乙烯、五氯苯酚、氯醛、磷酸三甲酚酯、丙烯酰胺、有机氯杀虫剂、有机磷农药及有机汞等；③重金属：铅、砷、汞、锑、铋、铊及锰等。

2. 营养和代谢障碍　①各种营养缺乏：B 族维生素缺乏、慢性酒精中毒、慢性胃肠道疾病或手术后、妊娠等；②代谢障碍：糖尿病、尿毒症、血卟啉病、甲状腺功能减退、肢端肥大症等。

3. 感染 白喉、麻疹、带状疱疹、梅毒、伤寒、腮腺炎、猩红热、水痘、疟疾、钩端螺旋体、布氏杆菌病、结核、破伤风及麻风病和莱姆病（Lyme's disease）等引起的多发性神经病。

4. 变态反应或血管炎 急性炎症性脱髓鞘性多发性神经病（Guillain - Barré's Syndrome）、慢性炎症性脱髓鞘性多发性神经根神经病、疫苗接种、结缔组织病［包括系统性红斑狼疮（SLE）、结节性多动脉炎、硬皮病、类风湿性关节炎、干燥综合征］等。

5. 遗传性多发性周围神经病 Charcot - Marie - Tooth 病（腓骨肌萎缩症，HMSN Ⅰ型和Ⅱ型）、肥大性多发性神经病（Dejerine - Sottas 病，HMSN Ⅲ型）、遗传性共济失调性周围神经病（Refsum 病，HMSN Ⅳ型）、脊髓小脑退行性变伴发周围神经病（HMSN Ⅴ型）、卟啉性周围神经病、遗传性自主神经障碍及淀粉样变性等。

6. 其他 癌性周围神经病、癌性感觉神经元神经病及 POEMS 综合征。

【病理】

主要病理改变是周围神经节段性脱髓鞘和轴索变性，轴索变性通常由远端向近端发展。癌性周围神经病可表现为感觉神经元变性和脱失。

【临床表现】

1. 感觉障碍 肢体远端麻木、疼痛、烧灼感及蚁走感等感觉异常，客观可表现为对称性手套和袜套样感觉减退或缺失；深感觉障碍可表现为闭目难立征（+）；还可见神经干压痛等。

2. 运动障碍 肢体远端对称性无力、肌肉萎缩、肌张力减低和肌束颤动等；下肢远端无力明显时可出现足下垂和跨阈步态，晚期可出现由于肌肉挛缩导致的畸形。疾病早期跟腱反射减低，晚期跟腱反射消失，并可出现膝反射减低。

3. 自主神经障碍 可有肢体远端皮肤发凉、多汗或无汗，皮肤菲薄、干燥和脱屑，指（趾）甲松脆和粗糙，直立性低血压，二便功能障碍及阳痿等。

【辅助检查】

1. 血生化检查 进行病因筛查，血糖、血叶酸、维生素 B_{12} 及肝肾功能等测定。

2. 脑脊液 大部分患者正常，个别患者可有蛋白质升高。

3. 肌电图和神经传导速度测定 轴索变性或严重脱髓鞘继发轴索变性时肌电图均可表现为神经源性损害，而单纯节段性脱髓鞘和不伴有轴索变性时肌电图通常正常。轴索变性周围神经病神经传导速度测定可见复合肌肉动作电位波幅降低和（或）感觉神经动作电位波幅降低，传导速度改变不明显或轻度减慢；节段性脱髓鞘性周围神经病可见神经传导速度减慢，如未继发轴索损害，复合肌肉动作电位波幅和感觉神经动作电位波幅通常正常。

4. 神经活检 腓肠神经活检可提供病损的性质（髓鞘或轴索）和程度。

【诊断】

1. 确定周围神经病的诊断根据典型的症状、体征及肌电图和神经传导速度的测定。

2. 病因诊断 根据病史、家族史、药物使用情况、毒物接触史和特殊职业者、疫苗接种史、全身疾病及有关辅助检查明确病因。

【治疗】

1. 病因治疗 中毒性周围神经病的治疗原则是立即切断毒物继续进入人体的环节、加速毒物的排泄和应用解毒剂；药物所致的周围神经病应立即停药；糖尿病性周围神经病应积极控制糖尿病；免疫介导的周围神经病应使用皮质类固醇激素和其他免疫抑制剂等。

2. 一般治疗 ①急性期应卧床休息，重症患者应加强护理，定时翻身，注意心肺功能，保持肢体功能位；②各种原因所致的周围神经病均应补充大剂量的B族维生素，也可用能量合剂等；③疼痛明显者可用各种止痛剂；严重者可用卡马西平和苯妥英钠等；④恢复期可进行理疗、针灸、按摩和康复治疗等，足下垂可用夹板和支架等防止肢体挛缩和畸形。

第四节 吉兰-巴雷综合征

吉兰-巴雷综合征（Guillain - Barré's Syndrome，GBS）又称急性炎症性多发性神经病（acute inflammatory polyneuropathy）或急性炎症性多发性神经病、急性炎症性脱髓鞘性多发性神经病（acute inflammatory demyelinating polyneuropathy，AIDP），是免疫介导的以周围神经和神经根受累为主的自身免疫病。GBS可有一些变异型，如Fisher综合征、急性轴索性周围神经病和纯自主神经病等。

【流行病学】

GBS在国外通常无季节性也无特殊的地区分布，发病率为0.4～1.7/10万；任何年龄均可发病，呈双峰分布，即16～25岁和45～60岁最多见，男性略多于女性。我国GBS的发病似有地区和季节流行趋势，夏秋季多见，北方和农村多见。1985年全国21省农村流行病学调查，患病率为16.2/10万，两个发病年龄高峰为4～6岁和青壮年，男性略多于女性。

【病因和发病机制】

GBS的病因及发病机制目前尚未清楚。大部分患者在发病前数天至数周有上呼吸道、胃肠道感染或疫苗接种史。以腹泻为前驱感染的GBS患者空肠弯曲菌（campylobacter jejuni，CJ）感染率可高达85%，CJ感染通常与急性运动轴索型神经病（acute motor axonal neuropathy，AMAN）有关。CJ感染的潜伏期为24～72h，高峰期为24～48h，1周左右恢复，而GBS通常在CJ感染1周以后或腹泻停止后发病，因此分离CJ较困难。病前也可有其他病毒如流行性感冒、水痘、带状疱疹病毒感染等，但至今尚未在周围神经中找到病毒感染的直接证据。

一般认为GBS主要是T细胞免疫介导的，用患者周围神经匀浆免疫处理动物两周后可产生与人GBS相似的模型（实验性变态反应性神经病），抗原可能是髓鞘碱基蛋白（P2）和其他细胞因子等。另外也有体液免疫的参与。例如15%的患者在病程中有抗GM1抗体滴度增高。系统性红斑狼疮等自身免疫病也可合并GBS。

【病理】

组织学上最突出的特征是节段性髓鞘脱失。病变初期神经内膜的血管周围有淋巴细胞浸润，静脉周围髓鞘脱失和节段脱髓鞘并存，偶见不同程度的轴索变性。病变可累及运动和感觉神经根、周围神经全长和脑神经等。一般在病变两周以后炎症消退和髓鞘再生。

【临床表现和分型】

1. GBS的临床表现 半数以上患者病前1～4周可有上呼吸道和（或）胃肠道感染的前驱症状，少数患者有疫苗接种史。近年来有报告AIDS患者或HIV阳性者也可发生该病。淋雨、涉水、露宿和过度疲劳是我国GBS患者常见的诱因。多数为急性或亚急性起病，单时相病程。半数以上患者起病1～2周达高峰，90%～95%患者在四周时达到高峰，之后逐渐好转。85%患者可恢复正常或接近正常，一般无复发。2%～10%患者遗留肢体远端无力如垂足等症状。最常见的首发表现是对称性肢体无力和四肢末端麻木感觉；少数患者仅以单纯感觉异常起病，运动障碍为突出表现，特点为四肢弛缓性瘫痪，远端、近端可同时受累，但大多数近端受累重于远端，腱反射减低或消失；约1/3患者可有不同程度的呼吸肌受累而导致呼吸困难，少数患者需要呼吸机辅助呼吸。感觉障碍可表现为主观感觉异常包括麻木、疼痛、烧灼感、蚁走感和针刺感等；客观感觉检查可见部分患者感觉障碍不明显或轻度的“手套和袜套”样感觉减退，音叉震动觉和关节位置觉障碍一般不明显，很少有感觉缺失。多数患者可有腓肠肌压痛，部分患者可出现 Lasegue 征和 Kernig 征，约半数患者可合并不同程度的脑神经麻痹，常见的有双侧面神经麻痹、吞咽困难或构音障碍，以及眼外肌麻痹等。少见的体征还有盘头水肿，也可出现自主神经障碍，如尿便潴留或失禁、皮肤少汗、体位性低血压、一过性高血压和心律不齐等，皮肤潮红、多汗或少汗、手足肿胀和营养障碍等。

2. GBS 的临床分型　根据起病形式、临床特点、电生理及病理改变可分为以下类型。

(1) 经典 GBS：即急性炎症性脱髓鞘性多发性神经根性神经病（acute inflammatory demyelinating polyneuropathy，AIDP）。

(2) 急性运动轴索型神经病（AMAN）：单纯累及运动神经，其主要临床特点是病情较重，病程进展快，在病变早期可有明显的肌肉萎缩。肌电图（EMG）早期可见明显的失神经改变，感觉神经传导速度通常正常。尸检发现运动神经根有明显的轴索变性，无明显的炎性细胞浸润和髓鞘脱失。国外学者曾将中国北方发现的该型患者称为“中国瘫痪综合征”，大部分患者病前有 CJ 感染史。与经典 GBS 比较，病残率高，预后较差。

(3) 急性运动感觉轴索型神经病（acute motor sensory axonal neuropathy，AMSAN）：临床表现与 AMAN 相似，不同的是有感觉神经受累，除 EMG 可见失神经改变等，感觉神经传导速度测定可见感觉神经动作电位的波幅降低。该型病残率较高，预后差。

(4) Miller-Fisher 综合征：临床上突出的特点是共济失调、眼外肌麻痹和腱反射降低。部分患者可有瞳孔改变，通常无明显的肢体无力。发病几周后，临床症状开始改善。脑脊液蛋白质可升高。肢体 EMG 和神经传导速度（NCV）大多数正常，部分患者可有轻度的神经传导速度减慢。此型预后较好。

(5) 全自主神经功能不全：急性或亚急性起病的交感和副交感神经功能不全。临床上可表现为直立性低血压、晕厥发作、少汗或无汗、无泪、括约肌功能障碍及阳痿等。脑脊液蛋白质可升高。该型通常为自限病程，预后较好。

【辅助检查】

1. 脑脊液　蛋白质升高而细胞数相对正常，即蛋白质-细胞分离现象。病后2～3周最明显，以后逐渐恢复正常（约3个月）。

2. 肌电图和神经传导速度测定　单纯脱髓鞘未继发轴索损害 EMG 通常正常，严重脱髓鞘继发轴索损害可在发病三周后出现神经源性损害，如自发电位、运动单位电位时限增宽、波幅升高、多相波百分比增高及运动单位丢失现象等。病变单纯累及髓鞘时，可见运动神经传导速度（NCV）减慢，并可伴有波形离散。轴索受累可见复合肌肉动作电位波幅降低。感觉神经传导速度（SCV）异常通常较 NCV 减慢少见而且出现较晚，表现为 SCV 减慢伴有或不伴有波幅降低。F 波可表现为潜伏期延长、出现率低甚至消失。

3. 躯体感觉诱发电位（SEP）和磁刺激运动诱发电位（MEP）　前者表现为 C7 和

（或）Erb点水平以下潜伏期延长或记录不到动作电位，后者表现为C7以下潜伏期延长，特别是C7至Erb点段更明显。SEP和MEP的结果可受NCV的影响，后者正常时，前者对提示周围神经近端出现损害更有意义。

4. 腓肠神经病理　可发现脱髓鞘和炎性细胞浸润，因腓肠神经是纯感觉神经，对GBS的诊断有一定的局限性，但对临床诊断有困难的病例仍有重要的参考价值。

【诊断】

诊断要点：①急性或亚急性发病；②病前1～4周有前驱感染史或诱因（受凉、疲劳等）；③对称性运动和感觉性多发性周围神经病的症状的体征，伴有或不伴有脑神经受累的表现；④早期NCV减慢、F波潜伏期延长或出现率低等电生理改变；⑤脑脊液蛋白质-细胞分离等。

【鉴别诊断】

1. 急性脊髓炎　表现为截瘫或四肢瘫，有传导束型感觉障碍、锥体束征和括约肌症状。

2. 急性脊髓灰质炎　本病多见于儿童，起病时常伴有发热；临床特点以非对称性单肢瘫痪多见，瘫痪呈节段性、弛缓性，肌萎缩明显；无明显的感觉障碍和脑神经受累的表现；NCV通常正常，但EMG可见神经源性损害；脑脊液蛋白质和细胞数均可轻度升高。

3. 重症肌无力　通常起病较慢；肌无力的突出特点是波动性和晨轻暮重；疲劳试验和新斯的明试验（+）；EMG和NCV通常正常，但重复神经电刺激可见波幅递减；部分患者胸部CT可发现胸腺增生或胸腺瘤。

4. 低血钾性周期性麻痹　肢体无力为发作性；通常无感觉障碍和脑神经受累的表现；发作时血清钾降低；ECG可见低钾的改变（u波）；肌电图在发作时为电静息，恢复期正常；补钾后症状很快恢复。

5. 多发性肌炎　隐袭起病；肌无力以近端为主，通常伴有肌肉自发性疼痛或压痛；颈部肌肉和延髓支配的肌肉可受累；血清肌酸磷酸激酶（CK）可明显升高；EMG为肌源性损害而NCV正常；用肾上腺皮质激素治疗有效。

6. 脊髓亚急性联合变性　本病可有肢体麻木及肌力减弱等症状，但有突出的锥体束征，深感觉障碍及血清中维生素B_{12}含量减少等临床表现。

7. 肉毒素中毒　可散发或群体发病，发病者有同食密封、低氧环境保存食品的历史，发病后，除肢体、躯干、面部随意运动肌肉的瘫痪外，还有瞳孔括约肌、胃肠道平滑肌等器官运动肌肉功能障碍的临床表现。

【治疗】

1. 病因治疗

（1）血浆置换（plasmapheresis，PE）疗法：可以加快病情的恢复并明显减轻后遗症，疗效肯定。

（2）免疫球蛋白：静脉注射免疫球蛋白（IVIG）0.4g/(kg·d)，连用5天，与血浆置换疗效相似，但目前证据表明，PE和IVIG联合治疗并不能使疗效更好。

（3）激素：最新的研究证据表明，皮质类固醇激素治疗对GBS无益处，不推荐使用。但也有学者认为早期大量应用激素可减轻神经水肿和炎性细胞浸润，从而减轻脱髓鞘和继发的轴索损害，有助于缩短病程。

2. 对症治疗和支持疗法　保持呼吸道畅通，必要时气管切开呼吸机辅助呼吸，预防和控制感染；加强护理，定时为患者翻身拍背、预防褥疮、预防足下垂畸形等；不能进食者可行鼻饲，保证营养；加强功能锻炼，进行康复理疗，针灸及按摩等。

第五节 临床上常见的几种神经痛

一、三叉神经痛

三叉神经痛（trigeminal neuralgia）是一种原因未明的三叉神经分布区内短暂、突发、反复发作的剧烈疼痛，又可称为原发性三叉神经痛。

【病因和病理】

原发性三叉神经痛的病因目前尚不明了，近年在三叉神经感觉根切断术时活检发现部分纤维脱髓鞘，或髓鞘不规则增厚、轴索变细或消失，推测可能为三叉神经脱髓鞘后产生异位冲动而引起疼痛。也有研究认为是患者三叉神经感觉根受微小血管压迫所致，后者手术治疗效果良好。部分患者手术后可复发，用以上原因难以解释。

【临床表现】

发病人群以中老年多见，70%～80%的患者在40岁以上。女性略多于男性。发病率为4.3/10万。疼痛多数为单侧一支，以第三支受累最多见，其次是第二支，第一支受累最少见，表现为三叉神经分布区内突发的、剧烈的放射样、电击样、撕裂样、刀割样或烧灼样疼痛，可无任何先兆，突然出现，突然停止。口角、鼻翼、颊部和舌等部位最敏感，轻触即可诱发，故成为“触发点”或“扳机点”。疼痛可引起反射性面肌抽搐，称为“痛性抽搐”。严重者洗脸、刷牙、说话、咀嚼等均可诱发，以至于不敢做以上动作，导致面部不洁和疼痛侧皮肤粗糙。发作持续时间数秒至2min。每天可发作数次，持续数天、数周或数月不等。间歇期完全正常，但很少自愈。神经系统检查一般无局灶性定位体征。

【诊断和鉴别诊断】

1. 诊断　根据疼痛部位、发作特点、疼痛的性质和“扳机点”等特点，以及神经系统无阳性体征即可确诊。

2. 鉴别诊断　根据是否有神经系统受累的局灶体征可与其他原因导致的三叉神经痛鉴别。①继发性三叉神经痛：多表现为持续性疼痛，客观上可有面部感觉减退和角膜反射迟钝及其他脑神经受累的体征。常见的原因有多发性硬化、延髓空洞症、脑桥小脑角肿瘤及转移瘤等。②舌咽神经痛（glossopharyngeal neuralgia）：是局限在舌咽神经分布区内的发作性剧烈疼痛，疼痛性质和发作持续时间与三叉神经痛相似。另外还应与牙痛鉴别，后者多为持续钝痛、局限在牙龈部、对冷、热食物刺激较敏感，局部X线检查有助于诊断。

【治疗】

1. 药物治疗　①卡马西平：0.1～0.2g，每日2～3次，通常用量为0.6g/d。疼痛停止后逐渐减量。服药时应注意药物的副作用如眩晕、步态不稳、皮疹、白细胞减少、再生障碍性贫血及肝功能损害等（详细阅读说明书）；②苯妥英钠：0.1g，每日3次。主要副作用有牙龈增生、皮疹、共济失调及肝功能损害等；③氯硝西泮：4～6mg/d，老年人应注意嗜睡、共济失调、肌肉松弛及短暂性精神错乱等副作用，停药后可消失；④其他药物：也可用其他止痛药物如阿司匹林、氯苯胺丁酸、匹莫齐特等。

2. 三叉神经周围支阻滞术、三叉神经半月神经节阻滞术（使用无水乙醇或甘油）以及经皮三叉神经节射频热凝疗法有止痛效果，主要用于疼痛剧烈而服药治疗无效者、有严重全身疾病，不宜手术者。

3. 手术治疗　颅后窝三叉神经根微血管减压术、三叉神经感觉根部分切断术或三叉神经脊束切断术等均可获得止痛效果，主要用于药物治疗无效，心肺及其他系统无严重疾病，能够耐受手术的患者。

二、坐骨神经痛

坐骨神经（sciatica nerve）是全身最粗大的神经，发自骶丛，由腰4～骶2神经根组成。坐骨神经痛（sciatica）是指沿坐骨神经走行和分布区的疼痛。

【病因】

坐骨神经痛通常分为原发性和继发性两大类。原发性坐骨神经痛原因尚不清楚，可能与牙齿、鼻窦或扁桃体感染经血行而侵犯坐骨神经引起的间质性神经炎有关。继发性坐骨神经损伤可导致坐骨神经痛，根性坐骨神经痛的病因有腰椎间盘突出、椎管内马尾肿瘤等。干性坐骨神经痛的病因有骨盆部、股骨的骨折和髋关节脱位；直肠和生殖泌尿道肿瘤等占位性病变的直接压迫和浸润；糖尿病和结节性多动脉炎所致的缺血性坏死等；肌内注射位置不当及臀外伤等。

【临床表现】

坐骨神经痛的突出表现为沿坐骨神经走行的放射性疼痛，男性青壮年多见，多为单侧性。疼痛累及臀部、大腿后侧、小腿后外侧及足底。部分患者为持续性钝痛，活动后加重。坐骨神经完全麻痹时，膝关节不能屈伸，膝以下的肌肉完全瘫痪。查体可发现坐骨神经走行区域压痛，直腿抬高试验（Lasegue征）阳性等。部分患者可有跟腱反射减低或消失。

【肌电图和神经传导速度测定】

肌电图可见股二头肌等坐骨神经支配的肌肉神经源性损害。H反射和躯体感觉诱发电位（SEP）检测有助于与腰骶神经根病变鉴别。

【诊断和鉴别诊断】

诊断要点：①有坐骨神经及其分布区的疼痛；②根性坐骨神经痛随咳嗽、喷嚏时疼痛加重、腰椎棘突和横突有压痛，胸颏试验阳性；③干性坐骨神经痛，以臀部以下坐骨神经通路压痛明显，无棘突和横突压痛，胸颏试验阴性；④直腿抬高试验（Lasegue征）阳性。

该病需与梨状肌综合征鉴别，后者的特点是疼痛可沿股后及小腿放射，臀肌可有萎缩，臀肌深部可触及索状肌束并有明显压痛，Lasegue征在70°范围内阳性，超过70°疼痛反而减轻，跟腱反射多属正常。

【治疗】

1. 病因治疗　椎管内马尾肿瘤宜早期手术；单纯性坐骨神经炎，采用药物治疗；腰椎间盘突出可采用封闭治疗，反复发病者可考虑手术治疗。

2. 一般治疗　急性期皆应卧床休息，一般需3～4周。常用的药物治疗有：①泼尼松30mg，每日1次，1周后逐渐减量；②维生素B_1 100mg，维生素B_{12} 500μg，每日1次，肌内注射，2～3周；③疼痛剧烈可用卡马西平；④可用吲哚美辛等；⑤可用1%～2%普鲁卡因与泼尼松龙各1ml椎旁封闭治疗，3～5天后可重复注射。局部热敷、针灸、推拿等均有助于恢复。

三、枕神经痛

枕神经痛（occipital neuralgia）是指由颈2～3神经根发出的枕大神经、枕小神经和耳大神经分布区内的疼痛。

【病因】

枕神经痛的常见病因有：上颈段骨关节病变、椎管内肿瘤压迫颈 2～3 神经根、硬脊膜炎、颈项和枕部肌肉或筋膜炎症等；部分可有上呼吸道感染或扁桃体感染史；部分患者病因不明。

【临床表现】

临床特点为：①单侧多见，多为放射性疼痛，部分为持续性钝痛，可有阵发性加剧，颈部活动、咳嗽及喷嚏等可使疼痛加重；②神经分布区可有痛觉过敏或减退，部分患者枕外隆凸下有压痛。

【治疗】

枕神经痛的治疗原则与其他神经痛相似，除病因治疗外，还包括止痛药物的应用、局部封闭、物理治疗及针灸等对症治疗。

四、臂丛神经痛

臂丛由颈 5 至胸 1 脊神经的前支组成，主要支配肩及上肢的感觉和运动。受损时，产生其支配区的疼痛，称为臂丛神经痛（brachial neuralgia）。

【病因和发病机理】

臂丛神经痛分为原发性和继发性两类，以后者多见。原发性神经痛病因尚不清楚，可能是一种变态反应性炎症，可发生于受凉、病毒感染、疫苗接种或分娩后，也见于少数艾滋病患者。继发性臂丛神经痛又可分为根性和干性臂丛神经痛。根性臂丛神经痛常见的病因有颈椎病、颈椎结核、骨折、脱位、颈髓肿瘤、硬膜外转移瘤、蛛网膜炎等。干性臂丛神经痛的病因有胸廓出口综合征、臂丛神经炎、外伤、锁骨骨折、颈部肿瘤、肺沟瘤等。

【临床表现】

本病多见于成年人，可呈急性或亚急性发病。首发症状可为颈根部或颅底部疼痛，并迅速扩展到肩背部，逐渐影响到上臂、前臂和手。病变通常只累及单侧，也可累及双侧，疼痛的范围并非按典型的神经根和周围神经分布。上肢运动可使疼痛加重，所以患者通常采取特殊的上肢屈曲的姿势，避免活动以减轻疼痛。臂丛分布区运动、感觉障碍，局部肌萎缩，腱反射减弱或消失，病程长者可有自主神经功能障碍，臂丛神经牵拉试验和直臂抬高试验多为阳性。

【诊断和鉴别诊断】

诊断要点：①急性或亚急性发病的肩部及上肢疼痛，且与位置有关；②检查可见相应部位感觉障碍，肌力下降，腱反射减弱；③颈部影像学检查可有阳性发现。本病应与颈椎病变和肩关节炎、肩关节周围炎鉴别，影像学和肌电图的检查有助于鉴别诊断。

【治疗】

治疗原则为去除病因，消除疼痛。

1. 病因治疗　臂丛神经炎急性期可用皮质类固醇激素如泼尼松治疗，还可用维生素 B_1、B_{12} 等。颈椎病可用颈部牵引或颈托固定，重症患者可考虑手术治疗。

2. 一般治疗　使患肢适当休息。给予止痛剂、肌肉松弛剂等，也可局部封闭、针灸、理疗等对症治疗。

五、肋间神经痛

肋间神经痛（intercostale neuralgia）指某些原因刺激或损伤脊神经根或肋间神经后出现的胸部或腹部肋间神经分布区内的疼痛综合征。

【肋间神经的解剖和功能】

胸神经由胸 1～12 的脊神经根组成，出椎间孔后前 11 对胸神经前支入胸壁肋间为肋间神经。肋间神经分为肋支和皮支，肋支支配肋间肌，下六对肋间神经还支配腹肌；皮支分为外侧皮支和前皮支，分布于胸前和外侧面皮肤；第二肋间神经外侧皮支名为肋间臂神经，分布于上臂内侧皮肤。

【病因】

原发性肋间神经痛见于感染和中毒性神经根炎，较少见；多为继发性病变，常见病因有：带状疱疹病毒感染，胸椎、胸髓病变，邻近组织感染、外伤、肿瘤及异物压迫，如胸膜炎、肺炎、肋骨外伤或骨膜炎等。

【临床表现】

肋间神经痛的特点为：①疼痛位于一或几个肋间，多呈持续性，可有阵发加剧；②呼吸、咳嗽和喷嚏等可加剧疼痛；③可有相应肋间的皮肤感觉过敏和肋骨边缘压痛。带状疱疹性肋间神经痛在相应肋间可见疱疹，疼痛可出现在疱疹之前，疱疹消退后疼痛仍可存在相当长的时间。

【治疗】

肋间神经痛的治疗原则与其他神经痛相似，除病因治疗外，还包括止痛药物的应用、局部封闭、物理治疗及针灸等对症治疗。

案例

某患，男性，29 岁，因对称性四肢无力进行性加重 3 天伴咳嗽无力 3 小时入院，发病前 10 天曾有淋雨后“感冒”史，流涕，全身酸痛、乏力，持续两天，未经治疗自愈。否认近期食用罐头等食品的历史。查体：体温 37.2℃，脉搏 96 次/分，呼吸 28 次/分，血压 120/80mmHg，神清，言语切题，语音低，端坐呼吸，面色红，胸式呼吸减弱，听诊双肺呼吸音弱，心率 96 次/分，律齐，其他内科系统检查未见阳性体征；神经系统检查可见：脑神经和感觉检查未见异常，四肢肌力近端 0 级，远端 1 级，肌张力低，腱反射消失，未见肌萎缩，病理征阴性，双侧 Lasegue 征阳性，大小便功能正常。实验室检查：肝功能、肾功能、离子、肌酶均正常，血常规检查除白细胞略高于正常升高外，其余均正常。

问题与思考：

1. 该患者最可能的诊断是什么？需要与哪些疾病进行鉴别？
2. 在该患者诊疗过程中最需要密切关注的体征是什么？

思考题

1. 吉兰-巴雷综合征的临床表现、诊断和鉴别诊断。
2. 特发性面神经麻痹的临床表现和诊断。

（赵世刚）

第三章

脊髓疾病

学习目标

【掌握】

1. 脊髓损害的主要临床表现。
2. 急性脊髓炎的主要临床特点和治疗。

【熟悉】

脊髓压迫症的主要临床特点。

【了解】

脊髓的解剖知识。

第一节 概 述

【脊髓的解剖】

(一) 外部结构

脊髓是中枢神经系统组成部分之一，是脑干向下延伸的部分，其上端与延髓在枕骨大孔处相连（以 C_1 脊神经为界），下端至第一腰椎的下缘形成脊髓圆锥，占据椎管上 2/3，全长 42～45cm。脊髓自上而下共发出 31 对脊神经，包括颈髓（C）8 对，胸髓（T）12 对，腰髓（L）5 对，骶髓（S）5 对，尾髓（Co）1 对。但其表面并无阶段界限。脊髓各节段的位置比相应的脊椎为高，其关系为颈髓节段较颈椎高 1 节椎骨，上、中胸髓节段较相应胸椎高 2 节椎骨，下胸髓较相应的胸椎高 3 节椎骨，而腰髓相当于胸椎 10～12 水平，骶髓相当于胸椎 12 和腰椎 1 水平。

脊髓呈微扁圆柱状，有两个膨大部分，颈膨大相当于 C5～T2 水平，腰膨大相当于 L_1～S_2 水平。由此发出支配上肢与下肢的神经根。

脊髓由三层结缔组织被膜所包围，称为脊膜，由外向内为硬脊膜、蛛网膜、软脊膜。硬脊膜外面与脊柱的骨膜之间的间隙称硬膜外腔，其中有静脉丛和脂肪组织；硬脊膜与蛛网膜之间为硬膜下腔，中间无特殊结构；蛛网膜和软脊膜之间称蛛网膜下腔，腔内充满脑脊液。

(二) 内部结构

在横切面上，脊髓由灰质和白质组成。中央区为神经细胞核团和部分胶质细胞组成的呈蝴蝶形或“H”形状的灰质，中心为中央管。灰质分为前角（属于下运动神经元）、后角

（是浅感觉的第二级神经元），在 C8～L2、S2～S4 的脊髓节段前角与后角之间还有侧角（是交感与副交感神经细胞）。灰质周围是脊髓白质，由上、下行的传导束构成，主要有皮质脊髓束（锥体束）、脊髓丘脑束（传导躯体的痛、温度觉和轻触觉）、薄束、楔束（传导同侧躯体的深感觉和识别性触觉）等。

（三）脊髓的血液供应

主要有三个来源。

1. 脊髓前动脉　起源于两侧椎动脉的颅内部分，在延髓腹侧合并成一支，沿脊髓前正中裂下行，每 1cm 左右即分出 3～4 个分支沟连合动脉，不规则地交替进入脊髓。供应脊髓横断面的前 2/3 区域。

2. 脊髓后动脉　起源于同侧椎动脉的颅内部分，左右各一根，沿脊髓全长的后外侧沟下行，其分支供应脊髓的横断面的后 1/3 区域。

3. 根动脉　脊髓各段还分别接受来自颈部椎动脉、甲状腺下动脉、肋间动脉、腰动脉、髂腰动脉和骶外动脉等分支的血液供应。这些分支沿脊神经根进入椎管，故称根动脉。他们进入椎间孔后分为前后两段，即根前动脉和根后动脉，分别与脊髓前、后动脉吻合，由此构成围绕脊髓的冠状动脉环。他们发出的分支供应脊髓表面结构及脊髓实质外周部分的供血。

【脊髓损害的临床表现】

脊髓损害后出现的临床表现主要为运动障碍、感觉障碍、自主神经功能障碍。掌握好脊髓损害后出现的各种临床表现，对临床的定位诊断有帮助。

（一）运动障碍

主要见于前角和锥体束的病变。前角损害时，出现该段支配的骨骼肌下运动神经元瘫痪。在慢性进行性病变早期，受累肌肉可出现肌束颤动，这是由于前角细胞还存有尚未破坏的运动神经元受病变刺激而引起。临床上常见于脊髓灰质炎、运动神经元病等。锥体束损害时，出现损害平面以下的同侧上运动神经元瘫痪，临床上常见于原发性侧索硬化等。

（二）感觉障碍

主要见于后角、后索、脊髓前连合、脊髓丘脑束的病变。后角损害，主要表现单纯浅感觉障碍，表现为同侧皮肤节段性痛、温度觉减退或消失，而深感觉和触觉保留（称分离性感觉障碍）。临床上见于脊髓空洞症等。后索损害，出现损害平面以下的同侧深感觉障碍及触觉减退，以及感觉性共济失调。临床上见于脊髓痨、糖尿病、脊髓亚急性联合变性、脊髓压迫症等。前连合损害，因破坏至双侧脊髓的交叉纤维，临床表现两侧对称性节段性痛觉、温度觉障碍，而触觉存在（分离性感觉障碍）。常见于脊髓空洞症、髓内肿瘤、脊髓血肿等。脊髓丘脑束损害，出现损害平面以下的对侧皮肤痛、温度觉障碍，触觉和深感觉保留。

（三）自主神经功能障碍

侧角损害后临床上出现同侧相应节段血管运动功能障碍，如发汗异常、竖毛、皮肤和指（趾）甲的营养改变等。如病变在颈 8、胸 1 节段，临床上出现同侧霍纳（Horner）征，表现为瞳孔缩小，眼球内陷，眼裂变小及面部无汗。见于脊髓空洞症、髓内血肿等。

（四）半侧损害

亦称脊髓半切综合征（Brown－Sequard syndrome）。出现同侧病变平面以下的上运动神经元瘫痪，深感觉障碍，对侧的痛、温度觉障碍。另外也可出现同侧相应节段的根性疼痛及感觉过敏带。临床上见于脊髓外伤、脊髓肿瘤等。

（五）横贯性损害

损害平面以下出现运动障碍，深、浅感觉障碍和自主神经功能障碍。根据损害平面不同，可表现为上运动神经元瘫痪或（和）下运动神经元瘫痪。

急性严重横贯性损害在早期可表现为肌张力减低，腱反射减弱或消失，无病理反射，称脊髓休克。此期一般持续2～6周，以后逐渐出现上运动神经元瘫痪的表现。

（六）脊髓各节段横贯性损害临床表现

1. 高颈段（C1～C4） 四肢表现为上运动神经元瘫痪，损害平面以下各种感觉消失，括约肌功能障碍，四肢及躯干多无汗，可出现枕及颈后部疼痛，咳嗽、转颈或打喷嚏时加重。病变累及颅后凹，可出现吞咽困难，饮水呛咳，共济失调，眼球震颤等，甚至可波及延髓的心血管呼吸中枢，引起呼吸循环衰竭而死亡。

2. 颈膨大（C5～T2） 双上肢表现为下运动神经元瘫痪，双下肢表现为上运动神经元瘫痪，损害平面以下各种感觉消失，括约肌功能障碍，上肢可有节段性感觉减退或消失，可出现肩部及上肢的放射性疼痛。C8～T3侧角损害后可产生同侧霍纳（Horner）征。上肢腱反射改变有助于病变节段的定位，如肱二头肌反射减弱或消失而肱三头肌反射亢进，提示病变在C5或C6，而肱二头肌反射正常，肱三头肌反射减弱或消失，提示病变在C7。

3. 胸髓（T3～T13） 双上肢不受影响，双下肢表现为上运动神经元瘫痪（截瘫），病灶平面以下各种感觉丧失，出汗异常，膀胱直肠功能障碍，伴相应胸腹部根性疼痛或束带感。因T4～T5水平的血供较差，所以是疾病的好发部位。感觉障碍的平面是确定脊髓损害节段的重要依据，如平乳头水平处相当于T4，平剑突水平处相当于T6，平肋缘水平处相当于T8，平脐处相当于T10，平腹股沟处相当于T12。病变在T10时，因下半部腹直肌无力，上半部肌力正常，令患者仰卧用力抬头时，可见脐孔向上移动，称为Beevor征。上、中、下腹壁反射的脊髓反射中枢分别在T7～T8、T9～T10、T11～T12，因此，腹壁反射消失有助于定位。

4. 腰膨大（L1～S2） 出现双下肢下运动神经元瘫痪，双下肢及会阴部各种感觉丧失，大小便障碍。如病变在L2～L4水平处出现膝反射消失，如病变在L5～S1水平处出现踝反射消失，如病变在S1～S3水平处则出现阳痿。

5. 脊髓圆锥（S3～S5和尾节） 表现为肛门周围及会阴部的皮肤感觉减退或消失，感觉缺失区呈全马鞍状分布。脊髓圆锥病变属于髓内病变，根性疼痛少见，可出现性功能障碍，肛门反射消失，亦可出现感觉分离，大小便功能障碍。因脊髓圆锥为括约肌功能的副交感中枢，故出现尿失禁为真性尿失禁。

6. 马尾 表现与脊髓圆锥损害时相似，但马尾损害时症状、体征可为单侧或不对称，根性疼痛多见且严重，疼痛位于会阴部、股部或小腿，下肢可出现下运动神经元性瘫痪，大小便功能障碍常不明显或在病变后期出现。

第二节 急性脊髓炎

急性脊髓炎（acute myelitis）是指脊髓白质脱髓鞘或坏死所致的急性横贯性损害。本病包括不同的临床综合征，可分为感染后脊髓炎、疫苗接种后脊髓炎、脱髓鞘性脊髓炎、坏死性脊髓炎和副肿瘤性脊髓炎等。病变可累及脊髓的任何节段，表现为急性起病，病变节段以下出现运动障碍、感觉障碍、膀胱直肠功能障碍。

【病因和发病机制】

病因不清，多数患者在发病前1～4周有病毒感染症状或有疫苗接种史，故推测可能与病毒感染后变态反应有关。外伤、过度疲劳多为诱发因素，故亦称为非感染性炎症型脊髓炎（myelitis of noninfectious inflammatory type）或急性横贯性脊髓炎（acute transverse myelitis）。

【病理】

脊髓的任何节段均可累及，但以胸段（T3～T5）最为常见，其次为颈段和腰段。肉眼观察在急性期受累的脊髓肿胀；镜下见软膜充血，有炎性细胞浸润，以淋巴细胞、浆细胞为主，灰质内神经细胞肿胀、破裂、消失，尼氏体溶解，白质中髓鞘脱失，轴突变性，病灶中可见胶质细胞增生。后期可见胶质瘢痕形成，脊髓萎缩变细。

【临床表现】

1. 任何年龄均可发病，以青壮年为主，无性别、季节差异。病前1～2周常有发热、全身不适或上呼吸道感染症状，或有过劳、外伤及受凉诱因。

2. 急性起病，数小时到一周内病情达到高峰，首发症状多为病损节段根性疼痛或局限性疼痛，束带感，或双下肢麻木、无力，然后迅速于数小时至数日出现病变平面以下双下肢运动障碍，各种感觉障碍，自主神经功能障碍。典型表现是：

（1）运动障碍。早期表现为肌张力低，腱反射消失，病理反射阴性，腹壁反射及提睾反射消失，称为脊髓休克期。一般持续数日至数周，多为2～4周，休克期过后则出现肌张力逐渐增高，腱反射亢进，病理反射阳性。恢复期肌力由远端开始逐渐恢复。

（2）感觉障碍。表现为病变节段以下深、浅感觉减退或消失，可在感觉消失平面上有一感觉过敏区，或出现束带样感觉异常，随病情好转感觉平面逐渐下降。

（3）自主神经功能障碍。早期表现大小便潴留，在脊髓休克期间膀胱无充盈感，逼尿肌松弛，呈无张力性神经源性膀胱，因膀胱充盈过度，出现尿失禁称为充盈性尿失禁。恢复期因膀胱容量缩小，尿液充盈到300～400ml时即排尿，称为反射性神经源性膀胱。另外受损平面以下可见皮肤水肿、脱屑、指甲松脆等。

3. 少数病例发病后脊髓受累节段呈上升性，甚至可达颈段和延髓，此称为上升性脊髓炎（acute ascending myelitis）。如影响膈神经和延髓后出现呼吸肌麻痹、构音不清、吞咽困难、排痰无力，易并发肺部感染，此现象说明病情较重，且死亡率很高。

【实验室检查】

1. 周围血象　白细胞数正常或轻度增高。

2. 腰椎穿刺　脑脊液压力多正常，压颈试验通畅，少数因脊髓水肿可出现不完全梗阻，脑脊液白细胞数可增高，以淋巴细胞为主，蛋白轻度增加，糖和氯化物正常。

3. 神经电生理检查　视觉诱发电位（VEP）正常，下肢体感诱发电位（SEP）可为阴性或波幅明显减低，运动诱发电位（MEP）异常，肌电图为神经源性损害。

4. MRI　部分病例可见病变处脊髓增粗，有斑点状或片状T1低信号，T2高信号。

【诊断和鉴别诊断】

诊断要点 ①急性起病；②发病前多数有感染史或疫苗接种史；③迅速出现的脊髓横贯性损害；④脑脊液检查蛋白质、细胞数轻度增高；⑤电生理学及MRI检查可做参考。应与下列疾病鉴别：

1. 急性硬膜外脓肿　病前常有身体其他部位化脓性感染灶，可伴有高热寒战等全身症状，个别患者可能因原发感染灶不明显而被忽视。根性疼痛常见，病灶相应的脊柱有压痛及叩击痛，周围血象增高，脑脊液白细胞、蛋白质含量可增高，MRI 或椎管碘水造影可确诊。此病应及时确诊、及时治疗，很少留后遗症，否则可能发生双下肢瘫痪不易恢复。

2. 脊柱结核　本病常有结核全身中毒症状，病变椎体可有骨质破坏，椎旁可有寒性脓肿形成，压迫脊髓，相应出现椎体以下的临床症状，脊柱 X 片、MRI 可确诊。

3. 脊柱转移性肿瘤　以老年人多见，发病快，早期可出现根性疼痛，X 线、MRI 可见椎体破坏。如查体发现身体其他部位原发灶，更有助于诊断。

4. 视神经脊髓炎　为神经系统脱髓鞘疾病，其特点是除有横贯性脊髓炎的表现外，还伴有视神经炎的临床表现，视神经炎的症状可在脊髓炎之前或之后出现，常有缓解、复发史和相继出现的其他神经系统体征，如眼球震颤、共济失调等。以上特点可鉴别。

5. 急性炎症性脱髓鞘性多发性神经病（又称格林-巴利综合征）　其特征是四肢呈下运动神经元性瘫痪，远端较重，可有主观感觉障碍，查体时感觉障碍不明显或无，常伴有脑神经损害，以面神经、舌咽、迷走神经受损多见。脑脊液有蛋白质增高，细胞数正常，称蛋白质-细胞分离现象。

6. 脊髓出血 起病急，剧烈背痛，迅速出现截瘫和括约肌功能障碍，多数由外伤或脊髓血管畸形引起，脑脊液呈血性改变，CT 检查可见出血部位高密度影，血管造影可发现脊髓血管畸形。

【治疗】

及时治疗，加强营养和护理，预防和控制感染是急性脊髓炎的治疗原则。

（一）急性期治疗

1. 药物治疗　①肾上腺皮质激素：急性期药物治疗以肾上腺皮质激素为主，可采用大剂量短期冲击疗法，方法是静脉滴注甲基泼尼松龙 500～1000mg，每日 1 次，连用 3～5 次。也可用泼尼松龙 200～300mg（或地塞米松 10～20mg）加入 5%～10%葡萄糖液静脉滴注，每日 1 次，可维持 10～15 天，病情好转后逐渐减量，或改用泼尼松口服，每日 40～60mg，服用 2～4 周后逐渐减量至停药。②抗生素：同时给予适当的抗生素以治疗和预防泌尿系统和呼吸道感染。③维生素：大剂量维生素 B 族类药物，能加速周围神经的再生，有利于神经功能的恢复。④其他：血管扩张剂如烟酸，尼莫地平等，神经营养药如三磷腺苷、辅酶 A、细胞色素 C、肌苷等可能对促进功能恢复有益。同时注意补充足够的钾盐、钙剂等。

2. 血液疗法　①血浆输入疗法：静脉输入健康人血浆 200～300ml，每周 2～3 次，可提高免疫功能，促进神经功能恢复。②血浆交换疗法：对危重患者可缓解症状，对激素治疗无效者可使用。③紫外线照射充氧自血回输疗法，可促使病变组织内微循环的改善和氧的充分利用，有利于脊髓功能的恢复，每周 1～2 次，5～10 次为一疗程。

3. 护理　护理极为重要，是预防各种并发症和保证功能恢复的前提。要勤翻身，保持皮肤清洁、干燥，在骶、踝、肩胛、手易受压处加强按摩，保持床单干燥、柔软、平坦，有大小便失禁者勤换尿布，小便潴留时保留导尿，并定期间歇放尿，用 0.02%呋喃西林液冲洗膀胱，每日 2～3 次，每次 250ml，保留半小时后放出。每周更换导尿管 1 次。对已形成褥疮者应勤换药，清除坏死组织，瘫痪肢体应保持良姿位置，早期做被动运动，防止挛缩与畸形。

（二）恢复期治疗

应及早进行。避免屈曲性截瘫的发生，防止挛缩和畸形，预防足下垂，对痉挛性瘫痪的肢体可给予推拿、按摩、针灸治疗。同时可采用理疗，当肢体有部分主动功能恢复时，鼓励患者主动活动，加强功能训练，加强康复治疗。

第三节 脊髓压迫症

脊髓压迫症（compressive myelopathy）是由椎管内占位病变引起脊髓受压的一组疾病。病情呈进行性加重，随着病情发展，脊髓、脊神经根及脊髓血管受压并逐渐加重，最终导致不同程度的脊髓横贯性损伤和椎管阻塞。

【病因和发病机制】

1. 常见病因

(1) 肿瘤：最常见，占到总数的1/3以上。原发肿瘤占绝大多数，其中近半数为神经鞘膜瘤，其次为脊膜瘤、胶质瘤或硬膜外的脂肪瘤。脊髓肿瘤可发生在脊髓任何截段，神经鞘膜瘤多生长在脊髓的胸段，先天性囊肿多发生在腰骶髓，脊柱的转移瘤也不少见，多来源于肺部、乳腺、甲状腺以及鼻咽部。

(2) 炎症：其他部位的细菌性感染经血行扩散，脊柱邻近组织的化脓性病灶直接蔓延等，均可造成椎管内急性脓肿或慢性肉芽肿而压迫脊髓。

(3) 损伤：主要是脊柱损伤。可因椎体、椎弓和椎板的骨折、脱位、椎间盘突出、椎管内血肿等原因压迫脊髓。

2. 发病机制　脊髓受压后所出现的症状均由机械压迫、供血障碍以及严重破坏所引起的。病灶可直接压迫脊髓及神经根，导致脊髓半切或横贯性损害。脊髓受压后静脉回流受阻，由于淤血使脊髓肿胀水肿，加重脊髓受压。慢性的压迫可使脊髓被压向对侧而出现局部的凹陷变形。有些慢性病变可使脊髓与神经根直接遭受浸润和破坏，血浆中的蛋白质渗出，可使脑脊液中的蛋白质含量增高。

【临床表现】

急性期发病多见于脊髓横贯性损害，常伴有脊髓休克；慢性期症状呈进行性，通常可分为刺激期、脊髓部分受压期和脊髓完全横贯损害期。

1. 神经根症状　首发的根性疼痛症状。分布区自发性刀割、火烧或电击样疼痛；夜间及用力动作时疼痛加剧；相应节段出现“束带感”；症状多为一侧；局部感觉过敏带。

2. 感觉障碍　髓外病变如累及病灶侧的传导束，可引起对侧肢体浅感觉障碍。髓内病变晚期引起脊髓横贯性损害，病变水平以下各种感觉缺失。

3. 运动障碍　可引起锥体束征，病灶侧出现得早而重，最终可导致痉挛性瘫痪或四肢瘫。

4. 反射异常　病变节段的腱反射减弱或消失，损害水平以下腱反射亢进，病理反射出现。

5. 自主神经功能障碍　双侧锥体束受压会导致尿潴留和便秘。马尾、圆锥受压引起尿便失禁。瘫痪肢体皮肤出现干燥、脱屑、少汗甚至无汗。

【实验室和辅助检查】

1. 脑脊液检查　是诊断脊髓压迫症的重要方法。压迫性病灶造成脊髓蛛网膜下腔阻塞，阻塞的程度与病灶大小、压迫的时间长短、病灶与蛛网膜是否有粘连呈正相关。

2. 影像学 CT能确切的显示肿瘤的位置、肿瘤与脊髓的关系。MRI检查是目前诊断脊髓压迫症最好的检查方法，对脊髓病变的部位及性质等均可提供有价值的信息。

【诊断和鉴别诊断】

1. 判断是否有脊髓压迫症 依据病史、临床表现、神经系统检查、辅助检查等诊断。

(1) 起病多隐袭，病程逐渐进展。

(2) 脊髓一侧或横贯性损害的症状。

(3) 椎管阻塞及脑脊液蛋白质不同程度升高。

(4) 髓外肿瘤常有神经根痛。

2. 定位诊断

(1) 纵向定位：根据神经根刺激和感觉障碍水平，肌肉萎缩，反射改变及棘突压痛、叩击痛等辅助检查进行纵向定位。

(2) 横向定位：据临床表现确定病变在横断面上系位于髓内、髓外硬膜内或硬膜。鉴别要点如下（表10-3-1）

表10-3-1 脊髓压迫症横向定位鉴别要点

	髓外	髓内
起病与病程	缓慢、病程长	较快、病程较短
症状波动	常有	少见
根性疼痛	早期常有	少见、晚起可偶见
肌萎缩	少见	多见
感觉障碍顺序	常有脊髓半横切表现	自压迫水平向远端发展，可有感觉分离现象
棘突压痛	常有	无
括约肌障碍	较晚出现	较早
椎管阻塞	较早出现	较晚、程度轻
脑脊液蛋白增高	明显	较轻
脊髓碘剂造影	阻塞面光滑成杯口状，脊髓明显移位	脊髓呈梭形肿大，阻塞不完全
MRI	髓外肿块、脊髓移位	脊髓呈梭形膨大。

【治疗】

1. 病因治疗 手术或（和）药物等治疗。

2. 对症治疗 日常护理，高位瘫痪注意呼吸功能和预防肺部感染。

案例

女性，30岁，2天来进行性双下肢瘫痪，大小便障碍，体温正常。胸4水平以下深、浅感觉丧失和截瘫。脑脊液检查压力正常，白细胞80×10^6/L（80/mm^3），淋巴细胞占80%，蛋白质轻度增高。

问题与思考：

1. 该患者最可能的诊断是什么？

2. 为明确诊断还用做哪些检查？如何治疗？

思考题

1. 急性脊髓炎的主要临床特点有哪些？如何治疗？
2. 如何鉴别脊髓压迫是髓内还是髓外的压迫？

（邓海霞）

第四章

脑部疾病

学习目标

【掌握】

1. 脑梗死和脑出血的临床表现、鉴别诊断及治疗原则。
2. 癫痫的临床表现和治疗原则。
3. 偏头痛的临床表现。

【熟悉】

1. 脑血管病的危险因素及预防。
2. 蛛网膜下腔出血的病因和临床表现。

【了解】

1. 帕金森病的临床表现。
2. 单纯疱疹性脑炎的临床表现与治疗。
3. 多发性硬化的临床表现、诊断与治疗。

第一节　概　述

脑可分为大脑、间脑、小脑和脑干。

(一) 大脑

大脑由两个半球组成，每个半球借中央沟、大脑外侧裂和其延长线、顶枕裂和枕前切迹的连线分为额叶、顶叶、颞叶、枕叶和岛叶五个脑叶。表面为皮质层，主要由神经细胞组成，是中枢神经系统发展上最新、最高级和最完善的部分，表面满布许多脑回和脑沟，2/3面积折叠进脑沟内，使皮质表面积得以增加到约 $4000cm^2$。皮质层下面为白质，主要由上、下行神经纤维组成。两半球的功能不完全对称，一般将在言语、逻辑思维、分析综合及计算功能等方面占优势的半球称为优势半球，大部分位于左侧，只有一小部分右利手和约半数的左利手者优势半球可能在右侧。右侧大脑半球为高级的认知中枢所在，主要在音乐、美术、空间、几何图形和人物面容的识别及视觉记忆功能等方面占优势。下面将几种重要功能区及其功能叙述如下：

1. 运动中枢　在额叶中央前回，是锥体束的主要发源地，支配对侧身体的随意运动。身体各部位代表区在此的排列由上向下呈“倒人状”。中央前回的刺激性病变可引起对侧身体某部分的局限性运动性癫痫。破坏性病变则引起对侧中枢性单瘫或不完全性偏瘫。

2. 感觉中枢　位于顶叶中央后回，接受来自对侧身体的深、浅感觉，其代表区的位置分布与皮质运动区相似，如倒置的人体。刺激性病灶可发生对侧身体某部分的感觉性癫痫，破坏性病变则出现对侧某部分复合感觉障碍。

3. 语言中枢　右利者（以右手为主使用劳动工具者）的语言中枢在左侧半球，左利者则相反。运动性语言中枢在优势侧额下回后部（Broca 区）。受损时，患者丧失言语表达功能，使各发音肌瘫痪，称运动性失语。感觉性语言中枢在优势侧颞上回后部（Wernicke 区），损害后不能理解他人和自己说话的意思，但对声音的感觉仍存在，称感觉性失语。

4. 听觉中枢　在两侧颞横回皮质，因为来自一侧的听觉刺激传导到两侧听觉皮质，故一侧半球受损时，不引起听觉丧失。

5. 视觉中枢　在枕叶距状裂两侧，一侧视觉中枢病变产生视幻觉或两眼对侧同向偏盲，双侧视觉中枢病变产生皮质盲。

（二）间脑

位于两侧大脑半球之间，是脑干与大脑半球连接的中继站。除其下部外，被两侧大脑半球所掩盖。丘脑下沟将间脑分为丘脑和下丘脑。

1. 丘脑　是间脑中最大的卵圆形灰质团块，长约 4cm，宽 1.5cm，对称分布于第三脑室两侧。内部灰质团块多达三十余个，有些机能尚不清楚。丘脑是各种感觉（嗅觉除外）传导的皮质下中枢和中继站，对运动系统、感觉系统、边缘系统、上行网状系统和大脑皮质的活动发生着重要影响。

丘脑损害时可出现各种感觉症状，产生丘脑综合征。最轻的脑血管损害可能仅有对侧面部或局部肢体的麻木和感觉不适，无客观感觉缺陷，或仅有触觉、针刺觉和振动觉的轻微减退。丘脑感觉核发生梗死，患者对侧偏身感觉完全消失，可伴短暂的轻偏瘫，丘脑穿动脉阻塞后主要出现对侧偏身手足徐动、舞蹈样不自主动作，可伴有深感觉丧失、共济失调或震颤等。

2. 下丘脑　位于丘脑下沟的下方，体积很小，重量仅 4g 左右。有许多核团，是一个非常重要的神经结构，又是一个具有决定意义的内分泌腺体，是人体较高级的神经内分泌及自主神经系统的整合中枢。它调节体温、体重、代谢、内分泌、饮食、生殖、睡眠-觉醒等重要生理机能及生命活动，对维持机体内环境稳定和决定情绪、行为反应等方面都起着重要的作用。

下丘脑病变时可出现尿崩症、摄食异常（肥胖或极度消瘦）、体温调节障碍、生殖与性功能障碍、睡眠-觉醒异常等。急性破坏性病损可能出现昏迷或自主神经功能障碍，有时可导致消化性溃疡和消化道出血等。

（三）基底节

是位于两半球深部的灰质块，由尾状核、豆状核、黑质、红核及丘脑底核所组成。基底节是锥体外系统的中继站，它与大脑皮质和小脑协同调节随意运动、肌张力和姿位反射，也参与复杂行为的调节。

受损后主要表现为肌张力改变（增高或降低）和异常运动（动作增多或减少）。苍白球（旧纹状体）、黑质病变引起肌张力增高-运动减少综合征，表现为肌张力增高、运动减少及静止性震颤（帕金森病）；新纹状体（壳核、尾状核）病变引起肌张力减低-运动过多综合征（舞蹈样运动、手足徐动症）。

(四) 内囊

内囊是位于尾状核、豆状核及丘脑之间的白质带，其外侧为豆状核，后内侧为丘脑，前内侧为尾状核，由纵行的纤维束组成。在水平切面上呈尖端向内的钝角形，分前肢、膝部和后肢。内囊是极重要的结构，在这一小区域内聚集了大量的上、下行传导束，内囊前肢的上、下行纤维有额桥束、丘脑前辐射；内囊膝部有皮质脑干束通过；内囊后肢有皮质脊髓束、听辐射、视辐射等。内囊是脑出血与梗死的好发部位。当一侧损害时，产生对侧偏瘫、偏身感觉障碍和偏盲，即“三偏”综合征。

(五) 小脑

位于颅后凹内，在小脑幕下方，脑桥及延髓背侧。它由中间狭长的蚓部和两侧较大的小脑半球所构成。它通过三对小脑脚与脑干相连，从而与脊髓、前庭、大脑等有密切联系，对保持身体平衡，控制姿位和步态，调节肌张力和协调动作的准确执行具有重要的作用。小脑半球损害时主要表现为同侧肢体共济失调、肌张力减低、动作性震颤及言语音调、音节的障碍。蚓部病变表现为躯干共济失调、步态蹒跚等。

(六) 脑干

位于颅后窝内，由中脑、脑桥和延髓组成，中脑上连于间脑，延髓下端与脊髓相接。第Ⅲ、Ⅳ对脑神经核位于中脑，第Ⅴ、Ⅵ、Ⅶ、Ⅷ对脑神经核位于脑桥，第Ⅸ、Ⅹ、部分Ⅺ、Ⅻ对脑神经核位于延髓。此外，尚有传导深感觉的中继核（薄束核、楔束核）、与锥体外系有关的核（红核、黑质）等。感觉运动的上下传导束皆通过此处。脑干的网状结构分布在脑干中轴，其间有许多散在或成团的神经元。它与大脑皮质、丘脑、下丘脑、边缘系统、小脑、脑干神经核和脊髓等有密切的联系，几乎参与神经系统所有的重要功能。一侧脑干病变，出现病灶同侧的脑神经麻痹，病灶对侧上、下肢中枢性瘫痪，根据病变部位不同可形成不同的综合征。若脑干双侧弥散性损害，常出现双侧多组脑神经及双侧长束的症状，严重的可出现嗜睡、昏迷等。

（薛　茜）

第二节　脑血管疾病

脑血管疾病（cerebrovascular disease，CVD）是指各种血管源性脑病变引起的脑功能障碍。卒中（stroke）为脑血管疾病的主要临床类型，以突然发病、迅速出现局限性或弥漫性脑功能缺损为共同临床特征，为一组器质性脑损伤导致的脑血管疾病。其发病率、致残率、死亡率高，是目前导致人类死亡的第二位原因。在我国，每 10 万人中卒中的发病人数为 120～180，患病人数为 400～700，每年新发病例＞200 万，每年死亡病例＞150 万，且 2/3 的存活者遗留有不同程度的残疾。

(一) 脑的血液供应

人脑的平均重量约为 1500g，占体重的 2.5%～3%，流经脑组织的血液为 750～1000ml/min，占每分心搏出量的 20%，脑组织耗氧量占全身耗氧量的 20%～30%，脑的能量来源主要依赖于糖的有氧代谢，几乎无能量储备，因此脑组织对缺血、缺氧性损害十分敏感。如果全脑组织的血供完全中断 6s，患者即出现意识丧失，10s 自发脑电活动消失，5min 最易损的特定神经元出现不可逆性损伤，10～20min 大脑皮质出现广泛性的选择性神经元坏死。正常脑血流为 50ml/(min·100g)，低于此值脑处于低灌注状态，但不出现临床症状；当脑血流下降至 18ml/(min·100g)，临床呈现一系列脑缺血表现，如果此时及时恢复脑供血，则脑功能恢复，临床症状消失，我们将处于这种状态的脑组织称为半暗带；如果脑血流继续下降至 10ml/(min·100g)，则脑组织出现不可逆的坏死。所以，临床治疗缺血性脑血管病的关键是抢救缺血半暗带。

脑部的血液由两个动脉系统供应，即颈内动脉系统（前循环）和椎-基底动脉系统（后循环）（图 10-4-1）。颈内动脉从颈总动脉发出，经颈内动脉管进入颅腔，依次分出眼动脉、后交通动脉、脉丛前动脉、大脑前动脉和大脑中动脉。供应眼球和额叶、顶叶、颞叶、基底节和内囊等大脑半球前 3/5 部分的血液。椎动脉从无名动脉和锁骨下动脉发出，经颈椎横突孔、枕骨大孔进入颅腔。在延髓腹侧面上行到脑桥下缘时，左右椎动脉汇合成基底动脉，基底动脉前端分为左、右大脑后动脉，供应枕叶、颞叶底面和丘脑等大脑半球后 2/5 部分的血液。椎-基底动脉又分出脊髓前、后动脉，小脑后下、前下动脉，内听动脉，桥支和小脑上动脉，供应脊髓上部、脑干和小脑的血液（图 10-4-2、图 10-4-3）。

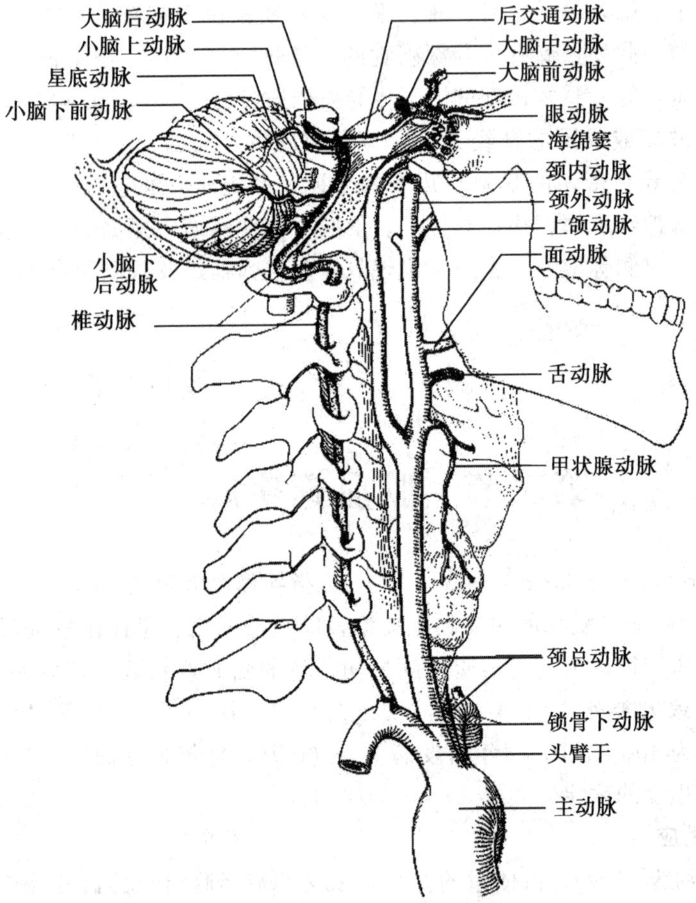

图 10-4-1 脑供血动脉

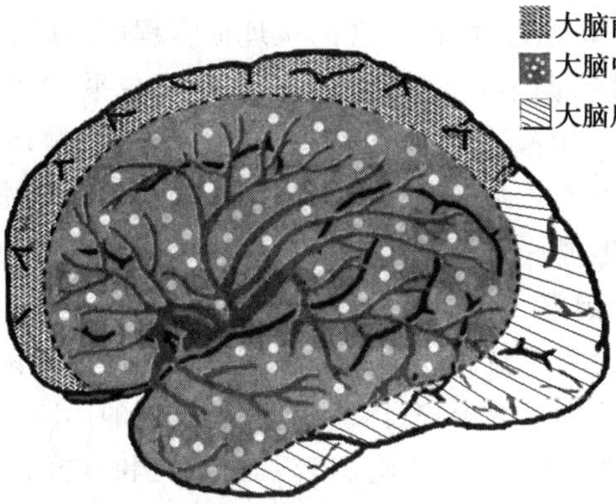

图 10-4-2 大脑半球血液供应分布（外侧面）

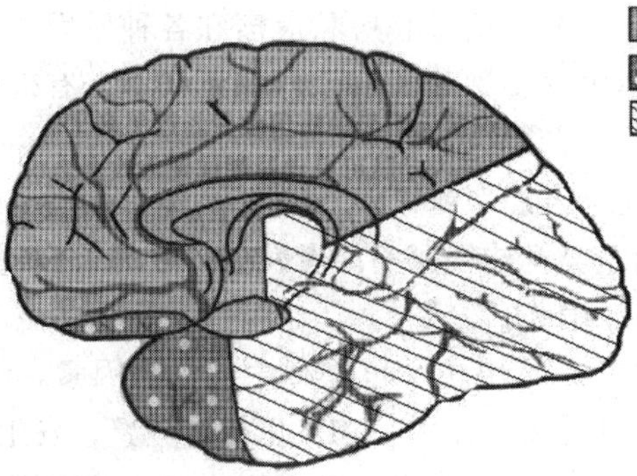

图 10-4-3 大脑半球血液供应分布（内侧面）

颈内动脉和椎-基底动脉通过几组吻合支形成丰富的侧支循环，其中最重要的是脑底动脉环（Willis环），两侧大脑前动脉由一短的前交通动脉互相连接，两侧颈内动脉和大脑后动脉各由一后交通动脉互相连接，在脑底部围绕视交叉和脚间窝形成一环状吻合（图 10-4-4），具有脑血流供应的调节和代偿作用。

健全的脑底动脉环，可以充分发挥其侧支循环的作用，沟通前、后、左、右的血液供应，另有颈外-颈内动脉吻合支和脑膜动脉的吻合支。因此，在某一动脉逐渐闭塞时，由于这些侧支循环的代偿作用可不出现临床症状。

脑血液供应极丰富，脑代谢极旺盛。脑组织血流量分布不均，灰质血流量远高于白质，大脑皮质血液供应最丰富，其次为基底节和小脑皮质。不同部位的神经细胞对缺血、缺氧耐受性不同，大脑皮

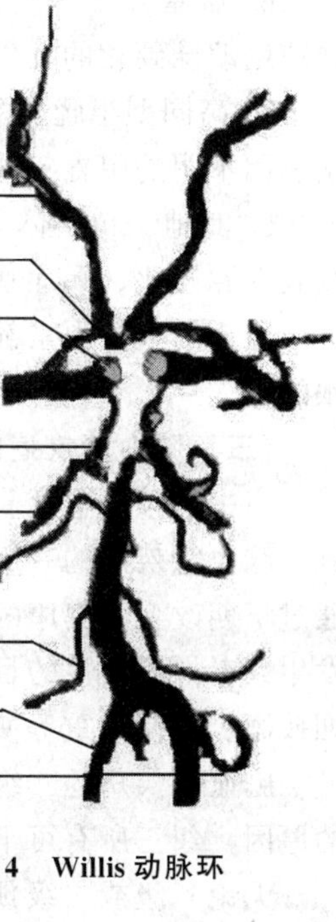

图 10-4-4 Willis 动脉环

质的第3、4层和海马神经细胞最敏感，其次为纹状体和小脑浦肯野细胞，而脑干运动神经细胞的耐受性最强。因此，不同部位缺血出现的病理损害程度不同。

正常情况下脑血流有自动调节机制，使脑血液供应在平均动脉压为70～170mmHg（9.33～22.7kPa）的范围内发生改变时仍可维持恒定，它与脑灌注压成正比，与脑血管阻力成反比。在脑血管病变或短暂缺血以后，局部脑血管的自动调节功能紊乱使血管扩张，导致脑水肿和颅内压增高，会出现缺血区充血和过度灌注，或在脑内出现盗血现象。

（二）脑血管疾病的危险因素

脑血管疾病危险因素分为可干预性危险因素和不可干预性危险因素。降低脑血管疾病发病率的关键，在于采取措施消除或减少脑血管疾病危险因素的影响。

1. 高血压　是最重要的卒中的独立危险因素。收缩压和（或）舒张压的增高与卒中的发病率呈线性关系。而且，高血压与脑出血或脑梗死的发病危险性均是正相关，控制高血压可显著降低卒中的发病率。

2. 心脏病　是肯定的卒中危险因素，如心瓣膜疾病、非风湿性心房颤动、冠状动脉性心脏病（冠心病）、心肌梗死、二尖瓣脱垂、心房黏液瘤和各种原因所致的心力衰竭均会增加短暂性脑缺血发作（TIA）、卒中（特别是缺血性）的发病率，有效防治可降低脑血管病事件的发生率。

3. 糖尿病　是卒中重要的危险因素，糖尿病与微血管病变、大血管病变、高脂血症及缺血性卒中的发生均有关，糖耐量异常或糖尿病患者发生卒中的可能性可较一般人群成倍增加，高血糖可进一步加重卒中后脑损伤。

4. 短暂性脑缺血发作（TIA）和卒中史　也是卒中的危险因素，约20%脑梗死患者有TIA史，TIA患者卒中的发生率为1%～15%；TIA发作越频繁，发生卒中的危险性愈高。

5. 吸烟和酗酒　均为卒中重要的危险因素。吸烟可增加血液黏滞度，使血管收缩，血压升高，酗酒者卒中的发生率是一般人群的4～5倍，特别是可增加出血性卒中的危险。

6. 血脂异常　与缺血性卒中发生率存在明显的相关性。高脂血症可增加血液黏滞度，加速脑动脉硬化的发生。

7. 高同型半胱氨酸血症　是动脉粥样硬化、缺血性卒中和TIA的独立危险因素，特别是病因不明的中青年缺血性卒中要考虑本病的可能。

8. 其他　包括体力活动减少、不良的饮食习惯、超重、滥用药物、口服避孕药、感染、眼底动脉硬化、无症状性颈动脉狭窄、血液病及血流流变学异常等。

以上的危险因素都是可以干预的。但高龄、性别、种族、遗传因素等危险因素是无法干预的。

（三）脑血管疾病的预防

卒中的预防包括一级预防和二级预防两种。

脑血管疾病的一级预防：是指对有卒中倾向，但尚无脑血管疾病病史的个体的预防，即通过早期改变不健康的生活方式，积极主动地控制各种危险因素，从而达到使脑血管疾病不发生或者推迟发生的目的。如防治高血压、动脉硬化、高脂血症、糖尿病和各种心脏病、戒烟戒酒、控制体重等使之减少发病和延迟发病。

脑血管疾病的二级预防：是针对发生过一次或多次卒中的患者，通过寻找卒中事件发生的原因，纠正所有可干预的危险因素，达到降低卒中复发危险性的目的。

无论一级或二级预防都能明显降低卒中或TIA的发生率。

（四）脑血管病的分类

脑血管疾病的分类方案是临床进行疾病诊断、治疗和预防的标准，长期以来分类方法较多。①按病程发展可分为短暂性脑缺血发作、进展性卒中和完全性卒中；②按脑的病理改变可分为缺血性卒中和出血性卒中，前者包括短暂性脑缺血发作、脑梗死（血栓形成性脑梗死、栓塞性脑梗死、腔隙性脑梗死、分水岭脑梗死）。后者包括脑出血和蛛网膜下腔出血。1995年中华医学会神经病学分会全国第四届脑血管病学术会议将脑血管疾病分为10类（表10-4-1）。

表10-4-1 1995年脑血管病分类（简表）

Ⅰ. 短暂性脑缺血发作	（6）其他
1. 颈动脉系统	（7）原因未明
2. 椎-基底动脉系统	Ⅲ. 椎-基底动脉供血不足
Ⅱ. 卒中	Ⅳ. 脑血管性痴呆
1. 蛛网膜下腔出血	Ⅴ. 高血压脑病
2. 脑出血	Ⅵ. 颅内动脉瘤
3. 脑梗死	Ⅶ. 颅内血管畸形
（1）动脉粥样硬化性血栓性脑梗死	Ⅷ. 脑动脉炎
（2）脑栓塞	Ⅸ. 其他动脉疾病
（3）腔隙性梗死	Ⅹ. 颅内静脉病、静脉窦及脑部静脉血栓形成
（4）出血性梗死	
（5）无症状性梗死	

短暂性脑缺血发作

短暂性脑缺血发作（transient ischemic attack，TIA）是局部脑缺血导致的短暂性神经功能障碍。临床病状一般不超过1h，最长不超过24h，且无责任病灶的证据。

【病因和发病机制】

TIA的病因包括动脉粥样硬化、心脏病、血液成分改变及血流动力学变化等。发病机制主要有以下两种。

1. 微栓塞　微栓子主要来源于颈内动脉系统或椎-基底动脉系统动脉粥样硬化的不稳定斑块或附壁血栓的破碎脱落、瓣膜性或非瓣膜性心源性栓子及胆固醇结晶等。微栓子阻塞小动脉后出现脑缺血症状，当栓子溶解或破碎移向远端时，血流恢复，症状消失。

2. 血流动力学改变　在动脉狭窄的基础上，急剧的血压波动，特别是血压过低导致局部脑组织低灌注，出现脑缺血的临床症状，灌注恢复后症状缓解。

【临床表现】

本病好发于中年以后，50～70岁多见，男性多于女性。主要特点是发病突然，出现短暂性局限性神经功能缺损或视网膜功能障碍，恢复后不遗留神经症。常反复发作，每次发病的症状多相似。

1. 颈内动脉系统 TIA　主要表现为受累血管对侧肢体运动障碍、偏身感觉障碍、一过性语言障碍、单眼一过性黑矇或对侧视野的同向偏盲等。

2. 椎-基底动脉系统 TIA　以眩晕症状最为常见，多伴有恶心、呕吐，很少出现耳鸣，也可同时出现复视、共济失调、平衡障碍、吞咽困难等，脑干受累可出现交叉性瘫痪。此外，还可表现为特殊的临床综合征①猝倒发作（drop attack）：即双下肢突然无力，跌倒在地，可无意识障碍，患者可自行站起。此种发作可能是由于双侧脑干网状结构缺血所致。②短暂性全面性遗忘症（transient global amnesia，TGA）：发作时出现短时间记忆丧失，持续数分钟至数十分钟。发作时对时间、地点定向障碍，但谈话、书写和计算能力保持，可能是大脑后动脉颞支缺血使边缘叶受累所致。

【辅助检查】

CT 或 MRI 检查大多正常，部分病例可见脑内小的缺血灶，数字减影血管造影（DSA）、核磁共振血管造影（MRA）或 CT 血管造影（CTA）可见血管狭窄、动脉粥样硬化改变。经颅多普勒超声（TCD）可用于评估颅内血流状况。血脂、血糖、血流动力学、凝血及纤溶功能测定、心电图、颈椎 X 线检查有助于病因的确定。

【诊断】

由于 TIA 发作持续时间短，多数患者就诊时已无症状和体征，诊断主要靠病史。诊断要点：①发病突然、持续时间短暂，常反复发作；②神经功能障碍，仅局限于某血管分布范围；③症状体征在 24h 内完全恢复；④间歇期无任何神经系统阳性体征。

【鉴别诊断】

1. 癫痫的部分性发作　特别是单纯部分性发作，常表现为持续数秒至数分钟的肢体抽搐或麻木针刺感。CT 或 MRI 检查可发现局限性脑内病灶，可有持续存在的神经系统体征。

2. 偏头痛　可有脑电图异常，当头痛发作伴有神经功能短暂丧失的先兆症状时需作出鉴别。偏头痛多有长期发作史、青年发病多先兆后出现头痛的症状，疼痛呈搏动性，常伴恶心或呕吐。每次发作持续时间较长，可超过 24h。

3. 晕厥　多在直立位置发生，特点为短暂发作，发作时面色苍白，出冷汗，意识丧失，脉搏沉细，血压下降，无神经系统体征。

4. 阿-斯综合征　因严重的心律失常引起阵发性脑供血不足，多有意识障碍，发作时血压偏低，神经体征不明显。动态心电图监测、超声心动图检查可有异常发现。

5. 梅尼埃病　以眩晕发作为主，发病时间长，可达 2～3 天方逐渐缓解，多伴有耳鸣，无神经系统体征，多次发作后听力减退。

【治疗】

目的是消除病因、预防及减少发作、保护脑功能，对短时间内反复发作者应采取积极有效的治疗，防止脑梗死的发生。

1. 病因治疗　尽可能查找病因，控制危险因素，纠正血流动力学异常，特别是对血压的调控，积极治疗心脏病（冠状动脉性心脏病、心律失常、心力衰竭和瓣膜病等）、糖尿病、高脂血症；脑供血动脉狭窄的治疗；停止吸烟、禁止过度饮酒等。

2. 抗血小板治疗

可减少微栓子数量及 TIA 复发。常用的药物有①阿司匹林：环氧化酶抑制剂，50～325mg/d，每日 1 次。有严重溃疡病和出血倾向者忌用。②氯吡格雷（clopidogrel）：抑制腺苷二磷酸（ADP）凝聚血小板，每日 75mg。安全性强于阿司匹林。副作用为常见腹泻和皮疹。③阿司匹林50～150mg与氯吡格雷75mg联合使用。④阿司匹林与双嘧达莫（环核苷磷酸二酯酶抑制剂）联合应用。联合用药效果优于单独用药。

3. 抗凝治疗

用于心源性栓塞性TIA。主要包括肝素、低分子肝素和华法林，一般短期使用肝素后改为华法林口服。对于TIA伴心房颤动者，建议长期口服抗凝药。华法林治疗目标为国际标准化比值（international normalized radio，INR）。口服抗凝药对其他高危心源性栓塞患者预防卒中也有效。对于符合口服抗凝药禁忌证的患者选用阿司匹林或氯吡格雷。

4. 手术治疗　MRA或CTA证实血管狭窄＞70％或DSA显示血管狭窄＞50％，且风险评估＜6％，则推荐行颈内动脉内膜切除术（carotid endarterectomy，CEA）或行颈动脉血管成形和支架置入术（carotid angioplasty and stenting，CSA）。

【预后】

TIA发病7天内的卒中风险为4％～10％，90天卒中风险为10％～20％（平均11％）。近期频繁发作且持续时间延长者、强烈提示即将发生脑梗死，需紧急处理。TIA最终有部分发展为脑梗死，部分继续发作，部分自行缓解。

脑梗死

脑梗死（cerebral infarction，CI）是缺血性卒中的总称，是由于脑局部供血障碍导致的脑组织缺血、缺氧引起的脑组织坏死软化，从而产生的相应的脑功能缺损的临床症状。占脑血管病的75％～80％。

【脑梗死分型】

（一）临床分型

目前主要使用牛津郡社区研究分型（Oxfordshire Community Stroke Project，OCSP）。

1. 完全前循环梗死　多为大脑中动脉（MCA）近段主干，少数为颈内动脉虹吸段闭塞引起的大面积脑梗死。

2. 部分前循环梗死　多为MCA远端主干、各级分支或大脑前动脉（ACA）及分支闭塞引起的中、小面积梗死。

3. 后循环梗死　为椎-基底动脉系统闭塞。

4. 腔隙性脑梗死　大多是基底核或脑桥小穿通支病变引起的小腔隙灶，梗死灶直径＜1.5cm。

以上各型的临床表依血管受累的大小、程度而各异。

（二）病因分型

目前主要采用TOAST分型。

TOAST分型标准：①大动脉粥样硬化型；②心源性栓塞型；③小动脉闭塞型；④其他病因型；⑤不明原因型。

（三）病理生理学分型

依据局部脑组织发生缺血坏死的机制可将脑梗死分为三种主要病理生理学类型：脑血栓形成、脑栓塞和血流动力学机制所致的脑梗死。

1. 血栓形成性脑梗死　血栓形成性脑梗死占缺血性卒中的40％，包括大血管性梗死和小血管性梗死。它们的差异主要根据颈内动脉、椎-基底动脉和脑动脉阻塞的部位，特别是位于大血管分支的近端，以及这些动脉的粥样硬化的特点。

2. 栓塞性脑梗死　缺血性卒中的病因是栓子，它既可以是心源性，也可能是动脉源性。心源性梗死占缺血性脑血管疾病的20%～30%。

3. 腔隙性脑梗死　腔隙性脑梗死占缺血性卒中的15%～30%，由于穿通支血管的闭塞所致。

4. 分水岭脑梗死　占缺血性脑血管病的10%。又称边缘带梗死，是由于脑内相邻的较大血管供血区之间的区域相对低灌注引起，会产生双侧症状。约占全部脑梗死的10%左右。

5. 其他病因脑梗死　其他病例，特别是年轻患者，可能还有其他病因，包括凝血障碍（抗磷脂抗体、蛋白质C缺乏、蛋白质S缺乏）、镰状细胞贫血、肌纤维结构不良、动脉内膜剥脱、药物滥用所引起的血管收缩。

6. 原因不明脑梗死　有些病例原因不明。

脑血栓形成性脑梗死

脑血栓形成性脑梗死是脑梗死最常见的类型，系指脑动脉主干或皮质支动脉粥样硬化导致血管增厚、管腔狭窄或闭塞，以及血栓形成，引起脑局部血流减少或供血中断，脑组织缺血缺氧导致软化坏死，出现局灶性神经系统症状体征。

【病因和发病机制】

引起脑血栓形成主要有三方面的因素①动脉管壁病损：最常见的病因是动脉粥样硬化；其次是各种动脉炎包括钩端螺旋体病、大动脉炎、梅毒性脑动脉炎，结节性动脉周围炎、巨细胞动脉炎、红斑狼疮等。②血液成分的改变：如真性红细胞增多症，血小板增多以及血液黏滞度增加、高凝状态等。③血流动力学异常：如血流过缓和（或）血流量过低等。上述病因中动脉壁病损最重要。

脑动脉管壁的病变是血栓形成的基础。管壁粥样硬化斑块变性溃疡或炎性改变均可使动脉内膜粗糙、管腔狭窄。血液中的有形成分极易黏附在内膜病变部位。黏附聚集的血小板又可释放花生四烯酸、5-羟色胺、二磷酸腺苷（ADP）等多种可使血小板聚集及血管收缩的物质，可加速血小板再聚集，促进动脉壁血栓形成，进而造成脑梗死。在血栓形成过程中，若形成过程缓慢管腔狭窄未达80%以上，且侧支循环代偿充分，可不表现出临床症状。

【病理】

动脉粥样硬化改变是最常见的病理改变。血管壁出现大量结缔组织，动脉管腔内血栓可见大量血小板、红细胞和使血管壁向栓内生长的纤维细胞。陈旧的血栓内仍可机化及管腔再通。梗死的范围大小不等，所有急性梗死病灶的中央为坏死组织，周围绕以水肿区。坏死区神经元、轴突、髓鞘及胶质细胞均遭受破坏。后期坏死组织液化，被吸收形成囊腔。梗死灶可以是多发的。绝大多数血栓形成引起白色梗死，少数梗死区的坏死血管可继发破裂而引起出血，也可是血管周围套状出血，称出血性梗死或红色梗死。

局部脑缺血有中心坏死区及周围脑缺血半暗带（ischemic penumbra）组成。坏死区中脑细胞死亡，缺血半暗带由于存在侧支循环，尚有大量存活的神经元。如果能在短时间内，迅速恢复缺血半暗带血流，该区脑组织损伤是可逆的，神经细胞有可能存活并恢复功能。缺血半暗带具有动态的病理生理学过程，大部分缺血半暗带存活的时间仅有数小时，因此，急性脑梗死的治疗必须在发病早期进行。有效挽救缺血半暗带脑组织的治疗时间，称为治疗时间窗。目前研究表明，急性缺血性卒中溶栓治疗的时间窗一般不超过6h。

【临床表现】

多见于50～60岁患有动脉粥样硬化的老年人，但目前有年轻化趋势，常伴有高血压、冠状动脉性心脏病（冠心病）、糖尿病等。多于静态发病，约25%的患者病前有TIA史。通常急性起病，多数病例的症状在1～3天内达高峰。通常意识清楚，生命体征平稳，但当大脑大面积梗死或基底动脉闭塞病情严重时，意识不清，甚至出现脑疝，引起死亡。

（一）临床类型

1. 根据症状体征演进过程分为

（1）完全型：指发病6h内症状即达高峰者，常为完全性偏瘫，病情一般较重，甚至昏迷。

（2）进展型：局限性脑缺血症状逐渐进展，呈阶梯式加重，可持续6h至数天。

（3）缓慢进展型：起病2周后症状仍进展，常与全身或局部因素所致的脑灌流减少、侧支循环代偿不良、血栓向近心端逐渐扩展有关。

（4）可逆性脑缺血发作或称可逆性缺血性神经功能缺损（reversible ischemic neurologic deficit，RIND）：缺血出现的神经症状一般在24～72h才恢复，最长可持续3周，不留后遗症。

2. 按照影像学上的病灶大小、分布和形态分为

（1）动脉主干梗死：又称大面积脑梗死，通常是颈内动脉主干、大脑中动脉主干完全性卒中，半球大片状低密度影，甚至是整个半球的低密度影。

（2）皮层支梗死：内小外大的三角形（楔形）病灶。

（3）分水岭脑梗死：指在大脑前动脉、中动脉和后动脉交界区的低密度影，多表现为长条状梗死。CT又可分为皮质前型、皮质后型和皮质下型。

（4）腔隙性脑梗死：脑深部白质及脑干穿通动脉病变和闭塞，为小圆形病灶，病灶直径不超过15mm。

（二）不同动脉血栓形成的临床表现 脑局灶症状因病变分布而不同，临床上常见的有以下几种。

1. 颈内动脉 临床表现较为复杂多样，与闭塞部位、颅底动脉环血运情况有关。常见症状为：①病变对侧肢体有不同程度瘫痪及感觉障碍，优势半球损害可有运动性失语。②眼动脉受累可出现同侧单眼一过性黑矇，同侧霍纳（Horner）征。③少数病例可出现昏迷。④检查病变侧颈动脉搏动减弱或消失，局部可闻及收缩期血管杂音。

2. 大脑前动脉 皮层支供应大脑半球内侧面前3/4的皮质，深穿支供应内囊前肢和尾状核。闭塞时临床表现为：①皮质支闭塞时产生对侧下肢的感觉及运动障碍，可伴有大小便功能障碍（因双侧旁中央小叶受累）。②深穿支闭塞可出现对侧下面部、舌肌及上肢瘫痪。可发生情感淡漠、欣快等精神症状，以及摸索动作、强握反射等。主侧半球受累可有运动性失语。

3. 大脑中动脉 皮层支供应大脑半球外侧面额、颞叶，深穿支主要供应内囊前3/5。主干及其分支是最易发生闭塞的血管。临床表现为：①主干闭塞引起对侧偏瘫、偏身感觉障碍和偏盲（三偏征），若在优势半球可有失语、失写、失读。②深穿支或豆纹动脉闭塞出现上、下肢程度一致的偏瘫，一般无感觉障碍和偏盲。③皮质支闭塞可出现对侧偏瘫，以面部和上肢为重，以及失语、失读、失写、失用，非优势半球可引起对侧、偏侧忽视症等体像障碍。

4. 大脑后动脉 供应大脑半球后部、丘脑及上部脑干。临床表现为：①距状裂分支闭塞出现对侧同向偏盲或上象限盲。②丘脑膝状体动脉闭塞，出现典型的丘脑综合征，对侧深、浅及精细感觉消失，伴有对侧自发性疼痛，一过性偏瘫或轻偏瘫。③丘脑穿通动脉闭塞表现为对侧肢体舞蹈样徐动症，而无明显感觉障碍。

5. 基底动脉 主干闭塞可引起广泛脑桥梗死，四肢瘫痪、眼肌麻痹、瞳孔缩小，多数脑神经麻痹以及小脑症状等，严重者可迅速昏迷，中枢性高热达41～42℃。脑桥基底部梗死可产生闭锁综合征（locked - in syndrome）：患者四肢瘫痪，不能讲话，但神志清楚，面无表情，缄默无声，仅能以眼球活动示意。

基底动脉一侧分支闭塞，可因脑干受累部位不同而出现相应的体征，以交叉性瘫痪为主要特征，临床上可出现各种症状。较典型的脑干综合征，分述如下

（1）延髓背外侧部综合征（Wallenberg 综合征）：病变位于延髓外侧部，表现为①眩晕、恶心、呕吐、眼球震颤。②同侧面部及对侧半身感觉障碍。③同侧肢体共济失调。④软腭及声带麻痹、吞咽困难、声音嘶哑、咽反射消失。⑤同侧霍纳综合征。

（2）脑桥内侧部综合征（Foville 综合征）：又称脑桥旁正中综合征。病变位于脑桥一侧接近中线处，病变损害展神经及其核上神经通路——内侧纵束。产生两眼向病灶侧的水平协同运动麻痹，同时损害锥体束而产生对侧偏瘫。

（3）脑桥外侧部综合征（Millard - Gubler 综合征）：脑桥旁中央动脉闭塞所致，病变对侧肢体瘫痪，病变侧展神经和面神经麻痹。

（4）中脑腹侧综合征（Weber 综合征）：又称脚底综合征，中脑穿通动脉闭塞所致，病侧动眼神经麻痹，对侧肢体瘫痪。

【辅助检查】应进行脑 CT 扫描、超声波、心电图及相关血液检查。必要时进行磁共振成像、腰椎穿刺检查。

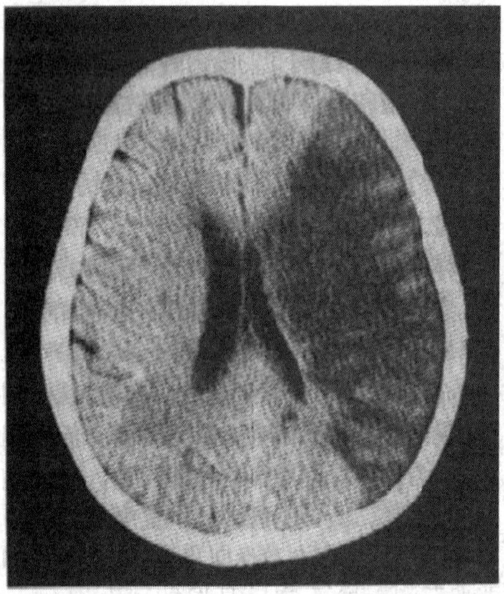
图 10 - 4 - 5 脑梗死

1. CT 扫描 CT 扫描是最常规、最重要的诊断性检查手段。发病 6h 内多正常，24～48h 后梗死区出现低密度灶（图 10 - 4 - 5），但在梗死后 2～3 周，梗死区水肿消退，侧支循环建立，吞噬细胞活跃，梗死灶密度有所增加，原来的低密度区可变为等密度区，即呈现“模糊效应”，此时增强扫描方可显示病灶。占位效应包括压迫脑沟、蛛网膜下池、甚至脑室变形和中线移位。其他以 CT 为基础的技术如氙- CT 可测量脑血流，对可逆、非可逆缺血区域进行分辨。CT 灌注像可判断缺血区域的脑血流情况。CT 血管造影（CTA）可检测出颅内、颅外闭塞的血管。

2. 磁共振成像（MRI）

普通 MRI 对颅后凹病变、脑内小病灶的检出及血管畸形有帮助。脑梗死数小时，病灶区可显示长 T1、长 T2 信号。与 CT 相比，MRI 显示病灶早，能早期发现大面积脑梗死。出血性梗死为长 T1、长 T2 信号中混杂有短 T1、短 T2 信号。

MRI 弥散及灌注成像（DWI、PWI）：MRI 灌注像可立即显示脑灌注的改变；MRI 的弥散像可在脑梗死数分钟后显示异常，有助于发现超早期脑梗死。DWI、PWI 的综合应用有助于发现缺血半暗带，为溶栓治疗提供影像依据。

3. 单光子发射计算机断层（SPECT）

单光子发射断层扫描（SPECT）可定性评估脑血流区域。在溶栓治疗中，SPECT 有一

定的参考价值。

4. 腰椎穿刺（LP） 一般脑血管病无须 LP。如果临床难以区别脑梗死与蛛网膜下腔出血，而 CT 扫描正常时，应行腰椎穿刺检查。

5. 脑血管检查 数字血管减影造影（DSA）和核磁共振血管成像（MRA）可显示被血栓形成所阻塞的动脉部位、动脉狭窄及脑动脉硬化情况，有时还可发现非动脉硬化性的血管病变，如血管畸形等。

【诊断和鉴别诊断】

1. 诊断要点 ①发病年龄多较高；②多有动脉硬化及高血压；③发病前可有 TIA 发作；④常在安静状态下发病；⑤多在几个小时或数日内达到高峰，无明显头痛、呕吐及意识障碍；⑥有相应的脑动脉供应区的神经功能缺失体征；⑦脑脊液多正常，CT 检查在 24～48h 后出现低密度影。

2. 鉴别诊断

（1）脑血管疾病之间的鉴别见表 10－4－2。

（2）颅内占位性病变：占位性病变病程长，缓慢进展，常伴有颅内压增高的表现，有明显的局灶性神经系统体征。CT 或 MRI 检查可资鉴别。

表 10－4－2 急性脑血管疾病的鉴别诊断

	脑血栓形成	脑栓塞	脑出血	蛛网膜下出血
好发年龄	60 岁以上	青壮年	50～60 岁较多	40～60 岁较多
主要病因	动脉粥样硬化	风湿性心脏病	高血压及动脉硬化	动脉瘤、血管畸形、动脉粥样硬化
TIA 史	常有	可有	多无	无
起病形式	常在安静时较急发病（时、日计算）	不定，最急（分秒）	多在活动时急骤发病（分、小时）	多在活动时急骤发病（分）
昏迷	无	少有	深而持久	少、轻而短暂
头痛	无	无	清醒时有	剧烈
呕吐	少量	少	常有	明显
血压	正常或偏高	正常	显著增高	正常或增高
瞳孔	多正常	多正常	患侧可大	多正常，动眼神经麻痹时大
偏瘫	有	有	有	多无
颈强直	无	无	多有	显著
脑脊液	正常	正常	血性	血性
CT 脑检查	低密度影	低密度影	高密度影	蛛网膜下腔可见高密度影

【治疗】

治疗原则：超早期治疗，“时间就是大脑”，力争发病后尽早选用最佳治疗方案，挽救缺血半暗带。采取个体化治疗和整体化治疗。

（一）急性期治疗

治疗原则是调整血压，防治并发症，防止血栓进展，减少梗死范围即减小缺血半暗带

(ischemic penumbra)，对大面积脑梗死应先减轻脑水肿，或采用手术治疗防治脑疝，注意综合治疗与个体化治疗相结合，强调早期康复治疗和加强护理。

1. 一般处理　包括维持生命功能、处理并发症等。

(1) 患者需卧床休息，维持呼吸功能，注意防治褥疮及呼吸道感染，保持水、电解质平衡，病后 24～48h 不能进食者需鼻饲保证营养。

(2) 调整血压：对急性脑梗死患者，一般不使用降血压药物，以免减少脑血流灌注量加重梗死。缺血性卒中需立即降压，治疗的适应证是收缩压＞220mmHg、舒张压＞120mmHg 或平均动脉压（MAP）＞130mmHg。需溶栓治疗者应将血压严格控制在收缩压＜185mmHg 或舒张压＜110mmHg。若有低血压要查明原因，应补液或给予适当的升压药物，如多巴胺、间羟胺（阿拉明）等。

(3) 降低颅内压防治脑水肿：常用 20%甘露醇 125～250 ml 静脉滴注，2～4 次/日，连用 7～10 天，心肾功能不良者慎用；或 10%甘油 250～500 ml 静脉滴注，每日 1～2 次连续 3～5 天，也可用呋塞米（速尿）。糖皮质激素的使用仍有争议，一般不主张使用，对重症患者可早期短程使用，一般用地塞米松每日 10～20mg，分别加入甘露醇中静脉滴注，持续 3～5天，最长 7 天。

(4) 其他：如有发热应针对病因治疗，并用退热药或其他降温措施，如物理降温、使用降温毯等。

2. 溶栓治疗　超早期溶栓治疗目的是恢复梗死区血流灌注，减轻神经元损伤，挽救缺血半暗带。

(1) 静脉溶栓

1) 对于急性缺血性梗死发病 4.5h 内，无溶栓禁忌证者推荐静脉内使用组织型纤溶酶原激活剂（rt-PA）或尿激酶（UK）。rt-PA0.9mg/kg（最大用量 90mg）或 UK100 万～150 万 IU 加入 5%葡萄糖静脉滴注，30～120min 滴完。治疗后，前 24h 内不得使用抗凝药或阿司匹林。24h 后 CT 显示无出血则可行抗血小板和（或）抗凝治疗。

2) 梗死发作后 4.5～6h，可在特殊影像（磁共振弥散和灌注成像）指导下应用。

3) 适应证

①急性缺血性卒中，无昏迷；②发病 4.5h 内，在 MRI 指导下可延长至 6h；③年龄为 18～80 岁；④CT 未显示低密度病灶，已排除颅内出血；⑤患者本人或家属同意并签字。

4) 禁忌证

绝对禁忌证：①TIA 或迅速好转的卒中以及症状轻微者；②病史和体检符合蛛网膜下腔出血；③两次降压治疗后血压仍高于 185/110mmHg；④治疗前 CT 检查发现有出血、占位效应、水肿、肿瘤、先天性脑血管病（AVM）；⑤在过去 14 天内有大手术和创伤；⑥活动性内出血；⑦7 天内进行过动脉穿刺；⑧病史中有血液学异常以及任何原因的凝血、抗凝血疾病［凝血酶原时间（PT）＞15s，INR＞1.4，凝血酶原时间测定（PTT）＞40s，血小板＜100×10^9/L］；⑨正在应用抗凝剂或卒中发作前 48h 内应用肝素者。

相对禁忌证：①意识障碍；②CT 显示早期大面积病灶（超过 MCA 分布区的 1/3）；③2个月内进行过颅内和脊髓内手术；④过去 3 个月患有卒中或头部外伤；⑤前 21 天有消化道和泌尿系出血；⑥血糖＜2.7mmol/L（500mg/L）或＞22.2mmol/L（4g/L）；⑦卒中发作时有癫痫；⑧以往有脑出血史；⑨妊娠；⑩心内膜炎、急性心包炎；⑪严重内科疾病，包括肝、肾衰竭。

(2) 动脉溶栓

大脑中动脉阻塞发病 6h 内者；基底动脉阻塞≤12h 者可在数字减影血管造影（DSA）直视下进行动脉溶栓治疗。

3. 抗血小板治疗

①不能进行溶栓治疗者，在排除脑出血性疾病的前提下，应尽快给予阿司匹林（300mg/d），推荐剂量范围为 50～325mg；或其他抗血小板制剂，见 TIA 章节。②静脉溶栓 24h 后，加用抗血小板制剂。

4. 抗凝治疗

可以使用肝素的情况：有再栓塞危险的心源性病因（心房颤动）、动脉夹层或高度狭窄、进展性卒中。

给予肝素方法：使用肝素时，要求活化部分凝血活酶时间（APTT）达到 60～80s。常用剂量为 3000～5000U。初始速度为每小时 1000U；如果患者为小儿、老人或身体虚弱的患者则每小时 600～800U；对于体格健壮的年轻患者每小时给予 1300～1500U。其他抗凝药物有低分子肝素及华法林等，治疗期间也应监测凝血时间和凝血酶原时间。

5. 降纤治疗

通过降解血中纤维蛋白原、增强纤溶系统活性以抑制血栓形成。发病早期可使用类蛇毒制剂，隔日一次，共 3 次，剂量为 10U、5U、5U，需在用药前后监测纤维蛋白原（FIB）。

6. 神经保护剂

可考虑的用药包括胞磷胆碱、钙拮抗剂（低灌注梗死禁用）、银杏制剂、硫酸镁等。

7. 中药治疗　缺血性卒中急性期可参考使用适宜的中药制剂，一般采用活血化瘀、通经活络的治疗原则，常用丹参、川芎、红花、地龙、黄芪、桂枝等。

8. 手术治疗和介入性治疗　近年来颈动脉内膜切除术对防治 TIA 发作已取得肯定疗效，对颈内动脉闭塞 70%以上的患者疗效较好。脑室引流、坏死组织清除、颅内外血管吻合等操作要严格遵循适应证。介入性治疗还处于研究阶段，效果难以肯定。

(二) 康复治疗

病情稳定应早期进行康复治疗，针对不同情况可采用按摩、被动运动、针灸、物理疗法、体能及技能训练。目的是降低致残率，增进神经功能，提高生活质量。

【预后】

血栓形成性梗死急性期病死率为 5%～15%，轻者预后较好。梗死面积较大，并有脑干梗死者预后较差，存活者中一般留有不同程度的神经功能障碍。

脑栓塞

脑栓塞（cerebral embolism）是指各种栓子随血液进入颅内动脉系统，使血管腔急性闭塞或严重狭窄，引起相应供血区脑组织缺血坏死及脑功能障碍。占卒中的 15%～20%。

【病因和发病机制】

引起脑栓塞的病因很多，根据栓子来源不同，可分为①心源性栓子：心源性栓塞是最常见的原因，特别是非瓣膜病性心房颤动时，左心房附壁血栓脱落最多见，约占脑栓塞的 45%。其他原因有近期急性心肌梗死 [占急性心肌梗死（AMI）的 1%～3%]、室壁瘤、亚急性细菌性心内膜炎、二尖瓣脱垂、瓣膜钙化、心肌病、心房黏液瘤、非细菌性心内膜炎、人工瓣膜、先天性瓣膜病、扩张性心肌炎，以及其他心律失常等，均为少见病因。②非心源性栓子：是指血栓性、胆固醇性栓子，多来自动脉弓和颅外动脉（颈内动脉和椎动脉），15%～20%的脑栓塞可能来自大动脉粥样硬化斑块的脱落，此外还可见有肿瘤栓子、感染性栓子（肺脓肿）、空气栓子、脂肪栓子（长骨损伤时）、寄生虫和虫卵等。③来源不明的栓子：另外有些病例虽经过仔细检查，也未找到栓子来源。

脑栓塞多发生在颈内动脉系统，特别是大脑中动脉，椎-基底动脉少见。栓子进入血管后阻塞血管，并刺激血管壁而发生脑动脉痉挛，或继发血栓形成，加剧栓塞后的症状。如栓子溶解碎裂而移向远端，侧支循环及时建立，动脉痉挛缓解，局部脑水肿消退，神经系统症状亦逐渐减轻或消失。栓塞性梗死具有突发性，神经系统影像显示有数个血管区的既往梗死且出血性梗死发生率高。

【病理】

脑栓塞急性期可见梗死区域组织坏死伴发脑水肿。陈旧病灶中心神经细胞死亡，代以胶质细胞增生或形成囊腔。栓子性质可为炎性菌栓、虫卵、癌瘤细胞、脂肪球或气体。梗死灶可为缺血性白色梗死，也可为灶内出血形成红色梗死即出血性梗死。

【临床表现】

可发生于任何年龄，因非瓣膜病性心房颤动引起者，以及动脉硬化、心肌梗死所致者多为中老年人，风湿性心脏病所致者年龄多较轻。一般无明显诱因，多在活动中急骤起病，多数症状在数分钟内达顶峰，是所有脑血管病中发病最快者，偶有呈阶梯式进展加重者。其症状因栓塞血管不同而表现各异，当大血管及椎-基底动脉栓塞时，可突然昏迷，全身抽搐、高热、颅内压增高，甚至可发生脑疝而死亡。常见偏瘫、失语、偏身感觉障碍及偏盲等，症状取决于栓塞血管所支配的供血区的神经功能。多数患者可以在发病时查出原发疾病的病史、症状和体征，原发病以心脏病和动脉粥样硬化为多见。若合并脑外栓塞可有胸痛、咯血、肺部感染、呼吸困难、急腹症等。

【实验室和其他检查】

1. CT 扫描　CT 检查可明确梗死的部位及范围，一般于24～48h后可见低密度梗死区，如在低密度区中有高密度影提示为出血性梗死。

2. MRI、MRA 检查　MRI 可显示病灶区呈长 T1、长 T2 信号，如伴有出血为混杂信号。MRA 可显示被阻塞的动脉。疑有主动脉弓大血管或颈部血管病变时，可做血管造影。

3. 腰椎穿刺检查　脑脊液多正常，亦可压力增高，有出血梗死时，可见红细胞；感染性梗死者，脑脊液中的白细胞可增加；脂肪栓塞时脑脊液、尿、痰中可见脂肪球。

4. 其他检查　胸部 X 线检查有助于了解心脏情况及肺部有无感染、癌肿等；心电图应列为常规检查，必要时可做超声心动图进一步确定心脏情况；疑有亚急性细菌性心内膜炎时，应注意血象变化，查红细胞沉降率及查尿，必要时做血培养。

【诊断和鉴别诊断】

1. 诊断要点　①突然起病，症状迅速达到高峰，有明确的定位症状和体征，可有一过性意识障碍，可伴有抽搐发作或其他部位栓塞；②有风湿性心脏病或急性心肌梗死病史；③心电图表明有心房颤动；④颈动脉和主动脉超声发现有不稳定斑块；⑤采用经颅多普勒（TCD）栓子进行检测发现脑血流中有过量的栓子存在；⑥CT 和 MRA 检查可确定脑栓塞的部位、数目及伴发出血等。

2. 鉴别诊断　应注意与血栓性脑梗死、脑出血鉴别，抽搐发作者应与癫痫鉴别，极迅速的起病过程和栓子来源可提供脑栓塞的诊断证据。

【治疗】

治疗原则是积极改善侧支循环，减轻脑水肿，防治继发出血和治疗原发病。

1. 脑栓塞的急性期和恢复期的治疗，原则上与脑血栓相同，可根据病情在维持心功能的情况下适当选用脱水剂及血液稀释疗法。为防止心内新血栓的形成和脑栓塞的再发，主张抗凝治疗及抗血小板聚集治疗，但出血性梗死或亚急性心内膜炎并发的脑栓塞，禁用抗凝治疗。对感染性栓塞，积极采用抗感染治疗；脂肪栓塞患者除按脑梗死治疗外，有人主张用肝素 10～50ml，6～8h 1 次或 5%碳酸氢钠 250ml 静脉滴注，有助于脂肪颗粒溶解。出现大面积脑梗死或出血性梗死并伴有明显脑水肿而出现高颅压甚至脑疝者，应积极手术切除坏死组织及行颞下减压术。

2. 原发病的治疗　随疾病不同而异，其目的在于去除栓子来源，以利于脑栓塞的恢复和防止再发生栓塞。

【预后】

急性期病死率 5%～15%，死亡原因主要是大面积梗死和出血性梗死引起严重脑水肿、脑疝、肺部感染及心力衰竭等。复发者预后差，如栓塞发生后很快即有神经功能恢复者，预后较好。

腔隙性脑梗死

腔隙性脑梗死（lacunar infarct）指长期高血压引起脑深部白质及脑干穿通动脉病变和闭塞，导致缺血性微梗死，缺血、坏死和液化脑组织由吞噬细胞移走形成腔隙。占脑梗死的 20%～30%。

【病因和发病机制】

腔隙性脑梗死的病因包括继发于高血压、血管炎、动脉硬化玻璃样变，以及淀粉样血管变性所引起的微动脉粥样硬化、脂质透明变性、纤维素样坏死；但大多数与高血压有关。预后良好。

【病理】

在 CT 问世前，腔隙性脑梗死只能依靠病理检查才能证实。Fisher 在 1042 例尸检中，发现这种局限性小软化灶占 11%，大多数腔隙直径在 0.5cm 左右，最大直径可到 1.8cm，绝大多数腔隙分布在壳核、尾状核、丘脑、脑室旁白质，也见于脑桥、小脑，但大脑皮质少见。

【临床表现】

临床症状轻微或无症状。临床类型包括：

1. 纯运动性轻偏瘫　新出现的颜面、上下肢体无力，均累及同一侧，通常程度一样。常有构音障碍，无感觉障碍和共济失调。

2. 纯感觉性卒中　身体一侧新出现的感觉障碍，至少累及 2 或 3 个躯体部位（面部、上肢和下肢），不一定有客观感觉缺失，上述区域的感觉症状（麻木）有意义。无运动和小脑异常表现。

3. 感觉运动性卒中　在身体 3 个部位中至少有 2 个部位（面部、上肢和下肢）同时出现感觉和运动异常表现。可以有伸舌偏斜和构音障碍。

4. 共济失调性轻偏瘫　同侧小脑共济失调和轻偏瘫。同侧身体可以有或者无感觉异常，面部不一定受累。上肢和下肢无力程度可以不一样。

5. 构音障碍-手笨拙综合征　严重的构音障碍、手笨拙和共济失调（尤其在书写时）；面部无力；伸舌可以有偏斜。同侧可以有反射亢进和巴彬斯基（Babinski）征。

【实验室和其他检查】

CT 显示出内囊基底节区、皮质下白质单个或多不圆形、卵圆形或长方形低密度病灶，边界清晰，梗死灶直径<2.0cm，多发或反复发作形成多个囊腔，称腔隙状态。CT 未显示出来也不能排除腔隙性梗死的存在。十天左右进行 CT 扫描，其检出的阳性率与准确率最高（超过 58%）。MRI 可显示脑干腔隙病灶，呈 T1 低信号、T2 高信号，可以准确定位病灶，也可能未发现病灶。

【诊断】

诊断　目前国内外尚无统一的诊断标准，以下标准可供参考：①中老年发病，有长期高血压病史；②临床表现符合腔隙性脑梗死临床类型之一；③CT 与 MRI 检查证实与神经功能缺失一致的病灶，脑电图（EEG）、脑脊液和脑血管造影正常；④预后良好，多在短期内恢复。

【治疗】

腔隙性梗死治疗首选改善红细胞变形能力的药物，如己酮可可碱，其他治疗同脑血栓形成的治疗。

分水岭梗死

分水岭梗死：分水岭梗死又称边缘带梗死，约占缺血性脑血管病的 10%，若有颈内动脉狭窄或闭塞，可占 40%。病因比较复杂，有些尚不清楚。目前公认血流动力学变化造成低血压或低灌注是引起本病的最常见的原因，如各种心血管疾病、降压药使用不当、严重呕吐、腹泻脱水、剧烈咳嗽、心脏骤停、大量饮酒等。其次颈动脉严重狭窄和闭塞也是引起本病的重要原因。

分水岭梗死好发于 50～70 岁，特别是原有动脉硬化已导致慢性脑供血不足的老年人。其临床症状视其部位而定。最后确诊需依靠 CT 和 MRI 等影像学检查。临床诊断线索包括：①病史中有全身血压下降的佐证；②由坐位或卧位变为直立位时起病；③病史中反复一过性黑矇；④颈动脉检查发现有高度狭窄；⑤影像学上发现符合分水岭梗死的表现。

分水岭梗死治疗禁用降压药，慎用钙拮抗剂。首选提高灌注压药物，如扩容药物和中药。

脑出血

脑出血（intracerebral hemorrhage，ICH）指原发性非外伤性脑实质内出血，也称自发性脑出血，占全部卒中的 20%～30%。大约 90%的脑出血发生在大脑半球，其余位于脑干和小脑。主要发生于高血压和脑动脉硬化的患者，是死亡率和致残率极高的一种常见病。

【病因和发病机制】

最常见的病因是高血压合并有动脉硬化；较少见的病因有脑内小的先天性动静脉畸形或动脉瘤破裂、脑淀粉样血管病、脑动脉炎性管壁坏死、脑梗死后出血、瘤卒中、凝血障碍、血液病、抗凝或溶栓治疗、毒品和药物滥用等。

高血压脑出血的主要发病机制是脑内细小动脉在长期高血压作用下发生慢性病变破裂所致。颅内动脉具有中层肌细胞和外层结缔组织少及外弹力层缺失的特点，长期高血压可使脑细小动脉发生玻璃样变性、纤维素样坏死，甚至形成微动脉瘤或夹层动脉瘤，在此基础上血压骤然升高时易导致血管破裂出血。豆纹动脉和旁正中动脉等深穿支动脉自脑底部的动脉直角发出，承受的血流冲击压力较高，易导致血管破裂出血，故又称出血动脉。非高血压性脑出血，由于其病因不同，故发生机制各异。

【病理】

约80%的脑出血发生在大脑半球，主要集中在基底节区，其次是脑叶，其余见于脑干及小脑。壳核出血常侵入内囊和破入脑室，使血液充满脑室系统和蛛网膜下腔；丘脑出血常破入第三脑室或侧脑室，向外可损伤内囊；脑桥或小脑出血则可直接破入蛛网膜下腔或第四脑室。

病理过程与出血部位和出血量有关。出血量多或形成较大血肿的可在数小时内形成脑水肿，产生颅内压增高，使邻近脑组织受压移位以至形成脑疝。脑内出血量少时，血液仅渗透在神经纤维之间，对脑组织的破坏较少。

脑内出血后，新鲜的出血呈暗红色、紫褐色胶冻状液化血液或为绿褐色圆形出血灶，出血灶周围为软化带。由于脑组织水肿，造成局部静脉回流受阻，出现小静脉、毛细血管渗血，可见到斑点状出血。陈旧的出血灶血块可逐渐溶解吸收，遗留下小的囊腔。囊壁内含有含铁血黄素而成铁锈色，可以存在数年而不退。腔壁软化坏死伴有星形胶质细胞增生、胶质纤维形成，可将腔壁填平导致局部萎缩，血肿小的可逐渐溶解、吸收形成胶质瘢痕，大者形成囊腔，称中风囊。

【临床表现】

好发年龄在50～65岁，冬春季发病较多，男性略多见，多有高血压史。常有情绪激动、活动用力的诱因，大多数病例无前兆，少数可有头昏、头痛、肢体麻木等前驱症状。典型的表现是突发局灶性神经功能缺损，临床症状常在数分钟至数小时内达高峰，主要为头痛、呕吐、意识障碍、肢体瘫痪、失语、大小便失禁、血压升高。自发性脑出血（ICH）的症状、体征发展迅速。血进入脑组织可产生压迫，由于重要的深部脑结构受压或扭曲以及颅内压（ICP）增高，可导致死亡。可因出血部位及出血量不同而临床特点各异。

1. 壳核出血　最常见，系豆纹动脉尤其是其外侧支破裂所致，占脑出血的50%～60%，分为局限型（血肿仅局限于壳核内）和扩延型。临床可见病灶对侧偏瘫、偏身感觉障碍和同向性偏盲，还可出现双眼球向病灶对侧同向凝视不能，优势半球受累可有失语。

2. 丘脑出血　系丘脑膝状体动脉和丘脑传统动脉破裂所致，占脑出血的10%～15%。常有对侧偏瘫、偏身感觉障碍，通常感觉障碍重于运动障碍；优势侧丘脑出血可出现丘脑性失语、精神障碍、认知障碍和人格改变等；可有特征性眼征，如上视不能或凝视鼻尖、眼球偏斜或分离性斜视、眼球会聚障碍和无反应性小瞳孔等。

3. 脑叶出血　几乎都有头痛，而意识障碍少见。额叶出血表现为额部头痛，对侧单肢或偏身轻瘫。颞叶出血开始可有同侧耳痛，检查可发现对侧同向的象限盲或偏盲，主侧额叶出血可有言语障碍。顶叶出血可有同侧颞顶部痛、对侧单肢或偏身的感觉障碍或有手的运动障碍。枕叶出血的头痛可位于同侧眼区，可有不同程度的对侧同向偏盲。约占脑出血的10%。

4. 小脑出血　突发后枕部疼痛。眩晕，有频繁呕吐，而无瘫痪。如意识清楚，可查出眼球震颤、站立不能、步态不稳等小脑体征。严重小脑出血除在起病早期可见上述症状和体征外，常因血肿增大或破入第四脑室，引起急性枕骨大孔疝，患者很快昏迷，呼吸不规则或突然停止，导致死亡。占脑出血的10%。

5. 脑桥出血 一侧少量的脑桥出血，即表现为交叉性瘫痪和双眼凝视瘫痪肢体侧。出血累及脑桥双侧，病情危重，除深度昏迷外，还呈现中枢性高热、双瞳孔针尖般缩小和四肢瘫痪三种特征性体征，预后多不良，常在1～2天内死亡。约占脑出血的10%。

6. 脑室出血 多数由壳核出血破入到侧脑室，流到蛛网膜下腔。小脑和脑桥出血常破入到第四脑室。起病急骤，病情突然恶化，头痛呕吐、深昏迷、脑膜刺激征阳性，四肢弛缓性瘫痪，腱反射不能引出。当出现四肢阵发强直性痉挛、去大脑强直、呼吸不规则、脉搏血压不稳定等时，病情凶险，预后极差。占脑出血的3%～5%。

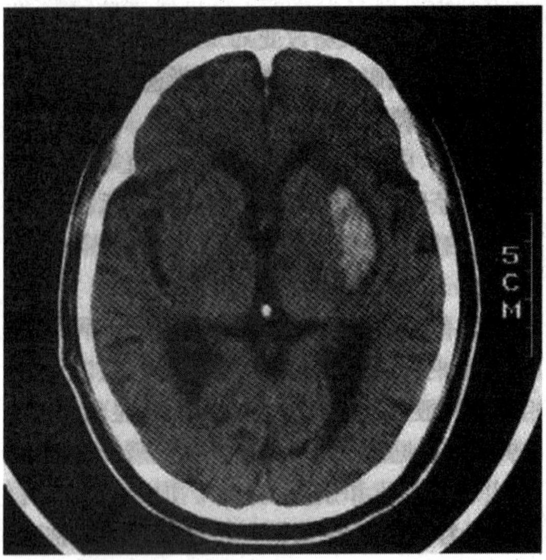

图 10-4-6 脑出血

【辅助检查】

1. CT 检查 是临床疑诊脑出血的首选检查。新鲜血肿呈高密度影（图 10-4-6），CT 值为75～80Hu，边界清楚，随血肿液化吸收，密度逐渐减低至等密度或低密度灶。发病两周后 CT 诊断率下降，这是由于血肿液化吸收，病变区为等密度或低密度改变。临床上对出血量的估算多使用多田公式。根据 CT 影像，计算方法如下：出血量（ml）＝0.5×最大面积长轴（cm）×最大面积短轴（cm）×层面数。CT 检查可显示血肿部位、大小、形态，是否破入脑室，血肿周围有无低密度水肿带及占位效应、脑组织移位和梗阻性脑积水等。

2. MRI 检查 急性期对幕上及小脑出血的诊断价值不如 CT，对脑干出血优于 CT。病程4～5周后 CT 不能辨认脑出血时，MRI 仍可明确分辨，故可区别陈旧性脑出血和脑梗死；MRI 较 CT 更易发现血管畸形、血管瘤及肿瘤等出血原因。

3. 脑脊液（CSF）检查 脑压增高，CSF 多呈洗肉水样均匀血性。因有诱发脑疝的危险，仅在不能进行头颅 CT 检查且无明显颅内压增高表现时进行。也有10%～20%患者的脑脊液中不含血。

4. 脑血管造影 所有需手术治疗的、出血原因不明的患者（特别是临床情况稳定的年轻、血压正常者）需做脑血管造影。老年高血压患者出血位于基底节、丘脑、小脑、脑干，而且 CT 未提示结构损伤者不需血管造影。大部分老年患者深部脑室铸型再出血率高，不适宜血管造影。脑血管造影时机取决于患者的临床情况和神经外科医师判断手术的紧急程度。若 CT 显示的血肿不在高血压性脑出血的好发部位，需进行血管造影以除外动静脉畸形或动脉瘤。

5. 还应进行血、尿、便常规及肝功能、肾功能、凝血功能、心电图等检查。

【诊断】

诊断要点：①常见于50岁以上，多有高血压病史，一般在白天活动过程中或激动时突然发病；②具有头痛、呕吐、昏迷和偏瘫等局灶性神经系统功能缺损症状和体征，应高度怀疑脑出血；③脑脊液呈血性；④头颅 CT 检查发现呈高密度影的血肿有助于明确诊断。

【鉴别诊断】

1. 与其他脑血管病之间的鉴别见表10-4-2。

2. 病毒性脑炎　患者常较年轻，有感染、高热、精神症状等前驱症状，多无高血压病史。

3. 与引起昏迷的全身性疾病鉴别　如肝性脑病、尿毒症、糖尿病昏迷、各类中毒等。应详细追问起病时的环境因素。此类疾病一般都有较明确的相关病史，多无神经系统局灶性体征，通过必要的实验室检查不难鉴别。

【治疗】基本治疗原则：脱水降低颅内压，减轻脑水肿；调整血压；防止继续出血；减轻血肿造成的继发性损害，促进神经功能恢复；防治并发症。

（一）急性期治疗

1. 内科治疗

治疗原则是：保持安静，防止继续出血；积极抗脑水肿，降低颅内压；调整血压，改善循环；加强护理，防治并发症。

（1）一般处理：发病后尽量避免搬动，宜就近治疗，以免加重出血；要及时清除口腔内分泌物和呕吐物，保持呼吸道通畅；严密观察呼吸、血压、脉搏、神志和瞳孔变化；维持营养及水、电解质平衡；做好皮肤、泌尿道护理。

（2）调整血压：脑出血后血压升高，一般不需要紧急治疗。在发病3天内一般不用抗高血压药，但与脑梗死患者相比，需更积极地控制血压。一般认为血压控制在（20.2～21.3）/（12.0～13.3）kPa［（150～180）/（90～100mmHg）］较为适合。有高血压病史的患者，血压水平应控制平均动脉压在130mmHg以下。血压过高易再出血，过低会导致脑供血不足。若收缩压超过26.8kPa（200mmHg）时，可用25%硫酸镁20ml肌内注射，每6～12h 1次，同时加用利尿剂效果更佳。若血压过低则应使用升压药，以保证脑的供血量。若发病1～2周后，血压仍持续过高，可系统应用降压药治疗。

（3）防止脑疝：降低颅内压，减轻脑水肿，防止脑疝形成。宜早期使用脱水剂，常用20%甘露醇250ml，快速静脉滴注，每6～8h 1次。可与呋塞米（速尿）合用，每次40mg，静脉注射，每日2～4次；或用10%复方甘油溶液500ml静脉滴注，3～6h滴完，亦可用10%血清白蛋白50～100ml静脉滴注，每日1次，可提高胶体渗透压；一般不主张用糖皮质激素，但对病情危重者，可短期使用地塞米松，每天10～20mg，静脉滴注。

（4）止血药物的应用：止血药无肯定疗效，但如有消化道出血或凝血障碍时，可选用6-氨基己酸、氨甲苯酸（对羧基苄胺）、卡巴克洛等药物。

（5）亚低温治疗：局部亚低温治疗是治疗脑出血的一种新的辅助治疗方法，能够减轻脑水肿，促进神经功能缺损恢复，改善患者预后，无不良反应，安全有效。局部亚低温治疗实施越早，效果越好，在脑出血发病6h内可以给予低温治疗，治疗时间应至少持续48～72h。

（6）保证营养和维持水及电解质平衡：维持液体及电解质的平衡，以防血液浓缩、血细胞比容升高及血流动力学特性改变。每天输液量宜控制在1500～2000ml。

2. 外科治疗　常用的手术方法有：①开颅血肿清除术；②锥孔穿刺血肿吸除术；③钻孔扩大骨窗血肿清除术；④立体定向血肿引流术；⑤脑室引流术。

手术适应证：①脑出血患者逐渐出现颅内压增高伴脑干受压的体征；②年轻患者脑叶或壳核内中至大量出血（>40ml），或有明确的血管病灶（动脉瘤、动静脉畸形和海绵状血管瘤）；③小脑出血≥10ml或出血灶直径≥3cm，血肿压迫脑干或引起急性梗阻性脑积水者；

④脑室出血导致梗阻性脑积水。

深昏迷、两侧瞳孔散大、光反射消失、有去大脑强直发作者；心、肺、肾功能严重损害或消化道出血者不宜手术。

3. 防治并发症　防治褥疮、肺部感染、上消化道出血等并发症的发生，中枢性高热以物理降温治疗有效。

（二）恢复期的治疗

主要是促进瘫痪肢体和失语的恢复。康复治疗如患肢的被动和主动运动锻炼、语言训练，应尽早进行，最初3个月内神经功能恢复最快，是康复的最佳时机。另外可辅以物理疗法、针灸等，适当使用改善代谢的药物，如胞磷胆碱、脑蛋白水解物（脑活素）、丹参等有一定效果。

【预后】轻微患者在急性期经治疗可明显好转，重症患者死亡率高。15%～40%的脑出血患者死于急性期，病初数小时至数日主要死于脑疝，一周后多死于并发症。经合理治疗，得以存活的患者中约有半数以上可重获自理、生活和工作能力。

蛛网膜下腔出血

蛛网膜下腔出血（subarachnoid haemorrhage，SAH）是指颅内血管破裂，血液流入蛛网膜下腔。分为外伤性和自发性两种情况，自发性又分为原发性和继发性两种类型。原发性蛛网膜下腔出血为脑底或脑表面血管病变（先天性动脉瘤、脑血管畸形等）破裂，血液流入到蛛网膜下腔，占急性卒中的10%左右；继发性蛛网膜下腔出血为脑内血肿穿破脑组织，血液流入蛛网膜下腔。本节重点介绍原发性蛛网膜下腔出血。

【病因和发病机制】

蛛网膜下腔出血的病因很多，①颅内动脉瘤最常见，占50%～85%；②脑血管畸形和动脉硬化主要是动静脉畸形（AVM），约占SAH病因的10%，青少年多见；③少见的病因有脑基底异常血管网病（烟雾病或moya moya病），动脉炎、肿瘤破坏血管、血液病等。部分病例病因未明。

由于脑血管解剖上的特点，管壁薄，分叉处内弹力层和肌纤维中断，若血管发生病变，如畸形、粥样硬化等，在血液冲击下致使动脉薄弱部分渐向外突出，形成动脉瘤，在一定条件下破裂出血。动脉粥样硬化导致局部管壁变性扩张可形成梭状动脉瘤。位于大脑表面浅表部的动静脉畸形，管壁很薄。随着血管病损的进展，在管壁极其薄弱处，血液可以渗漏，在血压突然增高时，更易破裂、出血。此外，血液进入蛛网膜下腔，直接刺激血管或血细胞破坏释放出儿茶酚胺、5-羟色胺等多种缩血管物质，引起继发性脑血管痉挛，严重者发生脑梗死。出血后还可发生粘连形成脑积水。动脉瘤破裂与其体积大小有密切关系，直径为3～5mm的动脉瘤破裂发生率仅2.5%，15mm以上的动脉瘤几乎全部破裂。覆盖于颅底血层、神经和脑表面，蛛网膜呈无菌性炎症反应及软膜增厚，导致脑组织与血管或神经粘连。脑实质内广泛白质水肿，皮质可见多发斑片状缺血灶。

【病理】

蛛网膜下腔出血可见呈紫红色的血液沉积在脑底池和脊髓池中，大量出血时可形成薄层血凝块。先天性动脉瘤85%为单发，大多位于脑底动脉环附近；也可位于椎-基底动脉分叉处，但80%发生在颈内动脉分支的分叉处。动静脉畸形多分布在小脑幕上脑表面；粥样硬化性动脉瘤多位于脑底部。血管破裂处可见脑组织水肿、变性等改变。

【临床表现】

任何年龄均可发病，多数为成年人，以40～70岁为多，秋、冬季发病率较高。约有1/5～1/3的患者可发现诱因；最常见的诱因有重体力劳动、用力排便、酗酒、奔跑、情绪激动等。起病急骤，最常见的症状是突然剧烈头痛、恶心、呕吐、面色苍白、全身冷汗。半数患者可有不同程度意识障碍，以一过性意识障碍为多，部分患者出现抽搐、精神症状、头昏、眩晕、颈背或下肢疼痛等。后交通动脉瘤破裂可引起一侧动眼神经麻痹。老年人以意识障碍多见，头痛常不明显、少数重症病例很快进入昏迷，并可出现去大脑强直、脉搏和呼吸变慢，甚至可突然呼吸停止而死亡。

检查可见有明显的脑膜刺激征，即颈项强直和克匿格征阳性。少数可伴有一侧动眼神经麻痹，短暂或持久的单瘫或偏瘫、失语和感觉障碍等，也可出现视网膜前即玻璃体膜下片状出血，10%的患者可见视盘水肿。

【辅助检查】

1. CT检查

是确诊SAH首选的诊断方法，可提供出血部位、范围和鉴别诊断依据。CT平扫最常表现为脑干周围的基底池、侧裂池、纵裂池、鞍上池、桥小脑角池和环池弥漫性高密度影（图10-4-7），CT诊断率为90%以上，一般在12h内只做CT。超过12h，如果CT阴性，必须加做脑脊液检查。利用CT上血液浓缩区判定动脉瘤的部位：①出血在脚间池和环池，一般无动脉瘤。②鞍上池不对称出血提示颈内动脉系统的动脉瘤。③外侧裂出血提示大脑中动脉动脉瘤。④额叶半球间裂基底部出血提示前交通动脉的动脉瘤。

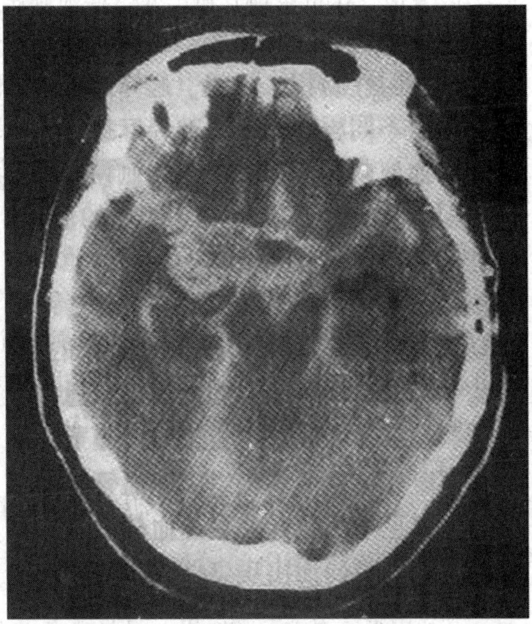

图10-4-7 蛛网膜下腔出血

2. 脑脊液检查

脑脊液（CSF）压力多增高，均匀一致血性液体且不凝固为其确诊依据。镜检可见大量红细胞。1周后红细胞破坏消失，脑脊液逐渐变黄，约3～4周恢复正常。特殊染色可见含铁血黄素吞噬细胞，可存在数周至数月，对诊断有一定意义。用传统方法不能确定是蛛网膜下腔出血（SAH）还是误穿出血时，必须做脑脊液分光光度检查。

3. MRI检查

主要用于检查并发于血管痉挛的脑梗死、在动静脉畸形引起的脑内血肿已经吸收后，MRI可提示动静脉畸形的存在。

4. 脑血管造影明确病因

脑血管造影可确定有无动脉瘤和动静脉畸形，也可显示血管解剖行程、侧支循环和血管痉挛情况。一般选在发病后三天内或三周后。

5. 经颅多普勒检查（TCD）

对监测脑血管功能状态，特别是脑血管痉挛有重要价值。

【并发症】

1. 脑血管痉挛　早期痉挛是在出血后立即出现，持续时间短，多在数小时或24h内缓解。迟发性脑血管痉挛，常在血管造影或脑血流上表现为受累血管远端区域的灌注减少，是导致SAH患者的死亡和致残的主要原因。病后3～5天开始发生，5～14天为迟发性血管痉挛高峰期，2～4周逐渐消失，发生率为30%～50%，甚至可高达80%。主要表现为意识障碍、偏瘫等。

2. 再出血　出血1个月内再出血危险性最大，原因多为动脉瘤破裂，多在病情稳定的情况下，突然再次出现剧烈头痛、呕吐、抽搐发作、昏迷等，脑膜刺激征明显加重，复查脑脊液再次呈新鲜红色，是SAH致命并发症。

3. 正常颅压脑积水　由于出血造成粘连或矢状窦旁蛛网膜颗粒损害，导致脑脊液吸收障碍，表现为精神症状、痴呆、步态障碍、尿失禁、抽搐等。发生在出血后数月至数年。

4. 其他　还可出现心律失常、低钠血症、抽搐等。

【诊断】

突然头痛、恶心、呕吐、脑膜刺激征阳性的患者都要怀疑SAH。患者主诉“一生中最严重的头痛”，应考虑到SAH。诊断要点：①急骤起病，出现剧烈头痛、呕吐。②有脑膜刺激征或玻璃体后片状出血。③脑脊液呈均匀血性。④CT表现有脑池或脑裂处有出血性改变。

【鉴别诊断】

1. 与脑出血鉴别　见表10-4-2。

2. 颅内感染　结核性脑膜炎、病毒性脑膜炎、隐球菌性脑膜炎及脑炎、脑脓肿等，也可出现头痛、呕吐、脑膜刺激征。但起病较缓慢，且伴有全身感染的征象，脑脊液呈炎性改变而非血性，容易鉴别。

【治疗】

治疗原则是防治继续出血、迟发性脑血管痉挛及脑积水等并发症，去除病因防止复发，降低病死率和致残率。

（一）一般治疗

1. 绝对卧床休息4～6周，尽量避免一切可引起颅内压增高的诱因，如用力大便、咳嗽、情绪激动等，可用缓泻剂和便软化剂（麻仁丸等），保持大便通畅。

2. 选用镇痛剂与镇静剂　如地西泮（安定）、布桂嗪和苯巴比妥等，减轻患者疼痛和不安，保证患者安静休息。有脑水肿者可给予脱水剂。

（二）抗纤溶治疗

最常用的抗纤溶剂是6-氨基己酸（EACA），能抗纤维蛋白溶解，避免再出血，通常每天24g，连用3天。3天后改为8g/d，一天一次，维持3周或维持到手术前。不良反应为胃肠道症状及血栓性静脉炎等。肾功能障碍者慎用。注意抗纤溶治疗可能会并发脑缺血，需同时联合应用钙拮抗剂。其他止血剂如氨甲苯酸（抗血纤溶芳酸PAMBA）、卡巴克洛、维生素K_1、K_3均可酌情使用。

（三）抗血管痉挛治疗

主要选用钙通道拮抗剂，可减轻血管痉挛引起的临床症状。常用有：尼莫地平，20～40mg，每日3次，口服；盐酸氟桂利嗪胶囊5～10mg，每晚1次，连用3周以上；也可使用尼莫地平10mg，缓慢静脉滴注，每天1次，5～14天为一疗程。一些患者会出现低血压，可减慢速度或减量。建议尽早应用尼莫地平以减少 SAH 相关的严重神经功能缺损。

(四) 放脑脊液疗法

SAH 患者出现急性脑积水、剧烈头痛，可考虑腰椎穿刺放脑脊液，每次缓慢放液 10～20ml，每周 2 次，可降低颅内压，减轻头痛。但需注意诱发脑疝、颅内感染、再出血的危险性。

(五) 外科手术治疗

临床状况良好且无影响手术的内科疾病的患者应尽早手术（最好发病后 3 天内或 3 周后），对于不适合手术的患者可考虑血管内治疗。动脉瘤可选用瘤颈关闭术、瘤壁加固术、动脉瘤孤立术、瘤体填塞术、动脉瘤切除术等。

(六) 蛛网膜下腔出血的并发症及其处理

1. 低钠血症

文献报道，SAH 后低血钠一般在出血后数天发生，常与血管痉挛的时间相平行，发生率为 10%～34%，是预后差的独立危险因素。SAH 后低血钠的治疗应包括：①血管内输注等渗液体。②避免使用低渗液体，因其会导致低血钠。③对最近发生 SAH 的患者监测中心静脉压、肺毛细血管楔压、液体平衡、体重以评估容量状态，出现容量下降的趋势应补液纠正。

2. 脑积水

SAH 后约 20%的患者并发急性（梗阻性）脑积水（72h 内脑室扩大）。处置方法：①观察 24h；②脑脊液置换；③脑室引流。

3. 再出血

减少可能引起再出血的因素。患者需卧床，减少刺激。使用止痛药控制疼痛。使用镇静剂。规律使用大便软化剂和缓泻剂。这些措施目的是避免血压升高，以免颅内压升高引起再出血。如果可能，手术是最好的预防再出血的方法。

【预后】

SAH 预后与病因、年龄、动脉瘤部位及瘤体大小、出血量、血压增高及波动、并发症和及时手术治疗等有关。急性期动脉瘤破裂的死亡率为 30%，存活者 1/3 复发，且多在两周内。第二次死亡率为 30%～60%，第三次几乎是 100%。脑动静脉畸形引起的蛛网膜下腔出血的死亡率为 10%～25%，预后较动脉瘤好，复发率也较低。多数蛛网膜下腔出血患者不留后遗症，个别患者数月至数年内可出现正常颅压脑积水。

（邹玉安）

第三节 癫　痫

癫痫（epilepsy）是多种原因导致的脑部神经元高度同步化并常放电所致的临床综合征，具有发作性、短暂性、重复性和刻板性的特点。临床上可表现为运动、感觉、意识、行为和自主神经等不同障碍。痫性发作（seizure）是指每次发作及每种发作的短暂过程。患病率约 5‰，发病率为（50～70）/10 万。

【病因和发病机制】

引起癫痫的病因非常复杂，根据病因学不同，可分为三大类：

1. 原发性癫痫　又称特发性癫痫，是指除可疑遗传倾向外，目前诊断技术尚找不到明确病因的癫痫。随着检测技术的进步，原发性癫痫的范围会越来越小。一部分原发性癫痫有明显的遗传倾向。

2. 继发性癫痫　又称症状性癫痫，是各种明确或可能的中枢神经系统病变所致，如先天性脑畸形、脑积水、外伤（特别是产伤）、各种脑炎、脑膜炎、中毒、变性、颅内肿瘤、脑血管疾病、代谢遗传病等。

3. 隐源性癫痫　临床上这类患者占有相当大的比例，其临床表现为症状性癫痫，但未找到明确的病因，可能在特殊年龄段起病，但是无特定的临床和脑电图特征。

癫痫的发病机制仍不完全清楚，影响因素颇多，神经元异常放电是癫痫的病变基础，推测癫痫发作是由于异常神经元集合体高度同步化电活动的结果。当脑部受到损害后，引起细胞结构、生化和膜电位改变，即抑制性γ-氨基丁酸（GABA）能神经末梢选择性丧失，引起抑制性递质 GABA 功能障碍、兴奋性递质释放和持续去极化状态等。这种癫痫性放电若局限于病灶附近的大脑皮质，临床上表现为单纯部分性发作；若传至丘脑和中脑网状结构，便出现意识丧失，再经丘脑投射至大脑皮质，便可引起全面性强直-阵挛发作（GCTS）；若癫痫性活动在边缘系统内传播，则表现为复杂部分性发作（精神运动性癫痫）。

【癫痫发作分类】

癫痫有多种发作形式，需要统一的公认的分类方式。1981 年国际抗癫痫联盟（ILAE）根据临床和脑电图特点制定了癫痫发作的分类（表 10－4－3）。2001 年 ILAE 又提出了新的癫痫发作和癫痫综合征的分类。

表 10－4－3　国际抗癫痫联盟（1981 年）分类及临床表现要点

1. 部分性发作 局部起始
（1）单纯性：无意识障碍，可分运动、体感或特殊感觉、自主神经和精神症状
（2）复杂性：有意识障碍
（3）继发泛化：由部分起始扩展为全面性强直-阵挛发作（GTCS）
2. 全面性发作 双侧对称性发作
有意识障碍，包括失神、肌阵挛、强直、强直-阵挛、阵挛、失张力发作
3. 不能分类的癫痫发作

【癫痫发作影响因素】

（1）年龄：多种特发性癫痫的外显率与年龄有密切关系，如婴儿痉挛症多在 1 周岁内起病，儿童失神癫痫多在 6～7 岁时起病，肌阵挛性癫痫多在青少年起病。

（2）遗传：在特发性癫痫近亲中患病率为 2%～6%，高于一般人群的 0.5%～1%。特发性癫痫具有不同的遗传方式，如儿童期失神性癫痫为常染色体显性遗传，婴儿痉挛症为常染色体隐性遗传。

（3）睡眠：全面性强直-阵挛发作（GTCS）常在晨醒后发生，婴儿痉挛症多在醒后和睡前发作，良性儿童期中央-颞部癫痫大多在睡眠中发作。

（4）内环境改变：内分泌改变、电解质失调及代谢改变等可能影响癫痫阈值。如少数患者仅在月经期或妊娠早期发作，称为经期性癫痫、妊娠性癫痫。缺睡、疲劳、饥饿、便秘、饮酒、闪光、感情冲动和一过性代谢紊乱等都能激发发作。过度换气对失神发作、过度饮水对GTCS、闪光对肌阵挛发作均有诱发作用。

【临床表现】

（一）部分性发作

1. 单纯部分性发作　痫性发作的起始症状常提示痫性灶在对侧脑部，发作时程较短，一般不超过1min，无意识障碍。可分为以下四型。

（1）部分运动性发作：指局部肢体抽动，多见于一侧口角、眼睑、手指或足趾，也可涉及一侧整个面部或一侧整个肢体的远端。有时自一处开始按大脑皮质运动区分布顺序缓慢移动，如自一侧拇指、足趾，而后扩展至整个肢体，称为杰克逊（Jackson）癫痫。部分运动性发作后如遗留暂时性（数分至数日）局部肢体瘫痪或无力，称Todd瘫痪。

（2）部分感觉性发作：为肢体麻木感和针刺感，多发生在口角、舌、手指或足趾，病灶在体感觉区，偶有缓慢扩散犹如杰克逊癫痫；视觉性如闪光，病灶在枕叶；听觉性如幻听，病灶在颞叶外侧或岛回；嗅觉性如焦臭味，病灶多在额叶眶部、杏仁核或岛回；眩晕性如眩晕感、飘浮感、下沉感，病灶在岛回或顶叶。这些均可作为复杂部分性发作或全面性强直-阵挛发作的先兆。

（3）自主神经性发作：出现苍白、面部及全身潮红、多汗、立毛、瞳孔散大、呕吐、腹痛、肠鸣、烦渴和欲排尿感等，病灶在杏仁核、岛回或扣带回。

（4）精神性发作：如似曾相识、似不相识、快速回顾往事、强迫思维等，病灶多在海马部；如无名恐惧、愤怒、忧郁和欣快等，病灶在扣带回；如视物变大或变小，听声变强或变弱，以及感觉本人肢体变化等，病灶在海马部或颞枕部。精神症状常为复杂部分性发作的先兆，有时为继发的全面性强直-阵挛发作的先兆。

2. 复杂部分性发作　主要特征是在意识障碍为背景的基础上，出现错觉、幻觉等精神症状以及自动症等，病灶多在颞叶或额颞叶。其先兆或始发症状可包括单纯部分性发作的各种症状，特别是错觉、幻觉等精神症状及特殊感觉症状。在先兆之后，做出一些表面上似有目的的动作，即自动症（automatism）。患者往往先瞪视不动，然后做出无意识动作，如机械地重复动作，或出现吮吸、咀嚼、舔唇、清喉、搓手、拂面、解扣、脱衣、摸索衣裳和挪动桌椅等，甚至游走、奔跑、乘车上船，也可自动言语或叫喊、唱歌等。自动症是在痫性发作期或发作后意识障碍或遗忘状态下发生的行为，病灶多在颞叶海马部、扣带回、杏仁核、额叶眶部或边缘回等。

3. 全面性强直-阵挛发作　单纯或复杂部分性发作继发为全面性强直-阵挛发作，脑电图变化快速发展成全面性异常。

（二）全面性发作

1. 强直-阵挛发作　强直-阵挛发作也称大发作（grand mal），是最常见的发作类型之一，以意识丧失和全身对称性抽搐为特征。发作可分三期①强直期：患者突然意识丧失，跌倒在地，全身骨骼肌呈持续性收缩；上睑抬起，眼球上窜，喉部痉挛，发出叫声；口先强张，而后突闭，可能咬破舌尖；颈部和躯干先屈曲而后反张，上肢先上举后旋再变为内收前旋，下肢自屈曲转变为强烈伸直，强直期持续10～20s后，在肢端出现细微的震颤；②阵挛期：震颤幅度增大并延及全身成为间歇性痉挛，即进入阵挛期；每次痉挛都继有短促的肌张力松弛，阵挛频率由快变慢，松弛期逐渐延长，本期持续约30s～1min；最后一次强烈阵挛后，抽搐突然终止，所有肌肉松弛；在以上两期中可见心率加快，血压升高，汗液、唾液和支气管分泌物增多，瞳孔扩大等自主神经系统征象；呼吸暂时中断，皮肤自苍白转为发绀，瞳孔散大，对光及深、浅反射消失，病理反射阳性；③惊厥后期：阵挛期以后尚有短暂的强直痉挛，造成牙关紧闭和大小便失禁；呼吸首先恢复，口鼻喷出泡沫或血沫。心率、血压、瞳孔等恢复正常，肌张力松弛，意识逐渐苏醒。自发作开始至意识恢复历时 5～10min。清醒后常感到头昏、头痛、全身酸痛和疲乏无力，对抽搐全无记忆。不少患者发作后进入昏睡，个别患者在完全清醒前有自动症或暴怒、惊恐等情感反应。强直期脑电图（EEG）为逐渐增强的 10 周/秒的弥漫性慢波；阵挛期为逐渐变慢的弥漫性慢波附有间歇发作的成群棘波；惊厥后期呈低平记录。

2. 强直性发作　多见于儿童及少年期，睡眠中发作较多，表现为全身肌肉强烈的强直性肌痉挛，使头、眼和肢体固定在特殊位置，伴有颜面青紫、呼吸暂停和瞳孔散大；躯干强直性发作可造成角弓反张，常伴有面色苍白、潮红、瞳孔扩大等自主神经系统症状。EEG 可见 10 周/秒的低电位波，振幅逐渐增高。

3. 阵挛性发作　仅见于婴幼儿，表现全身重复性阵挛性抽搐；EEG 可见快活动、慢波及不规则棘-慢波。

4. 肌阵挛发作　呈突然、短暂、快速的某一肌肉或肌群收缩，表现为颜面或肢体肌肉突然的短暂跳动，可单个出现，亦可有规律地反复发生。发作时间短，间隔时间长，一般不伴有意识障碍，清晨欲觉醒或刚入睡时发作较频繁。EEG 显示多棘-慢波、棘-慢波或尖-慢波。

5. 失神发作　①典型失神发作：也称小发作（petit mal）。表现意识短暂中断，患者停止当时的活动，呼之不应，两眼瞪视不动，状如“愣神”，3～5s，无先兆和局部症状；可伴有简单的自动性动作，如擦鼻、咀嚼、吞咽等，一般不会跌倒，手中持物可能坠落，事后对发作全无记忆，每日可发作数次至数百次；发作 EEG 呈双侧对称 3 周/秒的棘-慢波，背景波形正常；②不典型失神发作：意识障碍发生及休止较典型者缓慢，肌张力改变则较明显，EEG 可见较慢而不规则的棘-慢波或尖-慢波，背景活动异常。

6. 失张力性发作　部分或全身肌肉张力突然降低，造成颈垂、张口、肢体下垂或躯干失张力而跌倒，持续 1～3s，可有短暂意识丧失或不明显的意识障碍，发作后立即清醒和站起。EEG 提示多棘-慢波或低电位快活动。

（三）癫痫持续状态（status epilepticus） 是指一次癫痫发作持续 30min 以上或连续多次发作，发作间期意识和神经功能未恢复至通常水平，是神经科常见急诊之一，致残率和死亡率相当高。任何类型癫痫均可出现癫痫持续状态，但通常是指全面性强直-阵挛发作持续状态。常伴有高热、脱水、酸中毒。如不及时治疗，继而发生心、肝、肺、肾多器官衰竭而死亡。

【辅助检查】

1. 脑电图　脑电图有较大的诊断价值，阳性率达 40%～80%，并有助于分型。大发作强直期呈 10 周/秒的高波幅弥漫波；阵挛期为弥漫性慢波，间以成群棘波；惊厥后期呈低平波形。小发作为典型的 3 周 / 秒棘-慢综合波。部分性发作为局限的棘波、尖波、棘-慢波。精神运动性发作为一侧明显的长段 δ 波或 θ 波。婴儿痉挛症表现为高峰失律。脑电图检查必须结合临床全面分析作出诊断。

由于常规脑电图记录时间短，阳性率低，难以满足临床需要。结合多种激发方法，如过度换气、闪光刺激、睡眠时描记及蝶骨电极、鼻咽电极等方法可提高阳性率，采用24h脑电图监测技术和视频脑电图，则诊断率还可提高。其阳性率可达70%左右。

2. CT及MRI成像　有助于发现癫痫的原因。

3. PET　发作间期癫痫灶有局部代谢降低，发作时增加。

4. SPECT　示发作间期癫痫灶有局部脑血流量降低，而发作时高血流量灌注引起放射性核素聚集。

【诊断】　首先确定是否为癫痫，然后判定癫痫的类型和病因。

诊断要点：①病史提供的发作过程和表现符合各类癫痫的表现形式；②查体对继发性癫痫可发现阳性体征；③有关实验室及其他检查，如脑电图、CT、MRI等，可提供相关诊断依据。

【鉴别诊断】

1. 晕厥　也具有短暂性意识障碍而发生跌倒现象。见于排尿性、咳嗽性、直立性、心源性晕厥及一过性脑供血不足。多数晕厥在发生前先有头昏、胸闷、一过性黑矇等症状，应注意与失神发作相鉴别。

2. 偏头痛　应与局灶性发作鉴别。偏头痛的先兆症状时间较长，头痛时常伴有恶心和呕吐。

3. 癔症　有时表现为全身肌肉不规则收缩，应与大发作相鉴别。多在有人在场和情感刺激时发作，发作时无撞伤或失禁。常伴有喊叫、哭笑，发作时间持续数十分钟或数小时，检查可看到肌肉收缩并不符合强直-阵挛发作的规律，瞳孔正常，眼睑紧闭，眼球乱动，脑电监测有助鉴别。

4. 精神病　应与复杂部分性发作相鉴别。具有精神病史，病前有一定诱因，发作时间长，恢复慢。脑电图正常。

【治疗】

癫痫是可治性疾病，大多数患者预后较好。一组癫痫患者经20年长期随访显示，70%～80%的患者发作可在最初5年内缓解，其中50%的患者可完全停药。但癫痫的治疗不仅要完全控制发作，还要使患者有较高的生活质量，最近20年来抗癫痫药物（AEDs）治疗的进步、药代动力学研究的深入、新型AEDs的问世和外科手术方法的改进都为实现这一目标准备了条件。

1. 药物治疗的一般原则

①临床上癫痫的诊断一经确立，还应确定其发作类型，及时服用AEDs控制发作；②病因明确者应进行病因治疗；③根据发作类型选择AED（表10-4-4）；④由于药物吸收、分布及代谢的个体差异可影响药物的疗效，用药应采取个体化原则；⑤坚持单药治疗原则；⑥联合治疗；⑦长期坚持；⑧增减药物、停药及换药原则 a. 增减药物：增药可适当地快，减药一定要慢，必须逐一增减，以利于确切评估疗效和毒副作用；b. 停药：应遵循缓慢和逐渐减量的原则，一般应在完全控制发作4～5年后，根据患者情况逐渐减量，减量1年左右时间内无发作者方可停药，一般需要半年甚至一年的时间才能完全停用，以免停药所致的发作；c. 换药：应在第1种药逐渐减量时逐渐增加第2种药的剂量至控制发作或不良反应，同时监控血药浓度。

表 10-4-4 常用抗癫痫药物

药物	适应证	治疗有效浓度（μg/ml）	每日剂量（mg）成人	儿童（岁）3～6	>6	不良反应
苯妥英钠（PHT）	大发作、单纯部分性发作、复杂部分性发作、肌阵挛性小发作	9～20	300～600	100～150	150～300	胃肠反应、牙龈增生、眼震、共济失调、剥脱性皮炎、粒细胞缺乏症
卡马西平（CBZ）	复杂部分性发作、大发作、单纯部分性发作	2～10	600～1200	200～400	400～800	胃肠反应、嗜睡、白细胞减少、复视、共济失调、再生障碍性贫血、剥脱性皮炎
扑米酮（PMD）	同上	4～14	7500～1500	—	250～1000	嗜睡、烦躁、共济失调、眩晕、剥脱性皮炎
苯巴比妥（PB）	大发作、单纯部分发作	20～50	90～300	30～120	60～180	嗜睡、皮疹、共济失调、剥脱性皮炎
丙戊酸钠（VPA）	失神发作、大发作、肌阵挛性小发作	50～100	600～1800	400～600	600～1000	胃肠反应、皮疹、共济失调、肝损害、血小板减少
乙琥胺（ESM）	失神发作	45～90	750～1500	250～750	500～1000	胃肠反应、眩晕、皮疹、精神症状、血小板减少、粒细胞缺乏
氯硝西泮（clonazepam）	肌阵挛性发作、典型小发作、婴儿痉挛症、复杂部分性发作	0.015～0.05	4～6	1～3	2～4	眩晕、皮疹、共济失调、精神症状

2. 传统 AEDs　均经肝代谢，多数血浆蛋白结合率高，药物相互作用复杂，肝或全身疾病应注意调整剂量。

3. 新型 AEDs　近年来，国外相继推出了许多新型抗痫药物，相当一部分经肾排泄，肾功能损害应调整剂量；血浆蛋白结合率低，药物间相互作用少。如氨基烯酸（VGB）、托吡酯（TPM）、加巴喷丁（GBP）、拉莫三嗪（LTG）、奥卡西平（OCBZ）、非尔氨酯（FBM）等，这些药物分别具有口服吸收快、安全、生物利用度较高、半衰期较长而无酶诱导等优点，对顽固性癫痫及部分癫痫手术治疗后的发作控制有良好疗效。

4. 手术治疗　患者经长时间正规单药治疗，或先后用两种 AEDs 达到最大耐受剂量，以及经过一次正规的联合治疗仍不见效，可考虑手术治疗。常用的方法有①前颞叶切除术：是治疗难治性复杂部分癫痫病最常用的经典手术；②颞叶以外的脑皮质切除术：是治疗局灶性癫痫最基本方法；③癫痫病灶切除术；④大脑半球切除术；⑤胼胝体部分切除术；⑥多处软脑膜下横切术：适用于致痫灶位于脑重要功能皮质区的发作，如中央前后回、优势半球 Broca 区等，不能行皮质切除术时选用。

【癫痫持续状态的治疗】

1. 对症处理　首先保持呼吸道通畅，鼻导管或面罩吸氧，必要时作气管切开，进行心电、血压、呼吸监护，定时进行血气、血化学分析；查找诱发癫痫状态的原因并治疗；有牙关紧闭者应放置牙垫，防止舌咬伤；放置床挡以防坠床。患者常伴有脑水肿、感染、高热等，应予以及时处理。防治脑水肿可给予 20%甘露醇快速静脉滴注，亦可用地塞米松 10～

20mg 静脉滴注。控制感染或预防性应用抗生素，防治并发症。

2. 从速控制发作　是治疗的关键，可酌情选用

(1) 地西泮（diazepam，安定）：迅速控制抽搐，10～20mg 地西泮以 2mg/min 的速度静脉滴注，15min 后如复发可重复给药；或用 100～200mg 地西泮溶于 5%葡萄糖生理盐水中，于 12h 内缓慢静脉滴注。地西泮偶可抑制呼吸，需停止注射。

(2) 异戊巴比妥钠：500μg 异戊巴比妥钠溶于 10ml 注射用水中静脉注射，速度不超过 50g/min，至控制发作为止。

(3) 苯妥英：成人剂量为 15～18mg/kg，溶于生理盐水中静脉注射，静注速度不超过 50mg/min。可致血压下降及心律失常，需密切监控。

(4) 10%水合氯醛：成人 25～30ml 加等量植物油保留灌肠。

(5) 副醛：8～10ml 副醛用植物油稀释保留灌肠。可引起剧咳，故有呼吸疾病者勿用。

(6) 利多卡因：用于地西泮静脉滴注无效者。2～4mg/kg 利多卡因加入 10%葡萄糖内，以 50mg/h 速度静脉滴注，有效或复发时均可重复应用。心脏传导阻滞及心动过缓者慎用。

(7) 氯硝西泮（clonazepam，氯硝安定）：药效是安定的 5 倍，半清除期为 22～32h，成人首次剂量 3mg 静脉注射，数分钟奏效，对各型癫痫状态疗效俱佳，以后每日 5～10mg，静脉滴注。对呼吸及心脏抑制较强，需加注意。

(8) 其他：上述方法均无效者，可用硫喷妥钠静脉注射或乙醚吸入麻醉控制发作。

3. 维持治疗　痫性发作控制后：应立即使用长效 AEDs，苯巴比妥 0.1～0.2g 肌内注射，每 8h 一次，维持疗效。同时鼻饲卡马西平或苯妥英钠，待口服药达到稳态血浓度后可逐渐停用苯巴比妥。

4. 非惊厥性全身性癫痫持续状态　主要为失神发作持续状态，发作可持续数小时，表现意识障碍、失语、精神错乱等。首选安定静注，继之口服丙戊酸钠或乙琥胺，或二者联合用药。预后较好，一般不导致死亡，但治疗不及时可留有智能障碍等后遗症。

5. 单纯部分性发作持续状态　单纯部分性运动发作持续状态，可扩展为继发性全身性发作，发作终止后可遗留发作部位 Todd 瘫痪。此型较难控制，可首选苯妥英钠以较大负荷剂量（20mg/kg）静脉滴注，然后再用常规剂量，可辅以苯巴比妥或卡马西平口服。

6. 复杂部分性发作持续状态　用安定或苯妥英钠静脉注射控制发作，继之以苯巴比妥肌内注射、口服苯妥英钠维持疗效。恢复时间较失神发作要慢；部分患者可出现发作后水肿或记忆减退，记忆缺损可能成为永久性损害，故应尽快控制发作。

（薛　茜）

第四节　颅内占位性病变

颅内占位性病变（intracranial occupying space lesion）系指颅腔内存在占据一定空间的病变，直接或间接影响脑组织及神经功能。临床表现为颅内压增高（成人颅压大于 1.96kPa 或 200mmH_2O）及局灶性神经系统损害的症状和体征。颅内占位性变病见于颅内肿瘤、脑脓肿、颅内血肿、脑结核瘤及寄生虫和颅内肉芽肿等。

【病因】

(一) 颅内肿瘤

是指颅内正常组织或胚胎残留组织出现无限制的增殖而形成的肿瘤组织，依据起源分为原发性和继发性肿瘤两大类。原发性颅内肿瘤，发生于脑组织、脑膜、脑神经、垂体、血管及残余胚胎组织等。以神经胶质瘤最常见，其次为脑膜瘤、听神经瘤、垂体腺瘤。先天性脑瘤为颅咽管瘤、畸胎瘤、表皮样瘤、脊索瘤，多于成年后发病。而继发性肿瘤则是指身体其他部位恶性肿瘤转移或侵入颅内的肿瘤。转移性脑瘤，男性肺癌转移多见，也见于乳腺癌、胃癌、绒毛膜癌等脑转移。

1. 神经胶质瘤　占脑瘤的45%～50%。由于肿瘤呈浸润性生长，多数与正常神经组织无明显界限。包括①多形性胶质母细胞瘤，好多发于大脑半球，以成人多见，恶性程度最高，生长迅速，瘤内常易发生坏死、囊变和出血。②星形细胞瘤，生长缓慢，好发于额、顶、颞叶、小脑半球。③髓母细胞瘤，为高度恶性，多见于儿童小脑蚓部。

2. 脑膜瘤　脑膜瘤发生率仅次于脑胶质瘤，约占颅内肿瘤总数的20%，良性，病程长，大脑半球矢状窦旁为最多，偶尔可见颅外组织，为异位的脑膜瘤。根据肿瘤的病理组织形态可分为内皮细胞型与纤维型等，女性与男性之比为2∶3，高峰发病年龄为30～50岁，脑膜瘤有完整包膜，压迫嵌入脑实质内。脑膜肉瘤是脑膜瘤的恶性类型，约占脑膜瘤总数的5%，肿瘤切除后易复发，预后较差。

3. 听神经瘤　约占颅内肿瘤的10%，生长缓慢，为良性瘤。

4. 垂体腺瘤　为来源于腺垂体的良性肿瘤，多见于成人，生长缓慢，多为良性。

5. 先天性肿瘤　占脑瘤的3%～6%，其中以颅咽管瘤为常见，多见于儿童及少年，男性多于女性，肿瘤大多位于鞍上区，可向第三脑室、下丘脑、脚间池、鞍旁、两侧颞叶、额叶底及鞍内等方向发展，压迫视束及视交叉阻塞脑脊液循环而导致脑积水，可有视力、视野及内分泌的改变。

6. 血管网状细胞瘤　又名血管母细胞瘤，为颅内真性血管性肿瘤，占颅内肿瘤的1.3%～2.4%，多发于小脑半球，偶见于脑干，发生于大脑半球者少，患者以20～40岁成人多见，男多于女。本病有家族遗传倾向。

7. 转移瘤　为恶性瘤，以中老年多见，原发肿瘤依次为肺癌、鼻咽癌、乳腺癌、胃癌、白血病脑内浸润，多为血运转移，偶为鼻咽癌直接浸润。

(二) 脑脓肿

任何年龄均可发生，但以青少年占多数。

1. 多为邻近感染灶直接蔓延，以化脓性中耳炎、乳突炎、副鼻窦炎及颅骨骨髓炎多见。

2. 血源性脑脓肿　多见于原发灶为疖、肺部感染、脓胸等。

3. 外伤性脑脓肿　多见于开放性的颅脑损伤或行头颅手术后。

(三) 颅内血肿

多因颅内血管破裂，血肿形成，也可由于外伤后引起硬膜外及硬膜下血肿。

(四) 脑寄生虫病

误食或感染寄生虫后，其成虫、幼虫、虫卵或代谢产物累及脑部，占据颅腔内的一定空间，称脑寄生虫病。常见的有脑囊虫、脑血吸虫、脑棘球蚴病。

【临床表现】

颅内占位性病变一般起病较慢，呈进行性加重，临床表现主要包括颅内压增高及局灶性症状和体征两大部分。

（一）颅内压增高的症状和体征

表现为头痛、呕吐、视乳头水肿三主征

1. 头痛　为颅内压增高的主要症状之一，发生率80%～90%。头痛程度随病情进展逐渐加重，清晨时加重，头痛多为弥散性胀痛或紧缩感，可因体位改变、咳嗽、用力等动作致头痛加重。幼儿因颅缝未闭或颅缝分离可无明显头痛。老年人因脑萎缩、反应迟钝等原因头痛症状出现较晚。

2. 呕吐　多在头痛较剧时，呈喷射状呕吐，与进食无关。呕吐后，头痛减轻。幕下肿瘤时，由于呕吐中枢、前庭、迷走神经受到刺激，因此呕吐出现较早而且较严重。小儿频繁呕吐，往往是颅内压增高的唯一症状，易误诊为胃肠疾患。

3. 视盘水肿　是颅内压增高重要的客观体征，表现为视神经乳头充血、边界模糊不清、中央生理凹陷消失、视盘隆起、静脉怒张等。晚期当视盘水肿持续相当长时间后，可引起视神经继发性萎缩，且视力减退，视野向中心缩小。

4. 假性局灶性症状，由于颅内占位性病变和颅内压增高等引起脑组织移位、神经受牵拉或压迫常可引起一侧或两侧展神经麻痹、复视及病变侧偏瘫等，无定位价值，故称假性定位症状。

5. 脑疝　各种原因的颅内压增高，都可使脑组织向压力相对低的部位移位，形成脑疝，危及生命。脑疝分为两类，即颞叶疝和小脑扁桃体疝（枕骨大孔疝）。

（二）局灶性症状和体征

局灶症状是指颅内占位性病变引起的局部神经功能紊乱，有两种类型：一是刺激症状，如癫痫、疼痛、肌肉抽搐等；另一类型是正常神经组织受到挤压和破坏而导致功能丧失，即麻痹性症状，如偏瘫、失语、感觉障碍等。

1. 大脑半球的临床表现　半球不同部位肿瘤可产生不同定位症状和体征，包括①精神症状：常见于额叶占位性病变，表现为痴呆和个性改变。②癫痫发作：额叶占位性病变较易出现，其次为颞叶、顶叶多见，可为大发作或局限性发作。③感觉障碍：为顶叶的常见症状，表现为两点辨别觉、实体觉及对侧位置觉障碍。④运动障碍：表现为占位病变对侧肢体肌力减弱，或呈上运动神经元性完全瘫痪。⑤失语：见于优势大脑半球占位病变，可分为运动性失语、感觉性失语、混合性失语和命名性失语等。⑥视野损害：枕叶及颞叶深部占位病变因累及视辐射，从而引起对侧同向性象限性缺损，或称对侧同向性偏盲。

2. 松果体区肿瘤的临床表现　病变多位于中脑导水管附近，引起脑脊液循环障碍，颅内压增高出现早，若发生在儿童期可出现性早熟现象。

3. 鞍区占位病变的临床表现　引起视交叉受压和内分泌症状，颅内压增高症状较少见。临床表现特点：①鞍区占位病变因压迫视神经及视交叉出现视力减退和视野缺损和原发性视神经萎缩。②内分泌功能紊乱出现肢端肥大或巨人症、肾上腺皮质功能亢进等，多见于垂体腺瘤和颅咽管瘤。

4. 颅后窝占位病变的临床表现　①小脑半球：主要表现为患侧肢体协调动作障碍，眼球震颤，同侧肌张力减低，腱反射迟钝，易向患侧倾倒等。②小脑蚓部：主要表现为步态不稳，行走不能，站立时向后倾倒，易阻塞第四脑室，早期即出现脑积水及颅内压增高表现。③脑桥小脑角：主要表现为眩晕、耳鸣及进行性听力减退，患者第Ⅴ、Ⅶ脑神经麻痹症状及眼球震颤等小脑体征，晚期有Ⅸ、Ⅹ、Ⅺ等后组脑神经麻痹及颅内压增高症状。

【实验室检查和其他辅助检查】

1. 腰椎穿刺　严格掌握其适应证，原则上禁忌，因其可诱发脑疝。若必须检查，应小心操作，取少量标本，术后给予降低颅压药物处理。

2. 头颅 X 线摄片　可发现颅内压增高的间接征象，发现局部骨质异常、肿瘤钙化、生理钙斑移位，如鞍背和后床突骨质吸收或破坏、脑回压迹增多或加深、颅缝分离等；同时也可见一些肿瘤的特征性改变，如听神经瘤显示内听道扩大，垂体肿瘤显示蝶鞍扩大或破坏等。

3. CT 和磁共振成像　对占位性病变准确定位，还可发现中线移位、脑室变形、邻近肿瘤的软组织结构变形挤压等占位现象。

4. 脑电图及脑电地形图　对大脑半球凸面肿瘤或病灶具有较高的定位价值，但对于中线、半球深部和幕下的肿瘤诊断困难。

5. 诱发电位　给予被检者做特定刺激同时记录其脑相应区的电信号，有助于确定视路是否受损及损害的部位。听神经瘤时，有脑干听觉诱发电位Ⅰ～Ⅲ波峰间潜伏期延长的特征性改变。

6. 超声波检查　头颅超声监测可发现中线结构移位、脑室扩大等病理征象。

7. 同位素检查　能选择性浓集于肿瘤组织内，从而可通过闪烁照相等技术使肿瘤显影。

8. 生化及内分泌测定　主要用以帮助诊断蝶鞍区占位性病变。

【诊断】

诊断要点：①起病缓慢，进行性颅内压增高，以头痛、呕吐、视盘水肿为主要症状；②有局灶性神经定位体征；③血管造影、脑室造影或 CT、MRI 等辅助检查，发现颅内占位性病变的征象。

【鉴别诊断】

1. 良性颅内高压　又称假肿瘤综合征。有明显颅内压增高的表现，但无明确定位体征。多见于 40 岁以下的女性。病因不清楚，可能与内分泌代谢失调、感染中毒或非特异性颅内炎症有关，发生机制可能是脑脊液生成过多，吸收障碍。本病预后良好，可获缓解。需排除其他引起颅内压增高的疾病。

2. 各种病因的脑炎　也可有颅内压增高，但起病急，可有发热及明显的脑膜刺激征和脑脊液异常。

3. 急性脑血管疾病　多有高血压病史，其发病大多在情绪激动和重体力活动时，突然发生头痛，多为进展性，颅内高压不如占位病变明显。CT 扫描可见高密度影或低密度影。

4. 神经官能性头痛　无颅内压增高和神经定位体征，多伴有失眠、健忘、多梦等症状，其他检查多为正常。

【治疗】

1. 病因治疗　以手术治疗为主，辅以各种针对性治疗。如脑脓肿则根治原发病灶，应用大量敏感抗生素，对于脓肿位置深或位于重要的功能区者，可采取穿刺抽脓或手术切除治疗。肿瘤切除后可进行化疗或放射治疗等。

2. 降低颅内压　常用①脱水治疗，用 20％的甘露醇 250ml 静脉滴注，于 20～30min 完成，每 6～8h 一次，也可用 10％的甘油或 50％的甘油盐水。②脑脊液体外引流。③综合防治措施：a. 低温冬眠或亚低温治疗，降低脑组织代谢率。b. 激素治疗可改善脑血管的通透性，并增强机体对疾病的反应能力。c. 限制水钠输入量。d. 保持呼吸道通畅。e. 合理体位，若条件许可，可将床头抬高15°～30°以利于颅内静脉回流。

3. 脑疝治疗 除了降颅压外还应及时抢救，进行手术治疗。①吸氧，使用呼吸兴奋剂，保持呼吸道通畅，注意水、电解质平衡；②使用脱水剂，用20%的甘露醇250～500ml快速静脉滴注，配合利尿剂及地塞米松效果更好；③脑室穿刺引流是迅速而有效的抢救措施，在脑压监测下控制脑脊液流出速度，效果更好；④可采用低温、冰帽、冰袋以及人工冬眠等，对降低颅压减轻脑水肿，提高脑细胞对缺氧的耐受性有很大帮助。

4. 对症治疗 若头痛、癫痫症状出现，给予相应治疗。

【预后】 与病变性质、部位、治疗的早晚有关。

（薛　茜）

第五节　帕金森病

帕金森病（Parkinson disease，PD）又名震颤麻痹（paralysis agitans），由英国医生James Parkinson（1817年）首先描述，是一种中老年人常见的运动障碍疾病，主要病变在黑质和纹状体，以黑质多巴胺（DA）能神经元变性缺失和路易小体（Lewy body）形成为病理特征，临床上以静止性震颤、运动迟缓、肌张力增高和姿势步态异常等为主要特征。我国65岁以上人群患病率为1700/10万，患病率随年龄增加而升高，男性稍高于女性。

【病因和发病机制】

本病的病因迄今未明，发病机制十分复杂。目前认为，PD并非单一因素所致，可能有多种因素参与。年龄老化是PD发病的促发因素，环境因素中与1-甲基-4-苯基-1，2，3，6-四氢吡啶（MPTP）分子结构类似的工业和农业毒素可能是PD的病因之一，遗传因素可使患病易感性增加，但只有在环境因素及年龄老化的共同作用下，通过氧化应激、线粒体功能衰竭、钙超载、兴奋性氨基酸毒性、细胞凋亡、免疫异常等机制才导致黑质DA能神经元大量变性丢失而发病。

【病理和生化病理】

1. 病理 主要病理改变是黑质致密部的DA能神经元变性死亡。残留的DA能神经元变性从而黑色素减少，其胞质内出现特征性嗜酸性包涵体即路易（Lewy）小体。α-突触核蛋白和泛素等是Lewy小体中的重要成分，类似改变也可见于蓝斑、中缝核、迷走神经背核等部位，但程度较轻。

2. 生化病理 多巴胺和乙酰胆碱（ACh）是纹状体内两种重要神经递质，功能相互拮抗，维持二者之间的平衡对于基底节环路活动起着重要的调节作用。

脑内存在多条DA递质通路，最重要的是黑质-纹状体通路。正常时黑质致密部DA能神经元自血流摄入左旋酪氨酸，经过细胞内酪氨酸羟化酶（TH）作用转化为左旋多巴（L-Dopa），再经过多巴脱羧酶（DDC）作用转化为DA。DA通过黑质-纹状体束作用于壳核和尾状核突触后神经元。黑质中储存和释放的DA最后被神经元内单胺氧化酶（MAO）和胶质细胞内的儿茶酚氧位甲基转移酶（COMT）分解成高香草酸（HVA）而代谢。PD患者由于黑质DA能神经元变性丢失、黑质-纹状体DA通路变性，纹状体DA含量显著降低，造成ACh系统功能相对亢进，产生肌张力增高、动作减少等临床症状。

【临床表现】

大部分 PD 患者在 60 岁以后发病。起病隐袭，缓慢发展，症状常自一侧上肢开始，逐渐扩展至同侧下肢、对侧上肢及下肢，呈“N”字形进展，逐渐加剧。

1. 静止性震颤　静止性震颤（tremor）常为首发症状，多由一侧上肢远端（手指）开始，为规律性的手指屈曲和拇指对掌动作，每秒 3～6 次，形成所谓“搓丸样动作”，精神紧张时加重，随意动作时减轻，睡眠时消失。逐渐扩展到同侧下肢及对侧肢体，下颌、口唇、舌及头部通常最后受累。

2. 肌强直　屈肌和伸肌张力同时增高，表现为“铅管样强直”或“齿轮样强直”。一些临床试验有助于发现轻微的肌强直，这些试验是①如令患者运动对侧肢体，可使被检测肢体肌强直（rigidity）更明显。②路标现象：如令患者把双肘置于桌上，使前臂与桌面成垂直位置，并让其两臂及腕部肌肉尽量放松，正常人此时腕关节与前臂约成 90°屈曲，而在本病患者则腕关节或多或少仍保持伸直位置，俨若铁路上竖立的路标。③当患者处于卧位，快速将其头下的枕头撤离时，头部常不迅速落下，而是缓慢落下（head dropping test）；老年患者肌强直可引起关节疼痛，是由于肌张力增高使关节的血供受阻所致。

3. 运动迟缓　表现为随意动作减少，包括始动困难和运动迟缓，并因肌张力增高、姿势反射障碍而表现一系列特征性运动症状，如起床、翻身、步行、方向变换等运动迟缓（bradykinesia）；面部表情肌活动减少，常常双眼凝视，瞬目减少，呈现“面具脸”（masked face）；手指做精细动作如扣纽扣、系鞋带等困难；书写时字越写越小，呈现“写字过小征”（micro－graphia）。

4. 姿势步态异常　由于四肢、躯干和颈部肌强直使患者站立时呈特殊屈曲体姿，表现为头部前倾，躯干俯屈，上肢肘关节屈曲，腕关节伸直，前臂内收，下肢之髋及膝关节均略为弯曲。疾病早期表现走路时下肢拖曳，上肢的前后摆动减少或完全消失。随病情进展，步伐逐渐变小变慢，起步困难，但一迈步后即以极小的步伐向前冲去，越走越快，不能及时停步或转弯，称慌张步态（festination）。转弯时，平衡障碍特别明显，此时因躯干僵硬，乃采取连续小步使躯干和头部一起转弯。

5. 其他症状　最常见的是讲话缓慢、音量低微、流涎，严重的是吞咽困难；皮脂腺分泌亢进时表现为脂颜；多汗、顽固性便秘和直立性低血压；有精神症状等，部分患者晚期可出现认知功能减退、抑郁和视幻觉等。

【辅助检查】

血、脑脊液常规化验均无异常，CT、MRI 检查亦无特征性表现，近年来开展的分子生物学检测有一定意义。

1. 生化检测　采用高效液相色谱（HPLC）可检测到脑脊液和尿中 HVA 含量降低。

2. 基因检测　DNA 印迹技术（Southern blot）、PCR、DNA 序列分析等在少数家族性 PD 患者可能会发现基因突变。

3. 功能影像学诊断　采用 PET 或 SPECT 进行特定的放射性核素检测，显示脑内多巴胺转运体（DAT）功能显著降低，多巴胺递质合成减少及 D2 型多巴胺受体活性早期超敏、晚期低敏等，对早期诊断、鉴别诊断及监测病情进展有一定的价值。

【诊断】

①中老年发病，起病缓慢，逐渐进展；②四项主征（静止性震颤、肌张力增高、运动迟缓、姿势步态异常）中至少具备两项，前两项至少具备其中之一，症状不对称；③左旋多巴

治疗有效；④患者无眼外肌麻痹、小脑体征、体位性低血压、锥体系损害和肌萎缩等。

【鉴别诊断】

（一）特发性震颤

有时误诊为PD，但震颤以姿势性或运动性为特征，发病年龄早，用普萘洛尔（心得安）后震颤可显著减轻，无肌强直运动迟缓，可有家族史。

（二）帕金森综合征

有明确病因可寻，如感染、中毒、动脉硬化外伤等。

（三）帕金森叠加综合征

①多系统萎缩（MSA）：病变累及基底节、脑桥、橄榄、小脑和自主神经系统，临床上除具有帕金森病的锥体外系症状外，尚有小脑系统、锥体系统及自主神经系统损害的多种临床表现，绝大多数患者对左旋多巴反应不敏感，包括橄榄脑桥小脑萎缩（OPCA）、Shy－Drager综合征（SDS）、纹状体黑质变性（SND）。②进行性核上性麻痹（PSP）：表现为肌强直、运动迟缓、姿势步态不稳、平衡障碍、构音障碍、核上性眼肌麻痹等，震颤不明显。常伴有额颞痴呆、假性延髓性麻痹及锥体束征，对左旋多巴治疗反应差。

（四）抑郁症

可伴有表情贫乏、言语单调、随意运动减少，易误认为PD；此外，这两种疾病也可同时存在。抑郁症不具有PD肌强直和震颤，抗抑郁剂治疗有效，可资鉴别。

【治疗】

目前，本病仍以药物治疗最为有效。

1. 药物治疗　疾病早期无需特殊治疗，应鼓励患者进行适度的活动和体育锻炼，疾病影响患者的日常生活和工作时可进行药物治疗。坚持“细水长流，不求全效”的用药原则。这些药物只能改善症状，不能阻止病情发展，因而需要终身服用。药物治疗应遵循的原则是：从小剂量开始，缓慢递增，尽量以较小剂量取得较满意疗效；强调治疗方案个体化。

（1）抗胆碱能药物：对震颤和强直有一定效果，但对运动迟缓疗效较差，适用于震颤突出且年龄较轻的患者。常用药物有①苯海索（安坦，artane）：2～4mg每日3次口服；②丙环定（开马君，kemadrin）；起始量每次2.5mg，每日3次口服，逐增至日量20～30mg，分3次服。其他还有甲磺酸苯扎托品（cobretin）、环戊丙醇（cycrimine）、比哌立登（akineton）等，作用均与安坦相似。主要副作用有口干、视物模糊、便秘和排尿困难。青光眼及前列腺肥大者禁用。

（2）金刚烷胺：金刚烷胺（amantadine）可促进DA在神经末梢的释放。对少动、强直、震颤均有轻度改善作用，早期患者可单独或与安坦合用。起始剂量50mg，2～3次/日，1周后可增至100mg，2～3次/天；一般不宜超过300mg/d，老年人剂量为200mg/d。药效一般可维持数月到一年。肾功能不全、癫痫、严重胃溃疡者慎用，哺乳期妇女禁用。

（3）多巴胺替代疗法：左旋多巴（L－Dopa）至今仍是治疗PD的最基本最有效药物，对震颤、强直、运动迟缓等均有较好疗效。目前多用L－Dopa与外周多巴脱羧酶抑制剂（DCI）按4∶1制成复方剂，即复方L－Dopa；其用量可较L－Dopa减少3/4，临床上使用的复方L－Dopa有标准片、控释片、水溶片等不同剂型。常用标准片有美多巴（madopar）和心宁美（sinemet），分别由L－Dopa联合苄丝肼或卡比多巴组成；国产多巴丝肼胶囊成分与美多巴相同。控释剂有两种，即卡左双多巴控释片（sinemet CR）和美多巴液体动力平衡系统（madopar－HBS）。水溶片有弥散型美多巴（madopar dispersible）。

1）用药时机：何时开始复方 L－Dopa 治疗，目前尚有争议。主要因长期用药会产生疗效减退、症状波动和运动障碍等并发症，也有人担心长期大剂量应用 L－Dopa 会加速病情发展。一般应根据患者年龄、工作性质、疾病类型等决定用药。年轻患者可适当推迟使用，早期尽量使用其他抗 PD 药物，因为年轻患者依赖药物治疗的时间长，且使用 L－Dopa 易出现运动并发症；年轻患者因就业要求而不得不用 L－Dopa 时，应与其他药物合用，以减少复方 L－Dopa 剂量。年老患者可考虑早期选用 L－Dopa，因为发生运动并发症的机会相对较少，且对合并用药的耐受性差。

2）用药方法：应从小剂量开始，根据病情需要逐渐增量，以最低有效量作为维持量。三种剂型临床应用的原则是①标准片：常规复方 L－Dopa 治疗多选此剂型，开始时 62.5mg，每日 3～4 次；由于中性氨基酸影响 L－Dopa 在小肠的吸收和阻碍 L－Dopa 通过血脑屏障，故空腹用药疗效较好，主张餐前 1h 或餐后 2h 服药；②控释片：优点是有效药物血浓度比较稳定，且作用时间较长，有利于控制症状波动，减少每日的服药次数；缺点是生物利用度较低，起效缓慢，故将标准片转换成控释片时，每日总剂量应作相应的增加并提前服用；控释剂适用于伴有症状波动者，或不伴症状波动的早期轻症患者；③水溶片：特点是易在水中溶解，便于口服，吸收迅速，起效快（10min 左右），且作用维持时间与标准片基本相同。适用于有吞咽障碍、清晨运动障碍、“开”期延迟、下午“关”期延长、剂末肌张力障碍的患者。

3）副作用：有恶心、呕吐、低血压、症状波动、运动障碍和精神症状等。闭角型青光眼、精神病患者禁用，活动性消化道溃疡者慎用。症状波动和异动症是常见的远期并发症，多用药 4～5 年后出现。症状波动（motor fluctuation）有两种形式①疗效减退（wearing－off）或剂末恶化（end of dose deterioration）：指每次用药的有效作用时间缩短，症状随血液药物浓度发生规律性波动，可增加服药次数或增加每次服药剂量，改用缓释剂，也可加用其他辅助药物；②“开-关”现象（on－off phenomenon）：指症状在突然缓解（“开期”）与加重（“关期”）之间波动，“开期”常伴多动；多见于病情严重者，发生机制不详，与服药时间、药物血浆浓度无关；处理困难，可应用 DA 受体激动剂。

异动症又称运动障碍（dyskinesia），常表现为类似舞蹈症、手足徐动症的不自主运动，可累及头面部、四肢、躯干，有时表现为单调刻板的不自主动作或肌张力障碍。主要有三种形式：①剂峰运动障碍（peak－dose dyskinesia）或改善-运动障碍-改善（improvement－dyski－nesia－improvement，I－D－I）：常出现在血液药物浓度高峰期（用药后 1～2h），与用药过量或 DA 受体超敏有关，减少复方 L－Dopa 单次剂量可减轻多动现象，晚期患者需同进加用 DA 受体激动剂；②双相运动障碍（biphasic dyskinesia）或运动障碍-改善-运动障碍（dyskinesia－improvement－dyskinesia，D－I－D）：在剂峰和剂末均可出现，机制不清，治疗较困难；可尝试增加复方 L－Dopa 每次用药剂量及服药次数或用 DA 受体激动剂；③肌张力障碍（dystonia）：常表现为足或小腿痛性肌痉挛，多发生于清晨服药之前，可在睡前服用复方 L－Dopa 控释剂或长效 DA 受体激动剂，或在起床前服用弥散型美多巴或标准片；发生于剂末或剂峰的张力障碍可对复方 L－Dopa 用量做相应的增减。

（4）DA 受体（DR）激动剂：目前大多推崇非麦角类 DR 激动剂为首选药物，尤其用于年轻患者病程初期。激动剂应从小剂量开始，渐增剂量至获得满意疗效而不出现副作用为止。副作用与复方左旋多巴相似，不同之处是症状波动和异动症发生率低，而体位性低血压和精神症状发生率高。DR 激动剂有两种类型①麦角类包括溴隐亭（bromocriptine）：

0.625mg，每日1次，每隔5天增加0.625mg，有效剂量3.75～15mg/d，分3次口服；培高利特（pergolide）、卡麦角林（cabergoline）和麦角乙脲（lisuride）。麦角类DR激动剂会导致心脏瓣膜病变和肺胸膜纤维化已不主张使用，其中培高利特国内已停用。②非麦角类DR激动剂主要有a. 吡贝地尔缓释片：初始剂量50mg，每日1次，第二周增至50mg，每日2次，有效剂量150mg/日，分3次口服，最大剂量不超过250mg/日；b. 普拉克索：初始剂量0.125mg，每日3次，每周增加0.125mg，每日3次，一般有效剂量0.5～0.75mg，每日3次，最大不超过4.5mg/日。

（5）单胺氧化酶B（MAO-B）抑制剂：抑制神经元内DA分解代谢，增加脑内DA含量。司来吉兰（丙炔苯丙胺，deprenyl，selegiline，jumex）与复方L-Dopa合作有肯定的协同作用。一般用量为2.5～5mg，每日2次，宜在早晨、中午服用，不宜傍晚后应用，以免引起失眠。副作用有口干、胃纳减退、体位性低血压等，有胃溃疡者慎用。

（6）儿茶酚-氧位-甲基转移酶（COMT）抑制剂：通过抑制L-Dopa在外周代谢，维持L-Dopa血浆浓度稳定，加速其通过血脑屏障，阻止脑胶质细胞DA降解，增加脑内DA含量。托卡朋（tolcapone）和恩他卡朋（entacapone）与L-Dopa联合用药可增强后者疗效，单独使用无效。有效剂量为100～200mg，每日3次服用。副作用有腹痛、腹泻、头痛、多汗、口干、转氨酶升高等。

2. 外科治疗　近年来采用微电极引导定向技术，精确定位引至震颤和肌强直的神经元。手术方法有苍白球或丘脑底核毁损术和深部脑刺激术（DBS）。

3. 细胞移植治疗及基因治疗　目前尚处在动物实验阶段，技术上还不成熟，不能正式进入临床应用。

4. 康复治疗　对改善症状可起到一定的作用。晚期卧床患者应加强护理，减少并发症的发生。

【预后】

PD是一种慢性进展的神经系统变性疾病，目前尚无根治方法，生存期为5～20年。多数患者在发病数年内尚能继续工作。疾病晚期，因全身僵硬终至卧床不起。本病的直接死亡原因多是肺炎、骨折等各种并发症。

（薛　茜）

第六节　偏头痛

偏头痛（migraine）是以一侧或双侧反复发作性头痛为特征的临床上常见的一组原发性头痛。常伴有恶心、呕吐等症状，典型者发作前可有视觉、感觉、运动等先兆症状，部分患者有家族史。

【病因和发病机制】

（一）病因

目前对偏头痛的病因尚不明确，可能与下列因素有关：

1. 遗传因素　约60%的偏头痛患者有家族史。近几年离子通道基因研究发现偏头痛与5-羟色胺（5-HT）代谢基因、多巴胺代谢基因、血管危险因子基因、炎性因子基因、性激素受体基因有关。

2. 内分泌与代谢因素　本病多见于女性，而在月经期前后易发病，在妊娠期或绝经后减少发作或不发病。这提示内分泌和代谢因素参与偏头痛的发病。此外，5-HT、P物质、去甲肾上腺素及花生四烯酸等的代谢异常与偏头痛的发生有一定关系。

3. 饮食与精神因素

偏头痛发作可由某些食物和药物诱发，食物包括含酪胺的奶酪、红酒、含亚硝酸盐防腐剂的肉类和腌制食品、含苯乙胺的巧克力等。药物包括口服避孕药和血管扩张剂如硝酸甘油等。另外一些环境和精神因素如紧张、过劳、情绪激动、睡眠过度或过少、饥饿、强光、气候变化也可诱发。

（二）发病机制

偏头痛的发病机制尚不十分清楚，主要有以下学说：

1. 血管学说　血管学说认为偏头痛是原发性血管疾病。颅内血管收缩引起偏头痛先兆症状，随后颅外、颅内血管扩张。颈动脉和颞浅动脉局部压迫、血管收缩剂可缓解发作期头痛支持这一理论。但新近神经影像研究（氙 CT 脑血流成像、SPECT、PET 及 fRMI）证实，偏头痛发作时并非一定存在血管扩张。目前认为，血管扩张只是偏头痛发生的伴随症状，而非必要条件。

2. 神经学说　神经学说认为偏头痛先兆是由扩展性皮层抑制引起。扩展性皮层抑制是指各种有害刺激引起的起源于大脑后部皮质（枕叶）的神经电活动抑制带，此抑制带以2～5mm/min的速度向邻近皮质扩展，并伴随出现扩展性血量减少，两者均不按照脑动脉分布扩展，而是按大脑皮质细胞构筑模式进行，向前扩展一般不超越中央沟。扩展性皮层抑制能很好地解释偏头痛先兆症状。另外，5-羟色胺（5-HT）参与头痛发生。5-HT既是一种神经递质，又是一种体液介质，对神经和血管均有影响。治疗偏头痛的曲坦类药物就是中枢性5-HT受体激动剂或部分激动剂。这证实神经功能紊乱参与偏头痛的发作过程。

3. 三叉神经血管学说　该学说近年来受到广泛重视。当三叉神经节及其纤维受刺激后，可引起P物质（SP）、降钙素基因相关肽（CGRP）和其他神经肽释放增加。这些活性物质作用于邻近脑血管壁，可引起血管扩张而出现搏动性头痛，还可使血管通透性增加，血浆蛋白渗出，产生无菌性炎症，并刺激痛觉纤维传入中枢，形成恶性循环。

【临床表现】

女性多见，首次发病多在青少年期，发作频率不定，每年一次或多次，偶然多达每周1～2次。发作间歇期一切正常。

按照2004年国际头痛协会分类法，介绍偏头痛常见类型的临床表现。

1. 无先兆的偏头痛

是临床上最常见的类型，约占80%，常有家族史。前驱期可有可无，头痛可为一侧，也可波及双侧或左右不定。呈搏动性，头痛时程一般较长。可持续1～3日。疼痛持续时伴颈肌收缩可使症状复杂化。常伴有恶心、呕吐、畏光、畏声、出汗、全身不适、头皮触痛等症状。本型偏头痛常与月经有明显的关系。

2. 有先兆的偏头痛

临床上较少见，约占10%，多有家族史。发作前数小时至数日可有倦怠、注意力不集中、打哈欠、抑郁，欣快不安、厌食、腹泻、口渴等前驱症状。在头痛之前或头痛发生时，常有先兆症状，以视觉先兆最为常见，如眼前盲点、亮点、自觉闪烁光线或曲折的线条、偏盲等，其次为感觉先兆，言语和运动先兆少见。先兆症状一般在 5～20min 内逐渐形成，持续时间不超过 60min；不同先兆可以接连出现。头痛在出现先兆同时或先兆后 60min 内发生，表现为额、颞部、眶上、眶后部疼痛或逐渐发展到半侧或整个头部的搏动性头痛，可伴随恶心、呕吐、厌食、畏光、畏声、苍白、出汗、多尿、易激惹、气味恐怖、疲劳感及精神萎靡等，可见头面部水肿、颞动脉突出等。活动能使头痛加重，睡眠后可缓解头痛。头痛可持续 4～72h。头痛好转后个别患者可有疲劳、倦怠、烦躁、无力和食欲差等，1～2 日后常恢复正常。

有先兆的偏头痛有以下几种类型：①伴典型先兆的偏头痛性头痛；②伴典型先兆的非偏头痛性头痛；③典型先兆不伴头痛；④家族性偏瘫性偏头痛；⑤散发性偏瘫性偏头痛；⑥基底动脉性偏头痛。

3. 视网膜性偏头痛　为反复发生的完全可逆的单眼视觉障碍，包括火焰感、盲点或失明，并伴偏头痛发作，在发作间期眼科检查正常。

4. 常为偏头痛前驱的儿童周期性综合征　可视为偏头痛等位症，临床可见周期性呕吐、反复发作伴恶心呕吐的腹部疼痛即腹型偏头痛，以及良性儿童期发作性眩晕。发作时不伴有头痛，随着时间的推移可发生偏头痛。

5. 偏头痛并发症

（1）慢性偏头痛：每月头痛发作超过 15 天或更多，达 3 个月以上，并排除药物过量引起的头痛，可考虑为慢性偏头痛。

（2）偏头痛持续状态：偏头痛发作持续时间≥72h 无缓解，程度较严重，但其间可有因睡眠或药物应用获得的短暂缓解期。

（3）无梗死的持续先兆：是指有先兆偏头痛患者在一次发作中出现 1 个或多个先兆症状持续超过 1 周，多为双侧性；本次发作其他症状与以往发作类似；不伴脑梗死的影像学证据。

（4）偏头痛性梗死：极少数情况下在偏头痛先兆症状后出现颅内相应供血区域的缺血性梗死，此先兆症状常持续 60min 以上，神经影像学证实相应部位有缺血性脑梗死病灶。

（5）偏头痛诱发的痫样发作：极少数情况下偏头痛先兆症状可触发痫性发作，符合某一类型癫痫的诊断标准，且痫性发作发生在先兆症状中，或先兆症状后的 1h 内。

【诊断和鉴别诊断】

诊断主要依据病史，根据偏头痛的特点、家族史、神经系统检查正常，诊断一般不难，或通过 CT、MRI、血管造影等检查排除颅内动脉瘤、脑血管畸形、颅内占位病变等疾病。一定要检查眼底看有无视神经盘水肿。

国际头痛协会诊断标准可作参考：

（一）无先兆偏头痛诊断标准

1. 至少有 5 次发作，符合第 2～4 项标准。

2. 头痛发作持续时间 4～72h（未经治疗或治疗无效者）。

3. 头痛至少具有下列特点中的两点，即①局限于单侧；②搏动性；③中或重度头痛；④日常活动（步行或上楼梯）头痛加重，或头痛时会主动避免此类活动。

4. 痛期至少具有下列中的一项　①恶心和（或）呕吐；②畏光和怕声。

5. 不能归因于其他疾病。

（二）有先兆的偏头痛诊断标准

1. 至少两次发作，并符合下列 2～4 特征。

2. 先兆至少有下列中的 1 种表现，但没有运动无力症状：①完全可逆的视觉症状，包括阳性表现（闪光、亮点或亮线）和（或）阴性表现（视野缺损）；②完全可逆的感觉异常，包括阳性表现（针刺感）和（或）阴性表现（麻木）；③完全可逆的言语功能障碍。

3. 至少满足以下 2 项 ①同向视觉症状和（或）单侧感觉症状；②至少 1 个先兆症状逐渐发展的过程≥5min，和（或）不同的先兆症状接连发生，过程≥5min；③每个先兆症状持续 5～60min。

4. 在先兆症状同时或在先兆发生后 60min 内出现头痛，头痛符合无先兆偏头痛诊断标准中的 2～4 项。

5. 不能归因于其他疾病。

（三）应与下列疾病鉴别

1. 丛集性头痛 表现为一系列密集的、短暂的、严重的单侧钻痛，头痛部位多局限并固定于一侧眶部、球后和额颞部。发病时间常在夜间，并使患者痛醒。发病时间固定，起病突然而无先兆，开始可为一侧鼻部烧灼感或球后压迫感，继之出现特定部位的剧烈疼痛，并出现面部潮红，结膜充血、流泪、流涕、鼻塞。部分患者出现霍纳综合征（Horner syndrome），可出现畏光，不伴恶心、呕吐。发病年龄常较偏头痛晚，平均 25 岁。

2. 紧张性头痛 又称肌收缩型头痛，是慢性头痛中常见的一种，女性多见，多在 30 岁左右发病，主要因精神紧张，睡眠不足，头颈部肌肉持续收缩引起。其临床特点是头痛部位较弥散，可为前额、双颞、顶、枕及颈部。疼痛性质常呈钝痛，头部压迫感、紧箍感，头痛常呈持续性，可时轻时重。多有头皮、颈部压痛点，按摩头颈部可使头痛缓解。

3. 痛性眼肌麻痹综合征 又称 Tolosa－Hunt 综合征，是一种头痛伴有眼肌麻痹的特发性眼眶和海绵窦炎性疾病，头痛多为单侧，表现为眼眶周围，眼球后的胀痛、刺痛、撕裂样痛，伴有恶心、呕吐，数天后出现复视、疼痛、侧动眼、滑车、展神经麻痹。可间隔数月、数年后复发。肾上腺皮质激素治疗有效。

4. 颅内占位性和血管性病变 颅内肿瘤、动脉瘤、血管畸形等均可引起头痛，对于临床出现头痛逐渐加重，伴呕吐、视盘水肿，或伴有神经系统的其他体征者尤为注意，必要时做脑血管造影、CT、MRI 检查。

5. 癫痫 对于以视幻觉、发作性头痛和意识障碍为特点的儿童颞叶癫痫，要注意与偏头痛鉴别。脑电图可有帮助，特点是偏头痛在不发作时脑电图无局部异常和痫性活动波，而癫痫常有。

6. 神经症 表现为非发作性、长期的头部闷痛，伴有失眠、记忆力下降等。

【治疗】

目的是缓解、终止头痛发作，对症治疗，预防再复发。

（一）发作期治疗

发作期应安静卧床，宜在光线较暗的房间休息。

1. 轻度头痛可选用下列药物 地西泮、阿司匹林以及其他非甾体类抗炎剂，如阿司匹林（乙酰水杨酸）300～600mg，吲哚美辛（消炎痛）25～50mg，萘普生 0.5～0.75g，布洛芬 0.6～1.2g，口服。症状缓解后减量。

2. 中度头痛可应用非甾体类抗炎剂的复合剂，麦角胺制剂，呕吐明显者用镇吐药。

3. 严重头痛可考虑给酒石酸双氢麦角胺 0.25～1.0mg，肌内注射或静脉注射，麦角胺 0.6～1.0mg 口服或用曲普坦类，如舒马普坦 25～50mg 口服或 6mg 皮下注射。

严重剧烈头痛者可选用哌替啶 50～100mg 肌注，可待因 15～60mg 口服。

对先兆期明显的偏头痛，最好在先兆期马上口服麦角胺咖啡因1～2片，半小时无效可再服1～2片，最多24小时不超过6片。以预防头痛发作为主，在头痛发作后服用效果欠佳。

（二）预防发作治疗

首先应消除引起头痛的诱因，如注意休息，避免情绪紧张等，避免使用血管扩张剂和利舍平类药物，避免饮用红酒及饮食含奶酪的食物。对头痛发作频繁，每月发作两次以上者可给予药物治疗，以预防发作或降低头痛发作频率和强度，可选用下列药物。

1. 抗5-羟色胺（5-HT）剂　口服苯噻啶，0.5mg，每日3次。口服甲基麦角酰胺，2～6mg/d，此药疗程一般不超过6个月，必要时停1～2个月再用。

2. β-受体阻滞剂　普萘洛尔（心得安）10mg，每日3次，有哮喘、心力衰竭、Ⅱ度以上房室传导阻滞者禁用。

3. 钙拮抗剂　口服氟桂利嗪5mg，每晚1次，或口服尼莫地平20～40mg，每日2～3次。

4. 抗组胺药　口服赛庚啶，0.5～4mg，每日2～3次。

5. 其他　如阿司匹林、阿米替林、卡马西平等。

（崔万森）

第七节　脑　炎

脑炎是脑组织炎性病变的总称。可由不同病因（病毒，感染中毒等）引起。感染途径有以下三种：①血行感染，即病原体通过血液进入颅内；②直接感染，由于颅脑外伤或颅脑邻近组织炎症，病原体直接入颅；③逆行感染，即病原体沿神经干逆行入颅，如单纯疱疹病毒、狂犬病毒等一些嗜神经病毒。

本节重点介绍单纯疱疹病毒性脑炎。

单纯疱疹病毒性脑炎

单纯疱疹病毒性脑炎（herpes simplex virus encephalitis，HSE）又称急性坏死性脑炎，是由单纯疱疹病毒（herpes simplex virus，HSV）所引起的一种急性中枢神经系统的感染。是中枢神经系统最常见的病毒感染性疾病。

【病因和发病机制】

本病是由HSV引起，该病毒有两种血清型，即HSV-1和HSV-2。HSV是一种嗜神经DNA病毒，成人病例多数由HSV-1感染引起，一般通过呼吸道或唾液传播，原发感染多在儿童期或青少年时期，当时可不出现临床症状，或仅表现为咽炎、胃炎或呼吸道感染，但病毒长期潜伏于三叉神经半月节。少数由HSV-2引起，HSV-2一般潜伏在骶神经节，也可沿骶神经进入阴道黏膜。成年人则通过性传播而发生无菌性脑膜炎，新生儿多因母亲生殖道分泌物中的病毒与胎儿接触感染，故新生儿绝大多数由HSV-2引起。当机体免疫功能降低时，潜伏的病毒再激活，沿轴突入脑，发生脑炎。少数病例为原发性感染，病毒感染后经嗅神经轴突直接侵入脑叶，或由口腔感染后经三叉神经入脑而引起脑炎。

【病理】

脑部的病理改变以颞叶、额叶、边缘系统受累为主，病灶内明显出血、坏死，并有空腔形成，周围水肿明显，大脑皮质坏死常不完全，以皮质浅层和第3～5层的血管周围为主。显微镜下可见脑组织软化、坏死，有的病灶伴有出血，小血管周围炎细胞浸润呈套袖状，受累神经细胞核内有Cowdry A型包涵体。电镜下在病变的细胞核内可发现病毒颗粒。

脑实质的出血、坏死和细胞核内包涵体是本病的特征。

【临床表现】

任何年龄均可发病，无季节性，急性起病，起病前多有前驱症状，如发热、全身不适、头痛、肌痛及呼吸道感染症状，20%的患者可有口唇疱疹史。多数首发症状为精神障碍，表现为木僵、缄默、反应迟钝、记忆障碍或动作增多、行为奇特、冲动行为等。发病后体温高达38～40℃，伴有头痛。同时可伴意识障碍、癫痫发作、不自主运动、偏瘫、失语、偏盲、共济失调、多动、脑膜刺激征、脑水肿，严重时可形成脑疝等。病程可为数日或1～2月，重症患者可在数日内死亡。

【实验室检查】

（一）周围血象

往往显示白细胞中度增多。

（二）脑电图

早期即可出现脑电图的异常，可显示弥漫性高波幅慢波，以颞、额区最明显，或在慢波的背景上出现局灶性周期性的尖波、棘波或棘慢综合波。

（三）CT、MRI

头部CT可发现一侧或双侧颞叶、额叶、边缘系统局限性低密度灶。有出血者可在低密度灶中有点状高密度影，此表现更支持该病的诊断。MRI显示病变部位常与CT基本相同，以颞叶内侧、额叶及边缘系统最为明显，在T2像可显示清楚的高信号区。

（四）脑脊液

脑脊液（CSF）压力可明显增高，白细胞增多，以淋巴细胞为主，也可以多形核白细胞增多为主。常见红细胞增多，但红细胞增多对诊断并无决定性意义。蛋白含量可轻至中度增高，糖含量可正常或减低，但约5%～10%的患者在疾病早期CSF化验可正常。CSF中检测HSV的阳性率很低。近年来对CSF标本进行聚合酶链反应（PCR）扩增HSV的DNA序列，大大提高了本病的确诊率。

（五）病原学检查

1. HSV或HSV抗原检测

（1）HSV-DNA检测，用聚合酶链反应（PCR）技术可早期快速诊断。由于PCR技术具有高度敏感性，所以要求在实验中必须严格操作，防止HSV-DNA污染，以提高诊断的特异性。

（2）脑组织活检是最可靠的诊断方法，但不易接受。如发现神经细胞内Cowdry A型包涵体或电镜发现HSV病毒颗粒，对诊断有意义。也可用脑组织标本作原位杂交检查病毒核酸，或进行病毒分离、培养。

2. HSV特异性IgM、IgG抗体检测，双份脑脊液抗体有增高趋势，滴度在1∶80以上。病程中两次及两次以上抗体滴度呈4倍增加，血和脑脊液的抗体比值小于40，即具有确诊的价值。

【诊断和鉴别诊断】

根据临床急性起病、发热、脑实质的局灶性症状，以意识障碍、精神障碍等颞叶症候群为主，结合脑脊液，头颅 CT、MRI 的相应改变，可考虑本病。如有口唇疱疹史则更支持本病的诊断，确诊需做脑脊液的病毒学和免疫学检查。有条件者进行脑组织活检更能帮助诊断。应与下列疾病鉴别：

1. 急性播散性脑脊髓炎　发病前也有发热、上呼吸道感染等前驱症状，或有疫苗接种史，发病后有精神症状、癫痫、意识障碍、瘫痪等。但本病除有脑部症状外，多数伴有脊髓的症状。头颅 CT、MRI 及脑脊液病毒学检查有助鉴别。

2. 其他病毒性脑炎　多数病毒性脑炎一般各自有其特点。如腮腺炎病毒性脑炎有腮腺炎史，疫苗接种后脑炎有疫苗接种史，乙型脑炎有明显的季节性等，再结合临床表现及辅助检查可资鉴别。

【治疗】

治疗的及时与否，是降低本病死亡率的关键，所以，要求尽快确诊，早期治疗。

1. 抗病毒治疗

（1）无环鸟苷（阿昔洛韦）：有抑制病毒 DNA 聚合酶的作用，具有很强的抗 HSV 作用。用量为 10mg/kg 溶于 100ml 液体静脉点滴，1～2h 滴完，每 8h 1 次，14～21 天一个疗程。此药毒性低，可通过血脑屏障。如临床考虑本病，但因条件所限，不能作脑脊液病毒学和免疫学检查者，可试用无环鸟苷治疗。

（2）更昔洛韦：对阿昔洛韦耐药并有 DNA 聚合酶改变的 HSV 突变病毒对此药敏感。所以具有更强的更广谱的抗 HSV 作用。5～10mg/(kg・d)，静脉点滴，10～14 天一个疗程。

2. 免疫治疗

（1）干扰素和诱生剂：临床上常用的干扰素有 α-干扰素、β-干扰素。诱生剂能使人体产生足量的内源性干扰素，提高人体抵抗力。临床上应用的有聚肌苷聚胞啶酸、聚鸟苷聚胞啶酸等。

（2）转移因子：可使正常淋巴细胞致敏而转化为免疫淋巴细胞。

（3）肾上腺皮质激素：目前该药是否有效还有争议，但对病情危重，头颅 CT 显示脑实质出血、坏死以及脑脊液红细胞、白细胞明显增多者可酌情应用。

3. 对症治疗　注意营养，保持水电解质平衡，如有高热、精神症状、癫痫、颅高压等，给予降温、镇静、抗癫痫及脱水药等。

4. 护理　注意呼吸道通畅，防治肺炎、褥疮等。

【预后】

本病如能及早治疗，存活率可达 70%以上，但与病变程度和病灶范围相关。如不能进行治疗则病死率可达 80%。据统计，存活者中尚有 30%左右遗留不同程度的神经功能缺损。

（崔万森）

第八节　脱髓鞘疾病

脱髓鞘疾病（demyelinating disease）是由于神经系统髓鞘脱失而出现的一系列临床症状的一组疾病。髓鞘脱失是病理过程具有特征性的表现。它是一大类病因不同、临床表现各异，但具有共同病理特征的获得性疾病。

髓鞘（myelin sheath）是包裹在有髓神经纤维轴突外面的脂质细胞膜，周围神经的髓鞘来自神经膜细胞（许旺细胞，Schwann cell），中枢神经系统（central nervous system CNS）的髓鞘来自少突胶质细胞（oligodendrocytes）。髓鞘的主要作用是：①有利于神经冲动的快速传导；②对神经轴突起绝缘和保护作用。脱髓鞘疾病包括遗传性和获得性两大类，前者是由于遗传因素导致某些酶的缺乏，引起神经髓鞘磷脂代谢紊乱，临床上主要见于脑白质营养不良。后者又分为继发于其他疾病的脱髓鞘病和原发性免疫介导的炎性脱髓鞘病。继发于其他疾病的脱髓鞘病临床上常见于一氧化碳中毒后迟发性白质脑病、亚急性联合变性、脑桥中央髓鞘溶解症、亚急性硬化性全脑炎、进行性多灶性白质脑病等。原发免疫介导的炎性脱髓鞘病临床上常见于多发性硬化、视神经脊髓炎、同心圆硬化、急性播散性脑脊髓炎、临床孤立综合征等。

多发性硬化是最具有代表性的疾病，同时也是常见病之一，本节重点讲述多发性硬化。

多发性硬化

多发性硬化（multiple sclerosis，MS）是一种中枢神经系统原发性免疫介导的炎性脱髓鞘病。临床表现主要以中枢神经系统的多发性病灶和缓解、复发的病程为特点。

【病因和发病机理】

本病的病因迄今尚未完全澄清，目前比较公认的一个发病环节是免疫学异常。发病原因与以下因素有关。

1. 病毒感染　流行病学研究提示 MS 与病毒感染有密切关系。在 MS 患者血和脑脊液中发现多种病毒抗体，如麻疹、风疹、水痘、腮腺炎、带状疱疹病毒抗体等。另外 MS 患者在儿童期曾有过病毒感染，但尚未分离出病毒。目前认为可能是中枢神经系统病毒感染引起的自身免疫。

2. 免疫因素　研究发现在 MS 患者的血、脑脊液和病变的神经组织处，都存在广泛的细胞免疫和体液免疫的异常，如在血和脑脊液中可检测到多种抗神经髓鞘素的抗体，提示在 MS 的致病因素中免疫异常无疑发挥了重大作用。

3. 遗传因素　认为遗传因素与 MS 相关的有以下证据①明显的家族性：可发生在同一家庭，遗传方式是常染色体遗传。②双生子研究：单卵双生子的 MS 发病率和双卵双生子 MS 发病率均高于正常人。③易感基因研究：多数资料表明本病是多基因遗传所控制，MS 有一个以上的易感基因。

4. 环境因素　从地理分布看，离赤道愈远，发病率愈高，如美国北部、加拿大、冰岛等国，即与高纬度寒冷地区有关。我国属于低发病区，与日本相似。另外环境因素还包括毒物接触、外伤等。

发病机理一般认为遗传决定了发病的易感性，病毒感染可能是发病的促发因素。本病易感体由于病毒感染所诱发的自身免疫病。患者本身的 T 细胞被一种性质尚未确定的抗原致敏后进入中枢神经系统，其他非特异性 T 细胞和巨噬细胞也一起参与，共同导致髓鞘的破坏，T 细胞还引起 B 细胞合成自身反应抗体，此抗体也参与了中枢神经系统的损害。

【病理】

MS 病灶早期为脑白质内散发性脱髓鞘及周围水肿，后期形成硬化斑块。这些病理变化主要发生在视神经、脊髓、脑干、脑室周围白质、胼胝体及半卵圆中心。中枢神经系统灰质、脑神经、脊神经根部有时也可受损，周围神经的损伤罕见。肉眼所见：在上述这些部位可见不规则的红色（新鲜）或灰白（陈旧）的斑块。外表轻度下陷，较正常神经组织透明，分布无规律，直径从小于一毫米至几厘米不等，形状不规则，边界清楚，早期患者触之较软，晚期患者较硬。镜下表现为多发性脱髓鞘病灶和胶质瘢痕形成的硬化斑。这些硬化斑在发展过程中急性期表现为髓鞘溶解，轴突正常或有轻微的损害，斑块内可见到变性的髓鞘磷脂小体，血管周围有淋巴细胞及浆细胞浸润。此外，在较早期病灶，还可见到所谓“影斑”，即只有部分的脱髓鞘改变，无炎性细胞反应，病灶均匀变薄，染色较淡，边界不清楚。随后可见髓鞘分解产物被清除，形成局限性组织缺损区，常可见到大量吞噬细胞。到慢性期轴突也崩解，数量减少，残留下来的轴突显示不规则的肿胀及断裂，神经细胞逐渐变少，最后由神经胶质细胞，特别是星形胶质细胞进行修补，形成硬化斑块。由于斑块触之较硬，故有“硬化”之称。

【临床表现】

多发性硬化在空间上的多发性（中枢神经分布的散在、多数、新旧不一的病灶）和在时间上的多发性（在整个病程中呈缓解与复发）是本病临床表现的主要特点。

发病年龄为10～50岁之间，平均发病年龄为30岁，女性多于男性，多数患者发病前有诱因，常见诱因为上呼吸道感染、过度劳累、外科手术、妊娠、分娩等。起病形式可有急性、亚急性、慢性。但从我国报道资料看以急性和亚急性起病者多见。由于病灶的多发性，临床症状也多种多样，常见症状有：

1. 视力障碍　多为首发症状，表现为视力下降，视野缺损、视神经萎缩等。

2. 感觉障碍　主要表现麻木，发凉、发热、疼痛、半身感觉障碍、脊髓节段性感觉障碍、根性感觉障碍、四肢末梢感觉障碍等。

3. 运动障碍　最多见，70%～80%出现不同程度的肌力减退，可表现为单瘫、偏瘫、四肢瘫、交叉瘫或截瘫，但以下肢受累最常见，或出现假性延髓性麻痹、共济失调等。典型的还可出现夏科（Charcot）三联征（眼震、意向震颤和吟诗样语言）。

4. 反射异常　多数MS患者可出现反射异常，如腹壁反射减弱或消失，腱反射活跃、亢进，也可表现为减弱或消失，病理反射阳性。

5. 脑神经损害　除视神经外，还可见到动眼、滑车、展神经损害，出现眼球运动障碍，复视；三叉神经损害，出现面部感觉异常，三叉神经痛；面神经损害，出现周围性面瘫；听神经损害，出现听力下降、眩晕、眼球震颤、平衡障碍；舌咽迷走神经损害，出现吞咽困难、构音障碍、软腭运动障碍、咽反射减弱；内侧纵束损害，出现核间性眼肌麻痹，表现为双眼球向一侧凝视时，同侧眼球内收不全，对侧眼球外展时伴眼球震颤，还可伴有一个半综合征。

6. 自主神经系统　可出现尿潴留、尿失禁、直肠功能障碍、泌汗异常、阳痿或性欲低下，心电图可出现心律失常，T波或ST-T改变。

7. 其他　如癫痫发作，可表现为局限性发作或全身强直-阵挛发作；精神症状，表现为情绪不稳，抑郁多疑，严重时精神错乱、痴呆、木僵；痛性痉挛发作；Lhermitter征（低头曲颈触电样征）等。

以上这些症状、体征，均可为MS的首发症状。在整个病程中，病情呈缓解与复发的特点，而每次发作后留一定程度的新的、永久的神经功能缺损，总的趋势是病情逐渐加重。

【临床分型】

根据临床表现，MS常分为以下四型（见下表），该分型与MS的治疗决策有关。

分型	临床表现
复发-缓解型（R-R）	临床最常见，多次复发，两次复发间病情稳定，对治疗反应好。
原发进展型（PP）	发病后病情就持续加重，无缓解，偶尔有一个稳定阶段或轻微症状改善，但病程是进行性恶化，对治疗反应差。
继发进展型（SP）	约80%的R-R型患者经过一段时间转化为此型，病程中伴有或不伴有急性复发。
进展复发型（PR）	此型少见，发病后即为进展型，可有明确的复发，伴有或不伴有完全缓解。

另外还根据预后，把MS分为良性型（发病15年后神经功能基本保持良好或完全恢复）和恶性型（发病后进展迅速，神经功能迅速恶化造成严重的残疾或死亡）。

【实验室检查】

（一）脑脊液

1. 脊液常规生化检查　可见白细胞轻度增高或正常，急性发病或重症病例轻度或中度增高，生化检查约40%的患者脑脊液蛋白轻度增高。

2. 免疫球蛋白检测　以IgG、IgA升高为主。CSF-IgG指数约70%以上MS或者增高。

3. 特异性抗体检测　大部分MS患者的脑脊液中可测到自身抗原抗体、抗独特型抗体、抗脑抗体、抗髓素碱性蛋白抗体、抗髓鞘相关糖蛋白抗体等。

4. 寡克隆区带（OB）的检测　此方法在MS的诊断中具有极高的敏感性，但缺乏特异性。

5. 其他　脑脊液还可检测到免疫复合物和补体。

（二）诱发电位

包括视觉诱发电位（VEP），脑干诱发电位（BAEP），躯体感觉诱发电位（SEP），多数患者存在一项或几项的异常。

（三）CT

CT改变表现为脑白质散在、多发低密度病灶，并可显示无临床症状的静止灶，从而为诊断提供有力证据。在急性期与恶化期病灶可以强化，而急性期后病灶不再强化，故可动态观察。CT的阳性率为42%～47%。

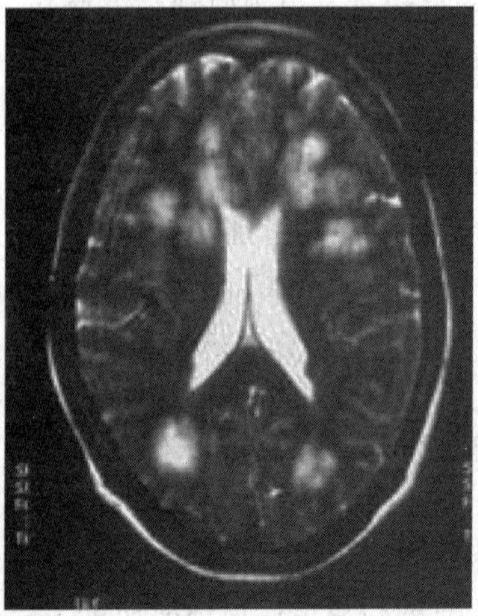

图10-4-8　多发性硬化脑MRI T2加权像表现

（四）MRI

MRI技术的发展，提高了对MS的诊断水平，MRI可以清楚显示早期的病灶，目前是诊断MS的最好手段。表现为在侧脑室周围、半卵圆中心、胼胝体、脑干、小脑和脊髓可见斑点状不规则大小不一的长T1低信号，长T2高信号的多发斑块或融合斑（图10-4-8）。阳性率可达85%～100%。

【诊断】

经典的诊断标准仍为：①神经系统的症状或体征显示在中枢神经系统白质内同时存在两个以上病灶；②有缓解复发交替发生的病史，每次发作应持续24h以上，每次缓解期应超过一个月；③排除引起神经系统损害的其他疾病。

我国目前对MS无诊断标准，目前国内外普遍采用Poser诊断标准和McDonald标准。Poser标准（1983年）见下表：

诊断分类	诊断标准（符合其中一条）
1. 临床确诊 MS	①病程中两次以上复发和两个分离病灶证据。 ②病程中两次以上发作，一处病变临床证据和一部位病变亚临床证据。
2. 实验室检查支持确诊 MS	①病程中两次以上发作，一个临床或亚临床证据，CSF OB/IgG。 ②病程中一次发作，两个分离病灶临床证据，CSF OB/IgG。 ③病程中一次发作，一处病变临床证据和另一病变亚临床证据，CSF OB/IgG。
3. 临床可能 MS	①病程中两次发作，一处病变的临床证据。 ②病程中一次发作，两个不同部位病变临床证据。 ③病程中一次发作，一处病变临床证据和另一部位病变亚临床证据。
4. 实验室检查支持可能 MS	病程中两次发作，CSF OB/IgG，两次发作。 须累及中枢神经系统不同部位，须间隔一个月以上，每次发作须持续 24h 以上。

McDonald 标准（2010 年）见下表：

临床表现	诊断 MS 需要的附加证据
≥2 次临床发作 a；≥2 个病灶的客观临床证据或 1 个病灶的客观临床证据并有 1 次先前发作的合理证据 b	无 c
≥2 次临床发作 a；1 个病灶的客观临床证据	空间的多发性需具备下列 2 项中的任何一项： MS 4 个 CNS 典型病灶区域（脑室旁、近皮层、幕下和脊髓）d 中至少 2 个区域有≥1 个 T2 病灶；等待累及 CNS 不同部位的再次临床发作 a；
1 次临床发作 a；≥2 个病灶的客观临床证据	时间的多发性需具备下列 3 项中的任何一项： 任何时间 MRI 检查同时存在无症状的钆增强和非增强病灶； 随访 MRI 检查有新发 T2 病灶和（或）钆增强病灶，不管与基线 MRI 扫描的间隔时间长短； 等待再次临床发作 a；
1 次临床发作 a；1 个病灶的客观临床证据（临床孤立综合征）	空间的多发性需具备下列 2 项中的任何一项： MS 4 个 CNS 典型病灶区域（脑室旁、近皮层、幕下和脊髓）d 中至少 2 个区域有≥1 个 T2 病灶； 等待累及 CNS 不同部位的再次临床发作 a； 时间的多发性需具备以下 3 项中的任何一项： 任何时间 MRI 检查同时存在无症状的钆增强和非增强病灶； 随访 MRI 检查有新发 T2 病灶和/或钆增强病灶，不管与基线 MRI 扫描的间隔时间长短； 等待再次临床发作 a；
提示 MS 的隐袭进展性神经功能障碍（PPMS）	回顾或前瞻研究证明疾病进展 1 年并具备下列 3 项中的 2 项 d： MS 典型病灶区域（脑室旁、近皮层或幕下）有≥1 个 T2 病灶以证明脑内病灶的空间多发性； 脊髓内有≥2 个 T2 病灶以证明脊髓病灶的空间多发性； CSF 阳性结果（等电聚焦电泳证据有寡克隆区带和/或 IgG 指数增高）；

续表

临床表现	诊断 MS 需要的附加证据

临床表现符合上述诊断标准且无其他更合理的解释时，可明确诊断为 MS；临床疑似 MS 时，但不完全符合上述诊断标准时，诊断为“可能 MS”；用其他诊断能更合理地解释临床表现时，可排除 MS。

a. 一次发作（复发、恶化）定义为：由患者主观叙述或客观检查发现的具有 CNS 急性炎性脱髓鞘病变特征的当前或既往事件，持续至少 24h，无发热或感染征象。临床发作需由同期的神经系统检查证实，在缺乏神经系统检查证据时，某些具有 MS 典型症状和进展特点的既往事件亦可为先前的脱髓鞘事件提供合理证据。患者发作性症状报告（既往或当前）应是持续至少 24h 的多次发作。确诊 MS 前需确定至少有一次发作必须由以下三种证据之一所证实：①神经系统检查证实；②既往有视觉障碍的患者视觉诱发电位阳性；③MRI 检查发现与既往神经系统症状相符的 CNS 区域有脱髓鞘改变。

b. 根据 2 次发作的客观证据所做出的临床诊断最为可靠。在缺乏神经系统检查证实的客观证据时，对 1 次既往发作的合理证据包括：①具有炎性脱髓鞘病变典型症状和进展特点的既往事件；②至少有 1 次被客观证据支持的临床发作。

c. 不需要附加证据。但作出 MS 相关诊断仍需满足诊断标准的影像学证据。当影像学或其他检查（CSF）结果为阴性时，应慎下 MS 诊断，需考虑其他诊断。诊断 MS 前必须满足：临床表现无其他更合理的解释，且必须有支持 MS 的客观证据。

d. 不需要钆增强病灶。对有脑干或脊髓综合征的患者，其责任病灶不在 MS 病灶数统计之列。

【鉴别诊断】

（一）急性播散性脑脊髓炎

以下几点可助鉴别：

1. 急性播散性脑脊髓炎起病更急，而 MS 相对较缓。

2. 该病发病前多有感染史或疫苗接种史，而 MS 常无。

3. 该病病情严重，常伴发热、瘫痪、抽搐等，意识障碍重，球后视神经炎、精神症状少见，而 MS 相反。

4. 该病病程较短，多无缓解与复发史，MS 常有缓解复发史。

（二）视神经脊髓炎

过去认为是 MS 的一个临床亚型，现在研究认为视神经脊髓炎是一个独立疾病。鉴别要点如下：

1. 发病年龄 10 岁以下的 MS 患者少见，而 10 岁以上的 MS 患者不少见。

2. 该病主要以视神经和脊髓受累为主，而 MS 在大脑、脑干、小脑、脊髓等处均可受累。

3. 该病的临床表现主要以视力障碍和瘫痪为主，其他部位症状少见，而 MS 的病变形式不定，常不对称。

4. MS 病程的缓解与复发比视神经脊髓炎常见。

（三）变性病

在橄榄脑桥小脑萎缩，脊髓小脑变性、遗传性痉挛性截瘫、原发性侧索硬化等这一组疾病中，其临床表现与 MS 有相似之处，应进行鉴别。但这组疾病多有家族遗传史或通过详细临床检查及实验室检查可进行鉴别。

（四）脊髓病变

对颈椎病的脊髓型、亚急性联合变性、脊髓空洞症、脊髓蛛网膜炎等出现脊髓症状时应与 MS 进行鉴别，另外对颅底凹陷症、小脑扁桃体下疝畸形等出现的小脑症状时也应与 MS

进行鉴别，但以上疾病均有其各自临床特点，通过详细的病史资料结合有关检查一般不难区别。

【治疗】

目前尚无一种特殊治疗方法，多数学者认为MS是一种自身免疫病，因此免疫疗法是MS的重要治疗方法之一。治疗包括急性期治疗、缓解期治疗和对症治疗等。

（一）急性期治疗

以减轻症状，尽快减轻致残程度为主。

皮质类固醇是多发性硬化急性发作期的主要治疗药物，因长期应用不能防止复发，且可出现严重不良反应，故不主张小剂量、长期应用。治疗原则为大剂量、短疗程。常用甲基泼尼松龙大剂量冲击疗法，目前已愈来愈多地应用于临床，其疗效也被证实。对发作较轻的患者方法为1000mg/d，溶于5%葡萄糖液500ml中静脉滴注，连用3～5日；对发作较严重的患者方法为从1000mg/d开始，连用3～5日静脉滴注，以后剂量阶梯依次减半，每个剂量应用2～3天，直至停药，总疗程一般应少于3周。

（二）缓解期治疗

1. 干扰素　复发型MS治疗的首选为干扰素（IFN），IFN-β1a的用法22μg或44μg皮下注射，3次/周；IFN-β1b的用法：250μg，皮下注射，隔日一次，持续2年，副作用有流感样症状、发冷、发热、血清转氨酶轻度升高、白细胞减少或贫血、恶心、呕吐、嗜睡等，妊娠时应立即停药。

2. 醋酸格拉替雷　人工合成的髓鞘碱性蛋白质的类似物，为复发型MS治疗的首选，用法为皮下注射，20mg/d。

3. 那他珠单抗（natalizumab）为重组α4-整合素（淋巴细胞表面的蛋白质）单克隆抗体，应用干扰素或醋酸格拉替雷药物治疗效果不佳时可选此药。用法为300mg静脉注射，每4周1次。

4. 芬戈莫德　化学名为2-(4-正辛基苯乙基)-2-氨基丙二醇盐酸盐，为鞘氨醇-1-磷酸（s1P）受体调节剂，应用干扰素或醋酸格拉替雷药物治疗效果不佳时可选此药。用法为0.5mg口服，1次/日。

5. 硫唑嘌呤　可降低MS的复发率，但不能影响残疾的进展。对上述药物治疗无效的患者，可选择硫唑嘌呤，推荐剂量为1～2mg/(kg·d)，口服，1～2次/日。

6. 氨甲蝶呤　每周口服7.5mg，治疗2年，对继发进展型的复发预防有效。

7. 环磷酰胺　目前主张小剂量长期方案，口服50mg，每天2次，维持1年，副作用有白细胞减少、出血性膀胱炎等，对进展型有效。

8. 环孢素A　3～4mg/(kg·d)分2～3次口服，疗效略优于氨甲蝶呤。

9. 血浆置换或静脉注射大剂量免疫球蛋白治疗　可用于激素治疗无效患者或处于妊娠、产后阶段的患者。

10. 干细胞移植　远期疗效尚待观察。在其他治疗手段无效的情况下可考虑应用。

（三）对症治疗

对痛性痉挛、三叉神经痛、感觉异常可选用卡马西平、氯硝西泮、苯妥英钠等口服，对强哭、强笑者可选用阿米替林，对有自主神经紊乱者可加用兴奋副交感神经的药物，如氢化氨甲酰胆碱、氯化卡巴胆碱、酚苄明、特拉唑嗪等。尿失禁严重者可给溴丙胺太林（普鲁本辛）等抗胆碱类药物治疗。

（四）康复治疗

康复治疗应在疾病的早期，病情有所缓解时就开始。对瘫痪的患者，应保持肢体的良姿位置，按摩理疗，防止肌肉萎缩、畸形。

（五）护理

焦虑抑郁的干预包括建立良好的家庭支持系统，自我减压，保持良好的心态。饮食指导包括少吃脂肪、油、糖、盐，多吃瘦肉、鱼类、豆制品、水果、蔬菜和含钙丰富的食物。对有吞咽或咀嚼困难者，防误吸，首选糊状食物或使用加稠剂。大小便障碍明显的患者，预防尿路感染和便秘。重症患者作好安全防护，防跌倒，长期卧床者防压疮，感觉障碍者防烫伤。

【预后】

MS的自然病程无一定规律性，缓解期可无任何症状，或每次留一定程度的后遗症，病程不等，可存活25～35年，死因多由于感染引起。

案例

患者，男性，65岁，因左侧肢体无力6h就诊。既往高血压病史8年，糖尿病病史5年。体检：血压165/100mmHg，神志清楚，语言流利，左侧鼻唇沟变浅，伸舌左偏，左侧肢体肌力2级，右侧肢体肌力5级，四肢肌张力正常，左侧肢体痛觉减退，右侧肢体痛觉正常，四肢腱反射++，左侧Babinski征（+），右侧Babinski征（-），尿便无障碍。急诊查头颅CT未见明显异常，建议24h后复查。

初步诊断：1. 脑梗死 2. 原发性高血压3级（极高危） 3. 2型糖尿病

问题与思考：

1. 诊断脑梗死，为什么头颅CT检查建议24h后复查？
2. 需要和脑出血怎样鉴别？
3. 治疗措施有哪些？

思考题

1. 脑梗死和脑出血的鉴别诊断有哪些？
2. 癫痫的治疗原则是什么？
3. 脑血管病的常见危险因素有哪些？

（崔万森）

第五章

神经-肌肉接头和肌肉疾病

学习目标

【掌握】

1. 重症肌无力的临床表现、诊断依据和治疗药物。
2. 低钾型周期性瘫痪的临床表现和治疗方法。

【熟悉】

重症肌无力与低钾型周期性瘫痪的致病机制。

【了解】

重症肌无力与低钾型周期性瘫痪的病理表现和鉴别诊断。

神经-肌肉接头疾病是指神经-肌肉接头间传递功能障碍所引起的疾病，主要包括重症肌无力和Lambert - Eaton 肌无力综合征等。肌肉疾病是指骨骼肌疾病，主要包括周期性瘫痪、多发性肌炎、进行性肌营养不良症等。

第一节 概 述

一个运动神经元及其支配的肌纤维称为一个运动单位，一个运动神经元的轴突可分出数十至数千个分支分别与所支配的肌纤维膜靠近形成突触，称运动终板。此部位的神经末梢处不被髓鞘，略显膨大，称突触前膜（终板前膜），内含许多突触囊泡，囊泡中贮满乙酰胆碱（ACh)。肌膜部称突触后膜（终板后膜），突触后膜形成许多皱褶凹陷，每个皱褶的隆起部表面存在许多乙酰胆碱受体（AChR)。突触前、后膜之间并不相连，有 20～70nm 宽的间隙，称突触间隙，充满了细胞外液，内含使 ACh 降解的乙酰胆碱酯酶（AChE)。正常情况下，当神经冲动从神经轴突传到神经末梢时，轴突膜发生去极化，钙离子内流使突触前膜的囊泡向轴突膜的内侧面靠近，囊泡膜与轴突膜融合并出现裂隙，使囊泡中的 ACh 释放，ACh 通过狭窄的突触间隙和突触后膜的许多 AChR 结合，引起后膜对钠、钾离子的通透性改变，细胞内的 K^+ 外溢，细胞外大量的 Na^+ 进入细胞内，导致细胞膜的去极化，产生终板电位。当去极化达到阈电位后，诱发动作电位并沿着肌膜扩散，引起许多肌纤维同时收缩，即产生肌肉收缩。

当肌肉本身或突触发生病变时，则出现相应的临床表现，如重症肌无力是因体内产生

AChR 的自身抗体而破坏了 AChR；有机磷中毒是因胆碱酯酶活力受到强力抑制，使 ACh 作用过度延长而产生去极性传递阻断；周期性瘫痪是由于终板电位下降引起去极性阻断；肌营养不良和肌炎则是直接损害肌原纤维。本章重点介绍重症肌无力和周期性瘫痪。

第二节 重症肌无力

重症肌无力（myasthenia gravis，MG）是一种神经-肌肉接头（NMJ）处传递障碍的获得性自身免疫病。病变主要累及 NMJ 突触后膜的乙酰胆碱受体（acetylcholine receptor，AChR）。临床特征为部分或全身的骨骼肌易疲劳，呈波动性肌无力，具有活动后加重，休息后减轻和晨轻暮重的特点。我国南方发病率较高。

【病因和发病机制】

MG 是目前人类疾病中研究最清楚、最具有代表性的自身免疫病。本病系因体内对横纹肌上的 AChR 产生自身抗体——AChR-Ab，破坏了突触后膜上的 AChR，导致突触后膜传递功能障碍而发生肌无力。研究发现在患有实验性自身免疫性重症肌无力（EAMG）的动物突触后膜上 AChR 数目明显减少，另外在 80%～90% MG 患者外周血清中可检测到 AChR-Ab，而其他肌无力中一般不能检出。在许多 AChR-Ab 阴性的 MG 患者可发现抗肌肉特异性受体酪氨酸激酶抗体（MuSK），它参与了 AChR 发育中的聚集，可在成熟的 NMJ 处表达，说明这些患者也可能是由免疫介导的。

MG 患者常有胸腺异常，10%～20%的 MG 患者合并胸腺瘤，70%的 MG 患者有胸腺肥大、淋巴滤泡增生。胸腺切除后可使多数患者症状改善，MG 患者常合并其他自身免疫病，如甲状腺功能亢进、系统性红斑狼疮、类风湿关节炎等，这也提示 MG 是一种自身免疫病。另外 MG 患者的 HLA（B_8、DR_3、DQB_1）基因型频率较高，提示 MG 发病可能与遗传因素有关。

【病理】

病理改变主要在 NMJ 处、肌纤维和胸腺三方面。

NMJ 处病理改变表现为突触间隙变宽、突触后膜皱褶变浅或数量减少，AChR 数目减少，用免疫化学方法可证实残余的突触后膜皱褶中有抗体和免疫复合物沉积等。

肌纤维本身的病理变化不明显，有时可见到肌纤维凝固、坏死、肿胀，肌纤维粗细不一，玻璃样变性，结缔组织增生。肌纤维和小血管周围可见淋巴细胞浸润，称为“淋巴溢”。慢性病变可见肌萎缩。

80%的成人型 MG 患者胸腺不退化，可见胸腺肥大，腺体有淋巴细胞增殖。10%～20%的患者合并胸腺瘤。

【临床表现】

MG 在任何年龄组均可发病，但有两个发病高峰：一是 20～40 岁，女性多于男性；另一是 40～60 岁，男性多于女性，并多数合并胸腺瘤。少数患者有家族史。感染、精神创伤、过度疲劳、妊娠、分娩等为常见的诱因。

MG 有以下临床特征：

1. 受累的骨骼肌病态疲劳　肌肉连续收缩后出现严重肌无力甚至瘫痪，经短暂休息后症状减轻或暂时好转，肌无力症状易波动，多于下午或傍晚劳累后加重，晨起和休息后减轻，称为“晨轻暮重”现象。

2. 受累肌肉的分布　全身骨骼肌均可受累，但脑神经支配的肌肉更易受累。首发症状常为一侧或双侧眼外肌麻痹，如上睑下垂、眼球活动受限、复视，甚至眼球固定，但瞳孔括约肌不受累。如咀嚼肌和咽喉肌受累时则出现咀嚼、进食和咽下困难，饮水呛咳，说话无力而带鼻音。面肌受累则表现表情缺乏，闭目无力。胸锁乳突肌和斜方肌受累则表现转头和耸肩无力。四肢肌肉受累常以近端为重，表现为抬臂、梳头、上楼梯困难，严重时被迫卧床。腱反射通常不受影响，感觉正常。如患者病情急骤加重，影响延髓支配的肌肉和呼吸肌，出现呼吸困难，以致不能维持换气功能称 MG 危象，常是 MG 死亡的主要原因。心肌偶可受累，可引起突然死亡。

3. 胆碱酯酶抑制剂治疗有效，这是 MG 一个重要的临床特征。

4. 病程特点　起病隐袭，整个病程有波动，缓解和复发交替，晚期患者休息后不能完全恢复，多数病例迁延数年至数十年，靠药物维持。少数病例可自然缓解。

临床分型　根据疾病侵犯部位及受累程度，临床常采用 Osserman 分型。

Ⅰ型：眼肌型　占 15%～20%，病变仅限于眼外肌。

$Ⅱ_A$型：轻度全身型　约占 30%，病情进展缓慢，可合并眼外肌受累，无危象，对药物治疗敏感。

$Ⅱ_B$型：中度全身型　约占 25%，骨骼肌和延髓肌严重受累，无危象，药物治疗效果欠佳。

Ⅲ型：重症急进型　约占 15%，病情发展迅速，在数周至数月内达高峰，可累及全身肌群，有 MG 危象，常需做气管切开或使用呼吸机辅助呼吸，死亡率高，胸腺瘤高发，药物治疗效果差。

Ⅳ型：迟发重症型　约占 10%，症状同Ⅲ型，多由Ⅰ、Ⅱ型发展而来，常合并胸腺瘤，呼吸肌受累，可出现肌无力危象，预后差。

Ⅴ型：伴肌萎缩型　合并肌萎缩，少见。

【实验室检查】

1. 电生理检查

约 90%全身型 MG 患者使用 3～5HZ 频率的电流对神经行重复刺激时，出现肌肉动作电位波幅的递减，注意应在停用新斯的明 17h 后进行。单纤维肌电图显示间隔时间延长。

2. AChR-Ab 测定

85%以上全身型 MG 患者血清中 AChR-Ab 滴度明显升高，但抗体滴度高低与临床症状严重程度并不完全一致。

3. 影像学检查

胸部 X 线片或胸腺 CT、MRI 检查，可发现胸腺增生和肥大。

【诊断】

根据病变主要侵犯骨骼肌及一天内症状的波动性、晨轻暮重、活动后加重、休息后减轻的特点，结合实验室检查，诊断一般不难。如临床怀疑本病时，可做下列检查，以协助诊断：

（一）疲劳试验（Jolly）

受累肌肉重复活动后症状明显加重。如上睑下垂患者，嘱患者做反复快速的睁闭眼动作，连续数十次后，出现症状加重，甚至不能睁眼；或两臂持续平举后出现上臂下垂，休息后恢复则为阳性。

（二）抗胆碱酯酶药物试验

1. 新斯的明（neostigmine）试验 0.5～1.5mg 新斯的明，肌内注射，20min 后症状明显减轻则为阳性，可持续 2h；也可同时注射阿托品 0.5mg 以拮抗新斯的明的毒蕈碱样反应，如瞳孔缩小、心动过缓、流涎、多汗、腹痛、腹泻、呕吐等。

2. 依酚氯胺（tensilon）试验 静脉注射 2～10mg 依酚氯胺，1min 后症状迅速缓解为阳性。

【鉴别诊断】

1. Lambert-Eaton 综合征

又称肌无力综合征，为一组自身免疫病，男性多见，约 2/3 的患者伴发癌肿，尤其是燕麦细胞型支气管肺癌，可出现类 MG 的临床表现。其主要临床特点为肢体无力，近端轻远端重，下肢无力明显，脑神经支配的肌肉很少受累，可伴有泪液减少、口干、少汗、便秘、阳痿等自主神经系统症状。新斯的明试验可呈阳性，但不如 MG 患者症状改变得明显，肌电图低频刺激时波幅变化不大，高频（10Hz 以上）重复刺激可出现动作电位波幅递增 200％以上，AChR-Ab 阴性，抗胆碱酯酶药治疗无效。

2. 肉毒杆菌中毒

肉毒杆菌作用于突触前膜，影响 NMJ 的传递功能，出现骨骼肌疼痛、瘫痪，但患者多有其中毒史，新斯的明或依氯酚胺试验阴性。

3. 线粒体肌病

任何年龄均可发病，主要表现是以骨骼肌的易疲劳为特征，可有休息后减轻的特点，约 40％患者可出现肌肉疼痛，有时心肌受累。肌电图检查对本病诊断有意义，必要时可做肌肉活检，生化检查测定线粒体呼吸链反应复合体的活性，测定载体尤尼汀（肉毒碱）的水平，或作线粒体 DNA 的检测。

4. 眼肌型肌营养不良症

易与单纯眼型 MG 混淆，但前者隐匿起病，青年男性多见，病情进行性加重无波动，疲劳试验和新斯的明试验阴性，抗胆碱酯酶治疗无效，易与 MG 鉴别。

5. 另外应注意与多发性肌炎、肌萎缩性侧索硬化、延髓麻痹神经症、甲状腺功能亢进（甲亢）引起的咽喉部肌肉和肢体肌肉无力进行鉴别。

【治疗】

（一）抗胆碱酯酶药

能抑制胆碱酯酶对 ACh 的降解，使 ACh 增多，暂时增强与抗 AChR-Ab 竞争 AChR 的能力，使肌力获得一过性改善，但不能影响基础疾病的病程。另外可出现耐药性，所以不宜长期应用，应配合其他疗法。常用的药物有：①溴吡斯的明（pyridostigmine bromide），对球部肌无力效果好。成人每次口服 60～120mg，每日 3～4 次，口服 2h 达高峰，作用时间为 6～8h，作用温和、平稳，副作用少。②溴新斯的明（neostigmine bromide）：15～30mg。每日 3～4 次。可在进餐前 15～30min 服用，起效快，30～60min 达高峰，作用时间为 3～4h。

（二）肾上腺皮质激素

适用于各种类型 MG。可抑制自身免疫反应，减少 AChR 抗体的生成及促进运动终板再生和修复，改善神经-肌肉接头的传递功能。但长期应用激素需注意其不良反应。

1. 冲击疗法　适用于住院危重病例，给予已行气管插管或呼吸机辅助呼吸者。注射用甲泼尼龙琥珀酸钠1000mg静脉滴注，1次/日，连用3～5日，随后地塞米松10～20mg静脉滴注，1次/日，连用7～10日。临床症状改善后，改为泼尼松60～100mg隔日顿服。当症状逐渐消失后，逐步减量至5～15mg长期维持，至少1年以上。若病情波动，则随时需调整剂量。大剂量类固醇激素治疗初期，可使病情加重，甚至出现危象，应予充分注意。

2. 小剂量递增疗法　从小剂量开始，隔日每晨顿服泼尼松20mg，每周递增10mg，直至隔日每晨顿服60～80mg，症状稳定改善4～5日后，逐渐减量至隔日5～15mg维持数年，此法可避免用药初期病情加重情况发生。

（三）免疫疗法

1. 免疫抑制剂　适用于因高血压、糖尿病、溃疡病而不能用肾上腺糖皮质激素，或不能耐受，对肾上腺糖皮质激素疗效不佳者。激素治疗半年内无效，可考虑用巯唑嘌呤，成人初始量为1～3mg/(kg·d)。也可用环磷酰胺，但应注意定期检查血象，一旦白细胞＜3×10^9/L时停用。

2. 丙种球蛋白　近年有许多报道大剂量丙种球蛋白可使AChR-Ab的结合功能紊乱而干扰免疫反应，使大部分患者症状明显好转，方法是静脉滴注丙种球蛋白0.4g/(kg·d)，5日为一疗程，作为辅助治疗缓解病情。

（四）血浆置换

此方法能清除血浆中AChR-Ab及免疫复合物，起效快，近期疗效好，但不持久，疗效维持1周～2月，且价格昂贵，可应用于新生儿肌无力、危象的抢救及胸腺手术前准备。

（五）胸腺切除

手术切除胸腺可去除MG患者自身免疫反应的始动抗原。适应证为伴有胸腺肥大和高AChR-Ab效价者；伴胸腺瘤的各型MG；年轻女性全身型；对抗胆碱酯酶药治疗反应不满意者。约80％以上的非胸腺瘤MG患者术后症状可明显改善或完全缓解，儿童或年龄大于65岁患者手术指征应个体化。对眼肌型有胸腺瘤伴有复视的患者也可考虑手术。胸腺切除术的疗效常在数月或数年后显效，故并非是应急手段。

（六）危象的治疗

一旦发生危象，出现呼吸肌麻痹，应立即使用人工呼吸器辅助呼吸，必要时行气管切开，保持生命体征平稳，注意水、电解质平衡，控制预防感染。并应确定何种类型的危象，进行积极抢救。

1. 肌无力危象（myasthenic crisis）　为最常见的危象，多因抗胆碱酯酶药量不足引起。如注射依氯酚铵或新斯的明后症状减轻则可诊断。

2. 胆碱能危象（cholinergic crisis）　非常少见，常因抗碱酯酶药过量引起，患者肌无力加重，出现肌束颤动及毒蕈碱样反应。

3. 反拗危象（brittle crisis）　因对抗胆碱酯酶药不敏感所致，依氯酚铵试验无反应，治疗应停用抗胆碱酯酶药物而改用其他方法。

危象是MG最危急状态，病死率为15.4％～50％。不管何种危象，基本的处理原则是：①保持呼吸道通畅，当自主呼吸不能维持正常通气量时应及早气管切开用人工辅助呼吸；②积极控制感染，选用有效、足量和对NMJ无阻滞作用的抗生素控制肺感染；③皮质类固醇激素，选用大剂量甲基泼尼松龙500～2000mg/d，或地塞米松20 mg/d静脉滴注3～5日，再逐步递减；④血浆置换；⑤严格气管切开和鼻饲护理，无菌操作，保持呼吸道湿化，严防窒息和呼吸机障碍。

第三节 周期性瘫痪

周期性瘫痪（periodic paralysis）是一组以反复发作的骨骼肌弛缓性瘫痪为特征的肌病，与钾代谢异常有关。根据发作时血清钾的水平将本病分为三种类型：低钾型、高钾型和正常钾型周期性瘫痪。临床上以低钾型者最常见，本节重点描述低钾型周期性瘫痪（hypokalemic periodic paralysis，HoPP）。HoPP 为常染色体显性遗传钙通道病，可为家族性，我国以散发病例多见。

【病因和发病机制】

病因和发病机制尚不清楚，多数学者认为 HoPP 是一种骨骼肌钙通道病。主要侵犯神经和肌肉系统，也可累及心脏和肾。HoPP 与钾离子浓度在骨骼肌细胞膜内、外的波动有关。正常情况下，钾离子浓度在肌膜内高，肌膜外低。肌膜两侧钾离子浓度比例在一定的范围内，才能维持正常的静息电位，为 Ach 的去极化产生正常的反应。HoPP 患者的肌细胞内膜经常处于轻度去极化状态，而且很不稳定，电位稍有变化就可使细胞膜的 $Na^{+}-K^{+}$ 泵兴奋性增高，使大量钾离子向细胞内转移，钠离子在膜上的通路受阻，从而不能传播电活动。在疾病发作期间，病变的骨骼肌对一切电刺激不起反应，处于瘫痪状态。

【病理】

主要病理变化为肌肉肌浆网的空泡化，空泡内含透明液体及少数糖原颗粒，严重者可见局灶性肌纤维变性、坏死，电镜下空泡为膨大的肌浆网和扩张的横管系统。发作间歇期上述病理改变可恢复，但不完全，肌纤维间仍可见数目不等的小空泡。

【临床表现】

任何年龄均可发病，以 20～40 岁男性多见，随年龄增长发作次数减少。

1. 诱发因素

本病的诱因包括饱餐（尤其进食过量碳水化合物）、过度劳累、寒冷、酗酒、剧烈运动、感染、创伤、焦虑和月经，以及注射胰岛素、皮质类固醇或大量输入葡萄糖等。

2. 前驱症状

发病前可有肢体酸胀、疼痛、麻木感，烦渴、多汗、少尿、面色潮红、嗜睡、恶心和恐惧等前驱症状。

3. 瘫痪发作

通常在饱餐后夜间睡眠或晨起时发病，肢体肌肉对称性无力或完全瘫痪，下肢重于上肢，近端重于远端；可从双下肢开始，逐渐累及双上肢，数小时至 1～2 天症状达高峰，检查时肢体肌张力降低，肌力减弱，膝反射减弱或消失，呈弛缓性瘫痪。感觉正常，脑神经支配的肌肉一般不受累，膀胱直肠括约肌也很少受累。少数严重的患者可发生呼吸肌麻痹、心动过速或过缓、室性心律失常、血压下降而危及生命。发作一般经数小时至数天后逐渐恢复，最先受累的肌肉最先恢复。发作频率不等，一般数周或数月一次，个别病例每天都有发作，也有数年一次甚至终身仅发作一次。发作间期一切正常。

【实验室检查】

1. 血清钾测定

发作期急查血清钾，通常低于 3.5mmol/L，降低程度与症状不相关。间歇期正常。

2. 心电图

发作期心电图呈典型低钾性改变，出现 U 波，T 波低平或倒置，P-R 间期、Q-T 间期延长，S-T 段降低或 QRS 波增宽等。

【诊断和鉴别诊断】

根据发作性的对称肢体弛缓性瘫痪，近端为主、无脑神经支配的肌肉损伤、无意识障碍和感觉障碍，结合血清钾和心电图检查，一般诊断不难。既往有发作史更有助于诊断。应与下列疾病鉴别：

1. 高钾型周期性瘫痪

本病一般在 10 岁以前发病，尤其白天运动后发作频率较高。肌无力症状持续时间短，血钾增高，可自行缓解，或降血钾治疗后好转。

2. 正常血钾型周期性瘫痪

常在夜间发作，肌无力持续的时间长。血钾正常，补钾后症状加重，服钠后症状减轻。

3. 重症肌无力

本病症状呈波动性，晨轻暮重，病态疲劳。疲劳试验和新斯的明试验阳性。血清钾正常，肌电图重复神经电刺激检查和抗乙酰胆碱受体抗体阳性可资鉴别。

4. 格林-巴利综合征

本病呈四肢弛缓性瘫痪，伴有周围性感觉障碍和脑神经损害，脑脊液蛋白-细胞分离现象，肌电图神经源性损害，可与 HoPP 鉴别。

5. 继发性低血钾

散发病例应与甲亢引起的周期性瘫痪鉴别，甲状腺功能检查可确诊。另外须排除其他疾病引起的反复发作性低血钾者，如原发性醛固酮增多症、肾小管酸中毒、失钾性肾炎、腹泻、药源性低钾麻痹（长期应用噻嗪类利尿剂、皮质类固醇等）。

【治疗】

（一）发作的治疗

HoPP 发作时首次口服 10%氯化钾或 10%枸橼酸钾 40～50ml，24h 内再分次口服，24h 内可口服钾盐总量为 10g。重症病例用 10%氯化钾 10～15 ml 加入 500 ml 溶液中静脉滴注，注意补液总量及静脉滴注速度。出现呼吸肌麻痹时应予辅助呼吸，严重心律失常者亦应积极纠正。

（二）预防性治疗

1. 平时应食入高钾食物，少食多餐，限制钠盐摄入，避免过劳、过饱、饮酒、受寒等。对发作频繁者平时可口服钾制剂。

2. 甲亢性 HoPP 积极治疗甲亢可预防复发。

3. 首选碳酸酐酶抑制剂乙酰唑胺，250mg/次，每日 3 次口服；也可选用保钾利尿剂螺内酯 200mg，每日 2 次口服。

案例

患者，男性，40岁，近期有劳累及感冒病史。昨夜饮酒后，晨起出现四肢对称性无力，双下肢明显，不能行走，无感觉异常及尿便障碍。入院查体：平车推入，神智清楚，言语流利，认知功能正常，生命体征正常，脑神经查体（—），双上肢肌力4级，上（双）下肢肌力3级，四肢肌腱反射对称减弱，深浅感觉存在，双下肢病理征阴性，脑膜刺激征阴性，入院急查血清钾3.1mmol/L，肌电图呈低钾改变。

初步诊断：低钾型周期性瘫痪。

问题与思考：

1. 低钾型周期性瘫痪的临床表现及诱发因素有哪些？
2. 如何预防及治疗低钾型周期性瘫痪？

思考题

1. 遇到发作性肢体无力患者应考虑到哪些方面疾病？常用的辅助检查方法有哪些？
2. 什么是神经-肌肉接头突触传递的电-化学-电过程？

（石树君）

第十一篇　精神疾病

分篇主　编　崔利军（河北省第六人民医院）
分篇编　委　于雪竹（河北省第六人民医院）

第一章

总 论

学习目标

【掌握】

1. 精神疾病、精神医学、精神卫生的概念。
2. 掌握生物-心理-社会医学模式的概念。

【熟悉】

行为医学、心身疾病的概念。

【了解】

精神疾病的分类系统及分类。

一、精神疾病的概念和精神医学的任务

精神疾病是指在各种生物学、心理学以及社会环境因素的影响下，大脑功能活动发生紊乱，导致认知、情感、意志和行为等精神活动不同程度障碍的疾病。精神医学是临床医学的一个分支，其基本任务有两个方面：传统的、狭义的精神病学和广义的精神卫生。精神病学是研究各类精神疾病的病因、发病机制、临床表现、诊断、治疗与预防的一门学科。精神卫生研究精神疾病的发生、发展规律及防治措施，探索保障和促进人群心理健康的方法，研究和防治与社会心理因素密切相关的心身疾病。

精神病学由于其本身的特殊性和复杂性，其研究范畴和分支也日趋扩大，如社区精神病学、跨文化精神病学、司法精神病学、老年精神病学及儿童精神病学等。

二、其他相关科学

医学心理学特别强调整体医学模式，即生物-心理-社会医学模式，主要任务是研究心理因素在各类疾病的发生、发展和变化过程中的作用，研究心理因素对身体各器官生理、生化功能影响及其在疾病康复中的作用。

行为医学是一门将与疾病和健康有关的行为技术和生物医学技术整合起来，并将这些技术应用于疾病的诊断、治疗、预防和康复的边缘学科。

心身疾病是指一组与精神紧张有关的躯体疾病，它们具有器质性病变的表现或确切的病理生理过程所致的临床症状，心理社会因素在疾病的发生、发展、治疗和预后中有相对重要的作用。

三、精神疾病的分类

2001 年出版的中国精神障碍分类与诊断标准第 3 版（CCMD－3），将精神疾病分为 10 类：①脑器质性精神障碍；②精神活性物质或非成瘾性物质所致精神障碍；③精神分裂症（分裂症）和其他精神病性障碍；④心境障碍（情感性精神障碍）；⑤癔症、应激相关障碍、神经症；⑥心理因素相关生理障碍；⑦人格障碍、习惯与冲动控制障碍、性心理障碍；⑧精神发育迟滞与童年和少年期心理发育障碍；⑨童年和少年期的多动障碍、品行障碍、情绪障碍；⑩其他精神障碍和心理卫生情况。

当前在国际上颇具影响的精神障碍分类，是美国精神病学会的分类系统——《DSM－Ⅴ》和国际疾病分类第 10 版第五章（F）——《ICD－10 精神与行为障碍分类临床描述与诊断要点》，为方便读者对精神疾病的分类有大概的印象，ICD－10 分类为 10 类：①器质性（包括症状性）精神障碍；②使用精神活性物质所致的精神及行为障碍；③精神分裂症、分裂型及妄想性障碍；④心境（情感性）障碍；⑤神经症性、应激性及适应性障碍；⑥伴有生理障碍及躯体因素的行为综合征；⑦成人的人格与行为障碍；⑧精神发育迟滞；⑨心理发育障碍；⑩通常发生于儿童期和少年期的精神及行为障碍。ICD－10 尚有一版本——《ICD－10 第Ⅴ章初级保健版（初级保健中精神障碍诊断与治疗指南）》，对于那些没有经过精神科培训的社区医疗保健人员，在他们的临床实践中遇到精神科的问题时，此书可以指导诊断，提供咨询建议，推荐治疗及如何将患者转诊到精神科门诊。

思考题

1. 如何理解生物-心理-社会医学模式？

（崔利军）

第二章

精神疾病症状学

学习目标

【掌握】

1. 精神疾病的常见症状。
2. 掌握思维形式障碍的主要类型、概念及临床意义。
3. 妄想的定义及主要特征。
4. 错觉和幻觉的概念及两者的区别。

【熟悉】

1. 记忆障碍的的类型及其临床意义。
2. 情感低落及情感淡漠的概念及两者的区别。
3. 精神运动性兴奋和精神运动性抑制的主要临床表现。
4. 注意、智能障碍的特点。

【了解】

自知力的概念及临床意义。

第一节　概　述

精神障碍主要表现在精神活动方面，即认知、情感、意志和行为等方面的异常，临床上称之为精神症状。通常病史、体格检查和一些实验室的辅助检查，是诊断疾病必不可少的依据。但多数精神疾病由于无特殊的体征及实验室阳性所见，因而精神疾病的诊断，目前仍以精神症状结合病史为主要依据。因此，对精神症状的分类及研究是临床精神病学的重要任务之一，也是精神病工作者必须掌握的基本知识和技术，是精神科医生的基本功。

精神症状是复杂而多样的，可以表现在精神活动的各个方面。患者的社会地位、生活经历、文化程度、思想状况、年龄特点，以及躯体状态等多种因素会对精神症状的表现形式及内容会带来一定的影响，故需进行具体分析及判断。不仅能识别精神症状，还要询问及观察其频度、持续时间、严重程度，以及症状之间的区别和联系。

第二节 精神疾病的常见症状

人类的正常精神活动主要是按心理学概念分为认知、情感和意志行为三个方面，正常情况下三者是相互协调密切配合的。精神疾病的症状也按以上三个过程的障碍分别叙述。

一、认知及认知障碍

认知活动通常由感觉、知觉、思维、注意、记忆组成。

（一）感觉、知觉及其障碍

感觉是客观事物作用于感觉器官在人脑中所产生的对事物个别属性的反映，如形状、颜色、重量、声音、光亮及温度等。知觉是以感觉为基础，它是客观事物作用于感觉器官后在人脑中所产生对事物的整体反映，如一支笔、一幅画。

1. 感觉障碍　多见于神经系统器质性疾病，在精神科临床并不多见。

（1）感觉减退：是对外界一般刺激的感受性减低。如强烈的疼痛只有轻微的感觉，严重时对外界刺激不产生任何感觉，称感觉消失；多见于抑郁状态、木僵状态或某些意识障碍时。感觉消失多见于癔症。

（2）感觉增强：是对外界一般强度刺激的感受性增高，如感到阳光特别耀眼，风吹的声音特别震耳，感到普通的气味异常浓郁而刺鼻等；多见于神经衰弱、更年期综合征、感染中毒后的脑衰弱状态等。

（3）感觉倒错：对外界刺激产生与正常人不同性质或相反的异常感觉，常见于癔症。

（4）内感性不适（体感异常）：躯体内部产生各种不舒适的或难以忍受的异样感觉。如牵拉、挤压、游走、虫爬感等。但患者又不能明确指出不适的部位，因而与内脏幻觉不同。在不适感的基础上，可继发疑病观念；多见于精神分裂症、抑郁状态及颅脑外伤后精神障碍。

2. 知觉障碍

（1）错觉：被歪曲了的知觉，以错视、错听最常见，如杯弓蛇影、草木皆兵等。正常人在夜晚、恐怖和紧张的心态下也可产生错觉，但经验证后即可更正，多见于症状性精神病。

（2）幻觉：一种虚幻的知觉，是在没有现实刺激作用于感觉器官时出现的知觉体验，是常见的精神症状。按不同的感觉器官分为以下几种①听幻觉：临床上最为常见，幻听的内容是各种各样的，可有各种不同的种类和不同性质的声音。以言语性幻听多见，可出现评议性、争议性或命令性幻听。见于多种精神病，最常见于精神分裂症。②视幻觉：从单调的光、色到人物、景象及场面等。意识清晰时出现的幻视常见于精神分裂症；意识障碍时的幻视多为生动鲜明的形象，并常具有恐怖性质，多见于症状性精神病谵妄状态。③嗅幻觉与味幻觉：闻到难闻的气味或尝到特殊的味道而使之拒食。常与其他幻觉与妄想联系，促使患者的妄想（被害妄想）更加牢固。幻嗅常是颞叶癫痫的首发症状。④触幻觉：患者感到皮肤或黏膜有异常的感觉，如虫爬、针刺、烧、灼、通电等；常见于精神分裂症，也见于器质性精神病。⑤内脏性幻觉：患者自诉某一器官有明显异常的感觉，且能清晰地描述其性质和部位。如胃肠扭转、心脏压缩等。与虚无妄想及疑病妄想互为影响，多见于精神分裂症和抑郁症。

（3）感知综合障碍：是指外界存在着某种事物，患者感知的也是该事物，但对某些个别属性如大小、形状、颜色、空间、距离等产生与该事物不相符的感知，如视物显大症、视物显小症、视物错位症、形体感知综合征；多见于癫痫和精神分裂症。

（二）思维及思维障碍

思维是人脑对客观事物的间接、概括的反映，是人类认识活动的最高形式。由感觉和知觉所获得的材料，经过大脑的分析、比较、综合、抽象和概括而形成概念，在概念的基础上进行判断与推理，这整个过程称思维过程。思维是通过言语或文字来表达的。正常人思维有以下特性①具体性：指思维只能具有与客观事物相符合的具体内容才是真实的。②目的性：指思维围绕一定目的有意识地进行。③实际性：正确的思维具有实际的效用。④实践性：正确的思维是能通过客观实践验证的。⑤逻辑性：思维过程必须符合思维逻辑规律。

思维障碍是精神病的最常见症状，临床表现主要包括思维联想障碍、思维逻辑障碍和思维内容障碍。

1. 思维联想障碍　联想是人脑中由一个概念引起其他概念的心理活动。联想障碍可表现在联想的速度、数量、结构和表现形式等方面。

（1）思维迟缓：即联想抑制，联想速度缓慢、困难。患者表现言语缓慢，语量减少，语声甚低，反应迟缓。常见于抑郁症。

（2）思维奔逸：联想加快，思维活动量增多和转变快速。患者表现为语量增多，语速变快，新的概念不断涌现，内容十分丰富。思维常随周围环境的变化而转变话题（随境转移），也可有音韵联想（音联）或字意联想（意联）。患者表现健谈，说话滔滔不绝，口若悬河，患者自觉脑子特别灵活，可出口成章，下笔千言，一挥而就。但思维逻辑联系非常表浅，缺乏深思而信口开河。多见于躁狂症。

（3）思维中断：在意识清醒时而无外界原因，思维突然中断或言语突然停顿，片刻后继之以新的内容，这种思维中断患者不能支配也不能自主。多见于精神分裂症。

（4）思维散漫：或称思维松弛，联想范围过于松散，对问话的回答不够中肯，不很切题，缺乏一定的逻辑关系，以致使人感到交谈困难，对其言语的主题及用意也不能理解，严重时发展为破裂性思维。多见于精神分裂症。

（5）破裂性思维：患者在意识清楚的情况下，思维联想过程破裂，缺乏内在意义上的连贯和应有的逻辑性。在患者的言谈或书写中，虽然单独语句在结构和文法上正确，但主题与主题间，甚至语句之间，缺乏内在意义上的联系，因而别人无法理解其意义。严重时言语支离破碎，个别语句之间也缺乏联系，成了词的杂拌，多见于精神分裂症。这种思维障碍，如果是在意识障碍的背景下产生，称之为思维不连贯，此时患者的言语较破裂性思维更杂乱，变得毫无主题，语句成片断。

（6）病理性赘述：思维活动停滞不前迂回曲折，做不必要的过分详尽的描述，以致一些无意义的繁文细节掩盖了主要内容。讲话啰嗦但不离题，最后能达到预定的终点。多见于脑器质性、癫痫性及老年性精神障碍。

（7）思维贫乏：为联想数量减少，概念与词汇贫乏。患者表现沉默少语，谈话言语单调，常与情感淡漠、意志缺乏相伴随出现，构成为精神分裂症的三项基本症状。思维贫乏也见于痴呆状态。

（8）强制性思维：或称思维云集，指患者思潮不受意愿的支配，强制性地涌现出大量无现实意义的联想。骤然出现，迅速消失。多见于精神分裂症、颅脑损伤伴发精神障碍。

（9）强迫观念：或称强迫思维，反复出现但又难以排除的思维和联想。可表现为某一种想法、某几句话、某些事件的回忆、计数（强迫性回忆、计数），追究某些毫无意义的荒谬的问题（强迫性穷思竭虑）。常伴有继发性强迫动作。多见于强迫性神经症和精神分裂症。

2. 思维逻辑障碍　主要表现为逻辑推理过程的紊乱，在从概念的形成到逻辑基本规律的运用中都可发生，结果使思想变得十分荒谬、离奇、脱离现实。

(1) 病理性象征性思维：为概念的转换，以无关的具体概念来代表某一抽象概念，不经患者自己解释别人无法理解。如某患者经常反穿衣服以表示自己为“表里合一、心地坦白”，多见于精神分裂症。

(2) 逻辑倒错性思维：主要为推理缺乏逻辑性，既无前提也无根据；或因果倒置，推理离奇古怪，不可理解。常见于精神分裂症及偏执性精神障碍。

(3) 语词新作：患者自己创造一些新词、新字、图形，或用符号来代替某些概念，并赋予特殊的意义，例如%代表离婚，0代表亮，③→①代表求爱等。多见于精神分裂症。

(4) 诡辩症：其特点是议论内容空泛，缺乏现实意义和确切的根据，并拒不接受别人的批评和意见。给人一种牵强附会、似是而非、进行诡辩的印象。多见于精神分裂症及某些有人格障碍的患者。

3. 妄想　是一种在病理基础上产生的歪曲的信念、病态的推理和判断。其特点是没有事实根据，也不符合患者所受的教育水平，但患者坚信不疑无法说服，也不能以亲身体验和经历加以纠正。妄想有系统和非系统及原发和继发之分。妄想是思维内容障碍中最重要和最常见的症状。常见妄想有

(1) 被害妄想：患者坚信某些人或某些集团对他进行不利的活动，进行打击、陷害、破坏等，如认为饭里有毒药、被跟踪等。患者受妄想的支配可能出现拒食、控告、逃跑、伤人行为等。常见于精神分裂症偏执型。

(2) 关系妄想：或称牵连观念。患者将环境中与他无关的事物都认为是与他有关，如别人的言行、广播、报纸的内容都是针对他的。这类妄想多带有被害性质，多见于精神分裂症。

(3) 影响妄想：或称物理影响妄想。患者认为自己的精神活动都受到外力支配、控制、操纵。患者坚信有人用某种仪器、电波、无线电、激光、雷达或特殊的仪器控制他的一切。多见于精神分裂症。

(4) 夸大妄想：患者坚信自己有非凡的才能、高贵的职位、强大的权势，有很多的财富和发明创造，或认为自己是某名人的后裔。多发生在情绪高涨的基础上。多见于躁狂症和精神分裂症。

(5) 罪恶妄想：患者毫无根据地坚信自己犯了严重错误，不可宽恕的罪恶，应受到严厉的惩罚，认为自己罪大恶极、死有余辜，因而常采取拒食、自杀或其他方式来赎罪。多见于抑郁症和精神分裂症。

(6) 嫉妒妄想：患者坚信自己的配偶对自己不忠实，而产生另有外遇的病态信念。可表现为对配偶的跟踪、盯梢、暗中检查配偶的衣服、床单、信件等。多见于精神分裂症。

(7) 疑病妄想：患者毫无根据地坚信自己患了某种严重疾病或不治之症，即使通过一系列详细检查和多次反复的医学验证都不能纠正。多见于精神分裂症、疑病症及老年期精神障碍。

(8) 钟情妄想：患者坚信自己被某异性所爱，对方的一言一行都是对自己表示爱情，即使遭到对方严词拒绝，仍毫不置疑，而认为是对方在考验自己对爱情的忠诚，仍纠缠对方不休。多见于精神分裂症。

(9) 非血统妄想：患者认为其父母并非亲生父母，顽固坚信与父母无血缘关系，以致态度对立，采取暴力行为来对待父母的照料。并坚信自己的亲生父母是某某高官显要而去寻找。多见于精神分裂症。

(10) 虚无妄想：或称否定妄想。患者认为世界一切已不存在，所见的一切都是不真实的，甚至其本人亦不复存在。多见于精神分裂症和老年期精神障碍。

(11) 内心被揭露：也称被洞悉感。患者认为他的内心所想的事，未经语言表达已被周围人所洞悉。多见于精神分裂症。

(三) 注意及注意障碍

注意是指精神活动对一定事物的指向性。注意分为两类①随意（主动）注意：是指人的精神活动有既定的目的，主动集中于某一事物，如集中注意地复习功课。②不随意（被动）注意：是指由外界刺激被动引起的指向活动。常见注意障碍如下：

1. 注意增强　为主动注意的增强，在病态心理的影响下，患者特别容易为某类事物所吸引或特别注意某类活动。如被害妄想的患者对其妄想对象的举止、行为均特别注意，并保持高度的警惕。疑病妄想患者，注意增强主要指向患者本身的某些生理活动，过分地注意自身的健康状态。

2. 注意涣散　为主动注意的不易集中，注意稳定性分散所致。多见于神经衰弱及精神分裂症。

3. 注意减退　主动及被动注意兴奋性减弱。注意的广度缩小，注意的稳定性也显著下降。多见于疲劳状态、神经衰弱、脑器质性精神病。

4. 注意转移　主要指不随意注意明显增强，患者的注意极易被外界变化所吸引，被注意对象经常转换，以至不断改变话题和活动内容。多见于躁狂症。

(四) 记忆及记忆障碍

为既往事物经验的重现。记忆是在感、知觉和思维基础上建立起来的精神活动，也是大脑对过去发生过事物的反映。记忆包括识记、保持、再识及回忆四个基本过程。识记是事物或经验在脑中留下痕迹的过程，是反复感知的过程；保持是使这些痕迹免于消失的过程；再识是现实刺激与以往痕迹的联系过程；回忆是痕迹的重新活跃或再现。

记忆障碍可以在记忆的四个基本过程的不同部分发生，但一般都同时受损，只是严重程度不同。临床上记忆障碍可分为两个方面：①记忆量方面如记忆增强、记忆减退及遗忘；②记忆质方面如错构症、虚构症。

1. 记忆减退　是记忆障碍的常见表现，指记忆的四个基本过程普遍减退。程度可轻度的对往事难于回忆（正常人和老年人），到严重时一切新的印象瞬息即忘（痴呆患者）。神经衰弱者常有易忘和记忆困难等轻度记忆减退。

2. 记忆增强　是指患者对过去极为琐碎小事都能全部记住。常见于躁狂症和偏执状态患者。

3. 遗忘症　系指某些事物在记忆中的丧失。常见的有①近事遗忘：对新近事件的记忆受损。②远事遗忘：对久远往事的记忆障碍。③顺行性遗忘：对紧接着发病以后一段时期内事件遗忘，常见于脑外伤后。④逆行性遗忘：对紧接着发病以前一段时期内的事件的遗忘，常见于脑卒中及严重的颅脑损伤。⑤界限性遗忘：又称心因性遗忘，指对生活中某一阶段内事件的完全遗忘，主要见于癔症。⑥进行性遗忘：即病理性遗忘进行性加重，常见于老年性痴呆。

4. 错构症　对过去曾经历过的事件，在发生地点、情节，特别是在时间上出现错误回忆，并坚信不疑，多见于酒精中毒性精神障碍及脑外伤性痴呆。

5. 虚构　患者以一段虚构的事实来填补他所遗忘的那段经历。其内容可很生动，带有荒诞色彩，常瞬间即忘。常见于慢性酒精中毒性精神病、老年性精神病、麻痹性痴呆。

6. 似曾相识症（熟悉感）及旧事如新症（生疏感）　前者为患者体验到新事物时，有一种似乎早已体验过的熟悉感；后者为已多次体验过的事物，感到似乎从未体验过的生疏感。多见于癫痫患者。

(五) 智能及智能障碍

智能是人们认识客观事物并运用知识解决实际问题的能力，是一个复杂的综合精神活动的功能。与感知、注意、记忆和思维密切相关，是对既往获得知识和经验的运用，用以形成新概念和解决新问题的能力。智能可表现为理解力、计算力、判断力、分析和创造能力等。智能水平与遗传、年龄、文化程度、职业、环境等有关。智能障碍在临床上主要有以下两种类型。

1. 精神发育迟缓　是指先天或围生期或在生长发育成熟以前（18 岁以前），大脑的发育由于各种致病因素，如遗传、感染、中毒、头部外伤、内分泌异常或缺氧等因素，使大脑发育不良或受阻碍，智能发育停留在一定的阶段。随着年龄的增长其智能明显低于正常的同龄儿童，并伴有社会行为适应的异常。

2. 痴呆　指大脑发育已基本成熟，智能已发育正常者，由各种有害因素，引起大脑器质性损害，导致智能严重障碍。此时患者意识清晰，但思维活动不完善，记忆力、计算力、理解力、分析综合及判断推理能力都减弱或下降，后天获得的知识和能力丧失，不能正常学习和工作，严重者生活也不能自理。通常病变多为进行性加重，常不易恢复，但治疗适当也可阻止继续发展。

（1）全面性痴呆：为大脑弥漫性器质性损害，故影响全部精神活动，常伴人格改变，患者对病情无自知力，可出现定向力障碍。常见于老年性痴呆、麻痹性痴呆。

（2）部分性痴呆：病变仅侵犯大脑的某些部位，患者表现为记忆力减退，理解力和综合分析能力减弱，但人格和定向力尚完好，并具有一定的自知力，常见于脑动脉硬化性和脑外伤性痴呆。

在临床上可见一种与痴呆类似的表现，但本质则截然不同，称为假性痴呆。在强烈的精神创伤后产生但大脑无任何器质性损害，是一种功能性疾病，预后较好，常见于癔症及心因性精神障碍。有以下两类：①心因性假性痴呆：又称 Ganser 综合征，即患者对一些简单问题给予近似的错误回答。如回答 2＋3＝4，将钥匙倒过来开门，将火柴倒过来划。说明患者已理解问题的意义，给予近似的回答。但对某些复杂问题则能正确回答解决，如能下象棋、打扑克、一般生活都能自理。②童样痴呆：患者表现为一般儿童稚气的样子，学着幼童讲话的声调，自称自己才 3 岁，逢人就称阿姨、叔叔等。

(六) 定向力

对时间、地点、人物及对自己本身状态的认识能力。前者称对周围环境的定向力，后者称自我定向力。定向力障碍见于症状性精神病及脑器质性精神病意识障碍时。

(七) 自知力

又称领悟力或内省力，是指患者对自己精神病认识的判断能力。自知力缺失是指患者对自己的精神病理状态丧失了判断能力，甚至否认有病，拒绝就医。自知力部分缺失是指患者能对部分精神症状认识到是不正常的表现，但认识肤浅不完整，治疗不迫切。自知力完整是指患者能认识到自己患了精神障碍，知道哪些是病的表现，并要求治疗。自知力丧失在临床上可作为判断精神病的指标之一。自知力完整程度及其变化，又常被看做是判断精神病恶化、好转或痊愈的一个标准，自知力完整是精神病痊愈的重要指标之一。

二、情感及情感障碍

情感和情绪在精神医学中常作为同义词。它是指人们对客观事物所持的不同态度和因之而产生相应的内心体验。心境是指一种微弱而持续的情感状态，如某人近来心境愉快或苦闷不畅。情感障碍是指正常的情感反应夸张、混乱和减退。判定人们情感反应是否正常，需根据以下三个条件：①情感反应强烈程度。②持续时间的久暂。③是否与所处的环境相符。

情感分为正性情感（高兴）和负性情感（悲伤）两类，临床上较常见的情感障碍有以下几种。

1. 情感高涨 为情感活动明显增强，表现为不同程度的病态喜悦，与环境不相符的过分喜悦、欢乐。讲话语音高昂，眉飞色舞，喜笑颜开，表情丰富，易致盛气凌人，傲慢自负，自我感觉良好，有一定的感染力，易引起周围人的共鸣。多见于躁狂症。

2. 欣快症 患者有幸福喜悦的内心体验，但给人以呆傻、愚蠢的感觉，患者也说不出高兴的原因，内容也单调刻板。多见于脑器质性精神障碍。

3. 情感低落 是负性情感的增强，表现为情绪低落，忧心忡忡，愁眉不展。重者忧郁沮丧，悲观绝望，常自责自罪，生不如死，而出现自杀观念和行为。多见于抑郁症。

4. 焦虑 指缺乏客观原因的内心极度不安及大祸临头的恐惧感。表现为紧张恐惧，搓手顿足，顾虑重重，坐卧不安，惶惶不可终日。常伴有自主神经功能紊乱及疑病观念。多见于焦虑症和更年期精神障碍。

5. 情感脆弱 在外界轻微刺激下，甚至无明显的外界因素，患者情绪容易引起波动，感动得伤心流泪或兴奋激动。常见于脑动脉硬化性精神病、癔症、神经衰弱。

6. 情感淡漠 为情感活动减退的表现。患者对外界任何刺激均缺乏相应的情感反应。对周围发生的事漠不关心，说话声调平淡，面部表情呆板，内心体验极为贫乏或缺如。严重者对个人生活漠不关心。多见于精神分裂症和脑器质性精神病。

7. 情感倒错 患者的情感体验与当时外界刺激及患者的思维内容不协调。如谈及别人迫害他时表情愉快，听到令人高兴的事时反而悲伤。多见于精神分裂症。

8. 病理性激情 是一种突然发作、非常强烈又较为短暂的情感障碍。此时患者可产生冲动行为，以致伤人，患者难以控制，常伴有程度不等的意识障碍，事后可能遗忘。多见于癫痫、脑外伤、中毒性精神病。

三、意志行为及意志行为障碍

意志是指人们为达到预定目的所采取的自觉行动。为达到既定目标而主动做出选择和决定并付诸行动的过程称意志活动。意志是以认识过程与情感体验为基础，意志是认识过程发展的结果，情感是意志的推动力；三者相互促进又相互制约。简单的随意和不随意运动称为动作。有动机有目的而进行的复杂随意运动称为行为。行为受一定思想支配。精神病患者由于病态思维及情感的障碍，常可导致动作和行为异常。

（一）常见的意志障碍

1. 意志增强 是指病理性意志活动的增多。患者出于病态的目的，表现出顽强的意志活动。如有被害妄想的患者到处反复控告。多见于躁狂状态和精神分裂症。

2. 意志减退 是意志活动减少。患者表现出动机不足，常与情感淡漠或情绪低落有关，缺乏积极主动性及进取心，对周围一切事物无兴趣以致意志消沉，不愿活动，严重时日常生活都懒于料理。工作学习感到非常吃力，即使开始做某事也不能坚持到底，甚至不能工作，以致整日呆坐或卧床不起，患者一般能意识到，但总感到做不了。常与思维迟缓、情绪低落同时存在。多见于抑郁症及慢性精神分裂症。

3. 意志缺乏 是意志活动缺乏。患者对任何活动缺乏动机、要求，对工作学习无自觉性，生活懒散，行为孤僻退缩。严重时对食物、性及自卫等本能要求也缺乏。常与思维贫乏、情感淡漠同时存在。多见于精神分裂症衰退期及脑器质性精神病痴呆状态。

（二）常见的运动行为障碍

1. 精神运动性兴奋 是整个精神活动增强，突出表现为动作与言语增多，常见类型

（1）协调性精神运动性兴奋：患者的言语动作增多，与其思维、情感活动的亢进相一致，并和外界环境配合协调，这种活动增多常有目的性且可理解。见于躁狂状态。

（2）不协调性精神运动性兴奋：患者的言语动作增多，与思维、情感不相配合，动作单调杂乱，无动机及目的性，使人难以理解，且与外界环境也不配合。多见于精神分裂症青春型和紧张型的兴奋状态，以及某些脑器质性精神病。

2. 精神运动性抑制 是整个精神活动降低，患者的言语动作普遍迟缓和减少。

（1）木僵：患者意识清楚，出现言语动作行为抑制。病情轻时患者言语动作和行为显著减少，缓慢迟钝。严重时运动完全抑制，全身肌肉紧张，缄默不语，不吃不喝，保持一个固定姿势，僵住不动，对体内外任何刺激不起反应，口内积满唾液，但不吐也不咽，任其外溢，不主动大小便。当夜深人静时，有时稍有活动或低声答语。木僵状态可突然出现兴奋。典型木僵状态见于精神分裂症紧张型，较轻的木僵也可见于抑郁状态、心因性精神障碍及脑器质性精神障碍。

（2）蜡样屈曲：木僵严重的患者，其肢体可任人摆布，放置于任何极不舒适的位置，在较长时间内其姿势也可似蜡塑一样维持不动，如将患者头部抬高，拿去枕头，患者头部悬空，可维持很长时间，称之为空气枕头。此时患者意识清楚，病好后能回忆，只是当时不能活动而已。多见于精神分裂症紧张型。

（3）缄默症：缄默不语，也不回答问题，有时可以用手示意。多见于癔症及精神分裂症紧张型。

3. 违拗症 患者对要他执行的动作不理不睬，强迫其执行时仍坚持原状（被动违拗），或以相反方面来完成（主动违拗），如令其张口则咬牙更紧。多见于精神分裂症紧张型。

4. 刻板动作 患者持久地重复单一单调动作。常与刻板言语同时出现。多见于精神分裂症紧张型。

5. 模仿动作 患者无目的地模仿别人的动作，常与模仿言语同时出现。多见于精神分裂症。

6. 做态 患者做出古怪、愚蠢、幼稚做作的动作、姿势、步态与表情，如做鬼脸等。多见于精神分裂症。

思考题

1. 如何理解精神症状的复杂性？

（崔利军）

第三章

精神分裂症

学习目标

【掌握】

1. 精神分裂症的概念。
2. 精神分裂症的多巴胺功能亢进假说。
3. 精神分裂症的临床亚型及各型的临床特点。

【熟悉】

1. 精神分裂症的诊断标准。
2. 精神分裂症的治疗手段。

【了解】

精神分裂症的鉴别诊断。

精神分裂症（schizophrenia）是一种常见的病因未明的精神病。多起病于青壮年，常有感知、思维、情感和行为等方面的障碍和精神活动的不协调。一般无意识障碍和智能障碍，病程多迁延。根据国内十二地区协作调查资料统计，总患病率为5.69‰（包括已愈和未愈），城市明显高于农村（7.11‰：4.26‰。），女性高于男性。

【病因和发病机制】

本病病因未明，与下列因素有关。

1. 遗传因素　临床遗传学研究证明遗传因素在本病的发生中起一定的作用，国内资料统计发现患者家族中的患病率比当地一般人口的患病率高6.2倍。与患者血缘关系越近，本病的预期发病率越高。单卵孪生的患病率比双卵孪生者高4～6倍。寄养子研究也提示与遗传因素有关。目前多倾向于多基因遗传，即疾病是由几对致病基因和环境因素共同起作用。

2. 社会环境和心理因素　本病可能与经济收入少、人口密集、社会生活环境差、家庭纠纷、亲人重病或死亡、失业、失学、恋爱受挫及环境突变等心理社会应激的负荷过重有关。精神分裂症可在各种精神因素的影响下诱发起病。

3. 病前个性特征　孤僻、内向、怕羞、敏感、思维缺乏逻辑性、好幻想等称为分裂性人格，个性特征和精神分裂症的发生有一定关系，可能为精神分裂症的发生和发展提供了条件。

4. 生化代谢研究　有关神经生化和精神药理学方面的研究，发现中枢神经单胺类递质系统在保持和调节正常精神活动中起重要作用，提出下列假说

（1）多巴胺功能亢进假说：促进多巴胺释放的药物苯丙胺，在正常人可产生类似精神分裂症症状，在患者可使症状恶化。抗精神病药物阻断突触后多巴胺受体而发挥治疗作用。故推测与多巴胺功能亢进有关。

（2）中枢5-羟色胺和去甲肾上腺素通路功能障碍假说：单胺类递质过度使甲基化有毒物质积累，导致本病发生。

（3）谷氨酸生化假说、多巴胺系统和谷氨酸系统功能不平衡假说：这方面的研究主要是探讨谷氨酸及其酶的改变与皮质功能缺陷的关系。

（4）某些酶的活性异常：多数病例报告慢性精神分裂症血小板单胺氧化酶（MAO）活性低于正常，但急性期患者血小板MAO活性一般不低。

5. 病理形态学研究　本病患者中有相当一部分在CT检查时可发现脑萎缩，脑室扩大，用高度敏感的MRI进行研究，还发现有胼胝体增厚或缺损的迹象，引起两大脑半球交通功能的异常。

综上所述，精神分裂症是一种具有遗传基础的疾病，生物、心理和社会因素对本病的发生也具有一定的作用。

【临床表现】

1. 精神症状　本病临床症状十分复杂和多样，不同类型、不同阶段的临床表现可有很大差别。但它具有特征性的思维和知觉障碍，情感、行为不协调和脱离现实环境。常见症状如下

（1）思维障碍：常为思维联想和思维内容障碍，不同患者可表现为不同的思维障碍，常见症状为思维散漫、破裂性思维、思维贫乏，以及关系、被害、影响、钟情、罪恶、夸大、嫉妒、被控制体验等妄想，内容荒谬离奇、脱离现实。思维逻辑障碍常见为病理性象征性思维、逻辑倒错性思维等。

（2）情感障碍：主要表现为情感反应与思维内容不协调，与周围环境不协调。情感淡漠、情感倒错及不协调性兴奋较多见。

（3）意志行为障碍：多表现为意志活动减退或缺乏。对外界事物缺乏兴趣，缺乏主动性。终日呆坐或卧床，生活懒散，孤僻退缩，有的患者甚至吃痰液、肥皂等非食物称意向倒错。在幻觉或妄想的影响下可出现自伤、毁物或攻击他人的行为。有的患者可出现木僵、蜡样屈曲、缄默、违拗等紧张症候群表现。

（4）其他症状：听幻觉见于半数以上患者，特别是言语性幻觉最常见。听幻觉的内容可能是对患者下达某一指令（命令性幻听），或对患者的行为加以评论（评论性幻听）。患者心里想的内容，外界有声音说出来（思维鸣响）。有的患者还有其他幻觉。精神分裂症患者自知力多缺乏，否认有精神病，拒绝治疗。

2. 临床分型　本病根据临床症状特点可划分为以下几型，主要特征如下

（1）偏执型：最常见。约占精神分裂症患者一半以上，发病多见于青壮年或中年。起病较慢。病初表现敏感多疑，逐渐发展成妄想，并有泛化趋势，妄想内容日益脱离现实，可伴有幻觉和感知综合障碍。妄想结构可系统化，亦可零乱。情感和行为常受幻觉妄想支配而出现自伤及伤人行为，病程发展缓慢，精神衰退不明显，自发缓解者少。治疗效果较好。

（2）青春型：较常见。多发病于青春期，起病较急，病情发展较快。主要症状是思维内容离奇，难以理解，思维破裂；情感喜怒无常，表情做作，扮鬼脸，傻笑，行为幼稚愚蠢，

甚至裸体，常有兴奋冲动行为及本能（性欲、食欲）亢进。幻觉妄想片断零乱，精神症状丰富易变。病程发展较快，但及时治疗效果较好。

（3）紧张型：较少见。青壮年发病多见，起病快，以木僵状态多见，可出现缄默不语、蜡样屈曲等。紧张性木僵可与短暂的紧张性兴奋交替出现，此时患者可出现冲动行为。此型可自动缓解，治疗效果较好。

（4）单纯型：较少见。本型于青少年时期发病，起病缓慢，持续进行，病情自动缓解者少。早期出现类似神经衰弱症状。临床表现为日益加重的孤僻、被动、生活懒散和情感淡漠。幻觉、妄想不明显。此型患者发病早期常不被注意，常被误认为性格问题，常经过数年病情发展至较严重时才被发现。治疗效果较差。

（5）其他类型：除上述四个类型外，临床上上述各型部分症状同时存在，或难以分型者并不少见，称未分化型。

3. 发病、病程和预后　起病多在青壮年，约1/2的患者在20～30岁发病，少数可在儿童或中年以后。起病可急、亚急或慢，以慢性和亚急性者居多。

病程经过有持续和间断发作两类。前者病程缓慢迁延，逐渐出现精神衰退；后者在精神症状急剧出现一段时间后，间隔为缓解期，也有发作一次缓解后终生不再复发者。预后与临床特点和治疗有关。起病较急，有明显诱因，病前性格无明显缺陷，家族史不明显，病程为间断发作者预后较好。患者如能被早期发现及时治疗，多数可获得较满意疗效。若延误治疗或复发频繁者，可发展为慢性状态，使患者丧失原有工作、学习和社会活动能力。

4. 体检及化验检查　患者的一般体格检查、神经系统检查、血、尿、粪及其他实验室检查均无特异性异常发现。

【诊断标准】

（一）症状标准

具备下述1～4中的任何一组（如不甚明确常需要两个或多个症状）或5～9至少两组症状群中的十分明确的症状。

1. 思维鸣响、思维插入、思维被撤走及思维广播；

2. 明确涉及躯体或四肢运动，或特殊思维、行动或感觉的被影响、被控制或被动妄想；妄想性知觉；

3. 对患者的行为进行跟踪性评论，或彼此对患者加以讨论的幻听，或来源于身体某一部分的其他类型的幻听；

4. 与文化不相称且根本不可能的其他类型的持续性妄想，如具有某种宗教或政治身份、或超人的力量和能力（能控制天气，或与另一世界的外来者进行交流）；

5. 伴转瞬即逝或未充分形成的无明显情感内容的妄想，或伴有持久的超价观念，或连续数周或数月每日均出现的任何感官的幻觉；

6. 思潮断裂或无关的插入语，导致言语不连贯，或不中肯或语词新作；

7. 紧张性行为，如兴奋、摆姿势，或蜡样屈曲、违拗、缄默及木僵；

8. 阴性症状，如显著情感淡漠、言语贫乏、情感迟钝或不协调，常导致社会退缩及社会功能下降，但需澄清这些症状并非由抑郁症或神经阻滞剂治疗所致；

9. 个人行为的某些方面发生显著而持久的总体性质的改变，表现为丧失兴趣、缺乏目标、懒散、自我专注及社会退缩。

（二）病程标准

特征性症状在至少 1 个月以上的大部分时间内肯定存在。病程不足 1 个月者诊断为分裂样精神病。单纯型病程至少 2 年。

【鉴别诊断】

1. 神经衰弱　患者自知力完整，完全了解和承认自己有病，有时甚至估计过重，情感反应强烈，积极要求治疗，一般能适应环境且大脑精神活动始终保持完整性和统一性；无精神病性症状，如幻觉、妄想等。

2. 强迫性神经症　部分精神分裂症的临床症状以强迫状态为主，但本病的强迫症状内容较荒谬离奇，患者对强迫性体验的情感反应不鲜明，自知力不完整，缺乏迫切摆脱病态体验的强烈愿望和要求。强迫性神经症则相反。

3. 躁狂症　躁狂症患者情感活跃，生动有感染力，情感与思维内容相配合。患者与周围接触主动，洞察和反应敏捷。精神分裂症患者虽然言语动作增多，但不伴有情绪高涨，患者与环境接触不好，情感不协调，动作较单调、刻板。

4. 抑郁症　抑郁症病情严重时言语思维缓慢，动作迟缓，有时可达木僵程度。但情感是低落而非淡漠，经过医生努力仍可得到一些应答性反应。思维内容与情感配合，而紧张型患者接触困难，表情呆板，情感淡漠，医生尽多大努力均不能唤起患者情感上的共鸣或应答反应。

5. 应激相关障碍　在强烈的精神因素刺激下突然发病，其精神症状内容全是反映精神因素、情感反应特别鲜明而强烈，愿主动叙述自己的体验，以求得到他人的同情和支持，症状随精神因素的排除而逐渐消失。

6. 症状性精神病　感染、中毒等躯体疾病所致的精神障碍，易与初发的急性精神分裂症相混淆。但这些症状是在意识障碍的背景上出现的，以恐怖性幻视为主，昼轻夜重。症状及病程与躯体疾病紧密相关，预后较好。

7. 脑器质性精神障碍　脑器质性精神障碍具有不同程度的意识障碍、记忆障碍和智能缺损，以及神经系统阳性体征，鉴别不难。近年来发现许多散发性脑炎常以精神症状为首发症状，但周密的精神和神经系统检查往往能发现患者有不同程度的意识、定向、记忆和注意障碍，以及反应迟钝、小便失禁等脑器质性损害症状，再加上病毒感染的前驱症状、脑电图弥漫性异常及脑脊液的变化均可协助鉴别。

【治疗】

（一）治疗目标

（1）急性期主要缓解精神分裂症主要症状，阳性症状、阴性症状、激动兴奋、抑郁焦虑和认知功能减退，争取最佳预后。（2）巩固期防止已缓解的症状反复；或进一步提高控制症状的疗效；控制和预防长期用药带来的常见药物不良反应的发生，促进恢复社会功能，回归社会。（3）维持期预防疾病的再次发作，或预防原已比较稳定的病情恶化；提高药物维持治疗的依从性；恢复社会功能，回归社会；帮助患者及家属应对社会或躯体应激。

（二）治疗策略

（1）急性发作患者要早发现、早治疗；积极进行全病程治疗；尽可能选用疗效确切、症状作用谱较为广泛、不良反应轻、便于长期治疗的抗精神病药物。疗程为 4～6 周。（2）巩固期仍以药物治疗为主；以原有效药物、原有效剂量坚持继续巩固治疗；疗程至少 3～6 个月。同时配合家庭教育和对患者的心理治疗。（3）维持期根据个体及所用药物情况，确定是否减少剂量，把握预防复发所需剂量；疗效稳定，无特殊不良反应，尽可能不换用药物；疗程视患者个体情况而定，一般在2～5年。

（三）抗精神病药

1. 氯丙嗪　有明显的镇静、控制兴奋及抗幻觉、妄想作用。对精神运动性兴奋和幻觉妄想状态的各种急性精神分裂症患者均适用。治疗剂量为300～600mg/d，从小剂量逐渐加量，每日2～3次口服。

2. 奋乃静　除镇静作用不及氯丙嗪外，其他作用相同，但其对心血管、肝及造血系统的毒副反应较氯丙嗪轻，更适用于老年、体弱患者。治疗剂量为40～60mg/d，每日2～3次口服。

3. 氟哌啶醇　能迅速控制急性兴奋，对慢性衰退症状亦有效。本药治疗剂量为20～40mg/d。

4. 氯氮平　具有强大的抗幻觉妄想、控制兴奋与躁动及镇静作用，又对退缩被动有振奋活跃作用，对急、慢性精神分裂症均有较好疗效。治疗剂量100～400mg/d。个别可见白细胞降低和癫痫发作等。

5. 舒必利　对偏执型、紧张型和以阴性症状为主的淡漠、退缩、木僵、孤独和社会适应障碍的患者，能改善其社会接触状态及解除抑郁和木僵状态。治疗剂量为300～1000mg/d。

6. 长效制剂　适用于急性症状控制后的巩固疗效，预防复发的维持治疗或有明显精神症状而又拒绝服药，甚或有藏药企图患者。常用药物及剂量：氟癸酯或氟庚酯为12.5～50mg，每2～3周肌内注射一次；癸氟哌啶醇（安度利）可每4周注射100～150mg；口服长效药五氟利多每周20～60mg。

7. 利培酮　是非典型抗精神病药，能改善患者的阳性症状、阴性症状、认知功能及情绪障碍。不良反应有锥体外系症状，眩晕，头疼，体重增加等。日剂量为2～4mg，分1～2次口服。

8. 奥氮平　为非典型抗精神病药，对精神分裂症的治疗效果与氯氮平相当，但较氯氮平的优点是无粒细胞缺乏的药物副作用，无锥体外系副作用，长期服用可出现体重增加。成人剂量为10～20mg/d。

9. 奎硫平　为非典型抗精神病药，疗效与氟哌啶醇和氯丙嗪相当，是一种治疗急性精神分裂症的有效药物，剂量必须逐渐增加到150～750mg/d。不良反应包括嗜睡、心率加快、体重增加和激越。

10. 齐拉西酮　对精神分裂症的阳性症状、阴性症状、情感症状有治疗效果。且锥体外系不良反应（EPS）少。该药治疗中较少出现中枢和周边抗胆碱能作用。主要不良反应为嗜睡、头晕、恶心和头重脚轻，偶有心动过速、体位性低血压和便秘。齐拉西酮引起体重增加非常轻微；对糖脂代谢亦无明显影响。治疗剂量为80～160mg/d，分两次与食物同用。

11. 阿立哌唑　治疗精神分裂症阳性症状、阴性症状和认知功能损害。常见不良反应为头痛、困倦、兴奋、焦虑、静坐不能、消化不良、恶心等。锥体外系不良反应（EPS）较少见，对血清泌乳素水平、体重和脂代谢影响不显著。起始剂量为10～15mg，每日一次用药。治疗有效剂量为10～30mg/d。

表 11-3-1 常用抗精神病药物的使用途径、起始剂量及治疗剂量

药物	用药途径	起始剂量（mg/d）	常用治疗剂量（mg/d）
氯丙嗪	注射	25～50	150～200
氟哌啶醇	注射	5～10	20
氯丙嗪	口服	25～50	200～600
氟哌啶醇	口服	2～4	10～20
奋乃静	口服	4～6	20～60
舒必利	注射	100～200	800～1000
舒必利	口服	100～200	600～1400
硫利哒嗪	口服	25～50	200～600
氯氮平	口服	25～50	200～600
利培酮	口服	1～2	4～6
奥氮平	口服	5～10	10～20
奎硫平	口服	50～100	400～750
齐拉西酮	口服	40～80	80～160
阿立哌唑	口服	10～15	10～30
五氟利多	口服	每周 20mg	
注射用利培酮微球	注射	每两周 25～50mg（注射前 3 周内，需合并口服药物）	
哌普嗪嗪棕榈酸酯	注射	每月 50～200mg	
氟奋乃静癸酸酯	注射	每 2～3 周 12.5～50mg	
氟哌噻吨癸酸酯	注射	每 2～3 周 20～40mg	
癸氟哌啶醇	注射	每两周 50～100mg	

（四）无抽搐电休克治疗

精神分裂症出现严重的兴奋躁动及木僵、缄默或伴有明显的抑郁症状的患者后经多种精神病药物治疗效果不明显者，可选用无抽搐电休克治疗。要严格掌握禁忌证，以确保患者的安全，每 6～12 次为一个疗程。

（五）心理治疗和社会支持

这对患者的社会康复、预防和减少衰退意义重大。良好的环境，丰富的生活内容和有组织的社会活动，以及积极的心理治疗，良好的家庭照顾和社会支持对患者的康复具有积极意义。

【预防】

本病的预防主要是早期发现、早期治疗和预防复发，普及心理学和精神病防治知识，建立城乡基层精神病防治和康复机构极为重要。遗传因素是精神分裂症发病的因素之一，故要做好遗传咨询、优生优育工作，精神症状未缓解时不宜生育。

案例

患者，男性，30岁，猜疑、耳闻异声半年。患者半年前恋爱失败后渐起性格改变，表现孤独、不喜欢与人接触，常在家独处，以前喜欢的事情也没有兴趣，家里人督促其工作或外出活动，患者常无故拒绝且发脾气，失眠多梦。后渐渐猜疑本公司同事在背后议论自己，说自己的坏话，为此常常在公司里对空骂人。并怀疑周围邻居常常“话里有话”，内容多涉及患者的隐私，开始怀疑自己的房间被人录音、摄像。入院前3个月，患者听到脑子里有一个公安局的警察同自己讲话，说是要保护自己，因为有人要迫害自己，有时又听见很多人争论自己是“好人”还是“坏人”。入院前一周整日无法入睡，不思饮食，身体明显消瘦，情绪激动，总是感到自己不安全，不敢上班，待在家里也整日恐惧、紧张，个人卫生也不能料理。

初步诊断：精神分裂症　偏执型

问题与思考：

1. 患者听到很多人争论自己是“好人”还是“坏人”说明什么？

2. 患者认为有人要迫害自己而感到恐惧、紧张与听到声音的关系？

思考题

1. 分析精神分裂症的病因和发病机制。

（崔利军）

第四章

心境障碍

学习目标

【掌握】

1. 躁狂发作和抑郁发作的临床表现与诊断标准。
2. 躁狂发作和抑郁发作的药物治疗。
3. 双相障碍的特点。

【熟悉】

1. 心境障碍的病因和发病机制。
2. 恶劣心境与抑郁发作的鉴别。

【了解】

环性心境障碍的特点。

心境障碍（mood disorders）或称为情感性精神障碍（affective disorders）是以心境显著而持久的改变——高涨或低落为基本临床表现，伴有相应的思维和行为改变，有反复发作倾向，间歇期完全缓解。其临床特征为躁狂状态和抑郁状态单相发作，或循环发作。前者以情绪高涨、夸大、易激惹为主，伴有精神运动性兴奋，自我评价过高；后者以情绪低落、丧失兴趣为主，伴有精神运动性激越或迟滞、自我评价过低、食欲减退和失眠症状。

【病因和发病机制】

1. 遗传因素　群体和家系调查，以及双生子和寄养子的研究均认为本病与遗传有关。且与精神分裂症比较遗传倾向更明显。有遗传家族史者发病率高，血缘关系越近发病概率越高。

2. 生化代谢异常　多数资料支持5-羟色胺（5-HT）缺乏是躁狂和抑郁症的共同生化基础，构成遗传易感性素质，在此基础上去甲肾上腺素（NE）功能亢进出现躁狂症状，NE功能不足则出现抑郁症状。

3. 神经内分泌功能失调　可能与间脑、下丘脑单胺类神经递质系统的功能障碍有关。

4. 心理及躯体因素　首次发病前50%以上患者有心理因素，少数人可在躯体因素影响下发病。推测两者均系促发因素。

【临床表现】

首次发病以16～25岁最多，女性多于男性，躁狂症发病年龄较抑郁症为早，病程持续时间躁狂症一般平均4个月，抑郁症平均6个月，发作次数以1～2次为多见，少数频发。临床类型有：①躁狂型（单相）。②抑郁型（单相）。③躁狂抑郁症（双相）循环发作。④混合型（一次发作两者同时存在）。

1. 躁狂发作　其典型症状为情感高涨或易激惹，思维奔逸和精神运动性兴奋。①起病可急可缓，病前可有无力、烦躁、失眠等症状。②出现与患者环境不相称、持久的情感高涨，生动和高涨的情感与患者内心体验相一致，常可获得周围人的共鸣，但有的患者情绪不稳定，易激惹，甚至伤人毁物。③精神运动性兴奋表现为整日忙碌不停，爱管闲事，做事有头无尾，对睡眠的要求减少，食欲亢进，性欲增强，挥金如土，喜接近异性。④思维奔逸表现为说话滔滔不绝，自觉脑子特别灵，写信、写文章往往下笔千言，一挥而就，但逻辑浮浅，严重时出现意念飘忽或音联意联，患者对自己的评价往往过高，并可出现夸大观念甚至妄想，但不荒谬。⑤躯体方面患者常面色红润、目光有神、体重下降、入睡困难或早醒、血压增高、脉搏加快、瞳孔扩大、便秘等交感神经活动亢进的症状。⑥自知力不同程度受损，否认有病。⑦轻者表现为轻躁狂，严重时可发展成谵妄性躁狂或错乱性躁狂。

2. 抑郁发作　典型表现为情绪低落、思维迟缓、精神运动性抑制。①起病多缓慢，往往先有失眠、乏力、食欲缺乏、工作效率低和各种内感性不适，由精神因素或躯体因素诱发者，发病可较急。②情绪低落表现为整日忧心忡忡，唉声叹气，悲伤抑郁，兴趣索然，对工作、学习、家庭和前途悲观失望，有度日如年、生不如死之感。③思维迟缓表现为联想困难，自觉脑子迟缓、思路闭塞。④精神运动性抑制表现为言语动作减少，且反应迟钝，动作缓慢，严重者可缄默不语，卧床不动称抑郁性木僵状态。⑤上述症状有昼重夜轻的特点。⑥自杀企图和行为是该病最危险的症状，可出现于早期或好转期。⑦躯体症状表现为食欲减退、体重下降，性欲减退、汗液唾液分泌减少、便秘，早醒性失眠最具特征性，一些患者反复或持续出现头痛、头晕、胸闷、气促、四肢麻木及消化道症状。⑧一些患者伴有明显的焦虑、紧张，可出现人格解体、强迫症状、恐怖症状。

3. 双相障碍　其临床特点为反复出现心境和活动水平明显紊乱的发作，有时表现为心境高涨、精力充沛和活动增加（躁狂或轻躁狂），有时表现为心境低落、精力减退和活动减少（抑郁）。发作间期完全缓解为其特征。快速循环发作是指过去12个月中，至少有4次心境障碍发作，不管发作形式如何，但符合轻躁狂或躁狂发作、抑郁发作或混合发作标准。

4. 环性心境障碍　是指情感高涨与低落反复交替出现，但程度较轻，且不符合躁狂或抑郁发作时的诊断标准。轻度躁狂发作时表现为十分愉悦、活跃和积极，且在社会生活中会做出一些承诺；但转变为抑郁时，不再乐观自信，而成为痛苦的“失败者”。随后，可能回到情绪相对正常的时期，或转为轻度的情绪高涨。一般心境相对正常的间歇期可长达数月，其主要的特征为持续性心境不稳定。这种心境的波动与生活应激无明显关系，与患者的人格特征有密切关系。

5. 恶劣心境　是由于神经心理因素引起的一种持久的情绪抑郁，常伴焦虑、躯体不适感和睡眠障碍。其程度较轻，病程较迁延，患者有治疗要求。

常因社会心理因素如夫妻争吵、离异、工作困难、人际关系紧张而诱发。严重的躯体疾病导致抑郁、苦闷、沮丧。尤其是抑郁人格障碍者抑郁情绪维持时间较长。本病表现的抑郁程度较轻，很少发展到严重程度。但患者描述却生动具体，如患者常诉心情不畅、消沉、沮丧，周围一片暗淡之感；对工作无兴趣，缺乏信心，对未来悲观失望，常感精力不足。有些患者有轻生念头，但这种抑郁情绪常随着时间、地点和兴趣的不同而有所改变，波动性大，但大部分时间是抑郁。尽管如此，工作、学习和生活无明显异常。抑郁症状的同时，伴有一些躯体症状如头痛、背痛、四肢痛等慢性疼痛症状，但查不出疼痛的原因。此外还有自主神经功能障碍，如胃部不适、腹泻或便秘、失眠等，无昼重夜轻的变化。诊断：病程至少2年，在全部病程中大部分时间心境低落，如有正常间歇期，每次最长不超过2个月。以持久的轻度至中度抑郁为主要临床表现，伴有以下症状中至少3项：①兴趣减退，但未丧失。②对前途悲观失望，但不绝望。③自觉疲乏无力或精神不振。④自我评价下降，但愿接受鼓励和赞扬。⑤不愿主动与人交往，但被动接触良好，愿接受同情和支持。⑥有想死的念头，但又顾虑重重。⑦自觉病情严重难治，但又主动求治，希望能治好。

【诊断】

（一）躁狂发作的诊断标准

1. 症状标准　以情绪高涨或易激惹为主要特征，且症状持续至少1周，在心境高扬期至少有下述症状中的3项（若仅为易激惹，则至少需4项）：①注意力不集中，或者随境转移；②语量增多；③思维奔逸（语速增快、言语急促等）、联想加快或意念飘忽的体验；④自我评价过高或夸大；⑤精力充沛、不感疲乏、活动增多、难以安静或不断改变计划和活动；⑥鲁莽行为（挥霍、不负责任，或不及后果的行为等）；⑦睡眠需要减少；⑧性欲亢进。

2. 严重程度标准　严重损害社会功能或给别人造成危险或不良后果。

（二）抑郁发作的诊断标准

1. 症状标准　以心境低落为主要特征且持续至少2周，在此期间至少有下述症状中的4项：①兴趣丧失，无愉快感；②精力减退或疲乏感；③精神运动性迟滞或激越；④自我评价过低，自责或有内疚感；⑤联想困难或自觉思考能力下降；⑥反复出现想死的念头，有自杀行为；⑦睡眠障碍，如失眠、早醒或睡眠过多；⑧食欲降低或体重明显减轻；⑨性欲减退。

2. 严重程度标准　社会功能受损，给本人造成痛苦或不良后果。

【鉴别诊断】

某些药物如肾上腺皮质激素、异烟肼等在较长期大量使用后，可引起躁狂状态；利舍平长期使用可引起抑郁。应注意服药史，停药或减药后症状消失或减轻。同时应注意与精神分裂症、脑器质性精神障碍及应激相关障碍鉴别。

【治疗】

（一）躁狂症的治疗

1. 药物治疗　常用：①碳酸锂是治疗躁狂发作的首选药，总有效率为80%，口服0.8～1.5g/d，维持剂量0.4～0.8g/d，治疗阶段血锂浓度为0.8～1.4mmol/L，长期维持剂量服用可减少躁狂复发，对预防抑郁复发也有效。②抗精神病药氯丙嗪200～500mg/d，氟哌啶醇10～30mg/d，较重者可肌内注射。非典型抗精神病药物中的喹硫平、利培酮、奥氮平与氯氮平也具有一定的抗躁狂作用和心境稳定作用，在躁狂发作的急性期治疗阶段，可以单独使用或与心境稳定剂联合使用，伴有精神病性症状时，选择联合本类药物。③抗癫痫药卡马西平、丙戊酸钠、丙戊酸镁对控制躁狂有较好疗效。

2. 无抽搐电休克治疗　对严重躁狂患者在严格控制适应证情况下合并使用。

（二）抑郁症的治疗

1. 药物治疗　常用①三环类抗抑郁药：丙咪嗪50～200mg/d，一般2～3周见效，适用于精神运动性抑制较显著者。阿米替林治疗量50～200mg/d，多塞平100～300mg/d，对激越性抑郁或伴有焦虑症状的患者或早醒性失眠患者宜优先选用，氯丙咪嗪对抑郁症状、强迫症状有良好效果。②四环类抗抑郁药：马普替林的抗抑郁作用与阿米替林相同，日服剂量为75～200mg。米安舍林，治疗剂量为30～90mg/d。③阿普唑仑、舒必利对抑郁均有效。④

选择性5-HT再摄取抑制剂（SSRIs）：其抗抑郁效果与三环类相似，抗胆碱能及心血管副作用轻微，耐受性较好，对肝、肾功能的影响较小，安全性大，常见的副作用为胃肠道反应，如恶心、呕吐、厌食等。临床常用的药物有氟西汀，日服剂量为20～40mg，早饭后一次服用；帕罗西汀日服剂量为20～40mg；舍曲林日服剂量50～200mg；氟伏沙明日服剂量100～200mg；西肽普兰日服剂量20～40mg。艾司西肽普兰日服剂量10～20mg。5-HT及NE再摄取抑制剂（SNRIs）包括文拉法辛及度洛西汀，以及NE能和特异性5-HT能抗抑郁药（NaSSAs）米氮平。⑤单胺氧化酶抑制剂吗氯贝胺日服剂量150～450mg。

表11-4-1　常用的几种抗抑郁药

	剂量范围mg/d	主要不良反应	禁忌证
三环类TCAs			
阿米替林	50～250，分次服	过度镇静，体位低血压，抗胆碱能不良反应	严重心肝肾疾病
咪帕明	50～250，分次服	同上	同上
多塞平	50～250，分次服	同上	同上
氯咪帕明	50～250，分次服	同上，抽搐	癫痫
四环类			
马普替林	50～225，分次服	同上，抽搐	同上，癫痫
米安舍林	30～90，晚顿服	头晕、镇静，罕见粒细胞减少	低血压者慎用
5-HT摄取抑制剂SSRIs			
氟西汀	20～60，早餐后顿服，剂量大，可分两次服	胃肠道反应，头痛，失眠，焦虑、性功能障碍	禁与MAOIs、氯咪帕明、色氨酸等联用
帕罗西汀	20～60，同上	同上，抗胆碱能反应、镇静作用较强	同上
舍曲林	50～200，同上	同上	同上
氟伏沙明	50～300，晚顿服或午、晚分次服	同上，镇静作用较强	同上
西酞普兰	20～60，早餐后顿服，剂量大，分两次服	同上	同上
5-HT/NE再摄取抑制剂SNRIs			
文拉法辛	75～300，速释剂分两次服，缓释剂早餐后顿服（每周增加75mg）	胃肠道反应，血压轻度升高，性功能障碍、体重增加少	禁与MAOIs联用
度洛西汀	40～60（20mg一日两次，60mg一日一次或30mg一日两次）	胃肠道反应，血压轻度升高	禁与MAOIs联用
NE/特异性5-HT受体拮抗剂NaSSAs			
米氮平	15～45，分1～2次服	镇静、口干、头晕、疲乏、体重增加、胆固醇升高，粒细胞减少（罕见），性功能障碍少	禁与MAOIs联用，出现感染症状应查血象

续表

	剂量范围 mg/d	主要不良反应	禁忌证
5-HT 拮抗/摄取抑制剂 SMA			
曲唑酮	50～300，分次服	口干、镇静、头晕、嗜睡、阴茎异常勃起	低血压，室性心律失常
NE 和相对弱的 DA 再摄取抑制剂 NDRIs			
安非他酮	150～400，分次服	失眠、头疼、坐立不安、恶心和出汗，可能出现幻觉、妄想。少见抽搐	禁与氟西汀或三环类抗抑郁药合用。慎与卡马西平合用

2. 无抽搐电休克治疗　凡严重而有强烈自杀企图者以及抗抑郁剂治疗无效时，可考虑应用。

3. 心理治疗　对抑郁症患者的心理治疗可有下述效能：①减轻和缓解心理社会应激源的抑郁症状；②改善正在接受抗抑郁药治疗患者对服药的依从性；③矫正抑郁症继发的各种不良心理社会性后果，如婚姻不和睦、自卑绝望、退缩回避等；④最大限度地使患者达到心理社会功能和职业功能的康复；⑤协同抗抑郁药维持治疗，预防抑郁症的复发。

案例

患者，男性，48 岁，反复情感高涨或低落间断发作 10 年。患者于 38 岁时因为工作繁忙紧张，出现情绪高涨，话多，精力旺盛，睡觉减少，连续加班加点也不觉得累，好管闲事，做事马虎，被家人送至精神科诊治，诊断躁狂症，给予碳酸锂治疗一个月后好转。但随后又出现情绪低落，兴趣消失，自卑，不想工作，诊断抑郁症，给予抗抑郁药物多塞平治疗约半个月好转。此后经常出现情绪高涨和低落交替，情绪高涨时兴高采烈，满面春风，言语滔滔不绝，自觉能干大事，乱花钱，购买家中不需要的东西，家人无法劝阻。情绪低落时悲观失望，自感对周围事物丧失兴趣，不想做任何事情，甚至不愿外出。每次发作时在当地精神科给予锂盐和抗精神病药物治疗 2～3 个月后逐渐好转，恢复如常，一旦恢复即自行停药。发作间隔时间不定，有时每年发作 2～3 次，有时几年才发作一次。发作时往往与工作压力有关。本次因患者连续加班半个月，后出现明显话多，发脾气，做事我行我素，不眠，自觉脑子反应快，被家属送医院就诊。

初步诊断：双相情感障碍

问题与思考：

如何理解心境障碍的情感变化的两级性和发作性？

思考题

1. 正常人的情绪改变与心境障碍情感改变的不同？

（崔利军）

第五章

应激相关障碍

学习目标

【掌握】

应激相关障碍的概念、临床表现及诊断标准。

【熟悉】

应激相关障碍的鉴别诊断及治疗。

【了解】

应激相关障碍的病因和发病机制。

应激相关障碍（stress related disorder）是由剧烈而持久的精神创伤直接引起的一组精神障碍。其临床表现的主要内容、症状特点及病理经过与创伤体验密切相关，且易被人理解。消除致病因素、改变环境、适当的治疗，会使其精神障碍很快消失，不会遗留人格障碍，预后良好。多发于20～40岁，农村高于城市，性别差异不明显。

【病因和发病机制】

常见的致病因素有①自然灾害的发生：如地震、洪水等。②人为集体受灾：如战争、车祸等。③个人生活的重大不幸：如身患重病、破产、被强奸等。④人际关系的持续紧张：如婆媳不和、夫妻矛盾等。个体对外界刺激具有不同的感受性与耐受性，个人都有耐受阈值，刺激超过耐受阈值而引起大脑功能紊乱，导致心理与生理功能障碍。

造成强烈的精神创伤性生活事件发生后，应激反应可归为3阶段。第一阶段：生活事件发生后，患者处于一种茫然的休克状态。表现为定向力障碍，注意力分散，迟钝等；很快进入第二阶段：以明显的混乱，变化不定，伴有情绪障碍为特征；第三阶段：即修复阶段，生活和心理的调整重建，以便达到再度平衡。

强烈的精神刺激对绝大多数人都会引起应激反应，但反应的强度和持续的时间可因人而异。应激相关障碍的发生、临床表现、病程经过主要取决于3个因素：①使当事人受到精神和物质损伤的生活事件和处境。②思想、观念等社会文化背景。③个体的性格特征、受教育程度、生活信仰、智力水平、适应调节能力等。

【临床表现】

（一）急性应激障碍

在遭遇强烈的精神刺激后数分钟或数小时内发病，病程持续数小时至一周，个别患者症状存在时间略长，但不超过一个月。

临床表现主要为各种不同程度的意识障碍。多为意识恍惚和朦胧状态，意识范围的狭窄，注意力不集中，定向力障碍，对周围事物理解困难，感知觉迟钝；表情茫然，情感麻木、淡漠，也可焦虑烦躁，惊恐不安。动作减少、呆滞，肌肉震颤，有的患者表现精神活动全面抑制的木僵状态；也有的患者表现为坐立不安，无目的地徘徊，活动过多的精神运动性兴奋状态。

病程短暂，数小时至数日内症状完全消失，特别在脱离创伤性环境后，症状可迅速缓解。事后对发作经过可部分或全部遗忘。

少数患者在强烈的精神刺激下，还表现为联想松弛，喃喃自语，伴有片断的幻觉妄想，行为紊乱，动作怪异，自杀和伤人，定向力和记忆力障碍。

（二）创伤后应激障碍

强烈的、灾难性的精神刺激为发病的主要原因，刺激的强度超过了日常不幸事件，以致大多数人身临其境都会有强烈情感体验。事件发生后数周内发病，一般不超过6个月。临床表现为：

1. 创伤的体验反复出现　强烈精神刺激的经历在患者的思维与记忆中不由自主地反复涌现，在梦中也经常出现。有的患者出现短暂的“重演”发作，再度恍如身临其境，出现错觉、幻觉、意识分离障碍，伴有强烈的情绪反应。个别患者的创伤性情景完全不能回忆，称作心因性遗忘。此种现象被认为是心理防御机制的保护性抑制的结果，其生理机制是强烈的刺激引起超限抑制的现象。

2. 回避和麻木症状　对周围事物反应迟钝，情感麻木，社会退缩，对以往的爱好失去兴趣，尽量回避与人交往，尤其避免与创伤性事件有关的人和事接触。对前途感到渺茫，失望。抑郁心境占优势。

3. 警觉性增高　患者的警觉性和易激惹性增高。对声音敏感，易受惊，易激动，发脾气，注意力不集中，难以入睡而易惊醒。

（三）适应性障碍

引起发病的不良生活事件可以是单一的，也可以是多方面的，多为长期而持久的。个性化的人格特征在发病中的作用是不可忽视的。通常在不良生活事件发生后1个月内发病，病程一般不超过6个月。

临床表现主要为情绪障碍，焦虑不安，烦躁，惶惑不知所措，胆小，抑郁心境；同时可出现适应不良的行为而影响到患者的日常生活如惹人注目的行为和暴力行为，在青少年时期以攻击他人或仇视社会的品行障碍多见，在儿童期可表现为趋于幼稚的退化现象。

【诊断和鉴别诊断】

诊断要点：①发病由明显的精神刺激所引起，这一刺激对患者来说必须具有一定的强度，甚至是难以忍受的。②精神症状的出现与创伤性事件的发生在时间上有密切联系。③精神症状往往反映创伤性体验及处境，并有相应的情感反应。④病程一般不长，改变环境及接受适当的治疗后则较快地恢复正常。

按上述特征与精神分裂症、情感性精神障碍的抑郁状态、癔症及各种症状性精神病不难鉴别。

【治疗和预防】

1. 改变和转换环境，与刺激脱离接触。给予支持性心理治疗，鼓励患者以正确态度面对客观存在的矛盾，克服困难，配合医生治疗，争取早日康复。

2. 对症使用小剂量的镇静和安眠药，必要时可给予抗精神病药物或抗抑郁药物，对急性起病、兴奋激动者，可给予小剂量非典型抗精神病药，如奥氮平 5mg 每日 1～2 次，严重者肌注氟哌啶醇 5mg，每日 1～2 次。抑郁状态可选用氟西汀、舍曲林、帕罗西汀、曲唑酮、文拉法新等新型抗抑郁剂。症状消失后，再服数周，即可停服。但由于疾病本身有自发缓解的可能性所以不主张大剂量使用。症状消失后再服用数周，即可停服，不需要长期维持治疗。

3. 经颅磁刺激（rTMS）疗法，利用一定的磁场在脑内诱发电磁场，产生感应电流，以此刺激提高大脑细胞的兴奋性，并影响脑内多种代谢和电生理活动，对创伤后应激障碍有效，其耐受性良好，无明显的副作用。

4. 自幼培养开朗、乐观和勇于克服困难的性格和毅力，学会正确处理主观和客观之间的矛盾，对预防本病的发生十分重要。在遇到困难的情况下，组织、家属、亲友相互关心、支持，避免矛盾激化、精神过度紧张和平衡破裂亦十分重要。

5. 对严重消极观念及自杀企图者可给予电抽搐治疗，以促使症状缓解。

案例

患者，女性，36 岁，汶川地震发生时，被掩埋 3h，幸好有房子的木梁支撑，只是受点轻伤，后被人从废墟中救出，但地震后 2 个月仍感到紧张不安，反复在大脑中出现地震时的悲惨场面，自己不想回忆，但痛苦的经历常在脑中闪过，致使精神高度紧张，经常不能入眠，做噩梦，听到比较大的声响，便感到惊恐、心慌、出汗，易烦躁，对未来失去希望和信心。有时心情不好，注意力不集中，有时感到好像地震又发生了，不愿意见人，怕听到有关地震的谈话，多独处，家人感到患者与地震前判若两人，故带患者到某专科医院寻求心理咨询。

诊断：创伤后应激障碍

问题与思考：

1. 严重的灾难性事件对人的精神和心理的影响？

思考题

1. 简述应激相关障碍的临床表现。

（崔利军）

第六章

分离性障碍

学习目标

【掌握】

分离性障碍的概念、临床表现及诊断标准。

【熟悉】

分离性障碍的鉴别诊断及治疗。

【了解】

分离性障碍的病因和发病机制。

分离性障碍（dissociative disorders）又称分离转换性障碍（dissociative conversion disorders），旧称癔症（hysteria）。是一类由精神因素，如生活事件、内心冲突、情绪激动、暗示和自我暗示作用于易患个体引起的精神障碍。一部分患者主要表现为分离性遗忘、分离性情感爆发、分离性身份识别障碍等症状；另一部分患者表现为各种形式的躯体症状（包括分离性运动障碍和分离性感觉障碍）。患者的症状和体征不符合神经系统解剖生理学特点，被认为是患者无法解决的内心冲突和愿望具有象征意义的转换。在普通人群中的患病率为3.55‰，发病年龄为16～35岁，少数患者发病超过40岁，女性多于男性。

【病因和发病机制】

1. 性格特点　患者常有表演性人格特点：情感丰富，暗示性强，自我中心，富于幻想。

2. 心理因素　使患者感到委屈、气愤、惊恐、悲伤等精神刺激，往往是分离性障碍患者的直接致病因素，或为第一次发病的因素。患者对于精神刺激或创伤体验较深而起病，有一部分患者多次发病后则无明显的诱发因素，可能通过触景生情、联想，或自我暗示而发病。

3. 遗传因素　据统计发现有家族史的人群患病率高于一般居民。

【临床表现】

分离性障碍症状复杂多样，变化亦大，通常分为躯体障碍和精神障碍，但在同一患者身上仅出现一至两种，每次发作的症状均为类同。

（一）分离性感觉障碍

1. 视觉障碍　可有突然的双目失明或弱视，有的可出现管状视野或视野缺损，但无器质性眼病的阳性发现。

2. 听觉障碍　可突然失去听力，缺乏器质性耳聋的证据。如声音来自背后可引起瞬目反应，可在睡眠中被叫醒。

3. 感觉麻木 常从头到足的半身麻木，以正中为界线，不符合神经分布区域。另外有些患者感觉过敏，甚至出现疼痛，也不符合神经解剖学基础。

4. 癔症球 亦称梅核气，在咽喉部常有梗阻感，既咳不出又咽不下，常有干咽动作，但检查时无任何阳性病征。

（二）分离性运动障碍

1. 分离性抽搐发作 一般发作可达 10～20min 或 1～2h，随周围人的暗示而变化。发作可一日多次，但发作时无咬伤唇舌、跌伤、大小便失禁等。

2. 分离性瘫痪 以单瘫、截瘫、偏瘫多见。

3. 分离性失音和缄默 患者保持不语，常用手势或书写表达自己思想。但可以正常咳嗽。

（三）精神障碍

1. 情感爆发 常在精神刺激后急性起病，表现以尽情发泄为特征，号啕大哭、大吵大闹或声嘶力竭、吐露愤恨，发作时间长短可因周围的劝慰而变化。

2. 意识障碍 可呈意识模糊或意识范围狭小，亦可呈假性昏迷状态。

3. 遗忘 患者常不能回忆某一段的生活经历，甚至否认既往的生活和身份，持续时间可长可短。

4. 神游症 是一种在急剧精神因素影响下的无目的外出游逛，数小时或数天，意识恍惚，可做出复杂的活动，一旦意识恢复方觉察到自己待在这个陌生的环境中。对神游过程中的一切，可有片断的记忆或完全遗忘。

5. 双重人格 同一患者在不同的时间有两种身份的出现，当以某种身份出现时，应具有独特人格、行为和态度。如同一个人先后表现两种以上“人格特点”，则称多重人格。

6. 假性痴呆 模仿儿童的性格、声调、行为和智能。

7. 分离性附体体验 多见于农村妇女，认为是鬼神附体走“阴间”，善以熟悉的死亡亲人口气说话，多属朦胧状态，常与迷信有关。

【诊断和鉴别诊断】

分离性障碍的诊断标准：

1. 有以下各种障碍之一的证据 ①分离性遗忘；②分离性漫游；③分离性木僵；④分离性附体体验；⑤分离性运动和分离性感觉障碍；⑥其他分离性障碍。

2. 不存在可以解释症状的躯体障碍证据。

3. 有心理因素致病的证据，表现在时间上与应激性事件、问题或紊乱有明确的联系（即使患者否认这一点）。

根据上述要点诊断本症不难，但应注意与癫痫大发作、精神分裂症、心因性精神障碍及诈精神病等相鉴别。

【治疗】

（一）心理治疗

是治疗分离性障碍的首要方法。要关心和同情患者，与患者及家属建立良好的关系，使他们对医生产生极大的信任感，然后用心理疏导等方法让患者了解本病的病因、发病机制、性格特点，以及该病属于功能性病变且可完全治愈而无后遗症，并要调动其主观能动性，加强自我锻炼，促进心身健康，配合医生战胜病魔。

（二）对症治疗

1. 暗示治疗　是消除分离性症状如失听、失明、瘫痪、失语等症状的有效疗法。有普通催眠暗示和药物催眠暗示。在觉醒状态下也可暗示，或借助于物理治疗及药物如静脉注射10%葡萄糖酸钙10ml，配合言语强化，促进患者康复。

2. 药物治疗　对分离性的精神发作、激情或兴奋状态、抽搐发作等最好进行紧急处理，如注射氯丙嗪25～50mg，或地西泮（安定）10～20mg，待患者安静后口服安定5mg，每日3次，或配合其他心理治疗。

3. 其他　如中医、中药及针灸或电针等治疗，对癔症性瘫痪可获得较好的疗效。

案例

某女，30岁，性格内向，情感丰富，说话办事好自我为中心。一天，原本恩爱的夫妻因家庭琐事争吵，双方都很激动，争吵中妻子突然双眼紧闭，全身僵直，“不省人事”。丈夫非常害怕，向妻子承认错误并忏悔，过了一会儿，妻子醒了，有了自主言语，但双腿不能动，好像瘫痪了。丈夫马上将她送到医院，经过神经系统检查及影像学检查，没有发现病理改变。

初步诊断：分离（转换）性障碍

问题与思考：

患者的全身僵直，“不省人事”如何与癫痫发作区别？

思考题

1. 如何理解分离性障碍症状的复杂多样性？

（于雪竹）

第七章

神经症性障碍

学习目标

【掌握】

1. 神经症、恐怖症、强迫症的概念。
2. 焦虑症临床表现及诊断标准。

【熟悉】

1. 恐怖症的临床类型。
2. 躯体形式障碍的分型。

【了解】

神经症各临床型的病因及发病机制。

神经症（neurosis）是一组主要表现为焦虑、抑郁、恐怖、强迫症状、疑病症状或神经衰弱症状的精神障碍。本组患者病前多有一定的易患素质基础和个性特征；疾病的发生与发展常受心理社会（环境）因素的影响；症状没有可证实的器质性病变。与患者的现实处境不相称；患者对存在的症状感到痛苦和无能为力，自知力完整或基本完整，有求治要求，病程大多是持续迁延。

第一节　恐惧症

恐惧症（phobia）原称恐怖性神经症。是一种以过分担心和不合理地惧怕外界某种客观事物或情境为主要表现的神经症。患者明知这种恐惧反应是过分的或不合理的，但在相同场合下仍反复出现，难以控制。发作时常伴有明显的焦虑和自主神经症状。患者极力回避恐惧的客观事物或情境，或是带着畏惧去忍受，因而影响其正常活动。患病率为 0.59‰，城乡患病率相近。女性多于男性，在 25～44 岁年龄段人群中患病率最高。

【病因和发病机制】

恐怖症的原因目前尚不十分清晰，目前研究与遗传、生化和特殊的条件反射相关。恐怖症的临床表现形式包括

（1）场所恐怖症：在恐怖症中最为常见。患者对某些特定环境产生恐怖，如高处、广场、密闭的环境和拥挤的公共场所等。患者害怕离家或独处，害怕进入商店、剧场、车站或

乘坐公共交通工具，因为患者担心在这些场所出现恐惧感，得不到帮助，无法逃避，因而回避这些环境，甚至不敢出门。

（2）社交恐怖症：主要表现为在社交场合中出现恐怖。患者在大庭广众面前害怕被别人注视，害怕会当众出丑，因此当着他人的面不敢讲话、不敢写字、不敢进食，甚至不敢如厕，严重者可出现面红耳赤、出汗、心跳、心慌、震颤、呕吐、眩晕等。如果病情严重，患者可因恐怖而回避朋友，与社会隔绝而仅与家人保持接触，甚至失去工作能力。如果患者害怕与他人对视，则称为对视恐怖。如果患者害怕在与人相处时会面红或坚信自己有面红，则称为赤面恐怖。

（3）物体恐怖症：患者主要表现为对某些特定的物体产生恐怖。患者可表现为对动物的恐怖，害怕猫、老鼠、狗、鸟类或昆虫等小动物。在青春期前，对动物恐怖的男女患者比例相近，成人后则以女性为多。有些患者表现为对尖锐物体的恐怖，而不敢接触尖锐物体，害怕自己或别人会受到这些物体的伤害。也有的患者可表现为害怕见到血液等。

（4）自然现象恐怖症：对打雷、闪电、波浪等产生恐怖。

【诊断】

本症以恐怖为主要症状，根据临床表现及特征，一般不难诊断。因特定环境、物体或交往等，引起强烈恐惧或紧张不安，因而极力回避。

1. 广场恐怖症诊断　以害怕单独离家外出到人多拥挤的场所，伴有预期焦虑和回避行为作为特征的一种恐怖障碍，可伴有或不伴惊恐发作。如害怕的场所仅限于社交场所，患者主要担心自己的表情和行为举止会被别人给予坏的评价时应诊断为社交恐怖症；如害怕的场所只限于某一特定处境，则应考虑单纯恐怖症的诊断；害怕被污染而回避某些物体或场所，与强迫观念有关者应诊断强迫症；回避与既往严重精神创伤有关的场所，则应考虑创伤后应激障碍；儿童期害怕离开家庭或亲人，则应考虑离别焦虑障碍（separation anxiety disorders）；拒绝上学则为学校恐怖症（school phobia）。

广场恐怖症的诊断条件：

（1）焦虑主要在（或仅在）至少下列两种情境中发生：喧闹拥挤的地方，公共场所，离家外出，单独外出。

（2）明显回避恐怖的情境。

2. 社交恐怖症诊断符合下列特征：

（1）在一个或较多的社交或操作情境中显著和持久地害怕被人审视，即害怕自己会有窘迫或丢脸的表现（包括表现出焦虑症状）。

（2）暴露于害怕的情境会引起焦虑，并可能导致惊恐发作。

（3）明知这种害怕是不合理和过分的。

（4）这种害怕导致在暴露于社交情境时出现明显的痛苦，或导致回避社交情境。

3. 物体恐怖症诊断必须符合下列特征：

（1）对一种事物或情境有持续和不合理的担心（排除由惊恐障碍、社交恐怖症、广场恐怖症、强迫症和创伤后应激障碍引起的恐惧）。

（2）当接触恐怖情境时，即刻有焦虑反应。

（3）回避恐怖情境或在此情境中出现极度焦虑。

（4）恐惧、回避或痛苦妨碍了正常生活和社会活动。

（5）自己认为这种担心是不合理的或过分的。

【鉴别诊断】

1. 焦虑症 特别要注意与焦虑症相鉴别，急性焦虑症（惊恐障碍）发作无明显诱因，无相关的客观危险的环境，发作不易预测，间歇期存在害怕再发作的焦虑，这与恐怖症的可预期性不同；广泛性焦虑是经常或持续的无明确对象和具体内容的恐惧，这和恐怖症有明确的惧怕客体或环境不同，恐怖症出现的焦虑由特定对象所引起，并为了减轻焦虑可采取回避行为。焦虑症的焦虑不是对某一特定的对象产生的反应，而且无明显的恐惧和回避行为，但要注意有些患者同时具有恐怖症和焦虑症两类症状，是为共病现象，可以同时做出两种类型的诊断。

2. 强迫症 以强迫症状为主要临床相，强迫症状源于患者内心的某些思想或观念，并非对外界事物的恐惧，少有回避行为。

3. 疑病症 以疑病症状为主要临床相，所恐怖的对象非为外在的，而是自身的疾病或畸形，如害怕生病（疾病恐怖）或害怕变形（变形恐怖），均应归属疑病症，如果对疾病害怕且反复由可能接触到感染源或污染源引起，或单纯是害怕医疗操作或医疗机构，则归类于恐怖症。

4. 精神分裂症 本病可有短暂的恐怖症状，但精神分裂症特征性症状的存在，可资鉴别。

【治疗】

1. 行为疗法 行为疗法是治疗恐怖症的首选方法。系统脱敏疗法、暴露冲击疗法对恐怖症的治疗，已取得了相当好的效果。

2. 药物治疗 三环类及 SSRIs 类抗抑郁剂对恐怖症有一定效果。

第二节 焦虑症

焦虑症（anxiety state）系以焦虑、紧张、恐惧为主的情绪障碍，常伴有自主神经系统症状和运动不安。这种情绪障碍并非由于实际的威胁所引起。患病率为 1.48‰，女性多于男性，约为 2∶1，好发年龄为 20～40 岁。

【病因和发病机制】

目前尚不十分明了，已知与心理社会因素、遗传素质、精神内在冲突，以及肾上腺素和去甲肾上腺素的增高有关。

【临床表现】

（一）慢性焦虑症

又称广泛性焦虑症，占焦虑症的 57%。

1. 心理障碍 虽然客观上无任何相应的威胁和危险，但患者总是担心、不安和害怕，明知不必要，但因不能自控而苦恼，对声音过敏。

2. 躯体症状 以自主神经功能亢进为主，如口干、上腹不适、恶心、腹泻、气急、胸痛、心悸、尿频、尿急等。

3. 肌紧张性运动障碍 有紧张性头痛，顶枕区紧压感，肩背部肌肉紧张痛，手微颤。还有不安宁、易疲劳、睡眠障碍、夜惊、恐惧。

（二）急性焦虑症

又称惊恐发作，常突然发作，有时可在睡梦中发生，患者有明显的自主神经功能紊乱症状如心悸、胸闷、呼吸困难、出汗和发抖等以及说不清的恐惧感，有类似濒死及精神失常的感受，此时常极度惊恐而大声呼救。发作时间短者可持续 1～20min，长者达数小时，有的发作后可以卧床不起，数日后恢复。有的人一生中只少数几次发作，有的则反复发作。上述各种症状中，核心症状是焦虑，各种症状可因焦虑而加重，同时反过来亦可加重焦虑形成恶性循环。

【诊断和鉴别诊断】

诊断依据：一次发作中，患者必须在至少数周（通常为数月）内的大多数时间存在焦虑的原发症状，这些症状通常应包含以下要素：①恐慌（为将来的不幸烦恼，感到“忐忑不安”，难以集中注意力等）；②运动性紧张（坐卧不宁、紧张性头痛、颤抖、无法放松）；③自主神经活动亢进（头重脚轻、出汗、心动过速或呼吸急促、上腹不适、头晕、口干等）。

惊恐发作：以惊恐发作为临床相，1 个月之内存在几次严重的自主神经性焦虑①发作出现在没有客观危险的环境；②不局限于已知的或可预测的情境；③发作间期基本没有焦虑症状（尽管预期焦虑常见）。

应注意与冠心病二尖瓣脱垂、甲亢、阵发性心动过速、嗜铬细胞瘤及梅尼埃综合征等躯体疾病相鉴别，与其他神经症、精神分裂症、抑郁症等精神疾病相鉴别。

【治疗】

（一）心理治疗

首先引导患者认识疾病是非器质性的、可以治疗的，以消除其疑虑，碎裂恶性循环链，并争取家属和社会的支持，改变不良的心理社会因素来减少周围的紧张压力，合理安排学习、工作及休息，调动患者的主观能动性去战胜疾病。

（二）药物治疗

1. 苯二氮䓬类　具有抗焦虑作用，常用的有安定、硝西泮、艾司唑仑及甲基唑氯安定等。

2. 抗抑郁药　丙咪嗪可阻止急性焦虑发作，多塞平及阿米替林也有利于控制焦虑。氯丙咪嗪、氟西汀等治疗惊恐发作及焦虑均有较好的疗效。

3. 其他抗焦虑药　丁螺环酮是 80 年代推出的抗焦虑药，主要适应证为广泛性焦虑，其镇静作用较轻，故对驾驶汽车等无甚影响，口服从 5mg/d 开始，通常剂量为 20～30mg/d。

（三）松弛疗法

常用于治疗的后一阶段。自我催眠、太极拳、瑜伽、气功等均有不同程度的防治效果。

第三节　强迫症

强迫症（obsessive - compulsive neurosis）是一种以强迫观念和强迫动作为特征的神经症。强迫症状的特点是有意识的自我强迫与有意识的自我反强迫同时存在，两者的冲突导致患者焦虑不安和痛苦。明知其不合理或者毫无意义，但又无法摆脱。病程迁延者可表现为以仪式动作为主而精神痛苦显著减轻，但此时社会功能受损严重。本病患病率为 0.3‰，发病年龄为 16～30 岁，男女性别无差异，脑力劳动者居多。

【病因和发病机制】

1. 社会心理因素　常可使正常人偶发的强迫症状强化而成持续状态，尤其是强迫性格者更易受社会心理因素影响而促发强迫症状。

2. 遗传因素　是一种素质因素，经统计双亲有强迫症的人群患病率为3%～5%，远较一般居民为多。人格特征受遗传的影响，而人格特征在本病的发生中起一定作用。这类人格特点为：胆小、怕事、优柔寡断、遇事过于细致、严肃、古板、井井有条、力求一丝不苟、反复推敲等。

【临床表现】

1. 强迫观念　①强迫性回忆：如祥林嫂回忆阿毛。②强迫性怀疑：如是否锁门及寄信是否装错。③强迫性穷思竭虑：如人为什么要分男女。④强迫性对立思维：战争←→和平、万岁←→打倒。

2. 强迫性意向和动作　①强迫意向：如站在六楼阳台上就产生把自己独生女推到楼下的冲动感。②常伴有焦虑和恐惧。③强迫洗涤：如无端怀疑被病毒或细菌污染而驱使自己无数次的洗手、洗涤、洗衣服。④强迫计数：不可克制的数步、数人及数电线杆等。⑤强迫性仪式动作，如患者进门时前进两步，再后退一步，走路必须左足先迈，走路要绕电线杆等，明知无意义，但不做则焦虑不安。

【诊断】

要作出肯定诊断，必须在连续两周中的大多数日子里存在强迫症状或强迫动作，或两者并存。这些症状引起痛苦或妨碍活动。强迫症状应具备以下特点：

1. 必须被看作是患者自己的思维或冲动；

2. 必须至少有一种思想或动作仍在被患者徒劳地加以抵制，即使患者不再对其他症状加以抵制。

3. 实施动作的想法本身应该是令人不愉快的（单纯为缓解紧张或焦虑不视为这种意义上的愉快）；

4. 想法、表象或冲动必须是令人不快地一再出现。

【鉴别诊断】

强迫症状可在许多疾病中出现，应与下列疾病相鉴别：

1. 脑器质性疾病　根据病史、阳性体征和实验室检查不难鉴别。

2. 焦虑症　以焦虑为主，并无明显的强迫症状。

3. 恐怖症　恐怖来自外界，对特定事物或境遇而发生，对恐怖对象采取回避。

4. 精神分裂症　以精神分裂症状为主，可伴有强迫症状，但荒谬离奇，无痛苦体验，更无主动要求治疗的愿望。

5. 抑郁症　强迫症状轻，无积极求治的愿望，以消极悲观、压抑为主要表现。

【治疗】

（一）心理治疗

1. 采取解释性心理治疗，提高患者对本病的认识，分析人格缺陷，正确对待疾病，减少精神负担及焦虑。

2. 行为疗法常用系统脱敏法，对强迫意向者尤为有利。如登高楼有往下跳意念者，则可带患者走向二楼，如无强迫意向，然后三楼、四楼……，经多次反复训练常获成功。

3. 可采用领悟心理治疗。

（二）药物治疗

常用的药物有：①氯丙咪嗪10～20mg，每日2～3次。②丙咪嗪25～50mg，每日2次。

③多塞平 25～50mg，每日 2～3 次。④劳拉西泮 1～2mg，每日 3 次。⑤氟伏沙明 100～300mg/d。上述药物口服对强迫症状均有较好疗效。

第四节 躯体形式障碍

躯体形式障碍（somatoform disorders）是一种以持久地担心或相信各种躯体症状的优势观念为特征的神经症。虽不能证实有器质性损害或明确的病理生理机制存在，但患者因这些症状反复就医。各种医学检查阴性结果和医生的解释均不能打消其疑虑。即使有时存在某种躯体障碍，也不能解释所诉症状的性质、程度，或其痛苦与优势观念。经常伴有焦虑或抑郁情绪。尽管症状的发生和持续与不愉快的生活事件、困难或冲突密切有关，但患者常否认心理因素的存在。他们也拒绝探讨心理病因的可能，甚至有明显的抑郁和焦虑情绪时也同样如此。无论是从生理还是心理方面了解症状的起因都很困难。本病通常女性居多，农村妇女尤为常见，起病多在 30 岁以前，文化程度一般偏低，暗示性较高。

【病因和发病机制】

本组障碍的确切病因尚不明。心理动力学理论认为，该病患者往往拙于探究自己内在心理，因此常坚持某种躯体性病因。认为该组障碍症主要由心理社会因素造成。如潜意识获益、认知作用、述情障碍、生活事件、社会文化因素等。

【临床表现】

（一）躯体化障碍

躯体化障碍主要表现多种多样，症状经常变化，可涉及身体的任何系统或器官。最重要的特点是应激引起的不快心情，以转化成躯体症状的方式出现。病程持续至少 2 年以上。

1. 疼痛　是一组通常存在的症状，部位广泛，如头颈腹背关节、四肢、胸部、直肠等各种性质的疼痛。

2. 胃肠道症状　这一组症状也很常见，如打嗝、反酸、呕吐、恶心等，胃肠道检查仅见浅表性胃炎或肠道激惹综合征，难以解释患者经常存在的严重症状。

3. 性功能障碍　性冷淡、勃起和射精障碍，月经紊乱。

4. 假性神经症状　这类症状提示神经系统疾病，但检查不能发现器质性损害证据。

（二）未分化躯体形式障碍

如果病程短于 2 年，临床表现符合躯体化障碍或者不典型，均应诊断本型。

（三）疑病症

疑病症是指患者以担心或相信患有某种严重躯体疾病的持久性先占观念为主（疑病观念）。即使患者有时存在某种躯体障碍，但不能解释所诉症状的性质、程度，或患者的痛苦与优势观念，常伴有焦虑或抑郁。对身体畸形（虽然根据不足）的疑虑或优势观念也属本症。本障碍男女均有，无明显家庭特点（与躯体化障碍不同），常为慢性波动性病程。

（四）躯体形式的自主神经功能紊乱

该紊乱主要表现为受自主神经支配的器官和系统（心血管、胃肠道、呼吸系统）发生躯体障碍所致的神经症样综合征。患者在自主神经兴奋症状（心悸、出汗、脸红、震颤）基础上，又发生了非特异的但更有个体特征和主观性的症状，如部位不定的疼痛、烧灼感、沉重感、紧束感、肿胀感，经检查这些症状都不能证明有关器官和系统发生了躯体障碍。因此本障碍的特征在于明显的自主神经受累，非特异性的症状附加了主观的主诉，以及坚持将症状归咎于某一特定的器官或系统。

（五）持续性躯体形式疼痛障碍

该障碍主要表现为一种不能用生理过程或躯体障碍予以合理解释的持续、严重的疼痛。情绪冲突或心理社会问题直接导致了疼痛的发生，经过检查未发现相应主诉的躯体病变。病程迁延，常持续 6 个月以上，并使社会功能受损。

【诊断和鉴别诊断】

存在各式各样，变化多端的躯体症状至少 2 年，且未发现任何恰当的躯体形式障碍的解释，不断拒绝多名医生关于其症状没有躯体形式障碍解释的忠告与保证。症状及其所致行为造成一定程度的社会和家庭功能损害。

诊断需要与以下疾病鉴别：

（一）躯体疾病

长期患躯体形式障碍的患者与其同龄人一样有同等机会发生其他独立的躯体疾病，如果患者躯体症状主诉的重点和稳定性发生转化，这提示可能有躯体疾病，应考虑进一步检查和会诊。

（二）抑郁焦虑障碍

躯体形式障碍通常伴以程度不等的抑郁和焦虑，如果抑郁和焦虑本身在严重程度和持续时间上不足以诊断，则不必分开诊断。40 岁以后发病的多种躯体症状可能是原发抑郁障碍的早期表现。

【治疗】

躯体形式障碍患者的治疗比较困难，应采取综合性治疗。

（一）心理治疗

患者常常拒绝接受症状的根本其实在于心理的可能性，因此，以提高内省力为目的心理治疗可以帮助患者探究并解决引起症状的内心冲突。一旦内心冲突解决，症状常常自动消失。当然，有的患者对这种治疗有阻抗。

（二）对症治疗

对伴有明显焦虑、抑郁病症状者，应予适当的抗焦虑剂、抗抑郁剂治疗；针对某些躯体症状，可予相应的内科药物治疗。

（三）其他

生物反馈及其他全身放松治疗技巧，均可帮助患者全身放松，控制焦虑、疼痛等。

第五节　神经衰弱

神经衰弱（neurasthenia）是指大脑由于长期的情绪紧张和精神压力，从而产生精神活动能力的减弱。其主要特征是精神易兴奋和脑力易疲劳、睡眠障碍、头痛等，伴有各种躯体不适等症状，病程迁延，症状时轻时重，病情波动常与社会心理因素有关。患病率约 6%，脑力劳动者占大多数，发病年龄 16～40 岁最多，男女无显著差异。

【病因和发病机制】

（一）病因

常见的有①神经活动过度紧张：工作、学习负担过重、不注意休息和睡眠。②精神紧张刺激：亲人死亡、家庭不和、人际关系紧张。③削弱机体功能的各种因素：外伤、失血、感染、中毒、长期失眠。④性格特点：如胆怯、自卑、敏感、多疑、依赖性强、缺乏自信、任性、急躁、自制力差。

（二）发病机制

前述各种精神紧张刺激引起高级神经活动兴奋或抑制过程的过度紧张，导致抑制过程的弱化，又使神经细胞的恢复能力减低，大脑皮质功能弱化，削弱对皮层下自主神经中枢的调节，而出现自主神经功能的紊乱。

【临床表现】

起病缓慢，症状繁多。

1. 易兴奋和激惹　感到精神易兴奋，表现回忆和联想增多，且控制不住，伴有不快感，情绪不稳，易激惹，对强光、噪声感到厌烦，睡前常因兴奋烦躁而不能入睡。

2. 易疲劳和衰竭　注意力不能集中，记忆力明显减退，学习看书不能持久，工作效率下降。

3. 躯体症状　①无固定部位且与情绪有关的头痛、头晕。②器官内感性增高如心悸、心前区疼痛或胃肠道蠕动等。③睡眠障碍：常有入睡难、早醒、醒后不易再睡及睡眠浅而多梦等类型，睡眠后有不解乏感。④自主神经功能紊乱：可有心动过速、血压不稳、出汗、便秘、腹泻及月经不调、遗精、早泄等性功能障碍。

4. 继发性病理心理反应　由于患者的躯体症状和自主神经功能紊乱的影响，过分地关注这些不适而产生疑病。如心悸怀疑是心脏病，胃肠不适则疑是胃癌，从而焦虑不安或抑郁，使症状恶化，以致形成恶性循环。

【诊断】

诊断依据：

1. 符合神经症性障碍的共同特征。

2. 以脑功能衰弱为主要临床相，至少有下述症状的三项①衰弱症状：如脑力易疲乏，感到没有精力和脑力迟钝，注意力不集中或不能持久，感到记忆力差，工作效率下降，体力易疲劳；②兴奋症状：容易精神兴奋，表现为回忆和联想增多且不能控制，兴奋伴有不快感而没有言语动作增多；③情绪症状：易激惹，易紧张，虽可伴有轻度的焦虑、抑郁，但在病程中不占主导地位；④紧张性疼痛：紧张性头疼或肌肉酸疼；⑤睡眠障碍：如入睡困难或为多梦所苦恼，醒后感到不解乏，睡眠感丧失，睡眠觉醒节律紊乱。

【鉴别诊断】

1. 神经衰弱综合征　许多脑器质性疾病或躯体疾病都可出现类似神经衰弱的表现，尤其是慢性病的早期和急性重病的恢复期很多见。但根据病史、体征及实验室检查不难鉴别。

2. 精神分裂症　早期可有神经衰弱症状，但可发现精神分裂症特征性的症状，如思维障碍、情感障碍和意志行为障碍，否认有病，拒绝就医等可以鉴别。

3. 焦虑症　以突然惊恐发作及焦虑为特点，神经衰弱的焦虑症状轻微，常是继发症状。

4. 抑郁症　早期有神经衰弱症状，但以情绪低落为主，并有自杀观念和行为，有家族史者应注意本病的可能。

【治疗】

一般以心理治疗为主，辅以药物、物理或其他疗法。

1. 心理治疗　以高度关心患者、同情患者的态度，与患者建立良好的关系。①引导患者认识所患疾病的性质，正确对待病因及疾病；②消除患者对病的疑虑及紧张焦虑情绪；③合理安排作息制度，加强锻炼，克服性格缺陷。

2. 药物治疗　调整神经功能和改善躯体状况，药物既具有药理作用，也有心理效应。①抗焦虑药：地西泮（安定）、硝西泮、艾司唑仑、氯氮卓、甲丙氨酯等，均有减轻焦虑、使肌肉松弛并具有镇静催眠作用；②胰岛素低血糖疗法：适用于神经衰弱严重睡眠障碍和情绪焦虑者。

3. 物理疗法　共鸣火花、直流电钙离子导入及电按摩对症状减轻有效。

4. 其他　中医中药、针灸、按摩、太极拳等都有一定疗效。

案例

某女，30岁，已婚，个体。患者婚后多年不孕，四处就医。1987年元月做诊断刮宫，术中无明显不适，但术后出现阴道流血。患者较恐慌，听同事说有癌症的可能，更加紧张，感心慌、气促。2周后，经处理出血停止，但患者仍恐惧患有不治之症，又怕不能生育会被丈夫抛弃。诉失眠、烦躁、易激怒，对外界环境兴趣降低，但尚能坚持工作和操持家务。3个月后症状加重，并出现发作性极端烦躁、坐卧不宁、呼吸急促、胸闷、心悸、出汗、手脚麻木。自觉会发疯、变傻，有濒死感，每次发作持续半个小时至1小时不等，几乎每天皆有发作。发作间歇期仍有烦躁，担心再发，但尚能控制自己。至5月份，症状更加严重，已无明显间歇期，整日处于惶恐不安之中，有明显的自杀企图，主要是因为“太难受了”，但同时又怕死。

诊断：惊恐发作

问题与思考：

惊恐发作的临床表现与心脏疾病的表现如何区别？

思考题

1. 试述神经症各临床型的特点。

（于雪竹）

第八章

其他精神障碍

第一节　酒精中毒性精神障碍

酒精是一种亲神经的麻醉剂，酒精中毒也称酒中毒，不论是急性或慢性中毒对中枢神经系统均有密切的关系，常导致各种精神障碍。近年来酒的生产和消耗量日益增加，因而本病的患病率呈上升趋势。男性明显高于女性，年龄以 40～60 岁为最多，职业以体力劳动者多见。

【病因和发病机制】

由于大量饮酒或长期饮酒成癖所致。急性酒精中毒常使大脑皮质内抑制过程减弱，致使皮质下兴奋性增高，表现为常见的言语增多、情绪高涨及朦胧酩酊的醉汉状态，一般为可逆性的。慢性酒精中毒时，中枢神经系统常有炎性和变性的病理改变，以脑凸面及软脑膜最多见，病程较长的可有脑萎缩，使体积和重量均减少。其他常见的还有多发性周围神经炎、视神经变性、瞳孔不等大及反应迟钝、舌肌及手震颤等。其发病机制除乙醇的毒性作用外，还与饮食不当、肝损害及维生素 B 族的缺乏有关。

【临床表现】

常见的类型有以下几种：

1. 震颤谵妄　是一种在慢性中毒基础上的急性发作性精神障碍，以躯干、手、舌等粗大震颤和鲜明的幻视，以及由其支配的行为异常如兴奋、激动、恐怖、失眠及对时间、地点定向障碍为主。这种发作一般可持续 3～5 天，以熟睡而结束，醒后安静、意识清醒，但对谵妄体验记忆甚微。

2. 酒精中毒性幻觉症　以在意识清醒的状况下出现的言语性、谩骂性幻听为特征，致使患者焦虑不安，影响其情绪及行为，症状进展缓慢，病程长短不一，可数周至数年，戒酒后可渐轻而恢复。

3. 柯萨可夫精神病　以严重的记忆障碍为其特征，以近事遗忘为甚，常伴有情感和行为的改变，如欣快和定向障碍，患者常以错构、虚构来填补记忆的空白。

4. 人格改变及智能减退　如自私、孤僻、肮脏，对自己和周围不负责任及漠不关心，为了有酒喝常犯偷窃及诈骗，注意力不集中，记忆力下降，综合分析能力减退，思维迟缓，智能明显降低。

5. 酒精中毒性痴呆　慢性酒精中毒，患者经气脑造影、CT 及磁共振检查，发现有 2/3 的患者显示皮质萎缩，说明本类型并不少见，且不易恢复，预后差。

【诊断和鉴别诊断】

根据有无嗜酒史和酒精中毒各类精神障碍的临床表现诊断不难。

急性中毒应与躁狂症或其他中毒（异烟肼、激素）所致的躁狂状态相鉴别；震颤谵妄应与各种症状性精神病所致的谵妄状态相鉴别；酒精中毒性幻觉症应与精神分裂症相鉴别；酒精中毒性人格障碍及痴呆应与其他原因（感染、脑血管病等）所致的脑器质性痴呆和人格变化相鉴别。

【治疗】

1. 一般治疗　①戒断综合征的处理应重视，轻者可在家护理，重者需住院。②静脉滴注葡萄糖、维生素及神经营养代谢药物。③镇静药及强安定剂的对症处理。④抗饮酒剂戒酒药的应用。可阻断酒精氧化过程，导致血内乙醛聚积，使之感到饮酒后不适及难受，对酒产生反感而不愿再饮用。具体方法是末次饮酒后 24h 给予服用，每日 1 次，每次 500mg，1～2 周后逐渐减量，并以每日 12.5～500mg 维持，直至彻底戒酒为止。

2. 心理治疗　支持性心理治疗和集体心理治疗，协助患者做到不饮酒或不过量饮酒。

3. 行为治疗　在饮酒时给患者以恐怖的图像或影片结合（或）皮下注射阿扑吗啡等，促使患者建立对饮酒的厌恶反应。

第二节　一氧化碳中毒性精神障碍

一切含碳物质燃烧不完全时均可产生一氧化碳。随着社会的发展，工业化进程加快，致使矿井下一氧化碳中毒及居民使用煤气（8%～12%）后的中毒病例迅速增长。

一氧化碳中毒性精神障碍是指一氧化碳中毒后，由于脑病变导致以智能和意识障碍等精神异常为主要表现的一种中毒后并发症。年龄大者、寒冷季节多见。

【病因和发病机制】

一氧化碳经呼吸道进入血液后，即与血红蛋白结合成碳氧血红蛋白，丧失携氧功能。中枢神经系统对缺氧最敏感，首先引起脑组织血管壁细胞变性及血管运动神经麻痹，使血管先痉挛后扩张，渗透性加大，继之可有闭塞性动脉内膜炎导致血液循环障碍，组织缺氧，严重时可出现脑水肿，特别是纹状体和黑质的血管可有血栓形成、点状出血，甚至坏死和继发性软化，最后胶质细胞增生。从脑血管的病变发生到脑组织的病变常需一定的时间，故患者在昏迷苏醒后，临床上常有一段清醒期，以后才有精神神经症状的出现。

【临床表现】

（一）起病形式

有三种：①少数患者急性中毒症状轻未达昏迷而于数日后即出现精神神经症状。②大多数患者急性中毒后神志清醒，症状消失，甚至已恢复正常工作，这一段时期称假性痊愈期，短者 2 天，长者可达 3 个月，一般为 2～4 周，此后病情突然恶化，无明显诱因，症状呈进行性加重。③部分病例急性中毒后神志一直不清，生活不能自理，无假性痊愈期即出现精神神经症状。

（二）症状特点

1. 精神症状　以意识障碍、遗忘综合征和痴呆综合征最多见。患者记忆力和计算力明显减退，理解力和判断力严重缺损及人格改变。出现幻觉、妄想者不多，绝大部分患者很快失去生活自理能力。

2. 神经系统症状　为大脑的局灶性损害，常以锥体外系不良反应为主，表现为震颤麻痹、舞蹈样动作，轻偏瘫、继发性癫痫、失语、失明和共济失调，严重的可见去大脑强直的表现。其他可有周围神经炎性改变及自主神经功能紊乱。

3. 慢性中毒 表现为患者逐渐感到烦躁、易怒、头晕、心悸、记忆力减退、睡眠障碍及焦虑或抑郁等。

（三）脑电图检查

可见以前半球为主的弥漫性高幅慢波。

【诊断】

根据一氧化碳急性中毒病史，经过一段假性痊愈期后出现以意识障碍、痴呆综合征为特征的临床症状，以及锥体外系不良反应和大脑局灶性损害等神经系统病理体征易诊断。

【治疗】

1. 急慢性中毒患者都应立即脱离现场。

2. 对中毒昏迷的患者应及时抢救，高压氧舱治疗可避免缺氧过久而导致精神神经后发症。

3. 中西医结合治疗常使预后更好。中成药可选用复方丹参片、苏合香丸和辟秽丹等。

4. 加强护理，预防各种常见并发症。

第三节 感染性精神障碍

感染性精神障碍是由于急性或慢性、全身或某些器官感染而导致的精神障碍。它是由各种不同病因的感染引起的一组精神综合征，临床上以意识障碍为主要表现。

【病因和发病机制】

常见的感染性疾病有流行性感冒、肺炎、流行性出血热、脑炎、疟疾、伤寒、麻疹、猩红热及败血症等。

其发病机制尚不完全清楚，但与下列因素有关：①病原体的性质和毒素的强度、数量及作用的速度。②感染与毒素引起机体功能的变化，如脑组织暂时性水肿、缺氧及出血等。③高烧及体内消耗引起的B族维生素缺乏。④体内有毒的中间产物蓄积。⑤机体的个体差异，如年龄、一般健康状况、机体免疫功能及神经系统和精神的功能状态等。

【临床表现】

除原发感染本身特有的躯体症状及体征外，其精神症状具有以下共同点：

1. 意识障碍 约有3/4的患者出现，其中以谵妄最为突出，常与体温的升降相平行，故有高热谵妄之说，多数出现在病情最重阶段即发热期，症状有波动性，具有昼轻夜重的特点，主要表现有意识模糊、紊乱、躁动不安、定向障碍、呓语及思维不连贯等。

2. 躁狂抑郁和幻觉妄想状态 这类患者意识障碍不明显，但有错觉、幻视、幻听及片断的被害妄想和关系妄想，以及相应的情绪和行为紊乱。

3. 虚弱和类神经衰弱综合征 多见于急性感染的恢复期。主要表现为躯体及精神的虚弱或衰竭，如感觉过敏、全身酸痛不适、情绪不稳、易激惹、好流泪，多有焦虑、抑郁色彩，患者精神萎靡，注意力不集中，记忆力减退，常伴有头痛、头晕、心烦、倦怠、失眠和多梦等，一般随病情的好转而恢复。

4. 人格及行为变化 成人不太多见，儿童在严重感染后常见行为和情感障碍，如易兴奋、话多、好动、行为放任或残忍；有的好说谎和偷窃，若持续时间较长，少数可成为品行障碍。

【诊断和鉴别诊断】

根据有明显的急性感染史，有相应的阳性体征和实验室检查，有以意识障碍为主的精神症状，以及先出现感染症状后出现精神症状，感染消除后精神症状亦随即消失等特征，诊断不难。

感染初期出现脑衰弱综合征应与神经衰弱相鉴别；出现谵妄状态时应与各种中毒性谵妄、震颤谵妄及癔症性意识障碍相鉴别；如出现幻觉、妄想状态时应注意与以感染为诱因的伴有幻觉、妄想的精神分裂症相鉴别。

【治疗】

1. 主要是原发感染的病因治疗，再配合支持疗法及对症处理。

2. 精神症状的控制　严重的兴奋躁动，不仅影响原发病的治疗，而且易导致衰竭，故根据患者不同情况可选用每日安定 10～20mg，或奋乃静每日 6～10mg，或氟哌啶醇每日 4～8mg，分 2～3 次服用。

第四节　阿尔茨海默病

阿尔茨海默病（Alzheimer's disease，AD）或老年性痴呆，是一组原因未明的原发性脑变性疾病，常起病于老年或老年前期，多缓慢发病，逐渐进展，主要临床相为痴呆综合征。我国流行病学资料显示，60 岁以上老年痴呆患病率为 4.69%，65 岁以上为 4%～7%。

【病因和发病机制】

病因未明。在某些患者的家属成员中患同样疾病的危险性高于一般人群，提示遗传在疾病的发生上有一定作用。正常衰老过程的加速，铝或硅等神经毒素在脑内的蓄积，免疫系统的进行性衰竭，机体解毒功能减弱以及慢病毒感染等可能与本病发生有关。丧偶、独居、经济窘迫、生活颠沛者患病的机会较多，社会心理因素可能是本病的发病诱因。

脑病理改变主要为皮层弥散性脑萎缩，沟回增宽，脑室扩大，神经元大量减少，并可见老年斑、神经元纤维缠结、颗粒性空泡变性等病变，颞叶及顶叶病变较显著。

【临床表现】

本病起病潜隐，慢性进行性病程，40 岁前发病者少见，50 岁以后发病频率增高，女性较男性多见。

1. 早期记忆障碍为突出症状，短期记忆（不能学习新知识）和记忆保持障碍（如 5min 后不能复述三件物件名称）为主，可以表现为一般健忘和顺行性遗忘，患者常丢三落四，随做随忘。远期记忆也逐渐受累，记不清自己的经历和出生年月，严重时连亲人名字、年龄都忘得一干二净。定向障碍较早出现，故常常走失，并可出现错构、虚构症状。

2. 抽象思维如概括、推理、判断也明显减退，严重影响日常生活和社会功能，事事都要别人照料，不能适应新环境，也不能从事复杂脑力劳动。有的患者出现片断妄想或幻觉，因找不到钱物怀疑被人偷窃，也有患者怀疑配偶有外遇，还可出现疑病妄想。

3. 情感障碍，一般是淡漠、呆滞少语，也可表现为欣快、焦虑、抑郁和易激惹。

4. 人格改变常见，可变得墨守成规、固执、自私，也可变得不修边幅、捡脏烟头抽，拾破烂视为珍宝收藏，或当众大小便、手淫等，但早期人格改变不像匹克病明显。

5. 行为异常表现为自发行为减少，动作单调刻板，近年注意到 AD 患者可伴有颞叶功能障碍的行为异常，与双侧颞叶切除动物的 Klüver－Bucy 综合征类似，如不能识别亲属的面貌或镜中的自我，常是首先被发现的症状（视觉认识不能）。用口探索物体（口探索症），抚弄、触摸眼前物体（视觉刺激过度反应）。

6. 睡眠障碍亦不少见，正常睡眠节律发生紊乱或颠倒，如晚上不睡到处走动，翻东西，白天则精神萎靡不振，瞌睡打盹。

7. 神经系统症状可见失语、失用、失认、空间结构障碍。可出现肌张力增高、震颤等锥体外症状，也可出现强握、吸吮等原始反射。重者大小便失禁、癫痫样发作。脑电图检查有 α 节律减慢及弥漫性慢波，CT 和 MRI 可显示皮质萎缩和脑室扩大。

8. 病程呈进行性，一般 2～8 年，罕有 20 多年者。自发缓解及停止进行者罕见。最后患者变得呆滞、茫然若失、卧床、生活不能自理，常因褥疮、营养不良、骨折、肺炎等继发躯体病，或因衰竭而死亡。

【诊断】

1. 症状学标准

（1）符合器质性精神障碍的诊断标准；

（2）全面性智能损害；

（3）无突然的卒中样发作，疾病早期无局灶性神经系统损害的体征；

（4）无临床或特殊检查提示智能损害是由其他躯体或脑的疾病所致；

（5）下列特征可支持诊断，但不是必备条件：①高级皮层功能受损，可有失语、失认和失用；②淡漠、缺乏主动性活动或易激惹和社交行为失控；③晚期重症病例可能出现帕金森症状和癫痫发作；④躯体、神经系统或实验室检查证明有脑萎缩；⑤尸解和神经病理学检查证明有助于确诊。

2. 严重程度标准　日常生活和社会功能明显受损。

3. 病程标准　起病缓慢，病情发展虽可暂停，但难以逆转。

【鉴别诊断】

根据典型的缓慢起病和进展的痴呆症状，再结合年龄、病史、体检和辅助检查诊断不难。应与下列疾病鉴别：

（一）血管性痴呆（VD）

我国 VD 较 AD 多见，临床鉴别见表 11－8－1。

表 11－8－1　AD 与 VD 鉴别表

	VD	AD
起病	较急，常有高血压史	潜隐
病程	呈波动或阶梯恶化，可有多次卒中发作，脑血循环改善后症状可减轻	病情缓慢进行发展
早期症状	神经衰弱综合征	近记忆障碍

续表

	VD	AD
精神症状	以记忆障碍为主的局限性痴呆 判断力、自知力保持持久 个性改变不明显 主要为识记及近记忆障碍 情感脆弱	全面性痴呆 早期即丧失自知力 个性改变较 VD 早，并日渐加重， 远近记忆力均差 情感淡漠或欣快
神经症状或体征	局限性症状和体征，如失语、失用、偏瘫、癫痫发作，病理反射	早期无
CT	多发梗死、腔隙和软化灶	弥漫性脑萎缩

（二）匹克病（Pick 病） 其鉴别见表 11-8-2。

表 11-8-2 AD 与 Pick 病鉴别表

	AD	Pick 病
发病年龄	多在 60 岁后	50～60 岁
病程	慢性进行性	慢性进行性
早期症状	近记忆障碍，人格改变较晚	行为改变，人格改变较早
空间定向障碍	多见	少见
失语、失用、失认	多见	少见
定向障碍	发生早	发生晚
Klüver-Bucy 综合征	晚	早
锥体外症状	有	少
EEG	异常	多正常
脑 CT	弥漫性萎缩	额、颞叶明显萎缩

【治疗】

缺乏特殊的病因治疗方法。改善认知功能和脑代谢状态的药物常用的有 γ-氨酪酸、甲氯芬酯、吡硫醇、核糖核酸、胞磷胆碱、双氯麦角碱、氟桂利嗪、都可喜、脑活素等均有帮助。如有兴奋、行为紊乱难以管理者可给少量地西泮（安定）、奋乃静或利培酮、奥氮平，待症状控制或改善后应及时减量或停药。注意患者的饮食、营养，鼓励患者参加正常人活动以减慢精神衰退，避免患者单独外出或从事有危险发生的行为，严格预防骨折、褥疮及其他器官合并感染。

（崔利军）

第九章

精神疾病的治疗

第一节　心理治疗和心理咨询

一、心理治疗

又称精神疗法，是以一定理论体系为指导，应用心理学方法，帮助患者了解发病病因和有关因素，达到解除症状和治疗疾病的目的。

1. 个别心理治疗　是通过医生和患者做个别接触交谈，了解患者在发病前后的心理活动，然后有针对性地帮助患者认识发病的主、客观因素，掌握有关发病的症状及其发生的机制，尽可能自我调节，并配合医疗措施，最终达到治愈疾病的目的。适用于神经症、心因性精神障碍及重症精神病的恢复期。

2. 集体心理治疗　对病情类似的患者组成一个小组，由医生根据对象的特点有针对性地上课，循序渐进地介绍所患疾病的病因、性质、症状及防治特点，并解答共同关心的问题。适应证同个别心理治疗。

3. 行为治疗　是以实验心理学和心理学行为学派的理论为基础，用以减轻或消除患者不良行为的治疗方法。主要适用于恐怖症、广泛性焦虑、强迫、抑郁、进食障碍及性功能障碍等。常用的方法有逐步放松法、系统脱敏法、暴露疗法、厌恶疗法、阳性强化法、认知行为疗法。

4. 生物反馈疗法　是依赖各种电子仪器把躯体的生理信息通过声、光刺激表示出来，受试者利用这一反馈信息，学会调整控制自己的生理功能以治疗疾病。常用的反馈指标有血压、脉搏、肌电图、脑电图、皮电反应等。适用于血管性头痛、紧张性头痛、高血压、阳痿、早泄、功能性肌肉痉挛等。

5. 音乐治疗　是利用音乐作为一种治疗手段，来影响人的情绪和行为，以及人的生理功能，以增进人的心身健康。节奏鲜明、强烈的音乐能振奋人心，而旋律缓慢、轻而悠扬的音乐则对人起一种松弛镇静和催眠作用。

6. 精神分析法　是以弗洛伊德学说作为理论基础的一种精神疗法。这个学说认为精神病，尤其是神经症和人格障碍起源于潜意识冲突，大多因恋母情结未解决而引起。应用自由联想法和对梦的解释为工具达到治疗目的。

二、心理咨询

是一种建立在临床心理医学基础上的特殊助人方式，它与其他类型的咨询方式一样，都是通过了解问题，从而启发、教育、指导和帮助他人进行心理疏导等解决问题。

1. 心理咨询的内容 ①帮助患者搞清疾病的性质、诊断、预后和防治措施。②指导患者拟定诊疗休养计划，恢复心身健康。③协助具有焦虑、抑郁、恐惧等情感障碍的患者找出病因，拟订对策，消除自杀危机。④指导某些人怎样正确选择职业，提高学习和工作效率，如克服记忆力减退等。⑤帮助解决个人与家庭和个人与社会的紧张关系问题。⑥指导恋爱、婚姻，消除性功能障碍。⑦讲解各年龄期的心理卫生知识和疾病的预防知识等。

2. 心理咨询的方式 常用方式有电话、书信、专栏、门诊、现场咨询等。总之，一个合格的、训练有素的心理咨询工作者，除具有一定的心理学知识外，更重要的还具有分析问题的正确思维方法和机敏的洞察力，以及高度概括能力和良好的口才。

第二节 躯体治疗

一、药物治疗

目前将抗精神病药物分成四大类，即抗精神病药、抗抑郁药、抗躁狂药和抗焦虑药。

（一）抗精神病药

又称强安定剂或神经阻滞剂，是用以治疗精神分裂症的首选药物。因药物种类较多，故除通晓各类药物的特性外，还应根据患者的具体情况，正确合理地选择药物，掌握剂量和用法等。

1. 药理作用及机制 这几类药物其化学结构虽不相同，但药理作用基本相似，除抗精神病作用外，尚有不同程度的镇静和镇吐作用，而且还影响自主神经和内分泌系统。抗精神病药物的主要治疗机制可能与阻断皮质、边缘系统、下丘脑和黑质-纹状体系统等部位的多巴胺（DA）受体有关。

2. 常用药物 常用药物的分类、剂量及适用范围见表 11-9-1。

表 11-9-1 常用药物的分类、剂量及适用范围

分类	药名	剂量（mg/d）	常见症状范围			
			兴奋躁动	情绪忧郁	退缩淡漠	幻觉妄想
酚噻嗪类	氯丙嗪	200～800	+++	−	+	+++
	三氟拉嗪	10～60	+	−	+++	++
	奋乃静	10～80	+	−	+	+++
	氟奋乃静	6～30	+	−	+++	++
硫杂蒽类	氯普噻吨	75～600	+	+++	−	++
丁酰苯类	氟哌啶醇	6～40	+++	−	+	++
苯甲酰胺类	舒必利	200～1000	−	++	++	++
二苯氧氮平类	氯氮平	100～400	+++	+	++	+++
萝芙木类	利舍平	2～6	++	−	−	−
非典型抗精神病药	利培酮	2～6	++	++	+++	+++
	奥氮平	10～20	+++	++	++	+++
	喹硫平	150～750	++	++	+	++
	阿立哌唑	15～30	+	+	++	++

3. 适应证和禁忌证 主要适用于治疗精神分裂症，特别适宜于兴奋躁动、幻觉、妄想等症状明显患者。对躁狂症和其他兴奋躁动为主要表现的精神障碍疗效显著。有严重药物过敏史者忌用。有心、肝、肾疾病、青光眼、严重内分泌疾病、锥体外系疾病、妊娠期、器质性精神障碍伴有意识障碍时应慎用或禁用。

4. 药物的选择 应针对症状按药物的作用范围选用。如兴奋躁动显著者，可选用氯丙嗪、氟哌啶醇；幻觉妄想选氯氮平、氯丙嗪等；年老体弱宜选用副作用小的药物如奋乃静、舒必利。患者对以往某药反应良好，则应继续选用。有相应躯体疾病应选择对此疾病影响小的药物。

5. 用法与剂量 一般均采用逐渐递增给药，加到最低有效剂量，疗程为4～6周，一般认为药物足量治疗6～8周确认无效时应考虑换药。症状消除后给予维持治疗，剂量为治疗量的1/4～1/2。由于抗精神病药物半衰期一般较长，且有催眠作用，故若服用剂量不大，可睡前服药一次，剂量大则可分次服用。兴奋躁动显著者可给予氯丙嗪、氟哌啶醇肌内注射或静脉滴注，病情好转后改为口服。一般不主张常规合并抗震颤麻痹药，因会降低抗精神病药的效价。联合用药不一定能增进疗效，且副作用较单一用药显著，故一般不主张联合用药。

6. 副反应及其处理

(1) 过度镇静：在增大药量时可出现过度镇静，表现为嗜睡、呆滞，一般无需特殊处理，若患者日常生活受到影响，可酌情减量或换镇静作用弱的药物。

(2) 锥体外系不良反应：最常见，发生率占用药患者的20%～50%。其机制为抗精神病药阻滞了黑质-纹状体系统的DA受体。表现形式①急性肌张力障碍：常发生于治疗初期第一周内，表现为痉挛性斜颈、动眼危象、伸缩舌不能、吞咽困难等伴烦躁、焦虑等，历时数分钟至数小时，发作时立即肌内注射东莨菪碱0.3mg，可迅速缓解，然后酌情加用苯海索(安坦)。②震颤麻痹综合征：表现为静止性震颤，齿轮样肌张力增高，动作笨拙，假面具面容，慌张步态。服用安坦或甲硫酸苯扎托品（苯甲托品）可缓解。③静坐不能：多在用药2～3周发生，表现为烦躁不安，不能静坐，反复走动或原地踏步，可用心得安和安定治疗。④迟发性运动障碍：系长期大量服用抗精神病药所致，合并抗胆碱能药物更易发生，其机制为DA受体被长期阻滞后出现超敏状态。主要特征为不自主的、有节律的刻板运动，如吸吮、舔舌、咀嚼、肢体不自主摇摆，情绪紧张时加重，睡眠时消失。治疗较为困难，可试用异丙嗪、安定、硫必利、维生素E等治疗。

(3) 自主神经系统副作用：是抗精神病药的抗胆碱能和抗肾上腺素能作用所致。表现为口干、视物模糊、窦性心动过速、便秘、尿潴留等，轻者无需处理，重者减药或对症处理。

(4) 心血管系统副作用：易导致体位性低血压，轻者平卧即可好转，重者选用去甲肾上腺素0.5～2mg加入葡萄糖液中静脉滴注，禁用肾上腺素。抗精神病药常引起心律和心电图改变、窦性心动过速、S-T段下移，T波改变等，故应定期进行心电图检查。

(5) 肝副作用：抗精神病药可致肝损害，以转氨酶增高最常见，严重者致中毒性肝炎，应给予保肝治疗。

(6) 血液系统副作用：氯氮平可致粒细胞减少，虽发生率不高，但死亡率高。应定期复查血象，争取早期诊断，及时停药，并采用抗感染及升白细胞药物、激素等治疗。

(7) 代谢及内分泌系统副作用：服用抗精神病药后体重增加，也可导致乳房肿胀、溢乳、月经紊乱，还可导致性欲减退、阳痿等。

(8) 其他：抗精神病药可诱发癫痫，致恶性综合征，引起过敏性皮炎、晶体色素沉着等，还可能导致猝死，一次大量吞服可致急性中毒，处理与一般药物中毒原则相同。

(二) 抗抑郁药

用于治疗和预防抑郁性疾病的药物，它可消除患者的抑郁情绪。

1. 三环抗抑郁药　系临床治疗抑郁症应用最广泛的药物。常用药物有丙咪嗪、氯丙咪嗪、地苷帕明、阿米替林、去甲替林、普罗替林及多虑平等。

(1) 药理作用：抗抑郁机制尚未肯定，多数认为阻止中枢神经系统中突触前膜对生物胺的回吸收，特别是减少去甲肾上腺素和5-羟色胺的回吸收。

(2) 适应证：各类以抑郁为主的精神疾病，如抑郁症、抑郁性神经症、心因性抑郁等，对焦虑、强迫等症状也有较好疗效。

(3) 禁忌证：有严重心、肝、肾疾患、青光眼和粒细胞减少者禁用。老年、孕妇、前列腺肥大及癫痫者应慎用。

(4) 用药原则：阿米替林有较强的镇静作用，丙咪嗪则镇静作用较弱，多塞平有较强的抗胆碱能作用，应根据患者病情选用。从小剂量逐渐加量，临床应用一般不超过300mg/d。由于半衰期较长（24h），可晚上一次服药或分两次服用。因镇静作用最早出现，睡眠可改善，抗抑郁作用2～3周显效。显效者应巩固治疗4～6周，若病情稳定可逐渐减至治疗量的1/2，维持半年至1年，如第二次发作则维持1～2年，如系第三次发作，维持治疗时间需更长。

(5) 毒副作用及处理：①自主神经系统副反应。主要表现为口干、视物模糊、便秘、排尿困难、窦性心动过速等，严重者可对症处理。②心血管副作用。多见窦性心动过速和体位性低血压，可导致P-R间期和Q-T间期延长，ST-T段变化，甚至产生传导阻滞等。故应常规复查心电图，症状严重时应停药。③精神及神经系统副作用。阿米替林镇静作用较强，多塞平在治疗初期常产生嗜睡、乏力、头昏，但能逐渐适应，部分患者可致肌肉震颤，若诱发癫痫或导致共济失调则意味着剂量过大。若治疗躁郁症中促发躁狂，应减量并用碳酸锂。④其他。可致皮疹、肝损害、粒细胞减少。突然停药可出现恶心、呕吐、失眠等。若一次服药剂量过大可危及生命。急性中毒除一般抢救原则外，癫痫发作可选用苯妥英钠，心律不齐用利多卡因等。

2. 四环类抗抑郁药　代表药是马普替林，其特点为作用快，治疗数天即开始见效，疗效与三环类相似，但副作用较轻，镇静作用与阿米替林相似，有效剂量为150～300mg/d。米安舍林其抗抑郁作用与三环类相似，对躯体化症状和睡眠障碍作用明显，其抗胆碱能不良反应小，对心、肝、肾功能无明显影响。每日剂量30～90mg，每晚一次顿服。

3. 单胺氧化酶抑制剂　代表药是苯乙肼，治疗抑郁症的机制是抑制了单胺氧化酶，提高中枢去甲肾上腺素、5-羟色胺的浓度改善抑郁情绪。

4. 选择性5-羟色胺再摄取抑制剂（SSRIs）　是一类发展较快的新药，其抗抑郁作用显著，副作用小，长期服用安全。常用的有：氟西汀剂量为20～40mg/d，氟伏沙明剂量为100～300mg/d，帕罗西汀剂量10～75mg/d，舍曲林剂量50～100mg/d，西肽普兰剂量20～60mg/d。常见的副作用为胃肠道反应，如恶心、呕吐、厌食、腹泻。多出现在用药后1～2周，继续使用上述症状可减轻。其他药物不良反应有失眠、焦虑、口干、头疼。

SSRIs亦可治疗强迫症、恐怖症、贪食症等。儿童、哺乳期妇女、药物过敏者禁用。

5. 双重抑制5-羟色胺和去甲肾上腺素的再摄取的制剂（SNRIs）　文拉法新，该药起效快，4～7天可见效，抗抑郁效果与三环类相当。常见不良反应为口干、恶心、嗜睡、盗汗等。禁与 MAOIs 合用。日剂量 75～200mg，分 2～3 次服。最大剂量为 375mg。

（三）抗躁狂药

1. 碳酸锂 作用机制尚未阐明，一般认为锂取代钙、镁、钠等离子，使神经细胞兴奋性降低，使去甲肾上腺素回吸收增加，降低多巴胺受体敏感性，使 5-羟色胺生物合成增加而起作用。

（1）临床应用①适应证：主要用于控制躁狂发作和双相抑郁发作，预防情感性精神障碍的复发，对各类精神病所致的兴奋躁动也有一定效果。②禁忌证：有严重心、肾疾病、慢性腹泻、甲状腺疾病、低盐饮食者禁用。老年及孕妇慎用。③用法：始用 0.25g，每日 2 次口服，逐渐增量，治疗量为 0.8～1.5g/d，有效血锂浓度为 0.8～1.4mmol/L。由于碳酸锂应用需 1 周左右才起效，故开始常合并氯丙嗪或氟哌啶醇，待兴奋状态控制后，逐渐撤除。维持治疗 4 周，症状稳定可渐减至维持治疗量 0.4～0.8g/d，维持血锂浓度 0.4～0.8mmol/L。首次发病治疗后可不用维持治疗。

（2）毒副作用及处理①治疗初期副作用：手指细震颤、恶心、口干、肌无力、疲乏。②治疗后期的副作用：手指细震颤、多尿、烦渴、体重增加、甲状腺肿、黏液性水肿。③中毒反应：呕吐、腹泻、粗大震颤、呆滞、眩晕、构音不清、意识障碍。中毒血锂浓度在 1.6mmol/L 以上。处理：应立即停药，静脉滴注生理盐水，以促进锂的排泄，还可用甘露醇，病情危重者采用透析疗法。

2. 卡马西平 治疗和预防躁狂复发的效果与锂盐相仿，对碳酸锂治疗无效，或不能耐受其副作用者，可改用卡马西平 0.4～1.0g/d，逐渐增量，分次服用。

3. 丙戊酸钠 治疗躁狂有效，其机制与影响中枢抑制性递质 γ-氨基丁酸（GABA）和甘氨酸的代谢有关。

（四）抗焦虑药

是一组主要用以清除紧张和焦虑症状的药物。分类及主要代表药物为①苯二氮䓬类：地西泮（安定）、氯氮卓等。②5-HT 部分激动剂：丁螺酮、坦度螺酮。③三苯二氮䓬类受体和非苯二氮䓬类催眠药：唑吡坦和左匹克隆。④β 受体阻滞剂：普萘洛尔。⑤有抗焦虑作用的抗抑郁剂：选择性 5-HT 再摄取抑制剂、SNRIs 类和 NaSSAs 类等。临床以苯二氮䓬类最常用。

1. 药理作用 具有镇静、抗焦虑、抗惊厥和肌肉松弛作用。其机制主要是加强了 γ-氨基丁酸对中枢的抑制，并降低 5-羟色胺的活性。并通过与网状结构和边缘系统的苯二氮䓬受体结合而发挥作用。

2. 临床应用 常用于各种焦虑症状的神经症，由其他原因所致的焦虑亦可应用。本类药物较为安全，除药物过敏和药物依赖外，无特殊禁忌证，嗜酒者慎用。应用时应注意合理选择，临床用药剂量见表 11-9-2，有持续性焦虑情绪和躯体症状，则以长效作用的药物为宜，如地西泮（安定）。焦虑呈波动形式应选择短效作用药物如去甲羟安定、劳拉西泮（氯羟安定），这样其镇静作用在白天不致太明显。焦虑伴抑郁者可用甲基三唑氯安定（阿普唑仑）。睡眠障碍常用的药物如氟西泮、硝西泮、艾司唑仑、氯硝西泮等。氯硝西泮对癫痫有较好的效果。戒酒时可用普通安定。给药途径通常以口服给药，吸收快，根据病情也可肌内注射和静脉注射。应从小剂量开始，3～4 天达治疗剂量，然后可略减，以保持患者舒适为准。安定半衰期较长，每日 1 次即可，无需联合用药，不宜长期应用以免产生药物依赖，撤药亦缓慢。

表 11-9-2 抗焦虑药物每日剂量（mg/d）

	儿童	成人	老人
地西泮（安定）	3～10	5～15	2～5
氯氮（利眠宁）	0.5mg/kg	10～40	10～20
苏拉西泮	低量	2～6	1～2
去甲羟安定	低量	30～120	30～45
氟西泮	低量	15～30	15
硝西泮（硝基安定）	2.5～5	5～10	2.5～5
阿普唑仑（佳静安定）	低量	0.4～10	0.25～0.75
三唑安定	低量	0.25～0.5	0.125～0.25
氯硝西泮（氯硝基安定）	0.03mg/kg	1.5～2.0	低量
艾司唑仑（舒乐安定）		2～8	

3. 副作用　常见副作用为嗜睡、过度镇静、智力活动受影响、记忆力受损、运动的协调性降低。持续服药6个月以上，可产生躯体依赖，突然中断药后5～7天发生撤药症状，表现焦虑、激动、易激惹、失眠、震颤、头痛、眩晕、肌肉抽动、癫痫发作和疼痛、厌食、恶心呕吐、抑郁等。

二、电抽搐治疗

亦称电休克治疗，是以定量电流通过患者头部引起意识丧失和短暂的全身抽搐而达到治疗目的。

1. 适应证　严重的抑郁状态、木僵、兴奋躁动者。

2. 禁忌证　较严重的全身疾病、骨骼疾病、老人、孕妇和儿童等。

3. 具体方法　做好治疗前准备工作，令患者平卧，将治疗机的两只电极放在患者颞部（单侧电极则放置非优势半球），交流电休克机电量80～110V，时间为0.2～0.4s，每周3次，6～12次为一疗程。

4. 副作用及合并症　常见的有头痛、恶心、眩晕，但数小时后消失，一般均感有记忆力减退，数周内可恢复，偶尔可见牙齿折断、舌咬伤、鼻出血及下颌脱臼和骨折等。

三、工娱治疗

是让患者参加适当的工作和娱乐活动，促进其疾病的康复。对慢性精神病患者社会功能康复十分重要。

1. 工疗　让患者参加适当工作，通过劳动，使患者增强体质，与周围人保持一定联系，防止社会性退缩，改善社会功能。常见的劳动为室内外清洁卫生、编织手工艺品、种植等。

2. 娱乐疗法　对精神病患者，特别是长期住院的慢性患者，应适当安排文体活动以减轻其被束缚感、孤独感，改善社会功能。常用娱乐方法有音乐、电视、广播操、球类、棋类、写字、绘画等。

（于雪竹）

中英文专业词汇索引

主要参考文献

[1] Gary S. Firestein, Ralph C. Budd MD, Sherine E Gabriel, et al. Kelley's Textbook of Rheumatology, 9th ed. Philadelphia: Elsevier Saunders Company, 2012.

[2] Marc C. Hochberg, Alan J. Silman, Josef S. Smolen, et al. Rheumatology, 5th ed. Philadelphia: Mosby Company, 2010.

[3] Richard A Watts, Philip Conaghan, Chris Denton, et al. Oxford Textbook of Rheumatology, 4th ed. New York: Oxford University Press, 2013.

[4] 陈灏珠. 实用内科学. 北京：人民卫生出版社，1998.

[5] 葛均波，徐永健. 内科学. 8版. 北京：人民卫生出版社，2013.

[6] 雷寒. 内科学. 6版. 北京：人民卫生出版社，2009.

[7] 雷建平，陈生弟. 神经病学. 7版. 北京：人民卫生出版社，2013.

[8] 史轶繁. 协和内分泌和代谢学. 北京：科学出版社，1999.

[9] 王贤才. 西氏内科学. 22版. 西安：世界图书出版公司，2009.

[10] 王拥军. 神经病学. 2版. 北京：北京大学医学出版社，2009.

[11] 吴东海，王国春. 临床风湿病学. 北京：人民卫生出版社，2008.

[12] 中华医学会呼吸病学分会慢性阻塞性肺疾病学组. 慢性阻塞性肺疾病诊治指南. 中华结核和呼吸杂志，2013，36（4）：255-264.

[13] 中华医学会呼吸病学分会睡眠呼吸病学组. 阻塞性睡眠呼吸暂停低通气综合征诊治指南. 中华结核和呼吸杂志，2012，35（1）：9－12.